SCM 0025-2019

World Federation of Chinese Medicine Societies
世界中医薬学会聯合会

『中医基本名詞術語中日英対照国際標準』日本制作委員会
Japanese production committee of 『International Standard Chinese-Japanese-English Basic Nomenclature of Chinese Medicine』

中医基本名詞術語
中日英対照国際標準

International Standard Chinese-Japanese-English
Basic Nomenclature of Chinese Medicine

東洋学術出版社

世界中医薬学会聯合会中医基本名詞術語
中日英対照国際標準指導委員会

中国

主 任 Chairperson	李　振吉 Li Zhenji	世界中医薬学会聯合会 World Federation of Chinese Medicine Societies
副主任 Vice Chairperson	桑　濱生 Sang Binsheng	世界中医薬学会聯合会 World Federation of Chinese Medicine Societies
	沈　遠東 Shen Yuandong	国際標準化組織中医薬技術委員会 International Organization for Standardization/Traditional Chinese Medicine（ISO/TC249）
	徐　春波 Xu Chunbo	世界中医薬学会聯合会 World Federation of Chinese Medicine Societies
	韓　晶岩 Han Jingyan	北京大学医学部 Peking University Health Science Center
委 員 Members	包　文虎 Bao Wenhu	世界中医薬学会聯合会 World Federation of Chinese Medicine Societies
	程　昭 Cheng Zhao	全カナダ中医薬針灸協会 The Canadian Society of Chinese Medicine and Acupuncture
	陳　輝 Chen Hui	イタリア欧州中医学会 European Centre for Studies Traditional Chinese Medicine
	陳　震 Chen Zhen	中東欧州中医薬学会 Central and Eastern European TCM Association
	劉　熾京 Chijing Liu	オーストラリア全国中医薬針灸学会聯合会 Federation of Chinese Medicine & Acupuncture Societies of Australia LTD
	崔　鵬徳 Cui Pengde	ニュージーランド登録中医師公会 The Register of New Zealand Traditional Chinese Medicine Practitioners INC.
	狄波拉・林肯 Deborah Lincoln	アメリカ全美中医学会 American Association of Oriental Medicine
	陳　月齢 Elena Chen	欧州中医基金会 European Foundation of TCM

I

付 強 Fu Qiang	中国標準化研究院 China National Institute of Standardization
Ramon M Calduch	欧州中医基金会（スペイン） European Foundation of TCM
Reginaldo de Carvlaho Silva	ブラジル中医学院 Brazilian School of Chinese Medicine
田 海河 Tian Haihe	アメリカ中医校友聯合会／アメリカ全美中医薬学会 TCM American Alumni Association/American TCM Association
Tuvia Scott	イスラエルテルアビブ大学 Tel Aviv University
王 麗麗 Wang Lili	世界中医薬学会聯合会 World Federation of Chinese Medicine Societies
王 萌萌 Wang Mengmeng	世界中医薬学会聯合会 World Federation of Chinese Medicine Societies
夏 林軍 Xia Linjun	中東欧州中医薬学会聯合会 Central and Eastern European Federation of Chinese Medicine Societies
徐 暁婷 Xu Xiaoting	国際標準化組織中医薬技術委員会 International Organization for Standardization/Traditional Chinese medicine（ISO/TC249）
楊 麗雯 Yang Liwen	世界中医薬学会聯合会 World Federation of Chinese Medicine Societies
于 福年 Yu Funian	オーストリア中医薬学会／中東欧州中医薬学会聯合会 Hungarian Traditional Chinese Medicine Association/Central and Eastern European Federation of Chinese Medicine Societies
于立梅 Yu Limei	中国標準化研究院 China National Institute of Standardization
張 敬娟 Zhang Jingjuan	中国標準化研究院 China National Institute of Standardization

日本

Shinka Souhei	新家　荘平	学校法人 兵庫医科大学名誉理事長／中医薬孔子学院理事長
Sakai Shizu	酒井　シヅ	学校法人 順天堂大学特任教授
Yamamoto Katsuji	山本　勝司	有限会社東洋学術出版社会長
Adachi Isamu	安達　勇	静岡県立静岡がんセンター参与／公益財団法人日中医学協会副会長
Dai Yi	戴　毅	学校法人 兵庫医科大学 兵庫医療大学薬学部医療薬学科教授
Hirama Naoki	平馬　直樹	平馬医院院長／日本中医学会会長
Inoue Takumi	井ノ上　匠	有限会社東洋学術出版社社長
Kotaka Shuji	小髙　修司	中醫クリニックコタカ院長
Liu Yuanying	劉　園英	学校法人 北陸大学薬学部教授
Matsuoka Yoshinori	松岡　良典	医療法人 EMS 松岡救急クリニック理事長・院長
Nakasato Michiaki	中里　道新	医療法人新中医李漢方内外科診療所理事長・院長
Okabayashi Jun	岡林　潤	医療法人社団 漢医会 岡林クリニック理事長・院長
Sai Xubo	賽　序波	医療法人社団同済会理事／学校法人 獨協医科大学医学部特任教授
Sakatani Kaoru	酒谷　薫	国立大学法人東京大学大学院 新領域創成科学研究科 特任教授／日本中医学会理事長
Seki Takashi	関　隆志	涌谷町町民医療福祉センター技術参事
Suganuma Sakae	菅沼　栄	東京中医学研究会中医学講師
Tatsumi Nami	辰巳　洋	本草薬膳学院学院長／学校法人 順天堂大学国際教養学部非常勤講師
Wang Xianen	汪　先恩	学校法人 順天堂大学消化器内科客員准教授／華中科技大学同済医学院教授
Wang Xiaoming	王　暁明	学校法人 帝京平成大学ヒューマンケア学部鍼灸学科教授
Yoshinaga Emi	吉永　恵実	医療法人社団同済会理事長／えみクリニック東大前院長

世界中医薬学会聯合会中医基本名詞術語
中日英対照国際標準審定委員会

Dai Yi	戴　毅	学校法人 兵庫医科大学 兵庫医療大学薬学部医療薬学科教授
Feng Qiguo	馮　起国	四季養生堂鍼灸マッサージ治療院院長／順天堂大学医学部非常勤講師
Guo Zhen	郭　珍	郭中医鍼灸院院長
Hirao Akiko	平尾　安基子	本草薬膳学院講師
Inomata Toshinari	猪俣　稔成	本草薬膳学院講師
Inoue Takumi	井ノ上　匠	有限会社東洋学術出版社社長
Jiang Han	蒋　寒	北京中医薬大学日本校友会事務局長
Lyu Jianping	呂　建平	東恵鍼灸院院長
Mizuno Kaito	水野　海騰	学校法人 鈴鹿医療科学大学准教授
Nakasato Michiaki	中里　道新	医療法人新中医李漢方内科外科診療所理事長・院長
Sakurabayashi Reiko	桜林　玲子	薬日本堂青山店漢方相談員・日本中医学院講師
Shan Shaojie	単　少傑	株式会社三協学術部次長
Shao Hui	邵　輝	健康プラス出版代表取締役社長／一般社団法人統合医療生殖学会理事長
Suganuma Sakae	菅沼　栄	東京中医学研究会中医学講師
Tatsumi Nami	辰巳　洋	本草薬膳学院学院長／学校法人 順天堂大学国際教養学部非常勤講師
Wang Quanxin	王　全新	株式会社誠心堂薬局学術部部長
Wang Rong	王　栄	王鍼灸院院長／世界中医薬学会聯合会疹療罐療専業委員会副会長
Wang Xiaoming	王　暁明	学校法人 帝京平成大学ヒューマンケア学部鍼灸学科教授
Xi Gang	奚　鋼	中国鍼灸漢方治療院院長
Yang Jing	楊　晶	株式会社誠心堂薬局学術部課長
Yoshinaga Emi	吉永　恵実	医療法人社団同済会理事長／えみクリニック東大前 院長
Yu Erkang	于　爾康	あんず薬局漢方相談アドバイザー・鍼灸師
Yukawa Kenei	湯川　建栄	オアシス整骨院院長／オアシス株式会社代表取締役

| Zhao Yingxue | 趙　応学 | 東京薬仁堂代表（錦糸町）薬店店長 |
| Zhou Haiyan | 周　海燕 | たてやまクリニック院長 |

世界中医薬学会聯合会中医基本名詞術語
中日対照国際標準編集委員会

Aizawa Hoju	藍澤　宝珠	株式会社シンキー会長／東京世田谷中央ロータリークラブ 2018-19 会長
Akiyama Yoko	秋山　陽子	北京中医薬大学修士研究生
Bai Rishu	白　日淑	株式会社誠心堂薬局中医アドバイザー
Chang Jinhai	常　金海	株式会社明徳国際生命科学文化所代表取締役社長・所長
Choe Euirim	崔　衣林	北京中医薬大学博士研究生／中国中医薬大学日本人留学生会会長
Dai Yi	戴　毅	学校法人 兵庫医科大学 兵庫医療大学薬学部医療薬学科教授
Du Fuyun	杜　甫雲	日本中医薬普及協会理事／中杉通り整形外科顧問
Feng Qiguo	馮　起国	四季養生堂鍼灸マッサージ治療院院長／順天堂大学医学部非常勤講師
Fujii Seiko	藤井　聖子	広州中医薬大学研究生
Guo Zhen	郭　珍	郭中医鍼灸院院長
Gu Yanhong	顧　艶紅	学校法人大阪医科大学衛生学・公衆衛生学Ⅰ・Ⅱ教室専任講師
Han Tao	韓　涛	日本中医学院学長
Hirao Akiko	平尾　安基子	本草薬膳学院講師
Inomata Toshinari	猪俣　稔成	本草薬膳学院講師
Inoue Miyuki	井上　聖雪	本草薬膳学院教務担当
Ito Gaku	伊藤　岳	東文中醫クリニック・新橋 鍼灸あんま指圧マッサージ師
Jiang Han	蒋　寒	北京中医薬大学日本校友会事務局長
Jin Xiucai	金　秀才	エクスパンド(株)代表取締役／銀座鍼灸院メイリ代表
Jin Yingshun	金　英順	精善レディース鍼灸整骨院院長
Koichi Masako	項一　雅子	医療法人涼真会理事／茶屋ヶ坂東洋医学研究院院長／上海中医薬大学日本校客員教授
Kotani Saiko	古谷　彩子	本草薬膳学院講師
Koyama Tenseki	湖山　天石	広州中医薬大学本科学生

Liang Bei	梁　蓓	社団法人日本中医営養薬膳学研究会会長／社団法人日本中医営養薬膳学研究会直営薬局／漢方薬膳局良仁堂代表
Lin Yunhai	林　云海	有限会社朝宏代表取締役／あさひろ鍼灸整骨院院長
Liu Yuanying	劉　園英	学校法人 北陸大学薬学部教授
Li Wenkun	李　文坤	大阪市生野中央病院介護員／中国広東省中医院特約教授
Lu Hongmei	魯　紅梅	蒲谷漢方研究所所長／学校法人順天堂大学医学部非常勤講師
Lyu Jianping	呂　建平	東恵鍼灸院院長
Maeda Gakukou	前田　学光	中国鍼灸整骨院院長
Ma Ji	馬　驥	株式会社 WE Med 教育本部長
Matsuda Yuki	松田　友希	遼寧中医薬大学本科学生
Mizuno Kaito	水野　海騰	学校法人 鈴鹿医療科学大学准教授
Nakasato Michiaki	中里　道新	医療法人新中医李漢方内科外科診療所理事長・院長
O Kyoto	王　暁東	株式会社国際自然医学統合学院代表取締役・院長
Ri Gyokuto	李　玉棟	日本中医学院教授／養生塾塾長
Sai Xubo	賽　序波	医療法人社団同済会理事／学校法人獨協医科大学医学部特任教授
Sakurabayashi Reiko	桜林　玲子	薬日本堂青山店漢方相談員・日本中医学院講師
Shan Shaojie	単　少傑	株式会社三協学術部次長
Shao Hui	邵　輝	健康プラス出版代表取締役社長／一般社団法人統合医療生殖学会理事長
Suganuma Sakae	菅沼　栄	東京中医学研究会中医学講師
Sun Huali	孫　華麗	神戸中医学院院長
Sumi Michiko	鷲見　美智子	元学校法人 東京文化短期大学教授
Takahashi Yoko	高橋　楊子	上海中医薬大学附属日本校教授
Takazawa Ayaka	高沢　彩加	学園鍼灸治療院鍼灸師
Tamagawa Kiyomi	玉川　清美	遼寧中医薬大学本科生／中国中医薬大学日本人留学生会秘書長
Tao Huining	陶　惠寧	イスクラ産業株式会社中医学講師／学校法人 順天堂大学医学部非常勤講師
Tao Huirong	陶　惠栄	陶氏診療院院長／漢方香薫療養師育成校校長
Tasaki Wei	田崎　ウェイ	黄鍼灸治療院院長

VII

Tatsumi Nami	辰巳　洋	本草薬膳学院学院長／学校法人 順天堂大学国際教養学部非常勤講師
Tokunaga Eri	徳永　絵理	日本 BCG 製造株式会社国際部顧問・通訳
Wang Quanxin	王　全新	株式会社誠心堂薬局学術部部長
Wang Rong	王　栄	王鍼灸院院長／世界中医薬学会聯合会痧療罐療専業委員会副会長
Wang Ruixia	王　瑞霞	株式会社 ウエルライフ中医学アドバイザー
Wang Xianen	汪　先恩	学校法人 順天堂大学消化器内科客員准教授／華中科技大学同済医学院教授
Wang Xiaoming	王　暁明	学校法人 帝京平成大学ヒューマンケア学部鍼灸学科教授
Wang Xinrong	王　欣栄	広州中医薬大学中医臨床本科学生
Watanabe Mariko	渡辺　真里子	本草薬膳学院講師
Wu Chenhui	呉　晨輝	日本中医学院副学長
Wu Gengwei	呉　更偉	国際中医総合研究所副所長・主任研究員
Xi Gang	奚　鋼	中国鍼灸漢方治療院院長
Yang Jing	楊　晶	株式会社誠心堂薬局学術部課長
Yomo Satoshi	四方　聡	イスクラ産業株式会社イスクラ薬局
Yoshinaga Emi	吉永　惠実	医療法人社団同済会理事長／えみクリニック東大前 院長
Yu Erkang	于　爾康	あんず薬局漢方相談アドバイザー・鍼灸師
Yukawa Kenei	湯川　建栄	オアシス整骨院院長／オアシス株式会社代表取締役
Zhang Hui	張　輝	一般社団法人中医健康アカデミー学校長／中医健康 Salon 院長
Zhao Guofang	趙　国芳	仲景漢方有限会社理事長／国芳東京鍼灸治療院院長
Zhao Yingxue	趙　応学	東京薬仁堂代表（錦糸町）薬店店長
Zheng Dongmei	鄭　冬梅	株式会社誠心堂薬局中医学アドバイザー
Zhou Haiyan	周　海燕	たてやまクリニック院長
Zhou Jun	周　軍	漢方養生堂店長

总序文
(中国語)

中医药凝聚着深邃的哲学思想和养生智慧，是中国古代科学的瑰宝，是世界传统医学的优秀代表，是中华民族送给世界人民的"礼物"。随着全球经济的飞速发展，生活方式的改变，人类疾病谱、医学模式和健康观念也随之转变，各国的卫生体系面临着前所未有的挑战。此时，中医药以显著的疗效和深厚的内涵获得世界各地人们越来越多的青睐。

标准化是维护贸易秩序、促进科技进步的重要手段。随着中医药信息、医疗、教育、科研等方面国际交流日益频繁和贸易量日益增长，对国际标准的需求也愈加迫切。2009 年，国际标准化组织 ISO 成立了中医药技术委员会（ISO/TC249），迄今已发布 20 项中医药国际标准。世界中医药学会联合会自 2003 年成立以来，一直将中医药国际标准化建设作为推动中医药国际化发展的重要抓手。世界中医药学会联合会已经研究、制定、推广了 21 部国际组织标准。目前，已发布中医基本名词术语多语种翻译系列标准 9 部，涉及中文、英文、法文、西班牙文、葡萄牙文、意大利文、匈牙利文、俄文、德文、泰文等 10 个语种。这些术语标准的制定发布，为中医药国际交流提供了统一、规范、准确的语言。

中医药在日本的发展源远流长。5 世纪（距今约 1500 年前），中医通过朝鲜半岛传到日本，16 世纪中医在日本才得到真正地发展。明治维新时期西医进入日本，最早传入日本的西洋医学被称为"蘭方"，为了便于区别将中医称为了"汉方"。近代由于西医化学药物的副作用以及高昂的医疗费用等原因，人们开始追求自然植物代替化学药物，中医在日本得到重视。几个世纪以来，日本中医药从业者在社会各界人士的支持下，弘扬中医药文化，开展中医教育，促进中西医学交流，造福了当地民众。

为促进日本中医药从业者和民众更准确、更方便地认识、学习和使用中医药，2017 年 11 月，世界中医药学会联合会与株式会社 GKT（本草药膳学院）签署了制定《中医基本名词术语中日对照国际标准》的合作协议。由本草药膳学院院长辰巳洋博士组织专家研究团队开始标准的研制和起草工作，并广泛征求了日本国内各方专家意见。

相信《中医基本名词术语中日对照国际标准》的出版和推广应用，将对中医药常用名词术语的日语翻译起到规范作用。准确而统一的名词术语，将为中医药在日本的学术传播、临床实践、科学研究和商品贸易等活动提供基础支撑，对促

IX

进中医药国际化发展具有重要意义！

在此，对参与该标准审定的各位专家致以诚挚的谢意！对你们严谨认真的学术态度、精诚团结的合作意识、辛勤工作的奉献精神深感敬佩！

李振吉

世界中医药学会联合会创会副主席兼秘书长

2018 年 4 月于北京

総序文
（日本語）

　中医薬とは，深遠な哲学思想と養生の智慧が結集した，中国古代科学の至宝であり，世界の伝統医学における優秀な代表であり，中華民族から世界の皆様に向けた「贈り物」である。地球規模での飛躍的な経済の発展により，人々のライフスタイルが変化したことで，疾病の系譜や医学モデル，健康に対する概念も大きく変わってきた。そのため，各国の健康・衛生方面では，未曾有の問題に直面している。こんな時代において，中医薬は自らが持つ高いポテンシャルと顕著な治療効果によって，世界中でさらに歓迎され始めている。

　現代において，国際交流の秩序を維持し，科学技術の進歩を促進する重要な手段とは，国際標準化である。世界的な交流が盛んになる昨今，中医薬の情報・医療・教育・科研なども，国際標準化の要求がますます切実なものとなっている。2009 年，国際標準化機構 ISO は中医薬技術委員会（ISO/TC249）を成立させ，現在までに中医薬に関する 20 項目の国際標準化を発布している。世界中医薬学会連合会は 2003 年の設立以来，中医薬の国際標準化に取り組み，国際化に向けての重要な担い手となって，21 項目の国際組織標準を研究・制定・推進してきた。現在，すでに中医の基本名詞・医学用語の多言語翻訳基準を 9 種類発布しており，関与している言語は，中国語・英語・フランス語・スペイン語・ポルトガル語・イタリア語・ハンガリー語・ロシア語・ドイツ語・タイ語などに及ぶ。これら医学用語の標準化によって，中医薬における統一された，規範のある，正確な言語を世界に発信することができる。

　日本における中医薬の歴史は長い。5 世紀（今から約 1500 年ほど前），中医は朝鮮半島から日本に伝えられ，16 世紀には本格的に発展した。その後，明治維新の頃，日本に西洋医学が入ってきた当初，西洋医学のことを「蘭方」と呼び，それと区別するために中医を「漢方」と称していた。近代になって，西洋医学における化学薬物の副作用や医療費の高騰が問題になり，自然植物による化学薬物の代替医療が再注目され始め，中医は日本でも非常に重要な存在となった。この数世紀の間に，日本では中医薬が各界の著名人の間でも支持を受け，中医薬文化はさらに輝きをはなち，中医教育も浸透して，中医学と西洋医学の交流も盛んになり，日本に幸せを運んでいる。

　そこで，日本で中医薬に従事している方々，興味をお持ちの方々が，中医薬

を正確に理解し，学習や利用の利便性を高めるために，2017年11月，世界中医薬学会連合会と株式会社GKT（本草薬膳学院）が『中医基本名詞術語中日対照国際標準』の共同制作に合意する署名を交わした。本草薬膳学院の学院長・辰巳洋博士は専門家の研究団体を組織し，国際標準化の研究・開発を行い，草稿を作成し，広く日本国内で各方面の専門家に意見を求めた。

　『中医基本名詞術語中日対照国際標準』が普及することで，中医薬の常用名詞や医学用語を日本語訳する際の規範となるだろう。正確で統一された医学用語が普及することで，中医薬が日本でさらに浸透し，臨床実践や科学研究，商品の貿易などに活かされる基盤となって，中医薬の国際発展に重要な意義を持つと確信している！

　ここで，本辞典の審査基準に参与された各専門家の皆様に，心より感謝を申し上げます。皆様が実直で慎み深い姿勢で学術研究に臨まれ，誠実に団結して困難な作業に貢献いただいた精神に深く敬意を表します！

李振吉
世界中医薬学会聯合会創会副主席兼秘書長
2018年4月北京にて

序　言
(中国語)

　　2018 年至 2019 年中国传统医学（中医学）迎来了国际化·标准化的重大转折，其成果必将被载入史册。

　　世界卫生组织（WHO）于 2018 年 6 月颁布了第 11 版《国际疾病分类》（ICD-11），并将提交到 2019 年 5 月召开的世界卫生组织大会上通过从而得到正式批准。本次修订与以往版本相比有着重大的改进，就是首次将传统医学的病证分类（Traditional Medicine Disorders, Traditional Medicine Patterns）纳入其中。这意味着中国传统医学将作为"世界医学"而迈出了第一步。对于从事中国传统医学的工作者来说，这是一件振奋人心可喜可贺的大事。与此同时，我们也深知在整个修订过程当中，诸位专家同仁们经过了长期无私的奉献，历经周折终于如愿以偿，这一切我们都会铭记在心。

　　基于传统医学的病证分类被纳入了第 11 版《国际疾病分类》，可以预见今后将会加速传统医学的国际化进程。现在日本也开始注重"汉方"的国际传播。自 2014 年起日本东洋医学会与和汉医药学会共同发行了《Traditional & Kampo medicine(TKM)》汉方医学的英文学会杂志，并且在 JLOM（日本东洋医学峰会）上，决定由名词术语及病名分类委员会负责制定《汉方用语集》（英文版）。尽管如此日本在制定国际标准方面的进展仍处于起步阶段。

　　另一方面，从 20 世纪 90 年代起中国就已经完成了中医学的各种国家标准（GB 规格），面向国际化标准的工作也稳步前行。2008 年世界中医药学会联合会颁布了《中医基本名词术语中英对照国际标准》（人民卫生出版社发行），现已有德语，西班牙语，法语，葡萄牙语，意大利语，俄罗斯语，匈牙利语和泰语等 9 种语言文字与中文对照的中医基本名词术语的国际标准的问世和发行。以欧美国家为中心，中医的学习环境正在稳步扩展。

　　与欧美国家相比，中国传统医学在日本和韩国等东亚国家所走过的历程以及所处的环境截然不同。日本从开始引进中国传统医学，到确立为国民医疗体系的一部分已经走过了漫长的岁月（尽管其中也有部分是由于近代日本汉方解释上的分歧而生成的术语），总体上讲中日两国之间在传统医学术语领域中使用的汉字没有很大的差异，因此在日本制作中日文对照的基本名词术语国际标准的必要性就不迫切。相反在日本需要的是与英文对照的传统医学名词术语的国际标准。这次的研制工作在『中医基本名詞術語中日对照国际标准』的基础上增加英文的内容，

XIII

出版发行『中医基本名詞術語中日英对照国際標準』将填补这一领域的空白。我相信它即将成为日本对外宣传介绍传统医学以及进行国际学术交流的重要参考工具书籍。

作为传统医学的国际化·标准化迈出的第一步，基本名词术语的中日英对照国际标准终于圆满完成。在此，我衷心地感谢承担和参与了此标准制作工作的各位专家学者。再接再厉我期待着下一个目标将是针对名词术语加以定义解释，作为国际标准的基本名词术语辞典的完成和问世。

东洋学术出版社社长　井上 匠

2019 年 3 月 1 日

序
（日本語）

　2018 年から 19 年は，中国伝統医学の国際化・標準化のターニングポイントとして記録される年になるであろう。

　2018 年 6 月，世界保健機関（WHO）より国際疾病分類第 11 版（ICD-11）が公表され，2019 年 5 月の WHO 総会で正式承認が決定される予定である。今回の改定では ICD に初めて伝統医学の病証分類（Traditional Medicine Disorders, Traditional Medicine Patterns）が導入された。このことは，中国伝統医学が"世界医学"として第一歩を踏み出すことを意味しており，われわれ中国伝統医学に携わる者にとって心強く，喜ばしい出来事である。合わせて，改定に至る過程では大変な苦労があったことがさまざまな形で伝わっており，諸先生方の無私の努力のうえでここまで来たことも忘れてはならない。

　ICD-11 における伝統医学の病証分類の導入によって，今後，伝統医学の国際化がますます加速することが予想される。すでにわが国でも，"漢方"の国際発信を意識して，2014 年より日本東洋医学会と和漢医薬学会が共同で漢方医学の英文学会雑誌『Traditional & Kampo medicine（TKM）』を発刊し，また JLOM（日本東洋医学サミット会議）では，用語及び病名分類委員会において「漢方用語集（英訳版）」を作成しているが，国際標準の作成に向けたわが国の動きはまだ緒に就いたところである。

　一方，中国では 1990 年代より中医学に関するさまざまな国内基準（GB 規格）が整備され，国際化に向けた作業が着々と進行している。2008 年，世界中医薬学会連合会は『中医基本名詞術語中英対照国際標準』を公布し（人民衛生出版社より発行），すでにドイツ語・スペイン語・フランス語・ポルトガル語・イタリア語・ロシア語・ハンガリー語・タイ語など 9 つの言語で，中国語と対照した中医基本用語の国際標準を公布している。欧米を中心に中医学を学ぶ環境は着実に広がっている。

　ただし，これらの国と，日本や韓国など東北アジア圏の国とでは中国伝統医学を取り巻く環境も歴史もまったく異なる。日本は中国伝統医学を導入し，国民の医療として定着してきた歴史が長く，（一部で近代の日本漢方の解釈により食い違いの生まれた用語はあるが）おおむね日中の伝統医学用語に大きな齟齬がないうえ，また共通の漢字を使うことから，わが国においては基本用語の

XV

中国語対照を作成する必要性に乏しい。むしろ，わが国に必要なのは英語と対照した伝統医学用語の国際標準であろう。今回，『中医基本名詞術語中日対照国際標準』に英文の内容を加え，『中医基本名詞術語中日英対照国際標準』が公布されたことは，わが国から伝統医学を発信したり，国際的な学術交流をはかったりすることを見据えるならば，必携の基本工具となるはずである。

　このたび，伝統医学の国際化・標準化の第一歩となる基本用語の対照標準が完成した。標準作成の作業を担われた専門家の方々に感謝申し上げたい。次の課題は標準用語の定義・解釈を加えた国際標準となる基本用語辞書であろう。この完成を心待ちにしている。

東洋学術出版社社長　井ノ上 匠

2019 年 3 月 1 日

INTRODUCTION
凡例（中国語）

1．中医词条的筛选

《中医基本名词术语中日对照国际标准》是根据世界中医药学会联合会（世界中联）提供的「20160620 中医基本名词术语中英对照国际标准表格终版」（中英对照国际标准）（共收录 6261 个词条）进行了翻译与编纂。

作为蓝本的中英对照是采用了人民卫生出版社于 2007 年出版发行的《中医基本名词术语中英对照国际标准》，其词条主要来源于中华人民共和国国家中医药管理局和教育部高等教育司共同组织编写的《中医药常用名词词典》一书（李振吉主编 中国中医药出版社 2001 年版），以及由中医药学名词审定委员会审定的《中医药学名词》（科学出版社 2004 年版 全国科学技术名词审定委员会公布），并参考了经国家中医药管理局和中国国家标准化管理委员会批准编制，于 2006 年 5 月 26 日发布的《中华人民共和国国家标准中医基础理论术语》（GB/T20348-2006）。

2．标准制定的背景及过程

世界中联自 2007 年 11 月 30 日开始先后发布了《中医基本名词术语中英对照国际标准》（人民卫生出版社 ISBN 978-7-117-09356-9/R・9357），以及德语、西班牙语、法语、葡萄牙语、意大利语、俄语、匈牙利语和泰语等 9 种语言文字与中文对照的中医基本名词术语的国际标准。

2017 年 10 月，在泰国召开的第 14 届世界中医药大会上，得到世界中联创会副主席兼秘书长李振吉先生同意翻译、编辑、出版《中医基本名词术语中日对照国际标准》。同年 11 月 12 日，世界中联副主席兼秘书长桑滨生先生与世界中联主席团执行委员日本的辰巳洋（Tatsumi Nami）博士签署了关于《中医基本名词术语中日对照国际标准》委托编制协议。

之后，面向在日本的中医学专家・学者们发出了有关翻译《中医基本名词术语中日对照国际标准》的通知，由北京中医药大学日本校友会、旅日华人中医学协会、日本中医等各个组织机构共 70 多名中日两国的专家・学者参加了翻译工作。为保证翻译工作的顺利进行，制定了"翻译规定"，推荐了参考文献书籍。历时两个多月的翻译工作完成之后，由审定委员会进行了审核。

此外，日本著名的教授及医师也参加了该标准的指导委员会工作。

XVII

3. 词条格式及排列

（1）每个词条包括编码、中文、日语、日语读音、汉语拼音、拉丁语（中药）及英译对应词。

例如：01-002　中医基础理论中医基礎理論　ちゅういきそりろん
[zhōng yī jī chǔ lǐ lùn]　basic theory of Chinese medicine

（2）词条按照中医学术体系归类排列，按以下方式编码：

01：学科・专业人员　02：阴阳五行　03：脏象　04：形体官窍

05：气血津液精神　06：经络　07：病因　08：病机　09：诊法　10：辨证

11：治则治法　12：中药　13：方剂　14：内科　15：外科　16：妇科

17：儿科　18：眼科・耳鼻喉科　19：骨科　20：针灸

21：养生康复・五运六气

4. 翻译原则

（1）词条的日语翻译力求准确、简洁、明了，避免语义的解释。

（2）基本是将中文简体字转换为日文汉字。

例如：脏腑→臓腑

（3）部分词组术语，参照日文法则翻译。

例如：肺主宣发→肺は宣発を主る

5. 读法

（1）在一个词条有多种读法的情况下，加注①②等序号。

例如：肝藏血　①肝は血を蔵す　②肝は蔵血

（2）日文发音有音读与训读的不同，避免同一类词条的音读与训读的混同使用。

6. 英译原则（参照《中英对照国际标准》的原则，下同）

英译内容力求达到"正确（accurate）、明了（clear）、儒雅（elegant）"，遵照以下基本原则：

（1）对应性：尽量做到英译词义与中文学术内涵相对应。

（2）简洁性：英译内容力求达到明确、简洁，避免语义的解释。

（3）同一性：同一概念的名词使用同一英译词。

（4）对于已经通用的英译名，即使与前述原则有所差异，仍考虑可以采用。

XVIII

7. 英译符号说明

(1) 对于多义词的翻译采用在不同的英译词前加①②③等序号。

例如：水气　①edema　②retention of fluid

(2) 在中文词条存在多种译法时，则在其不同英译词之间用分号"；"表示。

例如：经络　meridian；channel

(3) 用斜线"/"显示的词条，表示可以任选其一。

例如：虚证　deficiency syndrome/pattern

8. 英译方法

(1) 中医基础，中医诊断，治则治法的名词术语尽量采用普通英语直译，避免与现代医学概念混淆。

例如："肾主水"英译为 kidney governing water，而不译为 kidney governing water metabolism。"活血"英译为 activating blood，而不译为 activating blood circulation。

(2) 对于与西医解剖名词相同名称的词条直接采用其英译词而不另造新词，以避免读者误解为中医特有的解剖结构。

例如："面王"英文对应词为 tip of nose，而不必另造新词译为 king of face。

(3) 中药名称采用三种显示方法，既每个总要词条后，均按顺序列出汉语拼音名称，拉丁文名称及英文名称。

例如："当归"显示 Danggui；*Radix Angelicae Sinensis*；Chinese Angelica。

(4) 方剂名称采用两种显示方法，每个方剂词条后，均按顺序列出汉语拼音名称及英译名称。

例如："参苓白术散"显示 Shen Ling Baizhu San；Ginseng, Poria and White Atractylodes Powder。

汉语拼音名称基本参照《中华人民共和国药典（2005年英文版）》（药典）汉语拼音方案，但采取了以中药名称为单位，划分音节。

例如："当归龙荟丸"在该药典为 Danggui Longhui Wan，本中英对照标准为 Danggui Long Hui Wan，比较其英译名 Angelica, Gentian and Aloe Pill 更准确。

(5) 对于与西医病名相同的中医病名采用直译法，加以括号，置于中医病名之后。

例如："风火眼"的英文对应词为 wind-fire eye (acute conjunctivitis)。

如果一个中医病名与两个或两个以上西医病名相对应，不能只选其中的一个

XIX

西医病名作对应词。

例如：中医的消渴与西医的糖尿病（diabetes mellitus）及尿崩症（diabetes insipidus）及精神性烦渴（psychogenic polydipsia）均有对应关系，因此消渴可直译为consumptive thirst，而不能将"diabetes mellitus"定为消渴的英语对应词。

INTRODUCTION
凡例（日本語）

1. 中医学用語の選択

　『中医基本名詞術語中日対照国際標準』は世界中医薬学会連合会（世界中連）より提供された「中医基本名詞術語中英対照国際標準エクセル終版」（収録語数：6,261語）に準じた。

　「中医基本名詞術語中英対照国際標準エクセル終版」の元になる中医基本用語の中英対照は，『中医基本名詞術語中英対照国際標準』（人民衛生出版社・2007年刊）の形で刊行されている。本書は，中華人民共和国国家中医薬管理局と教育部高等教育司が編纂した『中医薬常用名詞詞典』（李振吉主編　中国中医薬出版社　2001年版），中医薬学名詞審定委員会が審査した『中医薬学名詞』（科学出版社　2004年版　全国科学技術名詞審定委員会公布）を主に根拠としたほか，国家中医薬管理局と中国国家標準化管理委員会が批准・編纂し，2006年5月26日に公布された『中華人民共和国国家標準中医基礎理論述語』（GB/T 20348-2006）を参考にして用語を選択している。

2. 標準制定の背景および過程

　2007年11月30日に公表された『中医基本名詞術語中英対照国際標準』（人民衛生出版社・ISBN 978-7-117-09356-9/R·9357）を皮切りに，世界中連は，すでにドイツ語・スペイン語・フランス語・ポルトガル語・イタリア語・ロシア語・ハンガリー語・タイ語など9つの言語で，中国語と対照した中医基本用語の国際標準を公布している。

　2017年10月，タイで開催された第14回世界中医薬大会において，世界中連創会副主席兼秘書長・李振吉先生は『中医基本名詞術語中日対照国際標準』の翻訳・編集・出版に同意。同年11月12日，世界中連副主席兼秘書長・桑濱生先生は世界中連主席団執行委員である日本の辰巳洋（Tatsumi Nami）博士と『中医基本名詞術語中日対照国際標準』研制委託協議書に署名した。

　その後，日本における中医学の専門家に『中医基本名詞術語中日対照国際標準』の翻訳の通知を送付し，北京中医薬大学日本校友会・旅日華人中医学協会・日本中医群など各グループから70余名の日中両国の専門家が翻訳に参加した。翻訳作業をスムーズに進めるため，「翻訳規定」を定め，参考書を推薦。

２カ月に及ぶ翻訳作業終了後，審査委員会の審査を実施した。

また，日本の著名な教授や医師が本標準の指導委員会に参加している。

3. 用語の形式および配列

（1）用語ごとに，コード，中国語，日本語，読み方，ピンイン，ラテン語（中薬），英語を記載。

例：01-002　中医基础理论　中医基礎理論　ちゅういきそりろん
[zhōng yī jī chǔ lǐ lùn]　basic theory of Chinese medicine

（2）用語の分類・順序は中医学術大系に準じる。コードは以下の通りである。

01：学科・専業人員　02：陰陽五行　03：臓象　04：形体官竅

05：気血津液精神　06：経絡　07：病因　08：病機　09：診法

10：弁証　11：治則治法　12：中薬　13：方剤　14：内科　15：外科

16：婦人科　17：小児科　18：眼科・耳鼻咽喉科　19：骨傷科

20：鍼灸　21：養生・リハビリテーション・五運六気

4. 日本語訳の原則

（1）釈義を避け，簡潔・明瞭となるよう努める。

（2）中国語の簡体字を日本の漢字に置き換えることを基本とする。

例：脏腑→臓腑

（3）一部，文章になっている用語については日本の読み方に変更する。

例：肺主宣发→肺は宣発を主る

5. 読み方

（1）複数の読み方をする場合は，①②の番号を付けて表記する。

例：肝藏血　①肝は血を蔵す　②肝は蔵血

（2）混乱を避けるため，音読と訓読を混同しない。

6. 英訳の原則 （「中英対照国際標準」における原則。以下同）

英訳はできる限り"正確（accurate）・明白（clear）・簡潔（elegant）"に努め，以下の基本原則を遵守した。

（1）対応性：英訳の語義は，できる限り中国語の中医学用語の意味と一致させる。これが最も重要な原則である。

(2) 簡潔性：英訳は，明瞭かつ簡潔なものとし，辞典のような釈義を避けた。

(3) 同一性：同じ概念の名詞には同一の訳語を用いた。

(4) すでに通用している英訳は，前述の原則と一致していなくてもできる限り採用する。

7. 英語の符号について

(1) 1つの用語に複数の意味が含まれる場合は，各英語の前に①②③の番号を付けて表記した。

例：水气　① edema　② retention of fluid

(2) 1つの用語に複数の訳し方がある場合は，各英語の間に"；"の記号を付けて表記した。

例：経絡　meridian；channel

(3) "/" の記号は，いずれを用いてもよいものを示す。

例：虚証　deficiency syndrome/pattern

8. 英訳の方法

(1) 中医基礎・中医診断・治則治法の用語はできる限り直訳とし，一般英語を用いて対応する英語用語を作り，現代医学の概念と混同することを避ける。

例："腎主水" の英訳は kidney governing water とし，kidney governing water metabolism とはしない。

"活血" の英訳は activating blood とし，activating blood circulation とはしない。

(2) 身体のパーツを含む中医用語が，対応する英語用語（西洋医学の解剖用語）と完全に一致している場合は，英訳時にはそれらの用語を用いる。新たな造語は作らず，読者が中医特有の解剖構造と誤解することを避ける。

例："面王" の英訳は tip of nose とし，king of face といった造語は作らない。

(3) 中薬の名称は3つの方法で表記する。各中薬名の後に，それぞれピンイン・ラテン名・英語名を列記する。

例："当帰" は，Danggui；*Radix Angelicae Sinensis*；Chinese Angelica とする。

(4) 方剤名は2つの方法で表記する。各方剤名の後に，それぞれピンインと英語名を列記する。

例："参苓白术散" は，Shen Ling Baizhu San；Ginseng, Poria and White Atractylodes Powder とする。

ピンインは基本的に『中華人民共和国薬典（2005 年英文版）』の表記を参照したが，中薬名ごとに音節を区切った。

例："当归龙荟丸" は『薬典』では Danggui Longhui Wan であるが，本標準では Danggui Long Hui Wan とし，その英語名を Angelica, Gentian and Aloe Pill として，より正確性に努めた。

(5) 中医病名の英訳では，中医病名が一つの西医病名と一致している場合は，中医病名を直訳するとともに，対応する英語の西医病名を（　）内に入れ，中医病名の後に置いた。

例："风火眼" に対応する英語名は，wind-fire eye (acute conjunctivitis) とする。

ただし，1 つの中医病名が 2 つあるいはそれ以上の西医病名と対応する場合は，そのうちの 1 つの西医病名を選んで対応する英訳とすることはできない。

例：中医の消渇は，西洋医学の糖尿病（diabetes mellitus），尿崩症（diabetes insipidus），精神性煩渇（psychogenic polydipsia）のいずれとも対応関係にある。そのため消渇は consumptive thirst と直訳し，"diabetes mellitus" を消渇に対応する英語とはしない。

CONTENTS
目次

指導委員会······················ I

審定委員会····················· IV

編集委員会····················· VI

総序文（総序文）李振吉············· IX

序言（序）井ノ上匠··············· XIII

凡例························· XVII

| 1 | 学科・専業人員······ 2 |
| 学科 ······ 2 |
| 専業人員 ······ 6 |
2	陰陽五行······ 8
3	臓象······ 16
4	形体官竅······ 32
5	気血津液精神······ 44
6	経絡······ 50
7	病因······ 56
8	病機······ 64
9	診法······ 102
10	弁証······ 138
11	治則治法······ 172
12	中薬······ 226
中薬 ······ 226
解表薬 ······ 232
清熱薬 ······ 236
瀉下薬 ······ 246
祛風湿薬 ······ 250
化湿薬 ······ 254
利水滲湿薬 ······ 256

温裏薬 ······ 260

理気薬 ······ 260

消食薬 ······ 264

止血薬 ······ 266

活血化瘀薬 ······ 270

化痰薬 ······ 274

止咳平喘薬 ······ 278

安神薬 ······ 280

平肝熄風薬 ······ 282

開竅薬 ······ 284

補虚薬 ······ 284

収渋薬 ······ 292

涌吐薬 ······ 296

外用薬・その他 ······ 296

| 13 | 方剤 ······ 302 |
| 方剤 ······ 302 |
| 解表剤 ······ 310 |
| 清熱剤 ······ 312 |
| 清暑剤 ······ 318 |
| 瀉下剤 ······ 320 |
| 和解剤 ······ 322 |

温裏剤	……………………	324
補益剤	……………………	324
収渋剤	……………………	332
安神剤	……………………	334
開竅剤	……………………	334
理気剤	……………………	336
理血剤	……………………	338
治風剤	……………………	342
治燥剤	……………………	344
祛湿剤	……………………	344
祛痰剤	……………………	348
消食剤	……………………	350
その他の方剤	…………………	352

14 内科疾病…………………… 354
15 外科疾病…………………… 376
16 婦人科疾病………………… 386
17 小児科疾病………………… 398
18 眼科疾病…………………… 408

眼科病	……………………	408
耳鼻喉科病	…………………	416

19 骨傷科疾病………………… 424
20 針灸……………………… 438

十四経脈名称	…………………	438
経脈外穴標定位名称	…………	438
経穴名称	……………………	440
経脈外穴名称	…………………	462
頭針穴線	……………………	466
耳介分区	……………………	466
耳穴名称	……………………	468

21 養生・リハビリテーション・五運六気
……………………………… 474

索引	………………………	481
日本語索引	…………………	481
日本語画数索引	………………	559
中国語索引	…………………	607
英語索引	……………………	654
中薬ピンイン名索引	…………	732
方剤ピンイン名索引	…………	737
腧穴ピンイン名索引	…………	742
中薬ラテン名索引	……………	747

協力団体………………………… 753
参考文献………………………… 754

中医基本名詞術語
中日英対照国際標準

International Standard Chinese-Japanese-English
Basic Nomenclature of Chinese Medicine

1 学科・専業人員

●学科

コード	中国語	日本語	読み方	
01-001	中医学	中医学	ちゅういがく	
01-002	中医基础理论	中医基礎理論	ちゅういきそりろん	
01-003	中医诊断学	中医診断学	ちゅういしんだんがく	
01-004	中医内科学	中医内科学	ちゅういないかがく	
01-005	中医外科学	中医外科学	ちゅういげかがく	
01-006	中医妇科学	中医婦人科学	ちゅういふじんかがく	
01-007	中医儿科学	中医小児科学	ちゅういしょうにかがく	
01-008	中医骨伤科学	中医骨傷科学	ちゅういこつしょうかがく	
01-009	正骨	正骨	せいこつ	
01-010	中医眼科学	中医眼科学	ちゅういがんかがく	
01-011	中医耳鼻喉科学	中医耳鼻咽喉科学	ちゅういじびいんこうかがく	
01-012	中医皮肤病学	中医皮膚病学	ちゅういひふびょうがく	
01-013	中医肛肠病学	中医肛門病学	ちゅういこうもんびょうがく	
01-014	中医急诊学	中医救急学	ちゅういきゅうきゅうがく	
01-015	针灸学	針灸学	しんきゅうがく	
01-016	经络学	経絡学	けいらくがく	
01-017	腧穴学	腧穴学	①しゅけつがく　②ゆけつがく	
01-018	刺法灸法学	刺法灸法学	しほうきゅうほうがく	
01-019	针灸治疗学	針灸治療学	しんきゅうちりょうがく	
01-020	实验针灸学	実験針灸学	じっけんしんきゅうがく	
01-021	推拿学	推拿学	すいながく	
01-022	推拿手法学	推拿手法学	すいなしゅほうがく	
01-023	针刀医学	針刀医学	しんとういがく	

ピンイン	英語
zhōng yī xué	Chinese medicine; traditional Chinese medicine (TCM)
zhōng yī jī chǔ lǐ lùn	basic theory of Chinese medicine
zhōng yī zhěn duàn xué	diagnostics of Chinese medicine
zhōng yī nèi kē xué	Chinese internal medicine
zhōng yī wài kē xué	Chinese external medicine; surgery of Chinese medicine
zhōng yī fù kē xué	Chinese gynecology; gynecology of Chinese medicine
zhōng yī ér kē xué	Chinese pediatrics; pediatrics of Chinese medicine
zhōng yī gǔ shāng kē xué	Chinese orthopedics and traumatology; orthopedics and traumatology of Chinese medicine
zhèng gǔ	① bonesetting ② ulna
zhōng yī yǎn kē xué	Chinese ophthalmology; ophthalmology of Chinese medicine
zhōng yī ěr bí hóu kē xué	Chinese otorhinolaryngology; otorhinolaryngology of Chinese medicine
zhōng yī pí fū bìng xué	Chinese dermatology; dermatology of Chinese medicine
zhōng yī gāng cháng bìng xué	Chinese proctology; proctology of Chinese medicine
zhōng yī jí zhěn xué	Chinese emergency medicine
zhēn jiǔ xué	acupuncture and moxibustion
jīng luò xué	meridian/channel and collateral
shù xué xué	acupuncture points
cì fǎ jiǔ fǎ xué	acupuncture and moxibustion technique
zhēn jiǔ zhì liao xué	acupuncture and moxibustion therapy
shí yàn zhēn jiǔ xué	experimental acupuncture and moxibustion
tuī ná xué	tuina
tuī ná shǒu fǎ xué	manipulation of tuina
zhēn dāo yī xué	acupotomy

コード	中国語	日本語	読み方	
01-024	中医养生学	中医養生学	ちゅういようじょうがく	
01-025	中医康复学	中医リハビリテーション学	ちゅういりはびりてーしょんがく	
01-026	中医食疗学	中医食療学	ちゅういしょくりょうがく	
01-027	中医药膳学	中医薬膳学	ちゅういやくぜんがく	
01-028	中医护理学	中医看護学	ちゅういかんごがく	
01-029	十三科	十三科	じゅうさんか	
01-030	中药学	中薬学	ちゅうやくがく	
01-031	本草	本草	ほんぞう	
01-032	本草学	本草学	ほんぞうがく	
01-033	方剂学	方剤学	ほうざいがく	
01-034	中草药	中草薬	ちゅうそうやく	
01-035	中成药学	中成薬学	ちゅうせいやくがく	
01-036	药用植物学	薬用植物学	やくようしょくぶつがく	
01-037	中药化学	中薬化学	ちゅうやくかがく	
01-038	中药药理学	中薬薬理学	ちゅうやくやくりがく	
01-039	中药鉴别学	中薬鑑別学	ちゅうやくかんべつがく	
01-040	中药炮炙学	中薬炮製学	ちゅうやくほうせいがく	
01-041	中药药剂学	中薬薬剤学	ちゅうやくやくざいがく	
01-042	中药制剂分析	中薬製剤分析	ちゅうやくせいざいぶんせき	
01-043	中医医史学	中医医史学	ちゅういいしがく	
01-044	中医文献学	中医文献学	ちゅういぶんけんがく	
01-045	中医各家学说	中医各家学説	ちゅういかっかがくせつ	
01-046	医古文	医古文	いこぶん	
01-047	中医医案	中医医案	ちゅういいあん	
01-048	黄帝内经	黄帝内経	こうていだいけい	
01-049	素问	素問	そもん	
01-050	灵枢	霊枢	れいすう	
01-051	内经	内経	だいけい	
01-052	金匮要略	金匱要略	きんきようりゃく	
01-053	伤寒论	傷寒論	しょうかんろん	

ピンイン	英語
zhōng yī yǎng shēng xué	Chinese health preservation
zhōng yī kāng fù xué	rehabilitation of Chinese medicine
zhōng yī shí liáo xué	diet therapy of Chinese medicine
zhōng yī yào shàn xué	medicated diet of Chinese medicine
zhōng yī hù lǐ xué	Chinese nursing
shí sān kē	thirteen branches of medicine
zhōng yào xué	Chinese materia medica; Chinese pharmacy
běn cǎo	materia medica
běn cǎo xué	material medica
fāng jì xué	Chinese medical formulas
zhōng cǎo yào	Chinese herbal medicine
zhōng chéng yào xué	Chinese patent medicine
yào yòng zhí wù xué	pharmaceutical botany
zhōng yào huà xué	Chinese medicinal chemistry
zhōng yào yào lǐ xué	Chinese pharmacology; pharmacology of Chinese medicine
zhōng yào jiàn bié xué	Chinese medicinal identification
zhōng yào páo zhì xué	Chinese medicinal processing
zhōng yào yào jì xué	Chinese pharmaceutics; pharmaceutics of Chinese medicine
zhōng yào zhì jì fēn xī	analysis of Chinese pharmaceutical preparation
zhōng yī yī shǐ xué	history of Chinese medicine
zhōng yī wén xiàn xué	Chinese medical literature
zhōng yī gè jiā xué shuō	various schools of traditional Chinese medicine
yī gǔ shū	medical articles of archaic Chinese
zhōng yī yī àn	case records of Chinese medicine
huáng dì nèi jīng	Huangdi's Internal Classic
sù wèn	Plain Questions
líng shū	Miraculous Pivot
nèi jīng	Internal Classic
jīn guì yào lüè	Synopsis of the Golden Chamber
shāng hán lùn	Treatise on Cold Damage Diseases

コード	中国語	日本語	読み方	
01-054	温病学	温病学	①おんびょうがく　②うんびょうがく	
01-055	中西医结合	中西医結合	ちゅうせいいけつごう	

● 専業人員

コード	中国語	日本語	読み方	
01-056	中医	中医	ちゅうい	
01-057	中医师	中医師	ちゅういし	
01-058	中药师	中薬師	ちゅうやくし	
01-059	针灸师	針灸師	しんきゅうし	
01-060	推拿按摩师	推拿按摩師	すいなあんまし	
01-061	中西医结合医师	中西医結合医師	ちゅうせいいけつごういし	
01-062	中医护士	中医看護師	ちゅういかんごし	
01-063	草药医生	草薬医師	そうやくいし	
01-064	疡医	瘍医	ようい	

ピンイン	英語
wēn bìng xué	warm diseases
zhōng xī yī jié hé	integration of Chinese and Western medicine

ピンイン	英語
zhōng yī	① Chinese medicine ② physician/doctor of Chinese medicine
zhōng yī shī	physician/doctor of Chinese medicine
zhōng yào shī	pharmacist of Chinese medicine
zhēn jiǔ shī	acupuncturist
tuī ná àn mó shī	massagist
zhōng xī yī jié hé yī shī	physician/doctor of integrated Chinese and Western medicine
zhōng yī hù shì	nurse of Chinese medicine
cǎo yào yī shēng	herbalist
yáng yī	sore and wound doctor

2 陰陽五行

コード	中国語	日本語	読み方	
02-001	阴	陰	いん	
02-002	阳	陽	よう	
02-003	阴阳	陰陽	いんよう	
02-004	阴阳学说	陰陽学説	いんようがくせつ	
02-005	阳气	陽気	ようき	
02-006	阴气	陰気	いんき	
02-007	阴中之阴	陰中の陰	いんちゅうのいん	
02-008	阴中之阳	陰中の陽	いんちゅうのよう	
02-009	阳中之阴	陽中の陰	ようちゅうのいん	
02-010	阳中之阳	陽中の陽	ようちゅうのよう	
02-011	阴阳交感	陰陽交感	いんようこうかん	
02-012	阴阳对立	陰陽対立	いんようたいりつ	
02-013	阴阳互根	陰陽互根	いんようごこん	
02-014	阳生于阴	陽は陰より生ず	ようはいんよりしょうず	
02-015	阴生于阳	陰は陽より生ず	いんはようよりしょうず	
02-016	孤阳不生，独阴不长	孤陽不生，独陰不長	こうようふしょう，こいんふちょう	
02-017	阴阳消长	陰陽消長	いんようしょうちょう	
02-018	阳生阴长	陽生陰長	ようせいいんちょう	
02-019	阳杀阴藏	陽殺陰蔵	ようさついんぞう	
02-020	阴阳转化	陰陽転化	いんようてんか	
02-021	阴阳平衡	陰陽平衡	いんようへいこう	
02-022	阴阳调和	陰陽調和	いんようちょうわ	
02-023	阴阳自和	陰陽自和	いんようじわ	
02-024	重阴必阳，重阳必阴	重陰必ず陽，重陽必ず陰	①ちょういんかならずよう，ちょうようかならずいん　②じゅういんかならずよう，じゅうようかならずいん	
02-025	阴静阳躁	陰静陽躁	いんせいようそう	
02-026	阳道实，阴道虚	陽道は実，陰道は虚	ようどうはじつ，いんどうはきょ	
02-027	生之本本于阴阳	生の本，陰陽に本づく	せいのほん，いんようにもとづく	

ピンイン	英語
yīn	yin
yáng	yang
yīn yáng	yin and yang; yin-yang
yīn yáng xué shuō	yin-yang theory
yáng qì	yang qi
yīn qì	yin qi
yīn zhōng zhī yīn	yin within yin
yīn zhōng zhī yáng	yang within yin
yáng zhōng zhī yīn	yin within yang
yáng zhōng zhī yáng	yang within yang
yīn yáng jiāo gǎn	interaction of yin and yang
yīn yáng duì lì	opposition of yin and yang
yīn yáng hù gēn	mutual rooting of yin and yang
yáng shēng yú yīn	yang originating from yin
yīn shēng yú yáng	yin originating from yang
gū yáng bù shēng, dú yīn bù zhǎng	solitary yang failing to grow, solitary yin failing to increase
yīn yáng xiāo zhǎng	waning and waxing of yin and yang
yáng shēng yīn zhǎng	yin growing while yang generating
yáng shā yīn cáng	yin concealing while yang declined
yīn yáng zhuǎn huà	yin-yang conversion
yīn yáng píng héng	yin-yang balance
yīn yáng tiáo hé	yin-yang harmony
yīn yáng zì hé	spontaneous harmonization of yin and yang
chóng yīn bì yáng, chóng yáng bì yīn	extreme yin turning into yang, extreme yang turning into yin
yīn jìng yáng zào	static yin and dynamic yang
yáng dào shí, yīn dào xū	yang being often in excess, while yin in deficiency
shēng zhī běn běn yú yīn yáng	human life being based on yin and yang

コード	中国語	日本語	読み方	
02-028	阳化气，阴成形	陽は気を化し，陰は形を成す	ようはきをかし，いんはかたちをなす	
02-029	阴阳之要，阳密乃固	陰陽の要，陽密なれば固し	いんようのかなめ，ようみつなればかたし	
02-030	阴平阳秘，精神乃治	陰平陽秘，精神治す	いんへいようひ，せいしんちす	
02-031	阳胜则阴病	陽勝れば則ち陰病む	ようまさればすなわちいんやむ	
02-032	阴胜则阳病	陰勝れば則ち陽病む	いんまさればすなわちようやむ	
02-033	阴阳离决，精气乃绝	陰陽離決すれば，精気絶す	いんようりけつすれば，せいきぜっす	
02-034	阳气者若天与日	陽気なる者，天と日の若し	ようきなるもの，てんとひのごとし	
02-035	太阳	太陽	たいよう	
02-036	阳为气阴为味	陽を気となし，陰を味となす	ようをきとなし，いんをあじとなす	
02-037	辛甘发散为阳	辛甘は発散して陽となす	しんかんははっさんしてようとなす	
02-038	酸苦涌泄为阴	酸苦は涌泄して陰となす	さんくはゆうせつしていんとなす	
02-039	淡味渗泄为阳	淡味は滲泄して陽となす	たんみはしんせつしてようとなす	
02-040	五行	五行	ごぎょう	
02-041	木	木	①もく　②き	
02-042	火	火	①か　②ひ	
02-043	土	土	①ど　②つち	
02-044	金	金	①きん　②こん	
02-045	水	水	①すい　②みず	
02-046	五行学说	五行学説	ごぎょうがくせつ	
02-047	别异比类	別異比類	べついひるい	
02-048	五行相生	五行相生	ごぎょうそうせい	
02-049	木生火	木は火を生む	もくはかをうむ	
02-050	火生土	火は土を生む	かはどをうむ	
02-051	土生金	土は金を生む	どはきんをうむ	
02-052	金生水	金は水を生む	きんはすいをうむ	

ピンイン	英語
yáng huà qì, yīn chéng xíng	yang transforming qi while yin constituting form
yīn yáng zhī yào, yáng mì nǎi gù	The key factor of yin and yang is that only when yang is compact can it strengthen yin essence.
yīn píng yáng mì, jīng shén nǎi zhì	Only when yin is at peace and yang is compact can essence-spirit be normal.
yáng shèng zé yīn bìng	predominant yang making yin disorder
yīn shèng zé yáng bìng	predominant yin making yang disorder
yīn yáng lí jué, jīng qì nǎi jué	If yin and yang separate from each other, essential qi will be exhausted.
yáng qì zhě ruò tiān yǔ rì	Yang qi is just like the sun in the sky.
tài yáng	① great yang ② Taiyang (acupoint names of EX-HN 5 and GB-1) ③ temple
yáng wéi qì yīn wéi wèi	yang pertaining to qi and yin to flavor
xīn gān fā sàn wéi yáng	pungent and sweet with dispersing effect pertaining to yang
suān kǔ yǒng xiè wéi yīn	sour and bitter with emetic and purgative effects pertaining to yin
dàn wèi shèn xiè wéi yáng	bland taste with dampness-excreting and diuretic effects pertaining to yang
wǔ xíng	five elements; five phases
mù	wood
huǒ	fire
tǔ	earth
jīn	metal
shuǐ	water
wǔ xíng xué shuō	five-element/phase theory
bié yì bǐ lèi	analogy
wǔ xíng xiāng shēng	generation of five elements/phases
mù shēng huǒ	wood generating fire
huǒ shēng tǔ	fire generating earth
tǔ shēng jīn	earth generating metal
jīn shēng shuǐ	metal generating water

コード	中国語	日本語	読み方	
02-053	水生木	水は木を生む	すいはもくをうむ	
02-054	生化	生化	せいか	
02-055	五行相克	五行相克	ごぎょうそうこく	
02-056	木克土	木は土を克す	もくはどをこくす	
02-057	火克金	火は金を克す	かはきんをこくす	
02-058	土克水	土は水を克す	どはすいをこくす	
02-059	金克木	金は木を克す	きんはもくをこくす	
02-060	水克火	水は火を克す	すいはかをこくす	
02-061	五行相乗	五行相乗	ごぎょうそうじょう	
02-062	制化	制化	せいか	
02-063	五行相侮	五行相侮	ごぎょうそうぶ	
02-064	木侮金	木は金を侮る	もくはきんをあなどる	
02-065	火侮水	火は水を侮る	かはすいをあなどる	
02-066	土侮木	土は木を侮る	どはもくをあなどる	
02-067	金侮火	金は火を侮る	きんはかをあなどる	
02-068	水侮土	水は土を侮る	すいはどをあなどる	
02-069	亢害承制	亢害承制	こうがいしょうせい	
02-070	所勝	①所勝　②勝つところ	①しょしょう　②かつところ	
02-071	所不勝	①所不勝　②勝たざるところ	①しょふしょう　②かたざるところ	
02-072	木為金之所勝	木は金の勝つところたり	もくはきんのかつところたり	
02-073	火為水之所勝	火は水の勝つところたり	かはすいのかつところたり	
02-074	土為木之所勝	土は木の勝つところたり	どはもくのかつところたり	
02-075	金為火之所勝	金は火の勝つところたり	きんはかのかつところたり	
02-076	水為土之所勝	水は土の勝つところたり	すいはどのかつところたり	
02-077	木為土之所不勝	木は土の勝たざるところたり	もくはどのかたざるところたり	
02-078	火為金之所不勝	火は金の勝たざるところたり	かはきんのかたざるところたり	
02-079	土為水之所不勝	土は水の勝たざるところたり	どはすいのかたざるところたり	
02-080	金為木之所不勝	金は木の勝たざるところたり	きんはもくのかたざるところたり	
02-081	水為火之所不勝	水は火の勝たざるところたり	すいはかのかたざるところたり	

ピンイン	英語
shuǐ shēng mù	water generating wood
shēng huà	generation and transformation
wǔ xíng xiāng kè	restriction among five elements/phases
mù kè tǔ	wood restricting earth
huǒ kè jīn	fire restricting metal
tǔ kè shuǐ	earth restricting water
jīn kè mù	metal restricting wood
shuǐ kè huǒ	water restricting fire
wǔ xíng xiāng chéng	over-restriction among five elements/phases
zhì huà	restriction and generation
wǔ xíng xiāng wǔ	counter-restriction among five elements/phases
mù wǔ jīn	wood counter-restricting metal
huǒ wǔ shuǐ	fire counter-restricting water
tǔ wǔ mù	earth counter-restricting wood
jīn wǔ huǒ	metal counter-restricting fire
shuǐ wǔ tǔ	water counter-restricting earth
kàng hài chéng zhì	harmful hyperactivity and responding inhibition
suǒ shèng	element being restricted
suǒ bú shèng	element being un-restricted
mù wéi jīn zhī suǒ shèng	wood being restricted by metal
huǒ wéi shuǐ zhī suǒ shèng	fire being restricted by water
tǔ wéi mù zhī suǒ shèng	earth being restricted by wood
jīn wéi huǒ zhī suǒ shèng	metal being restricted by fire
shuǐ wéi tǔ zhī suǒ shèng	water being restricted by earth
mù wéi tǔ zhī suǒ bú shèng	wood being un-restricted by earth
huǒ wéi jīn zhī suǒ bú shèng	fire being un-restricted by metal
tǔ wéi shuǐ zhī suǒ bú shèng	earth being un-restricted by water
jīn wéi mù zhī suǒ bú shèng	metal being un-restricted by wood
shuǐ wéi huǒ zhī suǒ bú shèng	water being un-restricted by fire

コード	中国語	日本語	読み方	
02-082	悲胜怒	悲は怒に勝つ	ひはどにかつ	
02-083	木曰曲直	木は曲直と曰う	もくはきょくちょくという	
02-084	木喜条达	①木喜条達　②木は条達を喜ぶ	①もくきじょうたつ　②もくはじょうたつをよろこぶ	
02-085	火为阳	火を陽となす	かをようとなす	
02-086	火曰炎上	火は炎上と曰う	かはえんじょうという	
02-087	土爱稼穑	土は稼穡を援ける	どはかしょくをたすける	
02-088	土生万物	土は万物を生じる	どはばんぶつをしょうじる	
02-089	金曰从革	金は従革と曰う	きんはじゅうかくという	
02-090	金气肃杀	金気は粛殺	きんきはしゅくさつ	
02-091	水曰润下	水は潤下と曰う	すいはじゅんかという	
02-092	母气	母気	ぼき	
02-093	子气	子気	しき	
02-094	五时	五時	ごじ	
02-095	五志	五志	ごし	
02-096	五声	五声	ごせい	
02-097	五味	五味	ごみ	
02-098	五音	五音	ごおん	
02-099	五宫	五宮	ごきゅう	
02-100	整体观念	整体観念	せいたいかんねん	
02-101	人与天地相参	人と天地は相い参ずる	ひととてんちはあいさんずる	
02-102	天人相应	天人相応	てんじんそうおう	
02-103	辨证论治	弁証論治	べんしょうろんち	

ピンイン	英語
bēi shèng nù	sorrow overcoming anger
mù yuē qū zhí	wood characterized by bending and straightening
mù xǐ tiáo dá	wood preferring free activity
huǒ wéi yáng	fire pertaining to yang
huǒ yuē yán shàng	fire characterized by flaring up
tǔ yuán jià sè	earth characterized by sowing and reaping
tǔ shēng wàn wù	earth producing myriads of things
jīn yuē cóng gé	metal characterized by changing
jīn qì sù shā	metal characterized by clearing and downward
shuǐ yuē rùn xià	water characterized by moistening and descending
mǔ qì	mother-element/phase qi
zǐ qì	① child-element/phase qi ② edema of legs in pregnancy
wǔ shí	five seasons
wǔ zhì	five emotions
wǔ shēng	five voices
wǔ wèi	five flavors
wǔ yīn	five notes
wǔ gōng	① five zang-organs ② five orientations
zhěng tǐ guān niàn	concept of holism
rén yǔ tiān dì xiāng cān	human correlating with nature
tiān rén xiāng yìng	correspondence between nature and human
biàn zhèng lùn zhì	syndrome differentiation and treatment; pattern identification and treatment (syndrome differentiation/ pattern identification and treatment)

3 臓象

コード	中国語	日本語	読み方	
03-001	脏腑	臓腑	ぞうふ	
03-002	脏	臓	ぞう	
03-003	腑	腑	ふ	
03-004	脏象	臓象	ぞうしょう	
03-005	脏真	臓真	ぞうしん	
03-006	五脏	五臓	ごぞう	
03-007	五脏应四时	五臓は四時に応ず	ごぞうはしじにおうず	
03-008	四时五脏阴阳	四時・五臓・陰陽	しじ・ごぞう・いんよう	
03-009	五脏所恶	五臓の悪むところ	ごぞうのにくむところ	
03-010	五华	五華	ごか	
03-011	五脏化液	五臓は液を化す	ごぞうはえきをかす	
03-012	五脏所藏	五臓の蔵するところ	ごぞうのぞうするところ	
03-013	心	心	しん	
03-014	心包络	心包絡	しんぽうらく	
03-015	心孔	心孔	しんこう	
03-016	心气	心気	しんき	
03-017	心血	心血	しんけつ	
03-018	心阳	心陽	しんよう	
03-019	心阴	心陰	しんいん	
03-020	心主身之血脉	心は身の血脈を主る	しんはしんのけつみゃくをつかさどる	
03-021	心主血脉	心は血脈を主る	しんはけつみゃくをつかさどる	
03-022	心藏神	心は神を蔵す	しんはしんをぞうす	
03-023	神明	神明	しんめい	
03-024	心主言	心は言を主る	しんはげんをつかさどる	
03-025	心者生之本	心は生の本	しんはせいのほん	
03-026	心常有余	心は常に余りあり	しんはつねにあまりあり	
03-027	心恶热	心は熱を悪む	しんはねつをにくむ	
03-028	心为阳中之太阳	心は陽中の太陽たり	しんはようちゅうのたいようたり	

ピンイン	英語
zàng fǔ	zang-fu organs
zàng	zang-organ
fǔ	fu-organ
zàng xiàng	visceral manifestation
zàng zhēn	normal genuine qi of zang-organs
wǔ zàng	five zang-organs
wǔ zàng yìng sì shí	five zang-organs corresponding to four seasons
sì shí wǔ zàng yīn yáng	yin-yang of four seasons and five zang-organs
wǔ zàng suǒ wù	aversions of five zang-organs
wǔ huá	five outward manifestations
wǔ zàng huà yè	secretions transformed from five zang-organs
wǔ zàng suǒ cáng	substance stored in five zang-organs
xīn	heart
xin bāo luò	pericardium
xīn kǒng	heart orifice
xīn qì	heart qi
xīn xuè	heart blood
xīn yáng	heart yang
xīn yīn	heart yin
xīn zhǔ shēn zhī xuè mài	heart governing blood and vessels
xīn zhǔ xuè mài	heart governing blood and vessels
xīn cáng shén	heart storing spirit
shén míng	mental activity; bright spirit
xīn zhǔ yán	heart governing speech
xīn zhě shēng zhī běn	heart being root of life
xīn cháng yǒu yú	① heart qi being liable to hyperactivity ② heart fire being liable to hyperactivity
xīn wù rè	heart being averse to heat
xīn wéi yáng zhōng zhī tài yáng	heart being greater yang within yang

17

コード	中国語	日本語	読み方	
03-029	肺	肺	はい	
03-030	五脏之长	五臓之長	ごぞうのちょう	
03-031	呼吸之门	呼吸之門	こきゅうのもん	
03-032	肺藏于右	肺は右に蔵す	はいはみぎにぞうす	
03-033	肺气	肺気	はいき	
03-034	肺阴	肺陰	はいいん	
03-035	肺阳	肺陽	はいよう	
03-036	肺主宣发	肺は宣発を主る	はいはせんぱつをつかさどる	
03-037	肺主肃降	肺は粛降を主る	はいはしゅくこうをつかさどる	
03-038	肺主气	肺は気を主る	はいはきをつかさどる	
03-039	肺司呼吸	肺は呼吸を司る	はいはこきゅうをつかさどる	
03-040	肺为气之主	肺は気の主たり	はいはきのあるじたり	
03-041	肺者气之本	肺は気の本	はいはきのほん	
03-042	肺藏气	肺は気を蔵す	はいはきをぞうす	
03-043	天气通于肺	天気は肺に通ずる	てんきははいにつうずる	
03-044	通调水道	通調水道	つうちょうすいどう	
03-045	肺朝百脉	肺は百脈を朝す	はいはひゃくみゃくをちょうす	
03-046	百脉一宗	百脈一宗	ひゃくみゃくいっそう	
03-047	肺主治节	肺は治節を主る	はいはちせつをつかさどる	
03-048	肺主通调水道	肺は通調水道を主る	はいはつうちょうすいどうをつかさどる	
03-049	肺主行水	肺は行水を主る	はいはこうすいをつかさどる	
03-050	肺为水之上源	肺は水の上源たり	はいはみずのじょうげんたり	
03-051	肺主身之皮毛	肺は身の皮毛を主る	はいはしんのひもうをつかさどる	
03-052	肺合皮毛	肺は皮毛に合す	はいはひもうにごうす	
03-053	肺主皮毛	肺は皮毛を主る	はいはひもうをつかさどる	
03-054	肺生皮毛	肺は皮毛を生ず	はいはひもうをしょうず	
03-055	肺为娇脏	肺は嬌臓たり	はいはきょうぞうたり	
03-056	肺恶寒	肺は寒を悪む	はいはかんをにくむ	
03-057	肺常不足	肺は常に不足する	はいはつねにふそくする	
03-058	肺为阳中之太阴	肺は陽中の太陰たり	はいはようちゅうのたいいんたり	

ピンイン	英語
fèi	lung
wǔ zàng zhī zhǎng	top of five zang viscera
hū xī zhī mén	respiratory passage
fèi cáng yú yòu	lung qi is stored in the right
fèi qì	lung qi
fèi yīn	lung yin
fèi yáng	lung yang
fèi zhǔ xuān fā	lung governing ascent and dispersion
fèi zhǔ sù jiàng	lung governing purification and descent
fèi zhǔ qì	lung governing qi
fèi sī hū xī	lung controlling breathing
fèi wéi qì zhī zhǔ	lung being dominator of qi
fèi zhě qì zhī běn	lung being root of qi
fèi cáng qì	lung storing qi
tiān qì tōng yú fèi	celestial qi communicating with lung
tōng tiáo shuǐ dào	dredging and regulating water passage
fèi cháo bǎi mài	lung linking with all vessels
bǎi mài yī zōng	all vessels from same origin
fèi zhǔ zhì jié	lung governing management and regulation
fèi zhǔ tōng tiáo shuǐ dào	lung governing regulation of water passage
fèi zhǔ xíng shuǐ	lung governing water movement
fèi wéi shuǐ zhī shàng yuán	lung being upper source of water
fèi zhǔ shēn zhī pí máo	lung governing skin and body hair
fèi hé pí máo	lung being related to skin and body hair
fèi zhǔ pí máo	lung governing skin and body hair
fèi shēng pí máo	lung promoting skin and body hair
fèi wéi jiāo zàng	lung being delicate zang-organ
fèi wù hán	lung being averse to cold
fèi cháng bù zú	lung being often in insufficiency
fèi wéi yáng zhōng zhī tài yīn	lung pertaining to greater yin within yang

コード	中国語	日本語	読み方	
03-059	脾	脾	ひ	
03-060	倉廩之本	倉廩の本	そうりんのほん	
03-061	脾为至阴	脾は至陰たり	ひはしいんたり	
03-062	脾气	脾気	ひき	
03-063	脾阴	脾陰	ひいん	
03-064	脾阳	脾陽	ひよう	
03-065	脾主运化	脾は運化を主る	ひはうんかをつかさどる	
03-066	脾为后天之本	脾は後天の本たり	ひはこうてんのほんたり	
03-067	脾主后天	脾は後天を主る	ひはこうてんをつかさどる	
03-068	脾胃为气血生化之源	脾胃は気血生化の源たり	ひいはきけつせいかのみなもとたり	
03-069	脾为胃行其津液	脾は胃の為に其の津液をめぐらしむる	ひはいのためにそのしんえきをめぐらしむる	
03-070	脾主升清	脾は昇清を主る	ひはしょうせいをつかさどる	
03-071	脾统血	①脾は血を統る　②脾は統血	①ひはけつをすべる　②ひはとうけつ	
03-072	脾主四肢	脾は四肢を主る	ひはししをつかさどる	
03-073	脾藏肉	脾は肉を蔵す	ひはにくをぞうす	
03-074	脾主肌肉	脾は肌肉を主る	ひはきにくをつかさどる	
03-075	脾主身之肌肉	脾は身の肌肉を主る	ひはしんのきにくをつかさどる	
03-076	脾藏营，营舍意	脾は営を蔵し，営は意を舎す	ひはえいをぞうし，えいはいをしゃす	
03-077	脾旺不受邪	脾が旺ずれば邪を受けず	ひがおうずればじゃをうけず	
03-078	脾不主时	脾は時を主らず	ひはときをつかさどらず	
03-079	脾恶湿	脾は湿を悪む	ひはしつをにくむ	
03-080	脾常不足	脾は常に不足する	ひはつねにふそくする	
03-081	胃气	胃気	いき	
03-082	肝	肝	かん	
03-083	风木之脏	風木の臓	ふうもくのぞう	
03-084	肝生于左	肝は左に生ず	かんはひだりにしょうず	
03-085	肝气	肝気	かんき	
03-086	肝血	肝血	かんけつ	
03-087	肝阴	肝陰	かんいん	
03-088	肝阳	肝陽	かんよう	

ピンイン	英語
pí	spleen
cāng lǐn zhī běn	root of granary
pí wéi zhì yīn	spleen pertaining to beginning of yin
pí qì	spleen qi
pí yīn	spleen yin
pí yáng	spleen yang
pí zhǔ yùn huà	spleen governing transportation and transformation
pí wéi hòu tiān zhī běn	spleen being acquired foundation
pí zhǔ hòu tiān	spleen governing acquirement
pí wèi wéi qì xuè shēng huà zhī yuán	spleen and stomach being origin of producing qi and blood
pí wéi wèi xíng qí jīn yè	spleen transporting body fluid for stomach
pí zhǔ shēng qīng	spleen governing rise of the clear
pí tǒng xuè	spleen controlling blood
pí zhǔ sì zhī	spleen governing four limbs
pí cáng ròu	spleen storing flesh
pí zhǔ jī ròu	spleen governing muscles
pí zhǔ shēn zhī jī ròu	spleen governing muscles of body
pí cáng yíng, yíng shě yì	spleen storing nutrient, nutrient housing idea
pí wàng bù shòu xié	strong spleen being pathogen resistant
pí bù zhǔ shí	spleen having non-dominant season
pí wù shī	spleen being averse to dampness
pí cháng bù zú	spleen being often in insufficiency
wèi qì	stomach qi
gān	liver
fēng mù zhī zàng	viscus of wind and wood
gān shēng yú zuǒ	liver qi begins circulation from the left
gān qì	liver qi
gān xuè	liver blood
gān yīn	liver yin
gān yáng	liver yang

コード	中国語	日本語	読み方	
03-089	肝主疏泄	肝は疏泄を主る	かんはそせつをつかさどる	
03-090	肝主升発	肝は昇発を主る	かんはしょうはつをつかさどる	
03-091	肝藏血	①肝は血を蔵す ②肝は蔵血	①かんはけつをぞうす ②かんはぞうけつ	
03-092	肝主血海	肝は血海を主る	かんはけっかいをつかさどる	
03-093	女子以肝为先天	女子は肝を以て先天となす	じょしはかんをもってせんてんとなす	
03-094	肝主身之筋膜	肝は身の筋膜を主る	かんはしんのきんまくをつかさどる	
03-095	肝主谋虑	肝は謀慮を主る	かんはぼうりょをつかさどる	
03-096	肝体阴而用阳	肝は体は陰にして用は陽	かんはたいはいんにしてようはよう	
03-097	肝为刚脏	肝は剛臓たり	かんはごうぞうたり	
03-098	肝常有余	肝は常に余りあり	かんはつねにあまりあり	
03-099	肝者罢极之本	肝は罷極の本	かんはひきょくのほん	
03-100	肝恶风	肝は風を悪む	かんはふうをにくむ	
03-101	肝为阳中之少阳	肝は陽中の少陽たり	かんはようちゅうのしょうようたり	
03-102	肾	腎	じん	
03-103	命门	命門	めいもん	
03-104	精室	精室	せいしつ	
03-105	水火之脏	水火の臓	すいかのぞう	
03-106	肾精	腎精	じんせい	
03-107	肾气	腎気	じんき	
03-108	肾阴	腎陰	じんいん	
03-109	肾阳	腎陽	じんよう	
03-110	命门之火	命門の火	めいもんのか	
03-111	肾间动气	腎間の動気	じんかんのどうき	
03-112	肾藏精	腎は精を蔵す	じんはせいをぞうす	
03-113	天癸	天癸	てんき	
03-114	肾主生殖	腎は生殖を主る	じんはせいしょくをつかさどる	
03-115	肾为先天之本	腎は先天の本たり	じんはせんてんのほんたり	
03-116	肾主先天	腎は先天を主る	じんはせんてんをつかさどる	
03-117	肾者封藏之本	腎は封蔵の本	じんはふうぞうのほん	

ピンイン	英語
gān zhǔ shū xiè	liver governing free flow of qi
gān zhǔ shēng fā	liver governing rise and dispersion
gān cáng xuè	liver storing blood
gān zhǔ xuè hǎi	liver governing the sea of blood
nǚ zǐ yǐ gān wéi xiān tiān	liver being innate basis of women
gān zhǔ shēn zhī jīn mó	liver governing tendons and ligaments
gān zhǔ móu lǜ	liver governing design of strategy
gān tǐ yīn ér yòng yáng	yin in property and yang in function of liver
gān wéi gāng zàng	liver being firm-characterized zang organ
gān cháng yǒu yú	liver being often in superabundance
gān zhě pí jí zhī běn	liver being root of tolerance to fatigue
gān wù fēng	liver being averse to wind
gān wéi yáng zhōng zhī shào yáng	liver pertaining to lesser yang within yang
shèn	kidney
mìng mén	① life gate ② mingmen (GV4)
jīng shì	① semen chamber ② mingmen
shuǐ huǒ zhī zàng	zang-organ of water and fire
shèn jīng	kidney essence
shèn qì	kidney qi
shèn yīn	kidney yin
shèn yáng	kidney yang
ming mén zhī huǒ	fire of life gate
shèn jiān dòng qì	motive qi between kidneys
shèn cáng jīng	kidney storing essence
tiān guǐ	reproduction-stimulating essence
shèn zhǔ shēng zhí	kidney governing reproduction
shèn wéi xiān tiān zhī běn	kidney being innate foundation
shèn zhǔ xiān tiān	kidney governing innateness
shèn zhě fēng cáng zhī běn	kidney being dominator of storing essence

コード	中国語	日本語	読み方	
03-118	变蒸	変蒸	へんじょう	
03-119	妊娠	妊娠	にんしん	
03-120	胎孕	胎孕	たいよう	
03-121	产育	産育	さんいく	
03-122	分娩	分娩	ぶんべん	
03-123	肾主水液	腎は水液を主る	じんはすいえきをつかさどる	
03-124	肾者主水	腎は水を主る	じんはすいをつかさどる	
03-125	肾者水脏主津液	腎は水臓，津液を主る	じんはすいぞう，しんえきをつかさどる	
03-126	肾主纳气	腎は納気を主る	じんはのうきをつかさどる	
03-127	肾为气之根	腎は気の根たり	じんはきのこんたり	
03-128	肾藏志	①腎は志を蔵す　②腎は蔵志	①じんはしをぞうす　②じんはぞうし	
03-129	肾主身之骨髓	腎は身の骨髄を主る	じんはしんのこつずいをつかさどる	
03-130	肾恶燥	腎は燥を悪む	じんはそうをにくむ	
03-131	肾为阴中之少阴	腎は陰中の少陰たり	じんはいんちゅうのしょういんたり	
03-132	六腑	六腑	ろっぷ	
03-133	六腑以通为用	六腑は通を以て用となす	ろっぷはつうをもってようとなす	
03-134	胆	胆	たん	
03-135	胆气	胆気	たんき	
03-136	胃	胃	い	
03-137	胃口	胃口	いこう	
03-138	胃阳	胃陽	いよう	
03-139	胃阴	胃陰	いいん	
03-140	胃津	胃津	いしん	
03-141	胃主受纳	胃は受納を主る	いはじゅのうをつかさどる	
03-142	胃主腐熟	胃は腐熟を主る	いはふじゅくをつかさどる	
03-143	阳明者五脏六腑之海	陽明は五臓六腑の海	ようめいはごぞうろっぷのかい	
03-144	胃者水谷之海	胃は水穀の海	いはすいこくのかい	
03-145	胃主降浊	胃は降濁を主る	いはこうだくをつかさどる	
03-146	胃气主降	胃気は降を主る	いきはこうをつかさどる	

ピンイン	英語
biàn zhēng	growth fever
rèn shēn	pregnancy
tāi yùn	pregnancy
chǎn yù	delivery and feeding of infant
fēn miǎn	childbirth; parturition; delivery
shèn zhǔ shuǐ yè	kidney governing water
shèn zhě zhǔ shuǐ	kidney governing water
shèn zhě shuǐ zàng zhǔ jīn yè	kidney as water zang-organ governing fluids
shèn zhǔ nà qì	kidney governing qi reception
shèn wéi qì zhī gēn	kidney being root of qi
shèn cáng zhì	kidney storing will
shèn zhǔ shēn zhī gǔ suǐ	kidney governing bone marrow
shèn wù zào	kidney being averse to dryness
shèn wéi yīn zhōng zhī shào yīn	kidney pertaining lesser yin within yin
liù fǔ	six fu-organs
liù fǔ yǐ tōng wéi yòng	six fu-organs unobstructed in function
dǎn	gallbladder
dǎn qì	gallbladder qi
wèi	stomach
wèi kǒu	appetite
wèi yáng	stomach yang
wèi yīn	stomach yin
wèi jīn	stomach fluid
wèi zhǔ shòu nà	stomach governing reception
wèi zhǔ fǔ shú	stomach governing decomposition
yáng míng zhě wǔ zàng liu fǔ zhī hǎi	yang brightness being reservoir of five zangs and six fu-organs
wèi zhě shuǐ gǔ zhī hǎi	stomach being reservoir of water and grain
wèi zhǔ jiàng zhuó	stomach governing descent of the turbid
wèi qì zhǔ jiàng	stomach qi governing descending

25

コード	中国語	日本語	読み方	
03-147	小肠	小腸	しょうちょう	
03-148	回肠	回腸	かいちょう	
03-149	泌别清浊	泌別清濁	ひつべつせいだく	
03-150	大肠	大腸	だいちょう	
03-151	传道之官	伝導の官	でんどうのかん	
03-152	传化之府	伝化の府	でんかのふ	
03-153	膀胱	膀胱	ぼうこう	
03-154	膀胱气化	膀胱気化	ぼうこうきか	
03-155	三焦	三焦	さんしょう	
03-156	上焦	上焦	じょうしょう	
03-157	中焦	中焦	ちゅうしょう	
03-158	下焦	下焦	げしょう	
03-159	上焦主纳	上焦は納を主る	じょうしょうはのうをつかさどる	
03-160	中焦主化	中焦は化を主る	ちゅうしょうはかをつかさどる	
03-161	下焦主出	下焦は出を主る	げしょうはしゅつをつかさどる	
03-162	上焦如雾	上焦は霧の如し	じょうしょうはきりのごとし	
03-163	中焦如沤	中焦は漚の如し	ちゅうしょうはおうのごとし	
03-164	下焦如渎	下焦は瀆の如し	げしょうはとくのごとし	
03-165	奇恒之腑	奇恒の腑	きこうのふ	
03-166	脑	脳	のう	
03-167	泥丸	①泥丸　②脳宮	①でいがん　②のうきゅう	
03-168	脑髓	脳髄	のうずい	
03-169	脑户	脳戸	のうこ	
03-170	囟	顖	しん	
03-171	囟门	顖門	しんもん	
03-172	发际	髪際	はっさい	
03-173	头者精明之府	頭は精明の府	あたまはせいめいのふ	
03-174	元神之府	元神の府	げんしんのふ	
03-175	骨	骨	こつ	
03-176	脉	脈	みゃく	
03-177	脉者血之府	脈は血の府	みゃくはけつのふ	
03-178	胆主决断	胆は決断を主る	たんはけつだんをつかさどる	

ピンイン	英語
xiǎo cháng	small intestine
huí cháng	ileum
mì bié qīng zhuó	separating lucid and turbid
dà cháng	large intestine
chuán dào zhī guān	officer in charge of transportation
chuán huà zhī fǔ	house of conveyance and transformation
páng guāng	bladder
páng guāng qì huà	bladder qi transformation
sān jiāo	triple energizer
shàng jiāo	upper energizer
zhōng jiāo	middle energizer
xià jiāo	lower energizer
shàng jiāo zhǔ nà	upper energizer governing reception
zhōng jiāo zhǔ huà	middle energizer governing transformation
xià jiāo zhǔ chū	lower energizer governing discharge
shàng jiāo rú wù	upper energizer as sprayer
zhōng jiáo rù òu	middle energizer as fermentor
xià jiāo rú dú	lower energizer as drainer
qí héng zhī fǔ	extraordinary fu-organ
nǎo	brain
ní wán	① brain ② upper dantian
nǎo suǐ	brain marrow
nǎo hù	back of head
xìn	fontanel
xìn mén	fontanel
fà jì	hairline
tóu zhě jīng míng zhī fǔ	head being house of bright essence
yuán shén zhī fǔ	house of original spirit
gǔ	bone
mài	① vessel ② pulse
mài zhě xuè zhī fǔ	vessel being house of blood
dǎn zhǔ jué duàn	gallbladder dominating decision

27

コード	中国語	日本語	読み方	
03-179	女子胞	女子胞	じょしほう	
03-180	胞	胞	ほう	
03-181	胞宮	胞宮	ほうきゅう	
03-182	子宮	子宮	しきゅう	
03-183	子脏	子臓	しぞう	
03-184	子处	子処	ししょ	
03-185	子门	子門	しもん	
03-186	胞门	胞門	ほうもん	
03-187	阴道	陰道	いんどう	
03-188	产门	産門	さんもん	
03-189	月经	月経	げっけい	
03-190	月信	月信	げっしん	
03-191	月事	月事	げつじ	
03-192	月水	月水	げっすい	
03-193	暗经	暗経	あんけい	
03-194	胎衣	胎衣	たいい	
03-195	胞衣	胞衣	ほうい	
03-196	人胞	人胞	じんぽう	
03-197	临产	臨産	りんざん	
03-198	临盆	臨盆	りんぼん	
03-199	脏腑相合	①臓腑相合　②臓腑は相合す	①ぞうふそうごう　②ぞうふはそうごうす	
03-200	心合小肠	心は小腸に合す	しんはしょうちょうにごうす	
03-201	肺合大肠	肺は大腸に合す	はいはだいちょうにごうす	
03-202	脾合胃	脾は胃に合す	ひはいにごうす	
03-203	肝合胆	肝は胆に合す	かんはたんにごうす	
03-204	肝与胆相表里	①肝は胆と相表裏する　②肝と胆は相い表裏す	①かんはたんとあいひょうりする　②かんとたんはあいひょうりす	
03-205	肾合膀胱	腎は膀胱に合す	じんはぼうこうにごうす	
03-206	腑输精于脏	腑は精を臓に輸す	ふはせいをぞうにゆす	
03-207	脏行气于腑	臓は気を腑に行らす	ぞうはきをふにめぐらす	
03-208	腑气行于脏	腑気は臓に行らせる	ふきはぞうにめぐらせる	
03-209	心肾相交	心腎相交	しんじんそうこう	
03-210	水火既济	水火既済	すいかきさい	

ピンイン	英語
nǚ zǐ bāo	uterus
bāo	① uterus ② placenta ③ urinary bladder ④ eyelid
bāo gōng	① uterus with appendages ② uterus
zǐ gōng	uterus
zǐ zàng	uterus
zǐ chù	uterus
zǐ mén	cervical orifice
bāo mén	① cervical orifice ② vaginal orifice
yīn dào	vagina
chǎn mén	vaginal orifice
yuè jīng	menstruation
yuè xìn	menstruation
yuè shì	menstruation
yuè shuǐ	menstruation
àn jīng	latent menstruation
tāi yī	placenta
bāo yī	placenta
rén bāo	placenta
lín chǎn	parturition
lín pén	parturition
zàng fǔ xiāng hé	zang and fu organs in pairs
xīn hé xiǎo cháng	heart and small intestine in pair
fèi hé dà cháng	lung and large intestine in pair
pí hé wèi	spleen and stomach in pair
gān hé dǎn	liver and gallbladder in pair
gān yǔ dǎn xiāng biǎo lǐ	interior-exterior relationship between liver and gallbladder
shèn hé páng guāng	kidney and bladder in pair
fǔ shū jīng yú zàng	fu-organs transporting essence to zang-organs
zàng xíng qì yú fǔ	zang-organs moving qi to fu-organs
fǔ qì xíng yú zàng	fu-organs transporting qi to zang-organs
xīn shèn xiāng jiāo	heart-kidney interaction
shuǐ huǒ jì jì	coordination between water and fire

コード	中国語	日本語	読み方	
03-211	肝腎同源	肝腎同源	かんじんどうげん	
03-212	乙癸同源	乙癸同源	おつきどうげん	
03-213	肺腎同源	肺腎同源	はいじんどうげん	
03-214	肺腎相生	肺腎相生	はいじんそうせい	
03-215	五脏相关	五臓相関	ごぞうそうかん	

30 　3 臓象

ピンイン	英語
gān shèn tōng yuán	liver and kidney from same source
yǐ guǐ tóng yuán	Yi (liver) and Gui (kidney) from same source
fèi shèn tóng yuán	lung and kidney from same source
fèi shèn xiāng shēng	mutual promotion between lung and kidney
wǔ zàng xiāng guān	correlation of five zang-organs

4 形体官竅

コード	中国語	日本語	読み方	
04-001	五体	五体	ごたい	
04-002	形	形	けい	
04-003	皮毛	皮毛	ひもう	
04-004	腠理	腠理	そうり	
04-005	玄府	玄府	げんぷ	
04-006	气门	気門	きもん	
04-007	肌	肌	き	
04-008	胂	胂	しん	
04-009	筋	筋	きん	
04-010	宗筋	宗筋	そうきん	
04-011	骨节	骨節	こっせつ	
04-012	骨度	骨度	こつど	
04-013	骸	骸	がい	
04-014	百骸	百骸	ひゃくがい	
04-015	百节	百節	ひゃくせつ	
04-016	骨者髓之府	骨は髄の腑	こつはずいのふ	
04-017	楗	楗	けん	
04-018	完骨	完骨	かんこつ	
04-019	枕骨	枕骨	ちんこつ	
04-020	头颅骨	頭顱骨	とうろこつ	
04-021	眉棱骨	眉棱骨	びりょうこつ	
04-022	板	板	ばん	
04-023	辅骨	輔骨	ほこつ	
04-024	高骨	高骨	こうこつ	
04-025	楗骨	楗骨	けんこつ	
04-026	交骨	交骨	こうこつ	
04-027	颈骨	頸骨	けいこつ	
04-028	髁骨	髁骨	かこつ	
04-029	髋	髖	かん	

ピンイン	英語
wǔ tǐ	five body constituents
xíng	physique
pí máo	skin and hair
còu lǐ	striae and interstice
xuán fǔ	sweat pore
qì mén	① sweat pore ② Qimen (name of an extra point Ex-CA)
jī	muscle
shēn	prominent muscle
jīn	① sinew ② tendon
zōng jīn	① all tendons ② penis and testes
gǔ jié	joint
gǔ dù	bone measurement
hái	① skeleton ② tibia
bǎi hái	skeleton
bǎi jié	joints of body
gǔ zhě suí zhī fǔ	bone being house of marrow
jiàn	femur
wán gǔ	mastoid process
zhěn gǔ	occipital bone
tóu lú gǔ	skull
méi léng gǔ	supraorbital ridge
bǎn	sole
fǔ gǔ	① fibula and radius ② condyles at knee
gāo gǔ	① protruding bone ② lumbar vertebra
jiàn gǔ	fomur
jiāo gǔ	① pubic bone ② sacrococcygeal joint
jǐng gǔ	cervical vertebra
kē gǔ	hip bone
kuān	hip

33

コード	中国語	日本語	読み方	
04-030	上横骨	上横骨	じょうおうこつ	
04-031	尾闾	尾閭	びりょ	
04-032	腰骨	腰骨	①ようこつ　②こしぼね	
04-033	手骨	手骨	しゅこつ	
04-034	合骨	合骨	ごうこつ	
04-035	脉管	脈管	みゃっかん	
04-036	脉膜	脈膜	みゃくまく	
04-037	膜原	膜原	まくげん	
04-038	膜	膜	まく	
04-039	背者胸中之府	背は胸中の府	はいはきょうちゅうのふ	
04-040	腰者腎之府	腰は腎の府	ようはじんのふ	
04-041	膝者筋之府	膝は筋の府	しつはきんのふ	
04-042	膏肓	膏肓	こうこう	
04-043	膈	膈	かく	
04-044	脊	脊	せき	
04-045	腹	腹	ふく	
04-046	四极	四極	しきょく	
04-047	四关	四関	しかん	
04-048	跖	跖	せき	
04-049	清窍	清竅	せいきょう	
04-050	七冲门	七衝門	しちしょうもん	
04-051	苗窍	苗竅	みょうきょう	
04-052	五官	五官	ごかん	
04-053	五阅	五閲	ごえつ	
04-054	口形六态	口形六態	こうけいろくたい	
04-055	七窍	七竅	しちきょう	
04-056	九窍	九竅	きゅうきょう	
04-057	目	目	①もく　②め	
04-058	精明	精明	せいめい	
04-059	目系	目系	もくけい	
04-060	眼系	眼系	がんけい	
04-061	目本	目本	もくほん	

34　　4　形体官竅

ピンイン	英語
shàng héng gǔ	manubrium of sternum
wěi lǘ	coccyx
yāo gǔ	lumbar bone
shǒu gǔ	hand bones
hé gǔ	medial malleolus
mài guǎn	vessel
mài mó	vessel membrane
mó yuán	membrane source
mó	membrane
bèi zhě xiōng zhōng zhī fǔ	back being house of thoracic organs
yāo zhě shèn zhī fǔ	waist being house of kidney
xī zhě jīn zhī fǔ	knees being houses of tendons
gāo huāng	cardiodiaphragmatic interspace
gé	diaphragm
jǐ	spine
fù	abdomen
sì jí	four limbs
sì guān	① four joints ② four acupoints
zhí	metatarsus
qīng qiào	① seven orifices ② brain
qī chōng mén	seven important portals
miáo qiào	signal orifices
wǔ guān	five sense organs
wǔ yuè	five types of observation
kǒu xíng liù tài	six abnormal changes of mouth
qī qiào	seven orifices
jiǔ qiào	nine orifices
mù	eye
jīng míng	① eye ② vision ③ Jingming (BL 1)
mù xì	eye connector
yǎn xì	eye connector
mù běn	eye connector

コード	中国語	日本語	読み方	
04-062	五轮	五輪	ごりん	
04-063	肉轮	肉輪	にくりん	
04-064	血轮	血輪	けつりん	
04-065	气轮	気輪	きりん	
04-066	风轮	風輪	ふうりん	
04-067	水轮	水輪	すいりん	
04-068	五轮八廓	五輪八廓	ごりんはちかく	
04-069	眦	眥	し	
04-070	四眦	四眥	しし	
04-071	目内眦	目内眥	もくないし	
04-072	大眦	大眥	だいし	
04-073	目外眦	目外眥	もくがいし	
04-074	小眦	小眥	しょうし	
04-075	锐眦	鋭眥	えいし	
04-076	目锐眦	目鋭眥	もくえいし	
04-077	目窠	目窠	もくか	
04-078	眼睑	眼瞼	がんけん	
04-079	目胞	目胞	もくほう	
04-080	胞睑	胞瞼	ほうけん	
04-081	目裹	目裹	もくか	
04-082	目缝	目縫	もくほう	
04-083	眼弦	眼弦	がんげん	
04-084	睑弦	瞼弦	けんげん	
04-085	睫毛	睫毛	しょうもう	
04-086	泪泉	涙泉	るいせん	
04-087	泪窍	涙竅	るいきょう	
04-088	泪堂	涙堂	るいどう	
04-089	泪点	涙点	るいてん	
04-090	泪	涙	①るい　②なみだ	
04-091	白睛	白睛	はくせい	
04-092	白眼	白眼	はくがん	
04-093	白仁	白仁	はくじん	

ピンイン	英語
wǔ lún	five orbiculi
ròu lún	flesh orbiculus; eyelid
xuè lún	blood orbiculus; canthus
qì lún	qi orbiculus; white of the eye
fēng lún	wind orbiculus; the black of the eye
shuǐ lún	water orbiculus; pupil
wǔ lún bā kuò	five orbiculi and eight regions
zì	canthus
sì zì	four canthi
mù nèi zì	inner canthus
dà zì	inner canthus
mù wài zì	outer canthus
xiǎo zì	outer canthus
ruì zì	outer canthus
mù ruì zì	outer canthus
mù kē	eye socket
yǎn jiǎn	eyelid
mù bāo	eyelid
bāo jiǎn	eyelid
mù guǒ	eyelid
mù fèng	palpebral fissure
yǎn xián	palpebral margin
jiǎn xián	palpebral margin
jié máo	eyelash
lèi quán	lacrimal gland
lèi qiào	lacrimal punctum
lèi táng	lacrimal punctum
lèi diǎn	lacrimal punctum
lèi	tear
bái jīng	white of the eye
bái yǎn	① white of the eye ② ocular dryness
bái rén	white of the eye

37

コード	中国語	日本語	読み方	
04-094	白珠外膜	白珠外膜	はくしゅがいまく	
04-095	白睛外膜	白睛外膜	はくせいがいまく	
04-096	黑睛	黒睛	こくせい	
04-097	黑眼	黒眼	こくがん	
04-098	乌珠	烏珠	うしゅ	
04-099	青睛	青睛	せいせい	
04-100	瞳神	瞳神	どうしん	
04-101	瞳子	瞳子	どうし	
04-102	瞳人	瞳人	どうじん	
04-103	瞳仁	瞳仁	どうじん	
04-104	黄仁	黄仁	おうじん	
04-105	眼帘	眼簾	がんれん	
04-106	虹彩	虹彩	こうさい	
04-107	神水	神水	しんすい	
04-108	黄精	黄精	おうせい	
04-109	晶珠	晶珠	①しょうしゅ　②しょうじゅ	
04-110	精珠	精珠	①せいしゅ　②せいじゅ	
04-111	神膏	神膏	しんこう	
04-112	护精水	護精水	ごせいすい	
04-113	视衣	視衣	しい	
04-114	目珠	目珠	①もくしゅ　②もくじゅ	
04-115	睛珠	睛珠	①せいしゅ　②せいじゅ	
04-116	眼带	眼帯	がんたい	
04-117	睛带	睛帯	せいたい	
04-118	目眶	目眶	もくきょう	
04-119	目眶骨	目眶骨	もくきょうこつ	
04-120	目上网	目上網	もくじょうもう	
04-121	目纲	目綱	もくこう	
04-122	目上纲	目上綱	もくじょうこう	
04-123	目下网	目下網	もくかもう	
04-124	目下纲	目下綱	もくかこう	

ピンイン	英語
bái zhū wài mó	sclera
bái jīng wài mó	sclera
hēi jīng	black of the eye
hēi yǎn	dark of the eye; cornea and iris
wū zhū	black of the eye
qīng jīng	black of the eye
tóng shén	pupil
tóng zǐ	pupil
tóng rén	pupil
tóng rén	pupil
huáng rén	iris
yǎn lián	iris
hóng cǎi	iris
shén shuǐ	① aqueous humor ② tear
huáng jīng	① crystalline lens ② Rhizoma Polygonati; solomon-seal rhizome
jīng zhū	crystalline lens
jīng zhū	crystalline lens
shén gāo	vitreous humor
hù jīng shuǐ	vitreous humor
shì yī	retina
mù zhū	eyeball
jīng zhū	eyeball
yǎn dài	ocular muscles
jīng dài	ocular muscles
mù kuàng	orbit
mù kuàng gǔ	orbit bone
mù shàng wǎng	meridian/channel sinew mesh above eyes
mù gāng	eyelid
mù shàng gāng	meridian/channel sinew mesh above eyes
mù xià wǎng	meridian/channel sinew mesh below eyes
mù xià gāng	meridian/channel sinew mesh below eyes

コード	中国語	日本語	読み方	
04-125	眼屎	①眼脂　②目やに	①がんし　②めやに	
04-126	眼糞	①眼脂　②目やに	①がんし　②めやに	
04-127	眵	眵	し	
04-128	舌	舌	ぜつ	
04-129	口	口	①こう　②くち	
04-130	喉嗌	喉嗌	こうえき	
04-131	咽嗌	咽嗌	いんえき	
04-132	唇	唇	①しん　②くちびる	
04-133	唇口	唇口	しんこう	
04-134	正门	正門	せいもん	
04-135	齿	歯	①し　②は	
04-136	龈	齦	ぎん	
04-137	真牙	真牙	しんが	
04-138	曲牙	曲牙	きょくが	
04-139	智齿	智歯	ちし	
04-140	韶龀	韶齔	ちょうしん	
04-141	喉核	喉核	こうかく	
04-142	喉关	喉関	こうかん	
04-143	颃颡	頏顙	こうそう	
04-144	喉底	喉底	こうてい	
04-145	蒂丁	蒂丁	ていちょう	
04-146	喉主天气，咽主地气	喉は天気を主り，咽は地気を主る	こうはてんきをつかさどり，いんはちきをつかさどる	
04-147	面王	面王	めんおう	
04-148	明堂	明堂	めいどう	
04-149	鼻准	鼻準	びじゅん	
04-150	准头	準頭	じゅんとう	
04-151	山根	山根	さんこん	
04-152	王宫	王宮	おうきゅう	
04-153	下极	下極	かきょく	
04-154	頞	頞	①あん　②あつ	

40　　　4　形体官竅

ピンイン	英語
yǎn shǐ	ophthalmic gum
yǎn fèn	ophthalmic gum
chī	ophthalmic gum
shé	tongue
kǒu	mouth
hóu yì	throat; laryngopharynx
yān yì	throat; laryngopharynx
chún	lip
chún kǒu	lips
zhèng mén	lips
chǐ	tooth
yín	gum
zhēn yá	wisdom tooth
qū yá	① mandibular angle ② another name for Jiache (ST-6)
zhì chǐ	wisdom tooth
tiáo chèn	exuviations in children
hóu hé	tonsil
hóu guān	isthmus of fauces
háng sǎng	nasopharynx
hóu dǐ	posterior laryngeal wall
dì dīng	uvula
hóu zhǔ tiān qì, yān zhǔ dì qì	larynx associating with heaven qi, pharynx with earth qi
miàn wáng	tip of nose
míng táng	① nose ② tip of nose ③ acupoint chart ④ another name of Shangxing (GV-23)
bí zhǔn	tip of nose
zhǔn tóu	tip of nose
shān gēn	root of nose
wáng gōng	root of nose
xià jí	root of nose
è	① radix nasi ② nose bridge

コード	中国語	日本語	読み方	
04-155	畜门	畜門	ちくもん	
04-156	耳	耳	①じ ②みみ	
04-157	耳廓	耳廓	じかく	
04-158	前阴	前陰	ぜんいん	
04-159	阳事	陽事	ようじ	
04-160	精窍	精竅	せいきょう	
04-161	睾	睾	こう	
04-162	阴户	陰戸	いんこ	
04-163	阴门	陰門	いんもん	
04-164	玉门	玉門	ぎょくもん	
04-165	龙门	龍門	りゅうもん	
04-166	后阴	後陰	こういん	

42　　4　形体官竅

ピンイン	英語
chù mén	nostril
ěr	ear
ěr kuò	auricle
qián yīn	external genitalia
yáng shì	① male sexuality ② penis
jīng qiào	male urinary meatus
gǎo	testicle
yīn hù	vaginal orifice
yīn mén	vaginal orifice
yù mén	vaginal orifice of virgin
lóng mén	nulliparous vaginal orifice
hòu yīn	anus

5 気血津液精神

コード	中国語	日本語	読み方	
05-001	三宝	三宝	さんぼう	
05-002	精气学说	精気学説	せいきがくせつ	
05-003	气	気	き	
05-004	气化	気化	きか	
05-005	气机	気機	きき	
05-006	升降出入	昇降出入	しょうこうしゅつにゅう	
05-007	升降出入无器不有	①昇降出入は器としてあらざるなし　②昇降出入について，全ての臓器がある	①しょうこうしゅつにゅうはきとしてあらざるなし　②しょうこうしゅつにゅうは，すべてのぞうきにある	
05-008	正气	正気	せいき	
05-009	气分	気分	きぶん	
05-010	原气	原気	げんき	
05-011	元气	元気	げんき	
05-012	宗气	宗気	そうき	
05-013	中气	中気	ちゅうき	
05-014	卫气	衛気	えき	
05-015	卫分	衛分	えぶん	
05-016	营气	営気	えいき	
05-017	营卫	営衛	えいえ	
05-018	清者为营，浊者为卫	清は営たり，濁は衛たり	せいはえいたり，だくはえたり	
05-019	营在脉中，卫在脉外	営は脈中に在り，衛は脈外に在る	えいはみゃくちゅうにあり，えはみゃくがいにある	
05-020	合阴	合陰	ごういん	
05-021	卫出于下焦	衛は下焦より出ず	えはげしょうよりいず	
05-022	营出于中焦	営は中焦より出ず	えいはちゅうしょうよりいず	
05-023	经络之气	経絡の気	けいらくのき	
05-024	脏腑之气	臓腑の気	ぞうふのき	
05-025	气主煦之	気はこれを煦めるを主る	きはこれをあたためるをつかさどる	
05-026	表实	表実	ひょうじつ	

ピンイン	英語
sān bǎo	three treasures
jīng qì xué shuō	theory of essential qi
qì	qi
qì huà	qi movement
qì jī	qi transformation
shēng jiàng chū rù	ascending, descending, exiting and entering
shēng jiàng chū rù wú qì bú yǒu	ascending, descending, exiting and entering existing in everything
zhèng qì	healthy qi
qì fèn	qi aspect
yuán qì	original qi
yuán qì	original qi
zōng qì	pectoral qi
zhōng qì	middle qi
wèi qì	defense qi
wèi fèn	defense aspect
yíng qì	nutrient qi
yíng wèi	nutrient-defense
qīng zhě wéi yíng, zhuó zhě wéi wèi	lucid part transforming into nutrient qi, turbid part transforming into defense qi
yíng zài mài zhōng, wèi zài mài wài	nutrient qi flowing within vessels, defense qi flowing outside vessels
hé yīn	midnight
wèi chū yú xià jiāo	defense qi going out from lower energizer
yíng chū yú zhōng jiāo	nutrient qi coming out of middle energizer
jīng luò zhī qì	meridian/channel qi
zàng fǔ zhī qì	qi of zang-fu organs
qì zhǔ xù zhī	qi governing warmth
biǎo shí	exterior repletion

コード	中国語	日本語	読み方	
05-027	血	血	①けつ ②ち	
05-028	営血	営血	えいけつ	
05-029	血分	血分	けつぶん	
05-030	営分	営分	えいぶん	
05-031	血主濡之	血はこれを濡すを主る	けつはこれをうるおすをつかさどる	
05-032	津液	津液	しんえき	
05-033	帯下	帯下	たいげ	
05-034	津	津	しん	
05-035	津气	津気	しんき	
05-036	五液	五液	ごえき	
05-037	液	液	えき	
05-038	精	精	せい	
05-039	精气	精気	せいき	
05-040	精者身之本	清は身の本	せいはしんのほん	
05-041	先天之精	先天之精	せんてんのせい	
05-042	后天之精	後天之精	こうてんのせい	
05-043	神	神	しん	
05-044	五神	五神	ごしん	
05-045	神机气立	神機気立	しんききりつ	
05-046	随神往来者谓之魂	神に随い往来する者はこれを魂と謂う	しんにしたがいおうらいするものはこれをこんという	
05-047	并精而出入者谓之魄	精に並びて出入する者はこれを魄と謂う	せいにならびてしゅつにゅうするものはこれをはくという	
05-048	心有所忆谓之意	心に憶するところありこれを意と謂う	しんにおくするところありこれをいという	
05-049	意之所存谓之志	意の存するところはこれを志と謂う	いのぞんするところはこれをしという	
05-050	因志而存变谓之思	志に因りて変を存するはこれを思という	しによりてへんをぞんするはこれをしという	
05-051	因思而远慕谓之虑	思に因りて遠く慕うはこれを慮と謂う	しによりてとおくしたうはこれをりょという	

ピンイン	英語
xuè	blood
yíng xuè	nutrient-blood
xuè fèn	blood aspect
yíng fèn	nutrient aspect
xuè zhǔ rú zhī	blood governing moisture and nourishment
jīn yè	body fluids
dài xià	① leukorrhea ② leukorrhagia ③ gynecological disease
jīn	① fluid ② saliva
jīn qì	① fluid ② fluid and yang qi
wǔ yè	five kinds of fluid
yè	thick liquid
jīng	① essence ② semen
jīng qì	essential qi
jīng zhě shēn zhī běn	essence being basis of body
xiān tiān zhī jīng	innate essence
hòu tiān zhī jīng	acquired essence
shén	① spirit ② vitality ③ mental activity
wǔ shén	five mental activities
shén jī qì lì	vital activity and qi configuration
suí shén wǎng lái zhě wèi zhī hún	function of consciousness appears along with spiritual activities being called soul
bìng jīng ér chū rù zhě wèi zhī pò	instinctive faculty attached to configurations being called corporeal soul
xīn yǒu suǒ yì wèi zhī yì	heart recalling something and leaving an impression being called idea
yì zhī suǒ cún wèi zhī zhì	persistent idea being called will
yīn zhì ér cún biàn wèi zhī sī	repeated studies of changing condition according to will being called thinking
yīn sī ér yuǎn mù wèi zhī lǜ	careful thinking for long-term plan being called consideration

コード	中国語	日本語	読み方	
05-052	因虑而处物谓之智	慮に因りて物を処するはこれを智という	りょによりてものをしょするはこれをちという	
05-053	气为血帅	気は血の帥たり	きはけつのすいたり	
05-054	血为气母	血は気の母たり	けつはきのははたり	
05-055	毛脉合精	毛脈精を合す	もうみゃくせいをごうす	
05-056	气行则水行	気めぐれば則ち水めぐる	きめぐればすなわちすいめぐる	
05-057	津血同源	津血同源	しんけつどうげん	
05-058	精血同源	精血同源	せいけつどうげん	

48　　⑤　気血津液精神

ピンイン	英語
yīn lǜ ér chǔ wù wèi zhī zhì	correctly handling the matter after consideration being called wisdom
qì wéi xuè shuài	qi being commander of blood
xuè wéi qì mǔ	blood being mother of qi
máo mài hé jīng	integration of essence and vessel
qì xíng zé shuǐ xíng	qi flow promoting water transportation
jīn xuè tóng yuán	fluid and blood from same source
jīng xuè tóng yuán	essence and blood from same source

6 経絡

コード	中国語	日本語	読み方	
06-001	经络	経絡	けいらく	
06-002	经络学说	経絡学説	けいらくがくせつ	
06-003	经络现象	経絡現象	けいらくげんしょう	
06-004	经脉	経脈	けいみゃく	
06-005	六合	六合	ろくごう	
06-006	经气	経気	けいき	
06-007	经络证治	経絡証治	けいらくしょうち	
06-008	十四经	十四経	じゅうしけい	
06-009	循经感传	経絡感伝現象	けいらくかんでんげんしょう	
06-010	循经性感觉异常	経絡現象	けいらくげんしょう	
06-011	穴	①穴　②ツボ	①けつ　②つぼ	
06-012	穴位	穴位	けつい	
06-013	腧穴	腧穴	しゅけつ	
06-014	五输穴	五輸穴	ごゆけつ	
06-015	井穴	井穴	せいけつ	
06-016	荥穴	滎穴	えいけつ	
06-017	输穴	輸穴	ゆけつ	
06-018	经穴	経穴	けいけつ	
06-019	合穴	合穴	ごうけつ	
06-020	十六郄穴	十六郄穴	じゅうろくげきけつ	
06-021	郄穴	郄穴	げきけつ	
06-022	六腑下合穴	六腑下合穴	ろくふしもごうけつ	
06-023	十五络穴	十五絡穴	じゅうごらくけつ	
06-024	十三鬼穴	十三鬼穴	じゅうさんきけつ	
06-025	十四经穴	十四経穴	じゅうしけいけつ	
06-026	背俞穴	背兪穴	はいゆけつ	
06-027	俞穴	兪穴	ゆけつ	
06-028	十二原	十二原	じゅうにげん	

ピンイン	英語
jīng luò	meridian/channel and collateral
jīng luò xué shuō	meridian/channel and collateral theory
jīng luò xiàn xiàng	meridian/channel phenomenon
jīng mài	meridian; channel
liù hé	① six pairs of meridians/channels ② six directions
jīng qì	meridian/channel qi
jīng luò zhèng zhì	meridian/channel differentiation and treatment
shí sì jīng	fourteen meridians/channels
xún jīng gǎn chuán	sensation transmission along meridian/channel
xún jīng xìng gǎn jué yì cháng	abnormal sensation along meridian/channel
xué	acupuncture point; acupoint
xué wèi	acupuncture point; acupoint
shū xué	acupuncture point; acupoint
wǔ shū xué	five transport points
jīng xué	well point
xíng xué	brook point
shū xué	stream point
jīng xué	① meridian/channel point ② river point
hé xué	sea point
shí liù xì xué	sixteen cleft points
xì xué	cleft point
liù fǔ xià hé xué	lower sea points of six fu-organs
shí wǔ luò xué	fifteen collateral points
shí sān guǐ xué	thirteen ghost points
shí sì jīng xue	points of fourteen meridians/channels
bèi shū xué	back transport point
shū xué	back transport point
shí èr yuán	twelve source points

コード	中国語	日本語	読み方	
06-029	八脉交会穴	八脈交会穴	はちみゃくこうえけつ	
06-030	下合穴	下合穴	しもごうけつ	
06-031	络穴	絡穴	らくけつ	
06-032	原穴	原穴	げんけつ	
06-033	特定穴	①特定穴　②要穴	①とくていけつ　②ようけつ	
06-034	募穴	募穴	ぼけつ	
06-035	腹募穴	腹募穴	ふくぼけつ	
06-036	八会穴	八会穴	はちえけつ	
06-037	交会穴	交会穴	こうえけつ	
06-038	阿是穴	阿是穴	あぜけつ	
06-039	以痛为输	痛を以て輸となす	つうをもってゆとなす	
06-040	经外奇穴	経外奇穴	けいがいきけつ	
06-041	奇穴	奇穴	きけつ	
06-042	不定穴	不定穴	ふていけつ	
06-043	天应穴	天応穴	てんおうけつ	
06-044	耳穴	①耳穴　②耳つぼ	①じけつ　②みみつぼ	
06-045	根结	根結	こんけつ	
06-046	气街	気街	きがい	
06-047	四海	四海	しかい	
06-048	十二经脉	十二経脈	じゅうにけいみゃく	
06-049	正经	正経	せいけい	
06-050	手三阳经	手三陽経	てのさんようけい	
06-051	手三阴经	手三陰経	てのさんいんけい	
06-052	足三阳经	足三陽経	あしのさんようけい	
06-053	足三阴经	足三陰経	あしのさんいんけい	
06-054	手太阴肺经	手太陰肺経	てのたいいんはいけい	
06-055	手阳明大肠经	手陽明大腸経	てのようめいだいちょうけい	
06-056	足阳明胃经	足陽明胃経	あしのようめいいけい	
06-057	足太阴脾经	足太陰脾経	あしのたいいんひけい	
06-058	手少阴心经	手少陰心経	てのしょういんしんけい	

ピンイン	英語
bā mài jiāo huì xué	confluence points of eight extraordinary meridians/channels
xià hé xué	lower sea point
luò xué	connecting point
yuán xué	source point
tè dìng xué	specific point
mù xué	alarm point
fù mù xué	alarm point of abdomen
bā huì xué	eight meeting points
jiāo huì xué	crossing point
ā shì xué	ashi point
yǐ tòng wéi shū	painful locality taken as point
jīng wài qí xué	extra point
qí xué	extra point
bù dìng xué	ashi point
tiān yìng xué	ashi point
ěr xué	ear point
gēn jié	starting and terminal point of meridian/channel
qì jiē	① qi pathway ② another name for Qichong (ST 30)
sì hǎi	four seas
shí èr jīng mài	twelve meridians/channels
zhèng jīng	regular meridian/channel
shǒu sān yáng jīng	three yang meridians/channels of hand
shǒu sān yīn jīng	three yin meridians/channels of hand
zú sān yáng jīng	three yang meridian/channels of foot
zú sān yīn jīng	three yin meridians/channels of foot
shǒu tài yīn fèi jīng	lung meridian/channel of hand greater yin (LU)
shǒu yáng míng dà cháng jīng	large intestine meridian/channel of hand yang brightness (LI)
zú yáng míng wèi jīng	stomach meridian/channel of foot yang brightness (ST)
zú tài yīn pí jīng	spleen meridian/channel of foot greater yin (SP)
shǒu shào yīn xīn jīng	heart meridian/channel of hand lesser yin (HT)

コード	中国語	日本語	読み方	
06-059	手太阳小肠经	手太陽小腸経	てのたいようしょうちょうけい	
06-060	足太阳膀胱经	足太陽膀胱経	あしのたいようぼうこうけい	
06-061	足少阴肾经	足少陰腎経	あしのしょういんじんけい	
06-062	手厥阴心包经	手厥陰心包経	てのけついんしんぽうけい	
06-063	手少阳三焦经	手少陽三焦経	てのしょうようさんしょうけい	
06-064	足少阴胆经	足少陰胆経	あしのしょういんたんけい	
06-065	足厥阴肝经	足厥陰肝経	あしのけついんかんけい	
06-066	奇经八脉	奇経八脈	きけいはちみゃく	
06-067	奇经	奇経	きけい	
06-068	督脉	督脈	とくみゃく	
06-069	任脉	任脈	にんみゃく	
06-070	冲脉	衝脈	しょうみゃく	
06-071	血室	血室	けっしつ	
06-072	冲脉者经脉之海	衝脈は経脈の海	しょうみゃくはけいみゃくのかい	
06-073	带脉	帯脈	たいみゃく	
06-074	阴跷脉	陰蹻脈	いんきょうみゃく	
06-075	阳跷脉	陽蹻脈	ようきょうみゃく	
06-076	阴维脉	陰維脈	いんいみゃく	
06-077	阳维脉	陽維脈	よういみゃく	
06-078	十二经别	十二経別	じゅうにけいべつ	
06-079	经别	経別	けいべつ	
06-080	十二经筋	十二経筋	じゅうにけいきん	
06-081	经筋	経筋	けいきん	
06-082	十二皮部	十二皮部	じゅうにひぶ	
06-083	皮部	皮部	ひぶ	
06-084	十五络脉	十五絡脈	じゅうごらくみゃく	
06-085	孙络	孫絡	そんらく	
06-086	络脉	絡脈	らくみゃく	
06-087	浮络	浮絡	ふらく	

ピンイン	英語
shǒu tài yáng xiǎo cháng jīng	small intestine meridian/channel of hand greater yang (SI)
zú tài yáng páng guāng jīng	bladder meridian/channel of foot greater yang (BL)
zú shào yīn shèn jīng	kidney meridian/channel of foot lesser yin (KI)
shǒu jué yīn xīn bāo jīng	pericardium meridian/channel of hand reverting yin (PC)
shǒu shào yáng sān jiāo jīng	triple energizer meridian/channel of hand lesser yang (TE)
zú shào yáng dǎn jīng	gallbladder meridian/channel of foot lesser yang (GB)
zú jué yīn gān jīng	liver meridian/channel of foot reverting yin (LR)
qí jīng bā mài	eight extra meridians/channels
qí jīng	extra meridian/channel
dū mài	governor vessel (GV)
rén mài	conception vessel (CV)
chōng mài	thoroughfare vessel (TV)
xuè shì	① thoroughfare vessel ② uterus ③ liver
chōng mài zhě jīng mài zhī hǎi	thoroughfare vessel being sea of meridians/channels
dài mài	belt vessel (BV)
yīn qiào mài	yin heel vessel (Yin HV)
yáng qiào mài	yang heel vessel (Yang HV)
yīn wéi mài	yin link vessel (Yin LV)
yáng wéi mài	yang link vessel (Yang LV)
shí èr jīng bié	twelve meridian/channel divergences
jīng bié	meridian/channel divergence
shí èr jīng jīn	twelve meridian/channel sinews
jīng jīn	meridian/channel sinew
shí èr pí bù	twelve cutaneous regions
pí bu	cutaneous region
shí wǔ luò mài	fifteen collateral vessels
sūn luò	tertiary collateral vessels
luò mài	collateral vessel
fú luò	superficial collateral vessel

55

7 病因

コード	中国語	日本語	読み方	
07-001	体质	体質	たいしつ	
07-002	阳人	陽人	ようじん	
07-003	阴人	陰人	いんじん	
07-004	胎禀	胎禀	たいりん	
07-005	稚阴稚阳	稚陰稚陽	ちいんちよう	
07-006	湿家	湿家	しっか	
07-007	盛人	盛人	せいじん	
07-008	失精家	失精家	しっせいか	
07-009	黄家	黄家	①おうけ　②こうか	
07-010	酒客	酒客	しゅかく	
07-011	酒癖	酒癖	しゅへき	
07-012	五态	五態	ごたい	
07-013	辨证求因	弁証求因	べんしょうきゅういん	
07-014	病因	病因	びょういん	
07-015	邪气	邪気	じゃき	
07-016	病因学说	病因学説	びょういんがくせつ	
07-017	三因学说	三因学説	さんいんがくせつ	
07-018	不内外因	不内外因	ふないがいいん	
07-019	正邪	正邪	せいじゃ	
07-020	大邪	大邪	だいじゃ	
07-021	小邪	小邪	しょうじゃ	
07-022	阳邪	陽邪	ようじゃ	
07-023	阴邪	陰邪	いんじゃ	
07-024	实邪	実邪	じつじゃ	
07-025	微邪	微邪	びじゃ	
07-026	五邪	五邪	ごじゃ	
07-027	虚邪	虚邪	きょじゃ	

56　　7　病因

ピンイン	英語
tǐ zhì	constitution
yáng rén	person with predominant yang
yīn rén	person with predominant yin
tāi bǐng	fetal endowment
zhì yīn zhì yáng	immature yin and yang
shī jiā	patient with dampness
shèng rén	fat person with qi deficiency
shī jīng jiā	patient with frequent seminal loss
huáng jiā	jaundice patient
jiǔ kè	drunkard
jiǔ pì	① alcohol addiction ② alcoholic abdominal mass
wǔ tài	five types of constitution
biàn zhèng qiú yīn	syndrome differentiation/pattern identification to determine disease cause
bìng yīn	disease cause
xié qì	pathogenic qi
bìng yīn xué shuō	disease cause theory; etiology
sān yīn xué shuō	theory of three types of disease cause
bù nèi wài yīn	cause neither internal nor external
zhèng xié	① healthy qi and pathogenic qi ② regular pathogen
dà xié	① sthenic pathogen ② pathogenic wind
xiǎo xié	① asthenic pathogen ② pathogen cold
yáng xié	① yang pathogen ② pathogen attacking yang meridians/channels
yīn xié	① yin pathogen ② pathogen attacking yin meridians/channels
shí xié	① excess pathogen ② pathogen from child-organ
wēi xié	mild pathogen
wǔ xié	five pathogens
xū xié	① deficiency-type pathogen ② pathogen from mother-organ

57

コード	中国語	日本語	読み方	
07-028	虚邪贼风	虚邪賊風	きょじゃぞくふう	
07-029	贼邪	賊邪	ぞくじゃ	
07-030	表邪	表邪	ひょうじゃ	
07-031	恶气	悪気	あくき	
07-032	三因	三因	さんいん	
07-033	外感	外感	がいかん	
07-034	六淫	六淫	ろくいん	
07-035	合邪	合邪	ごうじゃ	
07-036	客邪	客邪	①きゃくじゃ　②かくじゃ	
07-037	风	風	ふう	
07-038	外风	外風	がいふう	
07-039	风气	風気	ふうき	
07-040	客气邪风	客気邪風	きゃくきじゃふう	
07-041	寒	寒	かん	
07-042	外寒	外寒	がいかん	
07-043	寒毒	寒毒	かんどく	
07-044	风寒	風寒	ふうかん	
07-045	暑必兼湿	暑は必ず湿を兼ねる	しょはかならずしつをかねる	
07-046	暑易入心	暑は心に入り易し	しょはしんにはいりやすし	
07-047	暑中阴邪	暑中陰邪	しょちゅういんじゃ	
07-048	暑中阳邪	暑中陽邪	しょちゅうようじゃ	
07-049	外湿	外湿	がいしつ	
07-050	湿毒	湿毒	しつどく	
07-051	水毒	水毒	すいどく	
07-052	湿浊	湿濁	しつだく	
07-053	浊邪	濁邪	だくじゃ	
07-054	湿热	湿熱	しつねつ	
07-055	寒湿	寒湿	かんしつ	
07-056	风湿	風湿	ふうしつ	
07-057	外燥	外燥	がいそう	
07-058	燥毒	燥毒	そうどく	

ピンイン	英語
xū xié zéi fēng	deficiency-type pathogen and abnormal weather; pathogenic exogenous factors
zéi xié	thief pathogen
biǎo xié	exterior pathogen
è qì	malign qi
sān yīn	three categories of disease cause
wài gǎn	external contraction
liù yín	six excesses
hé xié	combined pathogens
kè xié	intruding pathogen
fēng	wind
wài fēng	external wind
fēng qì	wind qi
kè qì xié fēng	abnormal climatic factors
hán	cold
wài hán	① external cold ② external cold manifestation
hán dú	cold toxin
fēng hán	wind-cold
shǔ bì jiān shī	summerheat inevitably accompanied by dampness
shǔ yì rù xīn	summerheat tending to invade heart
shǔ zhòng yīn xié	yin summerheat
shǔ zhòng yáng xié	yang summerheat
wài shī	external dampness
shī dú	dampness toxin
shuǐ dú	water toxin
shī zhuó	dampness turbidity
zhuó xié	turbid pathogen
shī rè	dampness-heat
hán shī	cold-dampness
fēng shī	wind-dampness
wài zào	external dryness
zào dú	dryness toxin

コード	中国語	日本語	読み方	
07-059	风燥	風燥	ふうそう	
07-060	火邪	火邪	かじゃ	
07-061	热毒	熱毒	ねつどく	
07-062	疫疠	疫癘	えきれい	
07-063	疠	癘	れい	
07-064	疠气	癘気	れいき	
07-065	疫毒	疫毒	えきどく	
07-066	疟邪	瘧邪	ぎゃくじゃ	
07-067	伏气	伏気	ふっき	
07-068	时毒	時毒	じどく	
07-069	时邪	時邪	じじゃ	
07-070	时行疠气	①時行癘気　②時行戻気	①②じこうれいき	
07-071	时行之气	時行の気	じこうのき	
07-072	伏邪	伏邪	ふくじゃ	
07-073	秽浊	穢濁	①あいだく　②わいだく	
07-074	麻毒	麻毒	まどく	
07-075	瘴毒	瘴毒	しょうどく	
07-076	内伤	内傷	ないしょう	
07-077	五劳	五労	ごろう	
07-078	七伤	七傷	しちしょう	
07-079	七情	七情	しちじょう	
07-080	五志过极	①五志過極　②五志極を過ぐ	①ごしかきょく　②ごしきょくをすぐ	
07-081	五志化火	①五志化火　②五志火と化す	①ごしかか　②ごしかとかす	
07-082	恐伤肾	①恐傷腎　②恐は腎を傷る	①きょうしょうじん　②きょうはじんをやぶる	
07-083	忧伤肺	①憂傷肺　②憂は肺を傷る	①ゆうしょうはい　②ゆうははいをやぶる	
07-084	思伤脾	①思傷脾　②思は脾を傷る	①ししょうひ　②しはひをやぶる	
07-085	喜伤心	①喜傷心　②喜は心を傷る	①きしょうしん　②きはしんをやぶる	

ピンイン	英語
fēng zào	wind-dryness
huǒ xié	fire pathogen
rè dú	heat toxin
yì lì	pestilence
lì	① pestilent qi ② leprosy
lì qì	pestilent qi
yì dú	epidemic toxin; pestilent qi
nüè xié	malarial pathogen
fú qì	latent qi
shí dú	seasonal toxin
shí xié	seasonal pathogen
shí xíng lì qì	seasonal epidemic pathogen
shí xíng zhī qì	① seasonal epidemic pathogen ② seasonal epidemic diseases
fú xié	latent pathogen
huì zhuó	filthy turbidity
má dú	measles toxin
zhāng dú	miasmic toxin
nèi shāng	internal damage
wǔ láo	① five kinds of strain ② five kinds of consumptive diseases
qī shāng	seven damages
qī qíng	① seven emotions ② seven relations of medicinal compatibility
wǔ zhì guò jí	overacting of five minds
wǔ zhì huà huǒ	five minds transforming into fire
kǒng shāng shèn	fear damaging kidney
yōu shāng fèi	anxiety damaging lung
sī shāng pí	thought damaging spleen
xǐ shāng xīn	over-joy damaging heart

コード	中国語	日本語	読み方	
07-086	怒伤肝	①怒傷肝 ②怒は肝を傷る	①どしょうかん ②どはかんをやぶる	
07-087	忿怒伤肝	①憤怒傷肝 ②憤怒は肝を傷る	①ふんどしょうかん ②ふんどはかんをやぶる	
07-088	暴怒伤阴, 暴喜伤阳	暴怒は陰を傷り, 暴喜は陽を傷る	ぼうどはいんをやぶり, ぼうきはようをやぶる	
07-089	喜怒伤气, 寒暑伤形	喜怒は気を傷り, 寒暑は形を傷る	きどはきをやぶり, かんしょはけいをやぶる	
07-090	喜怒不节则伤脏	喜怒節せずば則ち臓を傷る	きどせっせずばすなわちぞうをやぶる	
07-091	思胜恐	①思勝恐 ②思は恐に勝つ	①ししょうきょう ②しはきょうにかつ	
07-092	喜胜忧	①喜勝憂 ②喜は憂に勝つ	①きしょうゆう ②きはゆうにかつ	
07-093	怒胜思	①怒勝思 ②怒は思に勝つ	①どしょうし ②どはしにかつ	
07-094	恐胜喜	①恐勝喜 ②恐は喜に勝つ	①きょうしょうき ②きょうはきにかつ	
07-095	谷饪	穀飪	こくじん	
07-096	五味偏嗜	五味偏嗜	ごみへんし	
07-097	阴之五宫伤在五味	陰の五宮を傷るは五味に在り	いんのごきゅうをやぶるはごみにあり	
07-098	饮食自倍肠胃乃伤	飲食自ずから倍すれば腸胃は乃ち傷る	いんしょくおのずからばいすればちょういすなわちやぶる	
07-099	阴胜则阳病	陰勝れば則ち陽病む	いんまさればすなわちようやむ	
07-100	阳胜则阴病	陽勝れば則ち陰病む	ようまさればすなわちいんやむ	
07-101	劳倦	労倦	ろうけん	
07-102	直接暴力	直接暴力	ちょくせつぼうりょく	
07-103	间接暴力	間接暴力	かんせつぼうりょく	
07-104	痰	痰	たん	
07-105	风痰	風痰	ふうたん	
07-106	饮	飲	いん	
07-107	痰湿	痰湿	たんしつ	
07-108	瘀血	瘀血	おけつ	
07-109	胎毒	胎毒	たいどく	

ピンイン	英語
nù shāng gān	anger damaging liver
fèn nù shāng gān	violent rage damaging liver
bào nù shāng yīn, bào xǐ shāng yáng	violent rage damaging yin, over-joy damaging yang
xǐ nù shāng qì, hán shǔ shāng xíng	over-joy and anger impairing qi, cold and summer-heat impairing body
xǐ nù bù jié zé shāng zàng	intemperate emotions damaging zang-organs
sī shèng kǒng	thought prevailing over fear
xǐ shèng yōu	joy prevailing over anxiety
nù shèng sī	anger prevailing over thought
kǒng shèng xǐ	fear prevailing over joy
gǔ rèn	diet
wǔ wèi piān shì	flavor predilection
yīn zhī wǔ gōng shāng zài wǔ wèi	five zang-organs pertaining to yin being damaged by five flavors
yīn shí zì bèi cháng wèi nǎi shāng	stomach and intestine being damaged by eating twice as usual
yīn shèng zé yáng bìng	predominance of yin leading to disorder of yang
yáng shèng zé yīn bìng	predominance of yang leading to disorder of yin
láo juàn	overstrain
zhí jiē bào lì	direct violence
jiàn jiē bào lì	indirect violence
tán	phlegm
fēng tán	wind phlegm
yǐn	① fluid retention ② drink ③ decoction
tán shī	phlegm-dampness
yū xuè	static blood
tāi dú	fetal toxin

8 病機

コード	中国語	日本語	読み方	
08-001	病机	病機	びょうき	
08-002	病势	病勢	びょうせい	
08-003	病位	病位	びょうい	
08-004	病性	病性	びょうせい	
08-005	病机学说	病機学説	びょうきがくせつ	
08-006	正邪相争	正邪相争	せいじゃそうそう	
08-007	正邪分争	正邪分争	せいじゃぶんそう	
08-008	两虚相得，乃客其形	両虚相い得れば，乃ちその形に客す	りょうきょあいえれば，すなわちそのけいにきゃくす	
08-009	邪气盛则实，精气夺则虚	邪気盛んなれば則ち実，精気奪すれば則ち虚	じゃきさかんなればすなわちじつ，せいきだっすればすなわちきょ	
08-010	邪之所凑，其气必虚	邪の湊るところ，その気必ず虚す	じゃのあつまるところ，そのきかならずきょす	
08-011	邪正消长	邪正消長	じゃせいしょうちょう	
08-012	主客交浑	主客交渾	しゅきゃくこうこん	
08-013	主客交	主客交わる	しゅきゃくまじわる	
08-014	主客浑受	主客渾受	しゅきゃくこんじゅ	
08-015	天受	天受	てんじゅ	
08-016	传染	伝染	でんせん	
08-017	病发于阳	病陽に発する	やまいようにはっする	
08-018	病发于阴	病陰に発する	やまいいんにはっする	
08-019	上受	上に受ける	うえにうける	
08-020	温邪上受，首先犯肺	温邪上に受ければ，首ず先に肺を犯す	おんじゃうえにうければ，まずさきにはいをおかす	
08-021	伏热在里	伏熱裏に在り	ふくねつりにあり	
08-022	冬伤于寒，春必温病	冬に寒に傷らるれば，春に必ず温病となす	ふゆにかんにやぶらるれば，はるにかならずおんびょうとなす	
08-023	伏邪自发	伏邪自ずから発す	ふくじゃおのずからはっす	
08-024	猝发	即発	そくはつ	

64　　8　病機

ピンイン	英語
bìng jī	mechanism of disease; pathogenesis
bìng shì	tendency of disease
bìng wèi	location of disease
bìng xìng	nature of disease
bìng jī xué shuō	theory of mechanism of disease
zhèng xié xiāng zhēng	struggle between healthy qi and pathogenic qi
zhèng xié fēn zhēng	struggle between healthy qi and pathogenic qi
liǎng xū xiāng dé, nǎi kè qí xíng	combination of healthy-qi deficiency with deficiency-type pathogen leading to occurrence of external contraction
xié qì shèng zé shí, jīng qì duó zé xū	exuberance of pathogen causing excess syndrome, lack of essential qi causing deficiency syndrome
xié zhī suǒ còu, qí qì bì xū	invasion of pathogen must be due to deficiency of essential qi
xié zhèng xiāo zhǎng	exuberance and debilitation of pathogenic qi or healthy qi
zhǔ kè jiāo hún	pathogen invading nutrient and blood aspects
zhǔ kè jiāo	pathogen invading nutrient and blood aspects
zhǔ kè hún shòu	pathogen invading nutrient and blood aspects
tiān shòu	aerial or water-borne infection
chuán rǎn	infection
bìng fā yú yáng	disease arising from yang
bìng fā yú yīn	disease arising from yin
shàng shòu	upper attack
wēn xié shàng shòu, shōu xiān fàn fèi	upper attack of warm pathogen starting from lung
fú rè zài lǐ	latent heat in the interior
dōng shāng yú hán, chūn bì wēn bìng	Attacked by pathogenic cold in winter, one will contract warm disease in spring.
fú xié zì fā	spontaneous attack by latent pathogen
cù fā	sudden onset

コード	中国語	日本語	読み方	
08-025	晚发	遅発	ちはつ	
08-026	徐发	徐発	じょはつ	
08-027	邪害空窍	邪は空竅を害す	じゃくうきょうをがいす	
08-028	劳复	労復	ろうふく	
08-029	女劳复	女労復	じょろうふく	
08-030	虚	虚	きょ	
08-031	实	実	じつ	
08-032	虚实	虚実	きょじつ	
08-033	胃家	胃家	いか	
08-034	五虚	五虚	ごきょ	
08-035	虚实夹杂	虚実夾雑	きょじつきょうざつ	
08-036	实中夹虚	実中に虚を挟む	じっちゅうにきょうをはさむ	
08-037	虚实真假	虚実真仮	きょじつしんか	
08-038	真虚假实	真虚仮実	しんきょかじつ	
08-039	真实假虚	真実仮虚	しんじつかきょ	
08-040	至虚有盛候	至虚に盛候あり	しきょにせいこうあり	
08-041	大实有赢状	大実に贏状あり	だいじつにえいじょうあり	
08-042	表虚	表虚	ひょうきょ	
08-043	表气不固	表気不固	ひょうきふこ	
08-044	表实	表実	ひょうじつ	
08-045	里虚	裏虚	りきょ	
08-046	里实	裏実	りじつ	
08-047	表虚里实	表虚裏実	ひょうきょりじつ	
08-048	表实里虚	表実裏虚	ひょうじつりきょ	
08-049	表里俱虚	表裏倶虚	ひょうりぐきょ	
08-050	表里俱实	表裏倶実	ひょうりぐじつ	
08-051	内外俱虚	内外倶虚	ないがいぐきょ	
08-052	内外俱实	内外倶実	ないがいぐじつ	
08-053	上盛下虚	上盛下虚	じょうせいかきょ	
08-054	上虚下实	上虚下実	じょうきょかじつ	
08-055	下厥上冒	下厥上冒	かけつじょうぼう	
08-056	上厥下竭	上厥下竭	じょうけつかけつ	

ピンイン	英語
wǎn fā	delayed onset
xú fā	gradual onset
xié hài kōng qiào	pathogens affecting facial orifices
láo fù	overfatigue relapse
nǚ láo fù	relapse due to sexual intemperance
xū	deficiency
shí	excess
xū shí	deficiency and excess
wèi jiā	gastrointestinal system
wǔ xū	five deficiencies
xū shí jiá zá	deficiency-excess in complexity
shí zhōng jiá xū	excess complicated by deficiency
xū shí zhēn jiǎ	true and false manifestation of deficiency and excess
zhēn xū jiǎ shí	true deficiency with false excess
zhēn shí jiǎ xū	true excess with false deficiency
zhì xū yǒu shèng hòu	excess manifestation in extreme deficiency
dà shí yǒu léi zhuàng	deficiency manifestation in extreme excess
biǎo xū	exterior deficiency
biǎo qì bù gù	insecurity of exterior qi
biǎo shí	exterior excess
lǐ xū	interior deficiency
lǐ shí	interior excess
biǎo xū lǐ shí	exterior deficiency and interior excess
biǎo shí lǐ xū	exterior excess and interior deficiency
biǎo lǐ jù xū	deficiency in dual exterior and interior
biǎo lǐ jù shí	excess in dual exterior and interior
nèi wài jù xū	deficiency of dual interior and exterior
nèi wài jù shí	excess of dual interior and exterior
shàng shèng xià xū	upper excess and lower deficiency
shàng xū xià shí	upper deficiency and lower excess
xià jué shàng mào	dizziness due to adverse flow of qi below
shàng jué xià jié	syncope due to lower exhaustion

コード	中国語	日本語	読み方	
08-057	阴陷于下	陰が下に陥る	いんがしたにおちいる	
08-058	阳乏于上	陽が上に乏しい	ようがうえにとぼしい	
08-059	阴阳乖戾	陰陽乖戾	いんようかいれい	
08-060	阴阳失调	陰陽失調	いんようしっちょう	
08-061	阴阳胜复	陰陽勝複	いんようしょうふく	
08-062	阴下竭，阳上厥	陰は下に竭き，陽は上に厥す	いんはしたにつき，ようはうえにけっす	
08-063	阴阳否隔	陰陽離決	いんようりけつ	
08-064	阴阳交	陰陽交わる	いんようまじわる	
08-065	阴阳偏盛	陰陽偏盛	いんようへんせい	
08-066	阳盛	陽盛	ようせい	
08-067	阳盛则热	陽盛んなれば則ち熱す	ようさかんなればすなわちねっす	
08-068	阳常有余，阴常不足	陽は常に有余，陰は常に不足	ようはつねにゆうよ，いんはつねにふそく	
08-069	阴盛	陰盛	いんせい	
08-070	实寒	実寒	じつかん	
08-071	阴盛生内寒	陰盛んなれば内に寒を生ず	いんさかんなればうちにかんをしょうず	
08-072	阴阳偏衰	陰陽偏衰	いんようへんすい	
08-073	阳虚	陽虚	ようきょ	
08-074	阳虚则寒	陽虚すれば則ち寒ゆ	ようきょすればすなわちひゆ	
08-075	阴虚	陰虚	いんきょ	
08-076	阴虚则热	陰虚すれば則ち熱す	いんきょすればすなわちねっす	
08-077	阴虚阳亢	陰虚陽亢	いんきょようこう	
08-078	阴虚内热	陰虚内熱	いんきょないねつ	
08-079	阴虚火旺	陰虚火旺	いんきょかおう	
08-080	虚火上炎	虚火上炎	きょかじょうえん	
08-081	阴虚生内热	陰虚すれば内熱を生ず	いんきょすればないねつをしょうず	
08-082	孤阳上出	①孤陽上出 ②孤陽上越	①こようじょうしゅつ ②こようじょうえつ	
08-083	阴亏于前	陰が前に虧ける	いんがまえにかける	
08-084	阴阳两虚	陰陽両虚	いんようりょうきょ	

ピンイン	英語
yīn xiàn yú xià	yin-fluid exhaustion in the lower
yáng fá yú shàng	yang qi insufficiency in the upper
yīn yáng guāi lì	yin-yang imbalance
yīn yáng shī tiáo	yin-yang disharmony
yīn yáng shèng fù	alternative preponderance of yin and yang
yīn xià jié，yáng shàng jué	exhaustion of kidney yin and upward reversal of yang
yīn yáng pǐ gé	stagnation of yin and yang
yīn yáng jiāo	yin-yang interlocking
yīn yáng piān shèng	abnormal exuberance of yin or yang
yáng shèng	yang exuberance
yáng shèng zé rè	yang exuberance causing heat
yáng cháng yǒu yú, yīn cháng bù zú	yang being often in excess, yin being often deficient
yīn shèng	yin exuberance
shí hán	excess cold
yīn shèng shēng nèi hán	yin exuberance leading to internal cold
yīn yáng piān shuāi	abnormal debilitation of yin or yang
yáng xū	yang deficiency
yáng xū zé hán	yang deficiency leading to cold
yīn xū	yin deficiency
yīn xū zé rè	yin deficiency leading to heat
yīn xū yáng kàng	yin deficiency with yang hyperactivity
yīn xū nèi rè	yin deficiency with internal heat
yīn xū huǒ wàng	yin deficiency with effulgent fire
xū huǒ shàng yán	deficiency fire flaming upward
yīn xū shēng nèi rè	yin deficiency leading to internal heat
gū yáng shàng chū	upward floating of solitary yang
yīn kuī yú qián	yin-essence impairment as prodrome
yīn yáng liǎng xū	deficiency of both yin and yang

コード	中国語	日本語	読み方	
08-085	阴阳俱虚	陰陽倶虚	いんようぐきょ	
08-086	阴损及阳	陰が損じ陽に及ぶ	いんがそんじようにおよぶ	
08-087	阳损及阴	陽が損じ陰に及ぶ	ようがそんじいんにおよぶ	
08-088	阴盛阳衰	①陰盛陽衰　②陰盛んなれば陽衰う	①いんせいようすい　②いんさかんなればようおとろう	
08-089	阳虚阴盛	①陽虚陰盛　②陽虚なれば陰盛ん	①ようきょいんせい　②ようきょなればいんさかん	
08-090	阳盛阴衰	①陽盛陰衰　②陽盛んなれば陰衰う	①ようせいいんすい　②ようさかんなればいんおとろう	
08-091	阳盛伤阴	①陽盛傷陰　②陽盛んなれば陰傷る	①ようせいしょういん　②ようさかんなればいんやぶる	
08-092	寒热格拒	寒熱格拒	かんねつかくきょ	
08-093	格阳	格陽	かくよう	
08-094	阴盛格阳	陰盛格陽	いんせいかくよう	
08-095	真热假寒	真熱仮寒	しんねつかかん	
08-096	热微厥微	①熱微厥微　②熱微かなれば厥微なり	①ねつびけつび　②ねつわずかなればけつびなり	
08-097	热深厥深	①熱深厥深　②熱深ければ厥深し	①ねつしんけつしん　②ねつふかければけつふかし	
08-098	戴阳证	戴陽証	たいようしょう	
08-099	阴极似阳	陰極まれば陽に似る	いんきわまればようににる	
08-100	格阴	格陰	かくいん	
08-101	阳盛格阴	陽盛格陰	ようせいかくいん	
08-102	真寒假热	真寒仮熱	しんかんかねつ	
08-103	阳证似阴	陽証陰に似る	ようしょういんににる	
08-104	内闭外脱	内閉外脱	ないへいがいだつ	
08-105	阳亡阴竭	陽亡陰竭	ようぼういんけつ	
08-106	阴阳气并竭	陰陽并竭	いんようへいけつ	
08-107	阴竭阳脱	陰竭陽脱	いんけつようだつ	
08-108	阴阳互不相抱	陰陽互いに抱かず	いんようたがいにいだかず	
08-109	五脱	五脱	ごだつ	
08-110	亡阳	亡陽	ぼうよう	
08-111	伤阳	傷陽	しょうよう	
08-112	脱阳	脱陽	だつよう	

ピンイン	英語
yīn yáng jù xū	deficiency of dual yin and yang
yīn sǔn jí yáng	yin impairment affecting yang
yáng sǔn jí yīn	yang impairment affecting yin
yīn shèng yáng shuāi	exuberant yin and declined yang
yáng xū yīn shèng	deficiency of yang with exuberance of yin
yáng shèng yīn shuāi	exuberance of yang with decline of yin
yáng shèng shāng yīn	predominant yang damaging yin
hán rè gé jù	repelling of cold and heat
gé yáng	repelling yang
yīn shèng gé yáng	exuberant yin repelling yang
zhēn rè jiǎ hán	true heat with false cold
rè wēi jué wēi	the milder the heat, the milder the reversal coldness
rè shēn jué shēn	the deeper the heat, the severer the reversal coldness
dài yáng zhèng	floating yang syndrome
yīn jí sì yáng	extreme yin appearing as yang
gé yīn	repelling yin
yáng shèng gé yīn	exuberant yang repelling yin
zhēn hán jiǎ rè	true cold with false heat
yáng zhèng sì yīn	yang syndrome resembling yin
nèi bì wài tuō	internal block and external collapse
yáng wáng yīn jié	collapse of yang and exhaustion of yin
yīn yáng qì bìng jié	exhaustion of yang and yin
yīn jié yáng tuō	yin exhaustion and yang collapse
yīn yáng hù bù xiāng bào	divorce of yin and yang
wǔ tuō	five collapses
wáng yáng	yang exhaustion
shāng yáng	damage to yang
tuō yáng	yang collapse

コード	中国語	日本語	読み方	
08-113	阳脱	陽脱	ようだつ	
08-114	亡阴	亡陰	ぼういん	
08-115	伤阴	傷陰	しょういん	
08-116	脱阴	脱陰	だついん	
08-117	寒热错杂	寒熱錯雑	かんねつさくざつ	
08-118	表热	表熱	ひょうねつ	
08-119	表寒	表寒	ひょうかん	
08-120	里热	裏熱	りねつ	
08-121	里寒	裏寒	りかん	
08-122	表热里寒	表熱裏寒	ひょうねつりかん	
08-123	表寒里热	表寒裏熱	ひょうかんりねつ	
08-124	表里俱热	表裏倶熱	ひょうりぐねつ	
08-125	表里俱寒	表裏倶寒	ひょうりぐかん	
08-126	外寒里饮	外寒裏飲	がいかんりいん	
08-127	寒包火	寒包火	かんぽうか	
08-128	上寒下热	上寒下熱	じょうかんげねつ	
08-129	上热下寒	上熱下寒	じょうねつげかん	
08-130	五夺	五奪	ごだつ	
08-131	气血失调	気血失調	きけつしっちょう	
08-132	百病生于气	百病は気より生ず	ひゃくびょうはきよりしょうず	
08-133	气虚	気虚	ききょ	
08-134	气虚中满	気虚中満	ききょちゅうまん	
08-135	气虚则寒	気虚すれば則ち寒ゆ	ききょすればすなわちひゆ	
08-136	气虚不摄	気虚不摂	ききょふせつ	
08-137	气脱	気脱	きだつ	
08-138	脱气	脱気	だっき	
08-139	劳则气耗	労すれば則ち気耗す	ろうすればすなわちきもうす	
08-140	卫气虚则不用	衛気虚すれば則ち不用す	えききょすればすなわちふようす	
08-141	荣气虚则不仁	営気虚すれば則ち不仁す	えいききょすればすなわちふじんす	
08-142	元真脱泄	元真脱泄	げんしんだつせつ	
08-143	气滞	気滞	きたい	

ピンイン	英語
yáng tuō	yang collapse
wáng yīn	yin exhaustion
shāng yīn	damage to yin
tuō yīn	yin collapse
hán rè cuò zá	cold and heat in complexity
biǎo rè	exterior heat
biǎo hán	exterior cold
lǐ rè	interior heat
lǐ hán	interior cold
biǎo rè lǐ hán	exterior heat and interior cold
biǎo hán lǐ rè	exterior cold and interior heat
biǎo lǐ jù rè	dual exterior and interior heat
biǎo lǐ jù hán	dual exterior and interior cold
wài hán lǐ yīn	exterior cold with interior fluid retention
hán bāo huǒ	cold enveloping fire
shàng hán xià rè	upper cold and lower heat
shàng rè xià hán	upper heat and lower cold
wǔ duó	five exhaustions
qì xuè shī tiáo	disharmony of qi and blood
bǎi bìng shēng yú qì	all diseases resulting from qi disorder
qì xū	qi deficiency
qì xū zhōng mǎn	abdominal fullness with qi deficiency
qì xū zé hán	qi deficiency resulting in cold
qì xū bù shè	qi deficiency failing to control
qì tuō	qi collapse
tuō qì	qi collapse
láo zé qì hào	overexertion leading to qi consumption
wèi qì xū zé bù yòng	defensive-qi deficiency resulting in flaccidity
róng qì xū zé bù rén	nutrient-qi deficiency resulting in numbness
yuán zhēn tuō xiè	depletion of primordial qi
qì zhì	qi stagnation

コード	中国語	日本語	読み方	
08-144	气机郁滞	気機鬱滞	ききうったい	
08-145	气郁	気鬱	きうつ	
08-146	气郁化火	気鬱化火	きうつかか	
08-147	气分寒	気分寒	きぶんかん	
08-148	气分热	気分熱	きぶんねつ	
08-149	气机不利	気機不利	ききふり	
08-150	气机无权	気機無権	ききむけん	
08-151	气机失调	気機失調	ききしっちょう	
08-152	气化不利	気化不利	きかふり	
08-153	气逆	気逆	きぎゃく	
08-154	气上	気上	きじょう	
08-155	气闭	気閉	きへい	
08-156	气陷	気陥	きかん	
08-157	中气下陷	中気下陥	ちゅうきかかん	
08-158	喜则气缓	喜べば則ち気緩む	よろこべばすなわちきゆるむ	
08-159	怒则气上	怒れば則ち気上る	おこればすなわちきのぼる	
08-160	思则气结	思えば則ち気結す	おもえばすなわちきけっす	
08-161	悲则气消	悲しめば則ち気消ゆ	かなしめばすなわちききゆ	
08-162	恐则气下	怖るれば則ち気下る	おそるればすなわちきくだる	
08-163	惊则气乱	驚けば則ち気乱るる	おどろけばすなわちきみだるる	
08-164	血虚	血虚	けっきょ	
08-165	血瘀	血瘀	けつお	
08-166	血寒	血寒	けっかん	
08-167	血寒证	血寒証	けっかんしょう	
08-168	血热证	血熱証	けつねつしょう	
08-169	血脱	血脱	けつだつ	
08-170	血逆	血逆	けつぎゃく	
08-171	阴络伤则血内溢	陰絡傷るれば則ち血内に溢れる	いんらくやぶるればすなわちけつうちにあふれる	
08-172	阳络伤则血外溢	陽絡傷るれば則ち血外に溢れる	ようらくやぶるればすなわちけつそとにあふれる	
08-173	伤津	傷津	しょうしん	

ピンイン	英語
qì jī yù zhì	depression and stagnation of qi movement
qì yù	qi depression
qì yù huà huǒ	qi depression transforming into fire
qì fèn hán	cold at qi aspect
qì fèn rè	heat at qi aspect
qì jī bù lì	disturbance of qi movement
qì huà wú quán	failure in qi transformation
qì jī shī tiáo	disorder of qi movement
qì huà bù lì	disturbance of qi transformation
qì nì	qi counterflow
qì shàng	rising of qi
qì bì	qi block
qì xiàn	qi sinking
zhōng qì xià xiàn	sinking of middle qi
xǐ zé qì huǎn	over-joy causing qi to slacken
nù zé qì shàng	rage causing qi rising
sī zé qì jié	pensiveness causing qi stagnation
bēi zé qì xiāo	sorrow causing qi consumption
kǒng zé qì xià	fear causing qi sinking
jīng zé qì luàn	fright causing disorder of qi
xuè xū	blood deficiency
xuè yū	blood stasis
xuè hán	blood cold
xuè hán zhèna	blood cold syndrome/pattern
xuè rè zhèng	blood heat syndrome/pattern
xuè tuō	blood collapse
xuè nì	blood counterflow
yīn luò shāng zé xuè nèi yì	yin collateral damage causing internal bleeding
yáng luò shāng zé xuè wài yì	yang collateral damage causing external bleeding
shāng jīn	damage to fluid

コード	中国語	日本語	読み方	
08-174	津脱	津脱	しんだつ	
08-175	脱液	脱液	だつえき	
08-176	液脱	液脱	えきだつ	
08-177	亡津液	亡津液	ぼうしんえき	
08-178	阳虚水泛	陽虚水泛	ようきょすいはん	
08-179	气滞血瘀	気滞血瘀	きたいけつお	
08-180	气虚血瘀	気虚血瘀	ききょけつお	
08-181	气不摂血	気不摂血	きふせっけつ	
08-182	气脱血脱	気脱血脱	きだつけつだつ	
08-183	气随血脱	気随血脱	きずいけつだつ	
08-184	血随气逆	血随気逆	けつずいきぎゃく	
08-185	水不化气	水不化気	すいふかき	
08-186	气不化水	気不化水	きふかすい	
08-187	津枯血燥	津枯血燥	しんこけつそう	
08-188	津枯邪滞	津枯邪滞	しんこじゃたい	
08-189	津亏血瘀	津虧血瘀	しんきけつお	
08-190	气随液脱	気随液脱	きずいえきだつ	
08-191	气阴两虚	気陰両虚	きいんりょうきょ	
08-192	水停气阻	水停気阻	すいていきそ	
08-193	内风	内風	ないふう	
08-194	血燥生风	血燥生風	けっそうせいふう	
08-195	热极生风	①熱極生風　②熱極まりて風を生ず	①ねっきょくせいふう　②ねつきわまりてふうをしょうず	
08-196	血虚生风	血虚生風	けっきょせいふう	
08-197	阴虚风动	陰虚風動	いんきょふうどう	
08-198	风胜则动	風勝れば則ち動ず	ふうまさればすなわちどうず	
08-199	风气内动	風気内動	ふうきないどう	
08-200	内寒	内寒	ないかん	
08-201	寒则气收	寒ゆれば則ち気収まる	ひゆればすなわちきおさまる	
08-202	寒胜则浮	寒勝れば則ち浮く	かんまさればすなわちうく	
08-203	内湿	内湿	ないしつ	
08-204	湿火	湿火	しつか	

ピンイン	英語
jīn tuō	fluid collapse
tuō yè	collapse of liquid
yè tuō	liquid collapse
wáng jīn yè	fluid exhaustion
yáng xū shuǐ fàn	edema due to yang deficiency
qì zhì xuè yū	qi stagnation and blood stasis
qì xū xuè yū	qi deficiency and blood stasis
qì bù shè xuè	failure of qi to control blood
qì tuō xuè tuō	qi collapse following blood loss
qì suí xuè tuō	qi collapse following blood loss
xuè suí qì nì	bleeding following qi counterflow
shuǐ bù huà qì	water failing to transform into qi
qì bù huà shuǐ	qi failing to promote water transformation
jīn kū xuè zào	fluid exhaustion and blood dryness
jīn kū xié zhì	fluid exhaustion and pathogen retention
jīn kuī xuè yū	fluid consumption and blood stasis
qì suí yè tuō	qi collapse following liquid loss
qì yīn liǎng xū	deficiency of both qi and yin
shuǐ tíng qì zǔ	water retention with qi obstruction
nèi fēng	internal wind
xuè zào shēng fēng	blood dryness producing wind
rè jí shēng fēng	extreme heat producing wind
xuè xū shēng fēng	blood deficiency producing wind
yīn xū fēng dòng	stirring wind due to yin deficiency
fēng shèng zé dòng	wind domination causing vibration
fēng qì nèi dòng	wind stirring internally
nèi hán	internal cold
hán zé qì shōu	cold causing qi to contract
hán shèng zé fú	cold domination causing edema
nèi shī	internal dampness
shī huǒ	dampness fire

コード	中国語	日本語	読み方	
08-205	湿胜阳微	湿勝り陽微す	しつまさりようびす	
08-206	湿伤脾阳	湿は脾陽を傷る	しつはひようをやぶる	
08-207	湿伤脾阴	湿は脾陰を傷る	しつはひいんをやぶる	
08-208	湿胜则濡泻	湿勝れば則ち濡瀉す	しつまさればすなわちじゅしゃす	
08-209	寒湿发黄	寒湿発黄	かんしつはつおう	
08-210	湿热发黄	湿熱発黄	しつねつはつおう	
08-211	内燥	内燥	ないそう	
08-212	燥结	燥結	そうけつ	
08-213	燥热	燥熱	そうねつ	
08-214	燥化阳明	燥化陽明	そうかようめい	
08-215	燥气伤肺	燥気は肺を傷る	そうきははいをやぶる	
08-216	燥自上伤	燥は自ずから上を傷る	そうはおのずからうえをやぶる	
08-217	燥胜则干	燥勝れば則ち乾く	そうまさればすなわちかわく	
08-218	燥干清窍	燥は清竅を乾かす	そうはせいきょうをかわかす	
08-219	热结	熱結	ねっけつ	
08-220	热郁	熱鬱	ねつうつ	
08-221	热闭	熱閉	ねつへい	
08-222	热遏	熱遏	ねつあつ	
08-223	火郁	火鬱	かうつ	
08-224	郁火	鬱火	うつか	
08-225	火逆	火逆	かぎゃく	
08-226	火毒	火毒	かどく	
08-227	内毒	内毒	ないどく	
08-228	炅则气泄	炅なれば則ち気泄す	けいなればすなわちきせっす	
08-229	热胜则肿	熱勝れば則ち腫れる	ねつまさればすなわちはれる	
08-230	热伤筋脉	熱筋脈を傷る	ねつきんみゃくをやぶる	
08-231	风雨则伤上	風雨は則ち上を傷る	ふううはすなわちうえをやぶる	
08-232	清湿则伤下	清湿は則ち下を傷る	せいしつはすなわちしたをやぶる	
08-233	风中血脉	①風中血脈　②風が血脈に中たる	①ふうちゅうけつみゃく②ふうがけつみゃくにあたる	

ピンイン	英語
shī shèng yáng wēi	predominant dampness weakening yang
shī shāng pí yáng	dampness damaging spleen yang
shī shāng pí yīn	dampness damaging spleen yin
shī shèng zé rú xiè	excessive dampness causing diarrhea
hán shī fā huáng	cold-dampness jaundice
shī rè fā huáng	dampness-heat jaundice
nèi zào	internal dryness
zào jié	dryness accumulation
zào rè	dryness-heat
zào huà yáng míng	dryness transformation of yang brightness
zào qì shāng fèi	dry qi damaging lung
zào zì shàng shāng	dryness causing damage beginning from the upper
zào shèng zé gān	domination of dryness causing dry symptoms
zào gān qīng qiào	dryness affecting clear orifices
rè jié	heat accumulation
rè yù	heat stagnation
rè bì	heat block
rè è	heat obstruction
huǒ yù	fire stagnation
yù huǒ	stagnant fire
huǒ nì	malpractice of heat therapy
huǒ dú	fire toxin
nèi dú	internal toxin
jiǒng zé qì xiè	overheat causing qi leakage
rè shèng zé zhǒng	predominant heat causing swelling
rè shāng jīn mài	heat damaging muscles and tendons
fēng yǔ zé shāng shàng	wind and rain affecting body from upper
qīng shī zé shāng xià	cold and dampness affecting body from lower
fēng zhòng xuè mài	wind attacking blood vessels

コード	中国語	日本語	読み方	
08-234	两阳相劫	両陽相劫	りょうようそうごう	
08-235	风寒束表	風寒束表	ふうかんそくひょう	
08-236	风湿相搏	風湿相搏	ふうしつそうばく	
08-237	寒凝气滞	寒凝気滞	かんぎょうきたい	
08-238	重寒伤肺	重寒傷肺	じゅうかんしょうはい	
08-239	心气不固	心気不固	しんきふこ	
08-240	心气不足	心気不足	しんきふそく	
08-241	心气不守	心気不寧	しんきふねい	
08-242	心气不收	心気不収	しんきふしゅう	
08-243	心阴不足	心陰不足	しんいんふそく	
08-244	心阳不足	心陽不足	しんようふそく	
08-245	心血不足	心血不足	しんけつふそく	
08-246	心气盛	心気盛	しんきせい	
08-247	心火亢盛	心火亢盛	しんかこうせい	
08-248	心火内焚	心火内焚	しんかないふん	
08-249	心火内炽	心火内熾	しんかないし	
08-250	心火上炎	心火上炎	しんかじょうえん	
08-251	心主惊	心は驚を主る	しんはきょうをつかさどる	
08-252	神不守舍	神が舎を守らず	しんがしゃをまもらず	
08-253	热伤神明	熱が神明を傷る	ねつがしんめいをやぶる	
08-254	心血瘀阻	心血瘀阻	しんけつおそ	
08-255	如水伤心	如し水が心を傷るれば	もしすいがしんをやぶるれば	
08-256	神明被蒙	神明被蒙	しんめいひもう	
08-257	神机受迫	神機受迫	しんきじゅはく	
08-258	廉泉受阻	廉泉受阻	れんせんじゅそ	
08-259	痰火扰心	痰火擾心	たんかじょうしん	
08-260	痰蒙心包	痰蒙心包	たんもうしんぽう	
08-261	肺虚	肺虚	はいきょ	
08-262	肺气虚	肺気虚	はいききょ	
08-263	肺阴虚	肺陰虚	はいいんきょ	
08-264	肺实	肺実	はいじつ	

ピンイン	英語
liǎng yáng xiāng jié	fluid consumption by two yang pathogen
fēng hán shù biǎo	wind-cold fettering exterior
fēng shī xiāng bó	mutual contention of wind and dampness
hán níng qì zhì	congealing cold and qi stagnation
chóng hán shāng fèi	double cold damaging lung
xīn qì bù gù	insecurity of heart qi
xīn qì bù zú	insufficiency of heart qi
xīn qì bù níng	restlessness of heart qi
xīn qì bù shōu	non-contraction of heart qi
xīn yīn bù zú	insufficiency of heart yin
xīn yáng bù zú	insufficiency of heart yang
xīn xuè bù zú	insufficiency of heart blood
xīn qì shèng	exuberance of heart qi
xīn huǒ kàng shèng	exuberance of heart fire
xīn huǒ nèi fén	internal deflagration of heart fire
xīn huǒ nèi chì	internal blazing of heart fire
xīn huǒ shàng yán	up-flaming of heart fire
xīn zhǔ jīng	infantile convulsion ascribed to heart disorder
shén bù shǒu shè	failure of mind to keep to its abode
rè shāng shén míng	heat damaging mind
xīn xuè yū zǔ	heart blood stasis and obstruction
rú shuǐ shāng xīn	person immersed in water when sweating, heart being affected
shén míng bèi méng	mind confused by pathogen
shén jī shòu pò	oppressed vital activity
lián quán shòu zǔ	obstruction of sublingual channel/meridian and collateral
tán huǒ rǎo xīn	phlegm-fire disturbing heart
tán méng xīn bāo	phlegm clouding pericardium
fèi xū	lung deficiency
fèi qì xū	lung qi deficiency
fèi yīn xū	lung yin deficiency
fèi shí	lung excess

コード	中国語	日本語	読み方	
08-265	肺气实	肺気実	はいきじつ	
08-266	肺热	肺熱	はいねつ	
08-267	肺火	肺火	はいか	
08-268	肺实热	肺実熱	はいじつねつ	
08-269	火热迫肺	火熱が肺に迫る	かねつがはいにせまる	
08-270	肺寒	肺寒	はいかん	
08-271	风寒束肺	風寒束肺	ふうかんそくはい	
08-272	肺气不宣	肺気不宣	はいきふせん	
08-273	肺气不利	肺気不利	はいきふり	
08-274	肺气上逆	肺気上逆	はいきじょうぎゃく	
08-275	肺失清肃	肺気清粛	はいきせいしゅく	
08-276	肺津不布	肺津不布	はいしんふぶ	
08-277	肺络损伤	肺絡損傷	はいらくそんしょう	
08-278	痰浊阻肺	痰濁阻肺	たんだくそはい	
08-279	肺为贮痰之器	肺は貯痰の器たり	はいはちょたんのうつわたり	
08-280	金破不鸣	①金破不鳴　②金　破して鳴かず	①きんはふめい　②きん　はしてなかず	
08-281	金实不鸣	①金実不鳴　②金　実にして鳴かず	①きんじつふめい　②きんじつにしてなかず	
08-282	玄府不通	玄府不通	げんぶふつう	
08-283	脾虚	脾虚	ひきょ	
08-284	脾气虚	脾気虚	ひききょ	
08-285	脾气下陷	脾気下陥	①ひきげかん　②ひきかかん	
08-286	脾气不升	脾気不昇	ひきふしょう	
08-287	脾阴虚	脾陰虚	ひいんきょ	
08-288	脾阳虚	脾陽虚	ひようきょ	
08-289	脾虚寒	脾虚寒	ひきょかん	
08-290	脾虚生风	脾虚生風	ひきょせいふう	
08-291	脾虚湿困	脾虚湿困	ひきょしつこん	
08-292	脾不统血	①脾不統血　②脾が血を統べらず	①ひふとうけつ　②ひがけつをすべらず	
08-293	脾实	脾実	ひじつ	
08-294	脾气实	脾気実	ひきじつ	

	ピンイン	英語
	fèi qì shí	lung qi excess
	fèi rè	lung heat
	fèi huǒ	lung fire
	fèi shí rè	excess heat in lung
	huǒ rè pò fèi	fire-heat distressing lung
	fèi hán	lung cold
	fēng hán shù fèi	wind-cold fettering lung
	fèi qì bù xuān	lung qi failing in dispersion
	fèi qì bù lì	dysfunction of lung qi
	fèi qì shàng nì	lung qi ascending counterflow
	fèi shī qīng sù	lung qi failing in purification
	fèi jīn bù bù	lung failure to distribute fluid
	fèi luò sǔn shāng	lung collateral injury
	tán zhuó zǔ fèi	turbid phlegm obstructing lung
	fèi wéi zhù tán zhī qì	lung being container of phlegm
	jīn pò bù míng	broken metal failing to sound
	jīn shí bù míng	muffled metal failing to sound
	xuán fǔ bù tōng	block of sweat pore
	pí xū	spleen deficiency
	pí qì xū	spleen qi deficiency
	pí qì xià xiàn	sinking of spleen qi
	pí qì bù shēng	failure of spleen qi to ascend
	pí yīn xū	spleen yin deficiency
	pí yáng xū	spleen yang deficiency
	pí xū hán	deficiency-cold of spleen
	pí xū shēng fēng	spleen deficiency generating wind
	pí xū shī kùn	spleen deficiency with dampness retention
	pí bù tǒng xuè	spleen failing to control blood
	pí shí	spleen excess
	pí qì shí	spleen qi excess

コード	中国語	日本語	読み方	
08-295	脾实热	脾実熱	ひじつねつ	
08-296	脾寒	脾寒	ひかん	
08-297	脾热	脾熱	ひねつ	
08-298	带脉失约	帯脈失約	たいみゃくしつやく	
08-299	脾气不舒	脾気不舒	ひきふじょ	
08-300	脾失健运	脾失健運	ひしつけんうん	
08-301	寒湿困脾	寒湿困脾	①かんしつこんぴ　②かんしつこんひ	
08-302	脾为生痰之源	脾は生痰の源たり	ひはせいたんのみなもとたり	
08-303	肝虚	肝虚	かんきょ	
08-304	肝阳虚	肝陽虚	かんようきょ	
08-305	肝虚寒	肝虚寒	かんきょかん	
08-306	肝阴虚	肝陰虚	かんいんきょ	
08-307	肝气虚	肝気虚	かんききょ	
08-308	肝血虚	肝血虚	かんけっきょ	
08-309	肝阳偏旺	肝陽偏旺	かんようへんおう	
08-310	肝阳上亢	肝陽上亢	かんようじょうこう	
08-311	肝阳化火	肝陽化火	かんようかか	
08-312	肝气盛	肝気盛	かんきせい	
08-313	肝气实	肝気実	かんきじつ	
08-314	肝郁	肝鬱	かんうつ	
08-315	肝气郁结	肝気鬱結	かんきうっけつ	
08-316	肝气不舒	肝気不舒	かんきふじょ	
08-317	肝气不和	肝気不和	かんきふわ	
08-318	肝失条达	肝失条達	かんしつじょうたつ	
08-319	肝火	肝火	かんか	
08-320	肝火上炎	肝火上炎	かんかじょうえん	
08-321	肝热	肝熱	かんねつ	
08-322	肝实热	肝実熱	かんじつねつ	
08-323	肝经实热	肝経実熱	かんけいじつねつ	
08-324	木郁化火	木鬱化火	もくうつかか	
08-325	肝经湿热	肝経湿熱	かんけいしつねつ	
08-326	肝主风	肝は風を主る	かんはふうをつかさどる	

ピンイン	英語
pí shí rè	excess heat in spleen
pí hán	spleen cold
pí rè	spleen heat
dài mài shī yuē	belt vessel failing to regulate meridians/channels
pí qì bù shū	constrained spleen qi
pí shī jiàn yùn	dysfunction of spleen in transportation
hán shī kùn pí	cold-dampness encumbering spleen
pí wéi shēng tán zhī yuán	spleen being source of phlegm
gān xū	liver deficiency
gān yáng xū	liver yang deficiency
gān xū hán	deficiency-cold of liver
gān yīn xū	liver yin deficiency
gān qì xū	liver qi deficiency
gān xuè xū	liver blood deficiency
gān yáng piān wàng	hyperactivity of liver yang
gān yáng shàng kàng	ascendant hyperactivity of liver yang
gān yáng huà huǒ	liver yang transforming into fire
gān qì shèng	exuberance of liver qi
gān qì shí	excess of liver qi
gān yù	liver depression
gān qì yù jié	liver qi depression
gān qì bù shū	constraining of liver qi
gān qì bù hé	disharmony of liver qi
gān shī tiáo dá	liver failing to act freely
gān huǒ	liver fire
gān huǒ shàng yán	up-flaming of liver fire
gān rè	liver heat
gān shí rè	excess heat in liver
gān jīng shí rè	excess heat in liver meridian/channel
mù yù huà huǒ	wood depression transforming into fire
gān jīng shī rè	dampness-heat in liver meridian/channel
gān zhǔ fēng	liver governing wind

コード	中国語	日本語	読み方	
08-327	肝风	肝風	①かんふう　②かんぷう	
08-328	肝风内动	肝風内動	①かんふうないどう　②かんぷうないどう	
08-329	肝阳化风	肝陽化風	かんようかふう	
08-330	风火内旋	風火内旋	ふうかないせん	
08-331	热盛动风	熱盛動風	ねっせいどうふう	
08-332	木郁化风	木鬱化風	もくうつかふう	
08-333	肝气逆	肝気逆	かんきぎゃく	
08-334	肝寒	肝寒	かんかん	
08-335	肝中寒	肝中寒	かんちゅうかん	
08-336	肾虚	腎虚	じんきょ	
08-337	肾气虚	腎気虚	じんききょ	
08-338	肾不纳气	腎不納気	じんふのうき	
08-339	肾气不固	腎気不固	じんきふこ	
08-340	肾阳虚	腎陽虚	じんようきょ	
08-341	肾虚水泛	腎虚水氾	じんきょすいはん	
08-342	肾阴虚	腎陰虚	じんいんきょ	
08-343	肾火偏亢	腎火偏亢	じんかへんこう	
08-344	热灼肾阴	熱灼腎陰	ねつしゃくじんいん	
08-345	相火妄动	相火妄動	そうかもうどう	
08-346	肾精不足	腎精不足	じんせいふそく	
08-347	精脱	精脱	せいだつ	
08-348	肾实	腎実	じんじつ	
08-349	肾气实	腎気実	じんきじつ	
08-350	肾气盛	腎気盛	じんきせい	
08-351	肾热	腎熱	じんねつ	
08-352	督脉阳气不足	督脈の陽気不足	とくみゃくのようきふそく	
08-353	胆热	胆熱	たんねつ	
08-354	胆寒	胆寒	たんかん	
08-355	胆虚气怯	胆虚気怯	たんきょききょう	
08-356	胆气不足	胆気不足	たんきふそく	
08-357	胆实热	胆実熱	たんじつねつ	
08-358	胃虚	胃虚	いきょ	

86　　8　病機

ピンイン	英語
gān fēng	liver wind
gān fēng nèi dòng	internal stirring of liver wind
gān yáng huà fēng	liver yang transforming into wind
fēng huǒ nèi xuán	inside whirling of wind-fire
rè shèng dòng fēng	excessive heat generating wind
mù yù huà fēng	wood depression transforming into wind
gān qì nì	counterflow of liver qi
gān hán	liver cold
gān zhòng hán	liver attacked by cold
shèn xū	kidney deficiency
shèn qì xū	kidney qi deficiency
shèn bù nà qì	failure of kidney to receive qi
shèn qì bù gù	insecurity of kidney qi
shèn yáng xū	kidney yang deficiency
shèn xū shuǐ fàn	edema due to kidney deficiency
shèn yīn xū	kidney yin deficiency
shèn huǒ piān kàng	hyperactivity of kidney fire
rè zhuó shèn yīn	heat scorching kidney yin
xiàng huǒ wàng dòng	frenetic stirring of ministerial fire
shèn jīng bù zú	kidney essence insufficiency
jīng tuō	essence collapse
shèn shí	kidney excess
shèn qì shí	kidney qi excess
shèn qì shèng	kidney qi excess
shèn rè	kidney heat
dū mài yáng qì bù zú	yang qi insufficiency of governor vessel
dǎn rè	gallbladder heat
dǎn hán	gallbladder cold
dǎn xū qì qiè	gallbladder insufficiency with timidity
dǎn qì bù zú	gallbladder qi insufficiency
dǎn shí rè	excess heat in gallbladder
wèi xū	stomach deficiency

コード	中国語	日本語	読み方	
08-359	胃实	胃実	いじつ	
08-360	胃热	胃熱	いねつ	
08-361	胃寒	胃寒	いかん	
08-362	胃气上逆	胃気逆上	いきぎゃくじょう	
08-363	胃气不降	胃気不降	いきふこう	
08-364	胃气虚	胃気虚	いききょ	
08-365	胃阳虚	胃陽虚	いようきょ	
08-366	胃阴虚	胃陰虚	いいんきょ	
08-367	胃热消谷	胃熱消穀	いねつしょうこく	
08-368	胃火上升	胃火上昇	いかじょうしょう	
08-369	胃火炽盛	胃火熾盛	いかしせい	
08-370	胃不和	胃不和	いふわ	
08-371	胃不和则卧不安	胃和せざれば則ち臥して安からず	いわせざればすなわちふしてやすからず	
08-372	胃纳呆滞	胃納呆滞	いのうほうたい	
08-373	小肠虚寒	小腸虚寒	しょうちょうきょかん	
08-374	小肠实热	小腸実熱	しょうちょうじつねつ	
08-375	大肠虚	大腸虚	だいちょうきょ	
08-376	大肠虚寒	大腸虚寒	だいちょうきょかん	
08-377	大肠液亏	大腸液虧	だいちょうえきき	
08-378	大肠实	大腸実	だいちょうじつ	
08-379	大肠热	大腸熱	だいちょうねつ	
08-380	大肠热结	大腸熱結	だいちょうねっけつ	
08-381	大肠实热	大腸実熱	だいちょうじつねつ	
08-382	大肠湿热	大腸湿熱	だいちょうしつねつ	
08-383	大肠寒结	大腸寒結	だいちょうかんけつ	
08-384	热迫大肠	熱迫大腸	ねっぱくだいちょう	
08-385	膀胱虚寒	膀胱虚寒	ぼうこうきょかん	
08-386	膀胱湿热	膀胱湿熱	ぼうこうしつねつ	
08-387	热结膀胱	熱結膀胱	ねっけつぼうこう	
08-388	上燥则咳	上燥すれば則ち咳する	じょうそうすればすなわちせきする	

	ピンイン	英語
	wèi shí	stomach excess
	wèi rè	stomach heat
	wèi hán	stomach cold
	wèi qì shàng nì	stomach qi ascending counterflow
	wèi qì bù jiàng	stomach qi failing to descend
	wèi qì xū	stomach qi deficiency
	wèi yáng xū	stomach yang deficiency
	wèi yīn xū	stomach yin deficiency
	wèi rè xiāo gǔ	stomach heat accelerating digestion
	wèi huǒ shàng shēng	up-flaming of stomach fire
	wèi huǒ chì shèng	intense stomach fire
	wèi bù hé	stomach disharmony
	wèi bù hé zé wò bù ān	stomach disharmony leading to restless sleep
	wèi nà dāi zhì	anorexia
	xiǎo cháng xū hán	small intestine deficiency cold
	xiǎo cháng shí rè	small intestine excess heat
	dà cháng xū	large intestine deficiency
	dà cháng xū hán	large intestine deficiency cold
	dà cháng yè kuī	liquid insufficiency of large intestine
	dà cháng shí	large intestine excess
	dà cháng rè	large intestine heat
	dà cháng rè jié	large intestine heat accumulation
	dà cháng shí rè	large intestine excess heat
	dà cháng shī rè	large intestine dampness-heat
	dà cháng hán jié	large intestine cold accumulation
	rè pò dà cháng	heat distressing large intestine
	páng guāng xū hán	bladder deficiency cold
	páng guāng shī rè	bladder dampness-heat
	rè jié páng guāng	heat accumulation in bladder
	shàng zào zé ké	upper dryness leading to cough

コード	中国語	日本語	読み方	
08-389	中燥則渇	中燥すれば則ち渇く	ちゅうそうすればすなわちかわく	
08-390	下燥則結	下燥すれば則ち便結する	げそうすればすなわちべんけつする	
08-391	三焦虚寒	三焦虚寒	さんしょうきょかん	
08-392	邪留三焦	邪気が三焦に留まる	じゃきがさんしょうにとどまる	
08-393	寒入血室	寒が血室に入る	かんがけっしつにはいる	
08-394	热伏冲任	熱が衝任に伏す	ねつがしょうにんにふくす	
08-395	脑髓受伤	脳髄受傷	のうずいじゅしょう	
08-396	心肺气虚	心肺気虚	しんぱいききょ	
08-397	心脾两虚	心脾両虚	しんぴりょうきょ	
08-398	心肝血虚	心肝血虚	しんかんけっきょ	
08-399	心肝火旺	心肝火旺	しんかんかおう	
08-400	心肾不交	心腎不交	しんじんふこう	
08-401	水气凌心	水気凌心	すいきりょうしん	
08-402	凌心射肺	凌心射肺	りょうしんしゃはい	
08-403	冲心乘肺	衝心乗肺	しょうしんじょうはい	
08-404	心虚胆怯	心虚胆怯	しんきょたんきょう	
08-405	心胃火燔	心胃火燔	しんいかはん	
08-406	心移热于小肠	心が熱を小腸に移す	しんがねつをしょうちょうにうつす	
08-407	肺脾两虚	肺脾両虚	はいひりょうきょ	
08-408	脾肺两虚	脾肺両虚	ひはいりょうきょ	
08-409	肺脾气虚	肺脾気虚	はいひききょ	
08-410	肺肾阴虚	肺腎陰虚	はいじんいんきょ	
08-411	肺肾气虚	肺腎気虚	はいじんききょ	
08-412	脾胃虚弱	脾胃虚弱	ひいきょじゃく	
08-413	脾胃阴虚	脾胃陰虚	ひいいんきょ	
08-414	脾胃虚寒	脾胃虚寒	ひいきょかん	
08-415	脾胃俱实	脾胃倶実	ひいぐじつ	
08-416	脾胃湿热	脾胃湿熱	ひいしつねつ	
08-417	脾肾阳虚	脾腎陽虚	ひじんようきょ	
08-418	土不制水	土が水を制せず	どがすいをせいせず	

ピンイン	英語
zhōng zào zé kě	middle dryness leading to thirst
xià zào zé jié	lower dryness leading to constipation
sān jiāo xū hán	deficiency-cold in triple energizer
xié liú sān jiāo	pathogens lingering in triple energizer
hán rù xuè shì	cold invading uterus
rè fú chōng rèn	heat lodging in thoroughfare and conception vessels
nǎo suǐ shòu shāng	cerebrospinal damage
xīn fèi qì xū	heart-lung qi deficiency
xīn pí liǎng xū	deficiency of both heart and spleen
xīn gān xuè xū	heart-liver blood deficiency
xīn gān huǒ wàng	blazing of heart-liver fire
xīn shèn bù jiāo	non-interaction between heart and kidney
shuǐ qì líng xīn	water pathogen attacking heart
líng xīn shè fèi	pathogen attacking heart and lung
chōng xīn chéng fèi	pathogen attacking heart and lung
xīn xū dǎn qiè	heart deficiency with timidity
xīn wèi huǒ fán	exuberant fire of heart and stomach
xīn yí rè yú xiǎo cháng	heart shifting heat to small intestine
fèi pí liǎng xū	deficiency of both lung and spleen
pí fèi liǎng xū	deficiency of both lung and spleen
fèi pí qì xū	lung-spleen qi deficiency
fèi shèn yīn xū	lung-kidney yin deficiency
fèi shèn qì xū	lung-kidney qi deficiency
pí wèi xū ruò	spleen-stomach weakness
pí wèi yīn xū	spleen-stomach yin deficiency
pí wèi xū hán	deficiency-cold of spleen and stomach
pí wèi jù shí	excess of dual spleen and stomach
pí wèi shī rè	dampness-heat of spleen and stomach
pí shèn yáng xū	spleen-kidney yang deficiency
tǔ bù zhì shuǐ	earth failing to control water

コード	中国語	日本語	読み方	
08-419	土燥水竭	土燥水竭	どそうすいけつ	
08-420	肝腎亏損	肝腎虧損	かんじんきそん	
08-421	肝腎阴虚	肝腎陰虚	かんじんいんきょ	
08-422	肝火犯肺	肝火犯肺	かんかはんはい	
08-423	木火刑金	木火刑金	もくかけいきん	
08-424	木旺刑金	木旺刑金	もくおうけいきん	
08-425	水火未济	水火未済	すいかみさい	
08-426	水不涵木	水が木を涵せず	すいがもくをうるおせず	
08-427	水亏火旺	水虧火旺	すいきかおう	
08-428	火盛刑金	火盛刑金	かせいけいきん	
08-429	火不生土	火が土を生ぜず	かがどをしょうぜず	
08-430	肝气犯脾	肝気犯脾	かんきはんひ	
08-431	肝气犯胃	肝気犯胃	かんきはんい	
08-432	土壅木郁	土壅木鬱	どようもくうつ	
08-433	肝郁脾虚	肝鬱脾虚	かんたんひきょ	
08-434	肝胆俱实	肝胆俱実	かんたんぐじつ	
08-435	肝胆湿热	肝胆湿熱	かんたんしつねつ	
08-436	冲任損伤	衝任損傷	しょうにんそんしょう	
08-437	母病及子	母病が子に及ぶ	ははのやまいがこにおよぶ	
08-438	子盗母气	子が母気を盗む	こがははのきをぬすむ	
08-439	子病及母	子病が母を及ぶ	このやまいがははにおよぶ	
08-440	五藏六腑皆令人咳	五臓六腑は皆人をして咳せしむ	ごぞうろっぷみなひとをしてせきせしむ	
08-441	营阴郁滞	営陰鬱滞	えいいんうったい	
08-442	卫气不和	衛気不和	えきふわ	
08-443	营卫不和	営衛不和	えいえふわ	
08-444	卫弱营强	衛弱営強	えじゃくえいきょう	
08-445	阳浮而阴弱	陽浮きて陰弱す	よううきていんじゃくす	
08-446	胃家实	胃家実	いかじつ	
08-447	卫阳被遏	衛陽が遏められる	えようがとどめられる	
08-448	卫气郁阻	衛気鬱阻	えきうつそ	
08-449	暑入阳明	暑（邪）が陽明に入る	しょ（じゃ）がようめいにはいる	

ピンイン	英語
tǔ zào shuǐ jié	dried earth and exhausted water
gān shèn kuī sǔn	liver-kidney depletion
gān shèn yīn xū	liver-kidney yin deficiency
gān huǒ fàn fèi	liver fire invading lung
mù huǒ xíng jīn	wood fire tormenting metal
huǒ wàng xíng jīn	hyperactive fire tormenting metal
shuǐ huǒ wèi jì	discordance of water and fire
shuǐ bù hán mù	water failing to nourish wood
shuǐ kuī huǒ wàng	deficiency of water and excess of fire
huǒ shèng xíng jīn	exuberant fire tormenting metal
huǒ bù shēng tǔ	fire failing to generate earth
gān qì fàn pí	liver qi invading spleen
gān qì fàn wèi	liver qi invading stomach
tǔ yōng mù yù	earth stagnation and wood depression
gān yù pí xū	liver depression and spleen deficiency
gān dǎn jù shí	excess of dual liver and gallbladder
gān dǎn shī rè	liver-gallbladder dampness-heat
chōng rèn sǔn shāng	damage to thoroughfare and conception vessels
mǔ bìng jí zǐ	disorder of mother-organ affecting child-organ
zǐ dào mǔ qì	disorder of child-organ affecting mother-organ
zǐ bìng jí mǔ	disorder of child-organ affecting mother-organ
wǔ zàng liù fǔ jiē lìng rén ké	Five zang-organs and six fu-organs all can lead to cough.
yíng yīn yù zhì	nutrient-yin depression
wèi qì bù hé	disorder of defensive qi
yíng wèi bù hé	disharmony between nutrient and defensive qi
wèi ruò yíng qiáng	weak defense qi and strong nutrient
yáng fú ér yīn ruò	floating yang and weak yin
wèi jiā shí	excess of stomach and intestine
wèi yáng bèi è	defensive yang being obstructed
wèi qì yù zǔ	stagnation of defensive qi
shǔ rù yáng míng	entering of summerheat into yang brightness

コード	中国語	日本語	読み方	
08-450	心营过耗	心営過耗	しんえいかもう	
08-451	热闭心包	熱が心包を閉ざす	ねつがしんぽうをとざす	
08-452	热入心包	熱が心包に入る	ねつがしんぽうにはいる	
08-453	营阴耗损	営陰耗損	えいいんもうそん	
08-454	血分瘀热	血分瘀熱	けつぶんおねつ	
08-455	热入血分	熱が血分に入る	ねつがけつぶんにはいる	
08-456	血分热毒	血分熱毒	けつぶんねつどく	
08-457	燥热伤肺	燥熱が肺を傷る	そうねつがはいをやぶる	
08-458	湿遏热伏	湿遏熱伏	しつあつねつふく	
08-459	湿化太阴	湿化太陰	しっかたいいん	
08-460	热结下焦	熱結下焦	ねっけつげしょう	
08-461	湿热下注	湿熱下注	しつねつかちゅう	
08-462	下焦湿热	下焦湿熱	げしょうしつねつ	
08-463	传变	伝変	でんぺん	
08-464	传化	伝化	でんか	
08-465	从化	従化	じゅうか	
08-466	顺传	順伝	じゅんでん	
08-467	逆传	逆伝	ぎゃくでん	
08-468	逆传心包	逆伝心包	ぎゃくでんしんぽう	
08-469	表里同病	表裏同病	ひょうりどうびょう	
08-470	两感	両感	りょうかん	
08-471	阳病入阴	陽病が陰に入る	ようびょうがいんにはいる	
08-472	阴病出阳	陰病が陽に出る	いんびょうがようにでる	
08-473	表邪内陷	表邪内陥	ひょうじゃないかん	
08-474	表邪入里	表邪が裏に入る	ひょうじゃがりにはいる	
08-475	热邪传里	熱邪が裏に伝わる	ねつじゃがりにつたわる	
08-476	里病出表	裏病が表に出る	りびょうがひょうにでる	
08-477	上损及下	上損が下に及ぶ	じょうそんがげにおよぶ	
08-478	下损及上	下損が上に及ぶ	げそんがじょうにおよぶ	
08-479	横	横	よこ	
08-480	纵	縦	たて	

	ピンイン	英語
	xīn yíng guò hào	overconsumption of heart nutrient
	rè bì xīn bāo	heat invading pericardium
	rè rù xīn bāo	heat invading pericardium
	yíng yīn hào sǔn	consumption of nutrient yin
	xuè fèn yū rè	stagnated heat in blood aspect
	rè rù xuè fèn	heat invading blood aspect
	xuè fèn rè dú	heat toxin in blood aspect
	zào rè shāng fèi	dryness-heat damaging lung
	shī è rè fú	heat retention due to block of dampness
	shī huà tài yīn	dampness matching greater yin
	rè jié xià jiāo	heat accumulation in lower energizer
	shī rè xià zhù	dampness-heat pouring down
	xià jiāo shī rè	dampness-heat in lower energizer
	chuán biàn	transmission and change
	chuán huà	transmission and transformation
	cóng huà	transformation in accord with constitution
	shùn chuán	sequential transmission
	nì chuán	reverse transmission
	nì chuán xīn bāo	reversed transmission to pericardium
	biǎo lǐ tóng bìng	disease involving both exterior and interior
	liǎng gǎn	double invasion
	yáng bìng rù yīn	yang disease entering yin
	yīn bìng chū yáng	passing of disease from yin to yang
	biǎo xié nèi xiàn	inward invasion of exterior pathogen
	biǎo xié rù lǐ	inward penetration of exterior pathogen
	rè xié chuán lǐ	inward transmission of pathogenic heat
	lǐ bìng chū biǎo	passing of disease from interior to exterior
	shàng sǔn jí xià	upper impairment affecting lower
	xià sǔn jí shàng	lower impairment affecting upper
	héng	① counter-restriction ② full pulse ③ pulse condition of counter-restriction
	zòng	① six qi in the extreme ② over-restriction

コード	中国語	日本語	読み方	
08-481	脏腑传变	臓腑伝変	ぞうふでんぺん	
08-482	本经自病	本経自ら病む	ほんけいおのずからやむ	
08-483	直中	直中	じきちゅう	
08-484	循经传	①循経伝　②経に循じて伝す	①じゅんけいでん　②けいにじゅんじてでんす	
08-485	越经传	①越経伝　②経を越えて伝す	①えつけいでん　②けいをこえてでんす	
08-486	再经	再経	さいけい	
08-487	过经	過経	かけい	
08-488	经尽	経尽	けいじん	
08-489	不传	不伝	ふでん	
08-490	合病	合病	ごうびょう	
08-491	并病	併病	へいびょう	
08-492	太阳阳明并病	太陽と陽明の併病	たいようとようめいのへいびょう	
08-493	太阳少阳并病	太陽と少陽の併病	たいようとしょうようのへいびょう	
08-494	三阳合病	三陽の合病	さんようのごうびょう	
08-495	二阳并病	二陽の併病	におうのへいびょう	
08-496	欲解时	解せんと欲する時	かいせんとよくするとき	
08-497	卫气同病	衛気同病	えきどうびょう	
08-498	气血两燔	気血両燔	きけつりょうはん	
08-499	气营两燔	気営両燔	きえいりょうはん	
08-500	卫营同病	営衛同病	えいえどうびょう	
08-501	寒化	寒化	かんか	
08-502	热化	熱化	ねっか	
08-503	寒极生热，热极生寒	寒極まれば熱を生じ，熱極まれば寒を生ず	かんきわまればねつをしょうじ，ねつきわまればかんをしょうず	
08-504	晬时	晬時	さいじ	
08-505	由虚转实	虚より実に転ずる	きょよりじつにてんずる	
08-506	由实转虚	実より虚に転ずる	じつよりきょにてんずる	

	ピンイン	英語
	zàng fǔ chuán biàn	transmission among zang-fu organs
	běn jīng zì bìng	direct invasion of meridian/channel
	zhí zhòng	direct attack
	xún jīng chuán	sequential meridian/channel transmission
	yuè jīng chuán	skip-over meridian/channel transmission
	zài jīng	transmission from one meridian/channel to the next
	guò jīng	transmission from one meridian/channel to another
	jīng jìn	end of meridian/channel transmission
	bù chuán	non-transmission
	hé bìng	combination of diseases
	bìng bìng	overlap of diseases
	tài yáng yáng míng bìng bìng	overlap of diseases of greater yang and yang brightness
	tài yáng shào yáng bìng bìng	overlap of diseases of greater yang and lesser yang
	sān yáng hé bìng	triple-yang combination of diseases
	èr yáng bìng bìng	two-yang overlap of diseases
	yù jiě shí	two-hour periods of symptom alleviation
	wèi qì tóng bìng	disease of both defense and qi
	qì xuè liǎng fán	blazing of both qi and blood
	qì yíng liǎng fán	blazing of both qi and nutrient
	wèi yíng tóng bìng	disease of both defense and nutrient
	hán huà	cold transformation
	rè huà	heat transformation
	hán jí shēng rè, rè jí shēng hán	extreme cold generating heat, extreme heat generating cold
	zuì shí	cycle of a day and night
	yóu xū zhuǎn shí	conversion of deficiency into excess
	yóu shí zhuǎn xū	conversion of excess into deficiency

コード	中国語	日本語	読み方	
08-507	实则阳明，虚则太阴	実すれば則ち陽明，虚すれば則ち太陰	じっすればすなわちようめい，きょすればすなわちたいいん	
08-508	病机十九条	病機十九条	びょうきじゅうきゅうじょう	
08-509	诸胀腹大，皆属于热	諸脹腹大は皆熱に属す	しょちょうふくだいはみなねつにぞくす	
08-510	诸气膹郁，皆属于肺	諸気膹鬱は皆肺に属す	しょきふんうつはみなはいにぞくす	
08-511	诸湿肿满，皆属于脾	諸湿腫満は皆脾に属す	しょしつしゅまんはみなひにぞくす	
08-512	诸寒收引，皆属于肾	諸寒収引は皆腎に属す	しょかんしゅういんはみなじんにぞくす	
08-513	诸痛痒疮，皆属于心	諸痛痒瘡は皆心に属す	しょつうようそうはみなしんにぞくす	
08-514	诸痿喘呕，皆属于上	諸痿喘嘔は皆上に属す	しょいぜんおうはみなうえにぞくす	
08-515	诸厥固泄，皆属于下	諸厥固泄は皆下に属す	しょけつこせつはみなしたにぞくす	
08-516	诸热瞀瘛，皆属于火	諸熱瞀瘛は皆火に属す	しょねつもせつはみなかにぞくす	
08-517	诸风掉眩，皆属于肝	諸風掉眩は皆肝に属す	しょふうじょうげんはみなかんにぞくす	
08-518	诸逆冲上，皆属于火	諸逆衝上は皆火に属す	しょぎゃくしょうじょうはみなかにぞくす	
08-519	诸呕吐酸,暴注下迫，皆属于热	諸嘔吐酸，暴注下迫は皆熱に属す	しょおうとさん，ぼうちゅうげはくはみなねつにぞくす	
08-520	诸躁狂越，皆属于火	諸躁狂越は皆火に属す	しょそうきょうえつはみなかにぞくす	
08-521	诸暴强直，皆属于风	諸暴強直は皆風に属す	しょぼうきょうちょくはみなふうにぞくす	
08-522	诸禁鼓栗,如丧神守，皆属于火	諸禁鼓栗，神守を喪う如きは皆火に属す	しょきんこり，しんしゅをうしなうごときはみなかにぞくす	
08-523	诸病有声,鼓之如鼓，皆属于热	諸病有声，太鼓を敲く如きは皆熱に属す	しょびょうゆうせい，たいこをたたくごときはみなねつにぞくす	

ピンイン	英語
shí zé yáng míng, xū zé tài yīn	① excess manifestation often occurring in yang brightness syndrome, while deficiency in greater yin ② yang brightness syndrome occurring in strong person, while greater yin syndrome in weak person
bìng jī shí jiǔ tiáo	nineteen items of pathogenesis
zhū zhàng fù dà, jiē shǔ yú rè	All abdominal distension and fullness is ascribed to heat.
zhū qì fèn yù, jiē shǔ yú fèi	All qi rushing and oppression is ascribed to the lung.
zhū shī zhǒng mǎn, jiē shǔ yú pí	All dampness syndromes with swelling and fullness are ascribed to the spleen.
zhū hán shōu yǐn, jiē shǔ yú shèn	All cold with contraction is ascribed to the kidney.
zhū tòng yǎng chuāng, jiē shǔ yú xīn	All painful and itching sores are ascribed to the heart.
zhū wěi chuǎn ǒu, jiē shǔ yú shàng	All atrophy, dyspnea and vomiting are ascribed to the upper part.
zhū jué gù xiè, jiē shǔ yú xià	All cold extremities, constipation and diarrhea are ascribed to the lower part.
zhū rè mào chì, jiē shǔ yú huǒ	All fever with impaired consciousness and convulsion is ascribed to fire.
zhū fēng diào xuán, jiē shǔ yú gān	All wind with vertigo and shaking is ascribed to the liver.
zhū nì chōng shàng, jiē shǔ yú huǒ	All disorders with upward perversion are ascribed to fire.
zhū ǒu tù suān, bào zhù xià pò, jiē shǔ yú rè	All acid eructation and spouting diarrhea with urgency for evacuation are ascribed to heat.
zhū zào kuáng yuè, jiē shǔ yú huǒ	All states of agitation and mania are ascribed to fire.
zhū bào qiáng zhí, jiē shǔ yú fēng	All sudden muscular spasm and rigidity is ascribed to wind.
zhū jìn gǔ lì, rú sàng shén shǒu, jiē shǔ yú huǒ	All trismus with shivering chills and delirium is ascribed to fire.
zhū bìng yǒu shēng, gǔ zhī rú gǔ, jiē shǔ yú rè	All abdominal distension like a drum with borborygmi is ascribed to heat.

コード	中国語	日本語	読み方	
08-524	诸病胕肿，疼酸惊骇，皆属于火	諸病胕腫，疼酸驚駭は皆火に属す	しょびょうふしゅ，とうさんきょうがいはみなかにぞくす	
08-525	诸转反戾，水液混浊，皆属于热	諸転反戻，水液渾濁は皆熱に属す	しょてんはんれい，すいえきこんだくはみなねつにぞくす	
08-526	诸病水液，澄澈清冷，皆属于寒	諸病水液，澄澈清冷は皆寒に属す	しょびょうすいえき，ちょうてつせいれいはみなかんにぞくす	
08-527	诸痉项强，皆属于湿	諸痙項強は皆湿に属す	しょけいこうきょうはみなしつにぞくす	
08-528	诸涩枯涸，干劲皴揭，皆属于燥	諸渋枯涸，乾勁皴揭は皆燥に属す	しょじゅうここ，かんけいしゅうけいはみなそうにぞくす	

ピンイン	英語
zhū bìng fū zhǒng,téng suān jīng hài,jiē shǔ yú huǒ	All illnesses with swelling and aching of the instep and mental strain are ascribed to fire.
zhū zhuǎn fǎn lì,shuǐ yè hún zhuó,jiē shǔ yú rè	All spasm, opisthotonos and turbid urine are ascribed to heat.
zhū bìng shuǐ yè,chéng chè qīng lěng,jiē shǔ yú hán	All thin, clear and watery discharge is ascribed to cold.
zhū jìng xiàng qiáng, jiē shǔ yú shī	All spasms and neck rigidity are ascribed to dampness.
zhū sè kū hé,gān jìng cūn jiē,jiē shǔ yú zào	All dry symptoms and chapping of skin are ascribed to dryness.

9 診法

コード	中国語	日本語	読み方	
09-001	诊法	診法	しんぽう	
09-002	四诊	四診	ししん	
09-003	症状	症状	しょうじょう	
09-004	体征	徴候	ちょうこう	
09-005	司外揣内	外を司り内を揣る	そとをつかさどりうちをはかる	
09-006	揆度奇恒	揆度奇恒	きたくきこう	
09-007	四诊合参	四診合参	ししんごうさん	
09-008	平人	平人	へいじん	
09-009	望诊	望診	ぼうしん	
09-010	望神	望神	ぼうしん	
09-011	得神	得神	とくしん	
09-012	少神	少神	しょうしん	
09-013	失神	失神	しっしん	
09-014	假神	仮神	かしん	
09-015	神乱	神乱	しんらん	
09-016	得神者生	神を得る者は生きる	しんをえるものはいきる	
09-017	失神者死	神を失する者は死す	しんをしっするものはしす	
09-018	烦躁多言	煩躁多言	はんそうたげん	
09-019	神昏	神昏	しんこん	
09-020	卒厥	卒厥	そっけつ	
09-021	神志昏愦	神志昏憒	しんしこんかい	
09-022	神识昏愦	神識昏憒	しんしきこんかい	
09-023	昏厥	昏厥	こんけつ	
09-024	瞀乱	瞀乱	ぼうらん	
09-025	昏蒙	昏矇	こんもう	
09-026	昏闷无声	昏悶無声	こんもんむせい	
09-027	时明时昧	時明時昧	じめいじまい	
09-028	望色	望色	ぼうしょく	
09-029	面色	顔色	かおいろ	

ピンイン	英語
zhěn fǎ	diagnostic method
sì zhěn	four examinations
zhèng zhuàng	symptom
tǐ zhēng	sign
sī wài chuāi nèi	inspecting exterior to predict interior
kuí duó qí héng	assessment of normal and abnormal
sì zhěn hé cān	comprehensive analysis of four examinations
píng rén	healthy person
wàng zhěn	inspection
wàng shén	inspection of vitality
dé shén	presence of vitality
shǎo shén	lack of vitality
shī shén	loss of vitality
jiǎ shén	false vitality
shén luàn	mental disorder
dé shén zhě shēng	presence of vitality indicating favorable prognosis
shī shén zhě sǐ	loss of vitality indicating poor prognosis
fán zào duō yán	dysphoria and polylogia
shén hūn	unconsciousness
cù jué	sudden syncope
shén zhì hūn kuì	mental confusion
shén shí hūn kuì	mental confusion
hūn jué	syncope
mào luàn	mental confusion
hǔn meng	mental confusion
hūn mèn wú shēng	unconsciousness and taciturnity
shí míng shí mèi	sometimes conscious, sometimes lethargic
wàng sè	inspection of complexion
miàn sè	complexion

コード	中国語	日本語	読み方	
09-030	五色	五色	ごしょく	
09-031	气由脏发，色随气华	気は臓より発し，色は気に随って華す	きはぞうよりはっし，いろはきにしたがってかす	
09-032	常色	常色	じょうしょく	
09-033	主色	主色	しゅしょく	
09-034	客色	客色	きゃくしょく	
09-035	病色	病色	びょうしょく	
09-036	善色	善色	ぜんしょく	
09-037	恶色	悪色	あくしょく	
09-038	五色主病	①五色主病　②五色　病を主る	①ごしょくしゅびょう　②ごしょく　やまいをつかさどる	
09-039	萎黄	萎黄	いおう	
09-040	黄疸	黄疸	おうだん	
09-041	面色黧黑	①顔色黧黒　②面色黧黒	①かおいろれいこく　②めんしょくれいこく	
09-042	真脏色	真臓色	しんぞうしょく	
09-043	病色相克	病色相克	びょうしょくそうこく	
09-044	形气相得	形気相得	けいきそうとく	
09-045	形气相失	形気相失	けいきそうしつ	
09-046	形胜气	形は気に勝る	けいはきにまさる	
09-047	气胜形	気は形に勝る	きはけいにまさる	
09-048	大骨枯槁	①大骨枯槁　②大骨　枯槁す	①だいこつここう　②だいこつ　こEこうE	
09-049	大肉陷下	①大肉陥下　②大肉　陥下す	①だいにくかんげ　②だいにく　かんげす	
09-050	身体尪羸	身体尪羸	しんたいおうるい	
09-051	破䐃脱肉	破䐃脱肉	はきんだつにく	
09-052	不得偃卧	偃臥を得ず	えんがをえず	
09-053	咳逆倚息	咳逆倚息	がいぎゃくいそく	
09-054	半身不遂	半身不随	はんしんふずい	
09-055	痉厥	痙厥	けいけつ	
09-056	即重不胜	即重不勝	そくじゅうふしょう	
09-057	软瘫	軟癱	なんたん	
09-058	身瞤动	身瞤動	しんじゅんどう	

ピンイン	英語
wǔ sè	five colors
qì yóu zàng fā, sè suí qì huá	qi originating from zang organs, complexion variation reflecting condition of essence qi
cháng sè	normal complexion
zhǔ sè	normal individual complexion
kě sè	varied normal complexion
bìng sè	morbid complexion
shàn sè	favorable complexion
è sè	unfavorable complexion
wǔ sè zhǔ bìng	diagnostic significance of five colors
wěi huáng	shallow yellow
huáng dǎn	jaundice
miàn sè lí hēi	blackish complexion
zhēn zàng sè	true visceral color
bìng sè xiāng kè	restraint between disease and complexion
xíng qì xiāng dé	equilibrium between physique and qi
xíng qì xiāng shī	disequilibrium between physique and qi
xíng shèng qì	physique predominating qi
qì shèng xíng	qi predominating physique
dà gǔ kū gǎo	cachexia with withering bones
dà ròu xiàn xià	emaciation with sagging flesh
shēn tǐ wāng léi	tabid body with arthrocele
pò jūn tuō ròu	wasting and atrophy of muscle
bù dé yǎn wò	inability to lie flat
ké nì yǐ xī	coughing and dyspnea in semireclining position
bàn shēn bù suí	hemiplegia
jìng jué	convulsive syncope
jí zhòng bú shèng	heaviness and impaired movement of the extremities
ruǎn tān	flaccid paralysis
shēn shùn dòng	muscular twitching

コード	中国語	日本語	読み方	
09-059	筋惕肉瞤	筋惕肉瞤	きんてきにくじゅん	
09-060	目赤	目赤	もくせき	
09-061	抱轮红赤	抱輪紅赤	ほうりんこうせき	
09-062	白睛红赤	白睛紅赤	はくせいこうせき	
09-063	目飞血	目飛血	もくひけつ	
09-064	白睛混赤	白睛混赤	はくせいこんせき	
09-065	目窠上微肿	目窠上微腫	もくかじょうびしゅ	
09-066	胞肿	胞腫	ほうしゅ	
09-067	目肿胀	目腫脹	もくしゅちょう	
09-068	枕秃	枕禿	しんとく	
09-069	审苗窍	①審苗竅　②苗竅を審らかにす	①しんびょうきょう　②びょうきょうをつまびらかにす	
09-070	鼻衄	鼻衄	びじく	
09-071	呙僻	喎僻	かへき	
09-072	自啮	自嚙	じこう	
09-073	齿衄	歯衄	しじく	
09-074	肩息	肩息	けんそく	
09-075	抽搐	抽搐	ちゅうちく	
09-076	瘛疭	瘛瘲	けいしょう	
09-077	搐搦	搐搦	ちくじゃく	
09-078	四肢拘急	四肢拘急	ししこうきゅう	
09-079	四肢微急	四肢微急	ししびきゅう	
09-080	转筋	転筋	てんきん	
09-081	手足蠕动	手足蠕動	しゅそくぜんどう	
09-082	颤震	顫震	せんしん	
09-083	循衣摸床	循衣摸床	じゅんいもしょう	
09-084	捻衣摸床	捻衣摸床	ねんいもしょう	
09-085	望恶露	①望悪露　②悪露を望む	①ぼうおろ　②おろをのぞむ	
09-086	望月经	①望月経　②月経を望む	①ぼうげっけい　②げっけいをのぞむ	
09-087	毛悴色夭	毛悴色夭	もうすいしきよう	
09-088	水肿	水腫	すいしゅ	
09-089	肌肤甲错	肌膚甲錯	きふこうさく	

ピンイン	英語
jīn tì ròu shùn	muscular twitching
mù chì	red eye
bào lún hóng chì	ciliary hyperemia
bái jīng hóng chì	hyperemia of ocular conjunctiva
mù fēi xuè	hyperemia of bulbar conjunctiva
bái jīng hùn chì	turbid hyperemia of ocular conjunctiva
mù kē shàng wēi zhǒng	puffiness of eyelid
bāo zhǒng	swelling of eyelid
mù zhǒng zhàng	swelling of eye
zhěn tū	pillow bald
shěn miáo qiào	inspecting sensory organs
bí nǜ	epistaxis
wāi pì	deviation of eye and mouth
zì niè	tongue biting
chǐ nǜ	gum bleeding
jiān xī	raised-shoulder breathing
chōu chù	convulsion
chì zòng	convulsion
chù nuò	convulsion
sì zhī jū jí	spasm of limbs
sì zhī wēi jí	mild spasm of limbs
zhuàn jīn	spasm
shǒu zú rú dòng	wriggling of limbs
chàn zhèn	tremor
xún yī mō chuáng	floccillation; carphology
niǎn yī mō chuáng	floccillation; carphology
wàng è lù	inspection of lochia
wàng yuè jīng	inspection of menstruation
máo cuì sè yāo	dry hair and lusterless skin
shuǐ zhǒng	edema
jī fū jiǎ cuò	scaly skin

コード	中国語	日本語	読み方	
09-090	斑疹	斑疹	はんしん	
09-091	斑	斑	はん	
09-092	疹	疹	しん	
09-093	阳斑	陽斑	ようはん	
09-094	阴斑	陰斑	いんはん	
09-095	紫斑	紫斑	しはん	
09-096	丘疹	丘疹	きゅうしん	
09-097	风团	風団	ふうだん	
09-098	痘	痘	とう	
09-099	息肉	ポリープ	ポリープ	
09-100	溃疡	潰瘍	かいよう	
09-101	漏	漏	ろう	
09-102	痰核	痰核	たんかく	
09-103	结核	結核	けっかく	
09-104	咯血	咯血	かっけつ	
09-105	咳血	咳血	がいけつ	
09-106	吐血	吐血	とけつ	
09-107	唾血	唾血	だけつ	
09-108	便血	便血	べんけつ	
09-109	远血	遠血	えんけつ	
09-110	近血	近血	きんけつ	
09-111	圊血	圊血	せいけつ	
09-112	尿血	①尿血　②血尿	①にょうけつ　②けつにょう	
09-113	望指纹	望指紋	ぼうしもん	
09-114	指纹诊法	指紋診法	しもんしんぽう	
09-115	三关	三関	さんかん	
09-116	命关	命関	めいかん	
09-117	气关	気関	きかん	
09-118	风关	風関	ふうかん	
09-119	透关射甲	透関射甲	とうかんしゃこう	
09-120	虎口三关	虎口三関	ここうさんかん	
09-121	舌诊	舌診	ぜっしん	

ピンイン	英語
bān zhěn	macula and papule
bān	macula
zhěn	rash
yáng bān	yang macula
yīn bān	yin macula
zǐ bān	purpura
qiū zhěn	papule
fēng tuán	wheal
dòu	pox
xī ròu	polyp
kuì yáng	ulcer
lòu	fistula
tán hé	subcutaneous nodule
jié hé	subcutaneous node
kǎ xiě	hemoptysis
ké xiě	hemoptysis
tù xiě	hematemesis
tuò xuè	spitting blood
biàn xiě	bloody stool
yuǎn xuè	distal bleeding
jìn xuè	proximal bleeding
qīng xuè	bloody stool
niào xiě	hematuria
wàng zhǐ wén	inspection of finger venules
zhǐ wén zhěn fǎ	examination of finger venules
sān guān	three passes
mìng guān	life pass
qì guān	qi pass
fēng guān	wind pass
tòu guān shè jiǎ	extension through passes toward nail
hǔ kǒu sān guān	three passes of index finger
shé zhěn	tongue inspection

コード	中国語	日本語	読み方	
09-122	正常舌象	正常舌象	せいじょうぜっしょう	
09-123	舌象	舌象	ぜっしょう	
09-124	舌神	舌神	ぜつじん	
09-125	舌色	舌色	ぜっしょく	
09-126	淡红舌	淡紅舌	たんこうぜつ	
09-127	淡白舌	淡白舌	たんはくぜつ	
09-128	红舌	紅舌	こうぜつ	
09-129	绛舌	絳舌	こうぜつ	
09-130	紫舌	紫舌	しぜつ	
09-131	青舌	青舌	せいぜつ	
09-132	舌形	舌形	ぜっけい	
09-133	舌质	舌質	ぜっしつ	
09-134	荣枯老嫩	栄枯老嫩	えいころうどん	
09-135	胖大舌	胖大舌	はんだいぜつ	
09-136	齿痕舌	歯痕舌	しこんぜつ	
09-137	肿胀舌	腫脹舌	しゅちょうぜつ	
09-138	瘦薄舌	瘦薄舌	そうはくぜつ	
09-139	点刺舌	点刺舌	てんしぜつ	
09-140	芒刺舌	芒刺舌	ぼうしぜつ	
09-141	裂纹舌	裂紋舌	れつもんぜつ	
09-142	舌态	舌態	ぜったい	
09-143	痿软舌	痿軟舌	いなんぜつ	
09-144	强硬舌	強硬舌	きょうこうぜつ	
09-145	舌謇	舌謇	ぜっけん	
09-146	歪斜舌	歪斜舌	わいしゃぜつ	
09-147	颤动舌	顫動舌	せんどうぜつ	
09-148	吐弄舌	吐弄舌	とろうぜつ	
09-149	吐舌	吐舌	とぜつ	
09-150	弄舌	弄舌	ろうぜつ	
09-151	短缩舌	短縮舌	たんしゅくぜつ	
09-152	舌卷囊缩	舌卷囊縮	ぜっけんのうしゅく	
09-153	绊舌	絆舌	はんぜつ	

ピンイン	英語
zhèng cháng shé xiàng	normal tongue manifestation
shé xiàng	tongue manifestation
shé shén	tongue spirit
shé sè	tongue color
dàn hóng shé	light red tongue
dàn bái shé	pale tongue
hóng shé	red tongue
jiàng shé	crimson tongue
zǐ shé	purple tongue
qīng shé	blue tongue
shé xíng	form of tongue
shé zhì	tongue texture
róng kū lǎo nèn	flourishing, withered, tough and tender
pàng dà shé	enlarged tongue
chǐ hén shé	teeth-marked tongue
zhǒng zhàng shé	swollen tongue
shòu bó shé	thin tongue
diǎn cì shé	spotted tongue
máng cì shé	prickly tongue
liè wén shé	fissured tongue
shé tài	motility of tongue
wěi ruǎn shé	flaccid tongue
qiáng yìng shé	stiff tongue
shé jiǎn	inflexible tongue
wāi xié shé	deviated tongue
chàn dòng shé	trembling tongue
tǔ nòng shé	protruding and waggling tongue
tǔ shé	protruding tongue
nòng shé	waggling tongue
duǎn suō shé	shortened tongue
shé juǎn náng suō	curled tongue and retracted testicles
bàn shé	ankyloglossia

コード	中国語	日本語	読み方	
09-154	舌纵	舌縦	ぜつじゅう	
09-155	麻痹舌	麻痺舌	まひぜつ	
09-156	舌下络脉	舌下絡脈	ぜっからくみゃく	
09-157	舌苔	舌苔	ぜったい	
09-158	苔质	苔質	たいしつ	
09-159	厚苔	厚苔	こうたい	
09-160	薄苔	薄苔	はくたい	
09-161	润苔	潤苔	じゅんたい	
09-162	燥苔	燥苔	そうたい	
09-163	糙苔	糙苔	ぞうたい	
09-164	燥裂苔	燥裂苔	そうれつたい	
09-165	瓣晕苔	瓣暈苔	べんうんたい	
09-166	滑苔	滑苔	かつたい	
09-167	腻苔	膩苔	じたい	
09-168	腐苔	腐苔	ふたい	
09-169	粘腻苔	粘膩苔	ねんじたい	
09-170	剥苔	剥苔	はくたい	
09-171	类剥苔	類剥苔	るいはくたい	
09-172	地图舌	地図舌	ちずぜつ	
09-173	镜面舌	鏡面舌	きょうめんぜつ	
09-174	偏全	偏全	へんぜん	
09-175	无根苔	無根苔	むこんたい	
09-176	有根苔	有根苔	ゆうこんたい	
09-177	消长化退	消長化退	しょうちょうかたい	
09-178	苔色	苔色	たいしょく	
09-179	白苔	白苔	はくたい	
09-180	白砂苔	白砂苔	はくしゃたい	
09-181	黄苔	黄苔	①おうたい　②こうたい	
09-182	灰苔	灰苔	はいたい	
09-183	黑苔	黒苔	こくたい	
09-184	绿苔	緑苔	りょくたい	

ピンイン	英語
shé zòng	protracted tongue
má bì shé	paralytic tongue
shé xià luò mài	sublingual vein
shé tāi	tongue coating; tongue fur
tāi zhì	coating texture
hòu tāi	thick coating
bó tāi	thin coating
rùn tāi	moist coating
zào tāi	dry coating
cāo tāi	rough coating
zào liè tāi	dry and cracked coating
bàn yūn tāi	petalled coating
huá tāi	slippery coating
nì tāi	greasy coating
fǔ tāi	curdy coating
nián nì tāi	sticky greasy coating
bō tāi	peeling coating
lèi bō tāi	exfoliated coating
dì tú shé	geographical tongue
jìng miàn shé	mirror tongue
piān quán	tongue coating covered on full or part of tongue body
wú gēn tāi	rootless tongue coating
yǒu gēn tāi	rooted tongue coating
xiāo zhǎng huà tuì	change of tongue coating in thickness and covered area
tāi sè	tongue coating color
bái tāi	white coating
bái shā tāi	white sandy coating
huáng tāi	yellow coating
huī tāi	gray coating
hēi tāi	black coating
lù tāi	greenish coating

コード	中国語	日本語	読み方	
09-185	霉酱苔	霉醬苔	ばいしょうたい	
09-186	染苔	染苔	せんたい	
09-187	药苔	薬苔	やくたい	
09-188	闻诊	聞診	ぶんしん	
09-189	语声低微	語声低微	ごせいていび	
09-190	语声重浊	語声重濁	ごせいじゅうだく	
09-191	声嘎	声嘎	せいかつ	
09-192	失音	失音	しつおん	
09-193	鼻鼾	鼾	いびき	
09-194	谵语	①譫語　②譫言	①せんご　②うわごと	
09-195	谵妄	譫妄	せんもう	
09-196	郑声	鄭声	ていせい	
09-197	重言	①重言　②吃音	①じゅうげん　②きつおん	
09-198	独语	①独語　②独り言	①どくご　②ひとりごと	
09-199	错语	錯語	さくご	
09-200	呓语	寝言	ねごと	
09-201	梦呓	寝言	ねごと	
09-202	狂言	狂言	きょうげん	
09-203	语言謇涩	語言謇渋	①ごげんけんじゅう　②ろれつがまわらない	
09-204	喘	喘息	ぜんそく	
09-205	吸促	吸促	すいそく	
09-206	吸远	吸遠	すいえん	
09-207	短气	短気	たんき	
09-208	少气	少気	しょうき	
09-209	上气	上気	じょうき	
09-210	咳逆上气	咳逆上気	がいぎゃくじょうき	
09-211	咳嗽	咳嗽	がいそう	
09-212	干咳	①乾咳　②空咳	①かんがい　②からせき	
09-213	咳如犬吠	①咳如犬吠　②咳　犬の吠えるが如し	①がいにょけんはい　②せきいぬのほえるがごとし	
09-214	五更咳	五更咳	ごこうがい	
09-215	呕吐	嘔吐	おうと	

ピンイン	英語
méi jiàng tāi	rotten-curdy coating
rǎn tāi	stained coating
yào tāi	medicinal-stained coating
wén zhěn	listening and smelling
yǔ shēng dī wēi	faint low voice
yǔ shēng zhòng zhuó	deep and harsh voice
shēng gā	hoarseness
shī yīn	loss of voice
bí hān	snoring
zhān yǔ	delirious speech
zhān wàng	delirium
zhèng shēng	unconscious murmuring
chóng yán	stuttering
dú yǔ	soliloquy
cuò yǔ	paraphasia
yì yǔ	sleep talking
mèng yì	sleep talking
kuáng yán	manic raving
yǔ yán jiǎn sè	sluggish speech
chuǎn	dyspnea
xī cù	short breath
xī yuǎn	deep and difficult breath
duǎn qì	shortness of breath
shǎo qì	shortage of qi
shàng qì	① abnormal rising of qi ② the upper qi
ké nì shàng qì	cough with dyspnea
ké sòu	cough
gān ké	dry cough
ké rú quǎn fèi	barking cough
wǔ gēng ké	cough before dawn
ǒu tù	vomiting

コード	中国語	日本語	読み方	
09-216	干呕	乾嘔	かんおう	
09-217	暮食朝吐	暮食朝吐	ぼしょくちょうと	
09-218	朝食暮吐	朝食暮吐	ちょうしょくぼと	
09-219	食已則吐	食已則吐	しょくいそくと	
09-220	哕	噦	えつ	
09-221	嗳气	噯気	あいき	
09-222	噫气	噫気	あいき	
09-223	太息	太息	たいそく	
09-224	口气	口気	こうき	
09-225	口臭	口臭	こうしゅう	
09-226	口香	口香	こうこう	
09-227	病室尸臭	病室死体臭	びょうしつしたいしゅう	
09-228	矢气	①矢気　②失気	①②しっき	
09-229	转矢气	転失気	てんしっき	
09-230	问诊	問診	もんしん	
09-231	十问	十問	じゅうもん	
09-232	恶寒发热	悪寒発熱	おかんはつねつ	
09-233	恶寒	悪寒	おかん	
09-234	发热	発熱	はつねつ	
09-235	恶风	悪風	おふう	
09-236	但寒不热	但寒不熱	たんかんふねつ	
09-237	畏寒	畏寒	いかん	
09-238	但热不寒	但熱不寒	たんねつふかん	
09-239	恶热	悪熱	おねつ	
09-240	壮热	壮熱	そうねつ	
09-241	潮热	潮熱	ちょうねつ	
09-242	日晡潮热	日晡潮熱	にっぽちょうねつ	
09-243	午后潮热	午後潮熱	ごごちょうねつ	
09-244	身热不扬	身熱不揚	しんねつふよう	
09-245	五心烦热	五心煩熱	ごしんはんねつ	
09-246	骨蒸	骨蒸	こつじょう	
09-247	骨蒸发热	骨蒸発熱	こつじょうはつねつ	

ピンイン	英語
gān ǒu	retching
mù shí zhāo tǔ	morning vomiting of food eaten in the evening
zhāo shí mù tǔ	evening vomiting of food eaten in the morning
shí yī zé tǔ	vomiting right after eating
yuě	hiccup
ài qì	belching
yī qì	belching
tài xī	sighing
kǒu qì	fetid mouth odor
kǒu chòu	fetid mouth odor
kǒu xiāng	delicious taste in mouth
bìng shì shī chòu	corpse smell in ward
shǐ qì	flatus
zhuǎn shǐ qì	passing of flatus
wèn zhěn	inquiry
shí wèn	ten questions
wù hán fā rè	aversion to cold with fever
wù hán	aversion to cold
fā rè	fever
wù fēng	aversion to wind
dàn hán bù rè	chill without fever
wèi hán	fear of cold
dàn rè bù hán	fever without chills
wù rè	aversion to heat
zhuàng rè	high fever
cháo rè	tidal fever
rì bū cháo rè	late afternoon tidal fever
wǔ hòu cháo rè	afternoon tidal fever
shēn rè bù yáng	hiding fever
wǔ xīn fán rè	vexing heat in chest, palms and soles
gǔ zhēng	steaming bone fever
gǔ zhēng fā rè	steaming bone fever

コード	中国語	日本語	読み方	
09-248	身热夜甚	身熱夜甚	しんねつやじん	
09-249	夜热早涼	夜熱早涼	やねつそうりょう	
09-250	微热	微熱	びねつ	
09-251	寒热往来	寒熱往来	かんねつおうらい	
09-252	往来寒热	往来寒熱	おうらいかんねつ	
09-253	寒热如疟	①寒熱如瘧　②寒熱瘧の如し	①かんねつにょぎゃく　②かんねつぎゃくのごとし	
09-254	寒热起伏	寒熱起伏	かんねつきふく	
09-255	寒战	寒戦	かんせん	
09-256	问汗	問汗	もんかん	
09-257	有汗	有汗	ゆうかん	
09-258	无汗	無汗	むかん	
09-259	自汗	自汗	じかん	
09-260	盗汗	盗汗	とうかん	
09-261	大汗	大汗	たいかん	
09-262	大汗淋漓	大汗淋漓	たいかんりんり	
09-263	多汗	多汗	たかん	
09-264	产后多汗	産後多汗	さんごたかん	
09-265	漏汗	漏汗	ろうかん	
09-266	阳虚漏汗	陽虚漏汗	ようきょろうかん	
09-267	绝汗	絶汗	ぜつかん	
09-268	脱汗	脱汗	だっかん	
09-269	油汗	油汗	①ゆかん　②あぶらあせ	
09-270	汗出如油	①汗出如油　②汗　油のごとく出ず　③汗出づること油の如し	①かんしゅつにょゆ　②かんあぶらのごとくいず　③かんいづることあぶらのごとし	
09-271	冷汗	冷汗	れいかん	
09-272	战汗	戦汗	せんかん	
09-273	头汗	頭汗	ずかん	
09-274	半身汗出	半身汗出	はんしんかんしゅつ	
09-275	半身无汗	半身無汗	はんしんむかん	
09-276	心汗	心汗	しんかん	
09-277	腋汗	脇汗	わきあせ	

ピンイン	英語
shēn rè yè shèn	fever aggravated at night
yè rè zǎo liáng	night fever abating at dawn
wēi rè	mild fever
hán rè wǎng lái	alternating chills and fever
wǎng lái hán rè	alternating chills and fever
hán rè rú nüè	chills and fever similar to malaria
hán rè qǐ fú	alternative chills and fever
hán zhàn	shiver; rigor; chill
wèn hàn	inquiry about sweating
yǒu hàn	sweating
wú hàn	without sweating
zì hàn	spontaneous sweating
dào hàn	night sweat
dà hàn	profuse sweating
dà hàn lín lí	great dripping sweating
duō hàn	profuse sweating
chǎn hòu duō hàn	postpartum profuse sweating
lòu hàn	leaking sweating
yáng xu lòu hàn	leaking sweating due to yang deficiency
jué hàn	expiry sweating
tuō hàn	collapse sweating
yóu hàn	oily sweating
hàn chū rú yóu	oily sweating
lěng hàn	cold sweating
zhàn hàn	shiver sweating
tóu hàn	head sweating
bàn shēn hàn chū	hemilateral sweating
bàn shēn wú hàn	hemilateral anhidrosis
xīn hàn	precordial sweating
yè hàn	armpit sweating

119

コード	中国語	日本語	読み方	
09-278	手足心汗	手足心汗	①しゅそくしんかん　②てあしのうらのあせ	
09-279	手足汗	手足汗	①しゅそくかん　②てあしのあせ	
09-280	阴汗	陰汗	いんかん	
09-281	红汗	①紅汗　②汗血	①こうかん　②かんけつ	
09-282	头痛	頭痛	ずつう	
09-283	头项强痛	頭項強痛	ずこうきょうつう	
09-284	胸痛	胸痛	きょうつう	
09-285	虚里疼痛	虚裏疼痛	きょりとうつう	
09-286	心悬痛	心懸痛	しんけんつう	
09-287	胁痛里急	脇痛裏急	きょうつうりきゅう	
09-288	胃脘痛	胃脘痛	いかんつう	
09-289	胃痛	胃痛	いつう	
09-290	心中结痛	心中結痛	しんちゅうけっつう	
09-291	腹痛	腹痛	ふくつう	
09-292	腰痛	腰痛	ようつう	
09-293	足跟痛	①足跟痛　②踵痛	①そくこんつう　②しょうつう	
09-294	阴器痛	陰器痛	いんきつう	
09-295	乳房疼痛	乳房痛	にゅうぼうつう	
09-296	胀痛	脹痛	ちょうつう	
09-297	闷痛	悶痛	もんつう	
09-298	刺痛	刺痛	しつう	
09-299	窜痛	竄痛	ざんつう	
09-300	痛无定处	①痛無定処　②移動性の痛み	①つうむていしょ　②いどうせいのいたみ	
09-301	游走痛	遊走痛	ゆうそうつう	
09-302	固定痛	固定痛	こていつう	
09-303	冷痛	冷痛	れいつう	
09-304	灼痛	灼痛	しゃくつう	
09-305	剧痛	劇痛	げきつう	
09-306	绞痛	絞痛	こうつう	
09-307	隐痛	隠痛	いんつう	

ピンイン	英語
shǒu zú xīn hàn	sweating of palms and soles
shǒu zú hàn	sweating of hands and feet
yīn hàn	① genital sweating ② cold sweat
hóng hàn	① epistaxis ② hematohidrosis
tóu tòng	headache
tóu xiàng jiàng tòng	headache and painful stiff nape
xiōng tòng	chest pain
xū lǐ téng tòng	precordial pain
xīn xuán tòng	precordial pain radiating upwards
xié tòng lǐ jí	tic pain of hypochondrium
wèi wǎn tòng	epigastric pain
wèi tòng	stomachache
xīn zhōng jié tòng	severe epigastric pain
fù tòng	abdominal pain
yāo tòng	lumbago; lumbar pain
zú gēn tòng	heel pain
yīn qì tòng	genital pain
rǔ fáng téng tòng	breast pain
zhàng tòng	distending pain
mèn tòng	stuffy pain
cì tòng	stabbing pain
cuàn tòng	scurrying pain
tòng wú dìng chù	migratory pain
yóu zǒu tòng	wandering pain
gù dìng tòng	fixed pain
lěng tòng	cold pain
zhuó tòng	burning pain
jù tòng	severe pain
jiǎo tòng	colicky pain; colic
yǐn tòng	dull pain

コード	中国語	日本語	読み方	
09-308	重痛	重痛	じゅうつう	
09-309	掣痛	掣痛	せいつう	
09-310	空痛	空痛	くうつう	
09-311	酸痛	①痠痛　②酸痛	①②さんつう	
09-312	持续痛	持続痛	じぞくつう	
09-313	头中鸣响	①頭鳴　②頭鳴り	①ずめい　②あたまなり	
09-314	头重	頭重	ずじゅう	
09-315	头重脚轻	頭重脚軽	ずじゅうきゃくけい	
09-316	鼻塞	①鼻塞　②鼻づまり	①びそく　②はなづまり	
09-317	鼻不闻香臭	臭いがわからない	においがわからない	
09-318	胸中窒	胸中が塞がる	きょうちゅうがふさがる	
09-319	痞满	痞満	ひまん	
09-320	痞	痞	ひ	
09-321	胸胁苦痛	胸脇苦痛	きょうきょうくつう	
09-322	心悸	①心悸　②動悸	①しんき　②どうき	
09-323	惊悸	驚悸	きょうき	
09-324	心慌	心慌	しんこう	
09-325	心中澹澹大动	心中澹澹として大いに動く	しんちゅうたんたんとしておおいにうごく	
09-326	心中懊憹	心中懊憹	しんちゅうおうのう	
09-327	心愦愦	心憒憒	しんかいかい	
09-328	心烦喜呕	心煩喜嘔	しんはんきおう	
09-329	脘痞	脘痞	かんひ	
09-330	心下支结	心下支結	しんかしけつ	
09-331	心下逆满	心下逆満	しんかぎゃくまん	
09-332	心下急	心下急	しんかきゅう	
09-333	气上撞心	気上撞心	きじょうとうしん	
09-334	气上冲胸	気上衝胸	きじょうしょうきょう	
09-335	心下痞	心下痞	しんかひ	
09-336	嘈杂	嘈雑	そうざつ	
09-337	脐下悸动	臍下悸動	さいかきどう	
09-338	少腹急结	少腹急結	しょうふくきゅうけつ	
09-339	少腹如扇	少腹扇の如し	しょうふくおうぎのごとし	

ピンイン	英語
zhòng tòng	heavy pain
chè tòng	pulling pain
kōng tòng	empty pain
suān tòng	aching pain
chí xù tòng	persistent pain
tóu zhōng míng xiǎng	ringing in head
tóu zhòng	heaviness of head
tóu zhòng jiǎo qīng	heavy head and light feet
bí sāi	nasal congestion
bí bù wén xiāng chòu	loss of smell
xiōng zhōng zhì	stuffiness in chest
pǐ mǎn	stuffiness and fullness
pǐ	① stuffiness ② mass
xiōng xié kǔ mǎn	fullness and discomfort in chest and hypochondrium
xīn jì	palpitation
jīng jì	palpitation due to fright
xīn huāng	flusteredness
xīn zhōng dàn dàn dà dòng	severe palpitation
xīn zhōng ào náo	feeling of vexation
xīn kuì kuì	fretting heart
xīn fán xǐ ǒu	vexation and vomiting
wǎn pǐ	gastric stuffiness
xīn xià zhī jié	obstructive sensation in epigastrium
xīn xià nì mǎn	counterflow fullness in epigastrium
xīn xià jí	epigastric distress
qì shàng zhuàng xīn	qi rushing up to heart
qì shàng chōng xiōng	qi rushing up to chest
xīn xià pǐ	epigastric stuffiness
cáo zá	epigastric upset
qí xià jì dòng	throbbing below navel
shào fù jí jié	spasmatic pain in lower abdomen
shào fù rú shàn	cold sensation of lower abdomen

コード	中国語	日本語	読み方	
09-340	身重	体が重い	からだがおもい	
09-341	身痒	皮膚の痒み	ひふのかゆみ	
09-342	肌肤不仁	肌膚不仁	きふふじん	
09-343	肌肤麻木	肌膚麻木	きふまぼく	
09-344	阴痒	陰痒	いんよう	
09-345	神疲	神疲	しんひ	
09-346	乏力	①乏力　②無力	①ぼうりょく　②むりょく	
09-347	恶心	悪心	おしん	
09-348	腰软	腰軟	ようなん	
09-349	项背拘急	項背拘急	こうはいこうきゅう	
09-350	耳鸣	①耳鳴　②耳鳴り	①じめい　②みみなり	
09-351	耳聋	耳聾	じろう	
09-352	重听	重聴	じゅうちょう	
09-353	目痒	目の痒み	めのかゆみ	
09-354	畏光	畏光	いこう	
09-355	羞明	羞明	しゅうめい	
09-356	羞明畏日	羞明畏日	しゅうめいいじつ	
09-357	目痛	目痛	もくつう	
09-358	目眩	目眩	①もくげん　②めまい	
09-359	冒	冒	ぼう	
09-360	冒眩	冒眩	ぼうげん	
09-361	视歧	複視	ふくし	
09-362	视物模糊	①視物模糊　②目のかすみ	①しぶつもこ　②めのかすみ	
09-363	目昏	①目昏　②目のかすみ	①もくこん　②めのかすみ	
09-364	昏瞀	昏瞀	こんぼう	
09-365	目涩	目渋	もくじゅう	
09-366	目眛	目眛	もくまい	
09-367	睛不和	睛不和	せいふわ	
09-368	嗜睡	嗜眠	しみん	
09-369	但欲寐	ただ寐んと欲す	ただいねんとよくす	
09-370	多梦	多夢	たむ	

ピンイン	英語
shēn zhòng	heavy body
shēn yǎng	generalized itching
jī fū bù rén	numbness of skin
jī fū má mù	numbness of skin
yīn yǎng	pruritus vuluae
shén pí	mental fatigue
fá lì	lack of strength
ě xīn	nausea
yāo ruǎn	weakness of loins
xiàng bèi jū jí	spasm of nape and back
ěr míng	tinnitus
ěr lóng	deafness
zhòng tīng	hearing impairment
mù yǎng	eye itching
wèi guāng	photophobia
xiū míng	photophobia
xiū míng wèi rì	photophobia
mù tòng	eye pain
mù xuàn	dizzy vision
mào	① vertigo ② palpitation ③ trance
mào xuàn	vertigo
shì qí	double vision
shì wù mó hu	blurred vision
mù hūn	blurred vision
hūn mào	① blurred vision ② dysphoria
mù sè	dry eyes
mù mèi	blurred vision
jīng bù hé	① eyeball moving un-smoothly ② dull eye expression
shì shuì	somnolence
dàn yù mèi	somnolence
duō mèng	dreamfulness

コード	中国語	日本語	読み方	
09-371	梦游	夢遊	むゆう	
09-372	口渇	口渇	こうかつ	
09-373	渇不欲饮	渇するが飲を欲さず	かっするがいんをよくさず	
09-374	但欲漱水不欲咽	ただ水を漱ぐを欲し咽を欲せず	ただみずをそそぐをよくしいんをよくせず	
09-375	不欲食	食を欲せず	しょくをよくせず	
09-376	嘿嘿不欲饮食	嘿嘿として飲食を欲せず	もくもくとしていんしょくをよくせず	
09-377	纳呆	納呆	のうほう	
09-378	纳谷不香	納穀不香	のうこくふか	
09-379	消谷善饥	消穀善飢	しょうこくぜんき	
09-380	饥不欲食	飢えるが食を欲さず	うえるがしょくをよくさず	
09-381	吞食梗塞	噎膈	いっかく	
09-382	口味	口味	こうみ	
09-383	口淡	口淡	こうたん	
09-384	口苦	口苦	こうく	
09-385	口甜	口甜	こうてん	
09-386	口酸	口酸	こうさん	
09-387	吞酸	吞酸	どんさん	
09-388	吐酸	吐酸	とさん	
09-389	口咸	口鹹	こうかん	
09-390	口黏膩	口黏膩	こうねんじ	
09-391	口麻	口麻	こうま	
09-392	口不仁	口不仁	こうふじん	
09-393	口中和	口中和	こうちゅうわ	
09-394	舌麻	舌麻	ぜつま	
09-395	便秘	便秘	べんぴ	
09-396	大便干燥	大便乾燥	だいべんかんそう	
09-397	大便硬结	大便硬結	だいべんこうけつ	
09-398	便如羊屎	便は羊屎の如し	べんはようしのごとし	
09-399	热结旁流	熱結旁流	ねつけつぼうりゅう	
09-400	便溏	便溏	べんとう	
09-401	鹜溏	鶩溏	ぼくとう	

ピンイン	英語
mèng yóu	sleep walking
kǒu kě	thirst
kě bù yù yǐn	thirst without desire to drink
dàn yù shù shuǐ bù yù yàn	taking water in mouth but with no desire to swallow
bù yù shí	anorexia
mò mò bù yù yǐn shí	reluctant to speech and eat
nà dāi	anorexia
nà gǔ bù xiāng	no pleasure in eating
xiāo gǔ shàn jī	swift digestion with rapid hungering
jī bù yù shí	hunger without appetite
tūn shí gěng sè	blockage when swallowing
kǒu wèi	taste
kǒu dàn	bland taste in mouth
kǒu kǔ	bitter taste in mouth
kǒu tián	sweet taste in mouth
kǒu suān	sour taste in mouth
tūn suān	acid swallow
tù suān	acid regurgitation
kǒu xián	salty taste in mouth
kǒu nián nì	sticky and greasy sensation in mouth
kǒu má	numbness of mouth
kǒu bù rén	numbness of mouth
kǒu zhōng hé	normal sense of taste
shé má	numbness of tongue
biàn mì	constipation
dà biàn gān zào	dry stool
dà biàn yìng jié	hard stool
biàn rú yáng shǐ	stool similar to sheep's feces
rè jié páng liú	heat retention with watery discharge
biàn táng	loose stool
wù táng	duck-stool diarrhea

コード	中国語	日本語	読み方	
09-402	水泻	水瀉	すいしゃ	
09-403	泻下如注	瀉下して注ぐが如し	しゃげしてそそぐがごとし	
09-404	自利清水	自痢清水	じりせいすい	
09-405	下利清谷	下痢清穀	げりせいこく	
09-406	完谷不化	完穀不化	かんこくふか	
09-407	溏结不调	溏結不調	とうけつふちょう	
09-408	便脓血	膿血便	のうけつべん	
09-409	肠垢	腸垢	ちょうこう	
09-410	里急	裏急	りきゅう	
09-411	里急后重	裏急後重	りきゅうこうじゅう	
09-412	泻下不爽	瀉下不爽	しゃげふそう	
09-413	大便滑脱	大便滑脱	だいべんかつだつ	
09-414	小便黄赤	小便黄赤	しょうべんおうせき	
09-415	小便频数	小便頻数	しょうべんひんさく	
09-416	淋秘	淋秘	りんぴ	
09-417	小便涩痛	小便渋痛	しょうべんじゅうつう	
09-418	小便浑浊	小便混濁	しょうべんこんだく	
09-419	尿浊	尿濁	にょうだく	
09-420	小便淋漓	小便淋漓	しょうべんりんり	
09-421	小便失禁	小便失禁	しょうべんしっきん	
09-422	不得前后	不得前後	ふとくぜんご	
09-423	白物	白物	はくぶつ	
09-424	血精	血精	けっせい	
09-425	精冷	精冷	せいれい	
09-426	梦交	夢交	むこう	
09-427	夺血	奪血	だっけつ	
09-428	失血	失血	しっけつ	
09-429	蓄血	蓄血	ちくけつ	
09-430	衄血	衄血	じくけつ	
09-431	切诊	切診	せっしん	
09-432	脉诊	脈診	みゃくしん	

ピンイン	英語
shuǐ xiè	watery diarrhea
xiè xià rú zhù	pouring diarrhea
zì lì qīng shuǐ	diarrhea with watery discharge
xià lì qīng gǔ	diarrhea with undigested food
wán gǔ bù huà	undigested food in stool
táng jié bù tiáo	alternate loose and dry stool
biàn nóng xuè	purulent bloody stool
cháng gòu	putrid stool
lǐ jí	abdominal pain
lǐ jí hòu zhòng	tenesmus
xiè xià bù shuǎng	diarrhea with sensation of incomplete defecation
dà biàn huá tuō	fecal incontinence
xiǎo biàn huáng chì	dark urine
xiǎo biàn pín shuò	frequent urination
lín mì	dysuric stranguria
xiǎo biàn sè tòng	difficult and painful urination
xiǎo biàn hún zhuó	turbid urine
niào zhuó	turbid urine
xiǎo biàn lín lí	dribbling urination
xiǎo biàn shī jìn	urinary incontinence
bù dé qián hòu	① dysuria and constipation ② incontinence of urination and defecation
bái wù	leucorrhea
xuè jīng	hematospermia
jīng lěng	cold sperm
mèng jiāo	dreaming of intercourse
duó xuè	① massive hemorrhage ② dehydration of blood
shī xuè	loss of blood
xù xuè	blood accumulation
nǜ xuè	epistaxis
qiē zhěn	pulse taking and palpation
mài zhěn	pulse diagnosis

129

コード	中国語	日本語	読み方	
09-433	脉象	脈象	みゃくしょう	
09-434	二十四脉	二十四脈	にじゅうしみゃく	
09-435	二十八脉	二十八脈	にじゅうはちみゃく	
09-436	三十脉	三十脈	さんじゅうみゃく	
09-437	平脉	平脈	へいみゃく	
09-438	脉气	脈気	みゃくき	
09-439	脉静	脈静	みゃくせい	
09-440	胃神根	胃神根	いしんこん	
09-441	脉应四时	脈　四時に応ず	みゃく　しじにおうず	
09-442	脉逆四时	脈　四時に逆す	みゃく　しじにぎゃくす	
09-443	脉以胃气为本	脈は胃気を以て本と為す	みゃくはいきをもってほんとなす	
09-444	脉无胃气	脈に胃気無し	みゃくにいきなし	
09-445	脉象主病	脈象は病を主る	みゃくしょうはやまいをつかさどる	
09-446	五决	五決	ごけつ	
09-447	六变	六変	ろくへん	
09-448	五脉	五脈	ごみゃく	
09-449	六脉	六脈	ろくみゃく	
09-450	六阴脉	六陰脈	ろくいんみゃく	
09-451	六阳脉	六陽脈	ろくようみゃく	
09-452	病脉	病脈	びょうみゃく	
09-453	脉暴出	脈暴出	みゃくぼうしゅつ	
09-454	参伍	参伍	さんご	
09-455	参伍不调	①参伍不調　②参伍調わず	①さんごふちょう　②さんごととのわず	
09-456	色脉合参	色脈合参	しきみゃくごうさん	
09-457	脉症合参	脈証合参	みゃくしょうごうさん	
09-458	阴绝	陰絶	いんぜつ	
09-459	阳绝	陽絶	ようぜつ	
09-460	舍脉从症	①捨脈従証　②脈を捨てて証に従う	①しゃみゃくじゅうしょう②みゃくをすててしょうにしたがう	

130　　9　診法

ピンイン	英語
mài xiàng	pulse manifestation
èr shí sì mài	twenty-four pulses
ér shí bā mài	① twenty-eight pulses ② twenty-eight channels
sān shí mài	thirty pulse conditions
píng mài	normal pulse
mài qì	① vessel qi ② channel qi
mài jìng	calm pulse
wèi shén gēn	stomach, vitality and root
mài yìng sì shí	congruence of pulse with four seasons
mài nì sì shí	incongruence of pulse with four seasons
mài yī wèi qì wéi běn	stomach-qi being basis of pulse
mài wú wèi qì	pulse without stomach qi
mài xiàng zhǔ bìng	diseases indicated by pulse conditions
wǔ jué	five judgements
liù biàn	six changes
wǔ mài	five pulses
liù mài	six pulse conditions
liù yīn mài	① six yin pulses ② six yin channels
liù yáng mài	① six yang pulses ② six yang channels
bìng mài	abnormal pulse
mài bào chū	sudden throbbing of pulse
cān wǔ	synthetic analysis
cān wǔ bù tiáo	irregular pulse
sè mài hé cān	comprehensive analysis of pulse and complexion
mài zhèng hé cān	comprehensive analysis of pulse and symptoms
yīn jué	yin exhaustion
yáng jué	yang exhaustion
shě mài cóng zhèng	preference for symptoms over pulse manifestation

コード	中国語	日本語	読み方	
09-461	舍症从脉	①捨証従脈　②証を捨てて脈に従う	①しゃしょうじゅうみゃく②しょうをすててみゃくにしたがう	
09-462	寸口诊法	寸口診法	すんこうしんぽう	
09-463	寸口	寸口	すんこう	
09-464	气口	気口	きこう	
09-465	寸关尺	寸関尺	すんかんしゃく	
09-466	三部九候	三部九候	さんぶきゅうこう	
09-467	九候	九候	きゅうこう	
09-468	人迎	人迎	じんげい	
09-469	趺阳脉	趺陽脈	ふようみゃく	
09-470	反关脉	反関脈	はんかんみゃく	
09-471	斜飞脉	斜飛脈	しゃひみゃく	
09-472	指法	指法	しほう	
09-473	指目	指目	しもく	
09-474	布指	布指	ふし	
09-475	举按寻	挙按尋	きょあんじん	
09-476	推寻	推尋	すいじん	
09-477	单按	単按	たんあん	
09-478	总按	総按	そうあん	
09-479	五十动	五十動	ごじゅうどう	
09-480	正常脉象	正常脈象	せいじょうみゃくしょう	
09-481	夏应中矩	夏の応は矩に中る	なつのおうはくにあたる	
09-482	春应中规	春の応は規に中る	はるのおうはきにあたる	
09-483	冬应中权	冬の応は権に中る	ふゆのおうはけんにあたる	
09-484	秋应中衡	秋の応は衡に中る	あきのおうはこうにあたる	
09-485	脉舍神	脈は神を舎す	みゃくはしんをやどす	
09-486	浮脉	浮脈	ふみゃく	
09-487	散脉	散脈	さんみゃく	
09-488	芤脉	芤脈	こうみゃく	
09-489	沉脉	沈脈	ちんみゃく	
09-490	伏脉	伏脈	ふくみゃく	

ピンイン	英語
shě zhèng cóng mài	preference for pulse manifestation over symptoms
cùn kǒu zhěn fǎ	wrist pulse-taking method; cun pulse-taking method
cùn kǒu	wrist pulse
qì kǒu	wrist pulse
cùn guān chǐ	cun, guan and chi; inch, bar and cubit
sān bù jiǔ hòu	three positions and nine pulse-takings
jiǔ hòu	nine pulse-takings
rén yíng	① site for taking carotid pulse ② cun pulse of left hand ③ Renying (ST 9)
fū yáng mài	anterior tibial pulse
fǎn guān mài	pulse on back of wrist
xié fēi mài	oblique-running pulse
zhǐ fǎ	finger technique
zhǐ mù	feeling pulse with finger tips
bù zhǐ	finger positioning
jǔ àn xún	touching, pressing and searching
tuī xún	pulse searching
dān àn	pulse-taking with one finger
zǒng àn	pulse-taking with three fingers
wǔ shí dòng	fifty beats
zhèng cháng mài xiàng	normal pulse condition
xià yīng zhòng jǔ	pulse appearing full in summer
chūn yīng zhòng guī	pulse appearing smooth in spring
dōng yīng zhòng quán	pulse appearing deep in winter
qiū yīng zhòng héng	pulse appearing even in autumn
mài shě shén	vessel storing spirit
fú mài	floating pulse
sàn mài	scattered pulse
kōu mài	hollow pulse
chén mài	deep pulse
fú mài	hidden pulse

コード	中国語	日本語	読み方	
09-491	牢脉	牢脈	ろうみゃく	
09-492	迟脉	遅脈	ちみゃく	
09-493	缓脉	緩脈	かんみゃく	
09-494	数脉	数脈	さくみゃく	
09-495	疾脉	疾脈	しつみゃく	
09-496	洪脉	洪脈	こうみゃく	
09-497	细脉	細脈	さいみゃく	
09-498	长脉	長脈	ちょうみゃく	
09-499	短脉	短脈	たんみゃく	
09-500	虚脉	虚脈	きょみゃく	
09-501	弱脉	弱脈	じゃくみゃく	
09-502	微脉	微脈	びみゃく	
09-503	实脉	実脈	じつみゃく	
09-504	滑脉	滑脈	かつみゃく	
09-505	动脉	動脈	どうみゃく	
09-506	涩脉	渋脈	じゅうみゃく	
09-507	弦脉	弦脈	げんみゃく	
09-508	紧脉	緊脈	きんみゃく	
09-509	革脉	革脈	かくみゃく	
09-510	濡脉	濡脈	じゅみゃく	
09-511	歇止脉	①歇至脈　②間歇脈	①けつしみゃく　②かんけつみゃく	
09-512	结脉	結脈	けつみゃく	
09-513	代脉	代脈	だいみゃく	
09-514	促脉	促脈	そくみゃく	
09-515	脉脱	脈脱	みゃくだつ	
09-516	阳微阴弦	陽微陰弦	ようびいんげん	
09-517	纵	縦	じゅう	
09-518	横	横	おう	
09-519	怪脉	怪脈	かいみゃく	
09-520	十怪脉	十怪脈	じっかいみゃく	
09-521	七怪脉	七怪脈	しちかいみゃく	

ピンイン	英語
láo mài	firm pulse
chí mài	slow pulse
huǎn mài	moderate pulse
shuò mài	rapid pulse
jí mài	swift pulse
hóng mài	surging pulse
xì mài	thready pulse
cháng mài	long pulse
duǎn mài	short pulse
xū mài	feeble pulse
ruò mài	weak pulse
wēi mài	faint pulse
shí mài	replete pulse
huá mài	slippery pulse
dòng mài	① stirred pulse ② arterial pulsation
sè mài	unsmooth pulse
xián mài	wiry pulse
jǐn mài	tight pulse
gé mài	tympanic pulse
rú mài	soggy pulse
xiē zhǐ mài	intermitent pulse
jié mài	irregularly intermittent pulse
dài mài	regularly intermittent pulse
cù mài	irregular-rapid pulse
mài tuō	missing pulse
yáng wēi yīn xián	weak pulse at yang and wiry pulse at yin
zòng	pulse condition of over-restriction
héng	① reverse restriction ② pulse condition of reverse restriction ③ surging pulse
guài mài	strange pulse
shí guài mài	ten strange pulses
qī guài mài	seven strange pulses

コード	中国語	日本語	読み方	
09-522	真脏脉	真臓脈	しんぞうみゃく	
09-523	离经脉	離経脈	りけいみゃく	
09-524	麻促脉	麻促脈	まそくみゃく	
09-525	转豆脉	転豆脈	てんとうみゃく	
09-526	偃刀脉	偃刀脈	えんとうみゃく	
09-527	弹石脉	弾石脈	だんせきみゃく	
09-528	解索脉	解索脈	かいさくみゃく	
09-529	屋漏脉	屋漏脈	おくろうみゃく	
09-530	虾游脉	蝦遊脈	かゆうみゃく	
09-531	鱼翔脉	魚翔脈	ぎょしょうみゃく	
09-532	釜沸脉	釜沸脈	ふふつみゃく	
09-533	雀啄脉	雀啄脈	じゃくたくみゃく	
09-534	六脉垂绝	六脈垂絶	ろくみゃくすいぜつ	
09-535	诊尺肤	尺膚診	しゃくふしん	
09-536	诊虚里	虚里診	こりしん	
09-537	手足心热	手足心熱	しゅそくしんねつ	
09-538	手背热	手背熱	しゅはいねつ	
09-539	手足厥冷	手足厥冷	しゅそくけつれい	
09-540	手足逆冷	手足逆冷	しゅそくぎゃくれい	
09-541	四肢逆冷	四肢逆冷	ししぎゃくれい	
09-542	四逆	四逆	しぎゃく	
09-543	厥逆	厥逆	けつぎゃく	
09-544	厥逆无脉	厥逆無脈	けつぎゃくむみゃく	
09-545	腧穴压痛点	圧痛点	あっつうてん	
09-546	经络腧穴按诊	経絡兪穴按診	けいらくしゅけつあんしん	
09-547	腹诊	腹診	ふくしん	

136　9　診法

ピンイン	英語
zhēn zàng mài	visceral exhaustion pulse
lí jīng mài	abnormal rapid or slow pulse
má cù mài	irregular and rapid pulse
zhuǎn dòu mài	bean-rolling pulse
yǎn dāo mài	upturned knife pulse
tán shí mài	flicking stone pulse
jiě suǒ mài	untwining rope pulse
wū lòu mài	roof-leaking pulse
xiā yóu mài	shrimp-darting pulse
yú xiáng mài	fish-swimming pulse
fú fèi mài	bubble-rising pulse
què zhuó mài	sparrow-pecking pulse
liù mài chuí jué	feeble pulses on six positions of the wrist pulse
zhěn chǐ fū	palpation of forearm skin
zhěn xū lǐ	palpation of cardiac apex
shǒu zú xīn rè	feverish feeling in palms and soles
shǒu bèi rè	feverish dorsum of hand
shǒu zú jué lěng	reversal cold of hands and feet
shǒu zú nì lěng	reversal cold of hands and feet
sì zhī nì lěng	reversal cold of limbs
sì nì	reversal cold of limbs
jué nì	① reversal cold of limbs ② severe thoracic and abdominal pain ③ chronic headache
jué nì wú mài	reversal cold limbs with hardly perceivable pulse
shù xué yā tòng diǎn	acupoint tenderness
jīng luò shù xué àn zhěn	palpation of acupoints
fù zhěn	abdominal palpation

10 弁証

コード	中国語	日本語	読み方	
10-001	证	証	しょう	
10-002	证候	証候	しょうこう	
10-003	证型	証型	しょうけい	
10-004	顺证	順証	じゅんしょう	
10-005	逆证	逆証	ぎゃくしょう	
10-006	经络辨证	経絡弁証	けいらくべんしょう	
10-007	循经性疼痛	循経性疼痛	じゅんけいせいとうつう	
10-008	八纲辨证	八綱弁証	はっこうべんしょう	
10-009	二纲六变	二綱六変	にこうろくへん	
10-010	八纲	八綱	はっこう	
10-011	表里辨证	表裏弁証	ひょうりべんしょう	
10-012	表证	表証	ひょうしょう	
10-013	表寒证	表寒証	ひょうかんしょう	
10-014	表热证	表熱証	ひょうねつしょう	
10-015	表虚证	表虚証	ひょうきょしょう	
10-016	表实证	表実証	ひょうじつしょう	
10-017	风寒表实证	風寒表実証	ふうかんひょうじつしょう	
10-018	风寒表虚证	風寒表虚証	ふうかんひょうきょしょう	
10-019	风热犯表证	風熱犯表証	ふうねつはんひょうしょう	
10-020	暑湿袭表证	暑湿襲表証	しょしつしゅうひょうしょう	
10-021	风湿袭表证	風湿襲表証	ふうしつしゅうひょうしょう	
10-022	里证	裏証	りしょう	
10-023	里寒证	裏寒証	りかんしょう	
10-024	里热证	裏熱証	りねつしょう	
10-025	里虚证	裏虚証	りきょしょう	

	ピンイン	英語
	zhèng	syndrome; pattern
	zhèng hòu	① symptom and sign ② syndrome/pattern
	zhèng xíng	syndrome/pattern type
	shùn zhèng	favorable syndrome/pattern
	nì zhèng	unfavorable syndrome/pattern
	jīng luò biàn zhèng	channel/meridian syndrome differentiation/pattern identification
	xún jīng xìng téng tòng	pain along channel/meridian
	bā gāng biàn zhèng	eight-principle syndrome differentiation/pattern identification
	èr gāng liù biàn	two outlines and six changes
	bā gāng	eight principles
	biǎo lǐ biàn zhèng	exterior-interior syndrome differentiation/pattern identification
	biǎo zhèng	exterior syndrome/pattern
	biǎo hán zhèng	exterior cold syndrome/pattern
	biǎo rè zhèng	exterior heat syndrome/pattern
	biǎo xū zhèng	exterior deficiency syndrome/pattern
	biǎo shí zhèng	exterior excess syndrome/pattern
	fēng hán biǎo shí zhèng	wind-cold syndrome/pattern of exterior-excess type
	fēng hán biǎo xū zhèng	wind-cold syndrome/pattern of exterior-deficiency type
	fēng rè fàn biǎo zhèng	syndrome/pattern of wind-heat invading exterior
	shǔ shī xí biǎo zhèng	syndrome/pattern of summerheat-dampness attacking exterior
	fēng shī xí biǎo zhèng	syndrome/pattern of wind-dampness attacking exterior
	lǐ zhèng	interior syndrome/pattern
	lǐ hán zhèng	interior cold syndrome/pattern
	lǐ rè zhèng	internal heat syndrome/pattern
	lǐ xū zhèng	interior deficiency syndrome/pattern

139

コード	中国語	日本語	読み方	
10-026	里实证	裏実証	りじつしょう	
10-027	半表半里证	半表半裏証	はんぴょうはんりしょう	
10-028	表实里虚证	表実裏虚証	ひょうじつりきょしょう	
10-029	表虚里实证	表虚裏実証	ひょうきょりじつしょう	
10-030	表寒里热证	表寒裏熱証	ひょうかんりねつしょう	
10-031	表热里寒证	表熱裏寒証	ひょうねつりかんしょう	
10-032	表里俱虚证	表裏俱虚証	ひょうりぐきょしょう	
10-033	表里俱实证	表裏俱実証	ひょうりぐじつしょう	
10-034	表里俱寒证	表裏俱寒証	ひょうりぐかんしょう	
10-035	表里俱热证	表裏俱熱証	ひょうりぐねつしょう	
10-036	寒热辨证	寒熱弁証	かんねつべんしょう	
10-037	寒证	寒証	かんしょう	
10-038	热证	熱証	ねつしょう	
10-039	真寒假热证	真寒仮熱証	しんかんかねつしょう	
10-040	真热假寒证	真熱仮寒証	しんねつかかんしょう	
10-041	上寒下热证	上寒下熱証	じょうかんげねつしょう	
10-042	上热下寒证	上熱下寒証	じょうねつげかんしょう	
10-043	寒格	寒格	かんかく	
10-044	寒胜热	①寒勝熱　②寒が熱に勝つ	①かんしょうねつ　②かんがねつにかつ	
10-045	虚实辨证	虚実弁証	きょじつべんしょう	
10-046	虚证	虚証	きょしょう	
10-047	实证	実証	じつしょう	
10-048	真虚假实证	真虚仮実証	しんきょかじつしょう	
10-049	真实假虚证	真実仮虚証	しんじつかきょしょう	
10-050	精气亏虚证	精気虧虚証	せいきききょしょう	
10-051	阴阳辨证	陰陽弁証	いんようべんしょう	
10-052	阴证	陰証	いんしょう	

ピンイン	英語
lǐ shí zhèng	interior excess syndrome/pattern
bàn biǎo bàn lǐ zhèng	half-exterior half-interior syndrome/pattern
biǎo shí lǐ xū zhèng	syndrome/pattern of exterior excess and interior deficiency
biǎo xū lǐ shí zhèng	syndrome/pattern of exterior deficiency and interior excess
biǎo hán lǐ rè zhèng	syndrome/pattern of exterior cold and interior heat
biǎo rè lǐ hán zhèng	syndrome/pattern of exterior heat and interior cold
biǎo lǐ jù xū zhèng	syndrome/pattern of dual exterior and interior deficiency
biǎo lǐ jù shí zhèng	syndrome/pattern of dual exterior and interior excess
biǎo lǐ jù hán zhèng	syndrome/pattern of dual exterior and interior cold
biǎo lǐ jù rè zhèng	syndrome/pattern of dual exterior and interior heat
hán rè biàn zhèng	cold-heat syndrome differentiation/pattern identification
hán zhèng	cold syndrome/pattern
rè zhèng	heat syndrome/pattern
zhēn hán jiǎ rè zhèng	syndrome/pattern of true cold with false heat
zhēn rè jiǎ hán zhèng	syndrome/pattern of true heat with false cold
shàng hán xià rè zhèng	syndrome/pattern of upper cold and lower heat
shàng rè xià hán zhèng	syndrome/pattern of upper heat and lower cold
hán gé	cold-rejecting
hán shèng rè	cold dominating heat
xū shí biàn zhèng	deficiency-excess syndrome differentiation/pattern identification
xū zhèng	deficiency syndrome/pattern
shí zhèng	excess syndrome/pattern
zhēn xū jiǎ shí zhèng	syndrome/pattern of true deficiency with false excess
zhen shí jiǎ xū zhèng	syndrome/pattern of true excess with false deficiency
jīng qì kuī xū zhèng	essential qi deficiency syndrome/pattern
yīn yáng biàn zhèng	yin-yang syndrome differentiation/pattern identification
yīn zhèng	yin syndrome/pattern

コード	中国語	日本語	読み方	
10-053	阳证	陽証	ようしょう	
10-054	阳虚证	陽虚証	ようきょしょう	
10-055	阳虚气滞证	陽虚気滞証	ようきょきたいしょう	
10-056	阳虚湿阻证	陽虚湿阻証	ようきょしつそしょう	
10-057	阳虚水泛证	陽虚水泛証	ようきょすいはんしょう	
10-058	阳虚痰凝证	陽虚痰凝証	ようきょたんぎょうしょう	
10-059	阳虚寒凝证	陽虚寒凝証	ようきょかんぎょうしょう	
10-060	阳虚外感证	陽虚外感証	ようきょがいかんしょう	
10-061	阴虚证	陰虚証	いんきょしょう	
10-062	阴虚阳亢证	陰虚陽亢証	いんきょようこうしょう	
10-063	阴虚火旺证	陰虚火旺証	いんきょかおうしょう	
10-064	阴虚内热证	陰虚内熱証	いんきょないねつしょう	
10-065	阴虚动血证	陰虚動血証	いんきょどうけつしょう	
10-066	阴虚津亏证	陰虚津虧証	いんきょしんきしょう	
10-067	阴虚外感证	陰虚外感証	いんきょがいかんしょう	
10-068	阴虚湿热证	陰虚湿熱証	いんきょしつねつしょう	
10-069	阴虚鼻窍失濡证	陰虚鼻竅失濡証	いんきょびきょうしつじゅしょう	
10-070	阴虚水停证	陰虚水停証	いんきょすいていしょう	
10-071	阴虚血瘀证	陰虚血瘀証	いんきょけつおしょう	
10-072	阴血亏虚证	陰血虧虚証	いんけつききょしょう	
10-073	阴阳两虚证	陰陽両虚証	いんようりょうきょしょう	
10-074	亡阴证	亡陰証	ぼういんしょう	
10-075	亡阳证	亡陽証	ぼうようしょう	

142　10　弁証

ピンイン	英語
yáng zhèng	yang syndrome/pattern
yáng xū zhèng	yang deficiency syndrome/pattern
yáng xū qì zhì zhèng	syndrome/pattern of yang deficiency and qi stagnation
yáng xū shī zǔ zhèng	syndrome/pattern of yang deficiency and dampness obstruction
yáng xū shuǐ fàn zhèng	syndrome/pattern of yang deficiency and water diffusion
yáng xū tán níng zhèng	syndrome/pattern of yang deficiency and phlegm coagulation
yáng xū hán níng zhèng	syndrome/pattern of yang deficiency and congealing cold
yáng xū wài gǎn zhèng	syndrome/pattern of yang deficiency and external contraction
yīn xū zhèng	yin deficiency syndrome/pattern
yīn xū yáng kàng zhèng	syndrome/pattern of yin deficiency and yang hyperactivity
yīn xū huǒ wàng zhèng	syndrome/pattern of yin deficiency and effulgent fire
yīn xū nèi rè zhèng	syndrome/pattern of yin deficiency and internal heat
yīn xū dòng xuè zhèng	syndrome/pattern of yin deficiency and bleeding
yīn xū jīn kuī zhèng	syndrome/pattern of yin deficiency and fluid inadequacy
yīn xū wài gǎn zhèng	syndrome/pattern of yin deficiency and external contraction
yīn xū shī rè zhèng	syndrome/pattern of yin deficiency and dampness-heat
yīn xū bí qiào shī rú zhèng	syndrome/pattern of yin deficiency and unmoistened nose
yīn xū shuǐ tíng zhèng	syndrome/pattern of yin deficiency and water retention
yīn xū xuè yū zhèng	syndrome/pattern of yin deficiency and blood stasis
yīn xuè kuī xū zhèng	syndrome/pattern of yin-blood deficiency
yīn yáng liǎng xū zhèng	syndrome/pattern of both yin and yang deficiency
wáng yīn zhèng	yin collapse syndrome/pattern
wáng yáng zhèng	yang collapse syndrome/pattern

コード	中国語	日本語	読み方	
10-076	阴盛格阳证	陰盛格陽証	いんせいかくようしょう	
10-077	阴损及阳证	陰損及陽証	いんそんきゅうようしょう	
10-078	阳损及阴证	陽損及陰証	ようそんきゅういんしょう	
10-079	阴竭阳脱证	陰竭陽脱証	いんけつようだつしょう	
10-080	证候相兼	証候相兼	しょうこうそうけん	
10-081	外寒里热证	外寒裏熱証	がいかんりねつしょう	
10-082	证候错杂	証候錯雑	しょうこうさくざつ	
10-083	证候真假	証候真仮	しょうこうしんか	
10-084	病因辨证	病因弁証	びょういんべんしょう	
10-085	外风证	外風証	がいふうしょう	
10-086	中风后遗症	中風後遺症	ちゅうふうこういしょう	
10-087	风中经络证	風中経絡証	ふうちゅうけいらくしょう	
10-088	风胜行痹证	風勝行痹証	ふうしょうこうひしょう	
10-089	风寒袭喉证	風寒襲喉証	ふうかんしゅうこうしょう	
10-090	风寒犯鼻证	風寒犯鼻証	ふうかんはんびしょう	
10-091	风寒犯头证	風寒犯頭証	ふうかんはんとうしょう	
10-092	风寒袭络证	風寒襲絡証	ふうかんしゅうらくしょう	
10-093	风热侵喉症	風熱侵喉証	ふうねつしんこうしょう	
10-094	风热犯鼻证	風熱犯鼻証	ふうねつはんびしょう	
10-095	风热犯耳证	風熱犯耳証	ふうねつはんじしょう	
10-096	风热犯头证	風熱犯頭証	ふうねつはんとうしょう	
10-097	风火攻目证	風火攻目証	ふうかこうもくしょう	
10-098	风湿凌目证	風湿凌目証	ふうしつりょうもくしょう	
10-099	风湿犯头证	風湿犯頭証	ふうしつはんとうしょう	
10-100	头风	頭風	ずふう	
10-101	实寒证	実寒証	じつかんしょう	
10-102	中寒证	中寒証	ちゅうかんしょう	
10-103	寒胜痛痹证	寒勝痛痹証	かんしょうつうひしょう	

144　　10　弁証

ピンイン	英語
yīn shèng gé yáng zhèng	syndrome/pattern of exuberant yin repelling yang
yīn sǔn jí yáng zhèng	syndrome/pattern of yin impairment affecting yang
yáng sǔn jí yīn zhèng	syndrome/pattern of yang impairment affecting yin
yīn jié yáng tuō zhèng	syndrome/pattern of yin exhaustion and yang collapse
zhèng hòu xiāng jiān	concurrent syndrome/pattern manifestation
wài hán lǐ rè zhèng	syndrome/pattern of external cold and internal heat
zhèng hòu cuò zá	intermingling syndrome/pattern manifestation
zhèng hòu zhēn jiǎ	true-false of syndrome/pattern manifestation
bìng yīn biàn zhèng	disease cause syndrome differentiation/pattern identification
wài fēng zhèng	external wind syndrome/pattern
zhòng fēng hòu yí zhèng	sequelae of wind stroke
fēng zhòng jīng luò zhèng	syndrome/pattern of wind striking meridian/channel and collateral
fēng shèng xíng bì zhèng	syndrome/pattern of wind-prevailing migratory arthralgia
fēng hán xí hóu zhèng	syndrome/pattern of wind-cold attacking throat
fēng hán fàn bí zhèng	syndrome/pattern of wind-cold invading nose
fēng hán fàn tóu zhèng	syndrome/pattern of wind-cold invading head
fēng hán xí luò zhèng	syndrome/pattern of wind-cold attacking channel and collateral
fēng rè qīn hóu zhèng	syndrome/pattern of wind-heat invading throat
fēng rè fàn bì zhèng	syndrome/pattern of wind-heat invading nose
fēng rè fàn ěr zhèng	syndrome/pattern of wind-heat invading ear
fēng rè fàn tóu zhèng	syndrome/pattern of wind-heat invading head
fēng huǒ gōng mù zhèng	syndrome/pattern of wind-fire attacking eye
fēng shī líng mù zhèng	syndrome/pattern of wind-dampness invading eye
fēng shī fàn tóu zhèng	syndrome/pattern of wind-dampness invading head
tóu fēng	head wind
shí hán zhèng	excess cold syndrome/pattern
zhòng hán zhèng	internal cold syndrome/pattern
hán shèng tòng bì zhèng	syndrome/pattern of cold-prevailing agonizing arthralgia

コード	中国語	日本語	読み方	
10-104	寒凝血瘀证	寒凝血瘀証	かんぎょうけつおしょう	
10-105	暑证	暑証	しょしょう	
10-106	暑闭气机证	暑閉気機証	しょへいききしょう	
10-107	暑热动风证	暑熱動風証	しょねつどうふうしょう	
10-108	暑热症	暑熱証	しょねつしょう	
10-109	暑湿证	暑湿証	しょしつしょう	
10-110	暑兼寒湿证	暑兼寒湿証	しょけんかんしつしょう	
10-111	暑湿困阻中焦证	暑湿困阻中焦証	しょしつこんそちゅうしょうしょう	
10-112	暑伤津气证	暑傷津気証	しょしょうしんきしょう	
10-113	湿证	湿証	しつしょう	
10-114	湿胜着痹证	湿勝着痹証	しつしょうちゃくひしょう	
10-115	寒湿内阻证	寒湿内阻証	かんしつないそしょう	
10-116	寒湿发黄证	寒湿発黄証	かんしつはつおうしょう	
10-117	湿热蒸舌证	湿熱蒸舌証	しつねつじょうぜつしょう	
10-118	湿热蒸口证	湿熱蒸口証	しつねつじょうこうしょう	
10-119	湿热犯耳证	湿熱犯耳証	しつねつはんじしょう	
10-120	湿热发黄证	湿熱発黄証	しつねつはつおうしょう	
10-121	外燥证	外燥証	がいそうしょう	
10-122	内燥证	内燥証	ないそうしょう	
10-123	火热证	火熱証	かねつしょう	
10-124	实热证	実熱証	じつねつしょう	
10-125	热邪阻痹证	熱邪阻痹証	ねつじゃそひしょう	
10-126	风热疫毒证	風熱疫毒証	ふうねつえきどくしょう	
10-127	毒证	毒証	どくしょう	
10-128	风毒证	風毒証	ふうどくしょう	
10-129	火毒证	火毒証	かどくしょう	
10-130	阴毒证	陰毒証	いんどくしょう	

ピンイン	英語
hán níng xuè yū zhèng	syndrome/pattern of cold congeal and blood stasis
shǔ zhèng	summerheat syndrome/pattern
shǔ bì qì jī zhèng	syndrome/pattern of summerheat blocking qi movement
shǔ rè dòng fēng zhèng	syndrome/pattern of stirring wind due to summerheat
shǔ rè zhèng	summerheat syndrome/pattern
shǔ shī zhèng	summerheat-dampness syndrome/pattern
shǔ jiān hán shī zhèng	syndrome/pattern of combined summerheat and cold-dampness
shǔ shī kùn zǔ zhōng jiāo zhèng	syndrome/pattern of summerheat-dampness retention in middle energizer
shǔ shāng jīn qì zhèng	syndrome/pattern of summerheat injuring fluid and qi
shī zhèng	dampness syndrome/pattern
shī shèng zhuó bì zhèng	syndrome/pattern of dampness-prevailing fixed arthralgia
hán shī nèi zǔ zhèng	syndrome/pattern of internal obstruction of cold-dampness
hán shī fā huáng zhèng	syndrome/pattern of cold-dampness jaundice
shī rè zhēng shé zhèng	syndrome/pattern of dampness-heat steaming tongue
shī rè zhēng kǒu zhèng	syndrome/pattern of dampness-heat steaming mouth
shī rè fàn ěr zhèng	syndrome/pattern of dampness-heat invading ear
shī rè fā huáng zhèng	syndrome/pattern of dampness-heat jaundice
wài zào zhèng	external dryness syndrome/pattern
nèi zào zhèng	internal dryness syndrome/pattern
huǒ rè zhèng	fire-heat syndrome/pattern
shí rè zhèng	excess heat syndrome/pattern
rè xié zǔ bì zhèng	syndrome/pattern of heat-obstruction arthralgia
fēng rè yì dú zhèng	syndrome/pattern of wind-heat and epidemic toxin
dú zhèng	toxin syndrome/pattern
fēng dú zhèng	wind-toxin syndrome/pattern
huǒ dú zhèng	fire toxin syndrome/pattern
yīn dú zhèng	yin toxin syndrome/pattern

コード	中国語	日本語	読み方	
10-131	毒火攻唇证	毒火攻唇証	どくかこうしんしょう	
10-132	热毒攻舌证	熱毒攻舌証	ねつどくこうぜつしょう	
10-133	热毒攻喉证	熱毒攻喉証	ねつどくこうこうしょう	
10-134	瘟毒下注证	瘟毒下注証	おんどくかちゅうしょう	
10-135	湿热毒蕴证	湿熱毒蘊証	しつねつどくうんしょう	
10-136	风火热毒证	風火熱毒証	ふうかねつどくしょう	
10-137	五善	五善	ごぜん	
10-138	七恶	七悪	しちあく	
10-139	走黄	走黄	そうおう	
10-140	内陷	内陥	ないかん	
10-141	虚陷	虚陥	きょかん	
10-142	火陷	火陥	かかん	
10-143	干陷	乾陥	かんかん	
10-144	火毒内陷证	火毒内陥証	かどくないかんしょう	
10-145	蛇毒内攻证	蛇毒内攻証	じゃどくないこうしょう	
10-146	脓证	膿証	のうしょう	
10-147	食积证	食積証	しょくせきしょう	
10-148	虫积证	虫積証	ちゅうせきしょう	
10-149	虫积化疳证	虫積化疳証	ちゅうせきかかんしょう	
10-150	石阻证	石阻証	せきそしょう	
10-151	外伤目络证	外傷目絡証	がいしょうもくらくしょう	
10-152	伤损筋骨证	傷損筋骨証	しょうそんきんこつしょう	
10-153	气血辨证	気血弁証	きけつべんしょう	
10-154	气血两虚证	気血両虚証	きけつりょうきょしょう	
10-155	内闭外脱证	内閉外脱証	ないへいがいだつしょう	
10-156	气虚证	気虚証	ききょしょう	
10-157	气陷证	気陥証	きかんしょう	

ピンイン	英語
dú huǒ gōng chún zhèng	syndrome/pattern of toxic fire attacking lip
rè dú gōng shé zhèng	syndrome/pattern of heat toxin attacking tongue
rè dú gōng hóu zhèng	syndrome/pattern of heat toxin attacking throat
wēn dú xià zhù zhèng	syndrome/pattern of downward pouring of pestilential toxin
shī rè dú yùn zhèng	syndrome/pattern of dampness-heat-toxin accumulation
fēng huǒ rè dú zhèng	wind-fire-heat-toxin syndrome/pattern
wǔ shàn	five favorable signs
qī è	seven ominous signs
zǒu huáng	running yellow
nèi xiàn	inward invasion
xū xiàn	deficiency type of inward invasion
huǒ xiàn	fire inward invasion
gān xiàn	dry inward invasion
huǒ dú nèi xiàn zhèng	syndrome/pattern of inward invasion of fire toxin
shé dú nèi gōng zhèng	syndrome/pattern of internal attack of snake venom
nóng zhèng	suppuration syndrome/pattern
shí jī zhèng	food accumulation syndrome/pattern
chóng jī zhèng	worm accumulation syndrome/pattern
chóng jī huà gān zhèng	syndrome/pattern of worm accumulation and malnutrition
shí zǔ zhèng	calculus obstruction syndrome/pattern
wài shāng mù luò zhèng	syndrome/pattern of traumatic injury of ocular collateral
shāng sǔn jīng gǔ zhèng	syndrome/pattern of injury of bone and sinew
qì xuè biàn zhèng	qi-blood syndrome differentiation/pattern identification
qì xuè liǎng xū zhèng	syndrome/pattern of both qi and blood deficiency
nèi bì wài tuō zhèng	syndrome/pattern of internal block and external collapse
qì xū zhèng	qi deficiency syndrome/pattern
qì xiàn zhèng	qi sinking syndrome/pattern

コード	中国語	日本語	読み方	
10-158	气脱证	気脱証	きだつしょう	
10-159	气虚血瘀证	気虚血瘀証	ききょけつおしょう	
10-160	气阴亏虚证	気陰虚証	きいんきょしょう	
10-161	气虚外感证	気虚外感証	ききょがいかんしょう	
10-162	气虚水停证	気虚水停証	ききょすいていしょう	
10-163	气虚湿阻证	気虚湿阻証	ききょしつそしょう	
10-164	气虚发热证	気虚発熱証	ききょはつねつしょう	
10-165	气虚鼻窍失充证	気虚鼻竅失充証	ききょびきょうしつじゅうしょう	
10-166	气虚耳窍失充证	気虚耳竅失充証	ききょじきょうしつじゅうしょう	
10-167	气不摄血证	気不摂血証	きふせっけつしょう	
10-168	气随血脱证	気随血脱証	きずいけつだつしょう	
10-169	气滞证	気滞証	きたいしょう	
10-170	气闭证	気閉証	きへいしょう	
10-171	气逆证	気逆証	きぎゃくしょう	
10-172	气滞血瘀证	気滞血瘀証	きたいけつおしょう	
10-173	气滞痰凝咽喉证	気滞痰凝咽喉証	きたいたんぎょういんこうしょう	
10-174	血虚证	血虚証	けっきょしょう	
10-175	血虚风燥证	血虚風燥証	けっきょふうそうしょう	
10-176	血虚寒凝证	血虚寒凝証	けっきょかんぎょうしょう	
10-177	血虚挟瘀证	血虚挟瘀証	けっきょきょうおしょう	
10-178	血脱证	血脱証	けつだつしょう	
10-179	血瘀证	血瘀証	けつおしょう	
10-180	血瘀舌下证	血瘀舌下証	けつおぜっかしょう	
10-181	瘀血犯头证	瘀血犯頭証	おけつはんとうしょう	
10-182	血瘀风燥证	血瘀風燥証	けつおふうそうしょう	

150　　10　弁証

ピンイン	英語
qì tuō zhèng	qi collapse syndrome/pattern
qì xū xuè yū zhèng	syndrome/pattern of qi deficiency and blood stasis
qì yīn kuī xū zhèng	qi-yin insufficiency syndrome/pattern
qì xū wài gǎn zhèng	syndrome/pattern of qi deficiency and external contraction
qì xū shuǐ tíng zhèng	syndrome/pattern of qi deficiency and water retention
qì xū shī zǔ zhèng	syndrome/pattern of qi deficiency and dampness obstruction
qì xū fā rè zhèng	syndrome/pattern of qi deficiency and fever
qì xū bí qiào shī chōng zhèng	syndrome/pattern of qi deficiency and smell loss
qì xū ěr qiào shī chōng zhèng	syndrome/pattern of qi deficiency and hearing loss
qì bù shè xuè zhèng	syndrome/pattern of qi failing to control blood
qì suí xuè tuō zhèng	syndrome/pattern of qi collapse following bleeding
qì zhì zhèng	qi stagnation syndrome/pattern
qì bì zhèng	qi block syndrome/pattern
qì nì zhèng	qi counterflow syndrome/pattern
qì zhì xuè yū zhèng	syndrome/pattern of qi stagnation and blood stasis
qì zhì tán níng yān hóu zhèng	syndrome/pattern of qi stagnation and phlegm coagulation in throat
xuè xū zhèng	blood deficiency syndrome/pattern
xuè xū fēng zào zhèng	syndrome/pattern of blood deficiency and wind-dryness
xuè xū hán níng zhèng	syndrome/pattern of blood deficiency and cold congealing
xuè xū xié yū zhèng	syndrome/pattern of blood deficiency complicated by stasis
xuè tuō zhèng	blood collapse syndrome/pattern
xuè yū zhèng	blood stasis syndrome/pattern
xuè yū shé xià zhèng	sublingual blood stasis syndrome/pattern
yū xuè fàn tóu zhèng	syndrome/pattern of static-blood invading head
xuè yū fēng zào zhèng	syndrome/pattern of blood stasis and wind-dryness

コード	中国語	日本語	読み方	
10-183	血瘀水停证	血瘀水停証	けつおすいていしょう	
10-184	外伤瘀滞证	外傷瘀滞証	がいしょうおたいしょう	
10-185	血热证	血熱証	けつねつしょう	
10-186	血寒证	血寒証	けつかんしょう	
10-187	津液辨证	津液弁証	しんえきべんしょう	
10-188	津伤证	津傷証	しんしょうしょう	
10-189	津气亏虚证	津気虧虚証	しんきききょしょう	
10-190	气滞水停证	気滞水停証	きたいすいていしょう	
10-191	液脱证	液脱証	えきだつしょう	
10-192	痰证	痰証	たんしょう	
10-193	湿痰证	湿痰証	しつたんしょう	
10-194	脓痰证	膿痰証	のうたんしょう	
10-195	瘀痰证	瘀痰証	おたんしょう	
10-196	燥痰证	燥痰証	そうたんしょう	
10-197	热痰证	熱痰証	ねつたんしょう	
10-198	寒痰证	寒痰証	かんたんしょう	
10-199	风痰证	風痰証	ふうたんしょう	
10-200	痰湿犯耳证	痰湿犯耳証	たんしつはんじしょう	
10-201	痰浊犯头证	痰湿犯頭証	たんしつはんとうしょう	
10-202	痰核留结证	痰核留結証	たんかくりゅうけつしょう	
10-203	痰热动风证	痰熱動風証	たんねつどうふうしょう	
10-204	痰热内闭证	痰熱内閉証	たんねつないへいしょう	
10-205	痰热内扰证	痰熱内擾証	たんねつないじょうしょう	
10-206	痰气互结证	痰気互結証	たんきごけつしょう	
10-207	饮证	飲証	いんしょう	
10-208	留饮	留飲	りゅういん	
10-209	微饮	微飲	びいん	
10-210	水停证	水停証	すいていしょう	
10-211	津液亏虚证	津液虧虚証	しんえきききょしょう	

ピンイン	英語
xuè yū shuǐ tíng zhèng	syndrome/pattern of blood stasis and water retention
wài shāng yū zhì zhèng	syndrome/pattern of traumatic blood stasis and qi stagnation
xuè rè zhèng	blood heat syndrome/pattern
xuè hán zhèng	blood cold syndrome/pattern
jīn yè biàn zhèng	body fluid syndrome differentiation/pattern identification
jīn shāng zhèng	fluid consumption syndrome/pattern
jīn qì kuī xū zhèng	fluid-qi insufficiency syndrome/pattern
qì zhì shuǐ tíng zhèng	syndrome/pattern of qi stagnation and water retention
yè tuō zhèng	fluid collapse syndrome/pattern
tán zhèng	phlegm syndrome/pattern
shī tán zhèng	dampness-phlegm syndrome/pattern
nóng tán zhèng	purulent phlegm syndrome/pattern
yū tán zhèng	stagnant phlegm syndrome/pattern
zào tán zhèng	dry-phlegm syndrome/pattern
rè tán zhèng	heat-phlegm syndrome/pattern
hán tán zhèng	cold-phlegm syndrome/pattern
fēng tán zhèng	wind-phlegm syndrome/pattern
tán shī fàn ěr zhèng	syndrome/pattern of phlegm-dampness invading ear
tán zhuó fàn tóu zhèng	syndrome/pattern of phlegm-turbidity invading head
tán hé liú jié zhèng	syndrome/pattern of lingering phlegm nodule
tán rè dòng fēng zhèng	syndrome/pattern of phlegm-heat and stirring wind
tán rè nèi bì zhèng	syndrome/pattern of internal block of phlegm-heat
tán rè nèi rǎo zhèng	syndrome/pattern of phlegm-heat harassing internally
tán qì hù jié zhèng	syndrome/pattern of combined phlegm and qi
yǐn zhèng	fluid retention syndrome/pattern
liú yǐn	persistent fluid retention
wēi yǐn	mild fluid retention
shuǐ tíng zhèng	water retention syndrome/pattern
jīn yè kuī xū zhèng	fluid deficiency syndrome/pattern

コード	中国語	日本語	読み方	
10-212	脏腑辨证	臓腑弁証	ぞうふべんしょう	
10-213	心病辨证	心病弁証	しんびょうべんしょう	
10-214	心阴虚证	心陰虚証	しんいんきょしょう	
10-215	心阳虚证	心陽虚証	しんようきょしょう	
10-216	心阳虚脱证	心陽虚脱証	しんようきょだつしょう	
10-217	心气虚证	心気虚証	しんききょしょう	
10-218	心血虚证	心血虚証	しんけつきょしょう	
10-219	心气血两虚证	心気血両虚証	しんきけつりょうきょしょう	
10-220	心火亢盛证	心火亢盛証	しんかこうせいしょう	
10-221	心火上炎证	心火上炎証	しんかじょうえんしょう	
10-222	心脉痹阻证	心脈痹阻証	しんみゃくひそしょう	
10-223	热扰心神证	熱擾心神証	ねつじょうしんしんしょう	
10-224	痰蒙心神证	痰蒙心神証	たんもうしんしんしょう	
10-225	痰火扰神证	痰火擾神証	たんかじょうしんしんしょう	
10-226	瘀阻脑络证	瘀阻脳絡証	おそのうらくしょう	
10-227	气闭神厥证	気閉神厥証	きへいしんけつしょう	
10-228	饮停心包证	飲停心包証	いんていしんぽうしょう	
10-229	血轮虚热证	血輪虚熱証	けつりんきょねつしょう	
10-230	血轮实热证	血輪実熱証	けつりんじつねつしょう	
10-231	心移热小肠证	心移熱小腸証	しんいねつしょうちょうしょう	
10-232	类中风	類中風	るいちゅうふう	
10-233	肺病辨证	肺病弁証	はいびょうべんしょう	
10-234	肺气虚证	肺気虚証	はいききょしょう	
10-235	卫表不固证	衛表不固証	えひょうふこしょう	
10-236	肺阴虚证	肺陰虚証	はいいんきょしょう	
10-237	阴虚咽喉失濡证	陰虚咽喉失濡証	いんきょいんこうしつじゅしょう	
10-238	肺阳虚证	肺陽虚証	はいようきょしょう	

ピンイン	英語
zàng fǔ biàn zhèng	visceral syndrome differentiation/pattern identification
xīn bìng biàn zhèng	heart diseases syndrome differentiation/pattern identification
xīn yīn xū zhèng	heart yin deficiency syndrome/pattern
xīn yáng xū zhèng	heart yang deficiency syndrome/pattern
xīn yáng xū tuō zhèng	heart yang collapse syndrome/pattern
xīn qì xū zhèng	heart qi deficiency syndrome/pattern
xīn xuè xū zhèng	heart blood deficiency syndrome/pattern
xīn qì xuè liǎng xū zhèng	syndrome/pattern of both heart qi and heart blood deficiency
xīn huǒ kàng shèng zhèng	heart fire hyperactivity syndrome/pattern
xīn huǒ shàng yán zhèng	syndrome/pattern of up-flaming heart fire
xīn mài bì zǔ zhèng	heart vessel obstruction syndrome/pattern
rè rǎo xīn shén zhèng	syndrome/pattern of heat harassing heart spirit
tán méng xīn shén zhèng	syndrome/pattern of phlegm clouding heart spirit
tán huǒ rǎo shén zhèng	syndrome/pattern of phlegm-fire harassing spirit
yū zǔ nǎo luò zhèng	syndrome/pattern of static blood obstructing brain collateral
qì bì shén jué zhèng	syndrome/pattern of qi block and syncope
yǐn tíng xīn bāo zhèng	pericardial fluid retention syndrome/pattern
xuè lún xū rè zhèng	deficiency-heat syndrome/pattern of blood orbiculus
xuè lún shí rè zhèng	excess-heat syndrome/pattern of blood orbiculus
xīn yí rè xiǎo cháng zhèng	syndrome/pattern of transmission of heart heat to small intestine
lèi zhòng fēng	apoplectoid stroke
fèi bìng biàn zhèng	lung diseases syndrome differentiation/pattern identification
fèi qì xū zhèng	lung qi deficiency syndrome/pattern
wèi biǎo bù gù zhèng	syndrome/pattern of insecurity of defensive exterior
fèi yīn xū zhèng	lung yin deficiency syndrome/pattern
yīn xū yān hóu shī rú zhèng	syndrome/pattern of yin deficiency and unmoistened throat
fèi yáng xū zhèng	lung yang deficiency syndrome/pattern

コード	中国語	日本語	読み方	
10-239	肺风痰喘	肺風痰喘	はいふうたんぜん	
10-240	肺热炽盛证	肺熱熾盛証	はいねつしせいしょう	
10-241	风寒犯肺证	風寒犯肺証	ふうかんはんはいしょう	
10-242	风热犯肺证	風熱犯肺証	ふうねつはんはいしょう	
10-243	寒痰阻肺证	寒痰阻肺証	かんたんそはいしょう	
10-244	燥邪犯肺证	燥邪犯肺証	そうじゃはんはいしょう	
10-245	痰热壅肺证	痰熱壅肺証	たんねつようはいしょう	
10-246	饮停胸胁证	飲停胸脇証	いんていきょうきょうしょう	
10-247	风水相搏证	風水相搏証	ふうすいそうはくしょう	
10-248	暑伤肺络证	暑傷肺絡証	しょしょうはいらくしょう	
10-249	热毒闭肺证	熱毒閉肺証	ねつどくへいはいしょう	
10-250	肺燥肠闭症	肺燥腸閉証	はいそうちょうへいしょう	
10-251	气轮阴虚证	気輪陰虚証	きりんいんきょしょう	
10-252	气轮风热证	気輪風熱証	きりんふうねつしょう	
10-253	气轮湿热证	気輪湿熱証	きりんしつねつしょう	
10-254	气轮血瘀证	気輪血瘀証	きりんけつおしょう	
10-255	脾病辨证	脾病弁証	ひびょうべんしょう	
10-256	胃肠病辨证	胃腸病弁証	いちょうびょうべんしょう	
10-257	脾气虚证	脾気虚証	ひききょしょう	
10-258	脾气不固证	脾気不固証	ひきふこしょう	
10-259	脾虚气陷证	脾虚気陥証	ひきょきかんしょう	
10-260	清阳不升证	清陽不昇証	せいようふしょうしょう	
10-261	脾虚动风证	脾虚動風証	ひきょどうふうしょう	
10-262	脾虚水泛证	脾虚水泛証	ひきょすいはんしょう	
10-263	脾阳虚证	脾陽虚証	ひようきょしょう	
10-264	湿热蕴脾证	湿熱蘊脾証	しつねつうんひしょう	

ピンイン	英語
fèi fēng tán chuǎn	lung wind with phlegmatic dyspnea
fèi rè chì shèng zhèng	lung heat exuberance syndrome/pattern
fēng hán fàn fèi zhèng	syndrome/pattern of wind-cold invading lung
fēng rè fàn fèi zhèng	syndrome/pattern of wind-heat invading lung
hán tán zǔ fèi zhèng	syndrome/pattern of cold-phlegm obstructing lung
zào xié fàn fèi zhèng	syndrome/pattern of dryness invading lung
tán rè yōng fèi zhèng	syndrome/pattern of phlegm-heat obstructing lung
yǐn tíng xiōng xié zhèng	syndrome/pattern of fluid retained in chest and hypochondrium
fēng shuǐ xiāng bó zhèng	wind-water combat syndrome/pattern
shǔ shāng fèi luò zhèng	syndrome/pattern of summerheat damaging lung collateral
rè dú bì fèi zhèng	syndrome/pattern of heat toxin blocking lung
fèi zào cháng bì zhèng	syndrome/pattern of lung dryness and constipation
qì lún yīn xū zhèng	yin deficiency syndrome/pattern of qi orbiculus
qì lún fēng rè zhèng	wind-heat syndrome/pattern of qi orbiculus
qì lún shī rè zhèng	dampness-heat syndrome/pattern of qi orbiculus
qì lún xuè yū zhèng	blood stasis syndrome/pattern of qi orbiculus
pí bìng biàn zhèng	spleen diseases syndrome differentiation/pattern identification
wèi cháng bìng biàn zhèng	gastrointestinal syndrome differentiation/pattern identification
pí qì xū zhèng	spleen qi deficiency syndrome/pattern
pí qì bù gù zhèng	spleen qi insecurity syndrome/pattern
pí xū qì xiàn zhèng	syndrome/pattern of spleen deficiency and sinking of qi
qīng yáng bù shēng zhèng	syndrome/pattern of clear yang failing to ascend
pí xū dòng fēng zhèng	syndrome/pattern of spleen deficiency and stirring wind
pí xū shuǐ fàn zhèng	syndrome/pattern of spleen insufficiency and water diffusion
pí yáng xū zhèng	spleen yang deficiency syndrome/pattern
shī rè yùn pí zhèng	syndrome/pattern of dampness-heat accumulation in spleen

コード	中国語	日本語	読み方	
10-265	寒湿困脾证	寒湿困脾証	かんしつこんひしょう	
10-266	脾不统血证	脾不統血証	ひふとうけつしょう	
10-267	胃气虚证	胃気虚証	いききょしょう	
10-268	胃阴虚证	胃陰虚証	いいんきょしょう	
10-269	胃阳虚证	胃陽虚証	いようきょしょう	
10-270	胃热炽盛证	胃熱熾盛証	いねつしせいしょう	
10-271	胃火燔龈证	胃火燔齦証	いかはんぎんしょう	
10-272	湿热蒸齿证	湿熱蒸歯証	しつねつじょうししょう	
10-273	瘀阻胃络证	瘀阻胃絡証	おそいらくしょう	
10-274	脾胃不和证	脾胃不和証	ひいふわしょう	
10-275	脾胃阴虚证	脾胃陰虚証	ひいいんきょしょう	
10-276	虫积肠道证	虫積腸道証	ちゅうせきちょうどうしょう	
10-277	肠热腑实证	腸熱腑実証	ちょうねつふじつしょう	
10-278	肠道湿热证	腸道湿熱証	ちょうどうしつねつしょう	
10-279	血虚肠燥证	血虚腸燥証	けっきょちょうそうしょう	
10-280	肠燥津亏证	腸燥津虧証	ちょうそうしんきしょう	
10-281	饮留胃肠证	飲留胃腸証	いんりゅういちょうしょう	
10-282	胃肠气滞证	胃腸気滞証	いちょうきたいしょう	
10-283	寒滞胃肠证	寒滞胃腸証	かんたいいちょうしょう	
10-284	肉轮气虚证	肉輪気虚証	にくりんききょしょう	
10-285	肉轮血虚证	肉輪血虚証	にくりんけっきょしょう	
10-286	肉轮血瘀证	肉輪血瘀証	にくりんけつおしょう	
10-287	肉轮风热证	肉輪風熱証	にくりんふうねつしょう	
10-288	肉轮湿热证	肉輪湿熱証	にくりんしつねつしょう	
10-289	肝胆病辨证	肝胆病弁証	かんたんびょうべんしょう	
10-290	肝阴虚证	肝陰虚証	かんいんきょしょう	

ピンイン	英語
hán shī kùn pí zhèng	syndrome/pattern of cold-dampness disturbing spleen
pí bù tǒng xuè zhèng	syndrome/pattern of spleen failing to control blood
wèi qì xū zhèng	stomach qi deficiency syndrome/pattern
wèi yīn xū zhèng	stomach yin deficiency syndrome/pattern
wèi yáng xū zhèng	stomach yang deficiency syndrome/pattern
wèi rè chì shèng zhèng	intense stomach heat syndrome/pattern
wèi huǒ fán yín zhèng	syndrome/pattern of stomach fire blazing gum
shī rè zhēng chǐ zhèng	syndrome/pattern of dampness-heat steaming teeth
yū zǔ wèi luò zhèng	syndrome/pattern of stasis in stomach collateral
pí wèi bù hé zhèng	spleen-stomach disharmony syndrome/pattern
pí wèi yīn xū zhèng	syndrome/pattern of spleen-stomach yin deficiency
chóng jī cháng dào zhèng	intestinal worm accumulation syndrome/pattern
cháng rè fǔ shí zhèng	syndrome/pattern of intestinal heat and fu-organ excess
cháng dào shī rè zhèng	intestinal dampness-heat syndrome/pattern
xuè xū cháng zào zhèng	syndrome/pattern of blood deficiency and intestinal dryness
cháng zào jīn kuī zhèng	syndrome/pattern of intestinal dryness and fluid consumption
yǐn liú wèi cháng zhèng	syndrome/pattern of fluid retained in stomach and intestines
wèi cháng qì zhì zhèng	syndrome/pattern of qi stagnation in stomach and intestines
hán zhì wèi cháng zhèng	syndrome/pattern of cold stagnation in stomach and intestines
ròu lún qì xū zhèng	qi deficiency syndrome/pattern of flesh orbiculus
ròu lún xuè xū zhèng	blood deficiency syndrome/pattern of flesh orbiculus
ròu lún xuè yū zhèng	blood stasis syndrome/pattern of flesh orbiculus
ròu lún fēng rè zhèng	wind-heat syndrome/pattern of flesh orbiculus
ròu lún shī rè zhèng	dampness-heat syndrome/pattern of flesh orbiculus
gān dǎn bìng biàn zhèng	liver-gallbladder diseases syndrome differentiation/pattern identification
gān yīn xū zhèng	liver yin deficiency syndrome/pattern

コード	中国語	日本語	読み方	
10-291	肝阳上亢证	肝陽上亢証	かんようじょうこうしょう	
10-292	肝阳化风证	肝陽化風証	かんようかふうしょう	
10-293	肝风内动证	肝風内動証	かんふうないどうしょう	
10-294	内风证	内風証	ないふうしょう	
10-295	风证	風証	ふうしょう	
10-296	肝阳虚证	肝陽虚証	かんようきょしょう	
10-297	肝血虚证	肝血虚証	かんけつきょしょう	
10-298	血虚生风证	血虚生風証	けっきょせいふうしょう	
10-299	热极动风证	熱極動風証	ねつきょくどうふうしょう	
10-300	肝郁化火证	肝鬱化火証	かんうつかかしょう	
10-301	肝火上炎证	肝火上炎証	かんかじょうえんしょう	
10-302	肝火炽盛证	肝火熾盛証	かんかしせいしょう	
10-303	肝火犯头证	肝火犯頭証	かんかはんとうしょう	
10-304	肝火燔耳证	肝火燔耳証	かんかはんじしょう	
10-305	肝郁气滞证	肝鬱気滞証	かんうつきたいしょう	
10-306	肝郁血瘀证	肝鬱血瘀証	かんうつけつおしょう	
10-307	肝经湿热证	肝経湿熱証	かんけいしつねつしょう	
10-308	寒滞肝脉证	寒滞肝脈証	かんたいかんみゃくしょう	
10-309	胆郁痰扰证	胆鬱痰擾証	たんうつたんじょうしょう	
10-310	虫扰胆腑证	虫擾胆腑証	ちゅうじょうたんふしょう	
10-311	肝胆湿热证	肝胆湿熱証	かんたんしつねつしょう	
10-312	风轮阴虚证	風輪陰虚証	ふうりんいんきょしょう	
10-313	风轮风热证	風輪風熱証	ふうりんふうねつしょう	
10-314	风轮湿热证	風輪湿熱証	ふうりんしつねつしょう	

ピンイン	英語
gān yáng shàng kàng zhèng	syndrome/pattern of ascendant hyperactivity of liver yang
gān yáng huà fēng zhèng	syndrome/pattern of liver yang transforming into wind
gān fēng nèi dòng zhèng	syndrome/pattern of internal stirring of liver wind
nèi fēng zhèng	internal wind syndrome/pattern
fēng zhèng	wind syndrome/pattern
gān yáng xū zhèng	liver yang deficiency syndrome/pattern
gān xuè xū zhèng	liver blood deficiency syndrome/pattern
xuè xū shēng fēng zhèng	syndrome/pattern of blood deficiency generating wind
rè jí dòng fēng zhèng	syndrome/pattern of extreme heat generating wind
gān yù huà huǒ zhèng	syndrome/pattern of liver depression transforming into fire
gān huǒ shàng yán zhèng	syndrome/pattern of up-flaming liver fire
gān huǒ chì shèng zhèng	syndrome/pattern of blazing liver fire
gān huǒ fàn tóu zhèng	syndrome/pattern of liver fire invading head
gān huǒ fàn ěr zhèng	syndrome/pattern of liver fire invading ear
gān yù qì zhì zhèng	syndrome/pattern of liver depression and qi stagnation
gān yù xuè yū zhèng	syndrome/pattern of liver depression and blood stasis
gān jīng shī rè zhèng	syndrome/pattern of dampness-heat in liver channel/meridian
hán zhì gān mài zhèng	syndrome/pattern of cold stagnation in liver channel/meridian
dǎn yù tán rǎo zhèng	syndrome/pattern of gallbladder depression and harassing phlegm
chóng rǎo dǎn fǔ zhèng	syndrome/pattern of worms harassing gallbladder
gān dǎn shī rè zhèng	syndrome/pattern of dampness-heat in liver and gallbladder
fēng lún yīn xū zhèng	yin deficiency syndrome/pattern of wind orbiculus
fēng lún fēng rè zhèng	wind-heat syndrome/pattern of wind orbiculus
fēng lún shī rè zhèng	dampness-heat syndrome/pattern of wind orbiculus

コード	中国語	日本語	読み方	
10-315	风轮热毒证	風輪熱毒証	ふうりんねつどくしょう	
10-316	肾膀胱病辨证	腎膀胱病弁証	じんぼうこうびょうべんしょう	
10-317	肾精不足证	腎精不足証	じんせいふそくしょう	
10-318	肾气虚证	腎気虚証	じんききょしょう	
10-319	肾气不固证	腎気不固証	じんきふこしょう	
10-320	肾阳虚证	腎陽虚証	じんようきょしょう	
10-321	肾虚水泛证	腎虚水汎証	じんきょすいはんしょう	
10-322	肾阴虚证	腎陰虚証	じんいんきょしょう	
10-323	肾阴虚火旺证	腎陰虚火旺証	じんいんきょかおうしょう	
10-324	肾经寒湿证	腎経寒湿証	じんけいかんしつしょう	
10-325	热入气分	①熱入気分　②熱が気分に入る	①ねつにゅうきぶん　②ねつがきぶんにはいる	
10-326	膀胱虚寒证	膀胱虚寒証	ぼうこうきょかんしょう	
10-327	膀胱湿热证	膀胱湿熱証	ぼうこうしつねつしょう	
10-328	冲任不固证	衝任不固証	しょうにんふこしょう	
10-329	冲任失调证	衝任失調証	しょうにんしっちょうしょう	
10-330	瘀阻胞宫证	瘀阻胞宮証	おそほうきゅうしょう	
10-331	胞宫虚寒证	胞宮虚寒証	ほうきゅうきょかんしょう	
10-332	寒凝胞宫证	寒凝胞宮証	かんぎょうほうきゅうしょう	
10-333	胞宫湿热证	胞宮湿熱証	ほうきゅうしつねつしょう	
10-334	胞宫积热证	胞宮積熱証	ほうきゅうせきねつしょう	
10-335	湿热阻滞精室证	湿熱阻滞精室証	しつねつそたいせいしつしょう	
10-336	痰阻精室证	痰阻精室証	たんそせいしつしょう	
10-337	水轮气虚证	水輪気虚証	すいりんききょしょう	
10-338	水轮实热证	水輪実熱証	すいりんじつねつしょう	
10-339	水轮痰火证	水輪痰火証	すいりんたんかしょう	

ピンイン	英語
fēng lún rè dú zhèng	heat-toxin syndrome/pattern of wind orbiculus
shèn páng guāng bìng biàn zhèng	kidney-bladder diseases syndrome differentiation/ pattern identification
shèn jīng bù zú zhèng	kidney essence insufficiency syndrome/pattern
shèn qì xū zhèng	kidney qi deficiency syndrome/pattern
shèn qì bù gù zhèng	kidney qi insecurity syndrome/pattern
shèn yáng xū zhèng	kidney-yang deficiency syndrome/pattern
shèn xū shuǐ fàn zhèng	syndrome/pattern of kidney deficiency and water diffusion
shèn yīn xū zhèng	kidney-yin deficiency syndrome/pattern
shèn yīn xū huǒ wàng zhèng	syndrome/pattern of kidney yin deficiency and effulgent fire
shèn jīng hán shī zhèng	syndrome/pattern of cold-dampness in kidney meridian/channel
rè rù qì fēn	syndrome/pattern of heat invading qi aspect
páng guāng xū hán zhèng	bladder deficiency-cold syndrome/pattern
páng guāng shī rè zhèng	bladder dampness-heat syndrome/pattern
chōng rèn bù gù zhèng	syndrome/pattern of insecurity of thoroughfare and conception vessels
chōng rèn shī tiáo zhèng	syndrome/pattern of disharmony of thoroughfare and conception vessels
yū zǔ bāo gōng zhèng	syndrome/pattern of static blood obstructing uterus
bāo gōng xū hán zhèng	syndrome/pattern of deficiency-cold of uterus
hán níng bāo gōng zhèng	syndrome/pattern of cold congealing in uterus
bāo gōng shī rè zhèng	uterus dampness-heat syndrome/pattern
bāo gōng jī rè zhèng	syndrome/pattern of accumulated heat in uterus
shī rè zǔ zhì jīng shì zhèng	syndrome/pattern of dampness-heat obstructing semen chamber
tán zǔ jīng shì zhèng	syndrome/pattern of phlegm obstructing semen chamber
shuǐ lún qì xū zhèng	qi deficiency syndrome/pattern of water orbiculus
shuǐ lún shí rè zhèng	excess heat syndrome/pattern of water orbiculus
shuǐ lún tán huǒ zhèng	phlegm-fire syndrome/pattern of water orbiculus

コード	中国語	日本語	読み方
10-340	水轮痰湿证	水輪痰湿証	すいりんたんしつしょう
10-341	水轮阴亏证	水輪陰虧証	すいりんいんきしょう
10-342	水轮气虚血瘀证	水輪気虚血瘀証	すいりんききょけつおしょう
10-343	水轮血脉痹阻证	水輪血脈痹阻証	すいりんけつみゃくひそしょう
10-344	水轮络痹精亏证	水輪絡痹精虧証	すいりんらくひせいきしょう
10-345	虚火灼龈证	虚火灼齦証	きょかしゃくぎんしょう
10-346	脏腑兼病辨证	臓腑兼病弁証	ぞうふけんびょうべんしょう
10-347	心肺气虚证	心肺気虚証	しんはいききょしょう
10-348	心脾两虚证	心脾両虚証	しんぴりょうきょしょう
10-349	心肝血虚证	心肝血虚証	しんかんけっきょしょう
10-350	心肾阳虚证	心腎陽虚証	しんじんようきょしょう
10-351	心肾不交证	心腎不交証	しんじんふこうしょう
10-352	肺肾气虚证	肺腎気虚証	はいじんききょしょう
10-353	肺肾阴虚证	肺腎陰虚証	はいじんいんきょしょう
10-354	脾肺气虚证	脾肺気虚証	ひはいききょしょう
10-355	脾肾阳虚证	脾腎陽虚証	ひじんようきょしょう
10-356	脾胃阳虚证	脾胃陽虚証	ひいようきょしょう
10-357	肝郁脾虚证	肝鬱脾虚証	かんうつひきょしょう
10-358	肝胃不和证	肝胃不和証	かんいふわしょう
10-359	肝肾阴虚证	肝腎陰虚証	かんじんいんきょしょう
10-360	水寒射肺证	水寒射肺証	すいかんしゃはいしょう
10-361	水气凌心证	水気凌心証	すいきりょうしんしょう
10-362	六经辨证	六経弁証	①ろっけいべんしょう ②ろくけいべんしょう ③りっけいべんしょう
10-363	六经病	六経病	①ろっけいびょう ②ろくけいびょう ③りっけいびょう

	ピンイン	英語
	shuǐ lún tán shī zhèng	phlegm-dampness syndrome/pattern of water orbiculus
	shuǐ lún yīn kuī zhèng	yin deficiency syndrome/pattern of water orbiculus
	shuǐ lún qì xū xuè yū zhèng	qi deficiency and blood stasis syndrome/pattern of water orbiculus
	shuǐ lún xuè mài bì zǔ zhèng	syndrome/pattern of blood vessel obstruction of water orbiculus
	shuǐ lún luò bì jīng kuī zhèng	syndrome/pattern of collateral obstruction and essence deficiency of water orbiculus
	xū huǒ zhuó yín zhèng	syndrome/pattern of deficiency-fire scorching gum
	zàng fǔ jiān bìng biàn zhèng	syndrome differentiation/pattern identification of combined zang-fu diseases
	xīn fèi qì xū zhèng	syndrome/pattern of heart-lung qi deficiency
	xīn pí liǎng xū zhèng	syndrome/pattern of deficiency of both heart and spleen
	xīn gān xuè xū zhèng	syndrome/pattern of heart-liver blood deficiency
	xīn shèn yáng xū zhèng	syndrome/pattern of heart-kidney yang deficiency
	xīn shèn bù jiāo zhèng	heart-kidney non-interaction syndrome/pattern
	fèi shèn qì xū zhèng	lung-kidney qi deficiency syndrome/pattern
	fèi shèn yīn xū zhèng	lung-kidney yin deficiency syndrome/pattern
	pí fèi qì xū zhèng	spleen-lung qi deficiency syndrome/pattern
	pí shèn yáng xū zhèng	spleen-kidney yang deficiency syndrome/pattern
	pí wèi yáng xū zhèng	spleen-stomach yang deficiency syndrome/pattern
	gān yù pí xū zhèng	syndrome/pattern of liver depression and spleen deficiency
	gān wèi bù hé zhèng	liver-stomach disharmony syndrome/pattern
	gān shèn yīn xū zhèng	liver-kidney yin deficiency syndrome/pattern
	shuǐ hán shè fèi zhèng	syndrome/pattern of water-cold attacking lung
	shuǐ qì líng xīn zhèng	syndrome/pattern of water pathogen attacking heart
	liù jīng biàn zhèng	six-meridian/channel syndrome differentiation/pattern identification
	liù jīng bìng	six-meridian/channel diseases

コード	中国語	日本語	読み方	
10-364	太阳病证	太陽病証	たいようびょうしょう	
10-365	阳明病证	陽明病証	ようめいびょうしょう	
10-366	少阳病证	少陽病証	しょうようびょうしょう	
10-367	太阴病证	太陰病証	たいいんびょうしょう	
10-368	少阴病证	少陰病証	しょういんびょうしょう	
10-369	厥阴病证	厥陰病証	けついんびょうしょう	
10-370	太阳经证	太陽経証	たいようけいしょう	
10-371	太阳表实证	太陽表実証	たいようひょうじつしょう	
10-372	太阳伤寒证	太陽傷寒証	たいようしょうかんしょう	
10-373	太阳表虚证	太陽表虚証	たいようひょうきょしょう	
10-374	太阳中风证	太陽中風証	たいようちゅうふうしょう	
10-375	太阳腑证	太陽腑証	たいようふしょう	
10-376	太阳蓄水证	太陽蓄水証	たいようちくすいしょう	
10-377	伤寒蓄水证	傷寒蓄水証	しょうかんちくすいしょう	
10-378	蓄水证	蓄水証	ちくすいしょう	
10-379	水逆	水逆	すいぎゃく	
10-380	太阳蓄血证	太陽蓄血証	たいようちくけつしょう	
10-381	蓄血证	蓄血証	ちくけつしょう	
10-382	大结胸证	大結胸証	だいけっきょうしょう	
10-383	小结胸证	小結胸証	しょうけっきょうしょう	
10-384	坏病	壊病	えびょう	
10-385	变证	変証	へんしょう	
10-386	阳明经证	陽明経証	ようめいけいしょう	
10-387	阳明中风	陽明中風	ようめいちゅうふう	
10-388	阳明中寒	陽明中寒	ようめいちゅうかん	
10-389	阳明腑证	陽明腑証	ようめいふしょう	
10-390	阳明病外证	陽明病外証	ようめいびょうがいしょう	
10-391	正阳阳明	正陽陽明	せいようようめい	
10-392	太阳阳明	太陽陽明	たいようようめい	
10-393	少阳阳明	少陽陽明	しょうようようめい	
10-394	阳明蓄血证	陽明蓄血証	ようめいちくけつしょう	

ピンイン	英語
tài yáng bìng zhèng	greater yang syndrome/pattern
yáng míng bìng zhèng	yang brightness syndrome/pattern
shào yáng bìng zhèng	lesser yang syndrome/pattern
tài yīn bìng zhèng	greater yin syndrome/pattern
shào yīn bìng zhèng	lesser yin syndrome/pattern
jué yīn bìng zhèng	reverting yin syndrome/pattern
tài yáng jīng zhèng	greater yang meridian/channel syndrome/pattern
tài yáng biǎo shí zhèng	greater yang exterior excess syndrome/pattern
tài yáng shāng hán zhèng	greater yang cold damage syndrome/pattern
tài yáng biǎo xū zhèng	greater yang exterior deficiency syndrome/pattern
tài yáng zhòng fēng zhèng	greater yang wind-invasion syndrome/pattern
tài yáng fǔ zhèng	greater yang fu-organ syndrome/pattern
tài yáng xù shuǐ zhèng	greater yang water retention syndrome/pattern
shāng hán xù shuǐ zhèng	syndrome/pattern of cold damage and fluid retention
xù shuǐ zhèng	fluid retention syndrome/pattern
shuǐ nì	water counterflow
tài yáng xù xuè zhèng	greater yang blood accumulation syndrome/pattern
xù xuè zhèng	blood accumulation syndrome/pattern
dà jié xiōng zhèng	major chest bind syndrome/pattern
xiǎo jié xiōng zhèng	minor chest bind syndrome/pattern
huài bìng	deteriorated disease
biàn zhèng	deteriorated syndrome/pattern
yáng míng jīng zhèng	yang brightness meridian/channel syndrome/pattern
yáng míng zhòng fēng	yang brightness wind invasion
yáng míng zhòng hán	cold invasion of yang brightness
yáng míng fǔ zhèng	yang brightness fu-organ syndrome/pattern
yáng míng bìng wài zhèng	external syndrome/pattern of yang brightness disease
zhèng yáng yáng míng	yang brightness disease due to direct attack
tài yáng yáng míng	transmission from greater yang to yang brightness
shào yáng yáng míng	transmission from lesser yang to yang brightness
yáng míng xù xuè zhèng	syndrome/pattern of blood accumulation of yang brightness

コード	中国語	日本語	読み方	
10-395	少阳经证	少陽経証	しょうようけいしょう	
10-396	少阳腑证	少陽腑証	しょうようふしょう	
10-397	热入血室证	熱入血室証	ねつにゅうけっしつしょう	
10-398	脾约证	脾約証	ひやくしょう	
10-399	太阴中风证	太陰中風証	たいいんちゅうふうしょう	
10-400	少阴表寒证	少陰表寒証	しょういんひょうかんしょう	
10-401	少阴热化证	少陰熱化証	しょういんねっかしょう	
10-402	少阴寒化证	少陰寒化証	しょういんかんかしょう	
10-403	少阴三急下证	少陰三急下証	しょういんさんきゅうげしょう	
10-404	厥阴寒厥证	厥陰寒厥証	けついんかんけつしょう	
10-405	厥阴热厥证	厥陰熱厥証	けついんねっけつしょう	
10-406	厥阴蛔厥证	厥陰蛔厥証	けついんかいけつしょう	
10-407	卫气营血辨证	衛気営血弁証	えきえいけつべんしょう	
10-408	卫分证	衛分証	えぶんしょう	
10-409	卫表证	衛表証	えひょうしょう	
10-410	肺卫证	肺衛証	はいえしょう	
10-411	湿遏卫阳证	湿遏衛陽証	しつあつえようしょう	
10-412	卫气同病证	衛気同病証	えきどうびょうしょう	
10-413	气分证	気分証	きぶんしょう	
10-414	气分湿热证	気分湿熱証	きぶんしつねつしょう	
10-415	气血两燔证	気血両燔証	きけつりょうはんしょう	
10-416	气营两燔证	気営両燔証	きえいりょうはんしょう	
10-417	湿热浸淫证	湿熱浸淫証	しつねつしんいんしょう	
10-418	湿热郁阻气机证	湿熱鬱阻気機証	しつねつうつそききしょう	
10-419	热重于湿证	熱重於湿証	ねつじゅうおしつしょう	
10-420	湿重于热证	湿重於熱証	しつじゅうおつしょう	

168 　10　弁証

ピンイン	英語
shào yáng jīng zhèng	lesser yang meridian/channel syndrome/pattern
shào yáng fǔ zhèng	lesser yang fu-organ syndrome/pattern
rè rù xuè shì zhèng	syndrome/pattern of heat invading blood chamber
pí yuē zhèng	spleen constrained syndrome/pattern
tài yīn zhòng fēng zhèng	greater yin wind-invasion syndrome/pattern
shào yīn biǎo hán zhèng	exterior cold syndrome/pattern of lesser yin
shào yīn rè huà zhèng	heat transformation syndrome/pattern of lesser yin
shào yīn hán huà zhèng	cold transformation syndrome/pattern of lesser yin
shào yīn sān jí xià zhèng	three urgently purgative syndrome/pattern of lesser yin
jué yīn hán jué zhèng	syndrome/pattern of cold syncope of reverting yin
jué yīn rè jué zhèng	syndrome/pattern of heat syncope of reverting yin
jué yīn huí jué zhèng	syndrome/pattern of syncope due to ascariasis of reverting yin
wèi qì yíng xuè biàn zhèng	defense-qi-nutrient-blood syndrome differentiation/pattern identification
wèi fèn zhèng	defense aspect syndrome/pattern
wèi biǎo zhèng	defense-exterior syndrome/pattern
fèi wèi zhèng	lung-defense syndrome/pattern
shī è wèi yáng zhèng	syndrome/pattern of dampness obstructing defense yang
wèi qì tóng bìng zhèng	syndrome/pattern of both defense and qi
qì fèn zhèng	qi aspect syndrome/pattern
qì fèn shī rè zhèng	syndrome/pattern of dampness-heat in qi aspect
qì xuè liǎng fán zhèng	syndrome/pattern of dual blaze of qi and blood
qì yíng liǎng fán zhèng	syndrome/pattern of dual blaze of qi and nutrient
shī rè jīn yín zhèng	syndrome/pattern of dampness-heat immersion
shī rè yù zǔ qì jī zhèng	syndrome/pattern of dampness-heat obstructing qi movement
rè zhòng yú shī zhèng	syndrome/pattern of preponderance of heat over dampness
shī zhòng yú rè zhèng	syndrome/pattern of preponderance of dampness over heat

コード	中国語	日本語	読み方	
10-421	邪伏膜原证	邪伏膜原証	じゃふくまくげんしょう	
10-422	営分证	営分証	えいぶんしょう	
10-423	热入営血证	熱入営血証	ねつにゅうえいけつしょう	
10-424	热入心包证	熱入心包証	ねつにゅうしんぽうしょう	
10-425	血分证	血分証	けつぶんしょう	
10-426	热盛动血证	熱盛動血証	ねつせいどうけつしょう	
10-427	热盛动风证	熱盛動風証	ねつせいどうふうしょう	
10-428	余热未清证	余熱未清証	よねつみせいしょう	
10-429	三焦辨证	三焦弁証	さんしょうべんしょう	
10-430	三焦湿热证	三焦湿熱証	さんしょうしつねつしょう	
10-431	上焦湿热证	上焦湿熱証	じょうしょうしつねつしょう	
10-432	上焦病证	上焦病証	じょうしょうびょうしょう	
10-433	毒壅上焦证	毒壅上焦証	どくようじょうしょうしょう	
10-434	中焦湿热证	中焦湿熱証	ちゅうしょうしつねつしょう	
10-435	中焦病证	中焦病証	ちゅうしょうびょうしょう	
10-436	下焦湿热证	下焦湿熱証	げしょうしつねつしょう	
10-437	下焦病证	下焦病証	げしょうびょうしょう	

ピンイン	英語
xié fú mó yuán zhèng	syndrome/pattern of latent pathogen in pleurodia-phragmatic interspace
yíng fèn zhèng	nutrient aspect syndrome/pattern
rè rù yíng xuè zhèng	syndrome/pattern of heat entering nutrient-blood
rè rù xīn bāo zhèng	syndrome/pattern of heat entering pericardium
xuè fèn zhèng	blood aspect syndrome/pattern
rè shèng dòng xuè zhèng	syndrome/pattern of exuberant heat and bleeding
rè shèng dòng fēng zhèng	syndrome/pattern of exuberant heat stirring wind
yú rè wèi qīng zhèng	residual heat syndrome/pattern
sān jiāo biàn zhèng	triple-energizer syndrome differentiation/pattern identification
sān jiāo shī rè zhèng	triple-energizer dampness-heat syndrome/pattern
shàng jiāo shī rè zhèng	upper-energizer dampness-heat syndrome/pattern
shàng jiāo bìng zhèng	upper-energizer syndrome/pattern
dú yōng shàng jiāo zhèng	syndrome/pattern of toxin congestion in upper-energizer
zhōng jiāo shī rè zhèng	middle-energizer dampness-heat syndrome/pattern
zhōng jiāo bìng zhèng	middle-energizer syndrome/pattern
xià jiāo shī rè zhèng	lower-energizer dampness-heat syndrome/pattern
xià jiāo bìng zhèng	lower-energizer syndrome/pattern

11 治則治法

コード	中国語	日本語	読み方	
11-001	扶弱	扶弱	ふじゃく	
11-002	抑強	抑強	よくきょう	
11-003	产后三禁	産後三禁	さんごさんきん	
11-004	夺汗者无血	奪汗する者は無血	だっかんするものはむけつ	
11-005	夺血者无汗	奪血する者は無汗	だっけつするものはむかん	
11-006	治未病	①治未病　②未病を治す	①ちみびょう　②みびょうをちす	
11-007	未病先防	未病先防	みびょうせんぼう	
11-008	既病防变	既病防変	きびょうぼうへん	
11-009	治病必求于本	治病は必ず本を求む	ちびょうはかならずほんをもとむ	
11-010	治痿独取阳明	痿を治するはただ陽明を取る	いをちするはただようめいをとる	
11-011	留者攻之	留まる者はこれを攻める	とどまるものはこれをせめる	
11-012	虚者补之	虚する者はこれを補う	きょするものはこれをおぎなう	
11-013	寒者热之	寒なる者はこれを熱する	かんなるものはこれをねっする	
11-014	热者寒之	熱なる者はこれを寒やす	ねつなるものはこれをひやす	
11-015	微者逆之	微なる者はこれに逆らう	びなるものはこれにさからう	
11-016	坚者削之	堅き者はこれを削る	かたきものはこれをけずる	
11-017	客者除之	客する者はこれを除く	きゃくするものはこれをのぞく	
11-018	盛者泻之	盛んなる者はこれを瀉す	さかんなるものはこれをしゃす	
11-019	结者散之	結する者はこれを散じる	けっするものはこれをさんじる	
11-020	逆者正治	逆らう者は正治なり	さからうものはせいちなり	
11-021	燥者濡之	燥なる者はこれを濡す	そうなるものはこれをうるおす	
11-022	急者缓之	急なる者はこれを緩める	きゅうなるものはこれをゆるめる	
11-023	散者收之	散ずるものはこれを収める	さんずるものはこれをおさめる	

ピンイン	英語
fú ruò	supporting weakness
yì qiáng	inhibiting excessiveness
chǎn hòu sān jìn	three postpartum contraindications
duó hàn zhě wú xuè	consumption of blood being contraindicated in case with excessive sweating
duó xuè zhě wú hàn	diaphoresis being contraindicated in case with consumption of blood
zhì wèi bìng	treating disease before its onset
wèi bìng xiān fáng	prevention before disease onset
jì bìng fáng biàn	controlling development of existing disease
zhì bìng bì qiú yú běn	treating disease should focus on the root
zhì wěi dú qǔ yáng míng	treating flaccidity only taking yang brightness
liú zhě gōng zhī	treating retention with purgation
xū zhě bǔ zhī	treating deficiency with tonification
hán zhě rè zhī	treating cold with heat
rè zhě hán zhī	treating heat with cold
wēi zhě nì zhī	treating mild syndrome with counteraction
jiān zhě xuē zhī	hardness should be whittled
kè zhě chú zhī	exogenous pathogen should be expelled
shèng zhě xiè zhī	treating excess with purgation
jié zhě sàn zhī	treating pathogenic accumulation with dissipation
nì zhe zheng zhì	counteraction being routine treatment
zào zhě rú zhī	treating dryness with moistening
jí zhě huǎn zhī	treating spasm with relaxation
sàn zhě shōu zhī	treating dispersion with astringent

コード	中国語	日本語	読み方	
11-024	损者温之	損ずる者はこれを温める	そんずるものはこれをあたためる	
11-025	逸者行之	逸する者はこれを行ぐらす	いっするものはこれをめぐらす	
11-026	惊者平之	驚く者はこれを平す	おどろくものはこれをへいす	
11-027	劳者温之	労する者はこれを温める	ろうするものはこれをあたためる	
11-028	热因热用	熱は熱に因りて用いる	ねつはねつによりてもちいる	
11-029	寒因寒用	寒は寒に因りて用いる	かんはかんによりてもちいる	
11-030	通因通用	通は通に因りて用いる	つうはつうによりてもちいる	
11-031	塞因塞用	塞は塞に因りて用いる	そくはそくによりてもちいる	
11-032	从者反治	従う者は反治なり	したがうものははんちなり	
11-033	甚者从之	甚だしき者はこれに従う	はなはだしきものはこれにしたがう	
11-034	先表后里	先表後裏	せんぴょうこうり	
11-035	先里后表	先裏後表	せんりこうひょう	
11-036	甚者独行	甚だしき者は独行す	はなはだしきものはどっこうす	
11-037	间者并行	間なる者は併行す	かんなるものはへいこうす	
11-038	小大不利治其标	小大利せずしてその標を治す	しょうだいりせずしてそのひょうをちす	
11-039	病为本，工为标	病は本たり，工は標たり	やまいはほんたり，たくみはひょうたり	
11-040	阴中求阳	陰中に陽を求む	いんちゅうにようをもとむ	
11-041	阳中求阴	陽中に陰を求む	ようちゅうにいんをもとむ	
11-042	阴病治阳	陰病は陽を治す	いんびょうはようをちす	
11-043	阳病治阴	陽病は陰を治す	ようびょうはいんをちす	
11-044	诸热之而寒者取之阳	諸もろのこれを熱すれども寒する者はこれを陽に取る	もろもろのこれをねっすれどもかんするものはこれをようにとる	
11-045	腑病治脏	腑病は臓を治す	ふびょうはぞうをちす	
11-046	毋逆天时是谓至治	天時に逆らうことなかれ，これ至治と謂う	てんじにさからうことなかれ，これしちという	
11-047	筋骨并重	筋骨併重	きんこつへいじゅう	

ピンイン	英語
sǔn zhě wēn zhī	treating impairment with warming
yì zhě xíng zhī	treating stagnation by moving
jīng zhě píng zhī	treating fright by calming
láo zhě wēn zhī	treating overstrain with warming
rè yīn rè yòng	treating heat with heat
hán yīn hán yòng	treating cold with cold
tōng yīn tōng yòng	treating incontinent syndrome with dredging method
sāi yīn sāi yòng	treating obstructive syndrome with tonics
cóng zhě fǎn zhì	contrary treatment in compliance with pseudo-symptom
shèn zhě cóng zhī	treating severe case in compliance with pseudo-symptom
xiān biǎo hòu lǐ	treat exterior before interior
xiān lǐ hòu biǎo	treating interior before exterior
shèn zhě dú xíng	treating severe case with single focal method
jiān zhě bìng xíng	treating root and accompanying symptoms simultaneously for mild case
xiǎo dà bú lì zhì qí biāo	treating branch in case with difficulty in urination and defecation
bìng wéi běn, gōng wéi biāo	patient and disease are the root, diagnosis and treatment of doctor are the branch
yīn zhōng qiú yáng	treating yin for yang
yáng zhōng qiú yīn	treating yang for yin
yīn bìng zhì yáng	yin disease treated through yang
yáng bìng zhì yīn	yang disease treated through yin
zhù rè zhī ér hán zhě qǔ zhī yáng	cold disease, showing more cold after being treated by heat medicinal, should be treated by tonifying yang
fǔ bìng zhì zàng	treating zang-organ for fu-organ disease
wú nì tiān shí shì wèi zhì zhì	never violating relation of season and time, it is supposed to be the best therapeutic principle
jīn gǔ bìng zhòng	emphasis on both sinews and bones

コード	中国語	日本語	読み方	
11-048	法随证立	法は証に随いて立てる	ほうはしょうにしたがいてたてる	
11-049	以法统方	法を以て方を統べる	ほうをもってほうをすべる	
11-050	补母泻子法	補母瀉子法	ほぼしゃしほう	
11-051	八法	八法	①はちほう　②はっぽう	
11-052	解表法	解表法	①かいひょうほう　②げひょうほう	
11-053	汗法	汗法	かんぽう	
11-054	发汗解表	発汗解表	①はっかんかいひょう　②はっかんげひょう	
11-055	开鬼门	鬼門を開く	きもんをひらく	
11-056	疏风	疏風	そふう	
11-057	发之	これを発す	これをはっす	
11-058	透表	透表	とうひょう	
11-059	透泄	透泄	とうせつ	
11-060	透邪	透邪	とうじゃ	
11-061	达邪透表	達邪透表	たつじゃとうひょう	
11-062	透疹	透疹	とうしん	
11-063	火劫	火劫	かごう	
11-064	解肌	解肌	①かいき　②げき	
11-065	在皮者汗而发之	皮に在る者は汗してこれを発す	ひにあるものはかんしてこれをはっす	
11-066	因其轻而扬之	その軽きに因りてこれを揚げる	そのかるきによりてこれをあげる	
11-067	宣肺	宣肺	せんはい	
11-068	宣肺止咳	宣肺止咳	せんはいしがい	
11-069	宣肺止咳平喘	宣肺止咳平喘	せんはいしがいへいぜん	
11-070	辛温解表	辛温解表	①しんおんかいひょう　②しんおんげひょう	
11-071	解表散寒	解表散寒	①かいひょうさんかん　②げひょうさんかん	
11-072	调和营卫	調和営衛	ちょうわえいえ	
11-073	辛凉解表	辛涼解表	①しんりょうかいひょう　②しんりょうげひょう	

ピンイン	英語
fǎ suí zhèng lì	therapeutic method being based on syndrome differentiation
yī fǎ tǒng fāng	① prescription according to therapeutic method; ② prescriptions classified by therapeutic methods
bǔ mǔ xiè zǐ fǎ	mother-tonifying child-reducing method
bā fǎ	eight methods
jiě biǎo fǎ	releasing exterior method
hàn fǎ	sweating method
fā hàn jiě biǎo	inducing sweating to releasing exterior
kāi guǐ mén	opening pores of sweat duct
shū fēng	dispersing wind
fā zhī	① expelling pathogen from exterior ② dispersing stagnation
tòu biǎo	expelling pathogen through exterior
tòu xiè	expelling and dispersing
tòu xié	expelling pathogen
dá xié tòu biǎo	expelling pathogen from exterior
tòu zhěn	promoting eruption
huǒ jié	fire deterioration
jiě jī	releasing flesh
zài pí zhě hàn ěr fā zhī	treating superficial syndrome with sweating therapy
yīn qí qīng ér yáng zhī	treating mild disease with dissipating therapy
xuān fèi	ventilating lung
xuān fèi zhǐ ké	ventilating lung and relieving cough
xuān fèi zhǐ ké píng chuǎn	ventilating lung and relieving cough and dyspnea
xīn wēn jiě biǎo	releasing exterior with pungent-warm
jiě biǎo sàn hán	releasing exterior and dissipating cold
tiáo hé yíng wèi	harmonizing nutrient and defensive aspects
xīn liáng jiě biǎo	releasing exterior with pungent-cool

コード	中国語	日本語	読み方	
11-074	轻宣肺气	軽宣肺気	けいせんはいき	
11-075	清凉透邪	清涼透邪	せいりょうとうじゃ	
11-076	泄卫透热	泄衛透熱	せつえとうねつ	
11-077	开泄	開泄	かいせつ	
11-078	辛开苦泄	辛開苦泄	しんかいくせつ	
11-079	扶正解表	扶正解表	①ふせいかいひょう ②ふせいげひょう	
11-080	补肺固卫	補肺固衛	ほはいこえい	
11-081	益气固表	益気固表	えっきこひょう	
11-082	益阴固表	益陰固表	えきいんこひょう	
11-083	散中有收	散中有収	さんちゅうゆうしゅう	
11-084	开中有合	開中有合	かいちゅうゆうごう	
11-085	发中有补	発中有補	はっちゅうゆうほ	
11-086	清热法	清熱法	せいねつほう	
11-087	清法	清法	せいほう	
11-088	苦寒直折	苦寒直折	くうかんちょくせつ	
11-089	清气法	清気法	せいきほう	
11-090	清气	清気	せいき	
11-091	清气分热	清気分熱	せいきぶんねつ	
11-092	辛寒清气	辛寒清気	しんかんせいき	
11-093	辛寒生津	辛寒生津	しんかんせいしん	
11-094	轻清宣气	軽清宣気	けいせいせんき	
11-095	苦寒清气	苦寒清気	くかんせいき	
11-096	苦寒清热	苦寒清熱	くかんせいねつ	
11-097	苦寒泄热	苦寒泄熱	くかんせつねつ	
11-098	清热保津	清熱保津	せいねつほしん	
11-099	清热生津	清熱生津	せいねつせいしん	
11-100	泄热存阴	瀉熱存陰	しゃねつぞんいん	
11-101	清气凉营	清気涼営	せいきりょうえい	

ピンイン	英語
qīng xuān fèi qì	dispersing lung qi with light herbs
qīng liáng tòu xié	eliminating pathogen with cooling therapy
xiè wèi tòu rè	purging defensive aspect to relieve heat
kāi xiè	opening and discharging
xīn kāi kǔ xiè	pungency opening and bitter discharging
fú zhèng jiě biǎo	reinforcing healthy qi and relieving exterior
bǔ fèi gù wèi	tonifying lung to consolidate defensive qi
yì qì gù biǎo	replenishing qi and consolidating exterior
yì yīn gù biǎo	replenishing yin and consolidate exterior
sàn zhōng yǒu shōu	combined medicinals for relieving exterior with astringents
kāi zhōng yǒu hé	combined medicinals for relieving exterior with astringents
fā zhōng yǒu bǔ	combined medicinals for relieving exterior with tonics
qīng rè fǎ	heat-clearing method
qīng fǎ	clearing method
kǔ hán zhí zhé	direct repulsion with bitter cold
qīng qì fǎ	therapy for clearing heat from qi aspect
qīng qì	① clearing qi aspect ② clear qi of cereal nutrients ③ cool air in autumn
qīng qì fèn rè	clearing heat from qi aspect
xīn hán qīng qì	clear qi aspect with pungent cold
xīn hán shēng jīn	pungent-cold herbs promoting fluid production
qīng qīng xuān qì	dispersing qi with light medicinal
kǔ hán qīng qì	clearing qi-level with bitter cold
kǔ hán qīng rè	clearing heat with bitter cold
kǔ hán xiè rè	discharging heat with bitter cold
qīng rè bǎo jīn	clearing heat to preserve fluid
qīng rè shēng jīn	clearing heat and promoting fluid production
xiè rè cún yīn	discharging heat to preserve yin
qīng qì liáng yíng	clearing qi aspect and cooling nutrient aspect

コード	中国語	日本語	読み方	
11-102	气営两清	気営両清	きえいりょうせい	
11-103	清営泄热	清営泄熱	せいえいせつねつ	
11-104	清営	清営	せいえい	
11-105	清热凉血	清熱涼血	せいねつりょうけつ	
11-106	清営凉血	清営涼血	せいえいりょうけつ	
11-107	清営透疹	清営透疹	せいえいとうしん	
11-108	清営祛瘀	清営祛瘀	せいえいきょお	
11-109	透営转气	透営転気	とうえいてんき	
11-110	透热转气	透熱転気	とうねつてんき	
11-111	凉血	涼血	りょうけつ	
11-112	凉血散血	涼血散血	りょうけつさんけつ	
11-113	化斑	化斑	かはん	
11-114	清宫	清宮	せいきゅう	
11-115	清心	清心	せいしん	
11-116	清热解毒	清熱解毒	せいねつげどく	
11-117	排脓解毒	排膿解毒	はいのうげどく	
11-118	解毒	解毒	げどく	
11-119	泻火解毒	瀉火解毒	しゃかげどく	
11-120	下胎毒法	下胎毒法	かたいどくほう	
11-121	清心火	清心火	せいしんか	
11-122	清心泻火	清心瀉火	せいしんしゃか	
11-123	清肺火	清肺火	せいはいか	
11-124	清泄肺热	清泄肺熱	せいせつはいねつ	
11-125	清热宣肺	清熱宣肺	せいねつせんはい	
11-126	清胃火	清胃火	せいいか	
11-127	清胃泻火	清胃瀉火	せいいしゃか	
11-128	泄热和胃	泄熱和胃	せつねつわい	
11-129	甘寒益胃	甘寒益胃	かんかんえきい	
11-130	清肝火	清肝火	せいかんか	
11-131	清肝泻火	清肝瀉火	せいかんしゃか	
11-132	清热利胆	清熱利胆	せいねつりたん	

ピンイン	英語
qì yíng liǎng qīng	clearing both qi and nutrient aspects
qīng yíng xiè rè	clearing nutrient aspect and discharge heat
qīng yíng	clearing nutrient aspect
qīng rè liáng xuè	clearing heat and cooling blood
qīng yíng liáng xuè	clearing nutrient aspect and cooling blood
qīng yíng tòu zhěn	clearing nutrient aspect and promoting eruption
qīng yíng qū yū	clearing nutrient aspect and dispelling stasis
tòu yíng zhuǎn qì	expelling heat of nutrient aspect through the qi aspect
tòu rè zhuǎn qì	eliminating heat in nutrient aspect through qi aspect
liáng xuè	cooling blood
liáng xuè sàn xuè	cooling blood and dissipating blood stasis
huà bān	dissipating ecchymosis
qīng gōng	clearing pericardium
qīng xīn	clearing heart
qīng rè jiě dú	clearing heat and removing toxin
pái nóng jiě dú	evacuating pus and expelling toxin
jiě dú	removing toxin
xiè huǒ jiě dú	purging fire and removing toxin
xià tāi dú fǎ	purgation of fetal toxin
qīng xīn huǒ	clearing heart fire
qīng xīn xiè huǒ	clearing heart and reducing fire
qīng fèi huǒ	clearing lung fire
qīng xiè fèi rè	clearing lung heat
qīng rè xuān fèi	clearing heat and ventilating lung
qīng wèi huǒ	clearing stomach fire
qīng wèi xiè huǒ	clearing stomach fire
xiè rè hé wèi	discharging heat and harmonizing stomach
gān hán yì wèi	treating impairment of stomach fluid with sweat-cold medicinals
qīng gān huǒ	clearing liver heat
qīng gān xiè huǒ	clearing the liver and draining fire
qīng rè lì dǎn	clearing heat and promoting function of gallbladder

コード	中国語	日本語	読み方	
11-133	解郁泄热	解鬱泄熱	かいうつせつねつ	
11-134	清腎火	清腎火	せいじんか	
11-135	清相火	清相火	せいそうか	
11-136	交通心肾	交通心腎	こうつうしんじん	
11-137	泻南补北	瀉南補北	しゃなんほほく	
11-138	清肝泻肺	清肝瀉肺	せいかんしゃはい	
11-139	甘寒滋润	甘寒滋潤	かんかんじじゅん	
11-140	甘寒生津	甘寒生津	かんかんせいしん	
11-141	清暑热	清暑熱	せいしょねつ	
11-142	清热解暑	清熱解暑	せいねつかいしょ	
11-143	清化暑湿	清化暑湿	せいかしょしつ	
11-144	清热化湿	清熱化湿	せいねつかしつ	
11-145	清暑利湿	清暑利湿	せいしょりしつ	
11-146	祛暑化湿	祛暑化湿	きょしょかしつ	
11-147	清暑益气	清暑益気	せいしょえっき	
11-148	滋阴清火	滋陰清火	じいんせいか	
11-149	养阴清热	養陰清熱	よういんせいねつ	
11-150	滋阴降火	滋陰降火	じいんこうか	
11-151	泻下法	瀉下法	しゃげほう	
11-152	下法	下法	げほう	
11-153	下之	これを下す	これをくだす	
11-154	缓下	緩下	かんげ	
11-155	缓攻	緩攻	かんこう	
11-156	峻下	峻下	しゅんげ	
11-157	轻下	軽下	けいげ	
11-158	急下	急下	きゅうげ	
11-159	润下	潤下	じゅんげ	
11-160	攻补兼施治法	攻補兼施治法	こうほけんしちほう	
11-161	导滞通便	導滞通便	どうたいつうべん	
11-162	其下者引而竭之	その下き者は引きてこれを竭く	そのひくきものはひきてこれをつく	
11-163	因其重而减之	その重きに因りてこれを減ず	そのおもきによりてこれをげんず	

182　⑪　治則治法

ピンイン	英語
jiě yù xiè rè	resolving depression and discharging heat
qīng shèn huǒ	clearing kidney fire
qīng xiàng huǒ	clearing ministerial fire
jiāo tōng xīn shèn	restoring coordination between heart and kidney
xiè nán bǔ běi	purging the south and tonifying the north
qīng gān xiè fèi	clearing liver and purging lung
gān hán zī rùn	nourishing and moistening with sweet-cold
gān hán shēng jīn	engendering liquid with sweet-cold
qīng shǔ rè	clear summerheat
qīng rè jiě shǔ	clearing summerheat
qīng huà shǔ shī	clearing summerheat and dissipating dampness
qīng rè huà shī	clearing heat and resolving dampness
qīng shǔ lì shī	clearing summerheat and eliminating dampness
qū shǔ huà shī	expelling summerheat and resolving dampness
qīng shǔ yì qì	clearing summerheat and replenishing qi
zī yīn qīng huǒ	nourishing yin and clearing away fire
yǎng yīn qīng rè	nourishing yin and clearing heat
zī yīn jiàng huǒ	nourishing yin and reducing fire
xiè xià fǎ	purgative method
xià fǎ	purgative method
xià zhī	purgation
huǎn xià	laxation
huǎn gōng	mild purgation
jùn xià	drastic purgation
qīng xià	mild purgation
jí xià	drastic purgation
rùn xià	moistening purgation
gōng bǔ jiān shī zhì fǎ	treatment with both tonification and elimination
dǎo zhì tōng biàn	removing stagnation by purgation
qí xià zhě yǐn ér jié zhī	pathogen in the lower requiring dredging therapy
yīn qí zhòng ér jiǎn zhī	heavy pathogen requiring reducing therapy

コード	中国語	日本語	読み方	
11-164	寒下	寒下	かんげ	
11-165	泻热导滞	瀉熱導滞	しゃねつどうたい	
11-166	泻下泄热	瀉下泄熱	しゃげせつねつ	
11-167	通腑泄热	通腑泄熱	つうふせつねつ	
11-168	急下存阴	急下存陰	きゅうげぞんいん	
11-169	釜底抽薪	釜底抽薪	ふていちゅうしん	
11-170	温下	温下	おんげ	
11-171	温阳通便	温陽通便	おんようつうべん	
11-172	温下寒积	温下寒積	おんげかんせき	
11-173	增液润下	增液潤下	ぞうえきじゅんげ	
11-174	润肠通便	潤腸通便	じゅんちょうつうべん	
11-175	泻下逐饮	瀉下逐飲	しゃげちくいん	
11-176	攻下逐水	攻下逐水	こうげちくすい	
11-177	攻逐水饮	攻逐水飲	こうちくすいいん	
11-178	去宛陈莝	①去宛陳莝　②宛せし陳莝を去る	①きょえんちんざ　②えんせしちんざをさる	
11-179	攻补兼施	攻補兼施	こうほけんし	
11-180	和解法	和解法	わかいほう	
11-181	和法	和法	わほう	
11-182	祛邪截疟	祛邪截瘧	きょじゃせつぎゃく	
11-183	和解少阳	和解少陽	わかいしょうよう	
11-184	清泄少阳	清泄少陽	せいせつしょうよう	
11-185	开达膜原	開達膜原	かいたつまくげん	
11-186	截疟	截瘧	せつぎゃく	
11-187	疏肝理脾	疏肝理脾	そかんりひ	
11-188	苦辛通降	苦辛通降	くしんつうこう	
11-189	寒热平调	寒熱平調	かんねつへいちょう	
11-190	辛开苦降	辛開苦降	しんかいくこう	
11-191	和解表里	和解表裏	わかいひょうり	
11-192	清热解表	清熱解表	①せいねつげひょう　②せいねつかいひょう	

184　　11　治則治法

ピンイン	英語
hán xià	cold purgation
xiè rè dǎo zhì	purging heat and removing stagnation
xiè xià xiè rè	purgation and discharging heat
tōng fǔ xiè rè	relaxing bowels and discharging heat
jí xià cún yīn	emergent purgation to preserve yin
fǔ dǐ chōu xīn	taking away firewood from under cauldron
wēn xià	warm purgation
wēn yáng tōng biàn	warming yang for relaxing bowels
wēn xià hán jī	removing cold accumulation with warm purgation
zēng yè rùn xià	increasing body fluid to lubricate bowels
rùn cháng tōng biàn	moistening intestines to relieve constipation
xiè xià zhú yǐn	expelling fluid retention by drastic purgation
gōng xià zhú shuǐ	expelling water by purgation
gōng zhú shuǐ yǐn	expelling water by purgation
qù wǎn chén cuò	eliminating stagnated pathogen
gōng bǔ jiān shī	reinforcing healthy qi and eliminating pathogenic factor
hé jiě fǎ	harmonizing method
hé fǎ	harmonizing method
qū xié jié nüè	eliminating pathogen to prevent attack of malaria
hé jiě shào yáng	harmonizing lesser yang
qīng xiè shào yáng	clearing lesser yang
kāi dá mó yuán	opening onto pleurodiaphragmatic interspace
jié nüè	preventing attack of malaria
shū gān lǐ pí	soothing liver and regulating spleen
kǔ xīn tōng jiàng	dispersing stagnation and purging heat with bitter and pungent medicinals
hán rè píng tiáo	combination of cold and warm medicinals
xīn kāi kǔ jiàng	pungent dispersing and bitter descending
hé jiě biǎo lǐ	harmonizing exterior and interior
qīng rè jiě biǎo	clearing heat to release exterior

コード	中国語	日本語	読み方	
11-193	温里法	温裏法	おんりほう	
11-194	温里	温裏	おんり	
11-195	温法	温法	おんぽう	
11-196	温阳	温陽	おんよう	
11-197	温中	温中	おんちゅう	
11-198	温中祛寒	温中祛寒	おんちゅうきょかん	
11-199	温中散寒	温中散寒	おんちゅうさんかん	
11-200	温里祛寒	温裏祛寒	おんりきょかん	
11-201	温里散寒	温裏散寒	おんりさんかん	
11-202	温胃散寒	温胃散寒	おんいさんかん	
11-203	温补脾胃	温補脾胃	おんぽひい	
11-204	温运脾阳	温運脾陽	おんうんひよう	
11-205	温中燥湿	温中燥湿	おんちゅうそうしつ	
11-206	温中止呕	温中止嘔	おんちゅうしおう	
11-207	温肺散寒	温肺散寒	おんぱいさんかん	
11-208	回阳	回陽	かいよう	
11-209	回阳救逆	回陽救逆	かいようきゅうぎゃく	
11-210	温经散寒	温経散寒	おんけいさんかん	
11-211	温经行滞	温経行滞	おんけいこうたい	
11-212	温经止痛	温経止痛	おんけいしつう	
11-213	宣痹通阳	宣痹通陽	せんぴつうよう	
11-214	辛甘化阳	辛甘化陽	しんかんかよう	
11-215	回阳固脱	回陽固脱	かいようこだつ	
11-216	补法	補法	ほほう	
11-217	清补	清補	せいほ	
11-218	温补	温補	おんぽ	
11-219	缓补	緩補	かんぽ	
11-220	峻补	峻補	しゅんぽ	
11-221	因其衰而彰之	その衰うるに因りてこれを彰らかにす	そのおとろうるによりてこれをあきらかにす	
11-222	补气	補気	ほき	
11-223	下者举之	下する者はこれを挙げる	かするものはこれをあげる	

ピンイン	英語
wēn lǐ fǎ	warming interior method
wēn lǐ	warming interior
wēn fǎ	warming method
wēn yáng	warming yang
wēn zhōng	warming the middle
wēn zhōng qū hán	warming the middle and dispelling cold
wēn zhōng sàn hán	warming the middle and dissipating cold
wēn lǐ qū hán	warming interior and dispelling cold
wēn lǐ sàn hán	warming interior and dissipating cold
wēn wèi sàn hán	warming stomach and dissipating cold
wēn bǔ pí wèi	warming and tonifying spleen and stomach
wēn yùn pí yáng	warming and activating spleen yang
wēn zhōng zào shī	warming middle and drying dampness
wēn zhōng zhǐ ǒu	warming middle and arresting vomiting
wēn fèi sàn hán	warming lung and dissipating cold
huí yáng	restoring yang
huí yáng jiù nì	restoring yang to save from collapse
wēn jīng sàn hán	warming meridian/channel and dissipating cold
wēn jīng xíng zhì	warming meridian/channel and relieving stagnation
wēn jīng zhǐ tòng	warming meridian/channel and relieving pain
xuān bì tōng yáng	diffusing impediment and activating yang
xīn gān huà yáng	pungent and sweet transforming into yang
huí yáng gù tuō	restoring yang to stop collapse
bǔ fǎ	tonifying method; tonification
qīng bǔ	moistening and tonifying
wēn bǔ	warming and tonifying
huǎn bǔ	mild tonification
jùn bǔ	drastic tonification
yīn qí shuāi ěr zhāng zhī	treating deficiency by tonic therapy
bǔ qì	tonifying qi
xià zhě jǔ zhī	treating fallen by raising

コード	中国語	日本語	読み方	
11-224	陷者升之	陥する者はこれを昇らす	かんするものはこれをのぼらす	
11-225	大补元气	大補元気	だいほげんき	
11-226	补气生血	補気生血	ほきせいけつ	
11-227	形不足者，温之以气	形の不足する者は，これを温めるに気を以てす	けいのふそくするものは，これをあたためるにきをもってす	
11-228	升提中气	昇提中気	しょうていちゅうき	
11-229	补血	補血	ほけつ	
11-230	补血养心	補血養心	ほけつようしん	
11-231	补养气血	補養気血	ほようきけつ	
11-232	补阴	補陰	ほいん	
11-233	滋阴潜阳	滋陰潜陽	じいんせんよう	
11-234	潜阳	潜陽	せんよう	
11-235	滋阴养血	滋陰養血	じいんようけつ	
11-236	精不足者，补之以味	精の不足する者は，これを補うに味を以てす	せいのふそくするものは，これをおぎなうにあじをもってす	
11-237	诸寒之而热者取之阴	諸もろのこれを寒すれども熱する者はこれを陰に取る	もろもろのこれをかんすれどもねっするものはこれをいんにとる	
11-238	酸甘化阴	酸甘化陰	さんかんかいん	
11-239	补阳	補陽	ほよう	
11-240	温补阳气	温補陽気	おんぽようき	
11-241	温阳益气	温陽益気	おんようえっき	
11-242	温补命门	温補命門	おんぽめいもん	
11-243	补火助阳	補火助陽	ほかじょよう	
11-244	滋阴补阳	滋陰補陽	じいんほよう	
11-245	益气养阴	益気養陰	えっきよういん	
11-246	补养心气	補養心気	ほようしんき	
11-247	温补心阳	温補心陽	おんぽしんよう	
11-248	滋阴养心	滋陰養心	じいんようしん	
11-249	补益心脾	補益心脾	ほえきしんび	
11-250	益火补土	益火補土	えっかほど	
11-251	滋阴润肺	滋陰潤肺	じいんじゅんぱい	

ピンイン	英語
xiàn zhě shēng zhī	treating sinking by elevating
dà bǔ yuán qì	powerful tonification of primordial qi
bǔ qì shēng xuè	tonifying qi and generating blood
xíng bù zú zhě, wēn zhī yǐ qì	treating physical weakness by warming therapy for nourishing qi
shēng tí zhōng qì	uplifting the middle qi
bǔ xuè	tonifying blood
bǔ xuè yǎng xīn	tonifying blood and nourishing heart
bǔ yǎng qì xuè	tonifying and nourishing qi and blood
bǔ yīn	tonifying yin
zī yīn qián yáng	nourishing yin and subduing yang
qián yáng	subduing yang
zī yīn yǎng xuè	nourishing yin and blood
jīng bù zú zhě, bǔ zhī yǐ wèi	essence insufficiency should be treated with thick-flavor tonics
zhū hán zhī ér rè zhě qǔ zhī yīn	heat disease, showing more heat after being treated by cold medicinal, should be treated by nourishing yin
suān gān huà yīn	sour and sweet transforming into yin
bǔ yáng	tonifying yang
wēn bǔ yáng qì	warming and tonifying yang qi
wēn yáng yì qì	warming yang and replenishing qi
wēn bǔ mìng mén	warming and tonifying life gate
bǔ huǒ zhù yáng	tonifying fire and assisting yang
zī yīn bǔ yáng	nourishing yin and tonifying yang
yì qì yǎng yīn	replenishing qi and nourishing yin
bǔ yǎng xīn qì	tonifying qi and nourishing heart
wēn bǔ xīn yáng	warming and tonifying heart yang
zī yīn yǎng xīn	nourishing yin and tonifying heart
bǔ yì xīn pí	tonifying and replenishing heart and spleen
yì huǒ bǔ tǔ	replenishing fire to nourish earth
zī yīn rùn fèi	nourishing yin and moistening lung

コード	中国語	日本語	読み方	
11-252	补肺益气	補肺益気	ほはいえっき	
11-253	养阴润肺	養陰潤肺	よういんじゅんぱい	
11-254	清热润肺	清熱潤肺	せいねつじゅんぱい	
11-255	纳气平喘	納気平喘	のうきへいぜん	
11-256	肺肾同治	肺腎同治	はいじんどうち	
11-257	金水相生	金水相生	きんすいそうせい	
11-258	升阳举陷	昇陽挙陥	しょうようきょかん	
11-259	升举中气	昇挙中気	しょうきょちゅうき	
11-260	补中益气	補中益気	ほちゅうえっき	
11-261	健脾扶阳	健脾扶陽	けんぴふよう	
11-262	健脾利湿	健脾利湿	けんぴりしつ	
11-263	健脾燥湿	健脾燥湿	けんぴそうしつ	
11-264	补气健脾	補気健脾	ほきけんぴ	
11-265	健脾消食	健脾消食	けんぴしょうしょく	
11-266	健脾和胃	健脾和胃	けんぴわい	
11-267	滋阴益胃	滋陰益胃	じいんえきい	
11-268	温中和胃	温中和胃	おんちゅうわい	
11-269	养阴和胃	養陰和胃	よういんわい	
11-270	温补脾肾	温補脾腎	おんぽひじん	
11-271	补肝阴	肝陰を補う	かんいんをおぎなう	
11-272	养肝阴	肝陰を養う	かんいんをやしなう	
11-273	平肝潜阳	平肝潜陽	へいかんせんよう	
11-274	养肝	養肝	ようかん	
11-275	柔肝	柔肝	じゅうかん	
11-276	补血养肝	補血養肝	ほけつようかん	
11-277	滋养肝肾	滋養肝腎	じようかんじん	
11-278	填精益髓	填精益髄	てんせいえきずい	
11-279	温肾助阳	温腎助陽	おんじんじょよう	
11-280	温补肾阳	温補腎陽	おんぽじんよう	
11-281	温补下元	温補下元	おんぽかげん	
11-282	滋补肾阴	滋補腎陰	じほじんいん	
11-283	培土生金	培土生金	ばいどせいきん	

190　　11　治則治法

ピンイン	英語
bǔ fèi yì qì	tonifying lung and replenishing qi
yǎng yīn rùn fèi	nourishing yin and moistening lung
qīng rè rùn fèi	clearing heat and moistening lung
nà qì píng chuǎn	improving qi reception and relieving dyspnea
fèi shèn tóng zhì	simultaneous treatment of lung and kidney
jīn shuǐ xiāng shēng	mutual generation between metal and water
shēng yáng jǔ xiàn	elevating yang and raising the drooping
shēng jǔ zhōng qì	raising middle qi
bǔ zhōng yì qì	tonifying middle and replenishing qi
jiàn pí fú yáng	invigorating spleen and reinforcing yang
jiàn pí lì shī	invigorating spleen and draining dampness
jiàn pí zào shī	invigorating spleen and drying dampness
bǔ qì jiàn pí	tonifying qi and invigorating spleen
jiàn pí xiāo shí	invigorating spleen and promoting digestion
jiàn pí hé wèi	invigorating spleen and harmonizing stomach
zī yīn yì wèi	nourishing yin for benefiting stomach
wēn zhōng hé wèi	warming middle and harmonizing stomach
yǎng yīn hé wèi	tonifying yin and harmonizing stomach
wēn bǔ pí shèn	warming and tonifying spleen and kidney
bǔ gān yīn	tonifying liver yin
yǎng gān yīn	nourishing liver yin
píng gān qiǎn yáng	pacifying liver and subduing yang
yǎng gān	nourishing liver
róu gān	emolliating liver
bǔ xuè yǎng gān	tonifying blood and nourishing liver
zī yǎng gān shèn	nourishing liver and kidney
tián jīng yì suǐ	supplementing essence and replenishing marrow
wēn shèn zhù yáng	warming kidney and assisting yang
wēn bǔ shèn yáng	warming and tonifying kidney yang
wēn bǔ xià yuán	warming and tonifying kidney qi
zī bǔ shèn yīn	nourishing kidney yin
péi tǔ shēng jīn	banking up earth to generate metal

コード	中国語	日本語	読み方	
11-284	滋肾益阴	滋腎益陰	じじんえきいん	
11-285	温肾纳气	温腎納気	おんじんのうき	
11-286	引火归原	引火帰元	いんかきげん	
11-287	升清降浊	昇清降濁	しょうせいこうだく	
11-288	升清固涩	昇清固渋	しょうせいこじゅう	
11-289	滋水涵木	滋水涵木	じすいかんもく	
11-290	甘温除热	甘温除熱	かんおんじょねつ	
11-291	分清泄浊	分清泄濁	ぶんせいせつだく	
11-292	补虚固涩	補虚固渋	ほきょこじゅう	
11-293	收涩固脱	収渋固脱	しゅうじゅうこだつ	
11-294	涩可固脱	渋は脱を固めるべし	じゅうはだつをかためるべし	
11-295	涩可去脱	渋は脱を去るべし	じゅうはだつをさるべし	
11-296	固表止汗	固表止汗	こひょうしかん	
11-297	敛肺止咳	斂肺止咳	れんぱいしがい	
11-298	敛肺定喘	斂肺定喘	れんぱいていぜん	
11-299	涩肠止泻	渋腸止瀉	じゅうちょうししゃ	
11-300	固涩止遗	固渋止遺	こじゅうしい	
11-301	镇摄肾气	鎮摂腎気	ちんせつじんき	
11-302	固精缩尿	固精縮尿	こせいしゅくにょう	
11-303	益气摄精	益気摂精	えっきせっせい	
11-304	固崩止带	固崩止帯	こほうしたい	
11-305	重镇安神	重鎮安神	じゅうちんあんしん	
11-306	镇心安神	鎮心安神	ちんしんあんしん	
11-307	重可去怯	重は怯を去るべし	じゅうはきょうをさるべし	
11-308	镇惊安神	鎮驚安神	ちんきょうあんしん	
11-309	镇惊	鎮驚	ちんきょう	
11-310	养心安神	養心安神	ようしんあんしん	
11-311	开窍	開竅	かいきょう	
11-312	化痰开窍	化痰開竅	かたんかいきょう	
11-313	豁痰开窍	豁痰開竅	かったんかいきょう	
11-314	清心开窍	清心開竅	せいしんかいきょう	
11-315	清热开窍	清熱開竅	せいねつかいきょう	

ピンイン	英語
zī shèn yì yīn	nourishing kidney and replenishing yin
wēn shèn nà qì	warming kidney to improve qi reception
yǐn huǒ guī yuán	returning fire to its origin
shēng qīng jiàng zhuó	ascending lucidity and descending turbidity
shēng qīng gù sè	elevating lucid yang and consolidating essence
zī shuǐ hán mù	nourishing water to moisten wood
gān wēn chú rè	relieving fever with sweet and warm
fēn qīng xiè zhuó	ascending the clear and descending the turbid
bǔ xū gù sè	tonifying deficiency and arresting discharge
shōu sè gù tuō	relieving collapse with astringent therapy
sè kě gù tuō	astringent relieving collapse
sè kě qù tuō	astringent relieving collapse
gù biǎo zhǐ hàn	consolidating exterior and stopping sweating
liǎn fèi zhǐ ké	astringing lung and relieving cough
liǎn fèi dìng chuǎn	astringing lung and relieve dyspnea
sè cháng zhǐ xiè	astringing intestines and checking diarrhea
gù sè zhǐ yí	stopping enuresis and emission with astringents
zhèn shè shèn qì	consolidating and astringing kidney qi
gù jīng suō niào	securing essence and reducing urination
yì qì shè jīng	replenishing qi and consolidating semen
gù bēng zhǐ dài	stopping metrorrhagia and leukorrhagia
zhòng zhèn ān shén	tranquilizing mind with heavy sedatives
zhèn xīn ān shén	setting heart and calming mind
zhòng kě qù qiè	heavy (medicines) eliminating timidity
zhèn jīng ān shén	calming fright and tranquilizing mind
zhèn jīng	calming fright
yǎng xīn ān shén	nourishing heart and tranquilizing mind
kāi qiào	resuscitation; opening orifice
huà tán kāi qiào	resolving phlegm for resuscitation
huò tán kāi qiào	eliminating phlegm and opening orifices
qīng xīn kāi qiào	clearing heart and opening orifice
qīng rè kāi qiào	clearing heat for resuscitation

コード	中国語	日本語	読み方	
11-316	芳香开窍	芳香開竅	ほうこうかいきょう	
11-317	辛温开窍	辛温開竅	しんおんかいきょう	
11-318	行气	行気	こうき	
11-319	行气止痛	行気止痛	こうきしつう	
11-320	理气通降	理気通降	りきつうこう	
11-321	理气宽中	理気寛中	りきかんちゅう	
11-322	理气止痛	理気止痛	りきしつう	
11-323	理气解郁	理気解鬱	りきかいうつ	
11-324	理气健脾	理気健脾	りきけんぴ	
11-325	疏肝	疏肝	そかん	
11-326	疏肝解郁	疏肝解鬱	そかんかいうつ	
11-327	疏肝理气	疏肝理気	そかんりき	
11-328	破气消痞	破気消痞	はきしょうひ	
11-329	疏肝利胆	疏肝利胆	そかんりたん	
11-330	降气	降気	こうき	
11-331	下气	下気	げき	
11-332	高者抑之	①高者抑之　②高なる者はこれを抑える	①こうはこれをよくす　②こうなるものはこれをおさえる	
11-333	润燥降气	潤燥降気	じゅんそうこうき	
11-334	降气平喘	降気平喘	こうきへいぜん	
11-335	理气和胃	理気和胃	りきわい	
11-336	和胃降逆	和胃降逆	わいこうぎゃく	
11-337	降气止呃	降気止呃	こうきしあく	
11-338	降逆下气	降逆下気	こうぎゃくげき	
11-339	平冲降逆	平衝降逆	へいしょうこうぎゃく	
11-340	下气消痰	下気消痰	げきしょうたん	
11-341	降气化痰	降気化痰	こうきかたん	
11-342	降逆止咳平喘	降逆止咳平喘	こうぎゃくしがいへいぜん	
11-343	调和气血	調和気血	ちょうわきけつ	
11-344	益气活血	益気活血	えっきかっけつ	
11-345	补气摄血	補気摂血	ほきせっけつ	

ピンイン	英語
fāng xiāng kāi qiào	resuscitation with aromatics
xīn wēn kāi qiào	resuscitation with pungent and warm medicinals
xíng qì	moving qi
xíng qì zhǐ tòng	moving qi to relieve pain
lǐ qì tōng jiàng	regulating qi and descending turbid to relieve constipation
lǐ qì kuān zhōng	regulating qi to smooth the middle
lǐ qì zhǐ tòng	regulating qi and relieving pain
lǐ qì jiě yù	regulating qi and relieving depression
lǐ qì jiàn pí	regulating qi and invigorating spleen
shū gān	soothing liver
shū gān jiě yù	soothing liver and relieving depression
shū gān lǐ qì	soothing liver and regulating qi
pò qì xiāo pǐ	breaking stagnated qi and dispersing mass
shū gān lì dǎn	soothing liver and promoting bile secretion
jiàng qì	descending qi
xià qì	lowering qi
gāo zhě yì zhī	adverse rising treated by inhibition
rùn zào jiàng qì	moistening dry and descending qi
jiàng qì píng chuǎn	descending qi and relieving dyspnea
lǐ qì hé wèi	regulating qi and harmonizing stomach
hé wèi jiàng nì	harmonizing stomach and descending adverse qi
jiàng qì zhǐ è	descending qi and relieving hiccup
jiàng nì xià qì	descending counterflow of qi
píng chōng jiàng nì	descending adverse-rising qi
xià qì xiāo tán	lowering qi and eliminating phlegm
jiàng qì huà tán	descending qi and resolving phlegm
jiàng nì zhǐ ké píng chuǎn	descending counterflow of qi, relieving cough and dyspnea
tiáo hé qì xuè	harmonizing qi and blood
yì qì huó xuè	replenishing qi and activating blood
bǔ qì shè xuè	tonifying qi and controlling blood

コード	中国語	日本語	読み方	
11-346	理血法	理血法	りけつほう	
11-347	活血化瘀	活血化瘀	かっけつかお	
11-348	破血逐瘀	破血逐瘀	はけつちくお	
11-349	破血	破血	はけつ	
11-350	破瘀	破瘀	はお	
11-351	通经活络	通経活絡	つうけいかつらく	
11-352	舒筋活络	舒筋活絡	じょきんかつらく	
11-353	通络止痛	通絡止痛	つうらくしつう	
11-354	宣痹通络	宣痹通絡	せんひつうらく	
11-355	祛瘀生新	祛瘀生新	きょおせいしん	
11-356	祛瘀软坚	祛瘀軟堅	きょおなんけん	
11-357	化瘀消积	化瘀消積	かおしょうせき	
11-358	破血消癥	破血消癥	はけつしょうちょう	
11-359	血实宜决之	血実なれば宜しくこれを決すべし	けつじつなればよろしくこれをけっすべし	
11-360	凉血止血	涼血止血	りょうけつしけつ	
11-361	祛风	祛風	きょふう	
11-362	疏散外风	疏散外風	そさんがいふう	
11-363	疏风散寒	疏風散寒	そふうさんかん	
11-364	疏风泄热	疏風泄熱	そふうせつねつ	
11-365	疏风清热	疏風清熱	そふうせいねつ	
11-366	疏表化湿	疏表化湿	そひょうかしつ	
11-367	宣表化湿	宣表化湿	せんぴょうかしつ	
11-368	祛风胜湿	祛風勝湿	きょふうしょうしつ	
11-369	宣肺化痰	宣肺化痰	せんぱいかたん	
11-370	疏表润燥	疏表潤燥	そひょうじゅんそう	
11-371	祛风通络	祛風通絡	きょふうつうらく	
11-372	熄风	熄風	そくふう	
11-373	潜阳熄风	潜陽熄風	せんようそくふう	
11-374	滋阴熄风	滋陰熄風	じいんそくふう	
11-375	凉肝熄风	涼肝熄風	りょうかんそくふう	
11-376	平肝熄风	平肝熄風	へいかんそくふう	

ピンイン	英語
lǐ xuè fǎ	blood-regulating method
huó xuè huà yū	activating blood and resolving stasis
pò xuè zhú yū	breaking and expelling blood stasis
pò xuè	breaking blood stasis
pò yū	breaking blood stasis
tōng jīng huó luò	dredging channels and activating collaterals
shū jīn huó luò	relaxing sinew and activating collaterals
tōng luò zhǐ tòng	dredging collaterals and relieving pain
xuān bì tōng luò	diffusing impediment and dredging collateral
qū yū shēng xīn	dispelling stasis to promote regeneration
qū yū ruǎn jiān	dispelling stasis and softening hard mass
huà yū xiāo jī	removing blood stasis and resolving accumulation
pò xuè xiāo zhēng	breaking blood stasis and resolving mass
xuè shí yí jué zhī	blood-excess syndrome should be treated by removing therapy
liáng xuè zhǐ xuè	cooling blood and stopping bleeding
qū fēng	dispelling wind
shū sàn wài fēng	dispersing external wind
shū fēng sàn hán	dispersing wind and dissipating cold
shū fēng xiè rè	dispersing wind and discharging heat
shū fēng qīng rè	dispersing wind and clearing heat
shū biǎo huà shī	relieving exterior and resolving dampness
xuān biǎo huà shī	relieving exterior syndrome and resolving dampness
qū fēng shèng shī	expelling wind and eliminating dampness
xuān fèi huà tán	ventilating lung and resolving phlegm
shū biǎo rùn zào	relieving exterior and moistening dryness
qū fēng tōng luò	expelling wind and dredging collaterals
xī fēng	extinguishing wind
qiǎn yáng xī fēng	subduing yang and extinguishing wind
zī yīn xī fēng	nourishing yin and extinguishing wind
liáng gān xī fēng	cooling liver and extinguishing wind
píng gān xī fēng	pacifying liver and extinguishing wind

コード	中国語	日本語	読み方	
11-377	镇肝熄风	鎮肝熄風	ちんかんそくふう	
11-378	清热熄风	清熱熄風	せいねつそくふう	
11-379	豁痰熄风	豁痰熄風	かったんそくふう	
11-380	养血熄风	養血熄風	ようけつそくふう	
11-381	和血熄风	和血熄風	わけつそくふう	
11-382	镇痉止抽	鎮痙止抽	ちんけいしちゅう	
11-383	熄风止痉	熄風止痙	そくふうしけい	
11-384	润燥剂	潤燥剤	じゅんそうざい	
11-385	中燥增液	中燥は液を増す	ちゅうそうはえきをぞうす	
11-386	下燥治血	下燥は血を治す	かそうはけつをちす	
11-387	上燥治气	上燥は気を治す	じょうそうはきをちす	
11-388	轻宣润燥	軽宣潤燥	けいせんじゅんそう	
11-389	清燥润肺	清燥潤肺	せいそうじゅんぱい	
11-390	润肺止咳	潤肺止咳	じゅんぱいしがい	
11-391	轻宣凉燥	軽宣涼燥	けいせんりょうそう	
11-392	滋阴润燥	滋陰潤燥	じいんじゅんそう	
11-393	润燥止渴	潤燥止渇	じゅんそうしかつ	
11-394	生津止渴	生津止渇	せいしんしかつ	
11-395	润燥止咳	潤燥止咳	じゅんそうしがい	
11-396	养阴增液	養陰増液	よういんぞうえき	
11-397	利湿	利湿	りしつ	
11-398	燥湿	燥湿	そうしつ	
11-399	分消上下	分消上下	ぶんしょうじょうげ	
11-400	化气利湿	化気利湿	かきりしつ	
11-401	清热利湿	清熱利湿	せいねつりしつ	
11-402	清热燥湿	清熱燥湿	せいねつそうしつ	
11-403	清热化浊	清熱化濁	せいねつかだく	
11-404	宣气化湿	宣気化湿	せんきかしつ	
11-405	祛湿化浊	祛湿化濁	きょしつかだく	
11-406	解毒除瘴	解毒除瘴	げどくじょしょう	
11-407	芳香化湿	芳香化湿	ほうこうかしつ	
11-408	芳香辟秽	芳香辟穢	ほうこうへきわい	

ピンイン	英語
zhèn gān xī fēng	settling liver and extinguishing wind
qīng rè xī fēng	clearing heat and extinguishing wind
huò tán xī fēng	eliminating phlegm and extinguishing wind
yǎng xuè xī fēng	nourishing blood and extinguishing wind
hé xuè xī fēng	harmonizing blood and extinguishing wind
zhèn jìng zhǐ chōu	relieving convulsion and stopping tremor
xī fēng zhǐ jìng	extinguishing wind and stopping convulsions
rùn zào jì	dryness-moistening formula
zhōng zào zēng yè	increasing fluid for treating middle dryness
xià zào zhì xuè	treating blood for lower dryness
shàng zào zhì qì	treating qi for upper dryness
qīng xuān rùn zào	moisturizing dryness by light diffusion
qīng zào rùn fèi	relieving dryness and moistening lung
rùn fèi zhǐ ké	moistening lung and relieving cough
qīng xuān liáng zào	relieving cold dryness by light diffusion
zī yīn rùn zào	nourishing yin and moistening dryness
rùn zào zhǐ kě	moistening dryness to quench thirst
shēng jīn zhǐ kě	promoting fluid production to quench thirst
rùn zào zhǐ ké	moistening dryness and relieving cough
yǎng yīn zēng yè	nourishing yin and supplementing fluid
lì shī	draining dampness
zào shī	drying dampness
fēn xiāo shàng xià	respectively expelling evils from upper and lower
huà qì lì shī	transforming qi and draining dampness
qīng rè lì shī	clearing heat and draining dampness
qīng rè zào shī	clearing heat and drying dampness
qīng rè huà zhuó	clearing heat and eliminating turbid
xuān qì huà shī	dispersing qi and resolving dampness
qū shī huà zhuó	removing dampness and eliminating turbid
jiě dú chú zhàng	detoxing and treating malignant malaria
fāng xiāng huà shī	aromatic herbs resolving dampness
fāng xiāng bì huì	dispelling filth with aroma

コード	中国語	日本語	読み方	
11-409	除湿散満	除湿散満	じょしつさんまん	
11-410	化湿	化湿	かしつ	
11-411	化湿行气	化湿行気	かしつこうき	
11-412	燥湿健脾	燥湿健脾	そうしつけんぴ	
11-413	化湿降浊	化湿降濁	かしつこうだく	
11-414	醒脾化湿	醒脾化湿	せいひかしつ	
11-415	健脾化湿	健脾化湿	けんぴかしつ	
11-416	健脾化浊	健脾化濁	けんぴかだく	
11-417	苦温燥湿	苦温燥湿	くおんそうしつ	
11-418	温阳利水	温陽利水	おんようりすい	
11-419	利水渗湿	利水滲湿	りすいしんしつ	
11-420	淡渗利湿	淡滲利湿	たんしんりしつ	
11-421	渗湿于热下	熱を下に滲湿す	ねつをしたにしんしつす	
11-422	分利湿邪	分利湿邪	ぶんりしつじゃ	
11-423	分利水湿	分利水湿	ぶんりすいしつ	
11-424	通利小便	通利小便	つうりしょうべん	
11-425	通淋排石	通淋排石	つうりんはいせき	
11-426	化气行水	化気行水	かきこうすい	
11-427	化气利水	化気利水	かきりすい	
11-428	洁浄府	潔浄府	けつじょうふ	
11-429	渗湿止泻	滲湿止瀉	しんしつししゃ	
11-430	祛痰	祛痰	きょたん	
11-431	消痰	消痰	しょうたん	
11-432	化痰	化痰	かたん	
11-433	涤痰	滌痰	じょうたん	
11-434	化痰平喘	化痰平喘	かたんへいぜん	
11-435	消痰平喘	消痰平喘	しょうたんへいぜん	
11-436	化痰止咳	化痰止咳	かたんしがい	
11-437	涤痰祛瘀	滌痰祛瘀	じょうたんきょお	
11-438	祛风化痰	祛風化痰	きょふうかたん	
11-439	燥湿化痰	燥湿化痰	そうしつかたん	
11-440	清热化痰	清熱化痰	せいねつかたん	

200　　11 治則治法

ピンイン	英語
chú shī sàn mǎn	removing dampness and relieving abdominal fullness
huà shī	resolving dampness
huà shī xíng qì	resolving dampness and moving qi
zào shī jiàn pí	drying dampness and invigorating spleen
huà shī jiàng zhuó	removing dampness and descending turbid
xīng pí huà shī	enlivening spleen and resolving dampness
jiàn pí huà shī	invigorating spleen and resolving dampness
jiàn pí huà zhuó	invigorating spleen and resolving turbid
kǔ wēn zào shī	bitter-warm drying dampness
wēn yáng lì shuǐ	warming yang and excreting water
lì shuǐ shèn shī	promoting urination and draining dampness
dàn shèn lì shī	eliminating dampness with bland medicinal
shèn shī yú rè xià	dispelling heat by draining dampness
fēn lì shī xié	excreting pathogenic dampness
fēn lì shuǐ shī	promoting urination and removing dampness
tōng lì xiǎo biàn	promoting urination
tōng lìn pái shí	relieving stranguria and expelling stone
huà qì xíng shuǐ	warming yang qi to promote diuresis
huà qì lì shuǐ	transforming qi and draining water
jié jìng fǔ	cleaning the bladder
shèn shī zhǐ xiè	draining dampness and checking diarrhea
qū tán	dispelling phlegm
xiāo tán	dispersing phlegm
huà tán	resolving phlegm
dí tán	clearing up phlegm
huà tán píng chuǎn	resolving phlegm and relieving asthma
xiāo tán píng chuǎn	dispersing phlegm and relieving asthma
huà tán zhǐ ké	resolving phlegm and relieving cough
dí tán qū yū	clearing up phlegm and dispelling stasis
qū fēng huà tán	expelling wind and resolving phlegm
zào shī huà tán	drying dampness and resolving phlegm
qīng rè huà tán	clearing heat and resolving phlegm

コード	中国語	日本語	読み方	
11-441	清化热痰	清化熱痰	せいかねったん	
11-442	温肺化饮	温肺化飲	おんぱいかいん	
11-443	温肺化痰	温肺化痰	おんぱいかたん	
11-444	温化寒痰	温化寒痰	おんかかんたん	
11-445	温化痰涎	温化痰涎	おんかたんえん	
11-446	温化痰饮	温化痰飲	おんかたんいん	
11-447	健脾化痰	健脾化痰	けんぴかたん	
11-448	润燥化痰	潤燥化痰	じゅんそうかたん	
11-449	熄风化痰	熄風化痰	そくふうかたん	
11-450	涤痰熄风	滌痰熄風	じょうたんそくふう	
11-451	消法	消法	しょうほう	
11-452	中满者泻之于内	中満する者はこれを内に瀉す	ちゅうまんするものはこれをうちにしゃす	
11-453	消食导滞	消食導滞	しょうしょくどうたい	
11-454	消食化滞	消食化滞	しょうしょくかたい	
11-455	行气导滞	行気導滞	こうきどうたい	
11-456	导滞通腑	導滞通腑	どうたいつうふ	
11-457	和中安神	和中安神	わちゅうあんしん	
11-458	除疳热	除疳熱	じょかんねつ	
11-459	消痞化积	消痞化積	しょうひかせき	
11-460	化积	化積	かせき	
11-461	软坚散结	軟堅散結	なんけんさんけつ	
11-462	消痰软坚	消痰軟堅	しょうたんなんけん	
11-463	化痰散结	化痰散結	かたんさんけつ	
11-464	溃坚	潰堅	かいけん	
11-465	涌吐法	涌吐法	ゆうとほう	
11-466	上之	これを上げる	これをあげる	
11-467	其高者因而越之	その高き者は因りてこれを越す	そのたかきものはよりてこれをこす	
11-468	安蛔止痛	安蛔止痛	あんかいしつう	
11-469	安蛔	安蛔	あんかい	
11-470	杀虫	殺虫	さっちゅう	

ピンイン	英語
qīng huà rè tán	clearing and resolving heat phlegm
wēn fèi huà yǐn	warming lung and resolving fluid retention
wēn fèi huà tán	warming lung and resolving phlegm
wēn huà hán tán	warming and resolving cold-phlegm
wēn huà tán xián	warming and resolving phlegm and fluid retention
wēn huà tán yǐn	warming and resolving phlegm and fluid retention
jiàn pí huà tán	invigorating spleen and resolving phlegm
rùn zào huà tán	moistening dryness and resolving phlegm
xī fēng huà tán	extinguishing wind and resolving phlegm
dí tán xī fēng	removing phlegm and stopping wind
xiāo fǎ	resolving method
zhōng mǎn zhě xiè zhī yú nèi	abdominal fullness is treated by elimination
xiāo shí dǎo zhì	promoting digestion and removing food stagnation
xiāo shí huà zhì	promoting digestion and resolving food stagnation
xíng qì dǎo zhì	moving qi and removing food stagnation
dǎo zhì tōng fǔ	removing stagnation and dredging fu-organs
hé zhōng ān shén	harmonizing the middle and tranquilizing mind
chú gān rè	eliminating fever in infantile malnutrition
xiāo pǐ huà jí	dispersing abdominal mass and resolving accumulation
huà jí	resolving accumulation
ruǎn jiān sàn jié	softening hardness and dissipating mass
xiāo tán ruǎn jiān	dispersing phlegm and softening hardness
huà tán sàn jié	resolving phlegm and dissipating mass
kuì jiān	promoting suppuration
yǒng tù fǎ	emetic therapy
shàng zhī	emetic therapy
qí gāo zhě yīn ěr yuè zhī	relieving disease in the upper by emetic therapy
ān huí zhǐ tòng	quieting ascaris to relieve pain
ān huí	quieting ascaris
shā chóng	killing worms

コード	中国語	日本語	読み方	
11-471	安胎	安胎	あんたい	
11-472	下乳	催乳	さいにゅう	
11-473	回乳	回乳	かいにゅう	
11-474	断乳	断乳	だんにゅう	
11-475	外治法	外治法	がいちほう	
11-476	内痔注射法	内痔注射法	ないじちゅうしゃほう	
11-477	内痔枯痔钉疗法	内痔枯痔釘療法	ないじこじちょうりょうほう	
11-478	内痔胶圈套扎法	内痔胶圈套扎法	ないじこうけんとうさつほう	
11-479	垫棉法	墊棉法	てんめんほう	
11-480	滴酒法	滴酒法	てきしゅほう	
11-481	掺药法	掺薬法	さんやくほう	
11-482	贴爏	貼爏	てんきょう	
11-483	割治	割治	かつち	
11-484	药熨疗法	薬熨療法	やくいりょうほう	
11-485	熨法	熨法	いほう	
11-486	贴敷疗法	貼敷療法	ちょうふりょうほう	
11-487	箍围疗法	箍囲療法	こいりょうほう	
11-488	冲洗法	①沖洗法　②衝洗法	①ちゅうせんほう　②しょうせんほう	
11-489	浸渍法	浸漬法	しんしほう	
11-490	缠扎法	纏扎法	てんさつほう	
11-491	缠缚疗法	纏縛療法	てんばくりょうほう	
11-492	切开法	切開法	せっかいほう	
11-493	引流法	引流法	いんりゅうほう	
11-494	扩创引流法	拡創引流法	かくそういんりゅうほう	
11-495	药线引流法	薬線引流法	やくせんいんりゅうほう	
11-496	烙法	烙法	らくほう	
11-497	砭镰法	砭鎌法	へんれんほう	
11-498	劙法	劙法	れんぽう	
11-499	膏药疗法	膏薬療法	こうやくりょうほう	
11-500	点眼药法	点眼薬法	てんがんやくほう	
11-501	挂线法	掛線法	かいせんぽう	

204　　11　治則治法

ピンイン	英語
ān tāi	calming fetus; prevent abortion
xià rǔ	promoting lactation
huí rǔ	terminating lactation
duàn rǔ	terminating lactation
wài zhì fǎ	external treatment
nèi zhì zhù shè fǎ	injection therapy for internal hemorrhoids
nèi zhì kū zhì dīng liáo fǎ	necrotizing insertion therapy for internal hemor-rhoids
nèi zhì jiāo quān tào zā fǎ	rubber band ligation for internal hemorrhoids
diàn mián fǎ	cotton pad drainage
dī jiǔ fǎ	alcohol fire cupping
chān yào fǎ	dusting medicinal powder
tiē xiè	external application of medicine
gē zhì	incision therapy
yào yùn liáo fǎ	hot medicinal compress therapy
yùn fǎ	hot medicated compress
tiē fū liáo fǎ	application therapy
gū wéi liáo fǎ	encircling therapy
chōng xǐ fǎ	irrigation
jìn zì fǎ	maceration
chán zhā fǎ	ligation
chān fù liáo fǎ	bandaging therapy
qiē kāi fǎ	incision
yǐn liú fǎ	drainage
kuò chuàng yǐn liú fǎ	debridement and drainage
yào xiàn yǐn liú fǎ	medicated thread drainage
lào fǎ	cauterization
biān lián fǎ	stone needle therapy
lián fǎ	puncturing and scraping method
gāo yào liáo fǎ	plaster therapy
diǎn yǎn yào fǎ	putting medicine in eyes
guà xiàn fǎ	threaded ligation

コード	中国語	日本語	読み方	
11-502	结扎法	結扎法	けっさつほう	
11-503	内痔结扎法	内痔結扎法	ないじけっさつほう	
11-504	穴位结扎法	経穴結扎法	けいけつけっさつほう	
11-505	灌肠法	灌腸法	かんちょうほう	
11-506	针灸	①鍼灸　②針灸	①②しんきゅう	
11-507	三棱针法	①三棱鍼法　②三棱針法	①②さんりょうしんぽう	
11-508	皮肤针法	①皮膚鍼法　②皮膚針法	①②ひふしんぽう	
11-509	皮内针	①皮内鍼　②皮内針	①②ひないしん	
11-510	皮下留针法	①皮下置鍼法　②皮下置針法	①②ひかちしんぽう	
11-511	穴位注射疗法	経穴注射療法	けいけつちゅうしゃりょうほう	
11-512	穴位埋线	経穴埋線	けいけつまいせん	
11-513	穴位结扎法	経穴結扎法	けいけつけっさつほう	
11-514	头针	①頭鍼　②頭針	①②とうしん	
11-515	面针	①顔鍼　②顔針	①②がんしん	
11-516	鼻针	①鼻鍼　②鼻針	①②びしん	
11-517	耳针	①耳鍼　②耳針	①②じしん	
11-518	手针	①手指鍼　②手指針	①②しゅししん	
11-519	毫针	①毫鍼　②毫針	①②ごうしん	
11-520	皮肤针	①皮膚鍼　②皮膚針	①②ひふしん	
11-521	七星针	①七星鍼　②七星針	①②しちせいしん	
11-522	罗汉针	①羅漢鍼　②羅漢針	①②らかんしん	
11-523	梅花针	①梅花鍼　②梅花針	①②ばいかしん	
11-524	滚刺筒	ローラー鍼	ろーらーしん	
11-525	声电波电针	①声電波電鍼　②声電波電針	①②せいでんぱでんしん	
11-526	声波电针	①声波電鍼　②声波電針	①②せいはでんしん	
11-527	电针仪	通電器	つうでんき	
11-528	电热针	①電熱鍼　②電熱針	①②でんねつしん	
11-529	微波针灸	①マイクロ波鍼灸　②マイクロ波針灸	①②まいくろはしんきゅう	
11-530	激光针	①レーザー鍼　②レーザー針	①②れーざーしん	
11-531	九针	①九鍼　②九針	①②きゅうしん	
11-532	石针	①石鍼　②石針	①②いしばり　①②せきしん	

206　　11　治則治法

ピンイン	英語
jié zā fǎ	ligation
nèi zhì jié zā fǎ	ligation therapy for internal hemorrhoids
xué wèi jié zā fǎ	point ligation therapy
guàn cháng fǎ	enema
zhēn jiǔ	acupuncture and moxibustion
sān léng zhēn fǎ	three-edged needling
pí fū zhēn fǎ	manipulation of dermal needle
pí nèi zhēn	intradermal needle
pí xià liú zhēn fǎ	subcutaneous needle retention method
xué wèi zhù shè liáo fǎ	acupoint injection therapy
xué wèi mái xiàn	catgut embedment in acupoint
xué wèi jiē zā fǎ	point ligation therapy
tóu zhēn	scalp acupuncture
miàn zhēn	facial acupuncture
bí zhēn	nose acupuncture
ěr zhēn	ear acupuncture
shǒu zhēn	hand acupuncture
háo zhēn	filiform needle
pí fū zhēn	dermal needle
qī xīng zhēn	seven-star needle
luó hàn zhēn	temple-guard needle
méi huā zhēn	plum-blossom needle
gǔn cì tǒng	needling roller
shēng diàn bō diàn zhēn	sonic-electronic stimulator
shēng bō diàn zhēn	sonic-electronic stimulator
diàn zhēn yí	electric stimulator
diàn rè zhēn	electrothermic needle
wēi bō zhēn jiǔ	microwave acupuncture
jī guāng zhēn	laser acupuncture
jiǔ zhēn	nine needles
shí zhēn	stone needle

コード	中国語	日本語	読み方	
11-533	针石	①鍼石　②針石	①②しんせき	
11-534	砭石	砭石	へんせき	
11-535	骨针	①骨鍼　②骨針	①②こっしん	
11-536	青铜针	①青銅鍼　②青銅針	①②せいどうしん	
11-537	金针	①金鍼　②金針	①②きんしん	
11-538	银针	①銀鍼　②銀針	①②ぎんしん	
11-539	刺手	刺手	さして	
11-540	押手	押手	おして	
11-541	十二字分次第手法	十二手法	じゅうにしゅほう	
11-542	十四法	十四法	じゅうしほう	
11-543	下手八法	下手八法	かしゅはっぽう	
11-544	五刺	五刺	ごし	
11-545	半刺	半刺	はんし	
11-546	豹文刺	豹文刺	ひょうもんし	
11-547	关刺	関刺	かんし	
11-548	合谷刺	合谷刺	ごうこくし	
11-549	九刺	九刺	きゅうし	
11-550	输刺	輸刺	ゆし	
11-551	远道刺	遠道刺	えんどうし	
11-552	经刺	経刺	けいし	
11-553	络刺	絡刺	らくし	
11-554	刺络法	刺絡法	しらくほう	
11-555	分刺	分刺	ぶんし	
11-556	大泻刺	大瀉刺	だいしゃし	
11-557	毛刺	毛刺	もうし	
11-558	巨刺	巨刺	①こし　②きょし	
11-559	焠刺	焠刺	さいし	
11-560	十二刺	十二刺	じゅうにし	
11-561	偶刺	偶刺	ぐうし	
11-562	报刺	報刺	ほうし	
11-563	恢刺	恢刺	かいし	
11-564	齐刺	斉刺	せいし	

ピンイン	英語
zhēn shí	needling stone
biān shí	healing stone; bian stone
gǔ zhēn	bone needle
qīng tóng zhēn	bronze needle
jīn zhēn	metal needle
yín zhēn	sliver needle
cì shǒu	needling hand
yā shǒu	pressing hand
shí èr zì fēn cì dì shǒu fǎ	orderly needling methods with words
shí sì fǎ	fourteen needling methods
xià shǒu bā fǎ	eight methods of needling manipulation
wǔ cì	five needling techniques
bàn cì	half needling
bào wén cì	leopard-spot needling
guān cì	joint needling
hé gǔ cì	triple directional needling
jiǔ cì	nine types of needling
shū cì	transport needling
yuǎn dào cì	distant needling
jīng cì	channel needling
luò cì	collateral needling
cì luò fǎ	collateral pricking
fēn cì	intermuscular needling
dà xiè cì	drainage needling
máo cì	skin needling
jù cì	contralateral channel needling
cuì cì	red-hot needling
shí èr cì	twelve needling methods
ǒu cì	paired needling
bào cì	successive trigger needling
huī cì	lateral needling
qí cì	triple needling

コード	中国語	日本語	読み方	
11-565	扬刺	揚刺	ようし	
11-566	直针刺	①直鍼刺　②直針刺	①②ちょくしんし	
11-567	短刺	短刺	たんし	
11-568	浮刺	浮刺	ふし	
11-569	阴刺	陰刺	いんし	
11-570	傍针刺	①傍鍼刺　②傍針刺	①②ぼうしんし	
11-571	赞刺	賛刺	さんし	
11-572	点刺法	点刺法	てんしほう	
11-573	挑刺法	挑刺法	ちょうしほう	
11-574	散刺法	散刺法	さんしほう	
11-575	缪刺	繆刺	びゅうし	
11-576	砭刺	砭刺	へんし	
11-577	进针法	①進鍼法　②進針法	①②しんしんぽう	
11-578	单手进针法	①片手進鍼法　②片手進針法	①②かたてしんしんぽう	
11-579	指切进针法	①指切進鍼法　②指切進針法	①②しせつしんしんぽう	
11-580	挟持进针法	①挟持進鍼法　②挟持進針法	①②きょうじしんしんぽう	
11-581	提捏进针法	①提捏進鍼法　②提捏進針法	①②ていねつしんしんぽう	
11-582	舒张进针法	①拡張進鍼法　②拡張進針法	①②かくちょうしんしんぽう	
11-583	管针进针法	①管鍼進鍼法　②管鍼進針法	①②かんしんしんしんぽう	
11-584	针刺角度	①刺鍼角度　②刺針角度	①②ししんかくど	
11-585	直刺	直刺	ちょくし	
11-586	平刺	平刺	へいし	
11-587	横刺	横刺	おうし	
11-588	沿皮刺	沿皮刺	えんぴし	
11-589	斜刺	斜刺	しゃし	
11-590	行针（法）	①行鍼（法）　②行針（法）	①②こうしん（ほう）	
11-591	运针	①運鍼　②運針	①②うんしん	
11-592	得气	得気	①とっき　②とくき	
11-593	针感	①鍼感　②針感	①②しんかん	
11-594	气至病所	気至病所	①きしびょうしょ　②きびょうしょにいたる	
11-595	候气	候気	こうき	
11-596	催气手法	催気法	さいきほう	

ピンイン	英語
yáng cì	central-square needling
zhí zhēn cì	direct subcutaneous needling
duǎn cì	short needling
fú cì	superficial needling
yīn cì	yin needling
bàng zhēn cì	straight and side needling
zàn cì	repeated shallow needling
diǎn cì fǎ	point-pricking method
tiāo cì fǎ	piercing method
sàn cì fǎ	scattered needling method
miù cì	contralateral collateral needling
biān cì	stone needling
jìn zhēn fǎ	needle-inserting method
dān shǒu jìn zhēn fǎ	single-handed needle insertion
zhǐ qiē jìn zhēn fǎ	fingernail-pressing needle inserting
xié chí jìn zhēn fǎ	hand-holding insertion
tí niē jìn zhēn fǎ	pinching needle insertion
shū zhāng jìn zhēn fǎ	skin spreading needle insertion
guǎn zhēn jìn zhēn fǎ	needle insertion with tube
zhēn cì jiǎo dù	angle of needle insertion
zhí cì	perpendicular insertion
píng cì	transverse insertion
héng cì	transverse insertion
yán pí cì	subcutaneous insertion; transverse insertion
xié cì	oblique insertion
xíng zhēn (fǎ)	① needling ② needling manipulation
yùn zhēn	needling manipulation
dé qì	obtaining qi
zhēn gǎn	needling sensation
qì zhì bìng suǒ	qi arrival at affected area
hóu qì	awaiting qi
cuī qì shǒu fǎ	manipulation for hastening qi

コード	中国語	日本語	読み方	
11-597	守气	守気	しゅき	
11-598	隐性感传	隠性感伝	いんせいかんでん	
11-599	提插法	提挿法	ていそうほう	
11-600	捻转法	捻転法	ねんてんぽう	
11-601	循法	循法	じゅんぽう	
11-602	刮柄法	刮柄法	かっへいほう	
11-603	弹柄法	弾柄法	だんへいほう	
11-604	搓柄法	搓柄法	さへいほう	
11-605	摇柄法	揺柄法	ようへいほう	
11-606	震颤法	震顫法	しんせんぽう	
11-607	捻转补泻	捻転補瀉	ねんてんほしゃ	
11-608	提插补泻	提挿補瀉	ていそうほしゃ	
11-609	疾徐补泻	徐疾補瀉	じょしつほしゃ	
11-610	迎随补泻	迎随補瀉	げいずいほしゃ	
11-611	呼吸补泻	呼吸補瀉	こきゅうほしゃ	
11-612	开阖补泻	開闔補瀉	かいごうほしゃ	
11-613	平补平泻	平補平瀉	へいほへいしゃ	
11-614	烧山火	焼山火	しょうざんか	
11-615	透天凉	透天涼	とうてんりょう	
11-616	五过	五過	ごか	
11-617	留针	①置鍼　②留針	①ちしん　②りゅうしん	
11-618	出针法	①抜鍼法　②抜針法	①②ばっしんぽう	
11-619	体表解剖标志定位法	体表解剖標識定位法	たいひょうかいぼうひょうしきていいほう	
11-620	骨度折量定位法	骨度折量定位法	こつどせつりょうていいほう	
11-621	骨度分寸定位法	骨度分寸定位法	こつどぶんすんていいほう	
11-622	指寸定位法	指寸定位法	しすんていいほう	
11-623	同身寸	同身寸	どうしんすん	
11-624	手指同身寸取穴法	手指同身寸選穴法	しゅしどうしんすんせんけつほう	
11-625	中指同身寸	中指同身寸	ちゅうしどうしんすん	

212　　11　治則治法

ピンイン	英語
shǒu qì	maintaining needling sensation
yǐn xìng gǎn chuán	latent channel transmission
tí chā fǎ	lifting and thrusting method
niǎn zhuǎn fǎ	twirling method
xún fǎ	massage along channel
guā bǐng fǎ	handle-scraping method
tán bǐng fǎ	handle-flicking method
cuō bǐng fǎ	handle-twisting method
yáo bǐng fǎ	handle-waggling method
zhèn chàn fǎ	trembling method
niǎn zhuǎn bǔ xiè	twirling reinforcement and reduction
tí chā bǔ xiè	lifting-thrusting reinforcement and reduction
jí xú bǔ xiè	rapid-slow reinforcement and reduction
yíng suí bǔ xiè	directional reinforcement and reduction
hū xī bǔ xiè	respiratory reinforcement and reduction
kāi hé bǔ xiè	open-close reinforcement and reduction
píng bǔ píng xiè	neutral reinforcement and reduction
shāo shān huǒ	mountain-burning fire method
tòu tiān liáng	heaven-penetrating cooling method
wǔ guò	five errors
liú zhēn	retaining needle
chū zhēn fǎ	needle withdrawal method
tǐ biǎo jiě pōu biāo zhì dìng wèi fǎ	location of points according to anatomical landmarks on body surface
gǔ dù zhé liáng dìng wèi fǎ	location of point by bone measurement
gǔ dù fēn cùn dìng wèi fǎ	location of point by bone proportional cun; location of point by bone proportional inch
zhǐ cùn dìng wèi fǎ	location of point by finger-cun measurement; location of point by finger-inch measurement
tóng shēn cùn	body cun; body inch
shǒu zhǐ tóng shēn cùn qǔ xué fǎ	location of point by body-cun measurement; location of point by finger body-inch measurement
zhōng zhǐ tóng shēn cùn	middle finger body-cun; middle finger body-inch

コード	中国語	日本語	読み方	
11-626	拇指同身寸	拇指同身寸	ぼしどうしんすん	
11-627	横指同身寸	横指同身寸	おうしどうしんすん	
11-628	一夫法	一夫法	いっぷほう	
11-629	自然标志定位法	自然標識定位法	しぜんひょうしきていいほう	
11-630	近部取穴	近部選穴	きんぶせんけつ	
11-631	远部取穴	遠部選穴	えんぶせんけつ	
11-632	远道取穴	遠道選穴	えんどうせんけつ	
11-633	对证取穴	対証選穴	たいしょうせんけつ	
11-634	随证取穴	随証選穴	ずいしょうせんけつ	
11-635	辨证取穴	弁証選穴	べんしょうせんけつ	
11-636	子午流注针法	①子午流注鍼法　②子午流注針法	①②しごるちゅうしんぽう	
11-637	纳干法	納干法	のうかんぽう	
11-638	纳支法	納支法	のうしほう	
11-639	纳甲法	納甲法	のうこうほう	
11-640	纳子法	納子法	のうしほう	
11-641	灵龟八法	霊亀八法	れいきはっぽう	
11-642	奇经纳卦法	奇経納卦法	きけいのうかほう	
11-643	本经配穴法	本経配穴法	ほんけいはいけつほう	
11-644	表里经配穴法	表裏配穴法	ひょうりはいけつほう	
11-645	上下配穴法	上下配穴法	じょうげはいけつほう	
11-646	前后配穴法	前後配穴法	ぜんごはいけつほう	
11-647	腹背阴阳配穴法	腹背陰陽配穴法	ふくはいいんようはいけつほう	
11-648	左右配穴法	左右配穴法	さゆうはいけつほう	
11-649	主客原络配穴法	主客原絡配穴法	しゅきゃくげんらくはいけつほう	
11-650	原络配穴	原絡配穴	げんらくはいけつ	
11-651	郄会配穴	郄会配穴	げきかいはいけつ	
11-652	一日六十六穴法	一日六十六穴法	いちにちろくじゅうろくけつほう	
11-653	电针麻醉	①電気鍼麻酔　②電気針麻酔	①②でんきしんますい	

ピンイン	英語
mǔ zhǐ tóng shēn cùn	thumb body-cun; thumb body-inch
héng zhǐ tóng shēn cùn	finger-breadth body-cun; finger-breadth body-inch
yī fū fǎ	four-finger measurement
zì rán biāo zhì dìng wèi fǎ	location of points according to natural body land-marks
jìn bù qǔ xué	selection of adjacent point
yuǎn bù qǔ xué	selection of distant point
yuǎn dào qǔ xué	selection of distant point
duì zhèng qǔ xué	point selection according to syndromes
suí zhèng qǔ xué	point selection according to syndromes
biàn zhèng qǔ xué	point selection based on syndrome differentiation/pattern identification
zǐ wǔ liú zhù zhēn fǎ	midnight-noon ebb-low acupuncture
nà gān fǎ	day-prescription of points
nà zhī fǎ	hour-prescription of points
nà jiǎ fǎ	day-prescription of points
nà zǐ fǎ	hour-prescription of points
líng guī bā fǎ	eight methods of sacred tortoise
qí jīng nà guà fǎ	eight methods of sacred tortoise
běn jīng pèi xué fǎ	point combination on the same meridian/channel
biǎo lǐ jīng pèi xué fǎ	exterior-interior point combination
shàng xià pèi xué fǎ	superior-inferior point combination
qián hòu pèi xué fǎ	anterior-posterior point combination
fù bèi yīn yáng pèi xué fǎ	ventrodorsal yin-yang point combination
zuǒ yòu pèi xué fǎ	right-left point combination
zhǔ kè yuán luò pèi xué fǎ	host-guest source-connecting point combination
yuán luò pèi xué	source -connecting point combination
xì huì pèi xué	cleft-confluent points combination
yī rì liù shí liù xué fǎ	daily point method
diàn zhēn má zuì	electric acupuncture anesthesia

コード	中国語	日本語	読み方	
11-654	灸法	灸法（灸術）	きゅうほう（きゅうじゅつ）	
11-655	艾炷灸	艾炷灸	がいしゅきゅう	
11-656	直接灸	直接灸	ちょくせつきゅう	
11-657	明灸	明灸	めいきゅう	
11-658	着肤灸	着膚灸	ちゃくふきゅう	
11-659	无瘢痕灸	無瘢痕灸	むはんこんきゅう	
11-660	非化脓灸	非化膿灸	ひかのうきゅう	
11-661	化脓灸	化膿灸	かのうきゅう	
11-662	瘢痕灸	瘢痕灸	はんこんきゅう	
11-663	间接灸	間接灸	かんせつきゅう	
11-664	间隔灸	間隔灸	かんかくきゅう	
11-665	隔物灸	隔物灸	かくぶつきゅう	
11-666	艾条灸	艾条灸	がいじょうきゅう	
11-667	艾卷灸	艾巻灸	がいかんきゅう	
11-668	悬灸	懸灸	けんきゅう	
11-669	温和灸	温和灸	おんわきゅう	
11-670	雀啄灸	雀啄灸	じゃくたくきゅう	
11-671	回旋灸	回旋灸	かいせんきゅう	
11-672	实按灸	実按灸	じつあんきゅう	
11-673	太乙神针	①太乙神鍼　②太乙神針	①②たいいつしんしん	
11-674	雷火神针	①雷火神鍼　②雷火神針	①②らいかしんしん	
11-675	温针灸	①温鍼灸　②温針灸	①②おんしんきゅう	
11-676	温灸器灸	温灸器灸	おんきゅうききゅう	
11-677	灯火灸	灯火灸	とうかきゅう	
11-678	天灸	天灸	てんきゅう	
11-679	药物灸	薬物灸	やくぶつきゅう	
11-680	发泡灸	発泡灸	はっぽうきゅう	
11-681	自灸	自灸	じきゅう	
11-682	油捻灸	油捻灸	ゆねんきゅう	
11-683	筒灸	筒灸	とうきゅう	
11-684	灯草灸	灯草灸	とうそうきゅう	
11-685	拔罐法	抜罐法	ばっかんほう	

	ピンイン	英語
	jiǔ fǎ	moxibustion
	ài zhù jiǔ	moxa cone moxibustion
	zhí jiē jiǔ	direct moxibustion
	míng jiǔ	direct moxibustion
	zhuó fū jiǔ	direct contact moxibustion
	wú bān hén jiǔ	non-scarring moxibustion
	fēi huà nóng jiǔ	non-pustulating moxibustion
	huà nóng jiǔ	pustulating moxibustion
	bān hén jiǔ	scarring moxibustion
	jiàn jiē jiǔ	indirect moxibustion
	jiàn gé jiǔ	indirect moxibustion
	gé wù jiǔ	indirect moxibustion
	ài tiáo jiǔ	moxibustion with moxa stick
	ài juǎn jiǔ	moxibustion with moxa roll
	xuán jiǔ	suspended moxibustion
	wēn hé jiǔ	mild moxibustion
	què zhuó jiǔ	sparrow-pecking moxibustion
	huí xuán jiǔ	circling moxibustion
	shí àn jiǔ	pressing moxibustion
	tài yī shén zhēn	taiyi miraculous moxa stick
	léi huǒ shén zhēn	thunder-fire miraculous moxa stick
	wēn zhēn jiǔ	warming needle moxibustion
	wēn jiǔ qì jiǔ	moxa burner moxibustion
	dēng huǒ jiǔ	burning-rush moxibustion
	tiān jiǔ	natural moxibustion
	yào wù jiǔ	medicinal moxibustion
	fā pào jiǔ	vesiculating moxibustion
	zì jiǔ	medicinal moxibustion
	yóu niǎn jiǔ	oil wick moxibustion
	tǒng jiǔ	moxibustion with moxa tube
	dēng cǎo jiǔ	burning rush moxibustion
	bá guàn fǎ	cupping method

コード	中国語	日本語	読み方	
11-686	投火法	投火法	とうかほう	
11-687	陶罐	陶罐	とうかん	
11-688	抽气罐	抽気罐	ちゅうきかん	
11-689	竹罐	竹罐	ちくかん	
11-690	火罐法	火罐法	かかんぽう	
11-691	架火法	架火法	かかほう	
11-692	闪火法	閃火法	せんかほう	
11-693	贴棉法	貼綿法	ちょうめんぽう	
11-694	水罐法	水罐法	すいかんぽう	
11-695	煮罐法	煮罐法	しゃかんぽう	
11-696	抽气罐法	抽気罐法	ちゅうきかんぽう	
11-697	留罐	留罐	りゅうかん	
11-698	坐罐	坐罐	ざかん	
11-699	走罐	走罐	そうかん	
11-700	推罐	推罐	すいかん	
11-701	闪罐	閃罐	せんかん	
11-702	留针拔罐	①留鍼抜罐　②留針抜罐	①②りゅうしんばっかん	
11-703	刺血拔罐	刺血抜罐	しけつばっかん	
11-704	刺络拔罐	刺絡抜罐	しらくばっかん	
11-705	药罐	薬罐	やっかん	
11-706	药筒拔法	薬筒抜法	やくとうばっぽう	
11-707	疮疡消法	瘡瘍消法	そうようしょうほう	
11-708	疮疡托法	瘡瘍托法	そうようたくほう	
11-709	疮疡托里法	瘡瘍托裏法	そうようたくりほう	
11-710	疮疡补法	瘡瘍補法	そうようほほう	
11-711	疮疡补益法	瘡瘍補益法	そうようほえきほう	
11-712	疮疡解表法	瘡瘍解表法	①そうようかいひょうほう②そうようげひょうほう	
11-713	疮疡通里法	瘡瘍通裏法	そうようつうりほう	
11-714	疮疡清热法	瘡瘍清熱法	そうようせいねつほう	
11-715	疮疡温通法	瘡瘍温通法	そうようおんつうほう	

ピンイン	英語
tóu huǒ fǎ	fire-insertion cupping
táo guàn	pottery cup
chōu qì guàn	suction cup
zhú guàn	bamboo cup
huǒ guàn fǎ	fire cupping
jià huǒ fǎ	fire-rack cupping
shān huǒ fǎ	flash-fire cupping
tiē mián fǎ	cotton-burning cupping
shuǐ guàn fǎ	water boiled cupping
zhǔ guàn fǎ	cup-boiling method
chōu qì guàn fǎ	suction cupping
liú guàn	retained cupping
zuò guàn	retained cupping
zǒu guàn	sliding cupping
tuī guàn	pushing cupping
shǎn guàn	flash cupping
liú zhēn bá guàn	cupping with retaining of needle
cì xuè bá guàn	pricking and cupping
cì luò bá guàn	pricking and cupping
yào guàn	medicated cupping
yào tǒng bá fǎ	medicated bamboo cupping
chuāng yáng xiāo fǎ	resolving method for sore
chuāng yáng tuō fǎ	promoting pustulation of sore by strengthening vital qi
chuāng yáng tuō lǐ fǎ	promoting pustulation of sore by strengthening vital qi
chuāng yáng bǔ fǎ	tonifying therapy for sore
chuāng yáng bǔ yì fǎ	tonifying therapy for sore
chuāng yáng jiě biǎo fǎ	relieving exterior syndrome of sore
chuāng yáng tōng lǐ fǎ	treating sore by purgative therapy
chuāng yáng qīng rè fǎ	treating sore by clearing heat
chuāng yáng wēn tōng fǎ	treating sore by warming and dredging

コード	中国語	日本語	読み方	
11-716	疮疡祛痰法	瘡瘍祛痰法	そうようきょたんほう	
11-717	疮疡理湿法	瘡瘍理湿法	そうようりしつほう	
11-718	疮疡行气法	瘡瘍行気法	そうようこうきほう	
11-719	疮疡和营法	瘡瘍和営法	そうようわえいほう	
11-720	疮疡透脓法	瘡瘍透膿法	そうようとうのうほう	
11-721	敛疮生肌	斂瘡生肌	れんそうせいき	
11-722	排脓	排膿	はいのう	
11-723	拔毒	抜毒	ばつどく	
11-724	化腐	化腐	かふ	
11-725	金针拨内障	金針撥内障	きんしんばつないしょう	
11-726	白内障针拨术	白内障針撥術	はくないしょうしんばつじゅつ	
11-727	钩割法	鈎割法	こうかつほう	
11-728	退翳明目	退翳明目	たいえいめいもく	
11-729	通鼻窍	通鼻竅	つうびきょう	
11-730	通窍	通竅	つうきょう	
11-731	正骨手法	正（整）骨手法	せい（せい）こつしゅほう	
11-732	正骨八法	正（整）骨八法	せい（せい）こつはっぽう	
11-733	手摸心会	手摸心会	しゅもしんえ	
11-734	拔伸牵引	抜伸牽引	ばっしんけんいん	
11-735	旋转屈伸	旋転屈伸	せんてんくっしん	
11-736	提按端挤	提按端擠	ていあんたんさい	
11-737	摇摆触碰	揺擺触碰	ようはいしょくほう	
11-738	夹挤分骨	夾擠分骨	きょうさいふんこつ	
11-739	折顶回旋	折頂回旋	せっちょうかいせん	
11-740	解剖复位	解剖復位	かいぼうふくい	
11-741	功能复位	機能復位	きのうふくい	
11-742	端提捺正	端提捺正	たんていなつせい	
11-743	杠杆支撑	槓杆支撑	こうかんしちょう	
11-744	足蹬膝顶	足蹬膝頂	そくとうしっちょう	
11-745	膝顶法	膝頂法	しっちょうほう	
11-746	旋转复位法	旋転復位法	せんてんふくいほう	

220　　11　治則治法

ピンイン	英語
chuāng yáng qū tán fǎ	treating sore by expelling phlegm
chuāng yáng lǐ shī fǎ	treating sore by removing dampness
chuāng yáng xíng qì fǎ	treating sore by moving qi
chuāng yáng hé yíng fǎ	treating sore by regulating nutrient
chuāng yáng tòu nóng fǎ	treating sore by draining pus
liǎn chuāng shēng jī	healing up sore and promoting granulation
paí nóng	expelling pus
bá dú	drawing out toxin
huà fǔ	resolving putridity
jīn zhēn bō nèi zhàng	cataractopiesis with metal needle
bái nèi zhàng zhēn bō shù	cataractopiesis with metal needle
gōu gē fǎ	hooking-cutting method
tuì yì míng mù	removing nebula to improve vision
tōng bí qiào	relieving stuffy nose
tōng qiào	relieving stuffy orifices
zhèng gǔ shǒu fǎ	bonesetting manipulation
zhèng gǔ bā fǎ	eight manipulations for bonesetting
shǒu mō xīn huì	understand tacitly by touching
bá shēn qiān yǐn	traction by pulling and extension
xuán zhuǎn qū shēn	rotation, bend and stretch
tí àn duān jǐ	lift, press, hold, and squeeze
yáo bǎi chù pèng	rock and touch
jiā jǐ fēn gǔ	separating bones by squeezing
zhé dǐng huí xuán	press fracture end and turn to opposite
jiě pōu fù wèi	anatomical reduction
gōng néng fù wèi	functional reduction
duān tí nà zhòng	hold, lift and restore to right location
gàng gǎn zhī chēng	prop up with lever
zú dēng xī dǐng	heel stepping and knee propping
xī dǐng fǎ	knee-pushing reduction
xuán zhuǎn fù wèi fǎ	rotating reduction

コード	中国語	日本語	読み方	
11-747	颈椎侧旋提推法	頸椎側旋提推法	けいついそくせんていすいほう	
11-748	颈椎角度复位法	頸椎角度復位法	けいついかくどふくいほう	
11-749	颈椎単人旋转复位法	頸椎単独旋転復位法	けいついたんどくせんてんふくいほう	
11-750	理筋手法	理筋手法	りきんしゅほう	
11-751	弾筋法	弾筋法	だんきんぽう	
11-752	挤压法	擠圧法	さいあつほう	
11-753	屈伸法	屈伸法	くっしんぽう	
11-754	旋转法	旋転法	せんてんぽう	
11-755	外固定	外固定	がいこてい	
11-756	夹板固定	挟板固定	きょうはんこてい	
11-757	扎帯	結束バンド	けっそくばんど	
11-758	固定垫	固定クッション	こていくっしょん	
11-759	一垫治法	一墊治法	いってんちほう	
11-760	二垫治法	二墊治法	にてんちほう	
11-761	三垫治法	三墊治法	さんてんちほう	
11-762	外固定器固定	外固定器固定	がいこていきこてい	
11-763	牵引疗法	牽引療法	けんいんりょうほう	
11-764	皮肤牵引	皮膚牽引	ひふけんいん	
11-765	骨牵引	骨牽引	こつけんいん	
11-766	颅骨牵引	頭骨牽引	とうこつけんいん	
11-767	尺骨鹰嘴牵引	肘頭牽引	ちゅうとうけんいん	
11-768	股骨下端牵引	大腿骨下端牽引	だいたいこつかたんけんいん	
11-769	胫骨结节牵引	脛骨結節牽引	けいこつけっせつけんいん	
11-770	跟骨牵引	踵骨牽引	しょうこつけんいん	
11-771	肋骨牵引	肋骨牽引	ろっこつけんいん	
11-772	布托牵引	包帯牽引	ほうたいけんいん	
11-773	颌枕帯牵引	顎枕帯牽引	がくちんたいけんいん	
11-774	骨盆悬吊牵引	骨盤懸吊牽引	こつばんけんちょうけんいん	
11-775	骨盆牵引带牵引	骨盤牽引帯牽引	こつばんけんいんたいけんいん	
11-776	内固定	内固定	ないこてい	

ピンイン	英語
jǐng zhuī cè xuán tí tuī fǎ	lateral-rotating and tracting reduction of cervical vertebra
jǐng zhuī jiǎo dù fù wèi fǎ	angular reduction of cervical vertebra
jǐng zhuī dān rén xuán zhuǎn fù wèi fǎ	rotating reduction of cervical vertebra by single operator
lǐ jīn shǒu fǎ	therapeutic manipulation for sinew injury
tán jīn fǎ	sinew-flicking manipulation
jǐ yā fǎ	squeezing and pressing manipulation
qū shēn fǎ	flexing and stretching manipulation
xuán zhuǎn fǎ	rotating manipulation
wài gù dìng	external fixation
jiá bǎn gù dìng	splintage
zā dài	bandage
gù dìng diàn	pressure pad
yī diàn zhì fǎ	fixation with a pad
èr diàn zhì fǎ	fixation with two pads
sān diàn zhì fǎ	fixation with three pads
wài gù dìng qì gù dìng	fixation with external fixator
qiān yǐn liáo fǎ	traction therapy
pí fū qiān yǐn	skin traction
gǔ qiān yǐn	bone traction
lú gǔ qiān yǐn	skull traction
chǐ gǔ yīng zuǐ qiān yǐn	traction through olecranon of ulna
gǔ gǔ xià duān qiān yǐn	traction through distal end of femur
jìng gǔ jié jié qiān yǐn	traction through tibial tubercle
gēn gǔ qiān yǐn	transcalcaneal traction
lèi gǔ qiān yǐn	rib traction
bu tuo qian yǐn	cloth-wrapping traction
hé zhěn dài qiān yǐn	mandibulo-occipital bandage traction
gǔ pén xuán diào qiān yǐn	pelvic sling traction
gǔ pén qiān yǐn dài qiān yǐn	pelvic bandage traction
nèi gù dìng	internal fixation

コード	中国語	日本語	読み方	
11-777	眼保健操	眼保健操	がんほけんそう	
11-778	膏摩	膏摩	こうま	
11-779	按摩	按摩	あんま	
11-780	推拿	推拿	すいな	
11-781	一指禅推法	一指禅推法	いっしぜんすいほう	
11-782	振法	振法	しんぽう	
11-783	滚法	滾法	こんぽう	
11-784	揉法	揉法	じゅうほう	
11-785	摩法	摩法	まほう	
11-786	擦法	擦法	さつほう	
11-787	推法	推法	すいほう	
11-788	掌推法	掌推法	しょうすいほう	
11-789	搓法	搓法	さほう	
11-790	抖法	抖法	とうほう	
11-791	按法	按法	あんぽう	
11-792	点穴法	点穴法	てんけつほう	
11-793	捏法	捏法	ねつほう	
11-794	捏脊	捏脊	ねつせき	
11-795	拿法	拿法	なほう	
11-796	踩跷法	踩蹺法	さいきょうほう	
11-797	叩击法	叩撃法	こうげきほう	
11-798	拍击法	拍撃法	はくげきほう	
11-799	弹法	弾法	だんぽう	
11-800	搓滚舒筋	搓滾舒筋	さこんじょきん	
11-801	摇法	揺法	ようほう	
11-802	背法	背法	はいほう	
11-803	扳法	扳法	ばんぽう	
11-804	后伸扳法	後伸扳法	こうしんばんぽう	
11-805	斜扳法	斜扳法	しゃばんぽう	
11-806	手术疗法	手術療法	しゅじゅつりょうほう	

ピンイン	英語
yǎn bǎo jiàn cāo	healthcare gymnastics for eyes
gāo mó	ointment rubbing
àn mó	tuina; massage
tuī ná	tuina; massage
yì zhǐ chán tuī fǎ	one-finger-pushing manipulation
zhèn fǎ	vibrating manipulation
gǔn fǎ	rolling manipulation
róu fǎ	kneading manipulation
mó fǎ	rubbing manipulation
cā fǎ	scrubbing manipulation
tuī fǎ	pushing manipulation
zhǎng tuī fǎ	palm-pushing manipulation
cuō fǎ	twisting manipulation
dǒu fǎ	shaking manipulation
àn fǎ	pressing manipulation
diǎn xué fǎ	acupoint-pressing manipulation
niē fǎ	pinching manipulation
niē jǐ	spine pinching
ná fǎ	grasping manipulation
cǎi qiào fǎ	treading manipulation
kòu jī fǎ	tapping manipulation
pāi jī fǎ	patting-striking manipulation
tán fǎ	flicking manipulation
cuō gǔn shū jīn	foulage and rolling for relaxing tendon
yáo fǎ	rotating manipulation
bèi fǎ	back-carrying manipulation
bān fǎ	pulling manipulation
hòu shēn bān fǎ	backward stretching-pulling manipulation
xié bān fǎ	oblique pulling manipulation
shǒu shù liáo fǎ	surgical therapy

225

12 中薬

● 中薬

コード	中国語	日本語	読み方	
12-001	药	薬	やく	
12-002	中药	中薬	ちゅうやく	
12-003	地道药材	地道薬材	ちどうやくざい	
12-004	中药性能	中薬の性能	ちゅうやくのせいのう	
12-005	升降浮沉	昇降浮沈	しょうこうふちん	
12-006	归经	帰経	きけい	
12-007	配伍	配伍	はいご	
12-008	四气	四気	しき	
12-009	道地药材	道地薬材	どうちやくざい	
12-010	方寸匕	方寸匕	ほうすんひ	
12-011	炮制	炮製	ほうせい	
12-012	修治	修治	しゅうち	
12-013	修事	修事	しゅうじ	
12-014	挑	挑	ちょう	
12-015	拣	揀	かん	
12-016	簸	簸	は	
12-017	筛	篩	し	
12-018	刮	刮	かつ	

226　　12　中薬

ピンイン	ピンイン名	ラテン語	英語
yào			medicinal; medicine
zhōng yào			Chinese materia medica; Chinese medicinal
dì dào yào cái			genuine regional materia medica
zhōng yào xìng néng			properties and actions of Chinese medicinal
shēng jiàng fú chén			ascending, descending, floating and sinking
guī jīng			meridian/channel tropism
pèi wǔ			combination of medicinals
sì qì			four properties
dào dì yào cái			genuine regional materia medica
fāng cùn bǐ			square-cun spoon
páo zhì			processing of materia medica
xiū zhì			processing of materia medica
xiū shì			processing of materia medica
tiāo			selecting
jiǎn			selecting
bǒ			winnowing
shāi			sieving
guā			scraping

227

コード	中国語	日本語	読み方	
12-019	刷	刷	さつ	
12-020	搗	搗	とう	
12-021	碾	碾	てん	
12-022	镑	磅	ほう	
12-023	锉	銼	ざ	
12-024	锉散	銼散	ざさん	
12-025	切	切	せつ	
12-026	锎	鍘	さつ	
12-027	水制	水製	すいせい	
12-028	洗	洗	せん	
12-029	淋	淋	りん	
12-030	泡	泡	ほう	
12-031	润	潤	じゅん	
12-032	漂	漂	ひょう	
12-033	水飞	水飛	すいひ	
12-034	火制	火製	かせい	
12-035	炒	炒	しょう	
12-036	清炒	清炒	せいしょう	
12-037	炒黄	炒黄	しょうおう	
12-038	炒焦	炒焦	しょうしょう	
12-039	炒炭	炒炭	しょうたん	
12-040	加辅料炒	加輔料炒	かほりょうしょう	
12-041	烫	燙	とう	
12-042	炙	炙	しゃ	
12-043	炮炙	炮炙	ほうしゃ	
12-044	煨	煨	わい	

228　　12 中薬

ピンイン	ピンイン名	ラテン語	英語
shuā			brushing
dǎo			pounding
niǎn			grinding
bàng			flaking
cuò			filing
cuò sǎn			powdering by filing or pounding
qiē			cutting
zhá			cutting up with cutter
shuǐ zhì			water processing
xǐ			washing
lìn, lín			① strangury ② sprinkling
pào			soaking
rùn			moistening
piǎo			rinsing
shuǐ fēi			grinding with water
huǒ zhì			fire processing
chǎo			stir-frying
qīng chǎo			plain stir-frying
chǎo huáng			stir-frying to yellow
chǎo jiāo			stir-frying to brown
chǎo tàn			stir-frying to scorch
jiā fǔ liào chǎo			stir-frying with adjuvant
tàng			scalding
zhì			stir-frying with liquid adjuvant
páo zhì			processing
wēi			roasting

コード	中国語	日本語	読み方	
12-045	烘焙	烘焙	こうばい	
12-046	煅	煅	たん	
12-047	水火共制	水火共製	すいかきょうせい	
12-048	煮	煮	しゃ	
12-049	蒸	蒸	じょう	
12-050	淬	淬	さい	
12-051	制霜	製霜	せいそう	
12-052	发酵	発酵	はっこう	
12-053	闷	悶	もん	
12-054	伏	伏	ふく	
12-055	发芽	発芽	はつが	
12-056	咀	咀	そ	
12-057	去火毒	火毒を除去する	かどくをじょきょする	
12-058	粗末	粗粉末	そふんまつ	
12-059	药性	薬性	やくせい	
12-060	滋而不腻	滋して腻せず	じしてじせず	
12-061	润而不腻	潤して腻せず	うるおしてじせず	
12-062	辛而不烈	辛にして烈せず	しんにしてれっせず	
12-063	四性	四性	しせい	
12-064	毒性反应	毒性反応	どくせいはんのう	
12-065	副作用	副作用	ふくさよう	
12-066	食忌	食忌	しょくき	
12-067	服药食忌	服薬食忌	ふくやくしょくき	

ピンイン	ピンイン名	ラテン語	英語
hōng bèi			baking
duàn			calcining
shuǐ huǒ gòng zhì			fire and water processing
zhǔ			decocting
zhēng			steaming
cuì			quenching
zhì shuāng			crystallizing or powdering
fā jiào			fermentation
mēn			sealed for moistening
fú			covering and soaking
fā yá			sprouting
jǔ			chewing
qù huǒ dú			removing fire toxin
cū mò			crude powder
yào xìng			medicinal property
zī ér bú nì			nourishing but not slimy
rùn ér bú nì			moistening but not slimy
xīn ér bú liè			pungent and warm but not drying
sì xìng			four properties
dú xìng fǎn yìng			toxic reaction
fù zuò yòng			side effect
shí jì			dietary contraindication
fú yào shí jì			dietary incompatibility

コード	中国語	日本語	読み方	
12-068	妊娠禁忌药	妊婦禁忌薬	にんぷきんきやく	
12-069	十九畏	十九畏	じゅうきゅうい	
12-070	十八反	十八反	じゅうはちはん	
12-071	配伍禁忌	配合禁忌	はいごきんき	
12-072	相反	相反	そうはん	
12-073	相恶	相悪	そうお	
12-074	相杀	相殺	そうさつ	
12-075	相畏	相畏	そうい	
12-076	相使	相使	そうし	
12-077	相须	相須	そうす	
12-078	剂量	剤量	ざいりょう	
12-079	刀圭	刀圭	とうけい	
12-080	一钱匕	一銭匕	いっせんひ	
12-081	一字	一字	いちじ	

● 解表薬

コード	中国語	日本語	読み方	
12-082	解表药	解表薬	①かいひょうやく　②げひょうやく	
12-083	发表药	発表薬	はっぴょうやく	
12-084	发散风寒药	発散風寒薬	はっさんふうかんやく	
12-085	辛温解表药	辛温解表薬	①しんおんかいひょうやく ②しんおんげひょうやく	
12-086	白芷	白芷	びゃくし	

ピンイン	ピンイン名	ラテン語	英語
rèn shēn jìn jì yào			contraindication during pregnancy
shí jiǔ wèi			nineteen mutual inhibitions
shí bā fǎn			eighteen antagonisms
pèi wǔ jìn jì			prohibited combination
xiāng fǎn			antagonism
xiāng wù			mutual inhibition
xiāng shā			mutual suppression
xiāng wèi			mutual restraint
xiāng shǐ			mutual assistance
xiāng xū			mutual reinforcement
jì liàng			dose; dosage
dāo guī			one tenth of square-cun spoon
yī qián bǐ			powder on a coin
yī zì			powder on quarter of a coin

ピンイン	ピンイン名	ラテン語	英語
jiě biǎo yào			exterior-releasing medicinal
fā biǎo yào			exterior-releasing medicinal
fā sàn fēng hán yào			wind-cold-dispersing medicinal
xīn wēn jiě biǎo yào			pungent-warm exterior-releasing medicinal
bái zhǐ	Baizhi	*Radix Angelicae Dahuricae*	Dahurian Angelica Root

コード	中国語	日本語	読み方	
12-087	西河柳	西河柳	せいかりゅう	
12-088	防风	防風	ぼうふう	
12-089	苍耳子	蒼耳子	そうじし	
12-090	辛夷	辛夷	しんい	
12-091	羌活	羌活	きょうかつ	
12-092	细辛	細辛	さいしん	
12-093	荆芥	荊芥	けいがい	
12-094	香薷	香薷	こうじゅ	
12-095	蛇蜕	蛇蛻	だぜい	
12-096	麻黄	麻黄	まおう	
12-097	紫苏叶	紫蘇葉	しそよう	
12-098	鹅不食草	鵝不食草	がふしょくそう	
12-099	藁本	藁本	こうほん	
12-100	胡荽	胡荽	こすい	
12-101	罗勒	羅勒	らろく	
12-102	六月寒	六月寒	ろくがつかん	
12-103	桂枝	桂枝	けいし	
12-104	发散风热药	発散風熱薬	はっさんふうねつやく	

ピンイン	ピンイン名	ラテン語	英語
xī hé liǔ	Xiheliu	*Cacumen Tamaricis*	Chinese Tamarisk Twig
fáng fēng	Fangfeng	*Radix Saposhnikoviae*	Divaricate Saposhnikovia Root
cāng ěr zǐ	Cang'erzi	*Fructus Xanthii*	Siberian Cocklebur Fruit
xīn yí	Xinyi	*Flos Magnoliae*	Biond Magnolia Flower
qiāng huó	Qianghuo	*Rhizoma et Radix Notopterygii*	Incised Notopterygium Rhizome and Root
xì xīn	Xixin	*Herba Asari*	Manchurian Wildginger
jīng jiè	Jingjie	*Herba Schizonepetae*	Fineleaf Schizonepeta Herb
xiāng rú	Xiangru	*Hera Moslae*	Chinese Mosla
shé tuì	Shetui	*Periostracum Serpentis*	Snake Slough
má huáng	Mahuang	*Herba Ephedrae*	Ephedra
zǐ sū yè	Zisuye	*Folium Perillae*	Perilla Leaf
é bù shí cǎo	Ebushicao	*Herba Centipedae*	Small Centipeda Herb
gǎo běn	Gaoben	*Rhizoma Ligustici*	Chinese Lovage
hú suī	Husui	*Herba Coriandri Sativi cum Radice*	Coriander Herb with Root
luó lè	Luole	*Herba Ocimi Basilici*	Basil Herb
liù yuè hán	Liuyuehan	*Herba Caryopteridis Terniflorae*	Three-Flowered Bluebeard Herb
guì zhī	Guizhi	*Ramulus Cinnamomi*	Cassia Twig
fā sàn fēng rè yào			wind-heat-dispersing medicinal

コード	中国語	日本語	読み方	
12-105	辛涼解表药	辛涼解表薬	①しんりょうかいひょうやく ②しんりょうげひょうやく	
12-106	桉叶	桉葉	あんよう	
12-107	薄荷油	薄荷油	はっかゆ	
12-108	薄荷	薄荷	はっか	
12-109	蝉蜕	蟬退	せんたい	
12-110	蔓荆子	蔓荊子	まんけいし	
12-111	葛根	葛根	かっこん	
12-112	淡豆豉	①香豉　②淡豆豉	①こうし　②たんとうし	
12-113	升麻	升麻	しょうま	
12-114	牛蒡子	牛蒡子	ごぼうし	
12-115	木贼	木賊	もくぞく	
12-116	浮萍	浮萍	ふひょう	
12-117	柴胡	柴胡	さいこ	
12-118	葛花	葛花	かっか	
12-119	桑叶	桑葉	そうよう	
12-120	菊花	菊花	①きくか　②きっか	

● 清熱薬

コード	中国語	日本語	読み方	
12-121	清热药	清熱薬	せいねつやく	
12-122	清热泻火药	清熱瀉火薬	せいねつしゃかやく	

ピンイン	ピンイン名	ラテン語	英語
xīn liáng jiě biǎo yào			pungent-cool exterior-releasing medicinal
ān yè	Anye	*Folium Eucalypti*	Eucalyptus Leaf
bò he yóu	Boheyou	*Oleum Menthae*	Oil of Wild Mint
bò he	Bohe	*Herba Menthae*	Peppermint
chán tuì	Chantui	*Periostracum Cicadae*	Cicada Slough
màn jīng zǐ	Manjingzi	*Fructus Viticis*	Shrub Chastetree Fruit
gě gēn	Gegen	*Radix Puerariae*	Kudzuvine Root
dàn dòu chǐ	Dandouchi	*Semen Sojae Preparatum*	Fermented Soy-bean
shēng má	Shengma	*Rhizoma Cimicifugae*	Largetrifolio[ious Bugbane Rhizome
niú bàng zǐ	Niubangzi	*Fructus Arctii*	Great Burdock Achene
mù zéi	Muzei	*Herba Equiseti Hiemalis*	Common Scouring Rush Herb
fú píng	Fuping	*Herba Spirodelae*	Common Ducks-meat Herb
chái hú	Chaihu	*Radix Bupleuri*	Chinese Thorowax Root
gě huā	Gehua	*Flos Puerariae*	Flower of Lobed Kudzuvine
sāng yè	Sangye	*Folium Mori*	Mulberry Leaf
jú huā	Juhua	*Flos Chrysanthemi*	Chrysanthemum Flower

ピンイン	ピンイン名	ラテン語	英語
qīng rè yào			heat-clearing medicinal
qīng rè xiè huǒ yào			heat-clearing and fire-purging medicinal

コード	中国語	日本語	読み方	
12-123	石膏	石膏	せっこう	
12-124	寒水石	寒水石	かんすいせき	
12-125	知母	知母	ちも	
12-126	芦根	①蘆根　②芦根	①②ろこん	
12-127	天花粉	天花粉	てんかふん	
12-128	淡竹叶	淡竹葉	たんちくよう	
12-129	夏枯草	夏枯草	かごそう	
12-130	栀子	山梔子	さんしし	
12-131	青葙子	青葙子	せいそうし	
12-132	谷精草	谷精草	こくせいそう	
12-133	决明子	決明子	けつめいし	
12-134	密蒙花	密蒙花	みつもうか	
12-135	蕤仁	蕤仁	ずいじん	
12-136	夜明砂	夜明砂	やみょうしゃ	
12-137	清热燥湿药	清熱燥湿薬	せいねつそうしつやく	
12-138	黄芩	黄芩	おうごん	
12-139	黄连	黄連	おうれん	
12-140	黄柏	黄柏	おうばく	
12-141	龙胆	竜胆草	りゅうたんそう	
12-142	秦皮	秦皮	しんぴ	
12-143	苦参	苦参	くじん	

ピンイン	ピンイン名	ラテン語	英語
shí gāo	Shigao	*Gypsum Fibrosum*	Gypsum
hán shuǐ shí	Hanshuishi	*Calcitum*	Calcite
zhī mǔ	Zhimu	*Rhizoma Anemar-rhenae*	Common Anemar-rhena Rhizome
lú gēn	Lugen	*Rhizoma Phragmi-tis*	Reed Rhizome
tiān huā fěn	Tianhuafen	*Radix Trichosan-this*	Snakegourd Root
dàn zhú yè	Danzhuye	*Herba Lophatheri*	Lophatherum Herb
xià kū cǎo	Xiakucao	*Spica Prunellae*	Common Selfheal Fruit-Spike
zhī zǐ	Zhizi	*Fructus Gardeniae*	Cape Jasmine Fruit
qīng xiāng zǐ	Qingxiangzi	*Semen Celosiae*	Feather Cocks-comb Seed
gǔ jīng cǎo	Gujingcao	*Flos Eriocauli*	Pipewort Flower
jué míng zǐ	Juemingzi	*Semen Cassiae*	Cassia Seed
mì méng huā	Mimenghua	*Flos Buddlejae*	Pale Butterflybush Flower
ruí rén	Ruiren	*Nux Prinsepiae*	Hedge Prinsepia Nut
yè míng shā	Yemingsha	*Feaces Vespertilio*	Bat Feces
qīng rè zào shī yào			heat-clearing and dampness-drying medicinal
huáng qín	Huangqin	*Radix Scutellariae*	Baical Skullcap Root
huáng lián	Huanglian	*Rhizoma Coptidis*	Golden Thread
huáng bǎi	Huangbai	*Cortex Phelloden-dıi*	Amur Cork-Tree
lóng dǎn	Longdan	*Radix Gentianae*	Chinese Gentian
qín pí	Qinpi	*Cortex Fraxini*	Ash Bark
kǔ shēn	Kushen	*Radix Sophorae Flavescentis*	Lightyellow Sophora Root

コード	中国語	日本語	読み方	
12-144	白鮮皮	白鮮皮	はくせんぴ	
12-145	椿皮	椿皮	ちんぴ	
12-146	功労叶	功労葉	こうろうよう	
12-147	松花粉	松花粉	しょうかふん	
12-148	茶油	茶油	ちゃゆ	
12-149	清热解毒药	清熱解毒薬	せいねつげどくやく	
12-150	蒲公英	蒲公英	ほこうえい	
12-151	紫花地丁	紫花地丁	しかじちょう	
12-152	野菊花	野菊花	のぎくか	
12-153	穿心蓮	穿心蓮	せんしんれん	
12-154	大青叶	大青葉	たいせいよう	
12-155	板蓝根	板藍根	ばんらんこん	
12-156	青黛	青黛	せいたい	
12-157	貫众	貫衆	かんじゅう	
12-158	鱼腥草	魚腥草	ぎょせいそう	
12-159	鴉胆子	鴉胆子	あたんし	
12-160	白花蛇舌草	白花蛇舌草	びゃっかじゃぜつそう	
12-161	半枝蓮	半枝蓮	はんしれん	
12-162	土茯苓	土茯苓	どぶくりょう	
12-163	熊胆	熊胆	ゆうたん	
12-164	白蔹	白蘞	びゃくれん	

240　12　中薬

ピンイン	ピンイン名	ラテン語	英語
bái xiān pí	Baixianpi	*Cortex Dictamni*	DenseFruit Pittany Root-Bark
chūn pí	Chunpi	*Cortex Ailanthi*	Tree-of-Heaven Bark
gōng láo yè	Gonglaoye	*Folium Ilex*	Mahonia Leaf
sōng huā fěn	Songhuafen	*Pollen Pini*	Pine Pollen
chá yóu	Chayou	*Oleum Camelliae*	Tea-Seed Oil
qīng rè jiě dú yào			heat-clearing and detoxicating medicinal
pú gōng yīng	Pugongying	*Herba Taraxaci*	Dandelion
zǐ huā dì dīng	Zihuadiding	*Herba Violae*	Tokyo Violet Herb
yě jú huā	Yejuhua	*Flos Chrysanthemi Indici*	Wild Chrysanthemum Flower
chuān xīn lián	Chuanxinlian	*Herba Andrographis*	Common Andrographis Herb
dà qīng yè	Daqingye	*Folium Isatidis*	Dyers Woad Leaf
bǎn lán gēn	Banlangen	*Radix Isatidis*	Isatis Root
qīng dài	Qingdai	*Indigo Naturalis*	Natural Indigo
quàn zhòng	Guanzhong	*Rhizoma Blechni*	Shield-fern Rhizome
yú xīng cǎo	Yuxingcao	*Herba Houttuyniae*	Heartleaf Houttuynia Herb
yā dǎn zǐ	Yadanzi	*Fructus Bruceae*	Java Brucea Fruit
bái huā shé shé cǎo	Baihuasheshecao	*Herba Hedyotis*	Hedyotis
bàn zhī lián	Banzhilian	*Herba Scutellariae Barbatae*	Barbated Skullcup Herb
tǔ fú líng	Tufuling	*Rhizoma Smilacis Glabrae*	Glabrous Greenbrier Rhizome
xióng dǎn	Xiongdan	*Fel Ursi*	Bear Gall
bái liǎn	Bailian	*Radix Ampelopsis*	Japanese Ampelopsis Root

コード	中国語	日本語	読み方	
12-165	山慈菇	山慈菇	さんじこ	
12-166	北豆根	北豆根	ほくずこん	
12-167	七叶一枝花	七葉一枝花	しちよういっしか	
12-168	虎杖	虎杖	こじょう	
12-169	马勃	馬勃	ばぼつ	
12-170	马齿苋	馬歯莧	ばしけん	
12-171	山豆根	山豆根	さんずこん	
12-172	白头翁	白頭翁	はくとうおう	
12-173	金果榄	金果欖	きんからん	
12-174	青果	青果	せいか	
12-175	鸡骨草	鶏骨草	けいこつそう	
12-176	忍冬藤	忍冬藤	にんどうとう	
12-177	地锦草	地錦草	ちきんそう	
12-178	半边莲	半辺蓮	はんぺんれん	
12-179	水牛角	水牛角	すいぎゅうかく	
12-180	木鳖子	木鼈子	もくべつし	
12-181	天葵子	天葵子	てんきし	
12-182	大血藤	大血藤	だいけっとう	
12-183	龙葵	竜葵	りゅうき	

ピンイン	ピンイン名	ラテン語	英語
shān cí gū	Shancigu	*Pseudobulbus Cremastrae seu Pleiones*	Appendiculate Cremastra Pseudobulb or Common Pleione Pseudobulb
běi dòu gēn	Beidougen	*Rhizoma Menispermi*	Asiatic Moonseed Rhizome
qī yè yī zhī huā	Qiyeyizhihua	*Rhizoma Paridis*	Paris Root
hǔ zhàng	Huzhang	*Rhizoma Polygoni Cuspidati*	Giant Knotweed Rhizome
mǎ bó	Mabo	*Lasiosphaera seu Calvatia*	Puff-Ball
mǎ chǐ xiàn	Machixian	*Herba Portulacae*	Purslane Herb
shān dòu gēn	Shandougen	*Radix Sophorae Tonkinensis*	Vietnamese Sophora Root
bái tóu wēng	Baitouweng	*Radix Pulsatillae*	Chinese Pulsatilla Root
jīn guǒ lǎn	Jinguolan	*Radix Tinosporae*	Tinospora Root
qīng guǒ	Qingguo	*Fructus Canarii*	Chinese White Olive
jī gǔ cǎo	Jigucao	*Herba Abri*	Canton Love-pea Vine
rěn dōng téng	Rendongteng	*Caulis Lonicerae*	Honeysuckle Stem
dì jǐn cǎo	Dijincao	*Herba Euphorbiae Humifusae*	Creeping Euphorbia
bàn biān lián	Banbianlian	*Herba Lobeliae Chinensis*	Chinese Lobelia Herb
shuǐ niú jiǎo	Shuiniujiao	*Cornu Bubali*	Buffalo Horn
mù biē zǐ	Mubiezi	*Semen Momordicae*	Cochinchina Momordica Seed
tiān kuí zǐ	Tiankuizi	*Radix Semiaquilegiae*	Muskroot-Like Semiaquilegia Root
dà xuè téng	Daxueteng	*Caulis Sargentodoxae*	Sargentgloryvine Stem
lóng kuí	Longkui	*Herba Solani Nigri*	Black Nightshade

コード	中国語	日本語	読み方	
12-184	白英	白英	はくえい	
12-185	杠板归	杠板帰	こうばんき	
12-186	木芙蓉叶	木芙蓉葉	もくふようよう	
12-187	雪胆	雪胆	せったん	
12-188	铁苋	鉄莧	てっけん	
12-189	朱砂连	朱砂蓮	しゅしゃれん	
12-190	鸭跖草	鴨跖草	おうせきそう	
12-191	夏天无	夏天無	かてんむ	
12-192	委陵菜	委陵菜	いりょうさい	
12-193	重楼	①重楼　②蚤休	①じゅうろう　②そうきゅう	
12-194	硼砂	硼砂	ほうしゃ	
12-195	三白草	三白草	さんぱくそう	
12-196	漏芦	漏芦	ろうろ	
12-197	锦灯笼	錦灯籠	きんとうろう	
12-198	拳参	拳参	けんじん	
12-199	射干	射干	やかん	
12-200	橄榄	青果	せいか	
12-201	金银花	金銀花	きんぎんか	
12-202	连翘	連翹	れんぎょう	

ピンイン	ピンイン名	ラテン語	英語
bái yīng	Baiying	*Herba Solani*	Climbing Night-shade
gāng bǎn guī	Gangbangui	*Herba Polygoni Perfoliati*	Prickly Polygo-num
mù fú róng yè	Mufurongye	*Folium Hibisci Mutabilis*	Leaf of Cottonrose Hibiscus
xuě dǎn	Xuedan	*Radix Hemsleyae*	Root of Hemsleya
tiě xiàn	Tiexian	*Herba Acalyphae*	Annual Copper-leaf
zhū shā lián	Zhushalian	*Radix Aristolochi-ae Kaempferi*	Root of Kaempfer Dutchmanspipe
yā zhī cǎo	Yazhicao	*Herba Commelinae*	Common Day-flower Herb
xià tiān wú	Xiatianwu	*Rhizoma Corydalis Decumbentis*	Decumbenl Coryd-alis Rhizome
wěi líng cài	Weilingcai	*Herba Potentillae Chinensis*	Chinese Cinquefoil
chóng lóu	Chonglou	*Rhizoma Paridis*	Paris Root
péng shā	Pengsha	*Borax*	Borax
sān bái cǎo	Sanbaicao	*Rhizoma seu Herba Saururi Chinensis*	Rhizome or Herb of Chinese Lizard-tail
lòu lú	Loulu	*Radix Rhapontici*	Uniflower Swis-sentaury Root
jīn dēng lóng	Jindenglong	*Calyx seu Fructus Physalis*	Franchet Ground-cherry Fruit
quán shēn	Quanshen	*Rhizoma Bistortae*	Bistort Rhizome
shè gān	Shegan	*Rhizoma Belam-candae*	Blackberrylily Rhizome
gǎn lǎn	Ganlan	*Fructus Canarii Albi*	Olive
jīn yín huā	Jinyinhua	*Flos Lonicerae*	Honeysuckle Flower
lián qiào	Lianqiao	*Fructus Forsythiae*	Weeping Forsyth-ia Capsule

コード	中国語	日本語	読み方	
12-203	清热凉血药	清熱涼血薬	せいねつりょうけつやく	
12-204	紫草	紫草	しそう	
12-205	余甘子	余甘子	よかんし	
12-206	牡丹皮	牡丹皮	ぼたんぴ	
12-207	赤芍	赤芍	せきしゃく	
12-208	生地黄	生地黄	しょうじおう	
12-209	清虚热药	清虚熱薬	せいきょねつやく	
12-210	银柴胡	銀柴胡	ぎんさいこ	
12-211	胡黄连	胡黄連	こおうれん	
12-212	青蒿	青蒿	せいこう	
12-213	地骨皮	地骨皮	じこっぴ	
12-214	白薇	白薇	びゃくび	
12-215	十大功劳叶	十大功労葉	じゅうだいこうろうよう	

● 瀉下薬

コード	中国語	日本語	読み方	
12-216	泻下药	瀉下薬	しゃげやく	
12-217	温下药	温下薬	おんげやく	

ピンイン	ピンイン名	ラテン語	英語
qīng rè liáng xuè yào			heat-clearing and blood-cooling medicinal
zǐ cǎo	Zicao	① *Radix Arnebiae* ② *Radix Lithospermi*	① Arnebia Root ② Gromwell Root
yú gān zǐ	Yuganzi	*Fructus Phyllanthi*	Emblic Leafflower Fruit
mǔ dān pí	Mudanpi	*Cortex Moutan Radicis*	Tree Peony Root Bark
chì sháo	Chishao	*Radix Paeoniae Rubra*	Red Peony Root
shēng dì huáng	Shengdihuang	*Radix Rehmanniae Recens*	Unprocessed Rehmannia Root
qīng xū rè yào			deficiency-heat-clearing medicinal
yín chái hú	Yinchaihu	*Radix Stellariae*	Starwort Root
hú huáng lián	Huhuanglian	*Rhizoma Picrorhizae*	Figwortflower Picrorhiza Rhizome
qīng hāo	Qinghao	*Herba Artemisiae Annuae*	Sweet Wormwood Herb
dì gǔ pí	Digupi	*Cortex Lycii*	Chinese Wolfberry Root-bark
bái wēi	Baiwei	*Radix Cynanchi Atrati*	Blackend Swallowwort Root
shí dà gōng láo yè	Shidagonglaoye	*Folium Mahoniae*	Leaf of Leatherleaf Mahonia

ピンイン	ピンイン名	ラテン語	英語
xiè xià yào			purgative medicinal
wēn xià yào			warm purgative

コード	中国語	日本語	読み方	
12-218	攻下药	攻下薬	こうげやく	
12-219	快药	快薬	かいやく	
12-220	番泻叶	番瀉葉	ばんしゃよう	
12-221	芦荟	蘆薈	ろかい	
12-222	芒硝	芒硝	ぼうしょう	
12-223	大黄	大黄	だいおう	
12-224	润下药	潤下薬	じゅんげやく	
12-225	麻油	麻油	まーゆ	
12-226	蜂蜜	蜂蜜	ほうみつ	
12-227	郁李仁	郁李仁	いくりにん	
12-228	亚麻子	亜麻仁	あまにん	
12-229	火麻仁	①火麻仁　②麻子仁	①かまにん　②ましにん	
12-230	峻下逐水药	峻下逐水薬	しゅんげちくすいやく	
12-231	千金子	千金子	せんきんし	
12-232	商陆	商陸	しょうりく	
12-233	牵牛子	牽牛子	けんごし	
12-234	京大戟	大戟	たいげき	
12-235	芫花	芫花	げんか	
12-236	甘遂	甘遂	かんつい	
12-237	巴豆	巴豆	はず	
12-238	黑丑	黒丑	こくちゅう	
12-239	白丑	白丑	びゃくちゅう	

ピンイン	ピンイン名	ラテン語	英語
gōng xià yào			offensive purgative
kuài yào			drastic purgative
fān xiè yè	Fanxieye	*Folium Sennae*	Senna Leaf
lú huì	Luhui	*Aloe*	Aloes
máng xiāo	Mangxiao	*Natrii Sulfas*	Sodium Sulfate
dà huáng	Dahuang	*Radix et Rhizoma Rhei*	Rhubarb
rùn xià yào			laxative
má yóu	Mayou	*Oleum Sesami*	Sesame Oil
fēng mì	Fengmi	*Mel*	Honey
yù lǐ rén	Yuliren	*Semen Pruni*	Chinese Dwarf Cherry Seed
yà má zǐ	Yamazi	*Semen Lini*	Linseed
huǒ má rén	Huomaren	*Fructus Cannabis*	Hemp Seed
jùn xià zhú shuǐ yào			drastic hydragogue
qiān jīn zǐ	Qianjinzi	*Semen Euphorbiae*	Caper Euphorbia Seed
shāng lù	Shanglu	*Radix Phytolaccae*	Pokeberry Root
qiān niú zǐ	Qianniuzi	*Semen Pharbitidis*	Pharbitis Seed
jīng dà jǐ	Jingdaji	*Radix Euphorbiae Pekinensis*	Root of Peking Euphorbia
yuán huā	Yuanhua	*Flos Genkwa*	Lilac Daphne Flower Bud
gān suì	Gansui	*Radix Euphorbiae Kansui*	Gansui Root
bā dòu	Badou	*Fructus Crotonis*	Croton Fruit
hēi chǒu	Heichou	*Semen Pharbitidis*	Black Pharbitis Seed
bái chǒu	Baichou	*Semen Pharbitidis*	White Pharbitis Seed

● 祛風湿薬

コード	中国語	日本語	読み方	
12-240	祛风湿药	祛風湿薬	きょふうしつやく	
12-241	祛风湿散寒药	祛風湿寒薬	きょふうしつかんやく	
12-242	熨药	熨薬	いやく	
12-243	坎离砂	坎離砂	かんりしゃ	
12-244	闹羊花	鬧羊花	どうようか	
12-245	丁公藤	丁公藤	ていこうとう	
12-246	千年健	千年健	せんねんけん	
12-247	川乌	烏頭	うず	
12-248	木瓜	木瓜	もっか	
12-249	乌梢蛇	烏梢蛇	うしょうだ	
12-250	老颧草	老鸛草	ろうかんそう	
12-251	两头尖	両頭尖	りょうとうせん	
12-252	金钱白花蛇	金銭白花蛇	きんせんびゃっかだ	
12-253	雪山一支蒿	雪山一支蒿	せつざんいっしこう	
12-254	威灵仙	威霊仙	いれいせん	
12-255	独活	独活	どっかつ	

ピンイン	ピンイン名	ラテン語	英語
qū fēng shī yào			wind-damp-dispelling medicinal
qū fēng shī sàn hán yào			wind-damp-dispelling and cold-dissipating medicinal
yùn yào			medicinal for hot compress
kǎn lí shā	Kanlisha		Kanli Coarse Powder
nào yáng huā	Naoyanghua	*Flos Rhododendri mollis*	Flower of Chinese Azalea
dīng gōng téng	Dinggongteng	*Caulis Erycibes*	Obtuseleaf Erycibe Stem
qiān nián jiàn	Qiannianjian	*Rhizoma Homalomenae*	Obscured Homalomena Rhizome
chuān wū	Chuanwu	*Radix Aconiti*	Common Monkshood Mother Root
mù guā	Mugua	*Fructus Chaenomelis*	Common Floweringqince Fruit
wū shāo shé	Wushaoshe	*Zaocys*	Black-Tail Snake
lǎo quán cǎo	Laoquancao	*Herba Erodii seu Geranii*	Grass of Common Heron's Bill
liǎng tóu jiān	Liangtoujian	*Rhizoma Anemones Raddenae*	Radde Anemone Rhizome
jīn qián bái huā shé	Jinqianbaihuashe	*Bungarus Parvus*	Coin-Like White-Banded Snake
xuě shān yì zhī hāo	Xueshanyizhihao	*Radix Aconiti Kongboensis*	Root of Kongpo Monkshood
wēi líng xiān	Weilingxian	*Radix Clematidis*	Chinese Clematis Root
dú huó	Duhuo	*Radix Angelicae Pubescentis*	Doubleteeth Pubescent Angelica Root

コード	中国語	日本語	読み方	
12-256	徐长卿	徐長卿	じょちょうけい	
12-257	鹿衔草	鹿蹄草	ろくていそう	
12-258	路路通	路路通	ろろつう	
12-259	蕲蛇	蕲蛇	きじゃ	
12-260	松节	松節	しょうせつ	
12-261	蚕砂	蚕砂	さんしゃ	
12-262	伸筋草	伸筋草	しょきんそう	
12-263	祛风湿清热药	祛風湿熱薬	きょふうしつねつやく	
12-264	雷公藤	雷公藤	らいこうとう	
12-265	槲寄生	槲寄生	こくきせい	
12-266	稀莶草	豨薟草	きれんそう	
12-267	桑枝	桑枝	そうし	
12-268	海风藤	海風藤	かいふうとう	
12-269	秦艽	秦艽	じんぎょう	
12-270	络石藤	絡石藤	らくせきとう	
12-271	青风藤	清風藤	せいふうとう	
12-272	防己	防已	ぼうい	
12-273	丝瓜络	絲瓜絡	しからく	

ピンイン	ピンイン名	ラテン語	英語
xú cháng qīng	Xuchangqing	*Radix Cynanchi Paniculati*	Paniculate Swallowwort Root
lù xián cǎo	Luxiancao	*Herba Pyrolae*	Pyrola Herb
lù lù tōng	Lulutong	*Fructus Liquidambaris*	Beautiful Sweetgum Fruit
qí shé	Qishe	*Agkistrodon*	Long-Nosed Pit Viper
sōng jié	Songjie	*Lignum Pini Nodi*	Knotty Pine Wood
cán shā	Cansha	*Excrementum Bombycis Mori*	Silkworm Feces
shēn jīn cǎo	Shenjincao	*Herba Lycopodii*	Common Club-moss Herb
qū fēng shī qīng rè yào			wind-damp-dispelling and heat-clearing medicinal
léi gōng téng	Leigongteng	*Radix Folium seu Flos Tripterygii Wilfordii*	Root Leaf or Flower of Common Threewing-nut
hú jì shēng	Hujisheng	*Herba Visci*	Colored Mistletoe Herb
xī xiān cǎo	Xixiancao	*Herba Siegesbeckiae*	Siegesbeckia Herb
sāng zhī	Sangzhi	*Ramulus Mori*	Mulberry Twig
hǎi fēng téng	Haifengteng	*Caulis Piperis Kadsurae*	Kadsura Pepper Stem
qín jiāo	Qinjiao	*Radix Gentianae Macrophyllae*	Largeleaf Gentian Root
luò shí téng	Luoshiteng	*Caulis Tracheloεparmi*	Chinese Starjasmine Stem
qīng fēng téng	Qingfengteng	*Caulis Sinomenii*	Orientvine Vine
fáng jǐ	Fangji	*Radix Stephaniae Tetrandrae*	Fourstamen Stephania Root
sī guā luò	Sigualuo	*Retinervus Luffae Fructus*	Luffa Vegetable Sponge

コード	中国語	日本語	読み方	
12-274	玉米须	玉米鬚	ぎょくべいしゅ	
12-275	祛风湿强筋骨药	祛風湿強筋骨薬	きょふうしつきょうきんこつやく	
12-276	雪莲花	雪蓮花	せつれんか	
12-277	桑寄生	桑寄生	そうきせい	
12-278	狗脊	狗脊	くせき	
12-279	五加皮	五加皮	ごかひ	

● 化湿薬

コード	中国語	日本語	読み方	
12-280	化湿药	化湿薬	かしつやく	
12-281	砂仁	砂仁	しゃにん	
12-282	草果	草果	そうか	
12-283	草豆蔻	草豆蔻	そうずく	
12-284	佩兰	佩蘭	はいらん	
12-285	苍术	蒼朮	そうじゅつ	
12-286	白豆蔻	白豆蔻	びゃくずく	
12-287	红豆蔻	紅豆蔻	こうずく	
12-288	藿香	藿香	かっこう	

ピンイン	ピンイン名	ラテン語	英語
yù mǐ xū	Yumixu	*Stigma Maydis*	Corn Stigma
qū fēng shī qiáng jīn gǔ yào			wind-damp-dispelling and sinew-bone-strengthening medicinal
xuě lián huā	Xuelianhua	*Herba Saussureae cum Flore*	Snow Lotus Herb with Flower
sāng jì shēng	Sangjisheng	*Herba Taxilli*	Chinese Taxillus Herb
gǒu jī	Gouji	*Rhizoma Cibotii*	Cibot Rhizome
wǔ jiā pí	Wujiapi	*Cortex Acanthopanax Radicis*	Slenderstyle Acanthopanax Bark

ピンイン	ピンイン名	ラテン語	英語
huà shī yào			damp-resolving medicinal
shā rén	Sharen	*Fructus Amomi Villosi*	Villous Amomum Fruit
cǎo guǒ	Caoguo	*Fructus Tsaoko*	Caoguo
cǎo dòu kòu	Caodoukou	*Semen Alpiniae Katsumadai*	Katsumada Galangal Seed
pèi lán	Peilan	*Herba Eupatorii*	Fortune Eupatorium Herb
cāng zhú	Cangzhu	*Rhizoma Atractylodis*	Atractylodes Rhizome
bái duò kòu	Baidoukou	*Fructus Ammomi Rotundus*	Cardamon Fruit
hong dou kou	Hongdoukou	*Fructus Alpiniae Galangae*	Galanga Galangal Fruit
huò xiāng	Huoxiang	*Herba PogoStemonis*	Cablin Patchouli Herb

● 利水滲湿薬

コード	中国語	日本語	読み方	
12-289	利水滲湿药	利水滲湿薬	りすいしんしつやく	
12-290	利湿药	利湿薬	りしつやく	
12-291	利水消肿药	利水消腫薬	りすいしょうしゅやく	
12-292	泽泻	沢瀉	たくしゃ	
12-293	大豆黄卷	豆巻	ずけん	
12-294	硝石	硝石	しょうせき	
12-295	薏苡仁	薏苡仁	よくいにん	
12-296	猪苓	猪苓	ちょれい	
12-297	香加皮	五加皮	ごかひ	
12-298	茯苓	茯苓	ぶくりょう	
12-299	赤小豆	赤小豆	せきしょうず	
12-300	冬瓜皮	冬瓜皮	とうがひ	
12-301	利尿通淋药	利尿通淋薬	りにょうつうりんやく	
12-302	通淋药	通淋薬	つうりんやく	
12-303	萹蓄	萹蓄	へんちく	
12-304	车前子	車前子	しゃぜんし	
12-305	车前草	車前草	しゃぜんそう	
12-306	石韦	石葦	せきい	
12-307	灯心草	灯心草	とうしんそう	
12-308	海桐皮	海桐皮	かいとうひ	
12-309	连钱草	連銭草	れんせんそう	

ピンイン	ピンイン名	ラテン語	英語
lì shuǐ shèn shī yào			damp-draining diuretic
lì shī yào			damp-excreting medicinal
lì shuǐ xiāo zhǒng yào			edema-alleviating diuretic
zé xiè	Zexie	*Rhizoma Alismatis*	Oriental Water-plantain Rhizome
dà dòu huáng juǎn	Dadouhuangjuan	*Semen Glycines Siccus*	Soybean Sprout
xiāo shí	Xiaoshi	*Sal Nitri*	Niter
yì yǐ rén	Yiyiren	*Semen Coicis*	Coix Seed
zhū líng	Zhuling	*Polyporus*	Chuling
xiāng jiā pí	Xiangjiapi	*Cortex Periplocae*	Chinese Silkvine Root-bark
fú líng	Fuling	*Poria*	Indian Bread; Poria
chì xiǎo dòu	Chixiaodou	*Semen Leveloli*	Rice Bean
dōng guā pí	Dongguapi	*Exocarpium Benincasae*	Chinese Wax-gourd Peel
lì niào tōng lín yào			stranguria-relieving diuretic
tōng lín yào			stranguria-relieving medicinal
biǎn xù	Bianxu	*Herba Polygoni Avicularis*	Grass of Common KnotGrass
chē qián zǐ	Cheqianzi	*Semen Plantaginis*	Plantain Seed
chē qián cǎo	Cheqiancao	*Herba Plantaginis*	Plantain Herb
shí wéi	Shiwei	*Folium Pyrrosiae*	Shearer's Pyrrosia Leaf
dēng xīn cǎo	Dengxincao	*Medulla Junci*	Common Rush
hǎi tóng pí	Haitongpi	*Cortex Erythrinae*	Coral-Bean Bark
lián qián cǎo	Lianqiancao	*Herba Glechomae*	Longtube Ground-ivy Herb

コード	中国語	日本語	読み方	
12-310	川木通	木通	もくつう	
12-311	通草	通草	つうそう	
12-312	菊苣	菊苣	きくきょ	
12-313	滑石	滑石	かっせき	
12-314	瞿麦	瞿麦	くばく	
12-315	粉萆薢	萆薢	ひかい	
12-316	绵萆薢	萆薢	ひかい	
12-317	广金钱草	金銭草	きんせんそう	
12-318	小通草	小通草	しょうつうそう	
12-319	青叶胆	青葉胆	せいようたん	
12-320	积雪草	積雪草	せきせつそう	
12-321	海金沙	海金砂	かいきんしゃ	
12-322	地肤子	地膚子	じふし	
12-323	利湿退黄药	利湿退黄薬	りしつたいおうやく	
12-324	溪黄草	渓黄草	けいおうそう	
12-325	茵陈	茵陳蒿	いんちんこう	
12-326	金钱草	金銭草	きんせんそう	
12-327	垂盆草	垂盆草	すいぼんそう	

ピンイン	ピンイン名	ラテン語	英語
chuān mù tōng	Chuanmutong	*Caulis Clematis Armanoii*	Armand Clematis Stem
tōng cǎo	Tongcao	*Medulla Tetrapanacis*	Ricepaperplant Pith
jú qǔ	Juqu	*Herba Cichorii*	Chicory Herb
huá shí	Huashi	*Talcum*	Talc
qú mài	Qumai	*Herba Dianthi*	Lilac Pink Herb
fěn bì xiè	Fenbixie	*Rhizoma Dioscoreae Hypoglaucae*	Hypoglaucous Collett Yam Rhizome
mián bì xiè	Mianbixie	*Rhizoma Dioscoreae Septemlobae*	Sevenlobed Yam Rhizome
guǎng jīn qián cǎo	Guangjinqiancao	*Herba Desmodii*	Snowbellleaf Tickclover Herb
xiǎo tōng cǎo	Xiaotongcao	*Medulla Stachyuri*	Stem Pith of Himalayan Stachyurus
qīng yè dǎn	Qingyedan	*Herba Swertiae Mileensis*	Mile Swertia Herb
jī xuě cǎo	Jixuecao	*Herba Centellae*	Asiatic Pennywort Herb
hǎi jīn shā	Haijinsha	*Spora Lygodii*	Japanese Climbing Fern Spore
dì fū zǐ	Difuzi	*Fructus Kochiae*	Belvedere Fruit
lì shī tuì huáng yào			damp-excreting anti-icteric medicinal
xī huáng cǎo	Xihuangcao	*Herba Rabdosiae Serrae*	Serrate Rabdosia Herb
yīn chén	Yinchen	*Herba Artemisiae Scopariae*	Virgate Wormwood Herb
jīn qián cǎo	Jinqiancao	*Herba Lysimachiae*	Christina Loosestrife
chuí pén cǎo	Chuipencao	*Herba Sedi*	Stringy Stonecrop Herb

● 温裏薬

コード	中国語	日本語	読み方	
12-328	温里药	温裏薬	おんりやく	
12-329	山奈	山奈	さんな	
12-330	八角茴香	八角茴香	はっかくういきょう	
12-331	高良姜	高良姜	こうりょうきょう	
12-332	荜澄茄	蓽澄茄	ひっちょうか	
12-333	荜茇	蓽拔	ひはつ	
12-334	胡椒	胡椒	こしょう	
12-335	附子	附子	ぶし	
12-336	吴茱萸	呉茱萸	ごしゅゆ	
12-337	花椒	花椒	かしょう	
12-338	艾叶	艾葉	がいよう	
12-339	小茴香	小茴香	しょういいきょう	
12-340	炮姜	炮姜	ほうきょう	
12-341	干姜	乾姜	かんきょう	
12-342	丁香	丁香	ちょうこう	

● 理気薬

コード	中国語	日本語	読み方	
12-343	理气药	理気薬	りきやく	

ピンイン	ピンイン名	ラテン語	英語
wēn lǐ yào			interior-warming medicinal
shān nài	Shannai	*Rhizoma Kaempferiae*	Galanga Resurrectionlily Rhizome
bā jiǎo huí xiāng	Bajiaohuixiang	*Fructus Anisi Stellati*	Chinese Star Anise
gāo liáng jiāng	Gaoliangjiang	*Rhizoma Alpiniae Officinarum*	Lesser Galangal Rhizome
bì chéng qié	Bichengqie	*Fructus Litseae*	Mountain Spicy Fruit
bì bō	Bibo	*Fructus Piperis Longi*	Long Pepper
hú jiāo	Hujiao	*Fructus Piperis Nigri*	Pepper Fruit
fù zǐ	Fuzi	*Radix Aconiti Lateralis Preparata*	Prepared Common Monkshood Daughter Root
wú zhū yú	Wuzhuyu	*Fructus Evodiae*	Medicinal Evodia Fruit
huā jiāo	Huajiao	*Pericarpium Zanthoxyli*	Pricklyash Peel
ài yè	Aiye	*Folium Artemisiae Argyi*	Argy Wormwood Leaf
xiǎo huí xiāng	Xiaohuixiang	*Fructus Foeniculi*	Fennel
páo jiāng	Paojiang	*Rhizoma Zingiberis Preparata*	Blast-Fried Ginger
gān jiāng	Ganjiang	*Rhizoma Zingiberis*	Dried Ginger
dīng xiāng	Dingxiang	*Flos Caryophylli*	Clove

ピンイン	ピンイン名	ラテン語	英語
lǐ qì yào			qi-regulating medicinal

コード	中国語	日本語	読み方	
12-344	木香	木香	もっこう	
12-345	冬葵果	冬葵子	とうきし	
12-346	玫瑰花	玫瑰花	まいかいか	
12-347	陈皮	陳皮	ちんぴ	
12-348	沉香	沈香	じんこう	
12-349	佛手	仏手	ぶっしゅ	
12-350	甘松	甘松	かんしょう	
12-351	乌药	烏薬	うやく	
12-352	木蝴蝶	木胡蝶	もくこちょう	
12-353	枳壳	枳殻	きこく	
12-354	天仙藤	天仙藤	てんせんとう	
12-355	天仙子	天仙子	てんせんし	
12-356	川楝子	川棟子	せんれんし	
12-357	大腹皮	大腹皮	だいふくひ	
12-358	九香虫	九香虫	きゅうこうちゅう	
12-359	九里香	九里香	きゅうりこう	
12-360	化橘红	橘紅	きっこう	
12-361	紫苏梗	紫蘇梗	しそこう	
12-362	猫爪草	猫爪草	びょうそうそう	
12-363	娑罗子	娑羅子	さらし	

ピンイン	ピンイン名	ラテン語	英語
mù xiāng	Muxiang	*Radix Aucklandiae*	Common Aucklandia Root
dōng kuí guǒ	Dongkuiguo	*Fructus Malvae*	Cluster Mallow Fruit
méi gui huā	Meiguihua	*Flos Rosae Rugosae*	Rose Flower
chén pí	Chenpi	*Pericarpium Citri Reticulatae*	Dried Tangerine Peel
chén xiāng	Chenxiang	*Lignum Aquilariae Resinatum*	Chinese Eaglewood Wood
fó shǒu	Foshou	*Fructus Citri Sarcodactylis*	Finger Citron
gān sōng	Gansong	*Radix et Rhizoma Nardostachyos*	Nardostachys Root
wū yào	Wuyao	*Radix Linderae*	combined spicebush Root; Lindera Root
mù hú dié	Muhudie	*Semen Oroxyli*	Indian Trumpetflower Seed
zhǐ qiào	Zhiqiao	*Fructus Aurantii*	Orange Fruit
tiān xiān téng	Tianxianteng	*Herba Aristolochiae*	Dutchmanspipe Vine
tiān xiān zǐ	Tianxianzi	*Semen Hyoscyami*	Henbane Seed
chuān liàn zǐ	Chuanlianzi	*Fructus Meliae Toosendan*	Szechwan Chinaberry Fruit
dà fù pí	Dafupi	*Pericarpium Arecae*	Areca Peel
jiǔ xiāng chóng	Jiuxiangchong	*Aspongopus*	Stink-Bug
jiǔ lǐ xiāng	Jiulixiang	*Folium et Cacumen Murrayae*	Murraya Jasminorage
huà jú hóng	Huajuhong	*Exocarpium Citri Grandis*	Pummelo Peel
zǐ sū gěng	Zisugeng	*Caulis Perillae*	Perilla Stem
māo zhǎo cǎo	Maozhaocao	*Radix Ranunculi Ternati*	Catclaw Buttercup Root
suō luó zǐ	Suoluozi	*Semen Aesculi*	Buckeye Seed

コード	中国語	日本語	読み方	
12-364	土木香	土木香	どもっこう	
12-365	厚朴花	厚朴花	こうぼくか	
12-366	刀豆	刀豆	①とうず　②なたまめ　③とうとう	
12-367	檀香	檀香	だんこう	
12-368	薤白	薤白	がいはく	
12-369	青皮	青皮	せいひ	
12-370	郁金	鬱金	うこん	
12-371	莱菔子	莱菔子	らいふくし	
12-372	香橼	香櫞	こうえん	
12-373	香附	香附子	こうぶし	
12-374	厚朴	厚朴	こうぼく	
12-375	荔枝核	荔枝核	れいしかく	
12-376	柿蒂	柿蒂	してい	
12-377	枳实	枳実	きじつ	
12-378	预知子	預知子	よちし	
12-379	橘核	橘核	きっかく	

● 消食薬

コード	中国語	日本語	読み方	
12-380	消食药	消食薬	しょうしょくやく	
12-381	消导药	消導薬	しょうどうやく	

ピンイン	ピンイン名	ラテン語	英語
tǔ mù xiāng	Tumuxiang	*Radix Inulae*	Inula Root
hòu pò huā	Houpohua	*Flos Magnoliae Officinalis*	Officinal Magnolia Flower
dāo dòu	Daodou	*Semen Canavaliae*	Jack Bean
tán xiāng	Tanxiang	*Lignum Santali Albi*	Sandalwood
xiè bái	Xiebai	*Bulbus Allii Macrostemonis*	Longstamen Onion Bulb
qīng pí	Qingpi	*Pericarpium Citri Reticulatae Viride*	Green Tangerine Peel
yù jīn	Yujin	*Radix Curcumae*	Turmeric Root Tuber
lái fú zǐ	Laifuzi	*Semen Raphani*	Radish Seed
xiāng yuán	Xiangyuan	*Fructus Citri*	Citron Fruit
xiāng fù	Xiangfu	*Rhizoma Cyperi*	Nutgrass Galingale Rhizome
hòu pò	Houpo	*Cortex Magnoliae Officinalis*	Officinal Magnolia Bark
lì zhī hé	Lizhihe	*Semen Litchi*	Lychee Seed
shì dì	Shidi	*Calyx Kaki*	Persimmon Calyx
zhī shí	Zhishi	*Fructus Aurantii Immaturus*	Immature Orange Fruit
yù zhī zǐ	Yuzhizi	*Fructus Akebiae*	Akebia Fruit
jú hé	Juhe	*Semen Citri Reticulatae*	Tangerine Seed

ピンイン	ピンイン名	ラテン語	英語
xiāo shí yào			digestant medicinal
xiāo dǎo yào			digestant and evacuant; food-stagnation-removing medicinal

コード	中国語	日本語	読み方	
12-382	麦芽	麦芽	ばくが	
12-383	鶏矢藤	鶏矢藤	けいしとう	
12-384	隔山消	隔山消	かくさんしょう	
12-385	稲芽	稲芽	①とうが　②いなめ	
12-386	鶏内金	鶏内金	けいないきん	
12-387	谷芽	穀芽	こくが	
12-388	山楂	山楂子	さんざし	
12-389	駆虫药	駆虫薬	くちゅうやく	
12-390	檳榔	檳榔	びんろう	
12-391	榧子	榧子	ひし	
12-392	雷丸	雷丸	らいがん	

● 止血薬

コード	中国語	日本語	読み方	
12-393	止血药	止血薬	しけつやく	
12-394	涼血止血药	涼血止血薬	りょうけつしけつやく	
12-395	槐角	槐角	かいかく	
12-396	槐花	槐花	かいか	
12-397	荷叶	荷葉	かよう	
12-398	茜草	茜草根	せんそうこん	
12-399	側柏叶	側柏葉	そくはくよう	

ピンイン	ピンイン名	ラテン語	英語
mài yá	Maiya	*Fructus Hordei Germinatus*	Germinated Barley
jī shǐ téng	Jishiteng	*Caulis Paederiae*	Chicken-Dung Creeper
gé shān xiāo	Geshanxiao	*Radix Cynanchi Auriculati*	Root of Auriculate Swallowwort
dào yá	Daoya	*Fructus Oryzae Germinatus*	Rice-Grain Sprout
jī nèi jīn	Jineijin	*Endothelium Corneum Gigeriae Galli*	Chicken's Gizzard-Skin
gǔ yá	Guya	*Fructus Setariae Germinatus*	Millet Sprout
shān zhā	Shanzha	*Fructus Crataegi*	Hawthorn Fruit
qū chóng yào			vermifugal medicinal
bīng láng	Binglang	*Semen Arecae*	Areca Seed
fěi zǐ	Feizi	*Semen Torreyae*	Grand Torreya Seed
léi wán	Leiwan	*Omphalia*	Thunder Ball

ピンイン	ピンイン名	ラテン語	英語
zhǐ xuè yào			hemostatic medicinal
liáng xuè zhǐ xuè yào			blood-cooling hemostatic
huái jiǎo	Huaijiao	*Fructus Sophorae*	Japanese Pagodatree Pod
huái huā	Huaihua	*Flos Sophorae*	Sophora Flower; pagodatree Flower
hé yè	Heye	*Folium Nelumbinis*	Lotus Leaf
qiàn cǎo	Qiancao	*Radix Rubiae*	India Madder Root
cè bǎi yè	Cebaiye	*Cacumen Platycladi*	Chinese Arborvitae Twig and Leaf

コード	中国語	日本語	読み方	
12-400	地榆	地楡	ちゆ	
12-401	白茅根	①白茅根　②茅根	①はくぼうこん　②ぼうこん	
12-402	小蓟	小薊	しょうけい	
12-403	大蓟	大薊	たいけい	
12-404	化瘀止血药	化瘀止血薬	かおしけつやく	
12-405	卷柏	巻柏	けんぱく	
12-406	藕节	藕節	ぐうせつ	
12-407	蒲黄	蒲黄	ほおう	
12-408	降香	降香	こうこう	
12-409	花蕊石	花蕊石	かずいせき	
12-410	收敛止血药	収斂止血薬	しゅうれんしけつやく	
12-411	棕榈炭	棕櫚炭	しゅろたん	
12-412	鸡冠花	鶏冠花	けいかんか	
12-413	血余炭	血余炭	けつよたん	
12-414	白及	白芨	びゃくきゅう	
12-415	仙鹤草	仙鶴草	せんかくそう	
12-416	温经止血药	温経止血薬	おんけいしけつやく	
12-417	灶心土	灶心土	そうしんど	

ピンイン	ピンイン名	ラテン語	英語
dì yú	Diyu	*Radix Sanguisorbae*	Garden Burnet Root
bái máo gēn	Baimaogen	*Rhizoma Imperatae*	Lalang Grass Rhizome
xiǎo jì	Xiaoji	*Herba Cirsii*	Field Thistle Herb; Small Thistle
dà jì	Daji	*Herba Cirsii Japonici*	Japanese thistle Herb; Large Thistle
huà yū zhǐ xuè yào			stasis-resolving hemostatic
juǎn bǎi	Juanbai	*Herba Selaginellae*	Spikemoss
ǒu jié	Oujie	*Nodus Nelumbinis Rhizomatis*	Lotus Rhizome Node
pú huáng	Puhuang	*Pollen Typhae*	Cattail Pollen
jiàng xiāng	Jiangxiang	*Lignum Dalbergiae Odoriferae*	Rosewood
huā ruǐ shí	Huaruishi	*Ophicalcitum*	Ophicalcite
shōu liǎn zhǐ xuè yào			astringent hemostatic
zōng lǘ tàn	Zonglutan	*Petiolus Trachycarpi Carbonisatus*	Carbonized Windmill-Palm Petiole
jī guān huā	Jiguanhua	*Flos Celosiae Cristatae*	Cockcomb Flower
xuè yú tàn	Xueyutan	*Crinis Carbonisatus*	Carbonized Hair
bái jí	Baiji	*Rhizoma Bletillae*	Common Bletilla Tuber
xiān hè cǎo	Xianhecao	*Herba Agrimoniae*	Hairyvein Agrimonia Herb
wēn jīng zhǐ xuè yào			meridian/channel-warming hemostatic
zào xīn tǔ	Zaoxintu	*Terra Flava Usta*	Cooking Stove Earth

コード	中国語	日本語	読み方	
12-418	伏龙肝	伏竜肝	ぶくりゅうかん	

● 活血化瘀薬

コード	中国語	日本語	読み方	
12-419	活血化瘀药	活血化瘀薬	かっけつかおやく	
12-420	活血祛瘀药	活血祛瘀薬	かっけつきょおやく	
12-421	活血行气药	活血行気薬	かっけつこうきやく	
12-422	活血止痛药	活血止痛薬	かっけつしつうやく	
12-423	鼠妇	鼠婦	そふ	
12-424	无名异	無名異	むみょうい	
12-425	银杏叶	銀杏葉	いちょうよう	
12-426	硇砂	硇砂	どうしゃ	
12-427	乳香	乳香	にゅうこう	
12-428	没药	没薬	もつやく	
12-429	姜黄	姜黄	きょうおう	
12-430	枫香脂	楓香脂	ふうこうし	
12-431	两面针	両面針	りょうめんしん	
12-432	延胡索	延胡索	えんごさく	
12-433	川芎	川芎	せんきゅう	
12-434	活血调经药	活血調経薬	かっけつちょうけいやく	

ピンイン	ピンイン名	ラテン語	英語
fú lóng gān	Fulonggan	*Terra Flava Usta*	Cooking Stove Earth

ピンイン	ピンイン名	ラテン語	英語
huó xuè huà yū yào			blood-activating and stasis-resolving medicinal
huó xuè qū yū yào			blood-activating and stasis-dispelling medicinal
huó xuè xíng qì yào			blood-activating and qi-moving medicinal
huó xuè zhǐ tòng yào			blood-activating analgesic
shǔ fù	Shufu	*Armadillidium Vulgare*	Pillbug
wú míng yì	Wumingyi	*Pyrolusitum*	Pyrolusite
yín xìng yè	Yinxingye	*Folium Ginkgo*	Ginkgo Leaf
náo shā	Naosha	*Sal Ammoniac*	Sal Ammoniac
rǔ xiāng	Ruxiang	*Olibanum*	Frankincense
mò yào	Moyao	*Myrrha*	Myrrh
jiāng huáng	Jianghuang	*Rhizoma Curcumae Longae*	Turmeric
fēng xiāng zhī	Fengxiangzhi	*Resina Liquidambaris*	Beautiful Sweetgum Resin
liǎng miàn zhēn	Liangmianzhen	*Radix Zanthoxyli*	Shinyleaf Pricklyash Root
yán hú suǒ	Yanhusuo	*Rhizoma Corydalis*	Yanhusuo
chuān xiōng	Chuanxiong	*Rhizoma Ligustici Chuanxiong*	Sichuan Lovage Rhizome
huó xuè tiáo jīng yào			blood-activating and menstruation-regulating medicinal

コード	中国語	日本語	読み方	
12-435	红曲	紅麹	①こうぎく　②べにこうじ	
12-436	凌霄花	凌霄花	りょうしょうか	
12-437	月季花	月季花	げっきか	
12-438	益母草	益母草	やくもそう	
12-439	桃仁	桃仁	とうにん	
12-440	茺蔚子	茺蔚子	じゅういし	
12-441	泽兰	沢蘭	たくらん	
12-442	红花	紅花	こうか	
12-443	西红花	番紅花	①ばんこうか　②サフラン	
12-444	丹参	丹参	たんじん	
12-445	王不留行	王不留行	おうふるぎょう	
12-446	马鞭草	馬鞭草	ばべんそう	
12-447	川牛膝	牛膝	ごしつ	
12-448	活血疗伤药	活血療傷薬	かっけつりょうしょうやく	
12-449	脆蛇	脆蛇	ぜいだ	
12-450	血竭	血竭	けっけつ	
12-451	骨碎补	骨砕補	こつさいほ	
12-452	苏木	蘇木	そぼく	
12-453	自然铜	自然銅	しぜんどう	
12-454	马钱子	馬銭子	①ばせんし　②まちんし	
12-455	土鳖虫	土鼈虫	①どべっちゅう　②どうしゃちゅう	
12-456	儿茶	児茶	じちゃ	
12-457	亚乎奴（泰薬）	亜乎奴	あこど	

ピンイン	ピンイン名	ラテン語	英語
hóng qū	Hongqu	*Monascus in Oryzae Fructus*	Fermented Red Rice
líng xiāo huā	Lingxiaohua	*Flos Campsis*	Trumpetcreeper Flower
yuè jì huā	Yuejihua	*Flos Rosae Chinensis*	Chinese Rose Flower
yì mǔ cǎo	Yimucao	*Herba Leonuri*	Motherwort Herb
táo rén	Taoren	*Semen Persicae*	Peach Seed
chōng wèi zǐ	Chongweizi	*Fructus Leonuri*	Motherwort Fruit
zé lán	Zelan	*Herba Lycopi*	Hirsute Shiny Bugleweed Herb
hóng huā	Honghua	*Flos Carthami*	Safflower
xī hóng huā	Xihonghua	*Stigma Croci*	Saffron
dān shēn	Danshen	*Radix Salviae Miltiorrhizae*	Salvia Root
wáng bù liú xíng	Wangbuliuxing	*Semen Vaccariae*	CowHerb Seed
mǎ biān cǎo	Mabiancao	*Herba Verbenae*	European Verbena Herb
chuān niú xī	Chuanniuxi	*Radix Cyathulae*	Medicinal Cyathula Root
huó xuè liáo shāng yào			blood-activating and trauma-curing medicinal
cuì shé	Cuishe	*Ophisaurus*	Glass Lizard
xuè jié	Xuejie	*Sanguis Draconis*	Dragon's Blood
gǔ suì bǔ	Gusuibu	*Rhizoma Drynariae*	Fortune's Drynaria Rhizome
sū mù	Sumu	*Lignum Sappan*	Sappan Wood
zì rán tóng	Zirantong	*Pyritum*	Pyrite
mǎ qián zǐ	Maqianzi	*Semen Strychni*	Nux Vomica
tǔ biē chóng	Tubiechong	*Eupolyphaga seu Steleophaga*	Ground Beetle
ér chá	Ercha	*Catechu*	Black Catechu; Cutch
yà hū nú	Yahunu	*Herba Cissampelotis*	Common Cissampelos Herb

コード	中国語	日本語	読み方	
12-458	破血消癥药	破血消癥薬	はけつしょうちょうやく	
12-459	急性子	急性子	きゅうせいし	
12-460	水红花子	水紅花子	すいこうかし	
12-461	虻虫	虻虫	ぼうちゅう	
12-462	干漆	乾漆	かんしつ	
12-463	莪术	莪朮	がじゅつ	
12-464	穿山甲	穿山甲	せんざんこう	
12-465	水蛭	水蛭	すいてつ	
12-466	三棱	三棱	さんりょう	
12-467	三七	三七	さんしち	

● 化痰薬

コード	中国語	日本語	読み方	
12-468	化痰药	化痰薬	けたんやく	
12-469	半夏	半夏	はんげ	
12-470	川贝母	貝母	ばいも	
12-471	罗汉果	羅漢果	らかんか	
12-472	昆布	昆布	こんぶ	
12-473	青礞石	青礞石	せいもうせき	
12-474	皂角刺	皂角刺	そうかくし	

ピンイン	ピンイン名	ラテン語	英語
pò xuè xiāo zhēng yào			medicinal for breaking blood stasis and eliminating mass
jí xìng zǐ	Jixingzi	*Semen Impatientis*	Garden Balsam Seed
shuǐ hóng huā zǐ	Shuihonghuazi	*Fructus Polygoni Orientalis*	Prince's-Feather Fruit
méng chóng	Mengchong	*Tabanus*	Gadfly
gān qī	Ganqi	*Resina Toxicodendri*	Dried Lacquer
é zhú	Ezhu	*Rhizoma Curcumae*	Zedoray Rhizome
chuān shān jiǎ	Chuanshanjia	*Squama Manis*	Pangolin Scales
shuǐ zhì	Shuizhi	*Hirudo*	Leech
sān léng	Sanleng	*Rhizoma Sparganii*	Common Buried Tuber
sān qī	Sanqi	*Radix et Rhizoma Notoginseng*	Sanqi

ピンイン	ピンイン名	ラテン語	英語
huà tán yào			phlegm-resolving medicine
bàn xià	Banxia	*Rhizoma Pinelliae*	Pinellia Tuber
chuān bèi mǔ	Chuanbeimu	*Bulbus Fritillariae Cirrhosae*	Tendrilleaf Fritillary Bulb
luó hàn guǒ	Luohanguo	*Fructus Momordicae*	Grosvenor Momordica Fruit
kūn bù	Kunbu	① *Thallus Laminariae* ② *Thallus Eckloniae*	① Kelp ② Tangle
qīng méng shí	Qingmengshi	*Lapis Chloriti*	Chlorite Schist
zào jiāo cì	Zaojiaoci	*Spina Gleditsiae*	Chinese Honeylocust Spine

275

コード	中国語	日本語	読み方	
12-475	胆南星	胆南星	たんなんしょう	
12-476	竹茹	①竹茹　②竹筎	①②ちくじょ	
12-477	胖大海	胖大海	はんだいかい	
12-478	瓜蔞	栝楼	かろ	
12-479	白前	白前	びゃくぜん	
12-480	禹白附	禹白附	うびゃくぶ	
12-481	瓦楞子	瓦楞子	がりょうし	
12-482	天南星	天南星	てんなんしょう	
12-483	天竺黄	天竺黄	てんじくおう	
12-484	白芥子	白芥子	はくがいし	
12-485	乌蛇胆	烏蛇胆	うじゃたん	
12-486	黄药子	黄薬子	おうやくし	
12-487	满山红	満山紅	まんざんこう	
12-488	金沸草	金沸草	きんふつそう	
12-489	岩白菜	岩白菜	がんはくさい	
12-490	牡荆叶	牡荊葉	ぼけいよう	
12-491	金礞石	金礞石	きんもうせき	
12-492	土贝母	土貝母	どばいも	
12-493	半夏曲	半夏麹	はんげきく	

ピンイン	ピンイン名	ラテン語	英語
dǎn nán xīng	Dannanxing	*Rhizoma Arisaematis Cum Bile*	Bile Arisaema
zhú rú	Zhuru	*Caulis Bambusae in Taenia*	Bamboo Shavings
pàng dà hǎi	Pangdahai	*Semen Sterculiae Lychnophorae*	Boat-Fruited Sterculia Seed
guā lóu	Gualou	*Fructus Trichosanthis*	Snakegourd Fruit
bái qián	Baiqian	*Rhizoma Cynanchi Stauntonii*	Willowleaf Rhizome
yǔ bái fù	Yubaifu	*Tuber Typhonii*	Giant Typhonium Tuber
wǎ léng zǐ	Walengzi	*Concha Arcae*	Clam Shell
tiān nán xīng	Tiannanxing	*Rhizoma Arisaematis*	Jackinthepulpit Tuber
tiān zhú huáng	Tianzhuhuang	*Concretio Silicea Bambusae*	Tabasheer
bái jiè zǐ	Baijiezi	*Semen Sinapis Albae*	White Mustard Seed
wū shé dǎn	Wushedan	*Fel Zaocydis*	Gall of Garter Snake
huáng yào zǐ	Huangyaozi	*Rhizoma Dioscoreae Bulbiferae*	Air Potato
mǎn shān hóng	Manshanhong	*Folium Rhododendri Daurici*	Dahurian Rhododendron Leaf
jīn fèi cǎo	Jinfeicao	*Herba Inulae*	Inula Herb
yán bái cài	Yanbaicai	*Herba Bergeniae*	Purple Bergenia Herb
mǔ jīng yè	Mujingye	*Folium Viticis Negundo*	Hempleaf Negundo Chastetree Leaf
jīn méng shí	Jinmengshi	*Lapis Micae Aureus*	Mica-Schist
tǔ bèi mǔ	Tubeimu	*Rhizoma Bolbostemmatis*	Paniculate Bolbostemma
bàn xià qù	Banxiaqu	*Rhizoma Pinelliae Fermentata*	Fermented Pinellia

コード	中国語	日本語	読み方	
12-494	蛤売	海蛤殻	かいごうかく	
12-495	旋覆花	旋覆花	せんぷくか	
12-496	海藻	海藻	かいそう	
12-497	浙贝母	浙貝母	せつばいも	
12-498	桔梗	桔梗	ききょう	
12-499	前胡	前胡	ぜんこ	
12-500	华山参	華山参	かさんじん	

● 止咳平喘薬

コード	中国語	日本語	読み方	
12-501	止咳平喘药	止咳平喘薬	しがいへいぜんやく	
12-502	紫金牛	紫金牛	しきんぎゅう	
12-503	紫菀	紫菀	しおん	
12-504	葶苈子	葶藶子	ていれきし	
12-505	款冬花	款冬花	かんとうか	
12-506	桑白皮	桑白皮	そうはくひ	
12-507	洋金花	洋金花	ようきんか	
12-508	百部	百部	びゃくぶ	
12-509	白果	①銀杏　②白果	①ぎんなん，ぎんきょう ②びゃっか	
12-510	马兜铃	馬兜鈴	ばとうれい	
12-511	枇杷叶	枇杷葉	びわよう	

ピンイン	ピンイン名	ラテン語	英語
gé qiào	Geqiao	*Concha Meretricis seu Cyclinae*	Clam Shell
xuán fù huā	Xuanfuhua	*Flos Inulae*	Inula Flower
hǎi zǎo	Haizao	*Sargassum*	Seaweed
zhé bèi mǔ	Zhebeimu	*Bulbus Fritillariae Thunbergii*	Thunberg Fritillary Bulb
jié gěng	Jiegeng	*Radix Platycodonis*	Platycodon Root
qián hú	Qianhu	*Radix Peucedani*	Hogfennel Root
huà shān shēn	Huashanshen	*Radix Physochlainae*	Funneled Physochlaina Root

ピンイン	ピンイン名	ラテン語	英語
zhǐ ké píng chuǎn yào			antitussive and antiasthmatic medicinal
zǐ jīn niú	Zijinniu	*Caulis et Folium Ardisiae Japonicae*	Stem and Leaf of Japanese Ardisia
zǐ wǎn	Ziwan	*Radix Asteris*	Tatarian Aster Root
tíng lì zǐ	Tinglizi	① *Semen Lepidii* ② *Semen Descurainiae*	① Pepperweed Seed ② ansymustard Seed
kuǎn dōng huā	Kuandonghua	*Flos Farfarae*	Common Coltsfoot Flower
sāng bái pí	Sangbaipi	*Cortex Mori*	White Mulberry Root-Bark
yáng jīn huā	Yangjinhua	*Flos Daturae*	Datura Flower
bǎi bù	Baibu	*Radix Stemonae*	Stemona Root
baı guo	Baiguo	*Semen Ginkgo*	Ginkgo Seed
mǎ dōu líng	Madouling	*Fructus Aristolochiae*	Dutohmanspipe Fruit
pí pá yè	Pipaye	*Folium Eriobotryae*	Loquat Leaf

コード	中国語	日本語	読み方	
12-512	苦杏仁	杏仁	きょうにん	

● 安神薬

コード	中国語	日本語	読み方	
12-513	安神药	安神薬	あんしんやく	
12-514	镇静安神药	鎮静安神薬	ちんせいあんしんやく	
12-515	镇惊安神药	鎮驚安神薬	ちんきょうあんしんやく	
12-516	重镇安神药	重鎮安神薬	じゅうちんあんしんやく	
12-517	琥珀	琥珀	こはく	
12-518	磁石	磁石	じせき	
12-519	珍珠	①珍珠　②真珠	①ちんじゅ　②しんじゅ	
12-520	朱砂	朱砂	しゅしゃ	
12-521	养心安神药	養心安神薬	ようしんあんしんやく	
12-522	酸枣仁	酸棗仁	さんそうにん	
12-523	柏子仁	柏子仁	はくしにん	
12-524	远志	遠志	おんじ	
12-525	合欢皮	合歓皮	ごうかんひ	
12-526	茯神	茯神	ぶくしん	

kǔ xìng rén	Kuxingren	*Semen Armeniacae Amarum*	Bitter Apricot Seed

ピンイン	ピンイン名	ラテン語	英語
ān shén yào			tranquilizer; tranquilizing medicinal
zhèn jīng ān shén yào			medicinal for tranquilizing mind
zhèn jīng ān shén yào			medicinal for relieving convulsion and tranquilizing mind
zhòng zhèn ān shén yào			settling tranquilizer
hǔ pò	Hupo	*Succinum*	Amber
cí shí	Cishi	*Magnetitum*	Magnetite
zhēn zhū	Zhenzhu	*Margarita*	Pearl
zhū shā	Zhusha	*Cinnabaris*	Cinnabar
yǎng xīn ān shén yào			heart-nourishing tranquilizer
suān zǎo rén	Suanzaoren	*Semen Ziziphi Spinosae*	Spine Date Seed
bǎi zǐ rén	Baiziren	*Semen Platycladi*	Chinese Arborvitae Kernel
yuǎn zhì	Yuanzhi	*Radix Polygalae*	Milkwort Root
hé huān pí	Hehuanpi	*Cortex Albiziae*	Silktree Albizia Bark
fú shén	Fushen	*Sclerotium Poriae Circum Radicem Pini*	Indianbread with Pine

● 平肝熄風薬

コード	中国語	日本語	読み方	
12-527	平肝熄风药	平肝熄風薬	へいかんそくふうやく	
12-528	平肝药	平肝薬	へいかんやく	
12-529	白蒺藜	白蒺藜	びゃくしつり	
12-530	龙骨	竜骨	りゅうこつ	
12-531	蒺藜	蒺藜	しつり	
12-532	珍珠母	珍珠母	①ちんじゅぼ　②ちんじゅも	
12-533	罗布麻叶	羅布麻（ラフマ）	らふま	
12-534	牡蛎	牡蛎	ぼれい	
12-535	石决明	石決明	せっけつめい	
12-536	熄风止痉药	熄風止痙薬	そくふうしけいやく	
12-537	僵蚕	白僵蚕	びゃくきょうさん	
12-538	蜈蚣	蜈蚣	ごしょう	
12-539	羚羊角	羚羊角	れいようかく	
12-540	钩藤	①釣藤　②釣藤鈎	①ちょうとう　②ちょうとうこう	
12-541	地龙	地竜	じりゅう	
12-542	玳瑁	玳瑁	たいまい	
12-543	全蝎	全蝎	ぜんかつ	
12-544	天麻	天麻	てんま	
12-545	牛黄	牛黄	ごおう	

ピンイン	ピンイン名	ラテン語	英語
píng gān xī fēng yào			liver-pacifying wind-extinguishing medicinal
píng gān yào			liver-pacifying medicinal .
bái jí lí	Baijili	*Fructus Tribuli*	Puncturevine Caltrop Fruit
lóng gǔ	Longgu	*Os Draconis*	Bone Fossil of Big Mammals
jí lí	Jili	*Fructus Tribuli*	Puncturevine Caltrop Fruit
zhēn zhū mǔ	Zhenzhumu	*Concha Margaritifera*	Nacre
luó bù má yè	Luobumaye	*Folium Apocyni Veneti*	Dogbane Leaf
mǔ lì	Muli	*Concha Ostreae*	Oyster Shell
shí jué míng	Shijueming	*Concha Haliotidis*	Abalone Shell
xī fēng zhǐ jìng yào			extinguishing wind to arrest convulsion medicinal
jiāng cán	Jiangcan	*Bombyx Batryticatus*	Stiff Silkworm
wú gōng	Wugong	*Scolopendra*	Centipede
líng yáng jiǎo	Lingyangjiao	*Cornu Saigae Tataricae*	Antelope Horn
gōu téng	Gouteng	*Ramulus Uncariae cum Uncis*	Gambir Plant Nod
dì lóng	Dilong	*Lumbricus*	Earthworm
dài mào	Daimao	*Carapax Eretmochelydis*	Hawksbill Shell
quán xiē	Quanxie	*Scorpio*	Scorpion
tiān má	Tianma	*Rhizoma Gastrodiae*	Tall Gastrodia Tuber
niú huáng	Niuhuang	*Calculus Bovis*	Cow-Bezoar

● 開竅薬

コード	中国語	日本語	読み方	
12-546	开窍药	開竅薬	かいきょうやく	
12-547	麝香	麝香	じゃこう	
12-548	蟾酥	蟾酥	せんそ	
12-549	猪牙皂	猪牙皂	ちょがそう	
12-550	苏合香	蘇合香	そごうこう	
12-551	安息香	安息香	あんそくこう	
12-552	冰片	氷片	ひょうへん	
12-553	石菖蒲	①石菖蒲　②菖蒲	①せきしょうぶ　②しょうぶ	

● 補虚薬

コード	中国語	日本語	読み方	
12-554	补虚药	補虚薬	ほきょやく	
12-555	补养药	補養薬	ほようやく	
12-556	补益药	補益薬	ほえきやく	
12-557	补气药	補気薬	ほきやく	
12-558	绞股蓝	絞股藍	こうこらん	
12-559	菌灵芝	霊芝	れいし	
12-560	竹节参	竹節人参	ちくせつにんじん	
12-561	红景天	紅景天	こうけいてん	
12-562	黄芪	黄耆	おうぎ	

ピンイン	ピンイン名	ラテン語	英語
kāi qiào yào			resuscitative stimulant; resuscitative medicinal
shè xiāng	Shexiang	*Moschus*	Musk
chán sū	Chansu	*Venenum Bufonis*	Toad Venom
zhū yá zào	Zhuyazao	*Fructus Gleditsiae Abnormalis*	Chinese Honeylocust Abnormal Fruit
sū hé xiāng	Suhexiang	*Styrax*	Storax
ān xī xiāng	Anxixiang	*Benzoinum*	Benzoin
bīng piàn	Bingpian	*Bomeolum Syntheticum*	Bomeol
shí chāng pú	Shichangpu	*Rhizoma Acori Tatarinowii*	Grassleaf Sweetflag Rhizome

ピンイン	ピンイン名	ラテン語	英語
bǔ xū yào			tonic; tonifying medicinal
bǔ yáng yào			tonic; tonifying medicinal
bǔ yì yào			tonic; tonifying medicinal
bǔ qì yào			qi tonic; qi-tonifying medicinal
jiǎo gǔ lán	Jiaogulan	*Herba GynoStemmae Pentaphilli*	Fiveleaf GynoStemma
jūn líng zhī	Junlingzhi	*Ganoderma Lucidum seu japonicum*	Lucid Ganoderma
zhú jié shēn	Zhujieshen	*Rhizoma Panacis Japonici*	Japanese Ginseng
hóng jǐng tiān	Hongjingtian	*Herba Rhodiolae*	Rose-Boot
huáng qí	Huangqi	*Radix Astragali seu Hedysari*	Milkvetch Root

コード	中国語	日本語	読み方	
12-563	党参	党参	とうじん	
12-564	白扁豆	白扁豆	①びゃくへんず　②はくへんず	
12-565	白术	白朮	びゃくじゅつ	
12-566	甘草	甘草	かんぞう	
12-567	太子参	太子参	たいしじん	
12-568	山药	山薬	さんやく	
12-569	大枣	大棗	たいそう	
12-570	人参	人参	にんじん	
12-571	补血药	補血薬	ほけつやく	
12-572	养血药	養血薬	ようけつやく	
12-573	柔肝药	柔肝薬	じゅうかんやく	
12-574	鹿角胶	鹿角膠	ろっかくきょう	
12-575	桑椹	桑椹	そうじん	
12-576	首乌藤	①夜交藤　②首烏藤	①やこうとう　②しゅうとう	
12-577	鸡血藤	鶏血藤	けいけっとう	
12-578	何首乌	何首烏	かしゅう	
12-579	当归	当帰	とうき	
12-580	熟地黄	熟地黄	じゅくじおう	
12-581	白芍	白芍	びゃくしゃく	
12-582	龙眼肉	竜眼肉	りゅうがんにく	

ピンイン	ピンイン名	ラテン語	英語
dǎng shēn	Dangshen	*Radix Codonopsis*	Tangshen
bái biǎn dòu	Baibiandou	*Semen Dolichoris Album*	Hyacinth Bean
bái zhú	Baizhu	*Rhizoma Atractylodis Macrocephalae*	White Atractylodes Rhizome
gān cǎo	Gancao	*Radix Glycyrrhizae*	Liquorice Root
tài zǐ shēn	Taizishen	*Radix Pseudostellariae*	Heterophylly Falsestarwort Root
shān yào	Shanyao	*Rhizoma Dioscoreae*	Common Yam Rhizome
dà zǎo	Dazao	*Fructus Jujubae*	Chinese Date
rén shēn	Renshen	*Radix Ginseng*	Ginseng
bǔ xuè yào			blood tonic; blood-tonifying medicinal
yǎng xuè yào			blood-tonifying medicinal
róu gān yào			liver-emolliating medicinal
lù jiāo jiāo	Lujiaojiao	*Colla Corni Cervi*	Deer-Horn Glue
sāng shèn	Sangshen	*Fructus Mori*	Mulberry Fruit
shǒu wū téng	Shouwuteng	*Caulis Polygoni Multiflori*	Tuber Fleeceflower Stem
jī xuè téng	Jixueteng	*Caulis Spatholobi*	Suberect Spatholobus Stem
hé shǒu wū	Heshouwu	*Radix Polygoni Multiflori*	Fleeceflower Root
dāng guī	Danggui	*Radix Angelicae Sinensis*	Chinese Angelica
shú dì huáng	Shudihuang	*Radix Rehmanniae Preparata*	Prepared Rehmannia Root
bái sháo	Baishao	*Radix Paeoniae Alba*	Debark Peony Root
lóng yǎn ròu	Longyanrou	*Arillus Longan*	Longan Aril

コード	中国語	日本語	読み方	
12-583	补阳药	補陽薬	ほようやく	
12-584	补肾阳药	補腎陽薬	ほじんようやく	
12-585	菟丝子	菟絲子	としし	
12-586	淫羊藿	淫羊藿	いんようかく	
12-587	巴戟天	巴戟天	はげきてん	
12-588	仙茅	仙茅	せんぼう	
12-589	冬虫夏草	冬虫夏草	とうちゅうかそう	
12-590	肉苁蓉	肉蓗蓉	にくじゅよう	
12-591	肉桂	肉桂	にっけい	
12-592	杜仲	杜仲	とちゅう	
12-593	补骨脂	補骨脂	ほこつし	
12-594	刺五加	刺五加	しごか	
12-595	韭菜子	韭菜子	きゅうさいし	
12-596	仙灵脾	仙霊脾	せんれいひ	
12-597	海马	海馬	かいば	
12-598	胡芦巴	①胡蘆巴　②胡芦巴	①②ころは	
12-599	蛇床子	蛇床子	じゃしょうし	
12-600	鹿角	鹿角	ろっかく	
12-601	鹿茸	鹿茸	ろくじょう	

ピンイン	ピンイン名	ラテン語	英語
bǔ yáng yào			yang tonic; yang-tonifying medicinal
bǔ shèn yáng yào			kidney-yang tonic; kidney yang-tonifying medicinal
tù sī zǐ	Tusizi	*Semen Cuscutae*	Dodder Seed
yín yáng huò	Yinyanghuo	*Herba Epimedii*	Epimedium Herb
bā jī tiān	Bajitian	*Radix Morindae Officinalis*	Morinda Root
xiān máo	Xianmao	*Rhizoma Curculigins*	Common Curculigo Rhizome
dōng chóng xià cǎo	Dongchongxiacao	*Cordyceps*	Chinese Caterpillar Fungus
ròu cōng róng	Roucongrong	*Herba Cistanches*	Desertliving Cistanche
ròu guì	Rougui	*Cortex Cinnamomi*	Cassia Bark; Cinnamon Bark
dù zhòng	Duzhong	*Cortex Eucommiae*	Eucommia Bark
bǔ gǔ zhī	Buguzhi	*Fructus Psoraleae*	Malaytea Scurfpea Fruit
cì wǔ jiā	Ciwujia	*Radix et Caulis Acanthopanacis Senticosi*	Manyprickle Acanthopanax
jiǔ cài zǐ	Jiucaizi	*Semen Allii Tuberosi*	Tuber Onion Seed
xiān líng pí	Xianlingpi	*Herba Epimedii*	Epimedium Herb
hǎi mǎ	Haima	*Hippocampus*	Sea Horse
hú lú bā	Huluba	*Semen Trigonellae*	Common Fenugreek Seed
shé chuáng zǐ	Shechuangzi	*Fructus Cnidii*	Common Cnidium Fruit
lù jiǎo	Lujiao	*Cornu Cervi*	Deer Horn; Antler
lù róng	Lurong	*Cornu Cervi Pantotrichum*	Pilose Antler

コード	中国語	日本語	読み方	
12-602	鹿角霜	鹿角霜	ろっかくそう	
12-603	续断	続断	ぞくだん	
12-604	紫石英	紫石英	しせきえい	
12-605	紫河车	紫河車	しかしゃ	
12-606	蛤蚧	蛤蚧	ごうかい	
12-607	锁阳	鎖陽	さよう	
12-608	钟乳石	鐘乳石	しょうにゅうせき	
12-609	沙苑子	沙苑子	しゃえんし	
12-610	核桃仁	胡桃肉	ことうにく	
12-611	补阴药	補陰薬	ほいんやく	
12-612	滋阴药	滋陰薬	じいんやく	
12-613	养阴药	養陰薬	よういんやく	
12-614	枸杞子	枸杞子	くこし	
12-615	西洋参	西洋参	せいようじん	
12-616	女贞子	女貞子	じょていし	
12-617	天冬	天門冬	てんもんどう	
12-618	玉竹	玉竹	ぎょくちく	
12-619	石斛	石斛	せっこく	
12-620	北沙参	北沙参	ほくしゃじん	
12-621	玄参	玄参	げんじん	
12-622	百合	百合	びゃくごう	

ピンイン	ピンイン名	ラテン語	英語
lù jiǎo shuāng	Lujiaoshuang	*Cornu Cervi Degelatinatum*	Degelatined Deer-Horn
xù duàn	Xuduan	*Radix Dipsaci*	Himalayan Teasel Root
zǐ shí yīng	Zishiying	*Fluoritum*	Fluorite
zǐ hé chē	Ziheche	*Placenta Hominis*	Human Placenta
gé jiè	Gejie	*Gecko*	Tokay Gecko
suǒ yáng	Suoyang	*Herba Cynomorii*	Songaria Cynomorium Herb
zhōng rǔ shí	Zhongrushi	*Stalactitum*	Stalactite
shā yuàn zǐ	Shayuanzi	*Semen Astragali Complanati*	Flatstem Milkvetch Seed
hé táo rén	Hetaoren	*Semen Juglandis*	English Walnut Seed
bǔ yīn yào			yin tonic; yin-tonifying medicinal
zī yīn yào			yin-tonifying medicinal
yǎng yīn yào			yin-tonifying medicinal
gǒu qí zǐ	Gouqizi	*Fructus Lycii*	Barbary Wolfberry Fruit
xī yáng shēn	Xiyangshen	*Radix Panacis Quinquefolii*	American Ginseng
nǚ zhēn zǐ	Nuzhenzi	*Fructus Ligustri Lucidi*	Glossy Privet Fruit
tiān dōng	Tiandong	*Radix Asparagi*	Cochinchinese Asparagus Root
yù zhú	Yuzhu	*Rhizoma Polygonati Odorati*	Fragrant Solomonseal Rhizome
shí hú	Shihu	*Herba Dendrobii*	Dendrobium
běi shā shēn	Beishashen	*Radix Glehniae*	Coastal Glehnia Root
xuán shēn	Xuanshen	*Radix Scrophulariae*	Figwort Root
bǎi hé	Baihe	*Bulbus Lilii*	Lily Bulb

コード	中国語	日本語	読み方	
12-623	亀甲	亀板	きばん	
12-624	黒芝麻	①黒胡麻　②胡麻仁	①くろごま　②ごまにん	
12-625	南沙参	南沙参	なんしゃじん	
12-626	珠子参	珠子参	しゅしじん	
12-627	楮実子	楮実子	ちょじっし	
12-628	墨旱蓮	旱蓮草	かんれんそう	
12-629	鼈甲	鼈甲	べっこう	
12-630	沙棘	沙棘	さーじ	
12-631	明党参	明党参	みんとうじん	
12-632	枸骨叶	枸骨葉	くこつよう	
12-633	哈蟆油	①哈士蟆油　②哈蟆油	①はしまゆ　②はまゆ	
12-634	麦冬	麦門冬	ばくもんどう	

● 収渋薬

コード	中国語	日本語	読み方	
12-635	收涩药	収渋薬	しゅうじゅうやく	
12-636	固涩药	固渋薬	こじゅうやく	
12-637	固表止汗药	固表止汗薬	こひょうしかんやく	

ピンイン	ピンイン名	ラテン語	英語
guī jiǎ	Guijia	*Carapax et Plastrum Testudinis*	Tortoise Carapace and Plastron
hēi zhī má	Heizhima	*Semen Sesami Nigri*	Black Sesame
nán shā shēn	Nanshashen	*Radix Adenophorae*	Fourleaf Ladybell Root
zhū zǐ shēn	Zhuzishen	*Rhizoma Panacis Majoris*	Largeleaf Japanese Ginseng Rhizome
chǔ shí zǐ	Chushizi	*Fructus Broussonetiae*	Papermulberry Fruit
mò hàn lián	Mohanlian	*Herba Ecliptae*	Yerba-Detajo Herb
biē jiǎ	Biejia	*Carapax Trionycis*	Turtle Carapace
shā jí	Shaji	*Fructus Hippophae*	Seabuckthorn Fruit
míng dǎng shēn	Mingdangshen	*Radix Changii*	Medicinal Changium Root
gǒu gǔ yè	Gouguye	*Folium Ilicis Cornutae*	Chinese Holly Leaf
há má yóu	Hamayou	*Oviductus Ranae*	Forest Frog's Oviduct
mài dōng	Maidong	*Radix Ophiopogonis*	Dwarf Lilyturf Tuber

ピンイン	ピンイン名	ラテン語	英語
shōu sè yào			astringent medicinal
gù sè yào			astringent medicinal
gù biǎo zhǐ hàn yào			exterior-strengthening anhidrotic medicinal

コード	中国語	日本語	読み方	
12-638	敛汗固表药	斂汗固表薬	れんかんこひょうやく	
12-639	麻黄根	麻黄根	まおうこん	
12-640	敛肺涩肠药	斂肺渋腸薬	れんぱいじゅうちょうやく	
12-641	罂粟壳	罌粟殻	おうぞくこく	
12-642	益智仁	益智仁	やくちにん	
12-643	禹余粮	禹余粮	うよりょう	
12-644	诃子	訶子	かし	
12-645	赤石脂	赤石脂	しゃくせきし	
12-646	肉豆蔻	肉豆蔲	にくずく	
12-647	虫白蜡	虫白蠟	ちゅうはくろう	
12-648	石榴皮	石榴皮	せきりゅうひ	
12-649	乌梅	烏梅	うばい	
12-650	五倍子	五倍子	ごばいし	
12-651	五味子	五味子	ごみし	
12-652	固精缩尿止带药	固精縮尿止帯薬	こせいしゅくにょうしたいやく	
12-653	覆盆子	覆盆子	ふくぼんし	
12-654	桑螵蛸	桑螵蛸	そうひょうしょう	
12-655	海螵蛸	海螵蛸	かいひょうしょう	

ピンイン	ピンイン名	ラテン語	英語
liǎn hàn gù biǎo yào			sweat-arresting and exterior-strengthening medicinal
má huáng gēn	Mahuanggen	*Radix Ephedrae*	Ephedra Root
liǎn fèi sè cháng yào			lung-intestine astringent medicinal
yīng sù qiào	Yingsuqiao	*Pericarpium Papaveris*	Poppy Capsule
yì zhì rén	Yizhiren	*Fructus Alpiniae Oxyphyllae*	Fruit of Sharpleaf Calangal
yǔ yú liáng	Yuyuliang	*Limonitum*	Limonite
hē zǐ	Hezi	*Fructus Chebulae*	Medicine Terminalia Fruit
chì shí zhī	Chishizhi	*Halloysitum Rubrum*	Red Halloysite
ròu dòu kòu	Roudoukou	*Semen Myristicae*	Nutmeg
chóng bái là	Chongbaila	*Cera Chinensis*	Insect Wax
shí liú pí	Shiliupi	*Pericarpium Granati*	Pomegranate Rind
wū méi	Wumei	*Fructus Mume*	Smoked Plum
wǔ bèi zǐ	Wubeizi	*Galla Chinensis*	Chinese Gall
wǔ wèi zǐ	Wuweizi	*Fructus Schisandrae Chinensis*	Chinese Magnoliavine Fruit
gù jīng suō niào zhǐ dài yào			medicinal for arresting nocturnal emission, reducing urination and stopping leukorrhagia
fù pén zǐ	Fupenzi	*Fructus Rubi*	Palmleaf Raspberry Fruit
sāng piāo xiāo	Sangpiaoxiao	*Ootheca Mantidis*	Mantis Egg-Case
hǎi piāo xiāo	Haipiaoxiao	*Enduconcha Sepiae*	Cuttlebone

コード	中国語	日本語	読み方	
12-656	蓮须	①蓮鬚　②蓮須	①れんしゅ　②れんす	
12-657	蓮子心	蓮子心	れんししん	
12-658	蓮子	蓮子	れんし	
12-659	金樱子	金桜子	きんおうし	
12-660	芡实	芡実	けんじつ	
12-661	山茱萸	山茱萸	さんしゅゆ	

●涌吐薬

コード	中国語	日本語	読み方	
12-662	涌吐药	涌吐薬	ゆうとやく	
12-663	催吐药	催吐薬	さいとやく	
12-664	胆矾	胆礬	たんばん	
12-665	相思子	相思子	そうしし	
12-666	常山	常山	じょうざん	

●外用薬・その他

コード	中国語	日本語	読み方	
12-667	解毒杀虫燥湿止痒药	解毒殺虫燥湿止痒薬	げどくさっちゅうそうしつしようやく	
12-668	铅丹	鉛丹	えんたん	
12-669	樟脑	樟脳	しょうのう	
12-670	蜂蜡	蜜蠟	みつろう	
12-671	蜂房	①蜂房　②露蜂房	①ほうぼう　②ろほうぼう	
12-672	雄黄	雄黄	ゆうおう	
12-673	硫黄	硫黄	いおう	

ピンイン	ピンイン名	ラテン語	英語
lián xū	Lianxu	*Stamen Nelumbinis*	Lotus Stamen
lián zǐ xīn	Lianzixin	*Plumula Nelumbinis*	Lotus Plumule
lián zǐ	Lianzi	*Semen Nelumbinis*	Lotus Seed
jīn yīng zǐ	Jinyingzi	*Fructus Rosae Laevigatae*	Cherokee Rose Fruit
qiàn shí	Qianshi	*Semen Euryales*	Gordon Euryale Seed
shān zhū yú	Shanzhuyu	*Fructus Corni*	Asiatic Cornelian Cherry Fruit

ピンイン	ピンイン名	ラテン語	英語
yǒng tù yào			emetic medicinal
cuī tù yào			emetic medicinal
dǎn fán	Danfan	*Chalcanthitum*	Chalcanthite
xiāng sī zǐ	Xiangsizi	*Semen Abri Precatorii*	Seed of Coralhead Plant
cháng shān	Changshan	*Radix Dichroae*	Antifeverile Dichroa Root

ピンイン	ピンイン名	ラテン語	英語
jiě dú shā chóng zào shī zhǐ yǎng yào			medicinal for detoxification, parasiticide, drying dampness and relieving itching
qiān dān	Qiandan	*Minium*	Minium
zhāng nǎo	Zhangnao	*Camphora*	Camphor
fēng là	Fengla	*Cera Flava*	Beeswax
fēng fáng	Fengfang	*Nidus Vespae*	Honeycomb
xióng huáng	Xionghuang	*Realgar*	Realgar
liú huáng	Liuhuang	*Sulfur*	Sulfur

コード	中国語	日本語	読み方	
12-674	斑蝥	斑蝥	はんみょう	
12-675	轻粉	軽粉	けいふん	
12-676	鹤虱	鶴虱	かくしつ	
12-677	使君子	使君子	しくんし	
12-678	苦楝皮	苦楝皮	くれんぴ	
12-679	阿魏	阿魏	あぎ	
12-680	白矾	明礬	みょうばん	
12-681	土荆皮	土荊皮	どけいひ	
12-682	密陀僧	密陀僧	みつだそう	
12-683	拔毒化腐生肌药	拔毒化腐生肌薬	①ばつどくかふせいきやく ②ばつどくかふしょうきやく	
12-684	腐蚀药	腐蝕薬	ふしょくやく	
12-685	箍围药	箍圍薬	こいやく	
12-686	提脓祛腐药	提膿祛腐薬	ていのうきょふやく	
12-687	生肌收口药	生肌収口薬	①せいきしゅうこうやく　②しょうきしゅうこうやく	
12-688	平胬药	平胬薬	へいどやく	
12-689	炉甘石	炉甘石	ろかんせき	
12-690	催乳	催乳	さいにゅう	
12-691	排脓托毒	排膿托毒	はいのうたくどく	

ピンイン	ピンイン名	ラテン語	英語
bān máo	Banmao	*Mylabris*	Blister Beetle
qīng fěn	Qingfen	*Calomelas*	Calomel
hè shī	Heshi	*Fructus Carpesii*	Common Carpesium Fruit
shǐ jūn zǐ	Shijunzi	*Fructus Quisqualis*	Rangooncreeper Fruit
kǔ liàn pí	Kulianpi	*Cortex Meliae*	Sichuan Chinaberry Bark
ā wèi	Awei	*Resina Ferulae*	Chinese Asafetida
bái fán	Baifan	*Alumen*	Alum
tǔ jīng pí	Tujingpi	*Cortex Pseudolaricis*	Golden Larch Bark
mì tuó sēng	Mituoseng	*Lithargyrum*	Litharge
bá dú huà fǔ shēng jī yào			medicinal for drawing out toxin, suppuration and promoting granulation
fǔ shí yào			corrosive agent
gū wéi yào			encircling medicinal
tí nóng qū fǔ yào			pus-discharging and putridity-eliminating medicinal
shēng jī shōu kǒu yào			tissue-regenerating medicinal
píng nǔ yào			wound healing medicinal
lú gān shí	Luganshi	*Calamina*	Calamine
cuī rǔ			promoting lactation
pái nóng tūo dú			expelling pus and expressing toxin

コード	中国語	日本語	読み方	
12-692	安胎药	安胎薬	あんたいやく	

	ピンイン	ピンイン名	ラテン語	英語
	ān tāi yào			medicinal for preventing abortion

13 方剤

● 方剤

コード	中国語	日本語	読み方	
13-001	方剤	方剤	ほうざい	
13-002	经方	経方	けいほう	
13-003	汤方	湯方	とうほう	
13-004	汤头	湯頭	とうとう	
13-005	方从法出	方は法に従い出す	ほうはほうにしたがいだす	
13-006	理法方药	理法方薬	りほうほうやく	
13-007	方	方	ほう	
13-008	大方	大方	だいほう	
13-009	小方	小方	しょうほう	
13-010	缓方	緩方	かんぽう	
13-011	急方	急方	きゅうほう	
13-012	奇方	奇方	きほう	
13-013	偶方	偶方	ぐうほう	
13-014	复方	複方	ふくほう	
13-015	缓剂	緩剤	かんざい	
13-016	十剂	十剤	じゅうざい	
13-017	宣剂	宣剤	せんざい	
13-018	通剂	通剤	つうざい	
13-019	补剂	補剤	ほざい	
13-020	泄剂	泄剤	せつざい	
13-021	轻剂	軽剤	けいざい	
13-022	重剂	重剤	じゅうざい	
13-023	涩剂	渋剤	じゅうざい	
13-024	滑剂	滑剤	かつざい	
13-025	燥剂	燥剤	そうざい	
13-026	湿剂	湿剤	しつざい	

ピンイン	ピンイン名	英語
fāng jì		formula
jīng fāng		classical formula
tāng fāng		formula for decoction
tāng tóu		recipe of decoction
fāng cóng fǎ chū		composing formula according to therapeutic method
lǐ fǎ fāng yào		principle-method-recipe-medicinal
fāng		formula
dà fāng		large formula
xiǎo fāng		minor formula
huǎn fāng		mild formula
jí fāng		emergent formula
jī fāng		odd-ingredient formula
ǒu fāng		even-ingredient formula
fù fāng		compound formula
huǎn jì		mild formula
shí jì		ten kinds of formula
xuān jì		dispersing formula
tōng jì		① obstruction-removing formula ② formula with dredging effect
bǔ jì		tonic formula
xiè jì		purgative formula
qīng jì		light formula
zhòng jì		heavy formula
sè jì		astringent formula
huá jì		lubricant formula
zào jì		dry formula
shī jì		moistening formula

303

コード	中国語	日本語	読み方	
13-027	八阵	八陣	はちじん	
13-028	八略	八略	はちりゃく	
13-029	君臣佐使	君臣佐使	くんしんさし	
13-030	君药	君薬	くんやく	
13-031	臣药	臣薬	しんやく	
13-032	佐药	佐薬	さやく	
13-033	使药	使薬	しやく	
13-034	反佐	反佐	はんさ	
13-035	寒热格拒	寒熱格拒	かんねつかくきょ	
13-036	剂型	剤型	ざいけい	
13-037	汤剂	湯剤	①とうざい ②ゆざい	
13-038	煎剂	煎剤	せんざい	
13-039	片剂	錠剤	じょうざい	
13-040	线剂	線剤	せんざい	
13-041	条剂	条剤	じょうざい	
13-042	露剂	露剤	ろざい	
13-043	膏剂	膏剤	こうざい	
13-044	散剂	散剤	さんざい	
13-045	丸剂	丸剤	がんざい	
13-046	颗粒剂	顆粒剤	かりゅうざい	
13-047	冲剂	衝剤	しょうざい	
13-048	胶囊剂	カプセル剤	かぷせるざい	
13-049	茶剂	茶剤	ちゃざい	
13-050	针剂	針剤	しんざい	
13-051	栓剂	栓剤	せんざい	
13-052	擦剂	擦剤	さつざい	
13-053	锭剂	錠剤	じょうざい	
13-054	熏洗剂	①熏洗剤 ②燻洗剤	①②くんせんざい	
13-055	气雾剂	気霧剤	きむざい	
13-056	灌肠剂	①浣腸剤 ②灌腸剤	①②かんちょうざい	
13-057	熨剂	熨剤	うつざい	

ピンイン	ピンイン名	英語
bā zhèn		eight tactical arrays
ba lüè		eight strategies
jūn chén zuǒ shǐ		sovereign, minister, assistant and guide
jūn yào		sovereign medicinal
chén yào		minister medicinal
zuǒ yào		assistant medicinal
shǐ yào		guiding medicinal
fǎn zuǒ		using corrigent
hán rè gé jù		repelling of cold and heat between medicinal and symptom
jì xíng		dosage form
tāng jì		decoction
jiān jì		decoction
piàn jì		tablet
xiàn jì		medicated thread
tiáo jì		medicated roll
lù jì		distillate
gāo jì		paste
sǎn jì		powder
wán jì		pill
kē lì jì		granule
chōng jì		infusion granule
jiāo náng jì		capsule
chá jì		medicated tea
zhēn jì		injection
shuān jì		suppository
cā jì		liniment
dìng jì		lozenge
xūn xǐ jì		formula for fumigation and washing
qì wù jì		aerosol
guàn cháng jì		enema
yùn jì		hot-compress preparation

コード	中国語	日本語	読み方	
13-058	注射剤	注射剤	ちゅうしゃざい	
13-059	丹剤	丹剤	たんざい	
13-060	酊剤	酊剤	ていざい	
13-061	酒剤	酒剤	しゅざい	
13-062	搐鼻剤	搐鼻剤	ちくびざい	
13-063	掺药	掺薬	さんやく	
13-064	洗剤	洗剤	せんざい	
13-065	膏药	膏薬	こうやく	
13-066	药膏	薬膏	やくこう	
13-067	油膏	油膏	ゆこう	
13-068	浸膏	浸膏	しんこう	
13-069	流浸膏	流浸膏	りゅうしんこう	
13-070	煎膏	煎膏	せんこう	
13-071	软膏	軟膏	なんこう	
13-072	粉膏剤	粉膏剤	ふんこうざい	
13-073	硬膏	硬膏	こうこう	
13-074	溶液	溶液	ようえき	
13-075	汤液	湯液	とうえき	
13-076	汤液醪醴	湯液醪醴	とうえきろうれい	
13-077	药酒	薬酒	やくしゅ	
13-078	酒醴	酒醴	しゅれい	
13-079	薄贴	薄貼	はくてい	
13-080	药露	薬露	やくろ	
13-081	蜡丸	蠟丸	ろうがん	
13-082	糊丸	糊丸	こがん	
13-083	水泛丸	水泛丸	すいはんがん	
13-084	水丸	水丸	すいがん	
13-085	蜜丸	蜜丸	みつがん	
13-086	滴丸	滴丸	てきがん	
13-087	浓缩丸	濃縮丸	のうしゅくがん	
13-088	微丸	微丸	びがん	
13-089	糖浆	糖漿	とうしょう	

ピンイン	ピンイン名	英語
zhù shè jì		injection
dān jì		pellet
dīng jì		tincture
jiǔ jì		wine preparation
chù bí jì		snuff
chān yào		medicinal powder
xǐ jì		lotion
gāo yào		plaster
yào gāo		medicinal paste
yóu gāo		ointment
jìn gāo		extract
liú jìn gāo		liquid extract
jiān gāo		soft extract
ruǎn gāo		ointment; unguentum
fěn gāo jì		concentrated pill
yìng gāo		plaster
róng yè		solution
tāng yè		decoction
tāng yè láo lǐ		thick liquor and sweet liquor
yào jiǔ		medicinal wine
jiǔ lǐ		medicinal wine; vinum
bó tiē		thin paste
yào lù		distilled medicinal liquid
là wán		wax pill
hú wán		flour and water paste pill
shuǐ fàn wán		water pill
shuǐ wán		water pill
mì wán		honeyed pill
dī wán		drop pill
nóng suō wán		concentrated pill
wēi wán		minute pellet
táng jiāng		syrup

コード	中国語	日本語	読み方	
13-090	药捻	薬捻	やくねん	
13-091	坐药	坐薬	ざやく	
13-092	药线	薬線	やくせん	
13-093	丹药	丹薬	たんやく	
13-094	泡腾片	発泡錠	はっぽうじょう	
13-095	温粉	温粉	おんぶん	
13-096	煎药法	煎薬法	せんやくほう	
13-097	水煎	水煎	すいせん	
13-098	先煎	先煎	せんせん	
13-099	后下	後下	こうげ	
13-100	包煎	包煎	ほうせん	
13-101	另煎	別煎	べっせん	
13-102	单煎	単煎	たんせん	
13-103	酒煎	酒煎	しゅせん	
13-104	溶化	溶化	ようか	
13-105	冲服	衝服	しょうふく	
13-106	别煮	別煮	べつに	
13-107	熬	熬	ごう	
13-108	顿服	頓服	とんぷく	
13-109	烊化	烊化	ようか	
13-110	潦水	潦水	ろうすい	
13-111	代茶饮	代茶飲	だいちゃいん	
13-112	噙化	噙化	きんか	
13-113	火候	火候	かこう	
13-114	临睡服	臨睡服	りんすいふく	
13-115	服药法	服用法	ふくようほう	
13-116	平旦服	平旦服	へいたんぷく	
13-117	百沸汤	百沸湯	ひゃくふっとう	
13-118	太和汤	太和湯	たいわとう	
13-119	麻沸汤	麻沸湯	まふつとう	
13-120	流水	流水	りゅうすい	
13-121	煎药用水	煎薬用水	せんやくようすい	

ピンイン	ピンイン名	英語
yào niǎn		medicated thread
zuò yào		suppository
yào xiàn		medicated thread
dān yào		vermilion pill
pào téng piàn		effervescent tablet
wēn fěn		sprinkling powder
jiān yào fǎ		decocting method
shuǐ jiān		decocted with water
xiān jiān		to be decocted first
hòu xià		to be decocted later
bāo jiān		wrap-boiling
lìng jiān		decocted separately
dān jiān		decocted alone
jiǔ jiān		decocted with wine
róng huà		dissolve
chōng fú		take infused
bié zhǔ		decocted separately
áo		boiling
dùn fú		administered at draught
yáng huà		melting
liáo shuǐ		rain water on the ground
dài chá yǐn		taking as tea
qín huà		melting in mouth
huǒ hou		control of time and temperature
lín shuì fú		administered before sleeping
fú yào fǎ		administration
píng dàn fú		administrated before breakfast
bǎi fèi tāng		bai fei decoction
tài hé tāng		tai he decoction
má fèi tāng		ma fei decoction
liú shuǐ		water from river
jiān yào yòng shuǐ		water for making decoction

コード	中国語	日本語	読み方
13-122	周时	周時	しゅうじ
13-123	文火	文火	ぶんか
13-124	武火	武火	ぶか
13-125	慢火	慢火	まんか
13-126	急火	急火	きゅうか

● 解表剤

コード	中国語	日本語	読み方
13-127	解表剂	解表剤	①かいひょうざい　②げひょうざい
13-128	发表剂	発表剤	はっぴょうざい
13-129	麻黄汤	麻黄湯	まおうとう
13-130	麻黄杏仁薏苡甘草汤	麻黄杏仁薏苡甘草湯	まおうきょうにんよくいかんぞうとう
13-131	华盖散	華蓋散	かがいさん
13-132	桂枝汤	桂枝湯	けいしとう
13-133	止嗽散	止嗽散	しそうさん
13-134	葛根汤	葛根湯	かっこんとう
13-135	午时茶	午時茶	ごじちゃ
13-136	至宝锭	至宝錠	しほうじょう
13-137	辛凉轻剂	辛涼軽剤	しんりょうけいざい
13-138	辛凉平剂	辛涼平剤	しんりょうへいざい
13-139	辛凉重剂	辛涼重剤	しんりょうじゅうざい
13-140	银翘散	銀翹散	ぎんぎょうさん
13-141	桑菊饮	桑菊飲	そうぎくいん
13-142	麻黄杏仁甘草石膏汤	麻黄杏仁甘草石膏湯	まおうきょうにんかんぞうせっこうとう
13-143	越婢汤	越婢湯	えっぴとう
13-144	柴葛解肌汤	柴葛解肌湯	さいかつげきとう
13-145	升麻葛根汤	升麻葛根湯	しょうまかっこんとう

ピンイン	ピンイン名	英語
zhōu shí		a cycle of day and night
wén huǒ		mild fire
wǔ huǒ		strong fire
màn huǒ		slow fire
jí huǒ		strong fire

ピンイン	ピンイン名	英語
jiě biǎo jì		exterior-releasing formula
fā biǎo jì		exterior-relieving formula
má huáng tāng	Mahuang Tang	Ephedra Decoction
má huáng xìng rén yì yǐ gān cǎo tāng	Mahuang Xingren Yiyi Gancao Tang	Ephedra, Bitter Apricot Seed, Coix Seed and Licorice Decoction
huá gài sǎn	Huagai San	Canopy Powder
guì zhī tāng	Guizhi Tang	Cinnamon Twig Decoction
zhǐ sòu sǎn	Zhisou San	Cough-Stopping Powder
gě gēn tāng	Gegen Tang	Pueraria Decoction
wǔ shí chá	Wushi Cha	Midday Tea
zhì bǎo dìng	Zhibao Ding	Treasured Troch
xīn liáng qīng jì		pungent-cool and mild formula
xīn liáng píng jì		pungent-cool and moderate formula
xīn liáng zhòng jì		pungent-cool and drastic formula
yín qiào sǎn	Yinqiao San	Lonicera and Forsythia Powder
sāng jú yīn	Sang Ju Yin	Mulberry Leaf and Chrysanthemum Decoction
má huáng xìng rén gān cǎo shí gāo tāng	Mahuang Xingren Gancao Shigao Tang	Ephedra, Bitter Apricot Seed, Gypsum and Licorice Decoction
yuè bì tāng	Yuebi Tang	Spleen-Qi Effusing Decoction
chái gě jiě jī tāng	Chai Ge Jieji Tang	Bupleurum and Pueraria Flesh-Releasing Decoction
shēng má gě gēn tāng	Shengma Gegen Tang	Cimicifuga and Pueraria Decoction

コード	中国語	日本語	読み方	
13-146	竹叶柳蒡汤	竹葉柳蒡湯	ちくようりゅうぼうとう	
13-147	宣毒发表汤	宣毒発表湯	せんどくはっぴょうとう	
13-148	大青龙汤	大青竜湯	だいせいりゅうとう	
13-149	参苏饮	参蘇飲	じんそいん	
13-150	麻黄细辛附子汤	麻黄附子細辛湯	まおうぶしさいしんとう	
13-151	加减葳蕤汤	加減葳蕤湯	かげんいずいとう	

● 清熱剤

コード	中国語	日本語	読み方	
13-152	清热剂	清熱剤	せいねつざい	
13-153	泻火剂	瀉火剤	しゃかざい	
13-154	白虎汤	白虎湯	びゃっことう	
13-155	白虎加桂枝汤	白虎加桂枝湯	びゃっこかけいしとう	
13-156	白虎加苍术汤	白虎加蒼朮湯	びゃっこかそうじゅつとう	
13-157	白虎加人参汤	白虎加人参湯	びゃっこかにんじんとう	
13-158	竹叶石膏汤	竹葉石膏湯	ちくようせっこうとう	
13-159	清营汤	清営湯	せいえいとう	
13-160	清宫汤	清宮湯	せいきゅうとう	
13-161	黄连解毒汤	黄連解毒湯	おうれんげどくとう	
13-162	普济消毒饮子	普済消毒飲子	ふさいしょうどくいんし	
13-163	凉膈散	涼膈散	りょうかくさん	
13-164	仙方活命饮	仙方活命飲	せんぽうかつめいいん	
13-165	牛黄解毒丸	牛黄解毒丸	ごおうげどくがん	
13-166	四妙勇安汤	四妙勇安湯	しみょうゆうあんとう	

ピンイン	ピンイン名	英語
zhú yè liǔ bàng tāng	Zhuye Liu Bang Tang	Bamboo Leaf, Tamarisk and Arctium Decoction
xuān dú fā biǎo tāng	Xuandu Fabiao Tang	Toxin-Expelling Exterior-Relieving Decoction
dà qīng lóng tāng	Daqinglong Tang	Major Blue Dragon Decoction
shēn sū yǐn	Shen Su Yin	Ginseng and Perilla Decoction
má huáng xì xīn fù zǐ tāng	Mahuang Xixin Fuzi Tang	Ephedra, Asarum and Aconite Decoction
jiā jiǎn wēi ruí tāng	Jiajian Weirui Tang	Modified Fragrant Solomonseal Decoction

ピンイン	ピンイン名	英語
qīng rè jì		heat-clearing formula
xiè huǒ jì		fire-purging formula
bái hǔ tāng	Baihu Tang	White Tiger Decoction
bái hǔ jiā guì zhī tāng	Baihu Jia Guizhi Tang	White Tiger Decoction Plus Cinnamon Twig
bái hǔ jiā cāng zhú tāng	Baihu Jia Cangzhu Tang	White Tiger Decoction Plus Atractylodes
bái hǔ jiā rén shēn tāng	Baihu Jia Renshen Tang	White Tiger Decoction Plus Ginseng
zhú yè shí gāo tāng	Zhuye Shigao Tang	Bamboo Leaf and Gypsum Decoction
qīng yíng tāng	Qingying Tang	Nutrient-Clearing Decoction
qīng gōng tāng	Qinggong Tang	Palace-Clearing Decoction
huáng lián jiē dú tāng	Huanglian Jiedu Tang	Coptis Detoxification Decoction
pǔ jì xiāo dú yǐn zi	Puji Xiaodu Yinzi	Universal Relief Decoction for Eliminating Toxin
liáng gé sǎn	Liangge San	Diaphragm-Cooling Powder
xiān fāng huó mìng yǐn	Xianfang Huoming Yin	Immortal Formula Life-Giving Decoction
niú huáng jiē dú wán	Niuhuang Jiedu Wan	Bovine Bezoar Pill for Detoxification
sì miào yǒng ān tāng	Simiao Yong'an Tang	Four Wonderful Herbs Resting Hero Decoction

コード	中国語	日本語	読み方	
13-167	五味消毒饮	五味消毒飲	ごみしょうどくいん	
13-168	牛黄上清丸	牛黄上清丸	ごおうじょうせいがん	
13-169	薏苡附子败酱散	薏苡附子敗醬散	よくいぶしはいしょうさん	
13-170	犀黄丸	犀黄丸	さいおうがん	
13-171	六神丸	六神丸	ろくしんがん	
13-172	神犀丹	神犀丹	しんさいたん	
13-173	二味拔毒散	二味拔毒散	にみばつどくさん	
13-174	一字金丹	一字金丹	いちじきんたん	
13-175	拔毒膏	拔毒膏	ばつどくこう	
13-176	三品一条枪	三品一条槍	さんぴんいちじょうそう	
13-177	三黄丸	三黄丸	さんおうがん	
13-178	儿茶散	児茶散	じちゃさん	
13-179	九华膏	九華膏	きゅうかこう	
13-180	八二丹	八二丹	はちにたん	
13-181	透脓散	透膿散	とうのうさん	
13-182	化腐生肌散	化腐生肌散	かふしょうきさん	
13-183	牛黄噙化丸	牛黄噙化丸	ごおうきんかがん	
13-184	人中白散	人中白散	じんちゅうはくさん	
13-185	黄连上清丸	黄連上清丸	おうれんじょうせいがん	
13-186	薯蕷丸	薯蕷丸	しょよがん	
13-187	吹喉散	吹喉散	すいこうさん	
13-188	冰硼散	氷硼散	ひょうほうさん	
13-189	白降丹	白降丹	はくこうたん	
13-190	梅花点舌丹	梅花点舌丹	ばいかてんぜつたん	
13-191	银花解毒汤	銀花解毒湯	ぎんかげどくとう	

ピンイン	ピンイン名	英語
wǔ wèi xiāo dú yǐn	Wuwei Xiaodu Yin	Five-Ingredient Toxin-Eliminating Decoction
niú huáng shàng qīng wán	Niuhuang Shangqing Wan	Bovine Bezoar Upper-Body-Clearing Pill
yì yǐ fù zǐ bài jiàng sǎn	Yiyi Fuzi Baijiang San	Coix, Aconite and Patrinia Powder
xī huáng wán	Xihuang Wan	Rhinoceros Bezoar Pill
liù shén wán	Liushen Wan	Miraculous Pill of Six Ingredients
shén xī dān	Shenxi Dan	Miraculous Pill of Rhinoceros Horn
èr wèi bá dú sǎn	Erwei Badu San	Toxin-Removing Powder with Two Ingredients
yī zì jīn dān	Yizijin Dan	One-Character Gold-Like Pill
bá dú gāo	Badu Gao	Toxin-Removing Plaster
sān pǐn yī tiáo qiāng	Sanpin Yitiaoqiang	Three-Ingredient Nailing Strip
sān huáng wán	Sanhuang Wan	Three Yellows Pill
ér chá sǎn	Ercha San	Powder with Catechu
jiǔ huá gāo	Jiuhua Gao	Jiuhua Plaster
bā èr dān	Ba Er Dan	Eight-To-Two Powder
tòu nóng sǎn	Tounong San	Pus-Draining Powder
huà fǔ shēng jī sǎn	Huafu Shengji San	Powder for Removing Necrotic Tissue and Promoting Granulation
niú huáng qín huà wán	Niuhuang Qinhua Wan	Lozenge Pill with Cow Bezoar
rén zhōng bái sǎn	Renzhongbai San	Powder with Human Urine Sediment
huáng lián shàng qīng wán	Huanglian Shangqing Wan	Coptis Pill for Clearing the Upper
shǔ yù wán	Shuyu Wan	Dioscorea Pill
chuī hóu sǎn	Chuihou San	Blow-in Powder for Throat
bīng péng sǎn	Bingpeng San	Borneol and Borax Powder
bái jiàng dān	Baijiang Dan	White Downborne Powder
méi huā diǎn shé dān	Meihua Dianshe Dan	Plum Blossom Sore-Dispelling Pill
yín huā jiě dú tāng	Yinhua Jiedu Tang	Honeysuckle Flower Detoxification Decoction

コード	中国語	日本語	読み方	
13-192	黄连西瓜霜眼药	黄連西瓜霜眼薬	おうれんせいかそうがんやく	
13-193	通脾泻胃汤	通脾瀉胃湯	つうひしゃいとう	
13-194	泻脑汤	瀉脳湯	しゃのうとう	
13-195	八宝眼药	八宝眼薬	はっぽうがんやく	
13-196	导赤散	導赤散	どうせきさん	
13-197	清心莲子饮	清心蓮子飲	せいしんれんしいん	
13-198	龙胆泻肝汤	竜胆瀉肝湯	りゅうたんしゃかんとう	
13-199	泻青丸	瀉青丸	しゃせいがん	
13-200	当归龙荟丸	当帰竜薈丸	とうきりゅうかいがん	
13-201	左金丸	左金丸	さきんがん	
13-202	金铃子散	金鈴子散	きんれいしさん	
13-203	泻肝汤	瀉肝湯	しゃかんとう	
13-204	羊肝丸	羊肝丸	ようかんがん	
13-205	泻白散	瀉白散	しゃはくさん	
13-206	葶苈大枣泻肺汤	葶藶大棗瀉肺湯	ていれきたいそうしゃはいとう	
13-207	泻肺汤	瀉肺湯	しゃはいとう	
13-208	二母宁嗽汤	二母寧嗽湯	にもねいそうとう	
13-209	甘桔汤	甘桔湯	かんきつとう	
13-210	芍药汤	芍薬湯	しゃくやくとう	
13-211	大香连丸	大香連丸	だいこうれんがん	
13-212	黄芩汤	黄芩湯	おうごんとう	
13-213	白头翁汤	白頭翁湯	はくとうおうとう	
13-214	葛根黄芩黄连汤	葛根黄芩黄連湯	かっこんおうごんおうれんとう	
13-215	玉女煎	玉女煎	ぎょくじょせん	

316　　13　方剤

ピンイン	ピンイン名	英語
huáng lián xī guā shuāng yǎn yào	Huanglian Xiguashuang Yanyao	Coptis and Mirabilitum Praeparatum Eye Drop
tōng pí xiè wèi tāng	Tongpi Xiewei Tang	Decoction for Clearing Heat from Spleen and Stomach
xiè nǎo tāng	Xienao Tang	Decoction for Clearing Toxic Heat from Brain
bā bǎo yǎn yào	Babao Yanyao	Eye Drop with Eight Precious Ingredients
dǎo chì sǎn	Daochi San	Redness-Removing Powder
qīng xīn lián zǐ yǐn	Qingxin Lianzi Yin	Heart-Clearing Lotus Seed Decoction
lóng dǎn xiè gān tāng	Longdan Xiegan Tang	Gentian Liver-Draining Decoction
xiè qīng wán	Xieqing Wan	Green-Blue-Draining Pill
dāng guī lóng huì wán	Danggui Long Hui Wan	Angelica, Gentian and Aloe Pill
zuǒ jīn wán	Zuojin Wan	Left Metal Pill
jīn líng zǐ sǎn	Jinlingzi San	Toosendan Fruit Powder
xiè gān tāng	Xiegan Tang	Liver-Draining Decoction
yáng gān wán	Yanggan Wan	Goat's Liver Pill
xiè bái sǎn	Xiebai San	White-Draining Powder
tíng lì dà zǎo xiè fèi tāng	Tingli Dazao Xiefei Tang	Pepperweed and Jujube Lung-Draining Decoction
xiè fèi tāng	Xiefei Tang	Lung-Draining Decoction
èr mǔ níng sòu tāng	Ermu Ningsou Tang	Anemarrhena and Fritillaria Cough-Quieting Decoction
gān jié tāng	Gan Jie Tang	Licorice and Platycodon Decoction
sháo yào tāng	Shaoyao Tang	Peony Decoction
dà xiāng lián wán	Da Xiang Lian Wan	Aucklandia and Coptis Pill
huáng qín tāng	Huangqin Tang	Skullcap Decoction
bái tóu wēng tāng	Baitouweng Tang	Pulsatilla Decoction
gě gēn huáng qín huáng lián tāng	Gegen Huangqin Huanglian Tang	Pueraria, Skullcap and Coptis Decoction
yù nǚ jiān	Yunv Jian	Jade Lady Decoction

コード	中国語	日本語	読み方	
13-216	石斛清胃散	石斛清胃散	せっこくせいいさん	
13-217	清脾散	清脾散	せいひさん	
13-218	清胃汤	清胃湯	せいいとう	
13-219	清胃散	清胃散	せいいさん	
13-220	九制大黄丸	九製大黄丸	きゅうせいだいおうがん	
13-221	泻黄散	瀉黄散	しゃおうさん	
13-222	牙疳散	牙疳散	がかんさん	
13-223	白虎承气汤	白虎承気湯	びゃっこじょうきとう	
13-224	升降散	昇降散	しょうこうさん	
13-225	栀子豉汤	梔子豉湯	しししとう	
13-226	新制柴连汤	新製柴連湯	しんせいさいれんとう	
13-227	滋膵汤	滋膵湯	じすいとう	
13-228	消翳汤	消翳湯	しょうえいとう	
13-229	石决明散	石決明散	せっけつめいさん	
13-230	立效散	立効散	りっこうさん	
13-231	瓜子眼药	瓜子眼薬	がしがんやく	
13-232	奔豚汤	奔豚湯	ほんとんとう	
13-233	退赤散	退赤散	たいせきさん	

● 清暑剤

コード	中国語	日本語	読み方	
13-234	清暑剂	清暑剤	せいしょざい	
13-235	祛暑剂	祛暑剤	きょしょざい	
13-236	清暑益气汤	清暑益気湯	せいしょえっきとう	
13-237	六一散	六一散	ろくいちさん	
13-238	无极丹	無極丹	むきょくたん	
13-239	清骨散	清骨散	せいこつさん	
13-240	黄连阿胶汤	黄連阿膠湯	おうれんあきょうとう	

ピンイン	ピンイン名	英語
shí hú qīng wèi sǎn	Shihu Qingwei San	Powder with Dendrobium for Clearing Stomach
qīng pí sǎn	Qingpi San	Spleen-Clearing Powder
qīng wèi tāng	Qingwei Tang	Stomach-Clearing Decoction
qīng wèi sǎn	Qingwei San	Stomach-Clearing Powder
jiǔ zhì dà huáng wán	Jiuzhi Dahuang Wan	Nine-Fold Processed Rhubarb Pill
xiè huáng sǎn	Xiehuang San	Yellow-Draining Powder
yá gān sǎn	Yagan San	Powder for Ulcerative Gingivitis
bái hǔ chéng qì tāng	Baihu Chengqi Tang	White Tiger Purgative Decoction
shēng jiàng sǎn	Shengjiang San	Powder for Ascending and Descending
zhī zǐ chǐ tāng	Zhizi Chi Tang	Gardenia and Fermented Soybean Decoction
xīn zhì chái lián tāng	Xinzhi Chai Lian Tang	Modified Bupleurum and Coptis Decoction
zī cuì tāng	Zicui Tang	Pancreas-Nourishing Decoction
xiāo yì tāng	Xiaoyi Tang	Nebula-Removing Decoction
shí jué míng sǎn	Shijueming San	Abalone Shell Powder
lì xiào sǎn	Lixiao San	Immediate Effect Powder
guā zǐ yǎn yào	Guazi Yanyao	Melon-Seed Shaped Medicine for Eyes
bēn tún tāng	Bentun Tang	Decoction for Running-Pig Syndrome
tuì chì sǎn	Tuichi San	Powder for Treating Red Eye

ピンイン	ピンイン名	英語
qīng shǔ jì		summerheat-clearing formula
qū shǔ jì		summerheat-dispelling formula
qīng shǔ yì qì tāng	Qingshu Yiqi Tang	Summerheat-Clearing Qi-Replenishing Decoction
liù yī sǎn	Liuyi San	Six-to-One Powder
wú jí dān	Wuji Dan	
qīng gǔ sǎn	Qinggu San	Bone-Clearing Powder
huáng lián ē jiāo tāng	Huanglian Ejiao Tang	Coptis and Ass Hide Glue Decoction

コード	中国語	日本語	読み方	
13-241	青蒿鳖甲汤	青蒿鼈甲湯	せいこうべっこうとう	
13-242	当归六黄汤	当帰六黄湯	とうきろくおうとう	

● 瀉下剤

コード	中国語	日本語	読み方	
13-243	泻下剂	瀉下剤	しゃげざい	
13-244	攻下剂	攻下剤	こうげざい	
13-245	攻里剂	攻裏剤	こうりざい	
13-246	峻剂	峻剤	しゅんざい	
13-247	寒下剂	寒下剤	かんげざい	
13-248	大承气汤	大承気湯	だいじょうきとう	
13-249	小承气汤	小承気湯	しょうじょうきとう	
13-250	调胃承气汤	調胃承気湯	ちょういじょうきとう	
13-251	复方大承气汤	複方大承気湯	ふくほうだいじょうきとう	
13-252	厚朴三物汤	厚朴三物湯	こうぼくさんもつとう	
13-253	更衣丸	更衣丸	こういがん	
13-254	温下剂	温下剤	おんげざい	
13-255	温脾汤	温脾湯	おんぴとう	
13-256	三物备急丸	三物備急丸	さんもつびきゅうがん	
13-257	润下剂	潤下剤	じゅんげざい	
13-258	五仁丸	五仁丸	ごにんがん	
13-259	通幽汤	通幽湯	つうゆうとう	
13-260	济川煎	済川煎	さいせんせん	
13-261	麻子仁丸	麻子仁丸	ましにんがん	
13-262	新加黄龙汤	新加黄竜湯	しんかおうりゅうとう	
13-263	十枣汤	十棗湯	じっそうとう	
13-264	控涎丹	控涎丹	こうぜんたん	

ピンイン	ピンイン名	英語
qīng hāo biē jiǎ tāng	Qinghao Biejia Tang	Sweet Wormwood and Turtle Shell Decoction
dāng guī liù huáng tāng	Danggui Liuhuang Tang	Angelica Six Yellows Decoction

ピンイン	ピンイン名	英語
xiè xià jì		purgative formula
gōng xià jì		offensive purgative formula
gōng lǐ jì		interior-attacking formula
jùn jì		drastic formula
hán xià jì		cold purgative formula
dà chéng qì tāng	Da Chengqi Tang	Major Purgative Decoction
xiǎo chéng qì tāng	Xiao Chengqi Tang	Minor Purgative Decoction
tiáo wèi chéng qì tāng	Tiaowei Chengqi Tang	Stomach-Regulating Purgative Decoction
fù fāng dà chéng qì tāng	Fufang Da Chengqi Tang	Composite Major Purgative Decoction
hòu pò sān wù tāng	Houpo Sanwu Tang	Magnolia Bark Three Ingredients Decoction
gēng yī wán	Gengyi Wan	Toilette Pill
wēn xià jì		warm purgative formula
wēn pí tāng	Wenpi Tang	Spleen-Warming Decoction
sān wù bèi jí wán	Sanwu Beiji Wan	Three Ingredients Emergency Pill
rùn xià jì		lubricant laxative formula
wǔ rén wán	Wuren Wan	Five Kernels Pill
tōng yōu tāng	Tongyou Tang	Decoction for Opening Pylorus
jì chuān jiān	Jichuan Jian	Decoction for Replenishing Fluid
ma zi ren wan	Maziren Wan	Hemp Seed Pill
xīn jiā huáng lóng tāng	Xinjia Huanglong Tang	Newly Supplemented Yellow Dragon Decoction
shí zǎo tāng	Shizao Tang	Ten Jujubes Decoction
kòng xián dān	Kongxian Dan	Drool-Controlling Pill

コード	中国語	日本語	読み方	
13-265	防己椒目葶苈大黄丸	防已椒目葶藶大黄丸	ぼういしょうもくていれきだいおうがん	
13-266	舟车丸	舟車丸	しゅうしゃがん	
13-267	大陷胸汤	大陷胸湯	だいかんきょうとう	

● 和解剤

コード	中国語	日本語	読み方	
13-268	和解剂	和解剤	わかいざい	
13-269	小柴胡汤	小柴胡湯	しょうさいことう	
13-270	蒿芩清胆汤	蒿芩清胆湯	こうごんせいたんとう	
13-271	达原饮	達原飲	たつげんいん	
13-272	柴胡达原饮	柴胡達原飲	さいこたつげんいん	
13-273	柴胡加龙骨牡蛎汤	柴胡加竜骨牡蛎湯	さいこかりゅうこつぼれいとう	
13-274	痛泻要方	痛瀉要方	つうしゃようほう	
13-275	逍遥散	逍遥散	しょうようさん	
13-276	戊己丸	戊己丸	ぼきがん	
13-277	附子泻心汤	附子瀉心湯	ぶししゃしんとう	
13-278	半夏泻心汤	半夏瀉心湯	はんげしゃしんとう	
13-279	生姜泻心汤	生姜瀉心湯	しょうきょうしゃしんとう	
13-280	甘草泻心汤	甘草瀉心湯	かんぞうしゃしんとう	
13-281	连理汤	連理湯	れんりとう	
13-282	表里双解剂	表裏双解剤	ひょうりそうかいざい	
13-283	防风通圣散	防風通聖散	ぼうふうつうしょうさん	
13-284	大柴胡汤	大柴胡湯	だいさいことう	
13-285	疏凿饮子	疏鑿飲子	そさくいんし	

ピンイン	ピンイン名	英語
fáng jǐ jiāo mù tíng lì dà huáng wán	Fangji Jiaomu Tingli Dahuang Wan	Stephania, Zanthoxylum Seed, Tingli Seed and Rhubarb Pill
zhōu chē wán	Zhouche Wan	Boats and Carts Pill
dà xiàn xiōng tāng	Daxianxiong Tang	Major Chest Bind Decoction

ピンイン	ピンイン名	英語
hé jiě jì		harmonizing formula
xiǎo chái hú tāng	Xiao Chaihu Tang	Minor Bupleurum Decoction
hāo qín qīng dǎn tāng	Hao Qin Qingdan Tang	Sweet Wormwood and Skullcap Gallbladder-Clearing Decoction
dá yuán yǐn	Dayuan Yin	Membrane-Source-Opening Decoction
chái hú dá yuán yǐn	Chaihu Dayuan Yin	Bupleurum Membrane-Source-Opening Decoction
chái hú jiā lóng gǔ mǔ lì tāng	Chaihu Jia Longgu Muli Tang	Bupleurum Decoction Plus Dragon Bone and Oyster Shell
tōng xiè yào fāng	Tongxieyao Fang	Pain and Diarrhea Formula
xiāo yáo sǎn	Xiaoyao San	Peripatetic Powder
wù jǐ wán	Wuji Wan	Fifth and Sixth Heavenly Stem Pill
fù zǐ xiè xīn tāng	Fuzi Xiexin Tang	Aconite Heart-Draining Decoction
bàn xià xiè xīn tāng	Banxia Xiexin Tang	Pinellia Heart-Draining Decoction
shēng jiāng xiè xīn tāng	Shengjiang Xiexin Tang	Fresh Ginger Heart-Draining Decoction
gān cǎo xiè xīn tāng	Gancao Xiexin Tang	Licorice Heart-Draining Decoction
lián lǐ tāng	Lianli Tang	Coptis Regulating Decoction
biǎo lǐ shuāng jiě jì		exterior-interior dual releasing formula
fáng fēng tōng shèng sǎn	Fangfeng Tongsheng San	Ledebouriella Sage-Inspired Powder
dà chái hú tāng	Da Chaihu Tang	Major Bupleurum Decoction
shū záo yǐn zi	Shuzao Yinzi	Dredging and Channelling Decoction

● 温裏剤

コード	中国語	日本語	読み方	
13-286	温里剂	温裏剤	おんりざい	
13-287	祛寒剂	祛寒剤	きょかんざい	
13-288	九痛丸	九痛丸	きゅうつうがん	
13-289	小建中汤	小建中湯	しょうけんちゅうとう	
13-290	理中丸	理中丸	りちゅうがん	
13-291	附子理中丸	附子理中丸	ぶしりちゅうがん	
13-292	良附丸	良附丸	りょうぶがん	
13-293	吴茱萸汤	呉茱萸湯	ごしゅゆとう	
13-294	当归建中汤	当帰建中湯	とうきけんちゅうとう	
13-295	大建中汤	大建中湯	だいけんちゅうとう	
13-296	大半夏汤	大半夏湯	だいはんげとう	
13-297	四逆汤	四逆湯	しぎゃくとう	
13-298	四逆加人参汤	四逆加人参湯	しぎゃくかにんじんとう	
13-299	回阳救急汤	回陽救急湯	かいようきゅうきゅうとう	
13-300	急救回生丹	急救回生丹	きゅうきゅうかいせいたん	
13-301	小温经汤	小温経湯	しょううんけいとう	
13-302	暖肝煎	暖肝煎	だんかんせん	
13-303	黄芪桂枝五物汤	黄耆桂枝五物湯	おうぎけいしごもつとう	
13-304	附子汤	附子湯	ぶしとう	
13-305	阳和汤	陽和湯	ようわとう	
13-306	当归四逆汤	当帰四逆湯	とうきしぎゃくとう	
13-307	三仙丹	三仙丹	さんせんたん	
13-308	艾附暖宫丸	艾附暖宮丸	がいぶだんきゅうがん	
13-309	乌头汤	烏頭湯	うずとう	

● 補益剤

コード	中国語	日本語	読み方	
13-310	补益剂	補益剤	ほえきざい	

324　13　方剤

ピンイン	ピンイン名	英語
wēn lǐ jì		warming interior formula
qū hán jì		cold-dispelling formula
jiǔ tòng wán	Jiutong Wan	Nine Pains Pill
xiǎo jiàn zhōng tāng	Xiao Jianzhong Tang	Minor Center-Fortifying Decoction
lǐ zhōng wán	Lizhong Wan	Middle-Regulating Pill
fù zǐ lǐ zhōng wán	Fuzi Lizhong Wan	Aconite Middle-Regulating Pill
liáng fù wán	Liang Fu Wan	Lesser Galangal and Cyperus Pill
wú zhū yú tāng	Wuzhuyu Tang	Evodia Decoction
dāng guī jiàn zhōng tāng	Danggui Jianzhong Tang	Angelica Center-Fortifying Decoction
dà jiàn zhōng tāng	Da Jianzhong Tang	Major Center-Fortifying Decoction
dà bàn xià tāng	Da Banxia Tang	Major Pinellia Decoction
sì nì tāng	Sini Tang	Cold-Extremities Decoction
sì nì jiā rén shēn tāng	Sini Jia Renshen Tang	Cold-Extremities Decoction Plus Ginseng
huí yáng jiù jí tāng	Huiyang Jiuji Tang	Yang Returning Emergency Decoction
jí jiù huí shēng dān	Jijiu Huisheng Dan	Emergency Rescue Pill
xiǎo wēn jīng tāng	Xiao Wenjing Tang	Minor Channel-Warming Decoction
nuǎn gān jiān	Nuangan Jian	Liver-Warming Decoction
huáng qí guì zhī wǔ wù tāng	Huangqi Guizhi Wuwu Tang	Astragalus and Cinnamon Twig Five Ingredients Decoction
fù zǐ tāng	Fuzi Tang	Aconite Decoction
yáng hé tāng	Yanghe Tang	Yang-Harmonizing Decoction
dāng guī sì nì tāng	Danggui Sini Tang	Angelica Cold-Extremities Decoction
sān xiān dān	Sanxian Dan	Three Ingredients Pill
ài fù nuǎn gōng wán	Ai Fu Nuangong Wan	Mugwort and Cyperus Uterus-Warming Pill
wū tóu tāng	Wutou Tang	Aconite Main Root Decoction

ピンイン	ピンイン名	英語
bǔ yì jì		tonifying formula

コード	中国語	日本語	読み方	
13-311	补养剂	補養剤	ほようざい	
13-312	四君子汤	四君子湯	しくんしとう	
13-313	补中益气汤	補中益気湯	ほちゅうえっきとう	
13-314	举元煎	挙元煎	きょげんせん	
13-315	升陷汤	昇陥湯	しょうかんとう	
13-316	六君子汤	六君子湯	りっくんしとう	
13-317	保元汤	保元湯	ほげんとう	
13-318	升阳益胃汤	昇陽益胃湯	しょうようえきいとう	
13-319	健脾丸	健脾丸	けんぴがん	
13-320	参苓白术散	参苓白朮散	じんりょうびゃくじゅつさん	
13-321	参苓平胃散	参苓平胃散	じんりょうへいいさん	
13-322	玉屏风散	玉屏風散	ぎょくへいふうさん	
13-323	参芪膏	参耆膏	じんぎこう	
13-324	人参丸	人参丸	にんじんがん	
13-325	人参胡桃汤	人参胡桃湯	にんじんことうとう	
13-326	生脉散	生脈散	しょうみゃくさん	
13-327	益气聪明汤	益気聰明湯	えっきそうめいとう	
13-328	黄芪内托散	黄耆内托散	おうぎないたくさん	
13-329	四物汤	四物湯	しもつとう	
13-330	当归补血汤	当帰補血湯	とうきほけつとう	
13-331	归脾汤	帰脾湯	きひとう	
13-332	当归芍药散	当帰芍薬散	とうきしゃくやくさん	
13-333	当归饮子	当帰飲子	とうきいんし	
13-334	除风益损汤	除風益損湯	じょふうえきそんとう	
13-335	小营煎	小営煎	しょうえいせん	
13-336	千金保胎丸	千金保胎丸	せんきんほたいがん	

326　13　方剤

ピンイン	ピンイン名	英語
bǔ yǎng jì		tonifying formula
sì jūn zǐ tāng	Sijunzi Tang	Four Gentlemen Decoction
bǔ zhōng yì qì tāng	Buzhong Yiqi Tang	Middle-Tonifying Qi-Replenishing Decoction
jǔ yuán jiān	Juyuan Jian	Original-Qi Lifting Decoction
shēng xiàn tāng	Shengxian Tang	Raising the Sinking Decoction
liù jūn zǐ tāng	Liujunzi Tang	Six Gentlemen Decoction
bǎo yuán tāng	Baoyuan Tang	Original-Qi Preserving Decoction
shēng yáng yì wèi tāng	Shengyang Yiwei Tang	Yang-Raising Stomach-Replenishing Decoction
jiàn pí wán	Jianpi Wan	Spleen-Invigorating Pill
shēn líng bái zhú sǎn	Shen Ling Baizhu San	Ginseng, Poria and White Atractylodes Powder
shēn líng píng wèi sǎn	Shen Ling Pingwei San	Ginseng and Poria Stomach-Harmonizing Powder
yù píng fēng sǎn	Yupingfeng San	Jade Screen Powder
shēn qí gāo	Shen Qi Gao	Ginseng and Astragalus Concentrated Decoction
rén shēn wán	Renshen Wan	Ginseng Pill
rén shēn hú táo tāng	Renshen Hutao Tang	Ginseng and Walnut Decoction
shēng mài sǎn	Shengmai San	Pulse-Reinforcing Powder
yì qì cōng míng tāng	Yiqi Congming Tang	Qi-Replenishing Sharp and Bright Decoction
huáng qí nèi tuō sǎn	Huangqi Neituo San	Astragalus Internal Expulsion Powder
sì wù tāng	Siwu Tang	Four Ingredients Decoction
dāng guī bǔ xuè tāng	Danggui Buxue Tang	Angelica Blood-Tonifying Decoction
guī pí tāng	Guipi Tang	Returning to Spleen Decoction
dāng guī sháo yào sǎn	Danggui Shaoyao San	Angelica and Peony Powder
dāng guī yǐn zi	Danggui Yinzi	Angelica Decoction
chú fēng yì sǔn tāng	Chufeng Yisun Tang	Wind-Eliminating Impairment-Repairing Decoction
xiǎo yíng jiān	Xiaoying Jian	Minor Nutrient Decoction
qiān jīn bǎo tāi wán	Qianjin Baotai Wan	Priceless Miscarriage-Preventing Pill

コード	中国語	日本語	読み方	
13-337	止泪补肝散	止涙補肝散	しるいほかんさん	
13-338	八珍汤	八珍湯	はっちんとう	
13-339	十全大补汤	十全大補湯	じゅうぜんだいほとう	
13-340	人参养荣汤	人参養栄湯	にんじんようえいとう	
13-341	八珍益母丸	八珍益母湯	はっちんやくもとう	
13-342	泰山磐石散	泰山磐石散	たいざんばんせきさん	
13-343	圣愈汤	聖癒湯	せいゆとう	
13-344	河车丸	河車丸	かしゃがん	
13-345	大补元煎	大補元煎	だいほげんせん	
13-346	大营煎	大営煎	だいえいせん	
13-347	玉液汤	玉液湯	ぎょくえきとう	
13-348	乌鸡丸	烏鶏丸	うけいがん	
13-349	保产无忧散	保産無憂散	ほさんむゆうさん	
13-350	何人饮	何人飲	かじんいん	
13-351	内托生肌散	内托生肌散	ないたくせいきさん	
13-352	内托黄芪散	内托黄耆散	ないたくおうぎさん	
13-353	内补黄芪汤	内補黄耆湯	ないほおうぎとう	
13-354	可保立苏汤	可補立蘇湯	かほりっそとう	
13-355	来复汤	来復湯	らいふくとう	
13-356	六味地黄丸	六味地黄丸	ろくみじおうがん	
13-357	左归丸	左帰丸	さきがん	
13-358	左归饮	左帰飲	さきいん	
13-359	百合固金汤	百合固金湯	びゃくごうこきんとう	
13-360	大补阴丸	大補陰丸	だいほいんがん	
13-361	养阴清肺汤	養陰清肺湯	よういんせいはいとう	
13-362	麦门冬汤	麦門冬湯	ばくもんどうとう	

ピンイン	ピンイン名	英語
zhǐ lèi bǔ gān sǎn	Zhilei Bugan San	Stopping Epiphora Liver-Tonifying Powder
bā zhēn tāng	Bazhen Tang	Eight Precious Ingredients Decoction
shí quán dà bǔ tāng	Shiquan Dabu Tang	Ten Major Tonics Decoction
rén shēn yǎng róng tāng	Renshen Yangrong Tang	Ginseng Nutrient-Nourishing Decoction
bā zhēn yì mǔ wán	Bazhen Yimu Wan	Eight Precious Ingredients Motherwort Pill
tài shān pán shí sǎn	Taishan Panshi San	Rock of Mount Tai Fetus-Quieting Powder
shèng yù tāng	Shengyu Tang	Sage Cure Decoction
hé chē wán	Heche Wan	Placenta Pill
dà bǔ yuán jiān	Da Buyuan Jian	Major Original-Qi Tonifying Decoction
dà yíng jiān	Da Ying Jian	Major Nutrient Decoction
yù yè tāng	Yuye Tang	Jade Fluid Decoction
wū jī wán	Wuji Wan	Black Chicken Pill
bǎo chǎn wú yōu sǎn	Baochan Wuyou San	Carefree Pregnancy Powder
hé rén yǐn	He Ren Yin	Fleeceflower and Ginseng Decoction
nèi tuō shēng jī sǎn	Neituo Shengji San	Powder for Internal Expulsion and Promoting Granulation
nèi tuō huáng qí sǎn	Neituo Huangqi San	Astragalus Internal Expulsion Powder
nèi bǔ huáng qí tāng	Neibu Huangqi Tang	Astragalus Decoction for Internal Tonification
kě bǎo lì sū tāng	Kebao Lisu Tang	Decoction for Immediate Resurrection
lái fù tāng	Laifu Tang	Return Again Decoction
liù wèi dì huáng wán	Liuwei Dihuang Wan	Six-Ingredient Rehmannia Pill
zuǒ guī wán	Zuogui Wan	Left-Restoring Pill
zuǒ guī yǐn	Zuogui Yin	Left-Restoring Decoction
bǎi hé gù jīn tāng	Baihe Gujin Tang	Lily Bulb Metal-Securing Decoction
dà bǔ yīn wán	Da Buyin Wan	Major Yin Tonifying Pill
yǎng yīn qīng fèi tāng	Yangyin Qingfei Tang	Yin-Nourishing and Lung-Clearing Decoction
mài mén dōng tāng	Maimendong Tang	Ophiopogon Decoction

コード	中国語	日本語	読み方	
13-363	月华丸	月華丸	げっかがん	
13-364	大补丸	大補陰丸	だいほいんがん	
13-365	天王补心丹	天王補心丹	てんのうほしんたん	
13-366	益胃汤	益胃湯	えきいとう	
13-367	人参固本丸	人参固本丸	にんじんこほんがん	
13-368	一阴煎	一陰煎	いちいんせん	
13-369	增液汤	増液湯	ぞうえきとう	
13-370	一贯煎	一貫煎	いっかんせん	
13-371	五汁饮	五汁飲	ごじゅういん	
13-372	二阴煎	二陰煎	にいんせん	
13-373	拯阴理劳汤	拯陰理労湯	じょういんりろうとう	
13-374	固阴煎	固陰煎	こいんせん	
13-375	两地汤	両地湯	りょうじとう	
13-376	阿胶鸡子黄汤	阿膠鶏子黄湯	あきょうけいしおうとう	
13-377	滋水清肝饮	滋水清肝飲	じすいせいかんいん	
13-378	二仙汤	二仙湯	にせんとう	
13-379	虎潜丸	虎潜丸	こせんがん	
13-380	耳聋左慈丸	耳聾左慈丸	じろうさじがん	
13-381	芍药甘草汤	芍薬甘草湯	しゃくやくかんぞうとう	
13-382	秦艽鳖甲散	秦艽鼈甲散	じんぎょうべっこうさん	
13-383	八仙长寿丸	八仙長寿丸	はっせんちょうじゅがん	
13-384	肾气丸	腎気丸	じんきがん	
13-385	加味肾气丸	加味腎気丸	かみじんきがん	
13-386	右归饮	右帰飲	うきいん	
13-387	右归丸	右帰丸	うきがん	
13-388	拯阳理劳汤	拯陽理労湯	じょうようりろうとう	

ピンイン	ピンイン名	英語
yuè huá wán	Yuehua Wan	Moonlight Pill
dà bǔ wán	Da Bu Wan	Major Tonifying Pill
tiān wáng bǔ xīn dān	Tianwang Buxin Dan	Celestial Emperor Heart-Tonifying Pill
yì wèi tāng	Yiwei Tang	Stomach-benefiting Decoction
rén shēn gù běn wán	Renshen Guben Wan	Ginseng Root-Consolidating Pill
yī yīn jiān	Yiyin Jian	Initial Yin Decoction
zēng yè tāng	Zengye Tang	Fluid-Increasing Decoction
yī guàn jiān	Yiguan Jian	All-Along Decoction
wǔ zhī yǐn	Wuzhi Yin	Five-Juice Decoction
èr yīn jiān	Eryin Jian	Two-Yin Decoction
zhěng yīn lǐ láo tāng	Zhengyin Lilao Tang	Yin-Saving and Overstrain-Curing Decoction
gù yīn jiān	Guyin Jian	Yin-Consolidating Decoction
liǎng dì tāng	Liangdi Tang	Rehmannia and Lycium Root-Bark Decoction
ē jiāo jī zǐ huáng tāng	Ejiao Jizihuang Tang	Ass Hide Glue and Egg Yolk Decoction
zī shuǐ qīng gān yǐn	Zishui Qingan Yin	Water-Nourishing Liver-Clearing Decoction
èr xiān tāng	Erxian Tang	Two-Immortals Decoction
hǔ qián wán	Huqian Wan	Hidden Tiger Pill
ěr lóng zuǒ cí wán	Erlong Zuoci Wan	Zuoci's Deafness Pill
sháo yào gān cǎo tāng	Shaoyao Gancao Tang	Peony and Licorice Decoction
qín jiāo biē jiǎ sǎn	Qinjiao Biejia San	Large Gentian and Turtle Shell Powder
bā xiān cháng shòu wán	Baxian Changshou Wan	Eight Immortals Longevity Pill
shèn qì wán	Shenqi Wan	Kidney Qi Pill
jiā wèi shèn qì wán	Jiawei Shenqi Wan	Supplemented Kidney Qi Pill
yòu guī yǐn	Yougui Yin	Right-Restoring Decoction
yòu guī wán	Yougui Wan	Right-Restoring Pill
zhěng yáng lǐ láo tāng	Zhengyang Lilao Tang	Yang-Saving and Overstrain-Curing Decoction

コード	中国語	日本語	読み方	
13-389	内补鹿茸丸	内補鹿茸丸	ないほろくじょうがん	
13-390	二至丸	二至丸	にしがん	
13-391	参茸汤	参茸湯	さんじょうとう	
13-392	青娥丸	青娥丸	せいががん	
13-393	黑锡丹	黒錫丹	こくしゃくたん	
13-394	定志丸	定志丸	ていしがん	
13-395	老奴丸	老奴丸	ろうぬがん	
13-396	地黄饮子	地黄飲子	じおういんし	
13-397	五子衍宗丸	五子衍宗丸	ごしえんそうがん	
13-398	三才封髓丹	三才封髄丹	さんさいふうずいたん	
13-399	三才丸	三才丸	さんさいがん	
13-400	七宝美髯丹	七宝美髯丹	しちほうびぜんたん	
13-401	全鹿丸	全鹿丸	ぜんろくがん	
13-402	三肾丸	三腎丸	さんじんがん	
13-403	生髓育麟丹	生髄育麟丹	せいずいいくりんたん	
13-404	桂枝加龙骨牡蛎汤	桂枝加竜骨牡蛎湯	けいしかりゅうこつぼれいとう	

● 収渋剤

コード	中国語	日本語	読み方	
13-405	固涩剂	固渋剤	こじゅうざい	
13-406	收涩剂	収渋剤	しゅうじゅうざい	
13-407	牡蛎散	牡蛎散	ぼれいさん	
13-408	九仙散	九仙散	きゅうせんさん	
13-409	纯阳真人养脏汤	純陽真人養臓湯	じゅんようしんじんようぞうとう	
13-410	四神丸	四神丸	ししんがん	
13-411	固肠丸	固腸丸	こちょうがん	
13-412	缩泉丸	縮泉丸	しゅくせんがん	
13-413	桑螵蛸散	桑螵蛸散	そうひょうしょうさん	

ピンイン	ピンイン名	英語
nèi bǔ lù róng wán	Neibu Lurong Wan	Pilose Antler Pill for Internal Tonification
èr zhì wán	Erzhi Wan	Two Solstices Pill
shēn róng tāng	Shen Rong Tang	Ginseng and Pilose Antler Decoction
qīng é wán	Qing'e Wan	Young Maid Pill
hēi xī dān	Heixi Dan	Black Tin Pill
dìng zhì wán	Dingzhi Wan	Mind-Stabilizing Pill
lǎo nú wán	Laonu Wan	Old Man Pill
dì huáng yīn zi	Dihuang Yinzi	Rehmannia Decoction
wǔ zǐ yǎn zōng wán	Wuzi Yanzong Wan	Five-Seed Procreating Pill
sān cái fēng suǐ dān	Sancai Fengsui Dan	Heaven, Human, and Earth Marrow-Retaining Pill
sān cái wán	Sancai Wan	Heaven, Human and Earth Pill
qī bǎo měi rán dān	Qibao Meiran Dan	Seven-Jewel Beard-Blackening Pill
quán lù wán	Quanlu Wan	Whole Deer Pill
sān shèn wán	Sanshen Wan	Three Kidney Tonifying Pill
shēng suǐ yù lín dān	Shengsui Yulin Dan	Marrow Generating Pill for Promoting Reproduction
guì zhī jiā lóng gǔ mǔ lì tāng	Guizhi Jia Longgu Muli Tang	Cinnamon Twig Decoction Plus Dragon Bone and Oyster Shell

ピンイン	ピンイン名	英語
gù sè jì		astringent formula
shōu sè jì		astringent formula
mǔ lì sǎn	Muli San	Oyster Shell Powder
jiǔ xiān sǎn	Jiuxian San	Nine Immortals Powder
chún yáng zhēn rén yǎng zàng tāng	Chunyang Zhenren Yangzang Tang	Pure Yang True Man Zang Organ-Nourishing Decoction
sì shén wán	Sishen Wan	Four Miracle Pill
gù cháng wán	Guchang Wan	intestine-Astringing Pill
suō quán wán	Suoquan Wan	Urination-Reducing Pill
sāng piāo xiāo sǎn	Sangpiaoxiao San	Mantis Egg-Case Powder

コード	中国語	日本語	読み方	
13-414	水陆二仙丹	水陸二仙丹	すいりくにせんたん	
13-415	金锁固精丸	金鎖固精丸	きんさこせいがん	
13-416	固精丸	固精丸	こせいがん	
13-417	固胎丸	固胎丸	こたいがん	
13-418	固经丸	固経丸	こけいがん	
13-419	固冲汤	固衝湯	こしょうとう	
13-420	易黄汤	易黄湯	いおうとう	

● 安神剤

コード	中国語	日本語	読み方	
13-421	安神剂	安神剤	あんしんざい	
13-422	生铁落饮	生鉄落飲	しょうてつらくいん	
13-423	神曲丸	神麴丸	しんぎくがん	
13-424	安神定志丸	安神定志丸	あんしんていしがん	
13-425	朱雀丸	朱雀丸	しゅじゃくがん	
13-426	宁志丸	寧志丸	ねいしがん	
13-427	甘草小麦大枣汤	甘麦大棗湯	かんばくたいそうとう	
13-428	孔子大圣知枕中方	①枕中丹　②孔子大聖枕中丹	①ちんちゅうたん　②こうしだいせいちんちゅうたん	

● 開竅剤

コード	中国語	日本語	読み方	
13-429	开窍剂	開竅剤	かいきょうざい	
13-430	牛黄清心丸	牛黄清心丸	ごおうせいしんがん	
13-431	紫雪	紫雪丹	しせつたん	
13-432	安宫牛黄丸	安宮牛黄丸	あんぐうごおうがん	
13-433	至宝丹	至宝丹	しほうたん	
13-434	紫金锭	紫金錠	しきんじょう	
13-435	苏合香丸	蘇合香丸	そごうこうがん	

ピンイン	ピンイン名	英語
shuǐ lù èr xiān dān	Shuilu Erxian Dan	Land and Water Two Immortals Pill
jīn suǒ gù jīng wán	Jinsuo Gujing Wan	Golden-Lock Semen-Securing Pill
gù jīng wán	Gujing Wan	Semen-Securing Pill
gù tāi wán	Gutai Wan	Fetus-Securing Pill
gù jīng wán	Gujing Wan	Menses-Astringing Pill
gù chōng tāng	Guchong Tang	Thoroughfare-Securing Decoction
yì huáng tāng	Yihuang Tang	Transforming Yellow Decoction

ピンイン	ピンイン名	英語
ān shén jì		① sedative ② tranquillizing formula
shēng tiě luò yǐn	Shengtieluo Yin	Pig Iron Flakes Decoction
shén qū wán	Shenqu Wan	Medicated Leaven Pill
ān shén dìng zhì wán	Anshen Dingzhi Wan	Spirit-Tranquillizing Mind-Stabilizing Pill
zhū què wán	Zhuque Wan	Red Birdie Pill
níng zhì wán	Ningzhi Wan	Mind-Tranquillizing Pill
gān cǎo xiǎo mài dà zǎo tāng	Gancao Xiaomai Dazao Tang	Licorice, Wheat and Jujube Decoction
kǒng zǐ dà shèng zhī zhěn zhōng fāng	Kongzi Dasheng Zhi Zhenzhong Fang	Confucius' Sage Wisdom Pillow Formula

ピンイン	ピンイン名	英語
kāi qiào jì		resuscitative formula
niú huáng qīng xīn wán	Niuhuang Qingxin Wan	Bovine Bezoar Heart-Clearing Pill
zǐ xuě	Zixue	Purple Snowy Powder
ān gōng niú huáng wán	Angong Niuhuang Wan	Peaceful Palace Bovine Bezoar Pill
zhì bǎo dān	Zhibao Dan	Supreme Treasured Pill
zǐ jīn dìng	Zijin Ding	Purple Gold Troch
sū hé xiāng wán	Suhexiang Wan	Styrax Pill

● 理気剤

コード	中国語	日本語	読み方	
13-436	理气剂	理気剤	りきざい	
13-437	柴胡疏肝散	柴胡疏肝散	さいこそかんさん	
13-438	越鞠丸	越鞠丸	えつぎくがん	
13-439	加味逍遥散	加味逍遙散	かみしょうようさん	
13-440	四逆散	四逆散	しぎゃくさん	
13-441	四磨汤	四磨湯	しまとう	
13-442	栝楼薤白半夏汤	栝楼薤白半夏湯	かろうがいはくはんげとう	
13-443	栝楼薤白白酒汤	栝楼薤白白酒湯	かろうがいはくはくしゅとう	
13-444	六郁汤	六鬱湯	ろくうつとう	
13-445	七气汤	七気湯	しちきとう	
13-446	大七气汤	大七気湯	だいしちきとう	
13-447	七制香附丸	七製香附丸	しちせいこうぶがん	
13-448	木香分气汤	木香分気湯	もっこうぶんきとう	
13-449	木香顺气散	木香順気散	もっこうじゅんきさん	
13-450	木香流气饮	木香流気飲	もっこうりゅうきいん	
13-451	木香槟榔丸	木香檳榔丸	もっこうびんろうがん	
13-452	木香化滞散	木香化滞散	もっこうかたいさん	
13-453	枳实导滞丸	枳実導滞丸	きじつどうたいがん	
13-454	十香止痛丸	十香止痛丸	じっこうしつうがん	
13-455	厚朴七物汤	厚朴七物湯	こうぼくしつもつとう	
13-456	厚朴温中汤	厚朴温中湯	こうぼくおんちゅうとう	
13-457	五积散	五積散	ごしゃくさん	
13-458	五膈散	五膈散	ごかくさん	

ピンイン	ピンイン名	英語
lǐ qì jì		qi-regulating formula
chái hú shū gān sǎn	Chaihu Shugan San	Bupleurum Liver-Soothing Powder
yuè jū wán	Yueju Wan	Depression-Resolving Pill
jiā wèi xiāo yáo sǎn	Jiawei Xiaoyao San	Supplemented Peripatetic Powder
sì nì sǎn	Sini San	Cold-Limbs Powder
sì mó tāng	Simo Tang	Four Milled Ingredients Decoction
guā lóu xiè bái bàn xià tāng	Gualou Xiebai Banxia Tang	Trichosanthes, Chinese Chive and Pinellia Decoction
guā lóu xiè bái bái jiǔ tāng	Gualou Xiebai Baijiu Tang	Trichosanthes, Chinese Chive and White Liquor Decoction
liù yù tāng	Liuyu Tang	Decoction for Six Stagnations
qī qì tāng	Qiqi Tang	Seven Qi Decoction
dà qī qì tāng	Da Qiqi Tang	Major Seven Qi Decoction
qī zhì xiāng fù wán	Qizhi Xiangfu Wan	Sevenfold Processed Cyperus Pill
mù xiāng fēn qì tāng	Muxiang Fenqi Tang	Aucklandia Qi-Separating Decoction
mù xiāng shùn qì sǎn	Muxiang Shunqi San	Aucklandia Qi-Normalizing Powder
mù xiāng liú qì yǐn	Muxiang Liuqi Yin	Aucklandia Qi Flow Decoction
mù xiāng bīng láng wán	Muxiang Binglang Wan	Aucklandia and Areca Pill
mù xiāng huà zhì sǎn	Muxiang Huazhi San	Aucklandia Stagnation-Removing Powder
zhǐ shí dǎo zhì wán	Zhishi Daozhi Wan	Immature Orange Fruit Stagnation-Removing Pill
shí xiāng zhǐ tòng wán	Shixiang Zhitong Wan	Ten Fragrant Ingredients Pain-Relieving Pill
hòu pò qī wù tāng	Houpo Qiwu Tang	Magnolia Bark Seven Ingredients Decoction
hòu pò wēn zhōng tāng	Houpo Wenzhong Tang	Magnolia Bark Middle-Warming Decoction
wǔ jī sǎn	Wuji San	Five Accumulations Powder
wǔ gé sǎn	Wuge San	Five Diaphragm Powder

コード	中国語	日本語	読み方	
13-459	中満分消汤	中満分消湯	ちゅうまんぶんしょうとう	
13-460	失笑丸	失笑丸	しっしょうがん	
13-461	半夏厚朴汤	半夏厚朴湯	はんげこうぼくとう	
13-462	加味乌药汤	加味烏薬湯	かみうやくとう	
13-463	天台乌药散	天台烏薬散	てんだいうやくさん	
13-464	丹参饮	丹参飲	たんじんいん	
13-465	苏子降气汤	蘇子降気湯	そしこうきとう	
13-466	定喘汤	定喘湯	ていぜんとう	
13-467	人参定喘汤	人参定喘湯	にんじんていぜんとう	
13-468	旋覆代赭汤	①旋覆花代赭石湯　②旋覆代赭湯	①せんぷくかたいしゃせきとう②せんぷくたいしゃとう	
13-469	沉香降气汤	沈香降気湯	じんこうこうきとう	
13-470	丁香柿蒂汤	丁香柿蒂湯	ちょうこうしていとう	
13-471	桑白皮汤	桑白皮湯	そうはくひとう	

● 理血剤

コード	中国語	日本語	読み方	
13-472	理血剂	理血剤	りけつざい	
13-473	桃核承气汤	桃核承気湯	とうかくじょうきとう	
13-474	下瘀血汤	下瘀血湯	げおけつとう	
13-475	血府逐瘀汤	血府逐瘀湯	けっぷちくおとう	
13-476	通窍活血汤	通竅活血湯	つうきょうかっけつとう	
13-477	膈下逐瘀汤	膈下逐瘀湯	かくかちくおとう	
13-478	少腹逐瘀汤	少腹逐瘀湯	しょうふくちくおとう	
13-479	身痛逐瘀汤	身痛逐瘀湯	しんつうちくおとう	

ピンイン	ピンイン名	英語
zhōng mǎn fēn xiāo tāng	Zhongman Fenxiao Tang	Middle Fullness Separating and Dispersing Decoction
shī xiào wán	Shixiao Wan	Sudden Smile Pill
bàn xià hòu pò tāng	Banxiao Houpo Tang	Pinellia and Magnolia Bark Decoction
jiā wèi wū yào tāng	Jiawei Wuyao Tang	Supplemented Lindera Decoction
tiān tái wū yào sǎn	Tiantai Wuyao San	Heavenly Platform Lindera Powder
dān shēn yǐn	Danshen Yin	Salvia Decoction
sū zǐ jiàng qì tāng	Suzi Jiangqi Tang	Perilla Fruit Qi-Descending Decoction
dìng chuǎn tāng	Dingchuan Tang	Panting-Arresting Decoction
rén shēn dìng chuǎn tāng	Renshen Dingchuan Tang	Ginseng Panting-Arresting Decoction
xuán fù dài zhě tāng	Xuanfu Daizhe Tang	Inula and Hematite Decoction
chén xiāng jiàng qì tāng	Chenxiang Jiangqi Tang	Aquilaria Qi-Descending Decoction
dīng xiāng shì dì tāng	Dingxiang Shidi Tang	Clove and Persimmon Decoction
sāng bái pí tāng	Sangbaipi Tang	Mulberry Root Bark Decoction

ピンイン	ピンイン名	英語
lǐ xuè jì		blood-regulating formula
táo hé chéng qì tāng	Taohe Chengqi Tang	Peach Kernel Purgative Decoction
xià yū xuè tāng	Xiayuxue Tang	Stasis-Precipitating Decoction
xuè fǔ zhú yū tāng	Xuefu Zhuyu Tang	Blood House Stasis-Expelling Decoction
tōng qiào huó xuè tāng	Tongqiao Huoxue Tang	Orifice-Openning Blood-Activating Decoction
gé xià zhú yū tāng	Gexia Zhuyu Tang	Infradiaphragmatic Stasis-Expelling Decoction
shào fù zhú yū tāng	Shaofu Zhuyu Tang	Lesser Abdomen Stasis-Expelling Decoction
shēn tòng zhú yū tāng	Shentong Zhuyu Tang	General Pain Stasis-Expelling Decoction

コード	中国語	日本語	読み方	
13-480	补阳还五汤	補陽還五湯	ほようかんごとう	
13-481	复元活血汤	復元活血湯	ふくげんかっけつとう	
13-482	七厘散	七厘散	しちりんさん	
13-483	温经汤	温経湯	うんけいとう	
13-484	生化汤	生化湯	せいかとう	
13-485	桂枝伏苓丸	桂枝伏苓丸	けいしぶくりょうがん	
13-486	活络效灵丹	活絡効霊丹	かつらくこうれいたん	
13-487	鳖甲煎丸	鼈甲煎丸	べっこうせんがん	
13-488	抵当丸	抵当丸	ていとうがん	
13-489	抵当汤	抵当湯	ていとうとう	
13-490	代抵当丸	代抵当丸	だいていとうがん	
13-491	失笑散	失笑散	しっしょうさん	
13-492	大黄牡丹汤	大黄牡丹湯	だいおうぼたんとう	
13-493	一粒金丹	一粒金丹	いちりゅうきんたん	
13-494	化斑汤	化斑湯	かはんとう	
13-495	女金丹	女金丹	にょきんたん	
13-496	化血丹	化血丹	かけつたん	
13-497	六合汤	六合湯	ろくごうとう	
13-498	九分散	九分散	きゅうぶんさん	
13-499	九制香附丸	九製香附丸	きゅうせいこうぶがん	
13-500	生肌玉红膏	生肌玉紅膏	せいきぎょくこうこう	
13-501	四乌鲗骨一蘆茹丸	四烏鰂骨一蘆茹丸	しうそっこついちろじょがん	
13-502	大黄䗪虫丸	大黄䗪虫丸	だいおうしゃちゅうがん	
13-503	代杖汤	代杖湯	だいじょうとう	
13-504	犀角地黄汤	犀角地黄湯	さいかくじおうとう	

ピンイン	ピンイン名	英語
bǔ yáng huán wǔ tāng	Buyang Huanwu Tang	Yang-Tonifying Five-Returning Decoction
fù yuán huó xuè tāng	Fuyuan Huoxue Tang	Origin-Restorative Blood-Activating Decoction
qī lí sǎn	Qili San	Seven-Li Powder
wēn jīng tāng	Wenjing Tang	Channel-Warming Decoction
shēng huà tāng	Shenghua Tang	Generation and Transformation Decoction
guì zhī fú líng wán	Guizhi Fuling Wan	Cinnamon Twig and Poria Pill
huó luò xiào líng dān	Huoluo Xiaoling Dan	Collaterals-Activating Efficacious Pill
biē jiǎ jiān wán	Biejiajian Wan	Decocted Turtle Shell Pill
dǐ dāng wán	Didang Wan	Resistant and Withstanding Pill
dǐ dāng tāng	Didang Tang	Resistant and Withstanding Decoction
dài dǐ dāng wán	Daididang Wan	Substitute Resistant and Withstanding Pill
shī xiào sǎn	Shixiao San	Sudden Smile Powder
dà huáng mǔ dān tāng	Dahuang Mudan Tang	Rhubarb and Moutan Decoction
yī lì jīn dān	Yilijin Dan	One Golden Pill
huà bān tāng	Huaban Tang	Ecchymosis-Dissipating Decoction
nǔ jīn dān	Nujin Dan	Female Golden Pill
huà xuè dān	Huaxue Dan	Blood-Transforming Pill
liù hé tāng	Liuhe Tang	Six Ingredients Decoction
jiǔ fēn sǎn	Jiufen San	Nine-Fen Powder
jiǔ zhì xiāng fù wán	Jiuzhi Xiangfu Wan	Ninefold Processed Cyperus Pill
shēng jī yù hóng gāo	Shengji Yuhong Gao	Granulation-Promoting Jade and Red Paste
sì wū zéi gǔ yī lǜ rú wán	Siwuzeigu Yiluru Wan	Four of Cuttlefish Bone to One of Madder Pill
dà huáng zhè chóng wán	Dahuang Zhechong Wan	Rhubarb and Ground Beetle Pill
dài zhàng tāng	Daizhang Tang	Substitute Decoction for Stick
xī jiǎo dì huáng tāng	Xijiao Dihuang Tang	Rhinoceros Horn and Rehmannia Decoction

コード	中国語	日本語	読み方	
13-505	小蓟饮子	小薊飲子	しょうけいいんし	
13-506	十灰散	十灰散	じっかいさん	
13-507	黄土汤	黄土湯	おうどとう	
13-508	四生丸	四生丸	しせいがん	
13-509	槐花散	槐花散	かいかさん	

● 治風剤

コード	中国語	日本語	読み方	
13-510	治风剂	治風剤	ちふうざい	
13-511	祛风剂	祛風剤	きょふうざい	
13-512	川芎茶调散	川芎茶调散	せんきゅうちゃちょうさん	
13-513	大秦艽汤	大秦艽湯	だいじんぎょうとう	
13-514	独活寄生汤	独活寄生湯	どっかつきせいとう	
13-515	大活络丹	大活絡丹	だいかつらくたん	
13-516	活络丹	活絡丹	かつらくたん	
13-517	小续命汤	小続命湯	しょうぞくめいとう	
13-518	消风散	消風散	しょうふうさん	
13-519	人参败毒散	人参敗毒散	にんじんはいどくさん	
13-520	蠲痹汤	蠲痹湯	けんぴとう	
13-521	再造散	再造散	さいぞうさん	
13-522	羌活胜湿汤	①羌活勝湿湯　②羌活勝湿湯	①②きょうかつしょうしつとう	
13-523	羌活败毒散	①羌活敗毒散　②羌活敗毒散	①②きょうかつはいどくさん	
13-524	人参再造丸	人参再造丸	にんじんさいぞうがん	
13-525	九味羌活汤	①九味羌活湯　②九味羌活湯	①②くみきょうかつとう	
13-526	牵正散	牽正散	けんせいさん	
13-527	虎骨木瓜汤	虎骨木瓜湯	ここつもっかとう	
13-528	天麻丸	天麻丸	てんまがん	
13-529	玉容丸	玉容丸	ぎょくようがん	

ピンイン	ピンイン名	英語
xiǎo jì yǐn zi	Xiaoji Yinzi	Small Thistle Decoction
shí huī sǎn	Shihui San	Ten-Ash Powder
huáng tǔ tāng	Huangtu Tang	Oven Yellow Earth Decoction
sì shēng wán	Sisheng Wan	Four Fresh Ingredients Pill
huái huā sǎn	Huaihua San	Sophora Flower Powder

ピンイン	ピンイン名	英語
zhì fēng jì		wind-relieving formula
qū fēng jì		wind-dispelling formula
chuān xiōng chá tiáo sǎn	Chuanxiong Chatiao San	Tea-Blended Ligusticum Powder
dà qín jiāo tāng	Da Qinjiao Tang	Major Gentian Decoction
dú huó jì shēng tāng	Duhuo Jisheng Tang	Pubescent Angelica and Taxillus Decoction
dà huó luò dān	Da Huoluo Dan	Major Collaterals-Activating Pill
huó luò dān	Huoluo Dan	Collaterals-Activating Pill
xiāo xù mìng tāng	Xiao Xuming Tang	Minor Life-Prolonging Decoction
xiāo fēng sǎn	Xiaofeng San	Wind-Dispersing Powder
rén shēn bài dú sǎn	Renshen Baidu San	Ginseng Toxin-Vanquishing Powder
juān bì tāng	Juanbi Tang	Impediment-Alleviating Decoction
zài zào sǎn	Zaizao San	Renewal Powder
qiāng huó shèng shī tāng	Qianghuo Shengshi Tang	Notopterygium Overcoming Dampness Decoction
qiāng huó bài dú sǎn	Qianghuo Baidu San	Notopterygium Toxin-Vanquishing Powder
rén shēn zài zào wán	Renshen Zaizao Wan	Ginseng Renewal Pill
jiǔ wèi qiāng huó tāng	Jiuwei Qianghuo Tang	Nine-Ingredient Notopterygium Decoction
qiān zhèng sǎn	Qianzheng San	Pull Aright Powder
hǔ gǔ mù guā tāng	Hugu Mugua Tang	Tiger Bone and Chaenmeles Decoction
tiān má wán	Tianma Wan	Gastrodia Pill
yù róng wán	Yurong Wan	Jade Complexion Pill

343

コード	中国語	日本語	読み方	
13-530	玉容散	玉容散	ぎょくようさん	
13-531	十神汤	十神湯	じっしんとう	
13-532	龙虎丹	竜虎丹	りゅうこたん	
13-533	史国公浸酒方	史国公浸酒方	しこくこうしんしゅほう	
13-534	蝉花散	蟬花散	せんかさん	
13-535	栀子胜奇散	梔子勝奇散	しししょうきさん	
13-536	桂枝芍药知母汤	桂枝芍薬知母湯	けいししゃくやくちもとう	
13-537	羚角钩藤汤	羚角鉤藤湯	れいかくこうとうとう	
13-538	镇肝熄风汤	鎮肝熄風湯	ちんかんそくふうとう	
13-539	建瓴汤	建瓴湯	けんれいとう	
13-540	天麻钩藤饮	天麻鉤藤飲	てんまこうとういん	
13-541	大定风珠	大定風珠	だいていふうしゅ	
13-542	真珠丸	真珠丸	しんじゅがん	

● 治燥剤

コード	中国語	日本語	読み方	
13-543	治燥剂	治燥剤	ちそうざい	
13-544	润燥剂	潤燥剤	じゅんそうざい	
13-545	杏苏散	杏蘇散	きょうそさん	
13-546	桑杏汤	桑杏湯	そうきょうとう	
13-547	清燥救肺汤	清燥救肺湯	せいそうきゅうはいとう	
13-548	琼玉膏	瓊玉膏	けいぎょくこう	

● 祛湿剤

コード	中国語	日本語	読み方	
13-549	祛湿剂	祛湿剤	きょしつざい	

ピンイン	ピンイン名	英語
yù róng sǎn	Yurong San	Jade Complexion Powder
shí shén tāng	Shishen Tang	Ten Miraculous-Ingredients Decoction
lóng hǔ dān	Longhu Dan	Dragon and Tiger Pill
shí guó gōng jìn jiǔ fāng	Shiguogong Jinjiu Fang	Shi Guogong' Medicinal Wine
chán huā sǎn	Chan Hua San	Cicada Slough and Chrysanthemum Flower Powder
zhī zǐ shèng qí sǎn	Zhizi Shengqi San	Gardenia Super Miraculous Powder
guì zhī sháo yào zhī mǔ tāng	Guizhi Shaoyao Zhimu Tang	Cinnamon Twig, Peony and Anemarrhena Decoction
líng jiǎo gōu téng tāng	Lingjiao Gouteng Tang	Antelope Horn and Uncaria Decoction
zhèn gān xī fēng tāng	Zhengan Xifeng Tang	Liver-Settling Wind-Extinguishing Decoction
jiàn líng tāng	Jianling Tang	Sweeping Down Decoction
tiān má gōu téng yǐn	Tianma Gouteng Yin	Gastrodia and Uncaria Decoction
dà dìng fēng zhū	Da Dingfeng Zhu	Major Wind-Stabilizing Pearl
zhēn zhū wán	Zhenzhu Wan	Nacre Pill

ピンイン	ピンイン名	英語
zhì zào jì		dryness-relieving formula
rùn zào jì		dryness-moistening formula
xìng sū sǎn	Xing Su San	Apricot Kernel and Perilla Powder
sāng xìng tāng	Sang Xing Tang	Mulberry Leaf and Apricot Kernel Decoction
qīng zào jiù fèi tāng	Qingzao Jiufei Tang	Dryness-Clearing Lung-Rescuing Decoction
qióng yù gāo	Qiongyu Gao	Fine Jade Paste

ピンイン	ピンイン名	英語
qū shī jì		dampness-dispelling formula

コード	中国語	日本語	読み方	
13-550	藿香正气散	藿香正気散	かっこうしょうきさん	
13-551	不换金正气散	不換金正気散	ふかんきんしょうきさん	
13-552	平胃散	平胃散	へいいさん	
13-553	六合定中丸	六合定中丸	ろくごうていちゅうがん	
13-554	六和汤	六和湯	ろくわとう	
13-555	升阳除湿汤	昇陽除湿湯	しょうようじょしつとう	
13-556	人参养胃汤	人参養胃湯	にんじんよういとう	
13-557	茵陈蒿汤	茵蔯蒿湯	いんちんこうとう	
13-558	麻黄连翘赤小豆汤	麻黄連翹赤小豆湯	まおうれんぎょうせきしょうずとう	
13-559	八正散	八正散	①はっしょうさん　②はっせいさん	
13-560	五淋散	五淋散	ごりんさん	
13-561	三仁汤	三仁湯	さんにんとう	
13-562	桂苓甘露散	桂苓甘露散	けいりょうかんろさん	
13-563	甘露消毒丹	甘露消毒丹	かんろしょうどくたん	
13-564	当归拈痛汤	当帰拈痛湯	とうきねんつうとう	
13-565	拈痛汤	拈痛湯	ねんつうとう	
13-566	宣痹汤	宣痺湯	せんぴとう	
13-567	利湿排石汤	利湿排石湯	りしつはいせきとう	
13-568	四妙丸	四妙丸	しみょうがん	
13-569	蚕矢汤	蚕矢湯	さんしとう	
13-570	二妙散	二妙散	にみょうさん	
13-571	苓桂术甘汤	苓桂朮甘湯	りょうけいじゅつかんとう	
13-572	茯苓桂枝白术甘草汤	茯苓桂枝白朮甘草湯	ぶくりょうけいしびゃくじゅつかんぞうとう	

ピンイン	ピンイン名	英語
huò xiāng zhèng qì sǎn	Huoxiang Zhengqi San	Patchouli Qi-Righting Powder
bù huàn jīn zhèng qì sǎn	Buhuanjin Zhengqi San	Priceless Qi-Righting Powder
píng wèi sǎn	Pingwei San	Stomach-Calming Powder
liù hé dìng zhōng wán	Liuhe Dingzhong Wan	Six-Fold Combination Middle-Stabilizing Pill
liù hé tāng	Liuhe Tang	Six Harmonizations Decoction
shēng yáng chú shī tāng	Shengyang Chushi Tang	Yang-Ascending Dampness-Dispelling Decoction
rén shēn yǎng wèi tāng	Renshen Yangwei Tang	Ginseng Stomach-Nourishing Decoction
yīn chén hāo tāng	Yinchenhao Tang	Virgate Wormwood Decoction
má huáng lián qiào chì xiǎo dòu tāng	Mahuang Lianqiao Chixiaodou Tang	Ephedra, Forsythia and Rice Bean Decoction
bā zhèng sǎn	Bazheng San	Eight-Ingredient Rectification Powder
wǔ lìn sǎn	Wulin San	Five Stranguries Powder
sān rén tāng	Sanren Tang	Three Kernels Decoction
guì líng gān lù sǎn	Gui Ling Ganlu San	Cinnamon, Poria and Sweet Dew Powder
gān lù xiāo dú dān	Ganlu Xiaodu Dan	Sweet Dew Detoxication Pill
dāng guī niān tòng tāng	Danggui Niantong Tang	Angelica Pain-Relieving Decoction
niān tòng tāng	Niantong Tang	Pain-Relieving Decoction
xuān bì tāng	Xuanbi Tang	Impediment-Diffusing Decoction
lì shī pái shí tāng	Lishi Paishi Tang	Dampness-Excreting Calculus-Discharging Decoction
sì miào wán	Simiao Wan	Four Wonderful Herbs Pill
cán shǐ tāng	Canshi Tang	Silkworm Excrement Decoction
èr miào sǎn	Ermiao San	Two Wonderful Herbs Powder
líng guì zhú gān tāng	Ling Gui Zhu Gan Tang	Poria, Cinnamon Twig, Bighead Atractylodes and Licorice Decoction
fú líng guì zhī bái zhú gān cǎo tāng	Fuling Guizhi Baizhu Gancao Tang	Poria, Cinnamon Twig, White Atractylodes and Licorice Decoction

コード	中国語	日本語	読み方	
13-573	甘草干姜茯苓白术汤	甘草乾姜茯苓白朮湯	かんぞうかんきょうぶくりょうびゃくじゅつとう	
13-574	真武汤	真武湯	しんぶとう	
13-575	射干麻黄汤	射干麻黄湯	しゃかんまおうとう	
13-576	回阳玉龙膏	回陽玉竜膏	かいようぎょくりゅうこう	
13-577	萆薢分清饮	萆薢分清飲	ひかいぶんせいいん	
13-578	完带汤	完帯湯	かんたいとう	
13-579	五苓散	五苓散	ごれいさん	
13-580	四苓散	四苓散	しれいさん	
13-581	茵陈五苓散	茵蔯五苓散	いんちんごれいさん	
13-582	猪苓汤	猪苓湯	ちょれいとう	
13-583	防己黄芪汤	防已黄耆湯	ぼういおうぎとう	
13-584	五皮饮	五皮飲	ごひいん	
13-585	茯苓导水汤	茯苓導水湯	ぶくりょうどうすいとう	
13-586	泽泻汤	沢瀉湯	たくしゃとう	

●祛痰剤

コード	中国語	日本語	読み方	
13-587	祛痰剂	祛痰剤	きょたんざい	
13-588	除痰剂	除痰剤	じょたんざい	
13-589	二陈汤	二陳湯	にちんとう	
13-590	涤痰汤	滌痰湯	じょうたんとう	
13-591	温胆汤	温胆湯	うんたんとう	
13-592	青州白丸子	青州白丸子	せいしゅうびゃくがんし	
13-593	金水六君煎	金水六君煎	きんすいりっくんせん	
13-594	清气化痰丸	清気化痰丸	せいきけたんがん	
13-595	小陷胸汤	小陥胸湯	しょうかんきょうとう	
13-596	滚痰丸	滾痰丸	こんたんがん	
13-597	白金丸	白金丸	はっきんがん	

ピンイン	ピンイン名	英語
gān cǎo gān jiāng fú líng bái zhú tāng	Gancao Ganjiang Fuling Baizhu Tang	Licorice, Dried Ginger, Poria and White Atractylodes Decoction
zhēn wǔ tāng	Zhenwu Tang	True Warrior Decoction
shè gān má huáng tāng	Shegan Mahuang Tang	Belamcanda and Ephedra Decoction
huí yáng yù lóng gāo	Huiyang Yulong Gao	Yang-Restoring Jade Dragon Paste
bì xiè fēn qīng yǐn	Bixie Fenqing Yin	Rhizoma Dioscoreae Decoction for Clearing Turbid Urine
wán dài tāng	Wandai Tang	Discharge-Ceasing Decoction
wǔ líng sǎn	Wuling San	Powder of Five Ingredients with Poria
sì líng sǎn	Siling San	Powder of Four Ingredients with Poria
yīn chén wǔ líng sǎn	Yinchen Wuling San	Powder of Capillaris and Five Ingredients with Poria
zhū líng tāng	Zhuling Tang	Polyporus Decoction
fáng jǐ huáng qí tāng	Fangji Huangqi Tang	Stephania and Astragalus Decoction
wǔ pí yǐn	Wupi Yin	Five-Peel Decoction
fú líng dǎo shuǐ tāng	Fuling Daoshui Tang	Poria Water-Draining Decoction
zé xiè tāng	Zexie Tang	Alisma Decoction

ピンイン	ピンイン名	英語
qū tán jì		phlegm-expelling formula
chú tán jì		phlegm-eliminating formula
èr chén tāng	Erchen Tang	Decoction of Two Old Ingredients
dí tán tāng	Ditan Tang	Phlegm-Cleansing Decoction
wēn dǎn tāng	Wendan Tang	Gallbladder-Warming Decoction
qīng zhōu bái wán zǐ	Qingzhou Bai Wanzi	Qingzhou White Pill
jīn shuǐ liù jūn jian	Jinshui Liujun Jian	Six Gentlemen Metal and Water Decoction
qīng qì huà tán wán	Qingqi Huatan Wan	Qi-Clearing Phlegm-Transforming Pill
xiǎo xiàn xiōng tāng	Xiao Xianxiong Tang	Minor Chest Bind Decoction
gǔn tán wán	Guntan Wan	Phlegm-Rolling Pill
bái jīn wán	Baijin Wan	Alum and Curcuma Pill

コード	中国語	日本語	読み方	
13-598	苇茎汤	葦茎湯	いけいとう	
13-599	木防己汤	木防已湯	もくぼういとう	
13-600	小儿牛黄散	小児牛黄散	しょうにごおうさん	
13-601	抱龙丸	抱竜丸	ほうりゅうがん	
13-602	三子养亲汤	三子養親湯	さんしようしんとう	
13-603	三生饮	三生飲	①さんせいいん　②さんしょういん	
13-604	小青龙汤	小青竜湯	しょうせいりゅうとう	
13-605	通关丸	通関丸	つうかんがん	
13-606	白散	白散	はくさん	
13-607	苓甘五味姜辛汤	苓甘五味姜辛湯	りょうかんごみきょうしんとう	
13-608	冷哮丸	冷哮丸	れいこうがん	
13-609	半夏白术天麻汤	半夏白朮天麻湯	はんげびゃくじゅつてんまとう	
13-610	定痫丸	定癇丸	ていかんがん	
13-611	回天再造丸	回天再造丸	かいてんさいぞうがん	
13-612	千金散	千金散	せんきんさん	
13-613	三圣散	三聖散	①さんしょうさん　②さんせいさん	
13-614	玉真散	玉真散	ぎょくしんさん	
13-615	牛黄镇惊丸	牛黄鎮驚丸	ごおうちんきょうがん	
13-616	海藻玉壶汤	海藻玉壺湯	かいそうぎょくことう	

● 消食剤

コード	中国語	日本語	読み方	
13-617	消食剂	消食剤	しょうしょくざい	
13-618	消导剂	消導剤	しょうどうざい	
13-619	大山楂丸	大山楂丸	だいさんさがん	
13-620	保和丸	保和丸	ほわがん	
13-621	越鞠保和丸	越鞠保和丸	えつぎくほわがん	

ピンイン	ピンイン名	英語
wěi jīng tāng	Weijing Tang	Phragmites Stem Decoction
mù fáng jǐ tāng	Mufangji Tang	Cocculus Root Decoction
xiǎo ér niú huáng sǎn	Xiao'er Niuhuang San	Infantile Bezoae Powder
bào lóng wán	Baolong Wan	Dragon-Embracing Pill
sān zǐ yǎng qīn tāng	Sanzi Yangqin Tang	Three-Seed Filial Devotion Decoction
sān shēng yǐn	Sansheng Yin	Three Raw Ingredients Decoction
xiǎo qīng lóng tāng	Xiao Qinglong Tang	Minor Green-Blue Dragon Decoction
tōng guān wán	Tongguan Wan	Gate-Freeing Pill
bái sǎn	Bai San	White Powder
líng gān wǔ wèi jiāng xīn tāng	Ling Gan Wuwei Jiang Xin Tang	Potia, Licorice, Schisandra, Ginger and Asarum Decoction
lěng xiào wán	Lengxiao Wan	Cold Wheezing Pill
bàn xià bái zhú tiān má tāng	Banxia Baizhu Tianma Tang	Pinellia, White Atractylodes and Gastrodia Decoction
dìng xián wán	Dingxian Wan	Epilepsy-Stabilizing Pill
huí tiān zài zào wán	Huitian Zaizao Wan	Recuperating and Renewal Pill
qiān jīn sǎn	Qianjin San	Thousand Gold Pieces Powder
sān shèng sǎn	Sansheng San	Three Sages Powder
yù zhēn sǎn	Yuzhen San	True Jade Powder
niú huáng zhèn jīng wán	Niuhuang Zhenjing Wan	Bovine Bezoar Fright-Settling Pill
hǎi zǎo yù hú tāng	Haizao Yuhu Tang	Sargassum Jade Flask Decoction

ピンイン	ピンイン名	英語
xiāo shí jì		digestive formula
xiāo dǎo jì		digestive and evacuative formula
dà shān zhā wán	Da Shanzha Wan	Large Haw Pill
bǎo hé wán	Baohe Wan	Harmony-Preserving Pill
yuè jū bǎo hé wán	Yueju Baohe Wan	Depression Resolving Harmony-Preserving Pill

コード	中国語	日本語	読み方	
13-622	化积散	化積散	①かしゃくさん　②けしゃくさん	
13-623	肥儿丸	肥児丸	ひじがん	

● その他の方剤

コード	中国語	日本語	読み方	
13-624	驱虫剂	駆虫剤	くちゅうざい	
13-625	乌梅丸	烏梅丸	うばいがん	
13-626	涌吐剂	涌吐剤	ようとざい	
13-627	催吐剂	催吐剤	さいとざい	
13-628	救急稀涎散	救急稀涎散	きゅうきゅうきぜんさん	
13-629	经产剂	経産剤	けいさんざい	
13-630	痈疡剂	癰瘍剤	ようようざい	
13-631	明目剂	明目剤	めいもくざい	
13-632	救急剂	救急剤	きゅうきゅうざい	

ピンイン	ピンイン名	英語
huà jī sǎn	Huaji San	Accumulation Resolving Powder
féi ér wán	Fei'er Wan	Chubby Child Pill

ピンイン		英語
qū chóng jì		anthelmintic formula
wū méi wán	Wumei Wan	Mume Pill
yǒng tù jì		emetic formula
cuī tù jì		emetic formula
jiù jí xī xián sǎn	Jiuji Xixian San	Emergency Drool-Thinning Powder
jīng chǎn jì		formula for menstruation and child-birth
yǒng yáng jì		formula for treating abscess and ulcer
míng mù jì		vision-improving formula
jiù jí jì		emergency formula

14　内科疾病

コード	中国語	日本語	読み方	
14-001	内科疾病	内科疾病	ないかしっぺい	
14-002	疢难	疢難	ちんなん	
14-003	外感热病	外感熱病	がいかんねつびょう	
14-004	感冒	感冒	かんぼう	
14-005	时行感冒	時行感冒	じこうかんぼう	
14-006	时病	時病	じびょう	
14-007	时气	時気	じき	
14-008	时行	時行	じこう	
14-009	伤风	傷風	しょうふう	
14-010	感冒夹痰	感冒挟痰	かんぼうきょうたん	
14-011	夹食伤寒	挟食傷寒	きょうしょくしょうかん	
14-012	感冒夹滞	感冒挟滞	かんぼうきょうたい	
14-013	感冒夹惊	感冒挟驚	かんぼうきょうきょう	
14-014	劳风	労風	ろうふう	
14-015	外感发热	外感発熱	がいかんはつねつ	
14-016	湿阻	湿阻	しっそ	
14-017	伤湿	傷湿	しょうしつ	
14-018	冒湿	冒湿	ぼうしつ	
14-019	中湿	中湿	ちゅうしつ	
14-020	湿病	湿病	しつびょう	
14-021	痢疾	痢疾	りしつ	
14-022	肠澼	腸癖	ちょうへき	
14-023	滞下	滞下	たいげ	
14-024	时疫痢	時疫痢	じえきり	
14-025	寒湿痢	寒湿痢	かんしつり	
14-026	湿热痢	湿熱痢	しつねつり	
14-027	虚寒痢	虚寒痢	きょかんり	
14-028	噤口痢	噤口痢	きんこうり	
14-029	休息痢	休息痢	きゅうそくり	
14-030	疫毒痢	疫毒痢	えきどくり	

ピンイン	英語
nèi kē jíbìng	internal disease
chèn nàn	disease
wài gǎn rè bìng	external-contraction febrile disease
gǎn mào	common cold
shí xíng gǎn mào	influenza
shí bìng	seasonal disease
shí qì	seasonal epidemic
shí xíng	seasonal epidemic
shāng fēng	common cold
gǎn mào jiā tán	common cold with phlegm
jiā shí shāng hán	common cold with food retention
gǎn mào jiā zhì	common cold with food retention
gǎn mào jiā jīng	common cold with frightening or convulsion
láo fēng	common cold due to overstrain
wài gǎn fā rè	external-contraction fever
shī zǔ	dampness obstruction
shāng shī	dampness damage
mào shī	dampness affection
zhòng shī	dampness stroke
shī bìng	dampness disease
lì jí	dysentery
cháng pì	① dysentery ② hemafecia
zhì xià	dysentery
shí yì lì	epidemic dysentery
hán shī lì	cold-dampness dysentery
shī rè lì	dampness-heat dysentery
xū hán lì	deficiency-cold dysentery
jìn kǒu lì	food-denial dysentery
xiū xī lì	recurrent dysentery
yì dú lì	epidemic toxic dysentery

コード	中国語	日本語	読み方	
14-031	厥阴热利	厥陰熱痢	けついんねつり	
14-032	协热利	協熱痢	きょうねつり	
14-033	霍乱	霍乱	かくらん	
14-034	干霍乱	乾霍乱	かんかくらん	
14-035	寒霍乱	寒霍乱	かんかくらん	
14-036	热霍乱	熱霍乱	ねつかくらん	
14-037	湿霍乱	湿霍乱	しつかくらん	
14-038	暑霍乱	暑霍乱	しょかくらん	
14-039	疟疾	瘧疾	ぎゃくしつ	
14-040	疟	瘧	ぎゃく	
14-041	正疟	正瘧	せいぎゃく	
14-042	温疟	温瘧	おんぎゃく	
14-043	寒疟	寒瘧	かんぎゃく	
14-044	劳疟	労瘧	ろうぎゃく	
14-045	疟母	瘧母	ぎゃくぼ	
14-046	间日疟	間日瘧	かんじつぎゃく	
14-047	三日疟	三日瘧	みっかぎゃく	
14-048	瘴疟	瘴瘧	しょうぎゃく	
14-049	暑疟	暑瘧	しょぎゃく	
14-050	湿疟	湿瘧	しつぎゃく	
14-051	热瘴	熱瘴	ねつしょう	
14-052	冷瘴	冷瘴	れいしょう	
14-053	寒瘴	寒瘴	かんしょう	
14-054	温毒	温毒	おんどく	
14-055	温病	温病	①おんびょう　②うんびょう	
14-056	温热病	温熱病	おんねつびょう	
14-057	外感温病	外感温病	①がいかんおんびょう　②がいかんうんびょう	
14-058	新感	新感	しんかん	
14-059	新感温病	新感温病	①しんかんおんびょう　②しんかんうんびょう	
14-060	伏气温病	伏気温病	①ふっきおんびょう　②ふっきうんびょう	
14-061	伏气	伏気	ふっき	

ピンイン	英語
jué yīn rè lì	dysentery
xié rè lì	diarrhea with fever
huò luàn	cholera
gēn huò luàn	dry cholera
hán huò luàn	cold cholera
rè huò luàn	heat cholera
shī huò luàn	dampness cholera
shǔ huò luàn	summerheat cholera
nüè jí	malaria
nüè	malaria
zhèng nüè	ordinary malaria
wēn nüè	warm malaria
hán nüè	cold malaria
láo nüè	consumptive malaria; ① chronic malaria ② malaria with splenomegaly
nüè mǔ	malaria with splenomegaly
jiān rì nüè	tertian malaria
sān rì nüè	quartan malaria
zhàng nüè	① miasmic malaria ② malignant malaria
shǔ nüè	summerheat malaria
shī nüè	dampness malaria
rè zhàng	heat miasmic malaria
lěng zhàng	cold miasmic malaria
hán zhàng	cold miasmic malaria
wēn dú	warm toxin
wēn bìng	warm disease
wēn rè bìng	warm febrile disease
wài gǎn wēn bìng	external-contraction warm disease
xīn gǎn	new contraction
xīn gǎn wēn bìng	new-contraction warm disease
fú qì wēn bìng	latent-qi warm disease
fú qì	latent-qi warm disease

コード	中国語	日本語	読み方	
14-062	时疫	時疫	じえき	
14-063	时毒病	時毒疫	じどくえき	
14-064	五疫	五疫	ごえき	
14-065	瘟	瘟	おん	
14-066	温疫	温疫	おんえき	
14-067	瘟疫	瘟疫	おんえき	
14-068	传染	伝染	でんせん	
14-069	风温	風温	ふうおん	
14-070	春温	春温	しゅんおん	
14-071	暑温	暑温	しょおん	
14-072	暑湿	暑湿	しょしつ	
14-073	暑病	暑病	しょびょう	
14-074	伤暑	傷暑	しょうしょ	
14-075	中暑	熱中症	ねっちゅうしょう	
14-076	冒暑	冒暑	ぼうしょ	
14-077	暑療	暑療	しょさい	
14-078	暑秽	暑穢	しょわい	
14-079	阳暑	陽暑	ようしょ	
14-080	阴暑	陰暑	いんしょ	
14-081	冬温	冬温	とうおん	
14-082	伏暑	伏暑	ふくしょ	
14-083	冬月伏暑	冬月伏暑	とうげつふくしょ	
14-084	秋后晚发	秋後晩発	しゅうごばんぱつ	
14-085	秋时晚发	秋時晩発	しゅうじばんぱつ	
14-086	伏暑晚发	伏暑晩発	ふくしょばんぱつ	
14-087	阴阳毒	陰陽毒	いんようどく	
14-088	阴毒	陰毒	いんどく	
14-089	阳毒	陽毒	ようどく	
14-090	狐惑病	狐惑病	こわくびょう	
14-091	秋燥	秋燥	しゅうそう	
14-092	温燥	温燥	おんそう	
14-093	凉燥	涼燥	りょうそう	
14-094	心咳	心咳	しんがい	
14-095	肝咳	肝咳	かんがい	

ピンイン	英語
shí yì	seasonal epidemic
shí dú bìng	seasonal toxin
wǔ yì	five pestilences
wēn	pestilence
wēn yì	pestilence
wēn yì	pestilence
chuán rǎn	pestilence
fēng wēn	wind-warmth
chūn wēn	spring warmth
shǔ wēn	summerheat warmth
shǔ shī	summerheat dampness
shǔ bìng	summerheat disease
shāng shǔ	summerheat damage
zhòng shǔ	summerheat stroke; heatstroke
mào shǔ	summerheat affection
shǔ zhài	summer phthisis
shǔ huì	summerheat filth
yáng shǔ	yang summerheat
yīn shǔ	yin summerheat
dōng wēn	winter warmth
fú shǔ	latent summerheat
dōng yuè fú shǔ	disease of latent summerheat in winter
qiū hòu wǎn fā	late autumn malaria
qiū shí wǎn fā	disease of latent summerheat in autumn
fú shù wǎn fā	delayed occurrence of summerheat
yīn yáng dú	yin and yang toxin
yīn dú	yin toxin
yáng dú	yang toxin
hú huo bìng	throat-anus-genital syndrome
qiū zào	autumn dryness
wēn zào	warm dryness
liáng zào	cool dryness
xīn ké	heart cough
gān ké	liver cough

コード	中国語	日本語	読み方	
14-096	脾咳	脾咳	ひがい	
14-097	肺咳	肺咳	はいがい	
14-098	腎咳	腎咳	じんがい	
14-099	胃咳	胃咳	いがい	
14-100	小肠咳	小腸咳	しょうちょうがい	
14-101	大肠咳	大腸咳	だいちょうがい	
14-102	胆咳	胆咳	たんがい	
14-103	三焦咳	三焦咳	さんしょうがい	
14-104	膀胱咳	膀胱咳	ぼうこうがい	
14-105	哮	哮	こう	
14-106	哮喘	哮喘	こうぜん	
14-107	哮病	哮病	こうびょう	
14-108	热哮	熱哮	ねっこう	
14-109	冷哮	冷哮	れいこう	
14-110	寒哮	寒哮	かんこう	
14-111	喘证	喘証	ぜんしょう	
14-112	暴喘	暴喘	ぼうぜん	
14-113	实喘	実喘	じつぜん	
14-114	虚喘	虚喘	きょぜん	
14-115	肺胀	肺脹	はいちょう	
14-116	肺痈	肺癰	はいよう	
14-117	肺痨	肺癆	はいろう	
14-118	痨瘵	癆瘵	ろうさい	
14-119	肺痿	肺痿	はいい	
14-120	肺癌	肺癌	はいがん	
14-121	怔忡	怔忡	せいちゅう	
14-122	胸痹	胸痹	きょうひ	
14-123	卒心痛	卒心痛	そっしんつう	
14-124	真心痛	真心痛	しんしんつう	
14-125	脾心痛	脾心痛	ひしんつう	
14-126	眩晕	眩暈	げんうん	
14-127	中风病	中風病	ちゅうふうびょう	
14-128	中风	中風	ちゅうふう	

ピンイン	英語
pí ké	spleen cough
fèi ké	lung cough
shèn ké	kidney cough
wèi ké	stomach cough
xiǎo cháng ké	small intestinal cough
dà cháng ké	large intestinal cough
dǎn ké	gallbladder cough
sān jiāo ké	triple energizer cough
páng guāng ké	bladder cough
xiào	wheezing
xiào chuǎn	asthma
xiào bìng	wheezing disease
rè xiào	heat wheezing
lěng xiào	cold wheezing
hán xiào	cold wheezing
chuǎn zhèng	dyspnea syndrome
bào chuǎn	sudden dyspnea
shí chuǎn	excess-type dyspnea
xū chuǎn	deficiency-type dyspnea
fèi zhàng	lung distension
fèi yōng	lung abscess
fèi láo	pulmonary tuberculosis
láo zhài	pulmonary tuberculosis
fèi wěi	lung atrophy
fèi ái	lung cancer
zhèng chōng	severe palpitation
xiōng bì	chest impediment
cù xīn tòng	sudden heart pain
zhēn xīn tòng	real heart pain
pí xīn tòng	precordial pain due to spleen disorder
xuàn yūn	① vertigo ② dizziness
zhòng fēng bìng	wind stroke (apoplexy)
zhòng fēng	wind stroke (apoplexy)

361

コード	中国語	日本語	読み方	
14-129	中経	中経	ちゅうけい	
14-130	中络	中絡	ちゅうらく	
14-131	中脏	中臓	ちゅうぞう	
14-132	中腑	中腑	ちゅうふ	
14-133	中风闭证	中風閉証	ちゅうふうへいしょう	
14-134	中风脱证	中風脱証	ちゅうふうだつしょう	
14-135	卒中	卒中	そっちゅう	
14-136	类中风	類中風	るいちゅうふう	
14-137	中寒	寒に中る	かんにあたる	
14-138	中寒	中寒	ちゅうかん	
14-139	失眠	不眠	ふみん	
14-140	健忘	健忘	けんぼう	
14-141	痴呆	①痴呆　②認知症	①ちほう　②にんちしょう	
14-142	呆病	呆病	ほうびょう	
14-143	痫病	癇病	かんびょう	
14-144	阴痫	陰癇	いんかん	
14-145	阳痫	陽癇	ようかん	
14-146	癫病	癲病	てんびょう	
14-147	脉癫疾	脈癲疾	みゃくてんしつ	
14-148	筋癫疾	筋癲疾	きんてんしつ	
14-149	骨癫疾	骨癲疾	こつてんしつ	
14-150	狂病	狂病	きょうびょう	
14-151	百合病	百合病	びゃくごうびょう	
14-152	中恶	悪に中る	おにあたる	
14-153	中恶	中悪	ちゅうあく	
14-154	阴阳交	陰陽交	いんようこう	
14-155	痞证	痞証	ひしょう	
14-156	虚痞	虚痞	きょひ	
14-157	实痞	実痞	じっぴ	
14-158	气痞	気痞	きひ	
14-159	热痞	熱痞	ねつひ	
14-160	寒热夹杂痞	寒熱挟雑痞	かんねつきょうざつひ	
14-161	寒疝	寒痞	かんひ	
14-162	呃逆	呃逆	あくぎゃく	

362　　14　内科疾病

	ピンイン	英語
	zhòng jīng	apoplexy involving channels
	zhòng luò	apoplexy involving collaterals
	zhòng zàng	apoplexy involving zang-organs
	zhòng fǔ	apoplexy involving fu-organs
	zhòng fēng bì zhèng	wind-stroke block syndrome/pattern
	zhòng fēng tuō zhèng	wind-stroke collapse syndrome/pattern
	cù zhòng	sudden stroke (apoplexy)
	lèi zhòng fēng	apoplectic stroke
	zhòng hán	① cold stroke ② direct cold attack
	zhōng hán	cold in the middle
	shī mián	insomnia
	jiàn wàng	amnesia
	chī dāi	dementia
	dāi bìng	dementia
	xián bìng	epilepsy
	yīn xián	yin epilepsy
	yáng xián	yang epilepsy
	diān bìng	depressive psychosis
	mài diān jí	vascular epilepsy
	jīn diān jí	sinew epilepsy
	gǔ diān jí	bony epilepsy
	kuáng bìng	mania
	bǎi hé bìng	lily disease
	zhòng è	attack of noxious factor
	zhōng wù	extra point of EX-CA
	yīn yáng jiāo	yin-yang interlocking
	pǐ zhèng	fullness syndrome
	xū pǐ	fullness syndrome of deficiency type
	shí pǐ	fullness syndrome of excess type
	qì pǐ	qi fullness
	rè pǐ	heat fullness
	hán rè jiā zá pǐ	fullness caused by cold-heat complex
	hán shàn	① cold abdominal colic ② testalgia due to cold
	è nì	hiccup; hiccough

コード	中国語	日本語	読み方	
14-163	噎膈	噎膈	①いっかく　②えっかく	
14-164	胃反	胃反	いはん	
14-165	翻胃	翻胃	はんい	
14-166	泄泻	泄瀉	せっしゃ	
14-167	下利	下痢	げり	
14-168	寒泄	寒泄	かんせつ	
14-169	溏泄	溏泄	とうせつ	
14-170	濡泄	濡泄	じゅせつ	
14-171	滑泄	滑泄	かっせつ	
14-172	注泄	注泄	ちゅうせつ	
14-173	洞泄	洞泄	どうせつ	
14-174	暴泻	暴泄	ぼうせつ	
14-175	久泄	久泄	きゅうせつ	
14-176	久泻	久瀉	きゅうしゃ	
14-177	飧泄	飧泄	そんせつ	
14-178	飧泻	飧瀉	そんしゃ	
14-179	飧水泄	飧水泄	そんすいせつ	
14-180	寒湿泄泻	寒湿泄瀉	かんしつせっしゃ	
14-181	湿热泄泻	湿熱泄瀉	しつねつせっしゃ	
14-182	脾虚泄泻	脾虚泄瀉	ひきょせっしゃ	
14-183	肝郁泄泻	肝鬱泄瀉	かんうつせっしゃ	
14-184	肾泄	腎泄	じんせつ	
14-185	肾虚泄泻	腎虚泄瀉	じんきょせっしゃ	
14-186	伤食泄泻	傷食泄瀉	しょうしょくせっしゃ	
14-187	食泄	食泄	しょくせつ	
14-188	食泻	食瀉	しょくしゃ	
14-189	食积泻	食積瀉	しょくせきしゃ	
14-190	五更泄	五更泄	ごこうせつ	
14-191	藏结	臓結	ぞうけつ	
14-192	脾约	脾約	ひやく	
14-193	阳结	陽結	ようけつ	
14-194	阳微结	陽微結	ようびけつ	
14-195	阴结	陰結	いんけつ	
14-196	纯阴结	純陰結	じゅんいんけつ	

ピンイン	英語
yē gé	dysphagia
wèi fǎn	regurgitation
fǎn wèi	regurgitation
xiè xiè	diarrhea
xià lì	diarrhea
hán xiè	cold diarrhea
táng xiè	sloppy diarrhea
rú xiè	soggy diarrhea
huá xiè	efflux diarrhea
zhù xiè	watery diarrhea
dòng xiè	through-flux diarrhea
bào xiè	fulminant diarrhea
jiǔ xiè	chronic diarrhea
jiǔ xiè	chronic diarrhea
sūn xiè	lienteric diarrhea
sūn xiè	lienteric diarrhea
sūn shuǐ xiè	lienteric diarrhea
hán shī xiè xiè	cold-dampness diarrhea
shī rè xiè xiè	dampness-heat diarrhea
pí xū xiè xiè	diarrhea due to spleen deficiency
gān yù xiè xiè	diarrhea due to liver depression
shèn xiè	kidney diarrhea
shèn xū xiè xiè	kidney-deficiency diarrhea
shāng shí xiè xiè	indigestion diarrhea
shí xiè	indigestion diarrhea
shí xiè	indigestion diarrhea
shí jī xiè	food accumulation diarrhea
wǔ gēng xiè	diarrhea before dawn
zàng jié	① visceral accumulation ② visceral constipation
pí yuē	splenic constipation
yáng jié	① yang constipation ② large floating pulse
yáng wēi jié	slight constipation involving yang channels
yīn jié	yin constipation
chún yīn jié	pure yin constipation

コード	中国語	日本語	読み方	
14-197	实秘	実秘	じっぴ	
14-198	热秘	熱秘	ねっぴ	
14-199	气秘	気秘	きひ	
14-200	虚秘	虚秘	きょひ	
14-201	冷秘	冷秘	れいひ	
14-202	黄疸	黄疸	おうだん	
14-203	瘟黄	瘟黄	おんおう	
14-204	阳黄	陽黄	ようおう	
14-205	阴黄	陰黄	いんおう	
14-206	痿黄	痿黄	いおう	
14-207	急黄	急黄	きゅうおう	
14-208	脱力黄	脱力黄	だつりょくおう	
14-209	食劳疳黄	食労疳黄	しょくろうかんおう	
14-210	黄肿	黄腫	おうしゅ	
14-211	黄胖	黄胖	おうはん	
14-212	女劳疸	女労疸	じょろうたん	
14-213	酒疸	酒疸	しゅたん	
14-214	谷疸	①穀疸　②谷疸	①②こくたん	
14-215	黑疸	黒疸	こくたん	
14-216	胁痛	脇痛	きょうつう	
14-217	肝着	肝着	かんちゃく	
14-218	胆胀	胆脹	たんちょう	
14-219	鼓胀	鼓脹	こちょう	
14-220	蛊毒	蠱毒	こどく	
14-221	肝癌	肝癌	かんがん	
14-222	水气	水気	すいき	
14-223	结阳	結陽	けつよう	
14-224	风水	風水	ふうすい	
14-225	皮水	皮水	ひすい	
14-226	里水	裏水	りすい	
14-227	正水	正水	せいすい	
14-228	石水	石水	せきすい	
14-229	肾风	腎風	じんふう	
14-230	水	水	すい	

ピンイン	英語
shí mì	excess constipation
rè mì	heat constipation
qì mì	qi constipation
xū mì	constipation of deficiency type
lěng mì	cold constipation
huáng dǎn	jaundice
wēn huáng	pestilential jaundice
yáng huáng	yang jaundice
yīn huáng	yin jaundice
wěi huáng	sallow complexion
jí huáng	acute jaundice
tuō lì huáng	yellowish puffiness
shí láo gān huáng	yellowish puffiness
huáng zhǒng	yellowish puffiness
huáng pàng	yellowish puffiness
nǚ láo dǎn	jaundice due to sexual intemperance
jiǔ dǎn	alcoholic jaundice
gǔ dǎn	dietary jaundice
hēi dǎn	black jaundice
xié tòng	hypochondriac pain
gān zhuó	liver stagnancy
dǎn zhàng	gallbladder distention
gǔ zhàng	tympanites
gǔ dú	parasitic toxin
gān ái	liver cancer
shuǐ qì	① edema ② fluid retention
jié yáng	stagnancy of yang
fēng shuǐ	wind edema
pí shuǐ	skin edema
lǐ shuǐ	internal edema
zhèng shuǐ	typical edema
shí shuǐ	stony edema
shèn fēng	kidney-wind edema
shuǐ	① edema ② water

367

コード	中国語	日本語	読み方	
14-231	肤胀	膚脹	ふちょう	
14-232	阳水	陽水	ようすい	
14-233	阴水	陰水	いんすい	
14-234	淋证	淋証	りんしょう	
14-235	气淋	気淋	きりん	
14-236	热淋	熱淋	ねつりん	
14-237	血淋	血淋	けつりん	
14-238	石淋	石淋	せきりん	
14-239	膏淋	膏淋	こうりん	
14-240	劳淋	労淋	ろうりん	
14-241	砂淋	砂淋	さりん	
14-242	砂石淋	砂石淋	させきりん	
14-243	溺白	溺白	にょうはく	
14-244	溺浊	溺濁	にょうだく	
14-245	癃闭	癃閉	りゅうへい	
14-246	关格	関格	かんかく	
14-247	早泄	早泄	そうせつ	
14-248	遗精	遺精	いせい	
14-249	滑精	滑精	かっせい	
14-250	梦遗	夢精	むせい	
14-251	失精	失精	しっせい	
14-252	阳痿	陽痿	ようい	
14-253	阴痿	陰痿	いんい	
14-254	寒湿腰痛	寒湿腰痛	かんしつようつう	
14-255	湿热腰痛	湿熱腰痛	しつねつようつう	
14-256	肾虚腰痛	腎虚腰痛	じんきょようつう	
14-257	瘀血腰痛	瘀血腰痛	おけつようつう	
14-258	沥血腰痛	瀝血腰痛	れきけつようつう	
14-259	肾衰	腎衰	じんすい	
14-260	五不男	五不男	ごふなん	
14-261	阴阳易	陰陽易	いんようえき	
14-262	郁病	鬱病	うつびょう	
14-263	郁证	鬱証	うつしょう	
14-264	六郁	六鬱	ろくうつ	

ピンイン	英語
fū zhàng	anasarca
yáng shuǐ	yang edema
yīn shuǐ	yin edema
lín zhèng	stranguria
qì lín	qi stranguria
rè lín	heat stranguria
xuè lín	blood stranguria
shí lín	urolithic stranguria
gāo lín	chylous stranguria
láo lín	overstrain stranguria
shā lín	urolithic stranguria
shā shí lín	urolithic stranguria
nì bái	cloudy urine
nì zhuó	turbid urine
lóng bì	ischuria; retention of urine
guān gé	anuria and vomiting
zǎo xiè	premature ejaculation
yí jīng	seminal emission
huá jīng	spontaneous seminal emission
mèng yí	nocturnal emission
shī jīng	① seminal emission ② loss of essence
yáng wěi	impotence
yīn wěi	impotence
hán shī yāo tòng	cold-dampness lumbago
shī rè yāo tòng	dampness-heat lumbago
shèn xū yāo tòng	kidney-deficiency lumbago
yū xuè yāo tòng	blood-stasis lumbago
lì xuè yāo tòng	blood-stasis lumbago
shèn shuāi	renal failure
wǔ bù nán	five types of male sterility
yīn yáng yì	yin-yang transmission
yù bìng	stagnation disease; depression disease
yù zhèng	stagnation syndrome; depression syndrome
liù yù	six stagnations; six depressions

コード	中国語	日本語	読み方	
14-265	血证	血証	けっしょう	
14-266	结阴	結陰	けついん	
14-267	舌衄	舌衄	ぜつじく	
14-268	肠风	腸風	ちょうふう	
14-269	牙衄	歯衄	しじく	
14-270	汗证	汗証	かんしょう	
14-271	漏泄	漏泄	ろうせつ	
14-272	消渴	消渴	①しょうかつ　②しょうかち	
14-273	脾瘅病	脾瘅病	ひたんびょう	
14-274	下消	下消	げしょう	
14-275	中消	中消	ちゅうしょう	
14-276	上消	上消	じょうしょう	
14-277	内伤发热	内傷発熱	ないしょうはつねつ	
14-278	血瘀发热	血瘀発熱	けつおはつねつ	
14-279	湿郁发热	湿鬱発熱	しつうつはつねつ	
14-280	气虚发热	気虚発熱	ききょはつねつ	
14-281	血虚发热	血虚発熱	けっきょはつねつ	
14-282	阴虚发热	陰虚発熱	いんきょはつねつ	
14-283	阳虚发热	陽虚発熱	ようきょはつねつ	
14-284	气郁发热	気鬱発熱	きうつはつねつ	
14-285	虚劳	虚労	きょろう	
14-286	虚痨	虚癆	きょろう	
14-287	脱营失精	脱営失精	だつえいしっせい	
14-288	积聚	積聚	せきしゅう	
14-289	积	積	せき	
14-290	聚	聚	しゅう	
14-291	厥证	厥証	けっしょう	
14-292	大厥	大厥	だいけつ	
14-293	煎厥	煎厥	せんけつ	
14-294	薄厥	薄厥	はくけつ	
14-295	藏厥	蔵厥	ぞうけつ	
14-296	气厥证	気厥証	きけつしょう	
14-297	热厥证	熱厥証	ねっけつしょう	
14-298	痰热厥证	痰熱厥証	たんねつけつしょう	

ピンイン	英語
xuè zhèng	hemorrhagic syndrome
jié yīn	stagnation of yin
shé nǜ	tongue bleeding
cháng fēng	bloody defecation; bloody stool
yá nǜ	gum bleeding; gingival bleeding
hàn zhèng	sweating syndrome
lòu xiè	dripping perspiration
xiāo kě	consumptive thirst
pí dān bìng	spleen-heat syndrome
xià xiāo	lower consumptive thirst
zhōng xiāo	middle consumptive thirst
shàng xiāo	upper consumptive thirst
nèi shāng fā rè	internal damage fever
xuè yū fā rè	blood-stasis fever
shī yù fā rè	dampness-stagnation fever
qì xū fā rè	qi-deficiency fever
xuè xū fā rè	blood-deficiency fever
yīn xū fā rè	yin-deficiency fever
yáng xū fā rè	yang-deficiency fever
qì yù fā rè	qi-depression fever
xū láo	consumptive disease
xū láo	consumptive disease
tuō yíng shī jīng	exhaustion of nutrient qi and loss of essence
jī jù	abdominal mass; accumulation-gathering
jī	accumulation
jù	gathering
jué zhèng	① syncope ② reversal cold limbs
dà jué	major syncope
jiān jué	scorching syncope
bó jué	emotional syncope
zàng jué	visceral reversal
qì jué zhèng	qi syncope syndrome
rè jué zhèng	heat reversal syndrome
tán rè jué zhèng	phlegm-heat reversal syndrome

コード	中国語	日本語	読み方	
14-299	热厥	熱厥	ねっけつ	
14-300	寒厥	寒厥	かんけつ	
14-301	痰厥	痰厥	たんけつ	
14-302	血厥	血厥	けっけつ	
14-303	气厥	気厥	きけつ	
14-304	风厥	風厥	ふうけつ	
14-305	暑厥	暑厥	しょけつ	
14-306	食厥	食厥	しょくけつ	
14-307	肥胖	肥胖	ひはん	
14-308	四饮	四飲	しいん	
14-309	痰饮	痰飲	たんいん	
14-310	悬饮	懸飲	けんいん	
14-311	溢饮	溢飲	えきいん	
14-312	支饮	支飲	しいん	
14-313	伏饮	伏飲	ふくいん	
14-314	黄汗	黄汗	おうかん	
14-315	结胸	結胸	けっきょう	
14-316	真头痛	真頭痛	しんずつう	
14-317	头风	頭風	ずふう	
14-318	偏头风	片頭風	へんずふう	
14-319	雷头风	雷頭風	らいずふう	
14-320	边头风	辺頭風	へんずふう	
14-321	偏头痛	偏頭痛	へんずつう	
14-322	痹病	痹病	ひびょう	
14-323	痛痹	痛痹	つうひ	
14-324	行痹	行痹	こうひ	
14-325	热痹	熱痹	ねつひ	
14-326	着痹	着痹	ちゃくひ	
14-327	著痹	著痹	ちょひ	
14-328	尪痹	尪痹	おうひ	
14-329	历节	歴節	れきせつ	
14-330	痛风	痛風	つうふう	
14-331	心痹	心痹	しんひ	
14-332	肝痹	肝痹	かんひ	

ピンイン	英語
rè jué	heat reversal
hán jué	cold reversal
tán jué	phlegm syncope
xuè jué	blood syncope
qì jué	① qi syncope ② qi reversal
fēng jué	wind reversal
shǔ jué	summerheat syncope
shí jué	crapulent syncope
féi pàng	obesity
sì yǐn	four types of fluid retention
tán yǐn	phlegm-fluid retention
xuán yǐn	pleural fluid retention
yì yǐn	subcutaneous fluid retention
zhī yǐn	thoracic fluid retention
fú yǐn	recurrent fluid retention
huáng hàn	yellow sweat
jié xiōng	thoracic accumulation
zhēn tóu tòng	real headache
tóu fēng	recurrent headache
piān tóu fēng	migraine
léi tóu fēng	thunder-headache
biān tóu fēng	migraine
pian tóu tòng	migraine
bì bìng	① impediment diseases ② arthralgia
tòng bì	agonizing arthralgia; cold arthralgia
xíng bì	migratory impediment; wind arthralgia
rè bì	heat arthralgia
zhuó bì	fixed arthralgia; dampness arthralgia
zhuó bì	fixed arthralgia; dampness arthralgia
wāng bì	lame impediment (rheumatoid arthritis)
lì jié	multiple arthralgia
tòng fēng	① pain wind ② wind arthralgia ③ gout
xīn bì	heart impediment
gān bì	liver impediment

コード	中国語	日本語	読み方	
14-333	脾痹	脾痹	ひひ	
14-334	肺痹	肺痹	はいひ	
14-335	腎痹	腎痹	じんひ	
14-336	脉痹	脈痹	みゃくひ	
14-337	筋痹	筋痹	きんひ	
14-338	肌痹	肌痹	きひ	
14-339	肠痹	腸痹	ちょうひ	
14-340	皮痹	皮痹	ひひ	
14-341	骨痹	骨痹	こつひ	
14-342	胞痹	胞痹	ほうひ	
14-343	腎着	腎着	じんちゃく	
14-344	痓病	痓病	けいびょう	
14-345	暑痉	暑痙	しょけい	
14-346	风温痉	風温痙	ふうおんけい	
14-347	热甚发痉	熱甚発痙	ねつじんはっけい	
14-348	肉苛	肉苛	にくか	
14-349	肉烁	肉爍	にくしゃく	
14-350	急风	急風	きゅうふう	
14-351	暑风	暑風	しょふう	
14-352	痿病	痿病	いびょう	
14-353	痿躄	痿躄	いへき	
14-354	肉痿	肉痿	にくい	
14-355	脉痿	脈痿	みゃくい	
14-356	筋痿	筋痿	きんい	
14-357	口僻	口僻	こうへき	

ピンイン	英語
pí bì	spleen impediment
fèi bì	lung impediment
shèn bì	kidney impediment
mài bì	vessel impediment
jīn bì	sinew impediment
jī bì	muscle impediment
cháng bì	intestine impediment
pí bì	skin impediment
gǔ bì	bone impediment
bāo bì	bladder impediment
shèn zhuó	kidney affection by cold-dampness
jìng bìng	convulsive disease
shǔ jìng	summerheat convulsion
fēng wēn jìng	wind-warm convulsion
rè shèn fā jìng	intense heat causing convulsion
ròu kē	muscle numbness
ròu shuò	muscle emaciation
jí fēng	acute wind stroke
shǔ fēng	summerheat wind
wěi bìng	atrophy-flaccidity disease
wěi bì	atrophy-flaccidity
ròu wěi	fleshy flaccidity
mài wěi	vessel flaccidity
jīn wěi	sinew flaccidity
kǒu pì	deviation of mouth

15 外科疾病

コード	中国語	日本語	読み方	
15-001	疮疡	瘡瘍	そうよう	
15-002	疡	瘍	よう	
15-003	疮	瘡	そう	
15-004	肿疡	腫瘍	しゅよう	
15-005	疖	癤	せつ	
15-006	疖病	癤病	せつびょう	
15-007	蝼蛄疖	螻蛄癤	ろうこせつ	
15-008	坐板疮	坐板瘡	ざはんそう	
15-009	发际疮	髪際瘡	はっさいそう	
15-010	舌疔	舌疔	ぜっちょう	
15-011	颜面部疔疮	顔面部疔瘡	がんめんぶちょうそう	
15-012	手部疔疮	手部疔瘡	しゅぶちょうそう	
15-013	蛇腹疔	蛇腹疔	じゃふくちょう	
15-014	蛇眼疔	蛇眼疔	じゃがんちょう	
15-015	蛇头疔	蛇頭疔	じゃとうちょう	
15-016	烂疔	爛疔	らんちょう	
15-017	疫疔	疫疔	えきちょう	
15-018	红丝疔	紅絲疔	こうしちょう	
15-019	托盘疔	托盤疔	たくばんちょう	
15-020	痈	癰	よう	
15-021	囊痈	囊癰	のうよう	
15-022	臀痈	臀癰	でんよう	
15-023	腋痈	腋癰	えきよう	
15-024	锁喉痈	鎖喉癰	さこうよう	
15-025	颈痈	頸癰	けいよう	
15-026	脐痈	臍癰	さいよう	
15-027	胯腹痈	胯腹癰	こふくよう	

ピンイン	英語
chuāng yáng	sore and ulcer
yáng	① ulcer ② surgical conditions
chuāng	sore
zhǒng yáng	swollen sore
jiē	furuncle; boil
jiē bìng	furunculosis
lóu gǔ jiē	mole cricket boil (folliculitis abscedens et suffodiens)
zuò bǎn chuāng	buttock sore (furunculosis of buttock)
fà jì chuāng	hairline boil (multiple folliculitis of nape)
shè dīng	tongue pustule
yán miàn bù dīng chuāng	deep-rooted facial boil
shǒu bù dīng chuāng	whitlow of hand
shé fù dīng	snake-belly whitlow (thecal whitlow)
shé yǎn dīng	snake-eye whitlow (paronychia)
shé tóu dīng	snake-head whitlow (felon)
làn dīng	ulcerated gangrene (gas gangrene)
yì dīng	pestilent furuncle (cutaneous anthrax)
hóng sī dīng	red-streaked furuncle (acute lymphangitis)
tuō pán dīng	palmar furuncle (midpalmar space infection)
yōng	carbuncle; abscess
náng yōng	scrotal abscess
tún yōng	phlegmon of buttock
yè yōng	armpit carbuncle (acute pyogenic axillary lymphade-nitis)
suō hóu yōng	throat-blocking carbuncle (cellulitis of floor of mouth)
jǐng yōng	cervical carbuncle (acute pyogenic lymphadenitis of neck)
qí yōng	umbilical carbuncle (omphalitis)
kuà fù yōng	inguinal carbuncle (acute pyogenic inguinal lymph-adenitis)

コード	中国語	日本語	読み方	
15-028	委中毒	委中毒	いちゅうどく	
15-029	发	発	はつ	
15-030	足发背	足発背	そくはつはい	
15-031	手发背	手発背	しゅはつはい	
15-032	有头疽	有頭疽	ゆうとうそ	
15-033	尤头疽	無頭疽	むとうそ	
15-034	环跳疽	環跳疽	かんちょうそ	
15-035	附骨疽	附骨疽	ふこつそ	
15-036	流注	流注	①りゅうちゅう　②るちゅう	
15-037	髂窝流注	①髂窩流注　②縮脚流注	①かくかりゅうちゅう　②しゅくきゃくりゅうちゅう	
15-038	暑湿流注	暑湿流注	しょしつりゅうちゅう	
15-039	发颐	発頤	はつい	
15-040	丹毒	丹毒	たんどく	
15-041	赤白游风	赤白遊風	せきはくゆうふう	
15-042	流火	流火	りゅうか	
15-043	瘰疬	瘰癧	るいれき	
15-044	流痰	流痰	りゅうたん	
15-045	乳痈	乳癰	にゅうよう	
15-046	内吹乳痈	内吹乳癰	ないすいにゅうよう	
15-047	外吹乳痈	外吹乳癰	がいすいにゅうよう	
15-048	乳发	乳発	にゅうはつ	
15-049	乳痨	乳癆	にゅうろう	
15-050	乳核	乳核	にゅうかく	
15-051	乳癖	乳癖	にゅうへき	
15-052	乳疬	乳癧	にゅうれき	
15-053	乳漏	乳漏	にゅうろう	
15-054	乳头风	乳頭風	にゅうとうふう	
15-055	乳衄	乳衄	にゅうじく	
15-056	乳岩	乳岩	にゅうがん	

ピンイン	英語
wěi zhòng dú	Weizhong toxin (acute pyogenic popliteal lymphadenitis)
fā	phlegmon; cellulitis
zú fā bèi	phlegmon of dorsum of foot
shǒu fā bèi	phlegmon of dorsum of hand
yǒu tóu jū	headed carbuncle (carbuncle)
wú tóu jū	headless abscess (suppurative osteomyelitis/arthritis)
huán tiào jū	osteomyelitis around Huantiao point (suppurative coxitis)
fù gǔ jū	bone-attaching carbuncle (suppurative osteomyelitis)
liú zhù	multiple abscess
qià wō liú zhù	abscess of iliac fossa
shǔ shī liú zhù	multiple abscess due to summerheat dampness
fā yí	suppurative parotitis
dān dú	erysipelas
chì bái yóu fēng	red and white wandering wind (angioneurotic edema)
liú huǒ	fire flow (erysipelas of shank)
luǒ lì	scrofula
liú tán	flowing phlegm (tuberculosis of bone and joint)
rǔ yōng	acute mastitis
nèi chuī rǔ yōng	mastitis during pregnancy
wài chuī rǔ yōng	postpartum mastitis
rǔ fā	phlegmonous mastitis
rǔ láo	tuberculosis of breast
rǔ hé	breast nodule (fibroadenoma of breast)
rǔ pǐ	breast lump (hyperplasia of mammary gland)
rǔ lì	① gynecomastia ② mastauxy in children
rǔ lòu	mammary fistula
rǔ tóu fēng	cracked nipple
rǔ nǜ	bleeding of nipple (thelorrhagia)
rǔ yán	carcinoma of breast

コード	中国語	日本語	読み方	
15-057	瘿	瘿	えい	
15-058	气瘿	気瘿	きえい	
15-059	肉瘿	肉瘿	にくえい	
15-060	石瘿	石瘿	せきえい	
15-061	瘤	瘤	りゅう	
15-062	气瘤	気瘤	きりゅう	
15-063	血瘤	血瘤	けつりゅう	
15-064	筋瘤	筋瘤	きんりゅう	
15-065	脂瘤	脂瘤	しりゅう	
15-066	岩	岩	がん	
15-067	舌菌	舌菌	ぜっきん	
15-068	莲花舌	蓮花舌	れんかぜつ	
15-069	痰核	痰核	たんかく	
15-070	茧唇	繭唇	けんしん	
15-071	失荣	失栄	しつえい	
15-072	肾岩	腎岩	じんがん	
15-073	热疮	熱瘡	ねつそう	
15-074	疱疹	疱疹	ほうしん	
15-075	蛇串疮	蛇串瘡	じゃかんそう	
15-076	蛇丹	蛇丹	じゃたん	
15-077	循经皮肤病	循経皮膚病	じゅんけいひふびょう	
15-078	疣	疣	①ゆう ②いぼ	
15-079	疣目	疣目	①ゆうもく ②いぼめ	
15-080	鼠乳	鼠乳	そにゅう	
15-081	跖疣	跖疣	せきゆう	
15-082	扁瘊	扁瘊	へんこう	
15-083	丝状疣	糸状疣贅	しじょうゆうぜ	
15-084	黄水疮	黄水瘡	おうすいそう	
15-085	脓疱	膿疱	のうほう	
15-086	癣	癬	せん	
15-087	白秃疮	白禿瘡	はくとくそう	
15-088	肥疮	肥瘡	ひそう	

380 15 外科疾病

ピンイン	英語
yǐng	goiter
qì yǐng	qi goiter
ròu yǐng	fleshy goiter
shí yǐng	stony goiter (thyroid carcinoma)
liú	tumor
qì liú	qi tumor (subcutaneous neurofibroma)
xuè liú	angioma; hemangioma
jīn liú	varix; varicosity
zhī liú	sebaceous cyst
yán	cancer; carcinoma
shé jūn	carcinoma of tongue
lián huā shé	carcinoma of tongue
tán hé	phlegm nodule
jiǎn chún	lip cancer
shī róng	cervical malignancy with cachexia
shèn yán	penial carcinoma
rè chuāng	heat sore (herpes simplex)
pào zhěn	vesicle
shé chuàn chuāng	herpes zoster
shé dān	herpes zoster
xún jīng pí fū bìng	dermatosis along channels
yóu	wart; verruca
yóu mù	wart eye (verruca vulgaris)
shǔ rǔ	mouse nipple (molluscum contagiosum)
zhí yóu	plantar wart; verruca plantaris
biǎn hóu	flat wart; verruca plana
sī zhuàng yóu	filiform wart; verruca filiformis
huáng shuǐ chuāng	yellow-water sore (impetigo)
nóng pào	pustule
xuǎn	tinea
bái tū chuāng	white bald scalp sore (tinea alba)
féi chuāng	fat sore (tinea favosa)

コード	中国語	日本語	読み方	
15-089	鹅掌风	鵝掌風	がしょうふう	
15-090	脚湿气	脚湿気	きゃくしっき	
15-091	圆癣	圓癬	えんせん	
15-092	紫白癜风	紫白癜風	しはくでんふう	
15-093	麻风	麻風	まふう	
15-094	疥疮	疥瘡	かいそう	
15-095	虫咬皮炎	虫咬性皮膚炎	ちゅうこうせいひふえん	
15-096	接触性皮炎	接触性皮膚炎	せっしょくせいひふえん	
15-097	膏药风	膏薬風	こうやくふう	
15-098	马桶癣	馬桶癬	ばとうせん	
15-099	湿疮	湿瘡	しつそう	
15-100	婴儿湿疮	嬰児湿瘡	えいじしつそう	
15-101	药毒	薬毒	やくどく	
15-102	瘾疹	癮疹	いんしん	
15-103	隐疹	隠疹	いんしん	
15-104	牛皮癣	牛皮癬	ぎゅうひせん	
15-105	摄领疮	摂領瘡	せつりょうそう	
15-106	风瘙痒	風瘙痒	ふうそうよう	
15-107	风热疮	風熱瘡	ふうねつそう	
15-108	鳞屑	鱗屑	りんせつ	
15-109	面游风	面遊風	めんゆうふう	
15-110	粉刺	粉刺	ふんし	
15-111	酒齄鼻	酒渣鼻	しゅさび	
15-112	油风	油風	ゆふう	
15-113	猫眼疮	猫眼瘡	びょうがんそう	
15-114	瓜藤缠	瓜藤纏	かとうてん	
15-115	红蝴蝶疮	紅蝴蝶瘡	こうこちょうそう	
15-116	白疕	白疕	はくはい	
15-117	晶疕	晶疕	しょうはい	
15-118	枯疕	枯疕	こはい	
15-119	胼胝	胼胝	べんち	

ピンイン	英語
é zhǎng fēng	goose-web wind (tinea manuum)
jiǎo shī qì	foot dampness qi (tinea pedis)
yuán xuǎn	round tinea (tinea circinata)
zǐ bái diàn fēng	tinea versicolor
má fēng	leprosy
jiè chuāng	scabies
chóng yǎo pí yán	insect dermatitis
jiē chù xìng pí yán	contact dermatitis
gāo yào fēng	plaster dermatitis
mǎ tǒng xuǎn	chamber-pot dermatitis (contact dermatitis of buttock)
shī chuāng	eczema
yīng ér shī chuāng	infantile eczema
yào dú	① dermatitis medicamentosa ② medicinal toxicity
yǐn zhěn	urticaria
yǐn zhěn	urticaria
niú pí xuǎn	oxhide lichen (neurodermatitis)
shè lǐng chuāng	cervical neurodermatitis
fēng sào yǎng	pruritus due to wind (cutaneous pruritus)
fēng rè chuāng	wind-heat sore (pityriasis rosea)
lín xiè	scale
miàn yóu fēng	facial seborrheic dermatitis
fěn cì	acne
jiǔ zhā bí	rosacea
yóu fēng	alopecia areata
māo yǎn chuāng	cat eye-like sore (erythema multiforme)
guā téng chán	erythema nodosum
hóng hú dié chuāng	lupus erythematosus
bái pēi	miliaria alba
jīng pēi	miliaria crystalline
kū pēi	dried miliaria
pián zhī	callus

コード	中国語	日本語	読み方	
15-120	痂	痂	か	
15-121	疠风	癘風	れいふう	
15-122	内痔	内痔	ないじ	
15-123	外痔	外痔	がいじ	
15-124	混合痔	混合痔	こんごうじ	
15-125	肛裂	肛裂	こうれつ	
15-126	肛痈	肛癰	こうよう	
15-127	肛漏	肛漏	こうろう	
15-128	脱肛	脱肛	だっこう	
15-129	息肉痔	息肉痔	そくにくじ	
15-130	锁肛痔	鎖肛痔	さこうじ	
15-131	子痈	子癰	しよう	
15-132	子痰	子痰	したん	
15-133	水疝	水疝	すいせん	
15-134	精浊	精濁	せいだく	
15-135	精癃	精癃	せいりゅう	
15-136	冻疮	凍瘡	とうそう	
15-137	皲裂疮	皸裂瘡	くんれつそう	
15-138	皲裂	皸裂	くんれつ	
15-139	破伤风	破傷風	はしょうふう	
15-140	臁疮	臁瘡	れんそう	
15-141	褥疮	褥瘡	じょくそう	
15-142	青蛇毒	青蛇毒	せいじゃどく	
15-143	股肿	股腫	こしゅ	
15-144	脱疽	脱疽	だっそ	
15-145	狐疝	狐疝	こせん	
15-146	刀晕	刀暈	とううん	
15-147	金疡	金瘍	きんよう	
15-148	鸡眼	①鶏眼　②魚の目	①けいがん　②うおのめ	

ピンイン	英語
jiā	crust
lì fēng	pestilential wind (leprosy)
nèi zhì	internal hemorrhoid
wài zhì	external hemorrhoids
hùn hé zhì	mixed hemorrhoids
gāng liè	anal fissure
gāng yōng	anal abscess
gāng lòu	anal fistula
tuō gāng	prolapse of rectum
xī ròu zhì	rectal polyp
suǒ gāng zhì	anorectal carcinoma
zǐ yōng	epididymitis and orchitis
zǐ tán	tuberculosis of epididymis
shuǐ shàn	hydrocele
jīng zhuó	turbid essence (chronic prostatitis)
jīng lóng	prostatic hypertrophy
dòng chuāng	chilblain; frostbite
jūn liè chuāng	rhagades
jūn liè	rhagade
pò shāng fēng	tetanus
lián chuāng	chronic shank ulcer
rù chuāng	bedsore
qīng shé dú	acute thrombotic phlebitis; acute thrombophlebitis
gǔ zhǒng	femoral thrombotic phlebitis
tuō jū	digital gangrene
hú shàn	inguinal hernia
dāo yūn	syncope during operation
jīn yáng	① incised wound ② phlyctenular conjunctivitis
jī yǎn	corn

16 婦人科疾病

コード	中国語	日本語	読み方	
16-001	月经病	月経病	げっけいびょう	
16-002	避年	避年	ひねん	
16-003	季经	季経	きけい	
16-004	居经	居経	きょけい	
16-005	逆经	逆経	ぎゃくけい	
16-006	并月	①併月　②并月	①②へいげつ	
16-007	倒经	倒経	とうけい	
16-008	不月	不月	ふげつ	
16-009	垢胎	垢胎	こうたい	
16-010	激经	激経	げきけい	
16-011	盛胎	盛胎	せいたい	
16-012	月经不调	月経不順	げっけいふじゅん	
16-013	经乱	経乱	けいらん	
16-014	月经先期	月経先期	げっけいせんき	
16-015	经早	経早	けいそう	
16-016	经水先期	経水先期	けいすいせんき	
16-017	月经后期	月経後期	げっけいこうき	
16-018	经迟	経遅	けいち	
16-019	经水后期	経水後期	けいすいこうき	
16-020	月经先后无定期	月経先後無定期	げっけいせんごむていき	
16-021	月经愆期	月経愆期	げっけいけんき	
16-022	经水先后不定期	経水先後不定期	けいすいせんごふていき	
16-023	月经过多	月経過多	げっけいかた	
16-024	经水过多	経水過多	けいすいかた	
16-025	月经过少	月経過少	げっけいかしょう	
16-026	月经涩少	月経渋少	げっけいじゅうしょう	
16-027	经水涩少	月水渋少	げっすいじゅうしょう	
16-028	月水过多	月水過多	げっすいかた	

ピンイン	英語
yuè jīng bìng	menstrual disease
bì nián	annual menstruation
jì jīng	seasonal menstruation
jū jīng	trimonthly menstruation
nì jīng	vicarious menorrhea
bìng yuè	bimonthly menstruation
dào jīng	vicarious menstruation
bù yuè	amenorrhea
gòu tāi	menstruation during pregnancy
jī jīng	menstruation during pregnancy
shèng tāi	menstruation during pregnancy
yuè jīng bù tiáo	menstrual irregularities
jīng luàn	irregular menstruation
yuè jīng xiān qī	advanced menstruation
jīng zǎo	advanced menstruation
jīng shuǐ xiān qī	advanced menstruation
yuè jīng hòu qī	delayed menstruation
jīng chí	delayed menstruation
jīng shuǐ hòu qī	delayed menstruation
yuè jīng xiān hòu wú dìng qī	irregular menstrual cycle
yuè jīng qiān qī	① irregular menstrual cycle ② delayed menstruation
jīng shuǐ xiān hòu bù dìng qī	irregular menstrual cycle
yuè jīng guò duō	hypermenorrhea; menorrhagia
jīng shuǐ guò duō	hypermenorrhea; menorrhagia
yuè jīng guò shǎo	hypomenorrhea; scanty menstruation
yuè jīng sè shǎo	hypomenorrhea; scanty menstruation
jīng shuǐ sè shǎo	hypomenorrhea; scanty menstruation
yuè shuǐ guò duō	hypermenorrhea; menorrhagia

コード	中国語	日本語	読み方	
16-029	经期延长	経期延長	けいきえんちょう	
16-030	经间期出血	経間期出血	けいかんきしゅっけつ	
16-031	崩漏	崩漏	ほうろう	
16-032	漏下	漏下	ろうげ	
16-033	崩中	崩中	ほうちゅう	
16-034	崩中漏下	崩中漏下	ほうちゅうろうげ	
16-035	闭经	閉経	へいけい	
16-036	经闭	①経閉　②閉経	①けいへい　②へいけい	
16-037	月水不通	月水不通	げっすいふつう	
16-038	月事不来	月経不来	げっけいふらい	
16-039	痛经	月経痛	げっけいつう	
16-040	经行腹痛	経行腹痛	けいこうふくつう	
16-041	经行发热	経行発熱	けいこうはつねつ	
16-042	经来发热	経来発熱	けいらいはつねつ	
16-043	经行头痛	経行頭痛	けいこうずつう	
16-044	经行眩晕	経行眩暈	けいこうげんうん	
16-045	经行身痛	経行身痛	けいこうしんつう	
16-046	经行吐衄	経行吐衄	けいこうとじく	
16-047	经行泄泻	経行泄瀉	けいこうせっしゃ	
16-048	经来泄泻	経来泄瀉	けいらいせっしゃ	
16-049	经行浮肿	経行浮腫	けいこうふしゅ	
16-050	经来遍身浮肿	経来全身浮腫	けいらいぜんしんふしゅ	
16-051	经行乳房胀痛	経行乳房脹痛	けいこうにゅうぼうちょうつう	
16-052	经行情志异常	経行情志異常	けいこうじょうしいじょう	
16-053	经行口糜	経行口糜	けいこうこうび	
16-054	经行痹癅	経行痹癅	けいこうはいらい	
16-055	绝经前后诸证	絶経前後諸証	ぜっけいぜんごしょしょう	
16-056	经断复来	経断復来	けいだんふくらい	
16-057	经行风疹块	経行風疹	けいこうふうしん	
16-058	带下病	帯下病	たいげびょう	
16-059	妊娠病	妊娠病	にんしんびょう	

ピンイン	英語
jīng qī yán cháng	prolonged menstruation; menostaxis
jīng jiān qī chū xuè	intermenstrual bleeding
bēng lòu	metrorrhagia and metrostaxis
lòu xià	metrostaxis
bēng zhōng	metrorrhagia
bēng zhōng lòu xià	metrorrhagia and metrostaxis
bì jīng	amenorrhea
jīng bì	amenorrhea
yuè shuī bù tōng	amenorrhea
yuè shì bù lái	amenorrhea
tòng jīng	dysmenorrheal
jīng xíng fù tòng	dysmenorrhea; painful menstruation
jīng xíng fā rè	menstrual fever
jīng lái fā rè	menstrual fever
jīng xíng tóu tòng	menstrual headache
jīng xíng xuàn yūn	menstrual vertigo
jīng xíng shēn tòng	menstrual body pain
jīng xíng tù nǜ	menstrual hematemesis and epistaxis (vicarious menstruation)
jīng xíng xiè xiè	menstrual diarrhea
jīng lái xiè xiè	menstrual diarrhea
jīng xíng fú zhǒng	menstrual edema
jīng lái biàn shēn fú zhǒng	menstrual edema
jīng xíng rǔ fáng zhàng tòng	menstrual distending pain of breasts
jīng xíng qíng zhì yì cháng	menstrual mental disorder
jīng xíng kǒu mí	menstrual oral ulcer
jīng xíng pēi lěi	menstrual urticaria
jué jīng qián hòu zhū zhèng	perimenopausal syndrome
jīng duàn fù lái	postmenopausal hemorrhage
jīng xíng fēng zhěn kuài	menstrual urticaria
dài xià bìng	leukorrheal diseases
rèn shēn bìng	diseases of pregnancy

389

コード	中国語	日本語	読み方	
16-060	妊娠恶阻	妊娠悪阻	にんしんおそ	
16-061	恶阻	悪阻	おそ	
16-062	妊娠呕吐	妊娠嘔吐	にんしんおうと	
16-063	妊娠腹痛	妊娠腹痛	にんしんふくつう	
16-064	胞阻	胞阻	ほうそ	
16-065	异位妊娠	子宮外妊娠	しきゅうがいにんしん	
16-066	胎漏	胎漏	たいろう	
16-067	胞漏	胞漏	ほうろう	
16-068	漏胎	漏胎	ろうたい	
16-069	胎动不安	胎動不安	だいどうふあん	
16-070	滑胎	滑胎	かつたい	
16-071	堕胎	堕胎	だたい	
16-072	数堕胎	数堕胎	さくだたい	
16-073	小产	小産	しょうざん	
16-074	胎死不下	①胎死不下　②胎死下らず	①たいしふげ　②たいしくだらず	
16-075	死胎不下	①死胎不下　②死胎下らず	①したいふげ　②したいくだらず	
16-076	胎萎不长	胎萎不長	たいいふちょう	
16-077	胎不长	胎不長	たいふちょう	
16-078	鬼胎	鬼胎	きたい	
16-079	葡萄胎	葡萄胎	ぶどうたい	
16-080	胎气上逆	胎気上逆	たいきじょうぎゃく	
16-081	子悬	子懸	しけん	
16-082	胎水肿满	胎水腫満	たいすいしゅまん	
16-083	子满	子満	しまん	
16-084	妊娠肿胀	妊娠腫脹	にんしんしゅちょう	
16-085	子肿	子腫	ししゅ	
16-086	妊娠心烦	妊娠心煩	にんしんしんはん	
16-087	子烦	子煩	しはん	
16-088	妊娠眩晕	妊娠眩暈	にんしんげんうん	
16-089	子晕	子暈	しうん	

ピンイン	英語
rèn shēn è zǔ	morning sickness
è zǔ	morning sickness
rèn shēn ǒu tù	vomiting of pregnancy
rèn shēn fù tòng	abdominal pain during pregnancy
bāo zǔ	abdominal pain during pregnancy
yì wèi rèn shēn	ectopic pregnancy
tāi lòu	vaginal bleeding during pregnancy
bāo lòu	vaginal bleeding during pregnancy
lòu tāi	vaginal bleeding during pregnancy
tāi dòng bù ān	threatened abortion
huá tāi	habitual abortion
duò tāi	① early abortion ② induced abortion
shuò duò tāi	habitual abortion
xiǎo chǎn	late abortion
tāi sǐ bù xià	retention of dead fetus
sǐ tāi bù xià	retention of dead fetus
tāi wěi bù zhǎng	retarded growth of fetus
tāi bù zhǎng	retardation of fetus
guǐ tāi	① abdominal mass in female ② pseudocyesis ③ hydatidiform mole
pú táo tāi	hydatidiform mole
tāi qì shàng nì	upward reversal of fetal qi
zǐ xuán	chest distention during pregnancy
tāi shuǐ zhǒng mǎn	polyhydramnios
zǐ mǎn	polyhydramnios
rèn shēn zhǒng zhàng	edema in pregnant
zǐ zhǒng	edema in pregnant
rèn shēn xīn fán	dysphoria during pregnancy
zǐ fán	dysphoria during pregnancy
rèn shēn xuàn yūn	vertigo during pregnancy
zǐ yūn	vertigo during pregnancy

コード	中国語	日本語	読み方	
16-090	妊娠痫证	妊娠癇症	にんしんかんしょう	
16-091	子痫	子癇	しかん	
16-092	妊娠咳嗽	妊娠咳嗽	にんしんがいそう	
16-093	子嗽	子嗽	しそう	
16-094	妊娠失音	妊娠失声	にんしんしっせい	
16-095	子喑	子喑	しいん	
16-096	妊娠小便淋痛	妊娠小便淋痛	にんしんしょうべんりんつう	
16-097	子淋	子淋	しりん	
16-098	胎位不正	胎位不正	たいいふせい	
16-099	过期不产	過期不産	かきふさん	
16-100	耽胎	耽胎	たんたい	
16-101	过期妊娠	過期妊娠	かきにんしん	
16-102	试胎	試胎	したい	
16-103	试水症	試水症	しすいしょう	
16-104	试水	試水	しすい	
16-105	试月	試月	しげつ	
16-106	弄胎	弄胎	ろうたい	
16-107	弄胎痛	弄胎痛	ろうたいつう	
16-108	萌胎	蔭胎	いんたい	
16-109	卧胎	臥胎	がたい	
16-110	血胎	血胎	けつたい	
16-111	气胎	気胎	きたい	
16-112	临产	臨産	りんざん	
16-113	难产	難産	なんざん	
16-114	产难	産難	さんなん	
16-115	胞衣先破	胞衣先破	ほういせんは	
16-116	胞衣不下	①胞衣不下　②胞衣下らず	①ほういふげ　②ほういくだらず	
16-117	息胞	息胞	そくほう	
16-118	子死腹中	子死腹中	ししふくちゅう	
16-119	死产	死産	しざん	
16-120	产后病	産後病	さんごびょう	
16-121	伤产	傷産	しょうさん	

ピンイン	英語
rèn shēn xián zhèng	eclampsia of pregnency
zǐ xián	eclampsia
rèn shēn ké sòu	cough during pregnancy
zǐ sòu	cough during pregnancy
rèn shēn shī yīn	aphonia during pregnancy
zǐ yīn	aphonia during pregnancy
rèn shēn xiǎo biàn lìn tòng	strangury during pregnancy
zǐ lìn	strangury during pregnancy
tāi wèi bù zhèng	malposition of fetus
guò qī bù chǎn	post-term pregnancy
dān tāi	post-term pregnancy
guò qī rèn shēn	post-term pregnancy
shì tāi	testing labor
shì shuǐ zhèng	early leakage of amniotic fluid
shì shuǐ	early leakage of amniotic fluid
shì yuè	① testing labor ② early leakage of amniotic fluid
nòng tāi	false labor
nòng tāi tòng	false labor
yīn tāi	retardation of fetus
wò tāi	retardation of fetus
xuè tāi	blood pseudocyesis
qì tāi	qi pseudocyesis
lín chǎn	labor
nán chǎn	difficult delivery
chǎn nán	difficult delivery
bāo yī xiān pò	premature rupture of fetal membrane
bāo yī bù xià	retention of placenta
xī bāo	retained placenta
zǐ sǐ fù zhōng	dead fetus in uterus
sǐ chǎn	stillbirth
chǎn hòu bìng	postpartum disease
shāng chǎn	injured labor

コード	中国語	日本語	読み方	
16-122	产后血晕	産後血暈	さんごけつうん	
16-123	产后血崩	産後血崩	さんごけつほう	
16-124	产后腹痛	産後腹痛	さんごふくつう	
16-125	产后痉病	産後痙病	さんごけいびょう	
16-126	产后发痉	産後発痙	さんごはつけい	
16-127	产后发热	産後発熱	さんごはつねつ	
16-128	产后身痛	産後身痛	さんごしんつう	
16-129	恶露不绝	悪露不絶	おろふぜつ	
16-130	恶露	悪露	おろ	
16-131	恶露不尽	悪露不尽	おろふじん	
16-132	恶露不止	悪露不止	おろふし	
16-133	产后小便不通	産後小便不通	さんごしょうべんふつう	
16-134	产后小便数与失禁	産後小便数と失禁	さんごしょうべんさくとしっきん	
16-135	产后小便失禁	産後小便失禁	さんごしょうべんしっきん	
16-136	产后大便难	産後大便困難	さんごだいべんこんなん	
16-137	乳汁不行	乳汁不行	にゅうじゅうふこう	
16-138	乳汁不通	乳汁不通	にゅうじゅうふつう	
16-139	缺乳	欠乳	けつにゅう	
16-140	乳汁自出	乳汁自出	にゅうじゅうじしゅつ	
16-141	乳汁自涌	乳汁自涌	にゅうじゅうじゆう	
16-142	产后三病	産後三病	さんごさんびょう	
16-143	产后三冲	産後三衝	さんごさんしょう	
16-144	产后三审	産後三審	さんごさんしん	
16-145	产后三急	産後三急	さんごさんきゅう	
16-146	败血冲心	敗血衝心	はいけつしょうしん	
16-147	败血冲肺	敗血衝肺	はいけつしょうはい	
16-148	败血冲胃	敗血衝胃	はいけつしょうい	
16-149	产后郁冒	産後鬱冒	さんごうつぼう	
16-150	郁冒	鬱冒	うつぼう	
16-151	产后痉风	産後痙風	さんごけいふう	
16-152	不孕	不妊	ふにん	

ピンイン	英語
chǎn hòu xuè yūn	postpartum fainting due to hemorrhage
chǎn hòu xuè bēng	postpartum metrorrhagia
chǎn hòu fù tòng	postpartum abdominal pain
chǎn hòu jìng bìng	postpartum convulsion
chǎn hòu fā jìng	postpartum convulsion
chǎn hòu fā rè	postpartum fever
chǎn hòu shēn tòng	postpartum body pain
è lù bù jué	lochiorrhea
è lù	lochia
è lù bù jìn	lochiorrhea
è lù bù zhǐ	lochiorrhea
chǎn hòu xiǎo biàn bù tōng	postpartum retention of urine
chǎn hòu xiǎo biàn shuò yǔ shī jìn	postpartum frequency and incontinence of urine
chǎn hòu xiǎo biàn shī jìn	postpartum incontinence of urine
chǎn hòu dà biàn nán	postpartum constipation
rǔ zhī bù xíng	agalactia
rǔ zhī bù tōng	agalactia
quē rǔ	agalactia
rǔ zhī zì chū	galactorrhea
rǔ zhī zì yǒng	galactorrhea
chǎn hòu sān bìng	three postpartum diseases
chǎn hòu sān chōng	three postpartum crises
chǎn hòu sān shěn	three postpartum examinations
chǎn hòu sān jí	three postpartum crises
bài xuè chōng xīn	lochiostasis surging heart
bài xuè chōng fèi	lochiostasis surging lung
bài xuè chōng wèi	lochiostasis surging stomach
chǎn hòu yù mào	① postpartum depression and dizziness ② postpartum fainting
yù mào	① depression and dizziness ② blood syncope
chǎn hòu jìng fēng	postpartum convulsion
bù yùn	sterility; infertility

395

コード	中国語	日本語	読み方	
16-153	全不产	全不産	ぜんふざん	
16-154	五不女	五不女	ごふじょ	
16-155	断绪	断緒	だんしょ	
16-156	子宫脱垂	子宮脱垂	しきゅうだっすい	
16-157	子宫脱出	子宮脱出	しきゅうだっしゅつ	
16-158	阴脱	陰脱	いんだつ	
16-159	阴菌	陰菌	いんきん	
16-160	阴挺	陰挺	いんてい	
16-161	癥瘕	癥瘕	ちょうか	
16-162	癥	癥	ちょう	
16-163	瘕	瘕	か	
16-164	石瘕	石瘕	せきか	
16-165	脏躁	臓躁	ぞうそう	
16-166	转胞	転胞	てんぼう	
16-167	肠覃	腸覃	ちょうたん	
16-168	阴门瘙痒	陰門搔痒	いんもんそうよう	
16-169	阴䘌	①陰䘌　②陰蝨	①いんじつ　②いんしつ	
16-170	阴肿	陰腫	いんしゅ	
16-171	阴疮	陰瘡	いんそう	
16-172	阴痛	陰痛	いんつう	
16-173	阴中痛	陰中痛	いんちゅうつう	
16-174	阴户痛	陰戸痛	いんとつう	
16-175	阴户肿痛	陰戸腫痛	いんとしゅつう	
16-176	小户嫁痛	小戸嫁痛	しょうとかつう	
16-177	阴吹	陰吹	いんすい	

ピンイン	英語
quán bù chǎn	primary infertility
wǔ bù nǚ	five types of female sterility
duàn xù	sterility
zǐ gōng tuō chuí	prolapse of uterus
zǐ gōng tuō chū	prolapse of uterus
yīn tuō	prolapse of uterus
yīn jūn	prolapse of uterus
yīn tǐng	prolapse of uterus
zhēng jiǎ	abdominal mass
zhēng	fixed abdominal mass
jiǎ	movable abdominal mass
shí jiǎ	stony uterine mass
zàng zào	visceral agitation (hysteria)
zhuǎn bāo	bladder colic and pregnant dysuria
cháng tán	lower abdominal mass in woman (ovarian cyst)
yīn mén sāo yǎng	pruritus of vaginal orifice
yīn nì	pruritus of vaginal orifice
yīn zhǒng	swelling of vulva
yīn chuāng	pudendal sore
yīn tòng	vaginal pain
yīn zhōng tòng	pain of vulva
yīn hù tòng	pain of vulva
yīn hù zhǒng tòng	swelling and pain of vulva
xiǎo hù jià tòng	① pain of vulva ② female coital pain
yīn chuī	flatus vaginalis

17 小児科疾病

コード	中国語	日本語	読み方	
17-001	百晬内嗽	百晬内嗽	ひゃくさいないそう	
17-002	肺炎喘嗽	肺炎喘嗽	はいえんぜんそう	
17-003	食积	食積	しょくせき	
17-004	伤食	傷食	しょうしょく	
17-005	嗜偏食	嗜偏食	しへんしょく	
17-006	宿食	宿食	しゅくしょく	
17-007	疳病	疳病	かんびょう	
17-008	疳气	疳気	かんき	
17-009	疳积	疳積	かんせき	
17-010	疳痨	疳痨	かんろう	
17-011	疳肿胀	疳腫脹	かんしゅちょう	
17-012	丁奚疳	丁奚疳	ちょうけいかん	
17-013	肥疳	肥疳	ひかん	
17-014	奶疳	奶疳	だいかん	
17-015	干疳	乾疳	かんかん	
17-016	哺乳疳	哺乳疳	ほにゅうかん	
17-017	口疳	口疳	こうかん	
17-018	气疳	気疳	きかん	
17-019	血疳	血疳	けっかん	
17-020	心疳	心疳	しんかん	
17-021	肺疳	肺疳	はいかん	
17-022	脾疳	脾疳	ひかん	
17-023	肝疳	肝疳	かんかん	
17-024	肾疳	腎疳	じんかん	
17-025	骨疳	骨疳	こつかん	
17-026	筋疳	筋疳	きんかん	
17-027	惊疳	驚疳	きょうかん	
17-028	食疳	食疳	しょくかん	
17-029	眼疳	眼疳	がんかん	

ピンイン	英語
bǎi zuì nèi sòu	neonatal cough
fèi yán chuǎn sòu	pneumonia with dyspnea and cough
shí jī	food accumulation
shāng shí	food damage (dyspepsia)
shì piān shí	food partiality
sù shí	retained food
gān bìng	infantile malnutrition; gan
gān qì	mild infantile malnutrition
gān jī	infantile malnutrition with accumulation
gān láo	infantile malnutrition consumption
gān zhōng zhàng	infantile nutritional edema
dīng xī gān	T-shaped infantile malnutrition
féi gān	infantile malnutrition involving spleen
nǎi gān	lactational malnutrition
gān gān	dryness infantile malnutrition
bǔ rǔ gān	lactational malnutrition
kǒu gān	infantile malnutrition with aphthae
qì gān	infantile malnutrition involving qi
xuè gān	infantile malnutrition involving blood
xīn gān	infantile malnutrition involving heart
fèi gān	infantile malnutrition involving lung
pí gān	infantile malnutrition involving spleen
gān gān	infantile malnutrition involving liver
shèn gān	infantile malnutrition involving kidney
gǔ gān	infantile malnutrition involving bones
jīn gān	infantile malnutrition involving sinew
jīng gān	infantile malnutrition involving heart
shí gān	infantile malnutrition due to improper feeding
yǎn gān	infantile malnutrition involving eyes

コード	中国語	日本語	読み方	
17-030	蛔疳	①回疳　②蛔疳	①②かいかん	
17-031	厌食	厭食	えんしょく	
17-032	鹅口疮	鵞口瘡	がこうそう	
17-033	雪口	雪口	せっこう	
17-034	鹅口	鵞口	がこう	
17-035	燕口	燕口	えんこう	
17-036	口吻疮	口吻瘡	こうふんそう	
17-037	燕口疮	燕口瘡	えんこうそう	
17-038	惊风	驚風	きょうふう	
17-039	急惊风	急驚風	きゅうきょうふう	
17-040	慢惊风	慢驚風	まんきょうふう	
17-041	婴儿瘛	嬰児瘛	えいじけい	
17-042	内钓	内釣	ないちょう	
17-043	天钓	天釣	てんちょう	
17-044	七日风	七日風	しちにちふう	
17-045	慢脾风	慢脾風	まんひふう	
17-046	马脾风	馬脾風	ばひふう	
17-047	非搐	非搐	ひちく	
17-048	类搐	類搐	るいちく	
17-049	误搐	誤搐	ごちく	
17-050	惊风四证八候	驚風の四証八候	きょうふうのししょうはっこう	
17-051	变瘫	変癱	へんたん	
17-052	变痫	変癇	へんかん	
17-053	变喑	変喑	へんいん	
17-054	颠疾	巓疾	てんしつ	
17-055	痰痫	痰癇	たんかん	
17-056	瘀血痫	瘀血癇	おけつかん	
17-057	惊痫	驚癇	きょうかん	
17-058	风痫	風癇	ふうかん	
17-059	鸡胸	鶏胸	けいきょう	
17-060	龟胸	亀胸	ききょう	

ピンイン	英語
huí gān	infantile malnutrition due to ascariasis
yàn shí	anorexia
é kǒu chuāng	thrush
xuě kǒu	thrush
é kǒu	thrush
yàn kǒu	angular stomatitis; perleche
kǒu wěn chuāng	angular stomatitis; perleche
yàn kǒu chuāng	angular stomatitis; perleche
jīng fēng	infantile convulsion
jí jīng fēng	acute infantile convulsion
màn jīng fēng	chronic infantile convulsion
yīng ér chì	infantile convulsion
nèi diào	convulsions with visceral colic
tiān diào	convulsions with uplifted eyes
qī rì fēng	seven-day convulsion (neonatal tetanus)
màn pí fēng	chronic convulsion due to spleen disorder
mǎ pí fēng	infantile acute asthma
fēi chù	non-wind convulsion
lèi chù	similar convulsion
wù chù	convulsion due to erroneous treatment
jīng fēng sì zhèng bā hòu	four syndromes and eight manifestations of infantile convulsion
biàn tān	paralysis following convulsion
biàn xián	epilepsy following convulsion
biàn yīn	aphonia following convulsion
diān jí	epilepsy
tán xián	phlegm epilepsy
yū xuè xián	blood-stasis epilepsy
jīng xián	fright epilepsy
fēng xián	wind epilepsy
jī xiōng	pigeon breast
guī xiōng	tortoise breast (chicken breast)

コード	中国語	日本語	読み方	
17-061	龟背	亀背	きはい	
17-062	解颅	解顱	かいろ	
17-063	囟陷	顖陥	しんかん	
17-064	囟填	顖填	しんてん	
17-065	五迟	五遅	ごち	
17-066	侏儒症	朱儒症	しゅじゅしょう	
17-067	五软	五軟	ごなん	
17-068	遗尿	遺尿	いにょう	
17-069	夏季热	夏季熱	かきねつ	
17-070	夜啼	夜啼	やてい	
17-071	客忤	客忤	きゃくご	
17-072	客忤夜啼	客忤夜啼	きゃくごやてい	
17-073	寒夜啼	寒夜啼	かんやてい	
17-074	热夜啼	熱夜啼	ねつやてい	
17-075	腭裂	①顎裂　②口蓋裂	①がくれつ　②こうがいれつ	
17-076	兔唇	兎唇	としん	
17-077	麻疹	麻疹	ましん	
17-078	麻疹陷肺	麻疹陥肺	ましんかんはい	
17-079	麻疹闭肺	麻疹閉肺	ましんへいはい	
17-080	奶麻	乳疹	にゅうしん	
17-081	假麻	仮疹	かしん	
17-082	疫疹	疫疹	えきしん	
17-083	风痧	風痧	ふうさ	
17-084	风疹	風疹	ふうしん	
17-085	风瘾	風癮	ふういん	
17-086	丹痧	丹痧	たんさ	
17-087	烂喉丹痧	爛喉丹痧	らんこうたんさ	
17-088	喉痧	喉痧	こうさ	
17-089	痧	痧	さ	
17-090	烂喉风	爛喉風	らんこうふう	
17-091	疫痧	疫痧	えきさ	

ピンイン	英語
guī bèi	tortoise back (hunchback)
jiě lú	ununited skull (hydrocephalus)
xìn xiàn	sunken fontanel
xìn tián	bulging fontanel
wǔ chí	five retardation
zhū rú zhèng	dwarfism
wǔ ruǎn	five kinds of flaccidity
yí niào	enuresis
xià jì rè	summer fever
yè tí	night crying
kè wǔ	infantile fright
kè wǔ yè tí	night crying due to fright
hán yè tí	night crying due to cold
rè yè tí	night crying due to heat
è liè	cleft palate
tù chún	harelip
má zhěn	measles
má zhěn xiàn fèi	measles pneumonia
má zhěn bì fèi	measles pneumonia
nǎi má	roseola infantum
jiǎ má	roseola infantum
yì zhěn	epidemic eruptive disease
fēng shā	rubella
fēng zhěn	rubella
fēng yǐn	rubella
dān shā	scarlatina
làn hóu dān shā	scarlatina
hóu sha	scarlatina
shā	① rash of measles ② filthy-attack disease
làn hóu fēng	putrefying throat wind; infective ulceration of pharynx
yì shā	scarlatina

コード	中国語	日本語	読み方	
17-092	疫喉痧	疫喉痧	えきこうさ	
17-093	烂喉痧	爛喉痧	らんこうさ	
17-094	痘	痘	とう	
17-095	痘疮	痘瘡	とうそう	
17-096	天哮呛	天哮嗆	てんこうそう	
17-097	顿呛	頓嗆	とんそう	
17-098	水痘	水痘	すいとう	
17-099	赤痘	赤痘	せきとう	
17-100	水疱	水疱	すいほう	
17-101	水疮	水瘡	すいそう	
17-102	水花	①水花　②天然痘	①すいか　②てんねんとう	
17-103	痄腮	①痄腮　②流行性耳下腺炎	①ささい　②りゅうこうせいじかせんえん	
17-104	时毒发颐	時毒発頤	じどくはつい	
17-105	滞颐	滞頤	たいい	
17-106	虾蟆温	蝦蟆瘟	①がまうん　②がまおん	
17-107	大头瘟	大頭瘟	①だいずうん　②だいずおん	
17-108	顿咳	百日咳	ひゃくにちぜき	
17-109	顿嗽	頓咳	とんがい	
17-110	小儿暑温	小児暑湿	しょうにしょしつ	
17-111	疰夏	疰夏	しゅか	
17-112	小儿麻痹症	小児麻痺症	しょうにまひしょう	
17-113	抱头火丹	抱頭火丹	ほうとうかたん	
17-114	鸬鹚瘟	鸕鷀瘟	ろじうん	
17-115	葡萄疫	葡萄疫	ぶどうえき	
17-116	胎弱	胎弱	たいじゃく	
17-117	胎怯	胎怯	たいきょ	
17-118	胎赤	胎赤	たいせき	
17-119	胎寒	胎寒	たいかん	
17-120	胎热	胎熱	たいねつ	
17-121	胎黄	胎黄	たいおう	
17-122	胎疸	胎疸	たいたん	

ピンイン	英語
yì hóu shā	scarlatina
làn hóu shā	scarlatina
dòu	① pox ② smallpox
dòu chuāng	smallpox
tiān xiào qiāng	whooping cough
dùn qiāng	whooping cough
shuǐ dòu	chickenpox
chì dòu	red chickenpox
shuǐ pào	chickenpox
shuǐ chuāng	chickenpox
shuǐ huā	chickenpox
zhà sāi	mumps
shí dú fā yí	mumps due to seasonal toxin
zhì yí	infantile slobbering
há má wēn	mumps
dà tóu wēn	swollen-head infection
dùn ké	whooping cough
dùn sòu	whooping cough
xiǎo ér shǔ wēn	infectious summer fever in children (epidemic encephalitis B in children)
zhù xià	summer non-acclimatization
xiǎo ér má bì zhèng	infantile paralysis
bào tóu huǒ dān	head erysipelas
lú cí wēn	mumps
pú táo yì	purpura
tāi ruò	fetal feebleness
tāi qiè	fetal feebleness
tāi chì	fetal redness
tāi hán	fetal cold
tāi rè	fetal heat
tāi huáng	fetal jaundice
tāi dǎn	fetal jaundice

コード	中国語	日本語	読み方	
17-123	赤游丹	赤游丹	せきゆうたん	
17-124	硬肿症	硬腫症	こうしゅしょう	
17-125	脐风	臍風	さいふう	
17-126	撮口	撮口	さつこう	
17-127	噤风	噤風	きんふう	
17-128	四六风	四六風	しろくふう	
17-129	脐中不干	臍中不乾	さいちゅうふかん	
17-130	脐湿	臍湿	さいしつ	
17-131	脐突	臍突	さいとつ	
17-132	脐疮	臍瘡	さいそう	
17-133	脐疝	臍疝	さいせん	
17-134	脐血	臍帯血	さいたいけつ	
17-135	重舌	重舌	じゅうぜつ	
17-136	连舌	連舌	れんぜつ	
17-137	木舌	木舌	もくぜつ	
17-138	五硬	五硬	ごこう	
17-139	马牙	馬牙	ばが	
17-140	板牙	板牙	ばんが	
17-141	溢乳	溢乳	いつにゅう	
17-142	漾乳	溢乳	いつにゅう	

ピンイン	英語
chì yóu dān	wandering erysipelas
yìng zhǒng zhèng	scleredema neonatorum
qí fēng	neonatal tetanus
cuō kǒu	lockjaw
jìn fēng	lockjaw
sì liù fēng	tetanus on 4th-to-6th day after birth (neonatal tetanus)
qí zhōng bù gān	umbilical dampness
qí shī	umbilical dampness
qí tū	umbilical hernia
qí chuāng	umbilical sore
qí shàn	umbilical hernia
qí xuè	umbilical bleeding
chóng shé	double tongue (sublingual swelling)
lián shé	ankyloglossia
mù shé	wooden tongue
wǔ yìng	five stiffness
mǎ yá	newborn gingival cyst
bǎn yá	newborn gingival cyst
yì rǔ	milk regurgitation
yàng rǔ	milk regurgitation

18 眼科疾病

● 眼科病

コード	中国語	日本語	読み方	
18-001	针眼	①針眼　②麦粒腫	①しんがん　②ばくりゅうしゅ	
18-002	胞生痰核	胞生痰核	ほうせいたんかく	
18-003	粟疮	粟瘡	ぞくそう	
18-004	椒疮	椒瘡	しょうそう	
18-005	睑弦赤烂	瞼弦赤爛	けんげんせきらん	
18-006	风赤疮痍	風赤瘡痍	ふうせきそうい	
18-007	上胞下垂	上胞下垂	じょうほうかすい	
18-008	睑废	瞼廃	けんはい	
18-009	目睑重缓	目瞼重緩	もくけんじゅうかん	
18-010	胞轮振跳	胞輪振跳	ほうりんしんちょう	
18-011	目劄	①目劄　②目連劄	①もくとう　②もくれんとう	
18-012	睑内结石	瞼内結石	けんないけっせき	
18-013	粟疡	粟瘡	ぞくそう	
18-014	睑生疡	眼瞼瘡瘍	がんけんそうよう	
18-015	胞肿如桃	眼瞼腫脹	がんけんしゅちょう	
18-016	胞虚如球	眼瞼浮腫	がんけんふしゅ	
18-017	流泪病	流涙症	りゅうるいしょう	
18-018	冷泪	冷涙	れいるい	
18-019	热泪	熱涙	ねつるい	
18-020	漏睛	漏睛	ろうせい	
18-021	眦漏	眦漏	しろう	
18-022	窍漏证	竅漏症	きょうろうしょう	
18-023	漏睛疮	漏睛瘡	ろうせいそう	
18-024	漏睛脓出	漏睛膿出	ろうせいのうしゅつ	
18-025	胬肉攀睛	胬肉攀睛	どにくばんせい	

ピンイン	英語
zhēn yǎn	stye
bāo shēng tán hé	phlegm node in eyelid (chalazion)
sù chuāng	millet sore (conjunctival folliculitis)
jiāo chuāng	prickly-ash-like sore (trachoma)
jiǎn xián chì làn	red ulceration of palpebral margin (marginal blepharitis)
fēng chì chuāng yí	wind red sore (eyelid dermatitis)
shàng bāo xià chuí	drooping of upper eyelid (blepharoptosis)
jiǎn fèi	invalid eyelid (blepharoptosis)
mù jiǎn zhòng huǎn	myasthenic eyelid (blepharoptosis)
bāo lún zhèn tiào	twitching eyelid (blepharospasm)
mù zhà	frequent nictation
jiǎn nèi jié shí	calculus of palpebral conjunctiva
sù yáng	calculus of palpebral conjunctiva
jiǎn shēng yáng	calculus of palpebral conjunctiva
bāo zhǒng rú táo	peach-like swelling of eyelid; inflammatory edema of eyelid
bāo xū rú qiú	ball-like swelling of eyelid; non-inflammatory edema of eyelid
liú lèi bìng	dacryorrhea
lěng lèi	cold tearing
rè lèi	heat tearing
lòu jīng	canthus pyorrhea (chronic dacryocystitis)
zì lòu	canthus pyorrhea (chronic dacryocystitis)
qiào lòu zhèng	canthus pyorrhea (chronic dacryocystitis)
lòu jīng chuāng	acute dacryocystitis
lòu jīng nóng chū	chronic dacryocystitis
nǔ ròu pān jīng	pterygium

コード	中国語	日本語	読み方	
18-026	胬肉侵睛	胬肉侵睛	どにくしんせい	
18-027	胬肉扳睛	胬肉扳睛	どにくばんせい	
18-028	流金凌木	流金凌木	りゅうきんりょうもく	
18-029	赤脉传睛	赤脈伝睛	せきみゃくでんせい	
18-030	赤脉贯睛	赤脈貫睛	せきみゃくかんせい	
18-031	赤脉贯目	赤脈貫目	せきみゃくかんもく	
18-032	黄油症	黄油症	こうゆしょう	
18-033	赤膜	赤膜	せきまく	
18-034	白膜	白膜	はくまく	
18-035	暴风客热	暴風客熱	ぼうふうかくねつ	
18-036	伤寒眼	傷寒眼	しょうかんがん	
18-037	天行赤眼	天行赤眼	てんこうせきがん	
18-038	天行赤热	天行赤熱	てんこうせきねつ	
18-039	天行暴赤	天行暴赤	てんこうぼうせき	
18-040	天行赤眼暴翳	天行赤眼暴翳	てんこうせきがんぼうえい	
18-041	暴赤眼后急生翳外障	暴赤眼後に急生翳外障	ぼうせきがんごにきゅうせいえいがいしょう	
18-042	暴赤生翳	暴赤生翳	ぼうせきせいえい	
18-043	金疳	金疳	きんかん	
18-044	金疮	金瘡	きんそう	
18-045	火疳	火疳	かかん	
18-046	白睛青蓝	白睛青藍	はくせいせいらん	
18-047	白珠俱青	白珠俱青	はくしゅぐせい	
18-048	白膜侵睛	白膜侵睛	はくまくしんせい	
18-049	白膜蔽睛	白膜蔽睛	はくまくへいせい	
18-050	白涩症	白渋症	はくじゅうしょう	
18-051	白睛溢血	白睛溢血	はくせいいっけつ	
18-052	色似胭脂	色似臙脂	しきじえんし	

ピンイン	英語
nǔ ròu qīn jīng	pterygium
nǔ ròu bān jīng	pterygium
liú jīn líng mù	pseudopterygium
chì mài chuán jīng	red vessels crossing white eye (angular conjunctivitis)
chì mài guàn jīng	red vessels crossing white eye (angular conjunctivitis)
chì mài guàn mù	red vessels crossing white eye (angular conjunctivitis)
huáng yóu zhèng	pinguecula; palpebral blotch
chì mó	red membrane
bái mó	white membrane
bào fēng kè rè	fulminant wind and invading fever
shāng hán yǎn	cold-induced affection on eye
tiān xíng chì yǎn	epidemic red eye (acute contagious conjunctivitis)
tiān xíng chì rè	epidemic red-hot eye (acute contagious conjunctivitis)
tiān xíng bào chì	epidemic fulminant red eye (acute contagious conjunctivitis)
tiān xíng chì yǎn bào yì	epidemic fulminant red eye with nebula (epidemic keratoconjunctivitis)
bào chì yǎn hòu jí shēng yì wài zhàng	fulminant red eye with acute nebula (epidemic keratoconjunctivitis)
bào chì shēng yì	fulminant red eye with nebula (epidemic keratoconjunctivitis)
jīn gān	metal gan (phlyctenular conjunctivitis)
jīn chuāng	① incised wound ② phlyctenular conjunctivitis
huǒ gān	fire gan (scleritis)
bái jīng qīng lán	blue whites of eye (late-stage scleritis)
bái zhū jù qīng	blue whites of eye (late-stage scleritis)
bái mó qīn jīng	white membrane invading eye
bái mó bì jīng	white membrane invading eye
bái sè zhèng	white xerotic syndrome
bái jīng yì xuè	subconjunctival hemorrhage
sè sì yān zhī	subconjunctival hemorrhage

コード	中国語	日本語	読み方	
18-053	障	障	しょう	
18-054	外障	外障	がいしょう	
18-055	翳	翳	えい	
18-056	聚星障	聚星障	しゅうせいしょう	
18-057	翳如称星	翳如称星	えいにょしょうせい	
18-058	凝脂翳	凝脂翳	ぎょうしえい	
18-059	花翳白陥	花翳白陥	かえいはっかん	
18-060	混睛障	混睛障	こんせいしょう	
18-061	混睛外障	混睛外障	こんせいがいしょう	
18-062	气翳	気翳	きえい	
18-063	宿翳	宿翳	しゅくえい	
18-064	蟹睛証	蟹睛証	かいせいしょう	
18-065	蟹目	蟹目	かいもく	
18-066	蟹目疼痛外障	蟹目疼痛外障	かいもくとうつうがいしょう	
18-067	新翳	新翳	しんえい	
18-068	白陥魚鱗	白陥魚鱗	はっかんぎょりん	
18-069	黄液上沖	黄液上衝	おうえきじょうしょう	
18-070	黄脓上沖	黄膿上衝	おうのうじょうしょう	
18-071	黄膜上沖	黄膜上衝	おうまくじょうしょう	
18-072	血翳包睛	血翳包睛	けつえいほうせい	
18-073	紅霞映目	紅霞映目	こうかえいじつ	
18-074	風輪赤豆	風輪赤豆	ふうりんせきず	
18-075	赤膜下垂	赤膜下垂	せきまくかすい	
18-076	赤脉下垂	赤脈下垂	せきみゃくかすい	
18-077	垂帘翳	垂簾翳	すいれんえい	
18-078	盲	盲	もう	
18-079	目盲	目盲	もくもう	
18-080	内障	内障	ないしょう	
18-081	雀盲	雀盲	じゃくもう	
18-082	雀目	雀目	じゃくもく	

ピンイン	英語
zhàng	vision obstruction
wài zhàng	external ophthalmopathy
yì	nebula
jù xīng zhàng	clustered stars nebula (herpes simplex keratitis)
yì rú chèng xīng	clustered stars nebula (herpes simplex keratitis)
níng zhī yì	congealed-fat nebula (purulent keratitis)
huā yì bái xiàn	petaloid nebula with a sunken center (ulcerative keratitis)
hùn jīng zhàng	murky eye nebula (interstitial keratitis)
hùn jīng wài zhàng	murky-eye external nebula (interstitial keratitis)
qì yì	qi nebula (interstitial keratitis)
sù yì	old nebula (corneal scar)
xiè jīng zhèng	crablike eye (corneal perforation and iridoptosis)
xiè mù	crablike eye (corneal perforation and iridoptosis)
xiè mù téng tòng wài zhàng	crablike eye with painful external visual obstruction (corneal perforation and iridoptosis)
xīn yì	fresh nebula
bái xiàn yú lín	scale nebula with a sunken center (ulcerative keratitis)
huáng yè shàng chōng	upward rushing of yellow fluid (hypopyon)
huáng nóng shàng chōng	upward rushing of yellow pus (hypopyon)
huáng mó shàng chōng	upward rushing of yellow membrane (hypopyon)
xuè yì bāo jīng	pannus covering cornea (keratic pannus)
hóng xiá yìng rì	pannus covering cornea (keratic pannus)
fēng lún chì dòu	wind-orbiculus red bean (fascicular keratitis)
chì mó xià chuí	drooping pannus (trachomatous pannus)
chì mài xià chuí	drooping pannus (trachomatous pannus)
chuí lián yì	drooping pannus (trachomatous pannus)
máng	blindness
mù máng	blindness
nèi zhàng	internal visual obstruction
què máng	sparrow blindness (night blindness)
què mù	sparrow vision (night blindness)

コード	中国語	日本語	読み方	
18-083	瞳神緊小	瞳神緊小	どうしんきんしょう	
18-084	瞳神缩小	瞳神縮小	どうしんしゅくしょう	
18-085	瞳神细小	瞳神細小	どうしんさいしょう	
18-086	瞳神焦小	瞳神焦小	どうしんしょうしょう	
18-087	瞳神干缺	瞳神乾欠	どうしんかんけつ	
18-088	瞳人干缺	瞳人乾欠	どうじんかんけつ	
18-089	瞳神缺陷	瞳神欠陥	どうしんけつかん	
18-090	绿风内障	緑風内障	りょくふうないしょう	
18-091	绿风	緑風	りょくふう	
18-092	绿水灌瞳	緑水灌瞳	りょくすいかんどう	
18-093	青风内障	青風内障	せいふうないしょう	
18-094	青风	青風	せいふう	
18-095	圆翳内障	円翳内障	えんえいないしょう	
18-096	圆翳	円翳	えんえい	
18-097	惊震内障	驚震内障	きょうしんないしょう	
18-098	胎患内障	胎患内障	たいかんないしょう	
18-099	云雾移睛	雲霧移睛	うんむいせい	
18-100	蝇影飞越	蠅影飛越	ようえいひえつ	
18-101	蝇翅黑花	蠅翅黒花	ようしこっか	
18-102	暴盲	暴盲	ぼうもう	
18-103	青盲	青盲	せいもう	
18-104	高风内障	高風内障	こうふうないしょう	
18-105	高风雀目内障	高風雀目内障	こうふうじゃくもくないしょう	
18-106	高风雀目	高風雀目	こうふうじゃくもく	
18-107	高风障症	高風障症	こうふうしょうしょう	
18-108	视瞻昏渺	視瞻昏渺	しせんこんびょう	
18-109	物损真睛	物損真睛	ぶっそんしんせい	
18-110	真睛破损	真睛破損	しんせいはそん	
18-111	化学性眼外伤	化学性眼外傷	かがくせいがんがいしょう	

ピンイン	英語
tóng shén jǐn xiǎo	contracted pupil (iridocyclitis)
tóng shén suō xiǎo	contracted pupil (iridocyclitis)
tóng shén xì xiǎo	contracted pupil (iridocyclitis)
tóng shén jiāo xiǎo	contracted pupil (iridocyclitis)
tóng shén gān quē	pupillary metamorphosis
tóng rén gān quē	pupillary metamorphosis (posterior synechia)
tóng shén quē xiàn	pupillary metamorphosis (posterior synechia)
lǜ fēng nèi zhàng	green glaucoma (acute angle-closure glaucoma)
lǜ fēng	green glaucoma (acute angle-closure glaucoma)
lǜ shuǐ guàn tóng	green glaucoma (acute angle-closure glaucoma)
qīng fēng nèi zhàng	bluish wind glaucoma (angle-opening glaucoma)
qīng fēng	bluish wind (angle-opening glaucoma)
yuán yì nèi zhàng	round nebula cataract (senile cataract)
yuán yì	round nebula (senile cataract)
jīng zhèn nèi zhàng	traumatic cataract
tāi huàn nèi zhàng	congenital cataract
yún wù yí jīng	fog moving before eye (vitreous opacity)
yíng yǐng fēi yuè	flying fly shadow (vitreous opacity)
yíng chì hēi huā	fly-wing like shadow (vitreous opacity)
bào máng	sudden blindness
qīng máng	bluish blindness (optic atrophy)
gāo fēng nèi zhàng	high-wind internal visual obstruction (pigmentary retinopathy)
gāo fēng què mù nèi zhàng	high-wind sparrow-vision internal visual obstruction (pigmentary retinopathy)
gāo fēng què mù	high-wind sparrow's vision (pigmentary degeneration of retina)
gāo fēng zhàng zhèng	high-wind internal visual obstruction (pigmentary retinopathy)
shì zhān hūn miǎo	blurring vision
wù sǔn zhēn jīng	ruptured wound of eyeball
zhēn jīng pò sǔn	ruptured wound of eyeball
huà xué xìng yǎn wài shāng	chemical ophthalmic injury

コード	中国語	日本語	読み方	
18-112	电光性眼炎	電光性眼炎	でんこうせいがんえん	
18-113	眇目	眇目	みょうもく	
18-114	目偏视	目偏視	もくへんし	
18-115	风牵偏视	風牽偏視	ふうけんへんし	
18-116	近视	近視	きんし	
18-117	能近怯远症	近視	きんし	
18-118	能近视不能远视	近視	きんし	
18-119	远视	遠視	えんし	
18-120	能远怯近症	遠視	えんし	
18-121	能远视不能近视	遠視	えんし	
18-122	突起睛高	突起睛高	とっきせいこう	
18-123	睛高突起	突起睛高	とっきせいこう	
18-124	睛胀	睛脹	せいちょう	
18-125	疳积上目	疳積上目	かんせきじょうもく	
18-126	疳眼	疳眼	かんがん	

●耳鼻喉科病

コード	中国語	日本語	読み方	
18-127	耳疮	耳瘡	じそう	
18-128	旋耳疮	旋耳瘡	せんじそう	
18-129	月蚀疮	月蝕瘡	げつしょくそう	
18-130	耳壳流痰	耳殻流痰	じかくりゅうたん	
18-131	断耳疮	断耳瘡	だんじそう	
18-132	耳胀	耳脹	じちょう	
18-133	耳胀痛	耳脹痛	じちょうつう	
18-134	耳闭	耳閉	じへい	
18-135	脓耳	膿耳	のうじ	
18-136	聍耳	聍耳	ていじ	
18-137	脓耳变症	膿耳変症	のうじへんしょう	
18-138	脓耳口眼歪斜	膿耳口眼歪斜	のうじこうがんわいしゃ	

ピンイン	英語
diàn guāng xìng yǎn yán	electronic ophthalmia
miǎo mù	① monocular blindness ② binocular blindness ③ one eye smaller than the other
mù piān shì	strabismus; squint
fēng qiān piān shì	paralytic strabismus
jìn shì	myopia; nearsightedness
néng jìn qiè yuǎn zhèng	myopia; nearsightedness
néng jìn shì bù néng yuǎn shì	myopia; nearsightedness
yuǎn shì	farsightedness; hyperopia; hypermetropia
néng yuǎn qiè jìn zhèng	farsightedness; hyperopia; hypermetropia
néng yuǎn shì bù néng jìn shì	farsightedness; hyperopia; hypermetropia
tū qǐ jīng gāo	sudden protrusion of eyeball
jīng gāo tū qǐ	sudden protrusion of eyeball
jīng zhàng	distention of eyeball
gān jí shàng mù	malnutrition involving eye (keratomalacia)
gān yǎn	malnutrition involving eye (keratomalacia)

ピンイン	英語
ěr chuāng	ear sore
xuán ěr chuāng	eczema of external ear
yuè shí chuāng	eczema of external ear
ěr qiào liú tán	pseudocyst of acericle
duàn ěr chuāng	pyogenic auricular perichondritis
ěr zhàng	ear distending pain
ěr zhàng tòng	ear distending pain
ěr bì	deafness
nǒng ěr	otopyorrhea (suppurative otitis media)
tíng ěr	otopyorrhea (suppurative otitis media)
nóng ěr biàn zhèng	deteriorated case of ear suppuration
nóng ěr kǒu yǎn wāi xié	otogenic facial palsy

コード	中国語	日本語	読み方	
18-139	耳根毒	耳根毒	じこんどく	
18-140	黄耳伤寒	黄耳傷寒	おうじしょうかん	
18-141	暴聋	暴聾	ぼうろう	
18-142	渐聋	漸聾	ぜんろう	
18-143	耳眩晕	耳眩暈	じげんうん	
18-144	脓耳眩晕	膿耳眩暈	のうじげんうん	
18-145	耵耳	耵耳	ていじ	
18-146	耳后附骨痈	耳後附骨癰	じごぶこつよう	
18-147	耳疔	耳疔	じちょう	
18-148	黑疔	黒疔	こくちょう	
18-149	耳根痈	耳根癰	じこんよう	
18-150	耳痔	耳痔	じじ	
18-151	耳蕈	耳蕈	じじん	
18-152	耳菌	耳菌	じきん	
18-153	耳挺	耳挺	じてい	
18-154	耳瘘	耳瘻	じろう	
18-155	鼻疔	鼻疔	びちょう	
18-156	鼻疳	鼻疳	びかん	
18-157	鼻疳疮	鼻疳瘡	びかんそう	
18-158	鼻疮	鼻瘡	びそう	
18-159	鼻窒	鼻窒	びちつ	
18-160	鼻槁	鼻槁	びこう	
18-161	鼻衄	鼻衄	びきゅう	
18-162	衄嚔	衄嚔	きゅうてい	
18-163	鼻渊	鼻淵	びえん	
18-164	脑渗	脳滲	のうしん	
18-165	脑漏	脳漏	のうろう	
18-166	脑崩	脳崩	のうほう	
18-167	鼻息肉	鼻茸	はなたけ	

ピンイン	英語
ěr gēn dú	postauricular infection (postauricular subperiosteal abscess)
huáng ěr shāng hán	otogenic intracranial infection
bào lóng	sudden deafness
jiàn lóng	progressive deafness
ěr xuàn yūn	auditory vertigo
nóng ěr xuàn yūn	otopyorrhea with vertigo
dīng ěr	impacted cerumen
ěr hòu fù gǔ yōng	postauricular infection (postauricular subperiosteal abscess)
ěr dīng	furuncle of external ear
hēi dīng	① blackish gingival furuncle ② furuncle of external ear
ěr gēn yōng	postauricular abscess (postauricular subperiosteal abscess)
ěr zhì	ear pile
ěr xùn	ear polyp
ěr jùn	carcinoma of ear
ěr tǐng	ear protuberance
ěr lòu	ear fistula
bí dīng	nasal furuncle
bí gān	nasal vestibulitis
bí gān chuāng	nasal vestibulitis
bí chuāng	nasal vestibulitis
bí zhì	stuffy nose; nasal obstruction
bí gǎo	atrophic rhinitis
bí qiú	allergic rhinitis
qiú tì	allergic rhinitis
bí yuān	sinusitis
nǎo shèn	sinusitis
nǎo lòu	sinusitis
nǎo bēng	sinusitis
bí xī ròu	nasal polyp

コード	中国語	日本語	読み方	
18-168	鼻痔	鼻痔	びじ	
18-169	脳蚰	脳蚰	のうじく	
18-170	乳蛾	乳蛾	にゅうが	
18-171	乳鵝	乳鵝	にゅうが	
18-172	喉鵝	喉鵝	こうが	
18-173	风热乳蛾	風熱乳蛾	ふうねつにゅうが	
18-174	虚火乳蛾	虚火乳蛾	きょかにゅうが	
18-175	死鵝核	死鵝核	しがかく	
18-176	石蛾	石蛾	せきが	
18-177	喉痹	喉痹	こうひ	
18-178	风热喉痹	風熱喉痹	ふうねつこうひ	
18-179	虚火喉痹	虚火喉痹	きょかこうひ	
18-180	帘珠喉痹	簾珠喉痹	れんじゅこうひ	
18-181	帘珠喉	簾珠喉	れんじゅこう	
18-182	喉痈	喉癰	こうよう	
18-183	下喉痈	下喉癰	かこうよう	
18-184	颌下痈	頷下癰	かんかよう	
18-185	喉底痈	喉底癰	こうていよう	
18-186	里喉痈	裏喉癰	りこうよう	
18-187	喉关痈	喉関癰	こうかんよう	
18-188	猛疽	猛疽	もうそ	
18-189	喉癣	喉癬	こうせん	
18-190	咽喉癣	咽喉癬	いんこうせん	
18-191	天白蚁	天白蟻	てんはくぎ	
18-192	喉暗	喉瘖	こういん	
18-193	急喉暗	急喉瘖	きゅうこういん	
18-194	喉风	喉風	こうふう	
18-195	急喉风	急喉風	きゅうこうふう	
18-196	紧喉	緊喉	きんこう	
18-197	锁喉风	鎖喉風	さこうふう	
18-198	缠喉风	纏喉風	てんこうふう	

420　18 眼科疾病

ピンイン	英語
bí zhì	nasal polyp
nǎo nǜ	severe epistaxis
rǔ é	tonsillitis
rǔ é	tonsillitis
hóu é	tonsillitis
fēng rè rǔ é	wind-heat tonsillitis
xū huǒ rǔ é	deficiency-fire tonsillitis
sǐ é hé	deficiency-fire tonsillitis
shí é	hypertrophy of tonsils
hóu bì	pharyngitis
fēng rè hóu bì	wind-heat pharyngitis (acute pharyngitis)
xū huǒ hóu bì	deficiency-fire pharyngitis (chronic pharyngitis)
lián zhū hóu bì	membranous pharyngitis; chronic hypertrophic pharyngitis
lián zhū hóu	chronic hypertrophic pharyngitis
hóu yōng	throat abscess
xià hóu yōng	acute epiglottitis
hé xià yōng	submandibular abscess
hóu dǐ yōng	retropharyngeal abscess
lǐ hóu yōng	retropharyngeal abscess
hóu guān yōng	peritonsillar abscess
měng jū	ominous abscess of throat
hóu xuǎn	tinea-like erosion of throat
yān hóu xuǎn	tinea-like erosion of throat
tiān bái yǐ	① tinea-like erosion of throat ② membranous pharyngitis
hóu yīn	hoarseness
jí hóu yīn	acute hoarseness
hóu fēng	throat wind; acute throat troubles
jí hóu fēng	acute throat wind; acute laryngemphraxis
jǐn hóu	closure throat; acute laryngemphraxis
suǒ hóu fēng	throat-locking wind; acute laryngemphraxis
chán hóu fēng	entwining throat wind

コード	中国語	日本語	読み方	
18-199	白纏喉	白纏喉	はくてんこう	
18-200	慢喉瘖	慢喉瘖	まんこういん	
18-201	梅核气	梅核気	ばいかくき	
18-202	骨鯁	骨鯁	こっこう	
18-203	异物梗喉	異物梗喉	いぶつこうこう	
18-204	喉瘤	喉瘤	こうりゅう	
18-205	喉菌	喉菌	こうきん	
18-206	齲歯	①齲歯　②虫歯	①うし　②むしば	
18-207	歯齲	①歯齲　②虫歯	①しう　②むしば	
18-208	牙痈	牙癰	がよう	
18-209	牙咬痈	牙咬癰	がこうよう	
18-210	牙宣	牙宣	がせん	
18-211	飞扬喉	飛揚喉	ひようこう	
18-212	悬旗风	懸旗風	けんきふう	
18-213	口疮	口瘡	こうそう	
18-214	舌上疮	舌上瘡	ぜつじょうそう	
18-215	舌疮	舌瘡	ぜっそう	
18-216	口糜	口糜	こうび	
18-217	唇风	唇風	しんふう	
18-218	骨槽风	骨槽風	こつそうふう	
18-219	牙槽风	牙槽風	がそうふう	
18-220	穿腮发	穿腮発	せんさいはつ	
18-221	穿腮毒	穿腮毒	せんさいどく	
18-222	痰包	痰包	たんぼう	
18-223	牙疳	牙疳	がかん	
18-224	走马牙疳	走馬牙疳	そうまがかん	
18-225	风热牙疳	風熱牙疳	ふうねつがかん	
18-226	龄歯	齢歯	れいし	

ピンイン	英語
bái chán hóu	diphtheria
màn hóu yīn	chronic hoarseness
méi hé qì	plum-stone qi (globus hystericus)
gǔ gěng	bones stuck in throat
yì wù gěng hóu	laryngeal foreign body
hóu liú	tumor of throat
hóu jūn	carcinoma of throat
qǔ chǐ	dental caries
chǐ qǔ	dental caries
yá yōng	gingival abscess
yá yǎo yōng	wisdom tooth pericoronitis
yá xuān	gingival atrophy
fēi yáng hóu	hematoma of upper palate
xuán qí fēng	hematoma of uvula
kǒu chuāng	aphtha
shé shàng chuāng	tongue sore
shé chuāng	tongue sore
kǒu mí	aphtha
chún fēng	exfoliative cheilitis
gǔ cáo fēng	maxillary osteomyelitis
yá cáo fēng	maxillary osteomyelitis
chuān sāi fā	maxillary osteomyelitis
chuān sāi dú	maxillary osteomyelitis
tán bāo	sublingual cyst
yá gān	ulcerative gingivitis
zǒu mǎ yá gān	acute gangrenous stomatitis
fēng rè yá gān	wind-heat ulcerative gingivitis
xiè chǐ	grinding of teeth

19 骨傷科疾病

コード	中国語	日本語	読み方
19-001	骨折	骨折	こっせつ
19-002	损伤	損傷	そんしょう
19-003	折伤	折傷	せっしょう
19-004	折骨列肤	折骨裂膚	せっこつれっぷ
19-005	折骨绝筋	折骨絶筋	せっこつぜっきん
19-006	折疡	折瘍	せつよう
19-007	蹉跌	蹉跌	いてつ
19-008	骨骺分离	骨端線離開	こったんせんりかい
19-009	锁骨骨折	鎖骨骨折	さこつこっせつ
19-010	肩胛骨骨折	肩甲骨骨折	けんこうこつこっせつ
19-011	肱骨外科颈骨折	上腕骨外科頸骨折	じょうわんこつげかけいこっせつ
19-012	肱骨干骨折	上腕骨骨幹部骨折	じょうわんこつこっかんぶこっせつ
19-013	肱骨髁上骨折	上腕骨顆上骨折	じょうわんこつかじょうこっせつ
19-014	肱骨髁间骨折	上腕骨顆間骨折	じょうわんこつかかんこっせつ
19-015	肱骨外髁骨折	上腕骨外顆骨折	じょうわんこつがいかこっせつ
19-016	肱骨内上髁骨折	上腕骨内側上顆骨折	じょうわんこつないそくじょうかこっせつ
19-017	尺骨鹰嘴骨折	肘頭骨折	ちゅうとうこっせつ
19-018	桡骨头骨折	橈骨頭骨折	とうこつとうこっせつ
19-019	青枝骨折	若木骨折	わかぎこっせつ
19-020	裂缝骨折	亀裂骨折	きれつこっせつ
19-021	桡尺骨干双骨折	橈骨・尺骨骨幹部骨折	とうこつ・しゃっこつこっかんぶこっせつ
19-022	尺骨干骨折	尺骨骨幹部骨折	しゃっこつこっかんぶこっせつ
19-023	桡骨干骨折	橈骨骨幹部骨折	とうこつこっかんぶこっせつ

ピンイン	英語
gǔ zhé	fracture
sǔn shāng	injury
zhé shāng	fracture
zhé gǔ liè fū	open fracture
zhé gǔ jué jīn	closed fracture
zhé yáng	fracture; fracture complicated by infection
wō diē	fracture
gǔ hóu fēn lí	epiphyseal separation
suǒ gǔ gǔ zhé	clavicle fracture
jiān jiǎ gǔ gǔ zhé	scapula fracture
gōng gǔ wài kē jǐng gǔ zhé	humerus surgical neck fracture
gōng gǔ gàn gǔ zhé	humerus shaft fracture
gōng gǔ kē shàng gǔ zhé	humerus supracondylar fracture
gōng gǔ kē jiān gǔ zhé	humerus intercondylar fracture
gōng gǔ wài kē gǔ zhé	humerus external condyle fracture
gōng gǔ nèi shàng kē gǔ zhé	humerus internal epicondyle fracture
chǐ gǔ yīng zuǐ gǔ zhé	ulna olecranon fracture
ráo gǔ tóu gǔ zhé	radius head fracture
qīng zhī gǔ zhé	greenstick fracture
liè fèng gǔ zhé	fissured fracture
ráo chǐ gǔ gàn shuāng gǔ zhé	fracture of radius and ulna
chǐ gǔ gàn gǔ zhé	ulna shaft fracture
ráo gǔ gàn gǔ zhé	fracture of shaft of radius

コード	中国語	日本語	読み方	
19-024	尺骨上三分之一骨折合并桡骨头脱位	尺骨の近位三分の一の部位骨折と橈骨頭の脱臼	しゃっこつのきんいさんぶんのいちのぶいこっせつととうこつとうのだっきゅう	
19-025	桡骨下三分之一骨折合并下桡尺骨关节脱位	橈骨骨幹部遠位三分の一の部位骨折と遠位橈尺関節脱臼	とうこつこっかんぶえんいさんぶんのいちのぶいこっせつとえんいとうしゃくかんせつだっきゅう	
19-026	桡骨下端骨折	橈骨遠位端骨折	とうこつえんいたんこっせつ	
19-027	腕舟骨骨折	舟状骨骨折	しゅうじょうこつこっせつ	
19-028	掌骨骨折	掌骨骨折	しょうこつこっせつ	
19-029	指骨骨折	指骨骨折	しこつこっせつ	
19-030	股骨颈骨折	大腿骨頸部骨折	だいたいこつけいぶこっせつ	
19-031	股骨粗隆间骨折	大腿骨転子間骨折	だいたいこつてんしかんこっせつ	
19-032	股骨干骨折	大腿骨骨幹部骨折	だいたいこつこっかんぶこっせつ	
19-033	股骨髁上骨折	大腿骨顆上骨折	だいたいこつかじょうこっせつ	
19-034	股骨髁部骨折	大腿骨顆部骨折	だいたいこつかぶこっせつ	
19-035	髌骨骨折	膝蓋骨骨折	しつがいこつこっせつ	
19-036	胫骨髁骨折	脛骨顆骨折	けいこつかこっせつ	
19-037	胫腓骨干双骨折	脛腓骨骨幹部骨折	けいひこつこっかんぶこっせつ	
19-038	腓骨干骨折	腓骨骨幹部骨折	ひこつこっかんぶこっせつ	
19-039	踝部骨折	足首骨折	あしくびこっせつ	
19-040	距骨骨折	距骨骨折	きょこつこっせつ	
19-041	跟骨骨折	踵骨骨折	しょうこつこっせつ	
19-042	足舟骨骨折	足舟状骨骨折	あししゅうじょうこつこっせつ	
19-043	跖骨骨折	中足骨骨折	ちゅうそくこつこっせつ	
19-044	趾骨骨折	趾骨節骨折	しこつせつこつこっせつ	
19-045	肋骨骨折	肋骨骨折	ろっこつこっせつ	
19-046	颈椎单纯骨折	頸椎単純骨節	けいついたんじゅんこっせつ	
19-047	寰枢椎骨折	環軸椎骨折	かんじくついこっせつ	
19-048	胸腰椎骨折	胸腰椎骨折	きょうようついこっせつ	
19-049	脊柱骨折	脊椎骨折	せきついこっせつ	

ピンイン	英語
chǐ gǔ shàng sān fēn zhī yī gǔ zhé hé bìng ráo gǔ tóu tuō wèi	fracture of upper end of ulna complicated with dislocation of head of radius
ráo gǔ xià sān fēn zhī yī gǔ zhé hé bìng xià ráo chǐ gǔ guān jié tuō wèi	fracture of lower end of radius complicated with dislocation of distal radio-ulnar dislocation
ráo gǔ xià duān gǔ zhé	radius lower end fracture
wàn zhōu gǔ gǔ zhé	fracture of scaphoid bone of wrist
zhǎng gǔ gǔ zhé	metacarpal fracture
zhǐ gǔ gǔ zhé	phalanx fracture of hand
gǔ gǔ jǐng gǔ zhé	femoral neck fracture
gǔ gǔ cū lóng jiān gǔ zhé	femoral intertrochanteric fracture
gǔ gǔ gàn gǔ zhé	femoral shaft fracture
gǔ gǔ kē shàng gǔ zhé	femoral epicondyles fracture
gǔ gǔ kē bù gǔ zhé	femoral condyles fracture
bìn gǔ gǔ zhé	patella fracture
jìng gǔ kē gǔ zhé	tibia condyles fracture
jìng féi gǔ gàn shuāng gǔ zhé	tibia and fibula shaft fracture
féi gǔ gàn gǔ zhé	fibula shaft fracture
huái bù gǔ zhé	fracture of malleolus
jù gǔ gǔ zhé	astragalus fracture
gēn gǔ gǔ zhé	calcaneous fracture
zú zhōu gǔ gǔ zhé	fracture of scaphoid of foot
zhí gǔ gǔ zhé	fracture of metatarsus
zhǐ gǔ gǔ zhé	toe fracture
lèi gǔ gǔ zhé	rib fracture
jǐng zhuī dān chún gǔ zhé	cervical vertebral simple fracture
huán shū zhuī gǔ zhé	atlas-axis vertebral fracture
xiōng yāo zhuī gǔ zhé	thoracolumbar fracture
jǐ zhù gǔ zhé	spine fracture

コード	中国語	日本語	読み方	
19-050	外伤性截瘫	外傷性対麻痺	がいしょうせいついまひ	
19-051	骨盆骨折	骨盤骨折	こつばんこっせつ	
19-052	脱位	脱臼	だっきゅう	
19-053	下颌关节脱位	顎関節脱臼	がくかんせつだっきゅう	
19-054	胸锁关节脱位	胸鎖関節脱臼	きょうさかんせつだっきゅう	
19-055	肩锁关节脱位	肩鎖関節脱臼	けんさかんせつだっきゅう	
19-056	肩关节脱位	肩関節脱臼	けんかんせつだっきゅう	
19-057	肘关节脱位	肘関節脱臼	ちゅうかんせつだっきゅう	
19-058	小儿桡骨头半脱位	小児橈骨頭亜脱臼	しょうにとうこつとうあだっきゅう	
19-059	月骨前脱位	月状骨掌側脱臼	げつじょうこつしょうそくだっきゅう	
19-060	拇指腕掌关节脱位	母指手根中手関節脱臼	ぼししゅこんちゅうしゅかんせつだっきゅう	
19-061	掌指关节脱位	中手指節関節脱臼	ちゅうしゅしせつかんせつだっきゅう	
19-062	拇指掌指关节脱位	母指中手指節関節脱臼	ぼしちゅうしゅしせつかんせつだっきゅう	
19-063	指间关节脱位	指節間関節脱臼	しせつかんかんせつだっきゅう	
19-064	髋关节脱位	股関節脱臼	こかんせつだっきゅう	
19-065	膝关节脱位	膝関節脱臼	しつかんせつだっきゅう	
19-066	髌骨脱位	膝蓋骨脱臼	しつがいこつだっきゅう	
19-067	距骨脱位	距骨脱臼	きょこつだっきゅう	
19-068	跖跗关节脱位	足根中足骨関節脱臼	そっこんちゅうそくこつかんせつだっきゅう	
19-069	拇趾跖趾关节脱位	母趾中足指節関節脱臼	ぼしちゅうそくしせつかんせつだっきゅう	
19-070	足趾间关节脱位	趾節間関節脱臼	しせつかんかんせつだっきゅう	
19-071	成骨不全	骨形成不全	こつけいせいふぜん	
19-072	软骨发育不全	軟骨発育不全	なんこつはついくふぜん	
19-073	先天性斜颈	先天性斜頸	せんてんせいしゃけい	
19-074	脊柱裂	二分脊椎	にぶんせきつい	
19-075	椎弓峡部裂及脊椎滑脱	脊椎分離及びすべり症	せきついぶんりおよびすべりしょう	

428　19　骨傷科疾病

ピンイン	英語
wài shāng xìng jié tān	traumatic paraplegia
gǔ pén gǔ zhé	pelvic fracture
tuō wèi	dislocation
xià hé guān jié tuō wèi	mandible dislocation
xiōng suǒ guān jié tuō wèi	sternoclavicular dislocation
jiān suǒ guān jié tuō wèi	acromioclavicular dislocation
jiān guān jié tuō wèi	shoulder dislocation
zhǒu guān jié tuō wèi	elbow dislocation
xiǎo ér ráo gǔ tóu bàn tuō wèi	radius head subluxation in children
yuè gǔ qián tuō wèi	lunate anterior dislocation
mǔ zhǐ wàn zhǎng guān jié tuō wèi	thumb carpometacarpal dislocation
zhǎng zhǐ guān jié tuō wèi	metacarpophalangeal dislocation
mǔ zhǐ zhǎng zhǐ guān jié tuō wèi	thumb metacarpophalangeal dislocation
zhǐ jiān guān jié tuō wèi	interphalangeal dislocation
kuān guān jié tuō wèi	hip dislocation
xī guān jié tuō wèi	knee dislocation
bìn gǔ tuō wèi	patella dislocation
jù gǔ tuō wèi	dislocation of talus
zhí fū guān jié tuō wèi	dislocation of tarsometatarsal joint
mǔ zhǐ zhí zhǐ guān jié tuō wèi	dislocation of first metatarsophalangeal joint
zú zhǐ jiān guān jié tuō wèi	foot interphalangeal dislocation
chéng gǔ bù quán	osteogenesis imperfecta
ruǎn gǔ fā yù bù quán	achondroplasia
xiān tiān xìng xié jǐng	congenital torticollis
jǐ zhù liè	spina bifida
zhuī gōng xiá bù liè jí jǐ zhuī huá tuō	spondyloschises and spondylolisthesis

コード	中国語	日本語	読み方	
19-076	脊柱側凸症	脊柱側弯症	せきちゅうそくわんしょう	
19-077	先天性髋关节脱位	先天性股関節脱臼	せんてんせいこかんせつだっきゅう	
19-078	先天性胫骨假关节	先天性脛骨偽関節症	せんてんせいけいこつぎかんせつ	
19-079	膝内翻	内反膝	ないはんしつ	
19-080	膝外翻	外反膝	がいはんしつ	
19-081	拇外翻	外反母趾	がいはんぼし	
19-082	先天性马蹄内翻足	先天性内反足	せんてんせいないはんそく	
19-083	急性化脓性骨髓炎	急性化膿性骨髄炎	きゅうせいかのうせいこつずいえん	
19-084	慢性化脓性骨髓炎	慢性化膿性骨髄炎	まんせいかのうせいこつずいえん	
19-085	硬化性骨髓炎	硬化性骨髄炎	こうかせいこつずいえん	
19-086	化脓性关节炎	化膿性関節炎	かのうせいかんせつえん	
19-087	骨与关节梅毒	梅毒性骨膜・関節炎	ばいどくせいこつまく・かんせつえん	
19-088	骨关节结核（骨痨）	骨・関節結核（骨痨）	こつ・かんせつけっかく（こつろう）	
19-089	骨性关节炎	変形性関節炎	へんけいせいかんせつえん	
19-090	类风湿性关节炎	関節リウマチ	かんせつりうまち	
19-091	强直性脊柱炎	強直性脊柱炎	きょうちょくせいせきちゅうえん	
19-092	痛风性关节炎	痛風性関節炎	つうふうせいかんせつえん	
19-093	神经性关节炎	神経性関節炎	しんけいせいかんせつえん	
19-094	小儿麻痹后遗症	小児麻痺後遺症	しょうにまひこういしょう	
19-095	大脑性瘫痪	脳性麻痺	のうせいまひ	
19-096	筋挛	筋痙攣症	きんけいれんしょう	
19-097	筋缩	筋萎縮症	きんいしゅくしょう	
19-098	股骨头缺血性坏死	大腿骨頭虚血性壊死	だいたいこっとうきょけつせいえし	
19-099	骨骺骨软骨病	骨端線障害	こったんせんしょうがい	
19-100	骨质疏松症	骨粗鬆症	こつそしょう	

ピンイン	英語
jǐ zhù cè tū zhèng	scoliosis
xiān tiān xìng kuān guān jié tuō wèi	congenital hip dislocation
xiān tiān xìng jìng gǔ jiǎ guān jié	congenital tibia pseudoarthrosis
xī nèi fān	genu varum
xī wài fān	genu valgum
mǔ wài fān	hallux valgus
xiān tiān xìng mǎ tí nèi fān zú	congenital equinovarus
jí xìng huà nóng xìng gǔ suǐ yán	acute suppurative osteomyelitis
màn xìng huà nóng xìng gǔ suǐ yán	chronic suppurative osteomyelitis
yìng huà xìng gǔ suǐ yán	sclerosing osteomyelitis
huà nóng xìng guān jié yán	suppurative arthritis
gǔ yǔ guān jié méi dú	syphilis of bone and joint
gǔ guān jié jié hé（gǔ láo）	osteoarticular tuberculosis
gǔ xìng guān jié yán	osteoarthritis
lèi fēng shī xìng guān jié yán	rheumatoid arthritis
qiáng zhí xìng jǐ zhù yán	ankylosing spondylitis
tòng fēng xìng guān jié yán	gouty arthritis
shén jīng xìng guān jié yán	neuropathic arthritis
xiǎo ér má bì hòu yí zhèng	sequelae of poliomyelitis
dà nǎo xìng tān huàn	cerebral paralysis
jīn luán	muscular spasm
jīn suō	contracted sinew
gǔ gǔ tóu quē xuè xìng huài sǐ	ischemic necrosis of head of femur
gǔ hou gǔ ruǎn gǔ bìng	osteoepiphysio-chondropathy
gǔ zhì shū sōng zhèng	osteoporosis

コード	中国語	日本語	読み方	
19-101	骨瘤	骨腫瘍	こつしゅよう	
19-102	骨肉瘤	骨肉腫	こつにくしゅ	
19-103	骨軟骨瘤	骨軟骨腫	こつなんこつしゅ	
19-104	骨巨細胞瘤	骨巨細胞腫	こつきょさいぼうしゅ	
19-105	骨髄瘤	骨髄腫	こつずいしゅ	
19-106	氟骨病	骨フッ素症	こつふっそしょう	
19-107	筋伤	筋損傷	きんそんしょう	
19-108	筋断	筋断裂	きんだんれつ	
19-109	筋粗	筋粗大	きんそだい	
19-110	肩部扭挫伤	肩部捻挫症	けんぶねんざしょう	
19-111	牵拉肩	肩部肉離れ	けんぶにくばなれ	
19-112	旋前圆肌综合征	円回内筋症候群	えんかいないきんしょうこうぐん	
19-113	肩袖损伤	回旋腱板損傷	かいせんけんばんそんしょう	
19-114	旋后肌综合征	回外筋症候群	かいがいきんしょうこうぐん	
19-115	肱骨内上髁炎	上腕骨内側上顆炎	じょうわんこつないそくじょうかえん	
19-116	肱骨外上髁炎	上腕骨外側上顆炎	じょうわんこつがいそくじょうかえん	
19-117	肘关节扭挫伤	肘関節捻挫傷	ちゅうかんせつねんざしょう	
19-118	桡侧伸腕肌腱周围炎	橈側伸筋腱鞘炎	とうそくしんきんけんしょうえん	
19-119	腕管综合征	手根管症候群	しゅこんかんしょうこうぐん	
19-120	腕关节扭伤	手関節捻挫	しゅかんせつねんざ	
19-121	弹响指	ばね指（弾発指）	ばねゆび（だんぱつし）	
19-122	腱鞘囊肿	①腱鞘囊腫　②ガングリオン	①けんしょうのうしゅ　②がんぐりおん	
19-123	梨状肌综合征	梨状筋症候群	りじょうきんしょうこうぐん	
19-124	臀肌挛缩症	殿筋拘縮症	でんきんこうしゅくしょう	
19-125	腘窝囊肿	膝窩囊胞	しつかのうほう	
19-126	髌骨软化症	膝蓋骨軟化症	しつがいこつなんかしょう	
19-127	膝关节创伤性滑膜炎	外傷性膝関節滑膜炎	がいしょうせいしつかんせつかつまくえん	
19-128	半月板损伤	半月板損傷	はんげつばんそんしょう	

ピンイン	英語
gǔ liú	bone tumor
gǔ ròu liú	osteosarcoma
gǔ ruǎn gǔ liú	osteochondroma
gǔ jù xì bāo liú	giant cell tumor of bone
gǔ suǐ liú	myeloma
fú gǔ bìng	skeletal fluorosis
jīn shāng	sinew injury
jīn duàn	ruptured sinew
jīn cū	thickened sinew
jiān bù niǔ cuò shāng	shoulder sprain and contusion
qiān lā jiān	dragged shoulder
xuán qián yuán jī zōng hé zhēng	pronator syndrome
jiān xiù sǔn shāng	rotator cuff injury
xuán hòu jī zōng hé zhēng	supinator syndrome
gōng gǔ nèi shàng kē yán	internal humeral epicondylitis
gōng gǔ wài shàng kē yán	external humeral epicondylitis
zhǒu guān jié niǔ cuò shāng	elbow sprain and contusion
ráo cè shēn wàn jī jiàn zhōu wéi yán	inflammation of tendon and synovium of musculus extensor carpiradialis
wàn guǎn zōng hé zhēng	carpal tunnel syndrome
wàn guān jié niǔ shāng	wrist sprain
tán xiǎng zhǐ	snapping finger
jiàn qiào náng zhǒng	thecal cyst
lí zhuàng jī zōng hé zhēng	piriform muscle syndrome
tún jī luán suō zhèng	contraction of gluteal muscles
guó wō náng zhǒng	popliteal cyst
bìn gǔ ruǎn huà zhèng	chondromalacia patellae
xī guān jié chuàng shāng xìng　huá mó yán	traumatic synovitis of knee
bàn yuè bǎn sǔn shāng	meniscus injury

コード	中国語	日本語	読み方	
19-129	膝交叉韧带损伤	膝内十字靭帯損傷	しつないじゅうじじんたいそんしょう	
19-130	跟痛症	踵骨痛症	しょうこつつうしょう	
19-131	跖痛症	中足骨痛症	ちゅうそくこつつうしょう	
19-132	颈椎病	頸椎症	けいついしょう	
19-133	胸椎小关节错缝	胸椎関節脱臼	きょうついかんせつだっきゅう	
19-134	胸廓出口综合征	胸郭出口症候群	きょうかくでぐちしょうこうぐん	
19-135	腰椎间盘突出症	腰椎椎間板ヘルニア	ようついついかんばんへるにあ	
19-136	慢性腰肌劳损	慢性腰筋損傷	まんせいようきんそんしょう	
19-137	第三腰椎横突综合征	第三腰椎横突起症候群	だいさんようついおうとっきしょうこうぐん	
19-138	腰椎椎管狭窄症	腰部脊柱管狭窄症	ようぶせきちゅうかんきょうさくしょう	
19-139	急性腰扭伤	急性腰部損傷	きゅうせいようぶそんしょう	
19-140	骶髂关节损伤	仙腸関節損傷	せんちょうかんせつそんしょう	
19-141	骶尾部挫伤	仙骨尾骨部挫傷	せんこつびこつぶざしょう	
19-142	臂丛神经损伤	腕神経叢損傷	わんしんけいそうそんしょう	
19-143	桡神经损伤	橈骨神経損傷	とうこつしんけいそんしょう	
19-144	尺神经损伤	尺骨神経損傷	しゃっこつしんけいそんしょう	
19-145	正中神经损伤	正中神経損傷	せいちゅうしんけいそんしょう	
19-146	腓总神经损伤	総腓骨神経損傷	そうひこつしんけいそんしょう	
19-147	胫神经损伤	脛骨神経損傷	けいこつしんけいそんしょう	
19-148	坐骨神经损伤	坐骨神経損傷	ざこつしんけいそんしょう	
19-149	挫伤	挫傷	ざしょう	
19-150	扭伤	捻挫	ねんざ	
19-151	断裂伤	断裂傷	だんれつしょう	
19-152	撕裂伤	裂傷	れっしょう	
19-153	碾挫伤	研削挫傷	けんさくざしょう	

ピンイン	英語
xī jiāo chā rèn dài sǔn shāng	cruciate ligament injury of knee
gēn tòng zhèng	heel pain
zhí tòng zhèng	metatarsal pain
jǐng zhuī bìng	cervical spondylosis
xiōng zhuī xiǎo guān jié cuò fèng	minor joint dislocation of thoracic vertebrae
xiōng kuò chū kǒu zōng hé zhēng	thoracic outlet syndrome
yāo zhuī jiān pán tū chū zhèng	prolapse of lumbar intervertebral disc
màn xìng yāo jī láo sǔn	chronic lumbar muscle strain
dì sān yāo zhuī héng tū zōng hé zhēng	the third lumbar transverse process syndrome
yāo zhuī zhuī guǎn xiá zhǎi zhèng	lumbar spinal canal stenosis
jí xìng yāo niǔ shāng	acute lumbar sprain
dǐ qià guān jié sǔn shāng	sacroiliac injury
dǐ wěi bù cuò shāng	rupture of coccyx
bì cóng shén jīng sǔn shāng	brachial plexus nerve injury
ráo shén jīng sǔn shāng	radial nerve injury
chǐ shén jīng sǔn shāng	ulnar nerve injury
zhèng zhōng shén jīng sǔn shāng	median nerve injury
féi zǒng shén jīng sǔn shāng	common peroneal nerve injury
jìng shén jīng sǔn shāng	tibial nerve injury
zuò gǔ shén jīng sǔn shāng	sciatic nerve injury
cuò shāng	contusion
niǔ shāng	sprain
duàn liè shāng	rupture
sī liè shāng	laceration
niǎn cuò shāng	crushed-contused wound

コード	中国語	日本語	読み方	
19-154	开放性损伤	開放性損傷	かいほうせいそんしょう	
19-155	闭合性损伤	閉鎖性損傷	へいさせいそんしょう	
19-156	持续劳损	持続的疲労性損傷	じぞくてきひろうせいそんしょう	
19-157	颞颌关节紊乱症	顎関節症	がくかんせつしょう	
19-158	骨错缝	脱臼	だっきゅう	
19-159	腰椎退行性滑脱	腰椎すべり症	ようついすべりしょう	

ピンイン	英語
kāi fàng xìng sǔn shāng	open injury
bì hé xìng sǔn shāng	closed injury
chí xù láo sǔn	persistent strain
niè hé guān jié wěn luàn zhèng	disorder of temporomandibular joint
gǔ cuò fèng	bone dislocation
yāo zhuī tuì xíng xìng huá tuō	lumbar degenerative spondylolisthesis

20　針灸

●十四経脈名称

コード	中国語	日本語	読み方	
20-001	手太阴肺经	手の太陰肺経	てのたいいんはいけい	
20-002	手阳明大肠经	手の陽明大腸経	てのようめいだいちょうけい	
20-003	足阳明胃经	足の陽明胃経	あしのようめいいけい	
20-004	足太阴脾经	足の太陰脾経	あしのたいいんひけい	
20-005	手少阴心经	手の少陰心経	てのしょういんしんけい	
20-006	手太阳小肠经	手の太陽小腸経	てのたいようしょうちょうけい	
20-007	足太阳膀胱经	足の太陽膀胱経	あしのたいようぼうこうけい	
20-008	足少阴肾经	足の少陰腎経	あしのしょういんじんけい	
20-009	手厥阴心包经	手の厥陰心包経	てのけついんしんぽうけい	
20-010	手少阳三焦经	手の少陽三焦経	てのしょうようさんしょうけい	
20-011	足少阳胆经	足の少陽胆経	あしのしょうようたんけい	
20-012	足厥阴肝经	足の厥陰肝経	あしのけついんかんけい	
20-013	督脉	督脈	とくみゃく	
20-014	任脉	任脈	にんみゃく	

●経脈外穴標定位名称

コード	中国語	日本語	読み方
20-015	头颈部穴	頭頸部穴	とうけいぶけつ
20-016	胸腹部穴	胸腹部穴	きょうふくぶけつ

438　20　針灸

ピンイン	ピンイン名	英語
shǒu tài yīn fèi jīng		hand great yin lung meridian/channel; LU
shǒu yáng míng dà cháng jīng		hand yang brightness large intestine meridian/channel; LI
zú yáng míng wèi jīng		foot yang brightness stomach meridian/channel; ST
zú tài yīn pí jīng		foot greater yin spleen meridian/channel; SP
shǒu shào yīn xīn jīng		hand lesser yin heart meridian/channel; HT
shǒu tài yáng xiǎo cháng jīng		hand greater yang small intestine meridian/channel; SI
zú tài yáng páng guāng jīng		foot greater yang bladder meridian/channel; BL
zú shào yīn shèn jīng		foot lesser yin kidney meridian/channel; KI
shǒu jué yīn xīn bāo jīng		hand reverting yin pericardium meridian/channel; PC
shǒu shào yáng sān jiāo jīng		hand lesser yang triple energizer meridian/channel; TE
zú shào yáng dǎn jīng		foot lesser yang gallbladder meridian/channel; GB
zú jué yīn gān jīng		foot reverting yin liver meridian/channel; LR
dū mài		governor vessel; GV
rèn mài		conception vessel; CV

ピンイン	ピンイン名	英語
tóu jīng bù xué		points of head and neck; EX-HN
xiōng fù bù xué		points of chest and abdomen; EX-CA

コード	中国語	日本語	読み方	
20-017	背部穴	背部穴	はいぶけつ	
20-018	上肢穴	上肢部穴	じょうしぶけつ	
20-019	下肢穴	下肢部穴	かしぶけつ	

● 経穴名称

コード	中国語	日本語	読み方	
20-020	白环俞	白環兪	はくかんゆ	
20-021	百会	百会	ひゃくえ	
20-022	胞肓	胞肓	ほうこう	
20-023	本神	本神	ほんじん	
20-024	髀关	髀関	ひかん	
20-025	臂臑	臂臑	ひじゅ	
20-026	秉风	秉風	へいふう	
20-027	步廊	歩廊	ほろう	
20-028	不容	不容	ふよう	
20-029	长强	長強	ちょうきょう	
20-030	承扶	承扶	しょうふ	
20-031	承光	承光	しょうこう	
20-032	承浆	承漿	しょうしょう	
20-033	承筋	承筋	しょうきん	
20-034	承灵	承霊	しょうれい	
20-035	承满	承満	しょうまん	
20-036	承泣	承泣	しょうきゅう	
20-037	承山	承山	しょうざん	
20-038	尺泽	尺沢	しゃくたく	
20-039	瘈脉	瘈脈	けいみゃく	
20-040	冲门	衝門	しょうもん	
20-041	冲阳	衝陽	しょうよう	
20-042	次髎	次髎	じりょう	
20-043	攒竹	攢竹	さんちく	
20-044	大包	大包	だいほう	
20-045	大肠俞	大腸兪	だいちょうゆ	

ピンイン	ピンイン名	英語
bèi bù xué		points of back; EX-B
shàng zhī xué		points of upper extremities; EX-UE
xià zhī xué		points of lower extremities; EX-LE

ピンイン	ピンイン名	英語
bái huán shū	Baihuanshu	BL 30
bǎi huì	Baihui	GV 20
bāo huāng	Baohuang	BL 53
běn shén	Benshen	GB 13
bì guān	Biguan	ST 31
bì nào	Binao	LI 14
bǐng fēng	Bingfeng	SI 12
bù láng	Bulang	KI 22
bù róng	Burong	ST 19
cháng qiáng	Changqiang	GV 1
chéng fú	Chengfu	BL 36
chéng guāng	Chengguang	BL 6
chéng jiāng	Chengjiang	CV 24
chéng jīn	Chengjin	BL 56
chéng líng	Chengling	GB 18
chéng mǎn	Chengman	ST 20
chéng qì	Chengqi	ST 1
chéng shān	Chengshan	BL 57
chǐ zé	Chize	LU 5
chì mài	Chimai	TE 18
chōng mén	Chongmen	SP 12
chōng yáng	Chongyang	ST 42
cì liáo	Ciliao	BL 32
cuán zhú	Cuanzhu	BL 2
dà bāo	Dabao	SP 21
dà cháng shū	Dachangshu	BL 25

コード	中国語	日本語	読み方	
20-046	大都	大都	だいと	
20-047	大敦	大敦	だいとん	
20-048	大赫	大赫	だいかく	
20-049	大横	大横	だいおう	
20-050	大巨	大巨	だいこ	
20-051	大陵	大陵	だいりょう	
20-052	大迎	大迎	だいげい	
20-053	大钟	大鐘	だいしょう	
20-054	大杼	大杼	だいじょ	
20-055	大椎	大椎	だいつい	
20-056	帯脉	帯脈	たいみゃく	
20-057	胆俞	胆兪	たんゆ	
20-058	膻中	膻中	だんちゅう	
20-059	地仓	地倉	ちそう	
20-060	地机	地機	ちき	
20-061	地五会	地五会	ちごえ	
20-062	督俞	督兪	とくゆ	
20-063	犊鼻	犢鼻	とくび	
20-064	兑端	兌端	だたん	
20-065	耳和髎	和髎	わりょう	
20-066	耳门	耳門	じもん	
20-067	二间	二間	じかん	
20-068	飞扬	飛揚	ひよう	
20-069	肺俞	肺兪	はいゆ	
20-070	风池	風池	ふうち	
20-071	风府	風府	ふうふ	
20-072	丰隆	豊隆	ほうりゅう	
20-073	风门	風門	ふうもん	
20-074	风市	風市	ふうし	
20-075	跗阳	跗陽	ふよう	
20-076	浮白	浮白	ふはく	
20-077	扶突	扶突	ふとつ	

ピンイン	ピンイン名	英語
dà dōu	Dadu	SP 2
dà dūn	Dadun	LR 1
dà hè	Dahe	KI 12
dà héng	Daheng	SP 15
dà jù	Daju	ST 27
dà líng	Daling	PC 7
dà yíng	Daying	ST 5
dà zhōng	Dazhong	KI 4
dà zhù	Dazhu	BL 11
dà zhuī	Dazhui	GV 14
dài mài	Daimai	GB 26
dǎn shū	Danshu	BL 19
dàn zhōng	Danzhong	CV 17
dì cāng	Dicang	ST 4
dì jī	Diji	SP 8
dì wǔ huì	Diwuhui	GB 42
dū shū	Dushu	BL 16
dú bí	Dubi	ST 35
duì duān	Duiduan	GV 27
ěr hé liáo	Erheliao	TE 22
ěr mén	Ermen	TE 21
èr jiān	Erjian	LI 2
fēi yáng	Feiyang	BL 58
fèi shū	Feishu	BL 13
fēng chí	Fengchi	GB 20
fēng fǔ	Fengfu	GV 16
fēng lóng	Fenglong	ST 40
fēng mén	Fengmen	BL 12
fēng shì	Fengshi	GB 31
fū yáng	Fuyang	BL 59
fú bái	Fubai	GB 10
fú tū	Futu	LI 18

コード	中国語	日本語	読み方	
20-078	伏兔	伏兔	ふくと	
20-079	浮郄	浮郄	ふげき	
20-080	府舍	府舍	ふしゃ	
20-081	腹哀	腹哀	ふくあい	
20-082	附分	附分	ふぶん	
20-083	腹结	腹結	ふっけつ	
20-084	复溜	復溜	ふくりゅう	
20-085	腹通谷	腹通谷	はらつうこく	
20-086	肝俞	肝兪	かんゆ	
20-087	膏肓	膏肓	こうこう	
20-088	膈关	膈関	かくかん	
20-089	膈俞	膈兪	かくゆ	
20-090	公孙	公孫	こうそん	
20-091	关冲	関衝	かんしょう	
20-092	关门	関門	かんもん	
20-093	关元	関元	かんげん	
20-094	关元俞	関元兪	かんげんゆ	
20-095	光明	光明	こうめい	
20-096	归来	帰来	きらい	
20-097	颔厌	頷厭	がんえん	
20-098	合谷	合谷	ごうこく	
20-099	合阳	合陽	ごうよう	
20-100	横骨	横骨	おうこつ	
20-101	后顶	後頂	ごちょう	
20-102	后溪	後渓	こうけい	
20-103	华盖	華蓋	かがい	
20-104	滑肉门	滑肉門	かつにくもん	
20-105	环跳	環跳	かんちょう	
20-106	肓门	肓門	こうもん	
20-107	肓俞	肓兪	こうゆ	
20-108	会阳	会陽	えよう	
20-109	会阴	会陰	えいん	

ピンイン	ピンイン名	英語
fú tù	Futu	ST 32
fú xì	Fuxi	BL 38
fǔ shě	Fushe	SP 13
fù āi	Fu'ai	SP 16
fù fēn	Fufen	BL 41
fù jié	Fujie	SP 14
fù liū	Fuliu	KI 7
fù tōng gǔ	Futonggu	KI 20
gān shū	Ganshu	BL 18
gāo huāng	Gaohuang	BL 43
gé guān	Geguan	BL 46
gé shū	Geshu	BL 17
gōng sūn	Gongsun	SP 4
guān chōng	Guanchong	TE 1
guān mén	Guanmen	ST 22
guān yuán	Guanyuan	CV 4
guān yuán shū	Guanyuanshu	BL 26
guāng míng	Guangming	GB 37
guī lái	Guilai	ST 29
hàn yàn	Hanyan	GB 4
hé gǔ	Hegu	LI 4
hé yáng	Heyang	BL 55
héng gǔ	Henggu	KI 11
hòu dǐng	Houding	GV 19
hòu xī	Houxi	SI 3
huá gài	Huagai	CV 20
huá ròu mén	Huaroumen	ST 24
huán tiào	Huantiao	GB 30
huāng mén	Huangmen	BL 51
huāng shū	Huangshu	KI 16
huì yáng	Huiyang	BL 35
huì yīn	Huiyin	CV 1

コード	中国語	日本語	読み方	
20-110	会宗	会宗	えそう	
20-111	魂门	魂門	こんもん	
20-112	箕门	箕門	きもん	
20-113	急脉	急脈	きゅうみゃく	
20-114	极泉	極泉	きょくせん	
20-115	脊中	脊中	せきちゅう	
20-116	颊车	頬車	きょうしゃ	
20-117	肩井	肩井	けんせい	
20-118	肩髎	肩髎	けんりょう	
20-119	间使	間使	かんし	
20-120	肩外俞	肩外兪	けんがいゆ	
20-121	肩髃	肩髃	けんぐう	
20-122	肩贞	肩貞	けんてい	
20-123	肩中俞	肩中兪	けんちゅうゆ	
20-124	建里	建里	けんり	
20-125	交信	交信	こうしん	
20-126	角孙	角孫	かくそん	
20-127	解溪	解渓	かいけい	
20-128	金门	金門	きんもん	
20-129	筋缩	筋縮	きんしゅく	
20-130	京骨	京骨	けいこつ	
20-131	京门	京門	けいもん	
20-132	睛明	睛明	せいめい	
20-133	经渠	経渠	けいきょ	
20-134	鸠尾	鳩尾	きゅうび	
20-135	居髎	居髎	きょりょう	
20-136	巨骨	巨骨	きょこつ	
20-137	巨髎	巨髎	きょりょう	
20-138	巨阙	巨闕	こけつ	
20-139	厥阴俞	厥陰兪	けついんゆ	
20-140	孔最	孔最	こうさい	
20-141	口禾髎	禾髎	かりょう	

ピンイン	ピンイン名	英語
huì zōng	Huizong	TE 7
hún mén	Hunmen	BL 47
jī mén	Jimen	SP 11
jí mài	Jimai	LR 12
jí quán	Jiquan	HT 1
jī zhōng	Jizhong	GV 6
jiá chē	Jiache	ST 6
jiān jǐng	Jianjing	GB 21
jiān liáo	Jianliao	TE 14
jiān shǐ	Jianshi	PC 5
jiān wài shū	Jianwaishu	SI 14
jiān yú	Jianyu	LI 15
jiān zhēn	Jianzhen	SI 9
jiān zhōng shū	Jianzhongshu	SI 15
jiàn lǐ	Jianli	CV 11
jiāo xìn	Jiaoxin	KI 8
jiǎo sūn	Jiaosun	TE 20
jiě xī	Jiexi	ST 41
jīn mén	Jinmen	BL 63
jīn suō	Jinsuo	GV 8
jīng gǔ	Jinggu	BL 64
jīng mén	Jingmen	GB 25
jīng míng	Jingming	BL 1
jīng qú	Jingqu	LU 8
jiū wěi	Jiuwei	CV 15
jū liáo	Juliao	GB 29
jù gǔ	Jugu	LI 16
jì liáo	Juliao	ST 3
jù què	Juque	CV 14
jué yīn shū	Jueyinshu	BL 14
kǒng zuì	Kongzui	LU 6
kǒu hé liáo	Kouheliao	LI 19

コード	中国語	日本語	読み方	
20-142	库房	庫房	こぼう	
20-143	昆仑	崑崙	こんろん	
20-144	劳宫	労宮	ろうきゅう	
20-145	蠡沟	蠡溝	れいこう	
20-146	厉兑	厲兌	れいだ	
20-147	廉泉	廉泉	れんせん	
20-148	梁门	梁門	りょうもん	
20-149	梁丘	梁丘	りょうきゅう	
20-150	列缺	列欠	れいけつ	
20-151	灵道	霊道	れいどう	
20-152	灵台	霊台	れいだい	
20-153	灵墟	霊墟	れいきょ	
20-154	漏谷	漏谷	ろうこく	
20-155	颅息	顱息	ろそく	
20-156	络却	絡却	らくきゃく	
20-157	眉冲	眉衝	びしょう	
20-158	命门	命門	めいもん	
20-159	目窗	目窓	もくそう	
20-160	脑户	脳戸	のうこ	
20-161	脑空	脳空	のうくう	
20-162	臑会	臑会	じゅえ	
20-163	臑俞	臑兪	じゅゆ	
20-164	内关	内関	ないかん	
20-165	内庭	内庭	ないてい	
20-166	膀胱俞	膀胱兪	ぼうこうゆ	
20-167	脾俞	脾兪	ひゆ	
20-168	偏历	偏歴	へんれき	
20-169	魄户	魄戸	はくこ	
20-170	仆参	僕参	ぼくじん	
20-171	期门	期門	きもん	
20-172	气冲	気衝	きしょう	
20-173	气海	気海	きかい	

ピンイン	ピンイン名	英語
kù fáng	Kufang	ST 14
kūn lún	Kunlun	BL 60
láo gōng	Laogong	PC 8
lí gōu	Ligou	LR 5
lì duì	Lidui	ST 45
lián quán	Lianquan	CV 23
liáng mén	Liangmen	ST 21
liáng qiū	Liangqiu	ST 34
liè quē	Lieque	LU 7
líng dào	Lingdao	HT 4
líng tái	Lingtai	GV 10
líng xū	Lingxu	KI 24
lòu gǔ	Lougu	SP 7
lú xī	Luxi	TE 19
luò què	Luoque	BL 8
méi chōng	Meichong	BL 3
mìng mén	Mingmen	GV 4
mù chuāng	Muchuang	GB 16
nǎo hù	Naohu	GV 17
nǎo kōng	Naokong	GB 19
nào huì	Naohui	TE 13
nào shū	Naoshu	SI 10
nèi guān	Neiguan	PC 6
nèi tíng	Neiting	ST 44
páng guāng shū	Pangguangshu	BL 28
pí shū	Pishu	BL 20
piān lì	Pianli	LI 6
pò hù	Pohu	BL 42
pú cān	Pucan	BL 61
qī mén	Qimen	LR 14
qì chōng	Qichong	ST 30
qì hǎi	Qihai	CV 6

コード	中国語	日本語	読み方	
20-174	气海俞	気海兪	きかいゆ	
20-175	气户	気戸	きこ	
20-176	气穴	気穴	きけつ	
20-177	气舍	気舎	きしゃ	
20-178	前顶	前頂	ぜんちょう	
20-179	前谷	前谷	ぜんこく	
20-180	强间	強間	きょうかん	
20-181	清冷渊	清冷淵	せいれいえん	
20-182	青灵	青霊	せいれい	
20-183	丘墟	丘墟	きゅうきょ	
20-184	曲鬓	曲鬢	きょくびん	
20-185	曲差	曲差	きょくさ	
20-186	曲池	曲池	きょくち	
20-187	曲骨	曲骨	きょっこつ	
20-188	曲泉	曲泉	きょくせん	
20-189	曲垣	曲垣	きょくえん	
20-190	曲泽	曲沢	きょくたく	
20-191	颧髎	顴髎	けんりょう	
20-192	缺盆	欠盆	けつぼん	
20-193	然谷	然谷	ねんこく	
20-194	人迎	人迎	じんげい	
20-195	日月	日月	じつげつ	
20-196	乳根	乳根	にゅうこん	
20-197	乳中	乳中	にゅうちゅう	
20-198	三间	三間	さんかん	
20-199	三焦俞	三焦兪	さんしょうゆ	
20-200	三阳络	三陽絡	さんようらく	
20-201	三阴交	三陰交	さんいんこう	
20-202	商丘	商丘	しょうきゅう	
20-203	商曲	商曲	しょうきょく	
20-204	商阳	商陽	しょうよう	
20-205	上关	上関	じょうかん	

450　20　針灸

ピンイン	ピンイン名	英語
qì hǎi shū	Qihaishu	BL 24
qì hù	Qihu	ST 13
qì xué	Qixue	KI 13
qì shè	Qishe	ST 11
qián dǐng	Qianding	GV 21
qián gǔ	Qiangu	SI 2
qiáng jiān	Qiangjian	GV 18
qīng lěng yuān	Qinglengyuan	TE 11
qīng líng	Qngling	HT 2
qiū xū	Qiuxu	GB 40
qū bìn	Qubin	GB 7
qū chā	Qucha	BL 4
qū chí	Quchi	LI 11
qū gǔ	Qugu	CV 2
qū quán	Ququan	LR 8
qū yuán	Quyuan	SI 13
qū zé	Quze	PC 3
quán liáo	Quanliao	SI 18
quē pén	Quepen	ST 12
rán gǔ	Rangu	KI 2
rén yíng	Renying	ST 9
rì yuè	Riyue	GB 24
rǔ gēn	Rugen	ST 18
rǔ zhōng	Ruzhong	ST 17
sān jiān	Sanjian	LI 3
sān jiāo shū	Sanjiaoshu	BL 22
sān yáng luò	Sanyangluo	TE 8
sān yīn jiāo	Sanyinjiao	SP 6
shāng qiū	Shangqiu	SP 5
shāng qū	Shangqu	KI 17
shāng yáng	Shangyang	LI 1
shàng guān	Shangguan	GB 3

コード	中国語	日本語	読み方	
20-206	上巨虚	上巨虚	じょうこきょ	
20-207	上廉	上廉	じょうれん	
20-208	上膠	上膠	じょうりょう	
20-209	上脘	上脘	じょうかん	
20-210	上星	上星	じょうせい	
20-211	少冲	少衝	しょうしょう	
20-212	少府	少府	しょうふ	
20-213	少海	少海	しょうかい	
20-214	少商	少商	しょうしょう	
20-215	少泽	少沢	しょうたく	
20-216	申脉	申脈	しんみゃく	
20-217	身柱	身柱	しんちゅう	
20-218	神藏	神蔵	しんぞう	
20-219	神道	神道	しんどう	
20-220	神封	神封	しんぽう	
20-221	神门	神門	しんもん	
20-222	神阙	神闕	しんけつ	
20-223	神堂	神堂	しんどう	
20-224	神庭	神庭	しんてい	
20-225	肾俞	腎兪	じんゆ	
20-226	食窦	食竇	しょくとく	
20-227	石关	石関	せきかん	
20-228	石门	石門	せきもん	
20-229	手三里	手三里	てさんり	
20-230	手五里	手五里	てごり	
20-231	俞府	兪府	ゆふ	
20-232	束骨	束骨	そっこつ	
20-233	率谷	率谷	そっこく	
20-234	水道	水道	すいどう	
20-235	水分	水分	すいぶん	
20-236	水沟	水溝	すいこう	
20-237	水泉	水泉	すいせん	

ピンイン	ピンイン名	英語
shàng jù xū	Shangjuxu	ST 37
shàng lián	Shanglian	LI 9
shàng liáo	Shangliao	BL 31
shàng wǎn	Shangwan	CV 13
shàng xīng	Shangxing	GV 23
shào chōng	Shaochong	HT 9
shào fǔ	Shaofu	HT 8
shào hǎi	Shaohai	HT 3
shào shāng	Shaoshang	LU 11
shào zé	Shaoze	SI 1
shēn mài	Shenmai	BL 62
shēn zhù	Shenzhu	GV 12
shén cáng	Shencang	KI 25
shén dào	Shendao	GV 11
shén fēng	Shenfeng	KI 23
shén mén	Shenmen	HT 7
shén què	Shenque	CV 8
shén táng	Shentang	BL 44
shén tíng	Shenting	GV 24
shèn shū	Shenshu	BL 23
shí dòu	Shidou	SP 17
shí guān	Shiguan	KI 18
shí mén	Shimen	CV 5
shǒu sān lǐ	Shousanli	LI 10
shǒu wǔ lǐ	Shouwuli	LI 13
shū fǔ	Shufu	KI 27
shù gǔ	Shugu	BL 65
shuài gǔ	Shuaigu	GB 8
shuǐ dào	Shuidao	ST 28
shuǐ fèn	Shuifen	CV 9
shuǐ gōu	Shuigou	GV 26
shuǐ quán	Shuiquan	KI 5

453

コード	中国語	日本語	読み方	
20-238	水突	水突	すいとつ	
20-239	丝竹空	糸竹空	しちくくう	
20-240	四白	四白	しはく	
20-241	四渎	四瀆	しとく	
20-242	四满	四満	しまん	
20-243	素髎	素髎	そりょう	
20-244	太白	太白	たいはく	
20-245	太冲	太衝	たいしょう	
20-246	太溪	太渓	たいけい	
20-247	太乙	太乙	たいいつ	
20-248	太渊	太淵	たいえん	
20-249	淘道	陶道	とうどう	
20-250	天池	天池	てんち	
20-251	天冲	天衝	てんしょう	
20-252	天窗	天窓	てんそう	
20-253	天鼎	天鼎	てんてい	
20-254	天府	天府	てんぷ	
20-255	天井	天井	てんせい	
20-256	天髎	天髎	てんりょう	
20-257	天泉	天泉	てんせん	
20-258	天容	天容	てんよう	
20-259	天枢	天枢	てんすう	
20-260	天突	天突	てんとつ	
20-261	天溪	天渓	てんけい	
20-262	天牖	天牖	てんゆう	
20-263	天柱	天柱	てんちゅう	
20-264	天宗	天宗	てんそう	
20-265	条口	条口	じょうこう	
20-266	听宫	聴宮	ちょうきゅう	
20-267	听会	聴会	ちょうえ	
20-268	通里	通里	つうり	
20-269	通天	通天	つうてん	

ピンイン	ピンイン名	英語
shuǐ tū	Shuitu	ST 10
sī zhú kōng	Sizhukong	TE 23
sì bái	Sibai	ST 2
sì dú	Sidu	TE 9
sì mǎn	Siman	KI 14
sù liáo	Suliao	GV 25
tài bái	Taibai	SP 3
tài chōng	Taichong	LR 3
tài xī	Taixi	KI 3
tài yǐ	Taiyi	ST 23
tài yuān	Taiyuan	LU 9
táo dào	Taodao	GV 13
tian chí	Tianchi	PC 1
tiān chōng	Tianchong	GB 9
tiān chuāng	Tianchuang	SI 16
tiān dǐng	Tianding	LI 17
tiān fǔ	Tianfu	LU 3
tiān jǐng	Tianjing	TE 10
tiān liáo	Tianliao	TE 15
tiān quán	Tianquan	PC 2
tiān róng	Tianrong	SI 17
tiān shū	Tianshu	ST 25
tiān tū	Tiantu	CV 22
tiān xī	Tianxi	SP 18
tiān yǒu	Tianyou	TE 16
tiān zhù	Tianzhu	BL 10
tiān zōng	Tianzong	SI 11
tiáo kǒu	Tiaokou	ST 38
tīng gōng	Tinggong	SI 19
tīng huì	Tinghui	GB 2
tōng lǐ	Tongli	HT 5
tōng tiān	Tongtian	BL 7

コード	中国語	日本語	読み方	
20-270	瞳子髎	瞳子髎	どうしりょう	
20-271	头临泣	頭臨泣	とうりんきゅう	
20-272	头窍阴	頭竅陰	とうきょういん	
20-273	头维	頭維	ずい	
20-274	外关	外関	がいかん	
20-275	外陵	外陵	がいりょう	
20-276	外丘	外丘	がいきゅう	
20-277	完骨	完骨	かんこつ	
20-278	腕骨	腕骨	わんこつ	
20-279	维道	維道	いどう	
20-280	委阳	委陽	いよう	
20-281	委中	委中	いちゅう	
20-282	胃仓	胃倉	いそう	
20-283	胃俞	胃俞	いゆ	
20-284	温溜	温溜	おんる	
20-285	屋翳	屋翳	おくえい	
20-286	五处	五処	ごしょ	
20-287	五枢	五枢	ごすう	
20-288	膝关	膝関	しつかん	
20-289	膝阳关	膝陽関	ひざようかん	
20-290	郄门	郄門	げきもん	
20-291	侠白	侠白	きょうはく	
20-292	侠溪	侠渓	きょうけい	
20-293	下关	下関	げかん	
20-294	下巨虚	下巨虚	げこきょ	
20-295	下廉	下廉	げれん	
20-296	下髎	下髎	げりょう	
20-297	下脘	下脘	げかん	
20-298	陷谷	陥谷	かんこく	
20-299	消泺	消濼	しょうれき	
20-300	小肠俞	小腸俞	しょうちょうゆ	
20-301	小海	小海	しょうかい	

ピンイン	ピンイン名	英語
tóng zǐ liáo	Tongziliao	GB 1
tóu lín qì	Toulinqi	GB 15
tóu qiào yīn	Touqiaoyin	GB 11
tóu wéi	Touwei	ST 8
wài guān	Waiguan	TE 5
wài líng	Wailing	ST 26
wài qiū	Waiqiu	GB 36
wán gǔ	Wangu	GB 12
wàn gǔ	Wangu	SI 4
wéi dào	Weidao	GB 28
wěi yáng	Weiyang	BL 39
wěi zhōng	Weizhong	BL 40
wèi cāng	Weicang	BL 50
wèi shū	Weishu	BL 21
wēn liū	Wenliu	LI 7
wū yì	Wuyi	ST 15
wǔ chù	Wuchu	BL 5
wǔ shū	Wushu	GB 27
xī guān	Xiguan	LR 7
xī yáng guān	Xiyangguan	GB 33
xì mén	Ximen	PC 4
xiá bái	Xiabai	LU 4
xiá xī	Xiaxi	GB 43
xià guān	Xiaguan	ST 7
xià jù xū	Xiajuxu	ST 39
xià lián	Xialian	LI 8
xià liáo	Xialiao	BL 34
xià wǎn	Xiawan	CV 10
xiàn gǔ	Xiangu	ST 43
xiāo luò	Xiaoluo	TE 12
xiǎo cháng shū	Xiaochangshu	BL 27
xiǎo hǎi	Xiaohai	SI 8

コード	中国語	日本語	読み方	
20-302	心俞	心兪	しんゆ	
20-303	囟会	顖会	しんえ	
20-304	行间	行間	こうかん	
20-305	胸乡	胸郷	きょうきょう	
20-306	璇玑	璇璣	せんき	
20-307	悬厘	懸釐	けんり	
20-308	悬颅	懸顱	けんろ	
20-309	悬枢	懸枢	けんすう	
20-310	悬钟	懸鐘	けんしょう	
20-311	血海	血海	けっかい	
20-312	哑门	瘂門	あもん	
20-313	阳白	陽白	ようはく	
20-314	阳池	陽池	ようち	
20-315	阳辅	陽輔	ようほ	
20-316	阳纲	陽綱	ようこう	
20-317	阳谷	陽谷	ようこく	
20-318	阳交	陽交	ようこう	
20-319	阳陵泉	陽陵泉	ようりょうせん	
20-320	阳溪	陽渓	ようけい	
20-321	养老	養老	ようろう	
20-322	腰俞	腰兪	ようゆ	
20-323	腰阳关	腰陽関	こしようかん	
20-324	液门	液門	えきもん	
20-325	譩譆	譩譆	いき	
20-326	翳风	翳風	えいふう	
20-327	意舍	意舎	いしゃ	
20-328	阴包	陰包	いんぽう	
20-329	阴都	陰都	いんと	
20-330	阴谷	陰谷	いんこく	
20-331	阴交	陰交	いんこう	
20-332	阴廉	陰廉	いんれん	
20-333	阴陵泉	陰陵泉	いんりょうせん	

ピンイン	ピンイン名	英語
xīn shū	Xinshu	BL 15
xìn huì	Xinhui	GV 22
xíng jiān	Xingjian	LR 2
xiōng xiāng	Xiongxiang	SP 19
xuán jī	Xuanji	CV 21
xuán lí	Xuanli	GB 6
xuán lú	Xuanlu	GB 5
xuán shū	Xuanshu	GV 5
xuán zhōng	Xuanzhong	GR 39
xuè hǎi	Xuehai	SP 10
yǎ mén	Yamen	GV 15
yáng bái	Yangbai	GB 14
yáng chí	Yangchi	TE 4
yáng fǔ	Yangfu	GB 38
yáng gāng	Yanggang	BL 48
yáng gǔ	Yanggu	SI 5
yáng jiāo	Yangjiao	GB 35
yáng líng quán	Yanglingquan	GB 34
yáng xī	Yangxi	LI 5
yáng lǎo	Yanglao	SI 6
yāo shū	Yaoshu	GV 2
yāo yáng guān	Yaoyangguan	GV 3
yè mén	Yemen	TE 2
yì xǐ	Yixi	BL 45
yì fēng	Yifeng	TE 17
yì shě	Yishe	BL 49
yīn bāo	Yinbao	LR 9
yīn dū	Yindu	KI 19
yīn gǔ	Yingu	KI 10
yīn jiāo	Yinjiao	CV 7
yīn lián	Yinlian	LR 11
yīn líng quán	Yinlingquan	SP 9

コード	中国語	日本語	読み方	
20-334	殷门	殷門	いんもん	
20-335	阴市	陰市	いんし	
20-336	阴郄	陰郄	いんげき	
20-337	龈交	齦交	ぎんこう	
20-338	隐白	隠白	いんぱく	
20-339	膺窗	膺窓	ようそう	
20-340	迎香	迎香	げいこう	
20-341	涌泉	湧泉	ゆうせん	
20-342	幽门	幽門	ゆうもん	
20-343	鱼际	魚際	ぎょさい	
20-344	玉堂	玉堂	ぎょくどう	
20-345	玉枕	玉枕	ぎょくちん	
20-346	彧中	彧中	いくちゅう	
20-347	渊腋	淵腋	えんえき	
20-348	云门	雲門	うんもん	
20-349	章门	章門	しょうもん	
20-350	照海	照海	しょうかい	
20-351	辄筋	輒筋	ちょうきん	
20-352	正营	正営	しょうえい	
20-353	支沟	支溝	しこう	
20-354	支正	支正	しせい	
20-355	秩边	秩辺	ちっぺん	
20-356	志室	志室	ししつ	
20-357	至阳	至陽	しよう	
20-358	至阴	至陰	しいん	
20-359	中冲	中衝	ちゅうしょう	
20-360	中都	中都	ちゅうと	
20-361	中渎	中瀆	ちゅうとく	
20-362	中封	中封	ちゅうほう	
20-363	中府	中府	ちゅうふ	
20-364	中极	中極	ちゅうきょく	
20-365	中髎	中髎	ちゅうりょう	

ピンイン	ピンイン名	英語
yīn mén	Yinmen	BL 37
yīn shì	Yinshi	ST 33
yīn xì	Yinxi	HT 6
yín jiāo	Yinjiao	GV 28
yīn bái	Yinbai	SP 1
yīng chuāng	Yingchuang	ST 16
yíng xiāng	Yingxiang	LI 20
yǒng quán	Yongquan	KI 1
yōu mén	Youmen	KI 21
yú jì	Yuji	LU 10
yù táng	Yutang	CV 18
yù zhěn	Yuzhen	BL 9
yù zhōng	Yuzhong	KI 26
yuān yè	Yuanye	GB 22
yún mén	Yunmen	LU 2
zhāng mén	Zhangmen	LR 13
zhào hǎi	Zhaohai	KI 6
zhé jīn	Zhejin	GB 23
zhèng yíng	Zhengying	GB 17
zhī gōu	Zhigou	TE 6
zhī zhèng	Zhizheng	SI 7
zhì biān	Zhibian	BL 54
zhì shì	Zhishi	BL 52
zhì yáng	Zhiyang	GV 9
zhì yīn	Zhiyin	BL 67
zhōng chōng	Zhongchong	PC 9
zhōng dū	Zhongdu	LR 6
zhōng dú	Zhongdu	GB 32
zhōng fēng	Zhongfeng	LR 4
zhōng fǔ	Zhongfu	LU 1
zhōng jí	Zhongji	CV 3
zhōng liáo	Zhongliao	BL 33

461

コード	中国語	日本語	読み方	
20-366	中膂俞	中膂俞	ちゅうりょゆ	
20-367	中枢	中枢	ちゅうすう	
20-368	中庭	中庭	ちゅうてい	
20-369	中脘	中脘	ちゅうかん	
20-370	中渚	中渚	ちゅうしょ	
20-371	中注	中注	ちゅうちゅう	
20-372	周荣	周栄	しゅうえい	
20-373	肘髎	肘髎	ちゅうりょう	
20-374	筑宾	築賓	ちくひん	
20-375	紫宫	紫宮	しきゅう	
20-376	足临泣	足臨泣	あしりんきゅう	
20-377	足窍阴	足竅陰	あしきょういん	
20-378	足三里	足三里	あしさんり	
20-379	足通谷	足通谷	あしつうこつ	
20-380	足五里	足五里	あしごり	

● 経脈外穴名称

コード	中国語	日本語	読み方	
20-381	八风	八風	はっぷう	
20-382	八邪	八邪	はちじゃ	
20-383	百虫窝	百虫窩	ひゃくちゅうか	
20-384	大骨空	大骨空	だいこっくう	
20-385	胆囊	胆嚢	たんのう	
20-386	当阳	当陽	とうよう	
20-387	定喘	定喘	ていぜん	
20-388	独阴	独陰	どくいん	
20-389	耳尖	耳尖	じせん	
20-390	二白	二白	にはく	
20-391	海泉	海泉	かいせん	
20-392	鹤顶	鶴頂	かくちょう	
20-393	夹脊	夾脊	きょうせき	
20-394	金津	金津	きんしん	

ピンイン	ピンイン名	英語
zhōng lǔ shū	Zhonglushu	BL 29
zhōng shū	Zhongshu	GV 7
zhōng tíng	Zhongting	CV 16
zhōng wǎn	Zhongwan	CV 12
zhōng zhǔ	Zhongzhu	TE 3
zhōng zhù	Zhongzhu	KI 15
zhōu róng	Zhourong	SP 20
zhǒu liáo	Zhouliao	LI 12
zhù bīn	Zhubin	KI 9
zǐ gōng	Zigong	CV 19
zú lín qì	Zulinqi	GB 41
zú qiào yīn	Zuqiaoyin	GB 44
zú sān lǐ	Zusanli	ST 36
zú tōng gǔ	Zutonggu	BL 66
zú wǔ lǐ	Zuwuli	LR 10

ピンイン	ピンイン名	英語
bā fēng	Bafeng	EX-LE 10
bā xié	Baxie	EX-UE 9
bǎi chóng wō	Baichongwo	EX-LE 3
dà gǔ kōng	Dagukong	EX-UE 5
dǎn náng	Dannang	EX-LE 6
dāng yáng	Dangyang	EX-HN 2
dìng chuǎn	Dingchuan	EX-B 1
dú yīn	Duyin	EX-LE 11
ěr jiān	Erjian	EX-HN 6
èr bái	Erbai	EX-UE 2
hǎi quán	Haiquan	EX-HN 11
hè dǐng	Heding	EX-LE 2
jiá jǐ	Jiaji	EX-B 2
jīn jīn	Jinjin	EX-HN 12

コード	中国語	日本語	読み方	
20-395	颈百劳	頸百労	けいひゃくろう	
20-396	聚泉	聚泉	じゅせん	
20-397	髋骨	髋骨	かんこつ	
20-398	阑尾	闌尾	らんび	
20-399	内迎香	内迎香	ないげいこう	
20-400	内踝尖	内果尖	ないかせん	
20-401	内膝眼	内膝眼	ないしつがん	
20-402	痞根	痞根	ひこん	
20-403	气端	気端	きたん	
20-404	球后	球後	きゅうご	
20-405	上迎香	上迎香	じょうげいこう	
20-406	十七椎	十七椎下	じゅうしちついか	
20-407	十宣	十宣	じっせん	
20-408	四缝	四縫	しほう	
20-409	四神聪	四神聡	ししんそう	
20-410	太阳	太陽	たいよう	
20-411	外踝尖	外果尖	がいかせん	
20-412	外劳宫	外労宮	がいろうきゅう	
20-413	胃脘下俞	胃脘下兪	いかんげゆ	
20-414	膝眼	膝眼	しつがん	
20-415	下极俞	下極兪	げきょくゆ	
20-416	小骨空	小骨空	しょうこっくう	
20-417	腰奇	腰奇	ようき	
20-418	腰痛点	腰痛点	ようつうてん	
20-419	腰眼	腰眼	ようがん	
20-420	腰宜	腰宜	ようぎ	
20-421	翳明	翳明	えいめい	
20-422	印堂	印堂	いんどう	
20-423	鱼腰	魚腰	ぎょよう	
20-424	玉液	玉液	ぎょくえき	
20-425	中魁	中魁	ちゅうかい	
20-426	中泉	中泉	ちゅうせん	

ピンイン	ピンイン名	英語
jìng bǎi láo	Jingbailao	EX-HN 15
jù quán	Juquan	EX-HN 10
kuān gǔ	Kuangu	EX-LE 1
lán wěi	Lanwei	EX-LE 7
nèi yíng xiāng	Neiyingxiang	EX-HN 9
nèi huái jiān	Neihuaijian	EX-LE 8
nèi xī yǎn	Neixiyan	EX-LE 4
pǐ gēn	Pigen	EX-B 4
qì duān	Qiduan	EX-LE 12
qiú hòu	Qiuhou	EX-HN 7
shàng yíng xiāng	Shangyingxiang	EX-HN 8
shí qī zhuī	Shiqizhui	EX-B 8
shí xuān	Shixuan	EX-UE 11
sì fēng	Sifeng	EX-UE 10
sì shén cōng	Sishencong	EX-HN 1
tài yáng	Taiyang	EX-HN 5
wài huái jiān	Waihuaijian	EX-LE 9
wài láo gōng	Wailaogong	EX-UE 8
wèi wǎn xià shū	Weiwanxiashu	EX-B 3
xī yǎn	Xiyan	EX-LE 5
xià jí shū	Xiajishu	EX-B 5
xiǎo gǔ kōng	Xiaogukong	EX-UE 6
yāo qí	Yaoqi	EX-B 9
yāo tòng diǎn	Yaotongdian	EX-UE 7
yāo yǎn	Yaoyan	EX-B 7
yāo yí	Yaoyi	EX-B 6
yì míng	Yiming	EX-HN 14
yìn táng	Yintang	EX-HN 3
yú yāo	Yuyao	EX-HN 4
yù yè	Yuye	EX-HN 13
zhōng kuí	Zhongkui	EX-UE 4
zhōng quán	Zhongquan	EX-UE 3

コード	中国語	日本語	読み方	
20-427	肘尖	肘尖	ちゅうせん	
20-428	子宮	子宮	しきゅう	

● 頭針穴線

コード	中国語	日本語	読み方	
20-429	額中線	額中線	がくちゅうせん	
20-430	額旁1線	額側Ⅰ線	がくそくいっせん	
20-431	額旁2線	額側Ⅱ線	がくそくにせん	
20-432	額旁3線	額側Ⅲ線	がくそくさんせん	
20-433	頂中線	頭頂線	とうちょうせん	
20-434	頂顳前斜線	頂顳前斜線	ちょうしょうぜんしゃせん	
20-435	頂顳后斜線	頂顳後斜線	ちょうしょうこうしゃせん	
20-436	頂旁1線	頭頂Ⅰ線	とうちょういっせん	
20-437	頂旁2線	頭頂Ⅱ線	とうちょうにせん	
20-438	顳前線	顳前線	しょうぜんせん	
20-439	顳后線	顳後線	しょうこうせん	
20-440	枕上正中線	枕上正中線	ちんじょうせいちゅうせん	
20-441	枕上旁線	枕上側線	ちんじょうそくせん	
20-442	枕下旁線	枕下側線	ちんかそくせん	

● 耳介分区

コード	中国語	日本語	読み方	
20-443	耳輪	耳輪	じりん	
20-444	耳舟	舟状窩	しゅうじょうか	
20-445	対耳輪	対輪	たいりん	
20-446	三角窩	三角窩	さんかくか	
20-447	対耳屏	対珠	たいしゅ	
20-448	耳甲	耳甲	じこう	
20-449	耳垂	耳垂	じすい	

ピンイン	ピンイン名	英語
zhǒu jiān	Zhoujian	EX-UE 1
zǐ gōng	Zigong	EX-CA 1

ピンイン	ピンイン名	英語
é zhōng xiàn	Ezhongxian	MS1; middle line of forehead
é páng yī xiàn	Epangxian I	MS2; lateral line 1 of forehead
é páng èr xiàn	Epangxian II	MS3; lateral line 2 of forehead
é páng sān xiàn	Epangxian III	MS4; lateral line 3 of forehead
dǐng zhōng xiàn	Dingzhongxian	MS5; middle line of vertex
dǐng niè qián xié xiàn	Dingnie Qianxiexian	MS6; anterior oblique line of vertex-temporal
dǐng niè hòu xié xiàn	Dingnie Houxiexian	MS7; posterior oblique line of vertex-temporal
dǐng páng yī xiàn	Dingpangxian I	MS8; lateral line 1 of vertex
dǐng páng èr xiàn	Dingpangxian II	MS9; lateral line 2 of vertex
niè qián xiàn	Nieqianxian	MS10; anterior temporal line
niè hòu xiàn	Niehouxian	MS11 ; posterior temporal line
zhěn shàng zhèng zhōng xiàn	Zhenshang Zhengzhongxian	MS12; upper-middle line of occiput
zhěn shàng páng xiàn	Zhenshang Pangxian	MS13; upper-lateral line of occiput
zhěn xià páng xiàn	Zhenxia Pangxian	MS14; lower-lateral line of occiput

ピンイン	ピンイン名	英語
ěr lún	erlun	HX; helix zone
ěr zhōu	erzhou	SF; scapha zone
duì ěr lún	duierlun	AH; antihelix zone
sān jiǎo wō	sanjiaowo	TG; triangular fossa zone
duì ěr píng	duierping	AT; antitragus zone
ěr jiǎ	erjia	CO; concha zone
ěr chuí	erchui	LO; earlobe

コード	中国語	日本語	読み方	
20-450	耳背	耳背	じはい	
20-451	耳根	耳根	じこん	

●耳穴名称

コード	中国語	日本語	読み方	
20-452	耳中	耳中	じちゅう	
20-453	直肠	直腸	ちょくちょう	
20-454	尿道	尿道	にょうどう	
20-455	外生殖器	外生殖器	がいせいしょくき	
20-456	肛门	肛門	こうもん	
20-457	耳尖	耳尖	じせん	
20-458	结节	結節	けっせつ	
20-459	轮 1	輪 1	りんいち	
20-460	轮 2	輪 2	りんに	
20-461	轮 3	輪 3	りんさん	
20-462	轮 4	輪 4	りんよん	
20-463	指	指	し	
20-464	腕	腕	わん	
20-465	风溪	風渓	ふうけい	
20-466	肘	肘	ちゅう	
20-467	肩	肩	けん	
20-468	锁骨	鎖骨	さこつ	
20-469	跟	跟	こん	
20-470	趾	趾	し	
20-471	踝	踝	か	
20-472	膝	膝	しつ	
20-473	髋	股	こ	
20-474	坐骨神经	坐骨神経	ざこつしんけい	
20-475	交感	交感	こうかん	
20-476	臀	臀	でん	
20-477	腹	腹	ふく	
20-478	腰骶椎	腰仙椎	ようせんつい	

ピンイン	ピンイン名	英語
ěr bèi	erbei	P; posterior surface of ear
ěr gēn	ergen	R; ear root

ピンイン	ピンイン名	英語
ěr zhōng	erzhong	HX (1); ear center
zhí cháng	zhichang	HX (2); rectum
niào dào	niaodao	HX (3); urethra
wài shēng zhí qì	waishengzhiqi	HX (4); external genitals
gāng mén	gangmen	HX (5); anus
ěr jiān	erjian	HX (6, 7i); ear apex
jié jié	jiejie	HX (8); node
lún yī	lunyi	HX (9); helix 1
lún èr	luner	HX (10); helix 2
lún sān	lunsan	HX (11); helix 3
lún sì	lunsi	HX (12); helix 4
zhǐ	zhi	SF (1); finger
wàn	wan	SF (2); wrist
fēng xī	fengxi	SF (1, 2i); wind stream
zhǒu	zhou	SF (3); elbow
jiān	jian	SF (4, 5); shoulder
suǒ gǔ	suogu	SF (6); clavicle
gēn	gen	AH (1); heel
zhǐ	zhi	AH (2); toe
huái	huai	AH (3); ankle
xī	xi	AH (4); knee
kuān	kuan	AH (5); hip
zuò gǔ shén jīng	zuogushenjing	AH (6); sciatic nerve
jiāo gǎn	jiaogan	AH (6a); sympathetic
tún	tun	AH (7); gluteus
fù	fu	AH (8); abdomen
yāo dǐ zhuī	yaodizhui	AH (9); lumbosacral vertebrae

コード	中国語	日本語	読み方	
20-479	胸	胸	きょう	
20-480	胸椎	胸椎	きょうつい	
20-481	颈	頸	けい	
20-482	颈椎	頸椎	けいつい	
20-483	角窝上	角窩上	かくかじょう	
20-484	内生殖器	内生殖器	ないせいしょくき	
20-485	角窝中	角窩中	かくかちゅう	
20-486	神门	神門	しんもん	
20-487	盆腔	骨盤腔	こつばんくう	
20-488	上屏	上屏	じょうへい	
20-489	下屏	下屏	かへい	
20-490	外耳	外耳	がいじ	
20-491	屏尖	屏尖	へいせん	
20-492	外鼻	外鼻	がいび	
20-493	肾上腺	副腎	ふくじん	
20-494	咽喉	咽喉	いんこう	
20-495	内鼻	内鼻	ないび	
20-496	屏间前	屏間前	へいかんぜん	
20-497	额	額	がく	
20-498	屏间后	屏間後	へいかんご	
20-499	颞	顳	しょう	
20-500	枕	枕	ちん	
20-501	皮质下	皮質下	ひしつか	
20-502	对屏尖	対屏尖	たいへいせん	
20-503	缘中	縁中	えんちゅう	
20-504	脑干	脳幹	のうかん	
20-505	口	口	こう	
20-506	食道	食道	しょくどう	
20-507	贲门	噴門	ふんもん	
20-508	胃	胃	い	
20-509	十二指肠	十二指腸	じゅうにしちょう	
20-510	小肠	小腸	しょうちょう	

ピンイン	ピンイン名	英語
xiōng	xiong	AH (10); chest
xiōng zhuī	xiongzhui	AH (11); thoracic vertebrae
jǐng	jing	AH (12); neck
jǐng zhuī	jingzhui	AH (13); cervical vertebrae
jiǎo wō shàng	jiaowoshang	TF (1); superior triangular fossa
nèi shēng zhí qì	neishengzhiqi	TF (2); internal genitals
jiǎo wō zhōng	jiaowozhong	TF (3); middle triangular fossa
shén mén	shenmen	TF (4); shenmen
pén qiāng	penqiang	TF (5); pelvis
shàng píng	shangping	TG (1); upper tragus
xià píng	xiaping	TG (2); lower tragus
wài ér	waier	TG (1u); external ear
píng jiān	pingjian	TG (1p); apex of tragus
wài bí	waibi	TG (1, 2i); external nose
shèn shàng xiàn	shenshangxian	TG (2p); adrenal gland
yān hóu	yanhou	TG (3); pharynx larynx
nèi bí	neibi	TG (4); internal nose
píng jiān qián	pingjianqian	TG (21); anterior intertragal notch
é	e	AT (1); forehead
píng jiān hòu	pingjianhou	AT (11); posterior intertragal notch
niè	nie	AT (2); temple
zhěn	zhen	AT (3); occiput
pí zhì xià	pizhixia	AT (4); subcortex
duì píng jiān	duipingjian	AT (1, 2, 4i); apex of antitragus
yuán zhōng	yuanzhong	AT (2, 3, 4i); central rim
nǎo gàn	naogan	AT (3, 4i); brain stem
kǒu	kou	CO (1); mouth
shí dào	shidao	CO (2); esophagus
bēn mén	benmen	CO (3); cardia
wèi	wei	CO (4); stomache
shí èr zhǐ cháng	shi'erzhichang	CO (5); duodenum
xiǎo cháng	xiaochang	CO (6); small intestine

コード	中国語	日本語	読み方	
20-511	大肠	大腸	だいちょう	
20-512	阑尾	闌尾	らんび	
20-513	艇角	艇角	ていかく	
20-514	膀胱	膀胱	ぼうこう	
20-515	肾	腎	じん	
20-516	输尿管	尿管	にょうかん	
20-517	胰胆	膵胆	すいたん	
20-518	肝	肝	かん	
20-519	艇中	艇中	ていちゅう	
20-520	脾	脾	ひ	
20-521	心	心	しん	
20-522	气管	気管	きかん	
20-523	肺	肺	はい	
20-524	三焦	三焦	さんしょう	
20-525	内分泌	内分泌	ないぶんぴつ	
20-526	牙	歯	は	
20-527	舌	舌	ぜつ	
20-528	颌	顎	がく	
20-529	垂前	垂前	すいぜん	
20-530	眼	眼	がん	
20-531	内耳	内耳	ないじ	
20-532	面颊	面頬	めんきょう	
20-533	扁桃体	扁桃体	へんとうたい	
20-534	耳背心	耳背心	じはいしん	
20-535	耳背肺	耳背肺	じはいはい	
20-536	耳背脾	耳背脾	じはいひ	
20-537	耳背肝	耳背肝	じはいかん	
20-538	耳背肾	耳背腎	じはいじん	
20-539	耳背沟	耳背溝	じはいこう	
20-540	上耳根	上耳根	じょうじこん	
20-541	耳迷根	耳迷根	じめいこん	
20-542	下耳根	下耳根	かじこん	

ピンイン	ピンイン名	英語
dà cháng	dachang	CO (7); large intestine
lán wěi	lanwei	CO (6, 7i); appendix
tīng jiǎo	tingjiao	CO (8); angle of superior concha
páng guāng	pangguang	CO (9); bladder
shèn	shen	CO (10); kidney
shū niào guǎn	shuniaoguan	CO (9, 10i); ureter
yí dǎn	yidan	CO (11); pancreas and gallbladder
gān	gan	CO (12); liver
tīng zhōng	tingzhong	CO (6, 10i); center of superior concha
pí	pi	CO (13); spleen
xīn	xin	CO (15); heart
qì guǎn	qiguan	CO (16); trachea
fèi	fei	CO (14); lung
sān jiāo	sanjiao	CO (17); triple energizer
nèi fēn mì	neifenmi	CO (18); endocrine
yá	ya	LO (1); tooth
shé	she	LO (2); tongue
hé	he	LO (3); jaw
chuí qián	chuiqian	LO (4); anterior ear lobe
yǎn	yan	LO (5); eye
nèi ěr	neier	LO (6); internal ear
miàn jiá	mianjia	LO (5, 6i); cheek
biǎn táo tǐ	biantaoti	LO (7, 8, 9); tonsil
ěr bèi xīn	erbeixin	P (1); heart of posterior surface
ěr bèi fèi	erbeifei	P (2); lung of posterior surface
ěr bèi pǐ	erbeipi	P (3); spleen of posterior surface
ěr bèi gān	erbeigan	P (4); liver of posterior surface
ǒr bèi shèn	erbeishen	P (5); kidney of posterior surface
ěr bèi gōu	erbeigou	PS; groove of posterior surface
shang ěr gēn	shang'ergen	R (1); upper ear root
ěr mí gēn	ermigen	R (2); root of ear vagus
xià ěr gēn	xiaergen	R (3); lower ear root

21　養生・リハビリテーション・五運六気

コード	中国語	日本語	読み方	
21-001	养生康复	養生回復	ようじょうかいふく	
21-002	导引	導引	どういん	
21-003	吐纳	吐納	とのう	
21-004	服食	服食	ふくしょく	
21-005	恬淡虚无	恬淡虚無	てんたんきょむ	
21-006	发陈	発陳	はっちん	
21-007	蕃秀	蕃秀	ばんしゅう	
21-008	容平	容平	ようへい	
21-009	春夏养阳，秋冬养阴	春夏養陽，秋冬養陰	しゅんかようよう，しゅうとうよういん	
21-010	法于阴阳	陰陽に法る	いんようにのっとる	
21-011	和于术数	術数に和す	じゅつすうにわす	
21-012	形与神俱	形と神とを俱にす	けいとしんとをともにす	
21-013	天年	天寿	てんじゅ	
21-014	精神内守	①精神内守　②精神内に守る	①せいしんないしゅ　②せいしんうちにまもる	
21-015	独立守神	独立守神	どくりつしゅじん	
21-016	积精全神	精を積み神を全とす	せいをつみしんをぜんとす	
21-017	呼吸精气	精気を呼吸す	せいきをこきゅうす	
21-018	七损八益	七損八益	しちそんはちえき	
21-019	闭藏	閉蔵	へいぞう	
21-020	胎教	胎教	たいきょう	
21-021	胎养	胎養	たいよう	
21-022	产褥	産褥	さんじょく	
21-023	逐月养胎法	月毎養胎法	つきごとようたいほう	
21-024	拭口	拭口	しょくこう	
21-025	五运	五運	ごうん	
21-026	五常	五常	ごじょう	
21-027	六气	六気	ろっき	
21-028	燥	燥	そう	

ピンイン	英語
yǎng shēng kāng fù	health preservation and rehabilitation
dǎo yǐn	conduction exercise
tǔ nà	exhalation and inhalation
fú shí	taking medicine
tián dàn xū wú	tranquilized mind and empty thinking
fā chén	sprouting and growing
fān xiù	prosperity and blossom
róng píng	ripening and moderating
chūn xià yǎng yáng, qiū dōng yǎng yīn	nourishing yang in spring and summer while nourishing yin in autumn and winter
fǎ yú yīn yáng	following rule of yin and yang
hé yú shù shù	adjusting ways to cultivating health
xíng yǔ shén jù	harmony of body and spirit
tiān nián	natural life span
jīng shén nèi shǒu	keeping essence and spirit in interior
dú lì shǒu shén	self controlling mentality
jī jīng quán shén	preserving essence and concentrating mind
hū xī jīng qì	inhaling pure air
qī sǔn bā yì	seven impairments and eight benefits
bì cáng	hiding and storing
tāi jiào	nourishing fetus
tāi yǎng	nourishing fetus
chǎn rù	puerperium
zhú yuè yǎng tāi fǎ	special monthly care during pregnancy
shì kǒu	mouth cleaning for newborn
wǔ yùn	five circuits
wǔ cháng	five constants
liù qì	six qi
zào	dry; dryness

コード	中国語	日本語	読み方	
21-029	湿	湿	しつ	
21-030	暑气	暑気	しょき	
21-031	燥气	燥気	そうき	
21-032	干支	干支	かんし	
21-033	甲子	甲子	こうし	
21-034	生化	生化	せいか	
21-035	主运	主運	しゅうん	
21-036	五音建运，太少相生	五音建運，太少相生	ごおんけんうん，たいしょうそうせい	
21-037	五步推运	五歩推運	ごほすいうん	
21-038	客运	客運	きゃくうん	
21-039	主气	主気	しゅき	
21-040	客气	客気	きゃくき	
21-041	司天	司天	してん	
21-042	在泉	在泉	ざいせん	
21-043	间气	間気	かんき	
21-044	客主加临	客主加臨	きゃくしゅかりん	
21-045	六元	六元	ろくげん	
21-046	主客	主客	しゅきゃく	
21-047	运气同化	運気同化	うんきどうか	
21-048	天符	天符	てんぷ	
21-049	岁会	歳会	さいえ	
21-050	同天符	同天符	どうてんぷ	
21-051	同岁会	同歳会	どうさいえ	
21-052	太乙天符	太乙天符	たいおつてんぷ	
21-053	平气	平気	へいき	
21-054	太过	五運過剰	ごうんかじょう	
21-055	不及	五運不足	ごうんふそく	
21-056	气交	気交	きこう	
21-057	八正	八正	①はっしょう　②はちせい	

476　21　養生・リハビリテーション・五運六気

ピンイン	英語
shī	dampness
shǔ qì	summerheat qi
zào qì	dryness qi
gān zhī	heavenly stems and earthly branches
jiǎ zǐ	sixty-year cycle
shēng huà	generation and transformation
zhǔ yùn	domination in circuit by element qi
wǔ yīn jiàn yùn, tài shào xiāng shēng	five movements represented respectively by five tones, used to calculate excess and deficiency of five movements
wǔ bù tuī yùn	circuit calculation by five steps
kè yùn	gust circuit
zhǔ qì	dominant qi
kè qì	① guest qi ② exogenous pathogenic qi
sī tiān	celestial control
zài quán	terrestrial effect
jiān qì	intermediate qi
kè zhǔ jiā lín	join of subordinate qi to dominant qi
liù yuán	① six pathogenic factors ② six climatic conditions
zhǔ kè	① dominant and subordinate qi ② normal and changeable pulses
yùn qì tóng huà	assimilation of circuit and qi
tiān fú	celestial correspondence
suì huì	convergent year
tóng tiān fú	same celestial correspondence
tóng suì huì	iso-convergent year
tài yī tiān fú	celestial correspondence in convergent year
píng qì	normal circuit qi
tài guò	excessive
bù jí	deficient
qì jiāo	yin qi and yang qi meeting together; heaven qi and earth qi meeting together
bā zhèng	eight solar terms; eight directions

477

コード	中国語	日本語	読み方	
21-058	八纪	八紀	はっき	
21-059	两阴交尽	両陰交尽	りょういんこうじん	
21-060	交司时刻	交司時刻	こうしじこく	
21-061	湿化	湿化	しつか	
21-062	子午流注	子午流注	しごるちゅう	
21-063	火化少阳	火化少陽	かかしょうよう	
21-064	标本中气	標本中気	ひょうほんちゅうき	
21-065	水土不服	水土不服	①すいどふふく　②すいどにふくせず	
21-066	得气	得気	とっき	

ピンイン	英語
bā jì	eight solar terms
liǎng yīn jiāo jìn	margence of double yin
jiāo sī shí kè	governing period of five dominations in circuit
shī huà	dampness transformation
zǐ wǔ liú zhù	midnight-noon ebb-flow
huǒ huà shào yáng	fire transformation of lesser yang
biāo běn zhōng qì	manifestation, root cause and medial qi
shuǐ tǔ bù fú	non-acclimatization
dé qì	obtaining qi

索　引

日本語索引（五十音順）

あ

噯気（あいき）	09-221
噫気（あいき）	09-222
穢濁（あいだく）	07-073
阿魏（あぎ）	12-679
秋の応は衡に中る（あきのおうはこうにあたる）	
	09-484
阿膠鶏子黄湯（あきょうけいしおうとう）	13-376
悪気（あくき）	07-031
呃逆（あくぎゃく）	14-162
悪色（あくしょく）	09-037
亜乎奴（あこど）	12-457
足竅陰（あしきょういん）	20-377
足首骨折（あしくびこっせつ）	19-039
足五里（あしごり）	20-380
足三里（あしさんり）	20-378
足舟状骨骨折（あししゅうじょうこつこっせつ）	
	19-042
足通谷（あしつうこつ）	20-379
足厥陰肝経（あしのけついんかんけい）	06-065
足の厥陰肝経（あしのけついんかんけい）	20-012
足三陰経（あしのさんいんけい）	06-053
足三陽経（あしのさんようけい）	06-052
足少陰腎経（あしのしょういんじんけい）	06-061
足の少陰腎経（あしのしょういんじんけい）	
	20-008
足少陽胆経（あしのしょういんたんけい）	06-064
足の少陽胆経（あしのしょうようたんけい）	20-011
足太陰脾経（あしのたいいんひけい）	06-057
足の太陰脾経（あしのたいいんひけい）	20-004
足太陽膀胱経（あしのたいようぼうこうけい）	
	06-060
足の太陽膀胱経（あしのたいようぼこうけい）	

	20-007
足陽明胃経（あしのようめいいけい）	06-056
足の陽明胃経（あしのようめいいけい）	20-003
足臨泣（あしりんきゅう）	20-376
阿是穴（あぜけつ）	06-038
頭鳴り（あたまなり）	09-313
頭は精明の府（あたまはせいめいのふ）	03-173
鴉胆子（あたんし）	12-159
頷（あつ）	04-154
圧痛点（あっつうてん）	09-545
油汗（あぶらあせ）	09-269
亜麻仁（あまにん）	12-228
瘂門（あもん）	20-312
頷（あん）	04-154
安蛔（あんかい）	11-469
安蛔止痛（あんかいしつう）	11-468
安宮牛黄丸（あんぐうごおうがん）	13-432
暗経（あんけい）	03-193
安神剤（あんしんざい）	13-421
安神定志丸（あんしんていしがん）	13-424
安神薬（あんしんやく）	12-513
安息香（あんそくこう）	12-551
安胎（あんたい）	11-471
安胎薬（あんたいやく）	12-692
按法（あんぽう）	11-791
按摩（あんま）	11-779
桜葉（あんよう）	12-106

い

胃（い）	03-136
胃（い）　耳穴	20-508
胃陰（いいん）	03-139
胃陰虚（いいんきょ）	08-366

胃陰虚証（いいんきょしょう）・・・・・・・・・・・・ 10-268
萎黄（いおう）・・・・・・・・・・・・・・・・・・・・・・・・・・ 09-039
硫黄（いおう）・・・・・・・・・・・・・・・・・・・・・・・・・・ 12-673
痿黄（いおう）・・・・・・・・・・・・・・・・・・・・・・・・・・ 14-206
易黄湯（いおうとう）・・・・・・・・・・・・・・・・・・・ 13-420
胃家（いか）・・・・・・・・・・・・・・・・・・・・・・・・・・・・ 08-033
胃咳（いがい）・・・・・・・・・・・・・・・・・・・・・・・・・・ 14-099
胃火熾盛（いかしせい）・・・・・・・・・・・・・・・・・ 08-369
胃家実（いかじつ）・・・・・・・・・・・・・・・・・・・・・ 08-446
胃火上昇（いかじょうしょう）・・・・・・・・・・ 08-368
胃火燔齦証（いかはんぎんしょう）・・・・・ 10-271
胃寒（いかん）・・・・・・・・・・・・・・・・・・・・・・・・・・ 08-361
畏寒（いかん）・・・・・・・・・・・・・・・・・・・・・・・・・・ 09-237
胃脘下兪（いかんげゆ）・・・・・・・・・・・・・・・・・ 20-413
胃脘痛（いかんつう）・・・・・・・・・・・・・・・・・・・ 09-288
胃気（いき）・・・・・・・・・・・・・・・・・・・・・・・・・・・・ 03-081
噫譆（いき）・・・・・・・・・・・・・・・・・・・・・・・・・・・・ 20-325
胃気逆上（いきぎゃくじょう）・・・・・・・・・・ 08-362
胃気虚（いききょ）・・・・・・・・・・・・・・・・・・・・・ 08-364
胃気虚証（いききょしょう）・・・・・・・・・・・・ 10-267
胃気は降を主る（いきはこうをつかさどる）
・・・・・・・・・・・・・・・・・・・・・・・・・・・・・・・・・・・・・・ 03-146
胃気不降（いきふこう）・・・・・・・・・・・・・・・・・ 08-363
胃虚（いきょ）・・・・・・・・・・・・・・・・・・・・・・・・・・ 08-358
彧中（いくちゅう）・・・・・・・・・・・・・・・・・・・・・ 20-346
郁李仁（いくりにん）・・・・・・・・・・・・・・・・・・・ 12-227
葦茎湯（いけいとう）・・・・・・・・・・・・・・・・・・・ 13-598
胃口（いこう）・・・・・・・・・・・・・・・・・・・・・・・・・・ 03-137
畏光（いこう）・・・・・・・・・・・・・・・・・・・・・・・・・・ 09-354
医古文（いこぶん）・・・・・・・・・・・・・・・・・・・・・ 01-046
胃実（いじつ）・・・・・・・・・・・・・・・・・・・・・・・・・・ 08-359
石鍼（石針）（いしばり）・・・・・・・・・・・・・・・ 11-532
意舎（いしゃ）・・・・・・・・・・・・・・・・・・・・・・・・・・ 20-327
胃津（いしん）・・・・・・・・・・・・・・・・・・・・・・・・・・ 03-140
胃神根（いしんこん）・・・・・・・・・・・・・・・・・・・ 09-440
遺精（いせい）・・・・・・・・・・・・・・・・・・・・・・・・・・ 14-248
胃倉（いそう）・・・・・・・・・・・・・・・・・・・・・・・・・・ 20-282
一陰煎（いちいんせん）・・・・・・・・・・・・・・・・・ 13-368
一字（いちじ）・・・・・・・・・・・・・・・・・・・・・・・・・・ 12-081
一字金丹（いちじきんたん）・・・・・・・・・・・・ 13-174
一日六十六穴法（いちにちろくじゅうろくけつほう）
・・・・・・・・・・・・・・・・・・・・・・・・・・・・・・・・・・・・・・ 11-652
委中（いちゅう）・・・・・・・・・・・・・・・・・・・・・・・・ 20-281
委中毒（いちゅうどく）・・・・・・・・・・・・・・・・・ 15-028
胃腸気滞証（いちょうきたいしょう）・・・ 10-282
胃腸病弁証（いちょうびょうべんしょう）10-256

銀杏葉（いちょうよう）・・・・・・・・・・・・・・・・・ 12-425
一粒金丹（いちりゅうきんたん）・・・・・・・・ 13-493
胃痛（いつう）・・・・・・・・・・・・・・・・・・・・・・・・・・ 09-289
噎膈（いっかく）・・・・・・・・・・・・・ 09-381, 14-163
一貫煎（いっかんせん）・・・・・・・・・・・・・・・・・ 13-370
一指禅推法（いっしぜんすいほう）・・・・・ 11-781
逆する者はこれを行ぐらす（いっするものはこれ
をめぐらす）・・・・・・・・・・・・・・・・・・・・・・・・・ 11-025
一銭匕（いっせんひ）・・・・・・・・・・・・・・・・・・・ 12-080
一墊治法（いってんちほう）・・・・・・・・・・・・ 11-759
溢乳（いつにゅう）・・・・・・・・・・・ 17-141, 17-142
一夫法（いっぷほう）・・・・・・・・・・・・・・・・・・・ 11-628
跌跌（いてつ）・・・・・・・・・・・・・・・・・・・・・・・・・・ 19-007
維道（いどう）・・・・・・・・・・・・・・・・・・・・・・・・・・ 20-279
移動性の痛み（いどうせいのいたみ）・・・ 09-300
稲芽（いなめ）・・・・・・・・・・・・・・・・・・・・・・・・・・ 12-385
痿軟舌（いなんぜつ）・・・・・・・・・・・・・・・・・・・ 09-143
遺尿（いにょう）・・・・・・・・・・・・・・・・・・・・・・・・ 17-068
胃熱（いねつ）・・・・・・・・・・・・・・・・・・・・・・・・・・ 08-360
胃熱熾盛証（いねつしせいしょう）・・・ 10-270
胃熱消穀（いねつしょうこく）・・・・・・・・・・ 08-367
胃納呆滞（いのうほうたい）・・・・・・・・・・・・ 08-372
意の存するところはこれを志と謂う（いのぞんす
るところはこれをしという）・・・ 05-049
胃は降濁を主る（いはこうだくをつかさどる）
・・・・・・・・・・・・・・・・・・・・・・・・・・・・・・・・・・・・・・ 03-145
胃は受納を主る（いはじゅのうをつかさどる）
・・・・・・・・・・・・・・・・・・・・・・・・・・・・・・・・・・・・・・ 03-141
胃は水穀の海（いはすいこくのかい）・・・ 03-144
胃は腐熟を主る（いはふじゅくをつかさどる）
・・・・・・・・・・・・・・・・・・・・・・・・・・・・・・・・・・・・・・ 03-142
胃反（いはん）・・・・・・・・・・・・・・・・・・・・・・・・・・ 14-164
鼾（いびき）・・・・・・・・・・・・・・・・・・・・・・・・・・・・ 09-193
痿病（いびょう）・・・・・・・・・・・・・・・・・・・・・・・・ 14-352
異物梗喉（いぶつこうこう）・・・・・・・・・・・・ 18-203
胃不和（いふわ）・・・・・・・・・・・・・・・・・・・・・・・・ 08-370
痿躄（いへき）・・・・・・・・・・・・・・・・・・・・・・・・・・ 14-353
疣（いぼ）・・・・・・・・・・・・・・・・・・・・・・・・・・・・・・ 15-078
熨法（いほう）・・・・・・・・・・・・・・・・・・・・・・・・・・ 11-485
疣目（いぼめ）・・・・・・・・・・・・・・・・・・・・・・・・・・ 15-079
熨薬（いやく）・・・・・・・・・・・・・・・・・・・・・・・・・・ 12-242
胃兪（いゆ）・・・・・・・・・・・・・・・・・・・・・・・・・・・・ 20-283
胃陽（いよう）・・・・・・・・・・・・・・・・・・・・・・・・・・ 03-138
委陽（いよう）・・・・・・・・・・・・・・・・・・・・・・・・・・ 20-280
胃陽虚（いようきょ）・・・・・・・・・・・・・・・・・・・ 08-365
胃陽虚証（いようきょしょう）・・・・・・・・・・ 10-269

482　日本語索引

委陵菜（いりょうさい）……………… 12-192
威霊仙（いれいせん）………………… 12-254
胃和せざれば則ち臥して安からず（いわせざれば
　すなわちふしてやすからず）……… 08-371
痿を治するはただ陽明を取る（いをちするはただ
　ようめいをとる）…………………… 11-010
陰（いん）……………………………… 02-001
飲（いん）……………………………… 07-106
陰痿（いんい）………………………… 14-253
陰維脈（いんいみゃく）……………… 06-076
咽嗌（いんえき）……………………… 04-131
陰黄（いんおう）……………………… 14-205
引火帰元（いんかきげん）…………… 11-286
陰が下に陥る（いんがしたにおちいる）08-057
陰が損じ陽に及ぶ（いんがそんじようにおよぶ）
　……………………………………… 08-086
陰が前に虧ける（いんがまえにかける）08-083
陰汗（いんかん）……………………… 09-280
陰癇（いんかん）……………………… 14-144
陰気（いんき）………………………… 02-006
陰器痛（いんきつう）………………… 09-294
陰虚（いんきょ）……………………… 08-075
陰虚咽喉失濡証（いんきょいんこうしつじゅしょ
　う）…………………………………… 10-237
陰蹻脈（いんきょうみゃく）………… 06-074
陰虚外感証（いんきょがいかんしょう）10-067
陰虚火旺（いんきょかおう）………… 08-079
陰虚火旺証（いんきょかおうしょう）…10-063
陰虚血瘀証（いんきょけつおしょう）…10-071
陰虚湿熱証（いんきょしつねつしょう）10-068
陰虚証（いんきょしょう）…………… 10-061
陰虚津虧証（いんきょしんきしょう）…10-066
陰虚水停証（いんきょすいていしょう）10-070
陰虚すれば則ち熱す（いんきょすればすなわちねっ
　す）…………………………………… 08-076
陰虚すれば内熱を生ず（いんきょすればないねつ
　をしょうず）………………………… 08-081
陰虚動血証（いんきょどうけつしょう）10-065
陰虚内熱（いんきょないねつ）……… 08-078
陰虚内熱証（いんきょないねつしょう）10-064
陰虚発熱（いんきょはつねつ）……… 14-282
陰虚鼻竅失濡証（いんきょびきょうしつじゅしょう）
　……………………………………… 10-069
陰虚風動（いんきょふうどう）……… 08-197
陰虚陽亢（いんきょようこう）……… 08-077

陰虚陽亢証（いんきょようこうしょう）10-062
陰極まれば陽に似る（いんきわまればようににる）
　……………………………………… 08-099
陰菌（いんきん）……………………… 16-159
陰郄（いんげき）……………………… 20-336
陰結（いんけつ）……………………… 14-195
陰血虧虚証（いんけつききょしょう）…10-072
陰竭陽脱（いんけつようだつ）……… 08-107
陰竭陽脱証（いんけつようだつしょう）10-079
陰戸（いんこ）………………………… 04-162
陰交（いんこう）……………………… 20-331
咽喉（いんこう）……………………… 20-494
咽喉癬（いんこうせん）……………… 18-190
陰谷（いんこく）……………………… 20-330
陰盛んなれば内に寒を生ず（いんさかんなればう
　ちにかんをしょうず）……………… 08-071
陰盛んなれば陽衰う（いんさかんなればようおと
　ろう）………………………………… 08-088
陰刺（いんし）………………………… 11-569
陰市（いんし）………………………… 20-335
陰蝕（いんしつ）……………………… 16-169
陰䘌（いんじつ）……………………… 16-169
陰邪（いんじゃ）……………………… 07-023
陰腫（いんしゅ）……………………… 16-170
陰暑（いんしょ）……………………… 14-080
陰証（いんしょう）…………………… 10-052
飲証（いんしょう）…………………… 10-207
飲食自ずから倍すれば腸胃は乃ち傷る（いんしょ
　くおのずからばいすればちょういすなわちや
　ぶる）………………………………… 07-098
癮疹（いんしん）……………………… 15-102
隠疹（いんしん）……………………… 15-103
陰人（いんじん）……………………… 07-003
陰水（いんすい）……………………… 14-233
陰吹（いんすい）……………………… 16-177
陰盛（いんせい）……………………… 08-069
陰盛格陽（いんせいかくよう）……… 08-094
陰盛格陽証（いんせいかくようしょう）10-076
隠性感伝（いんせいかんでん）……… 11-598
陰盛陽衰（いんせいようすい）……… 08-088
陰静陽躁（いんせいようそう）……… 02-025
陰絶（いんぜつ）……………………… 09-458
陰瘡（いんそう）……………………… 16-171
陰損及陽証（いんそんきゅうようしょう）10-077
蔭胎（いんたい）……………………… 16-108

483

陰脱（いんだつ）……………… 16-158
陰中痛（いんちゅうつう）…… 16-173
陰中に陽を求む（いんちゅうにようをもとむ）
　　　……………………………… 11-040
陰中の陰（いんちゅうのいん）… 02-007
陰中の陽（いんちゅうのよう）… 02-008
茵蔯蒿（いんちんこう）……… 12-325
茵蔯蒿湯（いんちんこうとう）… 13-557
茵蔯五苓散（いんちんごれいさん）… 13-581
隠痛（いんつう）………………… 09-307
陰痛（いんつう）………………… 16-172
陰挺（いんてい）………………… 16-160
飲停胸脇証（いんていきょうきょうしょう）
　　　……………………………… 10-246
飲停心包証（いんていしんぽうしょう）… 10-228
陰都（いんと）…………………… 20-329
陰道（いんどう）………………… 03-187
印堂（いんどう）………………… 20-422
陰毒（いんどく）………………… 14-088
陰毒証（いんどくしょう）……… 10-130
陰戸腫痛（いんとしゅつう）…… 16-175
陰戸痛（いんとつう）…………… 16-174
陰の五宮を傷るは五味に在り（いんのごきゅうを
　　　やぶるはごみにあり）………… 07-097
隠白（いんぱく）………………… 20-338
陰は下に竭き，陽は上に厥す（いんはしたにつき，
　　　ようはうえにけっす）………… 08-062
陰は陽より生ず（いんはようよりしょうず）
　　　……………………………… 02-015
陰斑（いんはん）………………… 09-094
陰病が陽に出る（いんびょうがようにでる）
　　　……………………………… 08-472
陰病は陽を治す（いんびょうはようをちす）
　　　……………………………… 11-042
陰平陽秘，精神治す（いんへいようひ，せいしん
　　　ちす）……………………………… 02-030
陰包（いんぽう）………………… 20-328
陰勝れば則ち陽病む（いんまさればすなわちよう
　　　やむ）…………………… 02-032, 07-099
陰門（いんもん）………………… 04-163
殷門（いんもん）………………… 20-334
陰門搔痒（いんもんそうよう）… 16-168
陰陽（いんよう）………………… 02-003
陰痒（いんよう）………………… 09-344
陰陽易（いんようえき）………… 14-261

陰陽乖戻（いんようかいれい）… 08-059
淫羊藿（いんようかく）……… 12-586
陰陽学説（いんようがくせつ）……… 02-004
陰陽倶虚（いんようぐきょ）…… 08-085
陰陽交（いんようこう）………… 14-154
陰陽交感（いんようこうかん）… 02-011
陰陽互根（いんようごこん）…… 02-013
陰陽失調（いんようしっちょう）… 08-060
陰陽消長（いんようしょうちょう）… 02-017
陰陽勝複（いんようしょうふく）… 08-061
陰陽自和（いんようじわ）……… 02-023
陰陽対立（いんようたいりつ）… 02-012
陰陽互いに抱かず（いんようたがいにいだかず）
　　　……………………………… 08-108
陰陽調和（いんようちょうわ）… 02-022
陰陽転化（いんようてんか）…… 02-020
陰陽毒（いんようどく）………… 14-087
陰陽に法る（いんようにのっとる）… 21-010
陰陽の要，陽密なれば固し（いんようのかなめ，
　　　ようみつなればかたし）……… 02-029
陰陽并竭（いんようへいけつ）… 08-106
陰陽平衡（いんようへいこう）… 02-021
陰陽弁証（いんようべんしょう）… 10-051
陰陽偏衰（いんようへんすい）… 08-072
陰陽偏盛（いんようへんせい）… 08-065
陰陽交わる（いんようまじわる）… 08-064
陰陽離決（いんようりけつ）…… 08-063
陰陽離決すれば，精気絶す（いんようりけつすれ
　　　ば，せいきぜっす）…………… 02-033
陰陽両虚（いんようりょうきょ）… 08-084
陰陽両虚証（いんようりょうきょしょう）10-073
陰絡傷るれば則ち血内に溢れる（いんらくやぶる
　　　ればすなわちけつうちにあふれる）… 08-171
飲留胃腸証（いんりゅういちょうしょう）10-281
引流法（いんりゅうほう）……… 11-493
陰陵泉（いんりょうせん）……… 20-333
陰廉（いんれん）………………… 20-332

う

上に受ける（うえにうける）…… 08-019
飢えるが食を欲さず（うえるがしょくをよくさ
　　　ず）……………………………… 09-380
魚の目（うおのめ）……………… 15-148
右帰飲（うきいん）……………… 13-386

484　　日本語索引

右帰丸（うきがん） ……………………… 13-387
烏鶏丸（うけいがん） …………………… 13-348
鬱金（うこん） …………………………… 12-370
齲歯（うし） ……………………………… 18-206
烏蛇胆（うじゃたん） …………………… 12-485
烏珠（うしゅ） …………………………… 04-098
烏梢蛇（うしょうだ） …………………… 12-249
烏頭（うず） ……………………………… 12-247
烏頭湯（うずとう） ……………………… 13-309
鬱火（うつか） …………………………… 08-224
熨剤（うつざい） ………………………… 13-057
鬱証（うつしょう） ……………………… 14-263
鬱病（うつびょう） ……………………… 14-262
鬱冒（うつぼう） ………………………… 16-150
烏梅（うばい） …………………………… 12-649
烏梅丸（うばいがん） …………………… 13-625
禹白附（うびゃくぶ） …………………… 12-480
烏薬（うやく） …………………………… 12-351
禹余粮（うよりょう） …………………… 12-643
潤して膩せず（うるおしてじせず） …… 12-061
譫言（うわごと） ………………………… 09-194
運気同化（うんきどうか） ……………… 21-047
温経湯（うんけいとう） ………………… 13-483
運鍼（運針）（うんしん） ……………… 11-591
温胆湯（うんたんとう） ………………… 13-591
温病（うんびょう） ……………………… 14-055
温病学（うんびょうがく） ……………… 01-054
雲霧移睛（うんむいせい） ……………… 18-099
雲門（うんもん） ………………………… 20-348

え

瘿（えい） ………………………………… 15-057
翳（えい） ………………………………… 18-055
営陰鬱滞（えいいんうったい） ………… 08-441
営陰耗損（えいいんもうそん） ………… 08-453
営衛（えいえ） …………………………… 05-017
営衛同病（えいえどうびょう） ………… 08-500
営衛不和（えいえふわ） ………………… 08-443
営気（えいき） …………………………… 05-016
営気虚すれば則ち不仁す（えいききょすればすな
　わちふじんす） ……………………… 08-141
営血（えいけつ） ………………………… 05-028
栄穴（えいけつ） ………………………… 06-016
栄枯老嫩（えいころうどん） …………… 09-134
鋭眥（えいし） …………………………… 04-075

嬰児瘈（えいじけい） …………………… 17-041
嬰児湿瘡（えいじしつそう） …………… 15-100
翳如称星（えいにょしょうせい） ……… 18-057
営は中焦より出ず（えいはちゅうしょうよりいず）
　 …………………………………………… 05-022
営は脈中に在り，衛は脈外に在る（えいはみゃ
　くちゅうにあり，えはみゃくがいにある）
　 …………………………………………… 05-019
翳風（えいふう） ………………………… 20-326
営分（えいぶん） ………………………… 05-030
営分証（えいぶんしょう） ……………… 10-422
翳明（えいめい） ………………………… 20-421
会陰（えいん） …………………………… 20-109
衛気（えき） ……………………………… 05-014
液（えき） ………………………………… 05-037
益胃湯（えきいとう） …………………… 13-366
溢飲（えきいん） ………………………… 14-311
益陰固表（えきいんこひょう） ………… 11-082
衛気鬱阻（えきうつそ） ………………… 08-448
衛気営血弁証（えきえいけつべんしょう）10-407
衛気虚すれば則ち不用す（えききょすればすなわ
　ちふようす） ………………………… 08-140
疫喉痧（えきこうさ） …………………… 17-092
疫痧（えきさ） …………………………… 17-091
疫疹（えきしん） ………………………… 17-082
液脱（えきだつ） ………………………… 08-176
液脱証（えきだつしょう） ……………… 10-191
疫疔（えきちょう） ……………………… 15-017
衛気同病（えきどうびょう） …………… 08-497
衛気同病証（えきどうびょうしょう） … 10-412
疫毒（えきどく） ………………………… 07-065
疫毒痢（えきどくり） …………………… 14-030
衛気不和（えきふわ） …………………… 08-442
液門（えきもん） ………………………… 20-324
腋癰（えきよう） ………………………… 15-023
疫癘（えきれい） ………………………… 07-062
衛弱営強（えじゃくえいきょう） ……… 08-444
会宗（えそう） …………………………… 20-110
噦（えつ） ………………………………… 09-220
噎膈（えっかく） ………………………… 14-163
益火補土（えっかほど ………………… 11-250
益気活血（えっきかっけつ） …………… 11-344
越鞠丸（えつぎくがん） ………………… 13-438
越鞠保和丸（えつぎくほわがん） ……… 13-621
益気固表（えっきこひょう） …………… 11-081
益気摂精（えっきせっせい） …………… 11-303

485

益気聡明湯（えっきそうめいとう）…… 13-327
益気養陰（えっきよういん）………… 11-245
越経伝（えつけいでん）……………… 08-485
越婢湯（えっぴとう）………………… 13-143
衛は下焦より出ず（えはげしょうよりいず）
　　　　　　　　　　　　　　……… 05-021
壊病（えびょう）……………………… 10-384
衛表証（えひょうしょう）…………… 10-409
衛表不固証（えひょうふこしょう）… 10-235
衛分（えぶん）………………………… 05-015
衛分証（えぶんしょう）……………… 10-408
会陽（えよう）………………………… 20-108
衛陽が遏められる（えようがとどめられる）
　　　　　　　　　　　　　　……… 08-447
円翳（えんえい）……………………… 18-096
円翳内障（えんえいないしょう）…… 18-095
淵腋（えんえき）……………………… 20-347
円回内筋症候群（えんかいないきんしょうこうぐん）
　　　　　　　　　　　　　　……… 19-112
偃臥を得ず（えんがをえず）………… 09-052
遠血（えんけつ）……………………… 09-109
燕口（えんこう）……………………… 17-035
燕口瘡（えんこうそう）……………… 17-037
延胡索（えんごさく）………………… 12-432
遠視（えんし）……… 18-119, 18-120, 18-121
厭食（えんしょく）…………………… 17-031
宛せし陳莝を去る（えんせしちんざをさる）
　　　　　　　　　　　　　　……… 11-178
圓癬（えんせん）……………………… 15-091
鉛丹（えんたん）……………………… 12-668
縁中（えんちゅう）…………………… 20-503
遠道刺（えんどうし）………………… 11-551
遠道選穴（えんどうせんけつ）……… 11-632
偃刀脈（えんとうみゃく）…………… 09-526
沿皮刺（えんぴし）…………………… 11-588
遠部選穴（えんぶせんけつ）………… 11-631

お

横（おう）……………………………… 09-518
黄液上衝（おうえきじょうしょう）… 18-069
黄汗（おうかん）……………………… 14-314
黄耆（おうぎ）………………………… 12-562
黄耆桂枝五物湯（おうぎけいしごもつとう）
　　　　　　　　　　　　　　……… 13-303
黄耆内托散（おうぎないたくさん）… 13-328

王宮（おうきゅう）…………………… 04-152
黄家（おうけ）………………………… 07-009
横骨（おうこつ）……………………… 20-100
黄芩（おうごん）……………………… 12-138
黄芩湯（おうごんとう）……………… 13-212
横刺（おうし）………………………… 11-587
黄耳傷寒（おうじしょうかん）……… 18-140
横指同身寸（おうしどうしんすん）… 11-627
黄腫（おうしゅ）……………………… 14-210
黄仁（おうじん）……………………… 04-104
黄水瘡（おうすいそう）……………… 15-084
黄精（おうせい）……………………… 04-108
鴨跖草（おうせきそう）……………… 12-190
罌粟殻（おうぞくこく）……………… 12-641
黄苔（おうたい）……………………… 09-181
黄疸（おうだん）………… 09-040, 14-202
嘔吐（おうと）………………………… 09-215
黄土湯（おうどとう）………………… 13-507
黄膿上衝（おうのうじょうしょう）… 18-070
黄柏（おうばく）……………………… 12-140
黄胖（おうはん）……………………… 14-211
尪痺（おうひ）………………………… 14-328
王不留行（おうふるぎょう）………… 12-445
黄膜上衝（おうまくじょうしょう）… 18-071
黄薬子（おうやくし）………………… 12-486
往来寒熱（おうらいかんねつ）……… 09-252
黄連（おうれん）……………………… 12-139
黄連阿膠湯（おうれんあきょうとう）… 13-240
黄連解毒湯（おうれんげどくとう）… 13-161
黄連上清丸（おうれんじょうせいがん）… 13-185
黄連西瓜霜眼薬（おうれんせいかそうがんやく）
　　　　　　　　　　　　　　……… 13-192
悪寒（おかん）………………………… 09-233
悪寒発熱（おかんはつねつ）………… 09-232
屋翳（おくえい）……………………… 20-285
屋漏脈（おくろうみゃく）…………… 09-529
瘀血（おけつ）………………………… 07-108
瘀血癇（おけつかん）………………… 17-056
瘀血犯頭証（おけつはんとうしょう）… 10-181
瘀血腰痛（おけつようつう）………… 14-257
怒れば則ち気上る（おこればすなわちきのぼる）
　　　　　　　　　　　　　　……… 08-159
押手（おしで）………………………… 11-540
悪心（おしん）………………………… 09-347
悪阻（おそ）…………………………… 16-061
瘀阻胃絡証（おそいらくしょう）…… 10-273

486　　　日本語索引

瘀阻脳絡証（おそのうらくしょう）…… 10-226
瘀阻胞宮証（おそほうきゅうしょう）… 10-330
怖るれば則ち気下る（おそるればがすなわち
　くだる）……………………………… 08-162
瘀痰証（おたんしょう）………………… 10-195
乙癸同源（おつきどうげん）…………… 03-212
驚く者はこれを平す（おどろくものはこれをへい
　す）…………………………………… 11-026
驚けば則ち気乱るる（おどろけばすなわちきみだ
　るる）………………………………… 08-163
悪に中る（おにあたる）………………… 14-152
悪熱（おねつ）…………………………… 09-239
悪風（おふう）…………………………… 09-235
思えば則ち気結す（おもえばすなわちきけっす）
　……………………………………… 08-160
悪露（おろ）……………………………… 16-130
悪露不止（おろふし）…………………… 16-132
悪露不尽（おろふじん）………………… 16-131
悪露不絶（おろふぜつ）………………… 16-129
悪露を望む（おろをのぞむ）…………… 09-085
瘟（おん）………………………………… 14-065
温胃散寒（おんいさんかん）…………… 11-202
温運脾陽（おんうんひよう）…………… 11-204
温疫（おんえき）………………………… 14-066
瘟疫（おんえき）………………………… 14-067
瘟黄（おんおう）………………………… 14-203
温化寒痰（おんかかんたん）…………… 11-444
温化痰飲（おんかたんいん）…………… 11-446
温化痰涎（おんかたんえん）…………… 11-445
温瘧（おんぎゃく）……………………… 14-042
温灸器灸（おんきゅうききゅう）……… 11-676
温下（おんげ）…………………………… 11-170
温経行滞（おんけいこうたい）………… 11-211
温経散寒（おんけいさんかん）………… 11-210
温経止血薬（おんけいしけつやく）…… 12-416
温経止痛（おんけいしつう）…………… 11-212
温下寒積（おんげかんせき）…………… 11-172
温下剤（おんげざい）…………………… 13-254
温下薬（おんげやく）…………………… 12-217
瘟忌（おんじ）…………………………… 12-524
温邪上に受ければ，首ず先に肺を犯す（おんじゃ
　うえにうければ，まずさきにはいをおかす）
　……………………………………… 08-020
温鍼灸（温針灸）（おんしんきゅう）…… 11-675
温腎助陽（おんじんじょよう）………… 11-279
温腎納気（おんじんのうき）…………… 11-285

温燥（おんそう）………………………… 14-092
温中（おんちゅう）……………………… 11-197
温中祛寒（おんちゅうきょかん）……… 11-198
温中散寒（おんちゅうさんかん）……… 11-199
温中止嘔（おんちゅうしおう）………… 11-206
温中燥湿（おんちゅうそうしつ）……… 11-205
温中和胃（おんちゅうわい）…………… 11-268
温毒（おんどく）………………………… 14-054
瘟毒下注証（おんどくかちゅうしょう） 10-134
温熱病（おんねつびょう）……………… 14-056
温肺化飲（おんぱいかいん）…………… 11-442
温肺化痰（おんぱいかたん）…………… 11-443
温肺散寒（おんぱいさんかん）………… 11-207
温脾湯（おんぴとう）…………………… 13-255
温病（おんびょう）……………………… 14-055
温病学（おんびょうがく）……………… 01-054
温粉（おんぷん）………………………… 13-095
温補（おんぽ）…………………………… 11-218
温法（おんぽう）………………………… 11-195
温補下元（おんぽかげん）……………… 11-281
温補心陽（おんぽしんよう）…………… 11-247
温補腎陽（おんぽじんよう）…………… 11-280
温補脾胃（おんぽひい）………………… 11-203
温補脾腎（おんぽひじん）……………… 11-270
温補命門（おんぽめいもん）…………… 11-242
温補陽気（おんぽようき）……………… 11-240
温陽（おんよう）………………………… 11-196
温陽益気（おんようえっき）…………… 11-241
温陽通便（おんようつうべん）………… 11-171
温陽利水（おんようりすい）…………… 11-418
温裏（おんり）…………………………… 11-194
温裏祛寒（おんりきょかん）…………… 11-200
温裏剤（おんりざい）…………………… 13-286
温裏散寒（おんりさんかん）…………… 11-201
温裏法（おんりほう）…………………… 11-193
温裏薬（おんりやく）…………………… 12-328
温溜（おんる）…………………………… 20-284
温和灸（おんわきゅう）………………… 11-669

か

火（か）…………………………………… 02-042
痂（か）…………………………………… 15-120
瘕（か）…………………………………… 16-163
踝（か）…………………………………… 20-471
骸（がい）………………………………… 04-013

487

解鬱泄熱（かいうつせつねつ）………… 11-133
槐花（かいか）…………………………… 12-396
回外筋症候群（かいがいきんしょうこうぐん）
　………………………………………… 19-114
槐角（かいかく）………………………… 12-395
槐花散（かいかさん）…………………… 13-509
外果尖（がいかせん）…………………… 20-411
回疳（蛔疳）（かいかん）……………… 17-030
外感（がいかん）………………………… 07-033
外寒（がいかん）………………………… 07-042
外関（がいかん）………………………… 20-274
外感温病（がいかんおんびょう（がいかんうんびょ
　う）…………………………………… 14-057
艾巻灸（がいかんきゅう）……………… 11-667
外感熱病（がいかんねつびょう）……… 14-003
外感発熱（がいかんはつねつ）………… 14-015
外寒裏飲（がいかんりいん）…………… 08-126
外寒裏熱証（がいかんりねつしょう）… 10-081
解肌（かいき）…………………………… 11-064
咳逆倚息（がいぎゃくいそく）………… 09-053
咳逆上気（がいぎゃくじょうき）……… 09-210
外丘（がいきゅう）……………………… 20-276
開竅（かいきょう）……………………… 11-311
開竅剤（かいきょうざい）……………… 13-429
開竅薬（かいきょうやく）……………… 12-546
海金砂（かいきんしゃ）………………… 12-321
解渓（かいけい）………………………… 20-127
咳血（がいけつ）………………………… 09-105
潰堅（かいけん）………………………… 11-464
海蛤殻（かいごうかく）………………… 12-494
開闔補瀉（かいごうほしゃ）…………… 11-612
外固定（がいこてい）…………………… 11-755
外固定器固定（がいこていきこてい）… 11-762
解索脈（かいさくみゃく）……………… 09-528
恢刺（かいし）…………………………… 11-563
外痔（がいじ）…………………………… 15-123
外耳（がいじ）…………………………… 20-490
外湿（がいしつ）………………………… 07-049
艾炷灸（がいしゅきゅう）……………… 11-655
外障（がいしょう）……………………… 18-054
外傷瘀滞証（がいしょうおたいしょう）10-184
艾条灸（がいじょうきゅう）…………… 11-666
外傷性膝関節滑膜炎（がいしょうせいしつかんせ
　つかつまくえん）…………………… 19-127
外傷性対麻痺（がいしょうせいついまひ）19-050
外傷目絡証（がいしょうもくらくしょう）10-151

外吹乳癰（がいすいにゅうよう）……… 15-047
蟹睛証（かいせいしょう）……………… 18-064
外生殖器（がいせいしょくき）………… 20-455
開泄（かいせつ）………………………… 11-077
海泉（かいせん）………………………… 20-391
回旋灸（かいせんきゅう）……………… 11-671
回旋腱板損傷（かいせんけんばんそんしょう）
　………………………………………… 19-113
解せんと欲する時（かいせんとよくするとき）
　………………………………………… 08-496
掛線法（かいせんぽう）………………… 11-501
海藻（かいそう）………………………… 12-496
疥瘡（かいそう）………………………… 15-094
外燥（がいそう）………………………… 07-057
咳嗽（がいそう）………………………… 09-211
海藻玉壺湯（かいそうぎょくことう）… 13-616
外燥証（がいそうしょう）……………… 10-121
開達膜原（かいたつまくげん）………… 11-185
外治法（がいちほう）…………………… 11-475
開中有合（かいちゅうゆうごう）……… 11-084
回腸（かいちょう）……………………… 03-148
回天再造丸（かいてんさいぞうがん）… 13-611
海桐皮（かいとうひ）…………………… 12-308
回乳（かいにゅう）……………………… 11-473
咳如犬吠（がいにょけんはい）………… 09-213
海馬（かいば）…………………………… 12-597
薤白（がいはく）………………………… 12-368
外反膝（がいはんしつ）………………… 19-080
外反母趾（がいはんぼし）……………… 19-081
外鼻（がいび）…………………………… 20-492
解表剤（かいひょうざい）……………… 13-127
解表散寒（かいひょうさんかん）……… 11-071
海螵蛸（かいひょうしょう）…………… 12-655
解表法（かいひょうほう）……………… 11-052
解表薬（かいひょうやく）……………… 12-082
外風（がいふう）………………………… 07-038
外風証（がいふうしょう）……………… 10-085
海風藤（かいふうとう）………………… 12-268
艾附暖宮丸（がいぶだんきゅうがん）… 13-308
開放性損傷（かいほうせいそんしょう）19-154
解剖復位（かいぼうふくい）…………… 11-740
怪脈（かいみゃく）……………………… 09-519
蟹目（かいもく）………………………… 18-065
蟹目疼痛外障（かいもくとうつうがいしょう）
　………………………………………… 18-066
快薬（かいやく）………………………… 12-219

488　　日本語索引

潰瘍（かいよう）················· 09-100
回陽（かいよう）················· 11-208
艾葉（がいよう）················· 12-338
回陽救逆（かいようきゅうぎゃく）··· 11-209
回陽救急湯（かいようきゅうきゅうとう）13-299
回陽玉竜膏（かいようぎょくりゅうこう）13-576
回陽固脱（かいようこだつ）········· 11-215
外陵（がいりょう）··············· 20-275
解顱（かいろ）··················· 17-062
外労宮（がいろうきゅう）········· 20-412
火鬱（かうつ）··················· 08-223
花翳白陥（かえいはっかん）········· 18-059
顔色（かおいろ）················· 09-029
顔色黧黒（かおいろれいこく）······· 09-041
化瘀止血薬（かおしけつやく）······· 12-404
化瘀消積（かおしょうせき）········· 11-357
華蓋（かがい）··················· 20-103
華蓋散（かがいさん）··············· 13-131
化学性眼外傷（かがくせいがんがいしょう）
··· 18-111
火化少陽（かかしょうよう）········· 21-063
火が土を生ぜず（かがどをしょうぜず）08-429
架火法（かかほう）··············· 11-691
火陥（かかん）··················· 10-142
火疳（かかん）··················· 18-045
牙疳（がかん）··················· 18-223
牙疳散（がかんさん）··············· 13-222
火罐法（かかんぽう）··············· 11-690
化気行水（かきこうすい）········· 11-426
過期妊娠（かきにんしん）········· 16-101
夏季熱（かきねつ）··············· 17-069
過期不産（かきふさん）··········· 16-099
火逆（かぎゃく）················· 08-225
下極（かきょく）················· 04-153
化気利湿（かきりしつ）··········· 11-400
化気利水（かきりすい）··········· 11-427
膈（かく）······················· 04-043
額（がく）······················· 20-497
顎（がく）······················· 20-528
格陰（かくいん）················· 08-100
角窩上（かくかじょう）··········· 20-483
膈下逐瘀湯（かくかちくおとう）····· 13-477
角窩中（かくかちゅう）··········· 20-485
骼窩流注（かくかりゅうちゅう）····· 15-037
膈関（かくかん）················· 20-088
顎関節症（がくかんせつしょう）····· 19-157

顎関節脱臼（がくかんせつだっきゅう）19-053
隔山消（かくさんしょう）········· 12-384
鶴虱（かくしつ）················· 12-676
客邪（かくじゃ）················· 07-036
拡創引流法（かくそういんりゅうほう）11-494
額側I線（がくそくいっせん）······· 20-430
額側II線（がくそくにせん）········· 20-431
額側III線（がくそくさんせん）······ 20-432
角孫（かくそん）················· 20-126
額中線（がくちゅうせん）········· 20-429
鶴頂（かくちょう）··············· 20-392
拡張進鍼法（拡張進針法）（かくちょうしんしんぽう）
··· 11-582
顎枕帯牽引（がくちんたいけんいん）··· 11-773
隔物灸（かくぶつきゅう）········· 11-665
革脈（かくみゃく）··············· 09-509
膈俞（かくゆ）··················· 20-089
格陽（かくよう）················· 08-093
霍乱（かくらん）················· 14-033
顎裂（がくれつ）················· 17-075
過経（かけい）··················· 08-487
下厥上冒（かけつじょうぼう）······· 08-055
化血丹（かけつたん）··············· 13-496
加減葳蕤湯（かげんいずいとう）····· 13-151
火候（かこう）··················· 13-113
火劫（かごう）··················· 11-063
鵝口（がこう）··················· 17-034
鵝口瘡（がこうそう）··············· 17-032
下喉癰（かこうよう）··············· 18-183
牙咬癰（がこうよう）··············· 18-209
夏枯草（かごそう）··············· 12-129
髁骨（かこつ）··················· 04-028
華山参（かさんじん）··············· 12-500
訶子（かし）····················· 12-644
瓜子眼薬（がしがんやく）········· 13-231
下耳根（かじこん）··············· 20-542
化湿（かしつ）··················· 11-410
化湿行気（かしつこうき）········· 11-411
化湿降濁（かしつこうだく）········· 11-413
化湿薬（かしつやく）··············· 12-280
下肢部穴（かしぶけつ）··········· 20-019
火邪（かじゃ）··················· 07-060
河車丸（かしゃがん）··············· 13-344
化積散（かしゃくさん）··········· 13-622
何首烏（かしゅう）··············· 12-578
莪朮（がじゅつ）················· 12-463

489

下手八法（かしゅはっぽう）………… 11-543
花椒（かしょう）…………………… 12-337
鵞掌風（がしょうふう）…………… 15-089
仮神（かしん）……………………… 09-014
仮疹（かしん）……………………… 17-081
何人飲（かじんいん）……………… 13-350
花蕊石（かずいせき）……………… 12-409
下する者はこれを挙げる（かするものはこれをあ
　げる）……………………………… 11-223
火製（かせい）……………………… 12-034
火盛刑金（かせいけいきん）……… 08-428
化積（かせき）……………………… 11-460
牙宣（がせん）……………………… 18-210
下燥は血を治す（かそうはけつをちす）11-386
牙槽風（がそうふう）……………… 18-219
臥胎（がたい）……………………… 16-109
下胎毒法（かたいどくほう）……… 11-120
堅き者はこれを削る（かたきものはこれをけずる）
　…………………………………… 11-016
勝たざるところ（かたざるところ）…… 02-071
片手進鍼法（片手進針法）（かたてしんしんぽう）
　…………………………………… 11-578
化痰（かたん）……………………… 11-432
化痰開竅（かたんかいきょう）…… 11-312
化痰散結（かたんさんけつ）……… 11-463
化痰止咳（かたんしがい）………… 11-436
化痰平喘（かたんへいぜん）……… 11-434
刮（かつ）…………………………… 12-018
葛花（かっか）……………………… 12-118
咯血（かっけつ）…………………… 09-104
活血化瘀（かっけつかお）………… 11-347
活血化瘀薬（かっけつかおやく）… 12-419
活血祛瘀薬（かっけつきょおやく）… 12-420
活血行気薬（かっけつこうきやく）… 12-421
活血止痛薬（かっけつしつうやく）… 12-422
活血調経薬（かっけつちょうけいやく）12-434
活血療傷薬（かっけつりょうしょうやく）12-448
藿香（かっこう）…………………… 12-288
藿香正気散（かっこうしょうきさん）… 13-550
葛根（かっこん）…………………… 12-111
葛根黄芩黄連湯（かっこんおうごんおうれんとう）
　…………………………………… 13-214
葛根湯（かっこんとう）…………… 13-134
滑剤（かつざい）…………………… 13-024
渇するが飲を欲さず（かっするがいんをよくさず）
　…………………………………… 09-373

滑精（かっせい）…………………… 14-249
滑石（かっせき）…………………… 12-313
滑泄（かっせつ）…………………… 14-171
滑苔（かつたい）…………………… 09-166
滑胎（かつたい）…………………… 16-070
豁痰開竅（かったんかいきょう）… 11-313
豁痰熄風（かったんそくふう）…… 11-379
割治（かっち）……………………… 11-483
勝つところ（かつところ）………… 02-070
滑肉門（かつにくもん）…………… 20-104
刮柄法（かっぺいほう）…………… 11-602
滑脈（かつみゃく）………………… 09-504
活絡効霊丹（かつらくこうれいたん）… 13-486
活絡丹（かつらくたん）…………… 13-516
夏天無（かてんむ）………………… 12-191
瓜藤纏（かとうてん）……………… 15-114
火毒（かどく）……………………… 08-226
火毒証（かどくしょう）…………… 10-129
火毒内陥証（かどくないかんしょう）… 10-144
火毒を除去する（かどくをじょきょする）12-057
悲しめば則ち気消ゆ（かなしめばすなわちきけゆ）
　…………………………………… 08-161
火熱が肺に迫る（かねつがはいにせまる）08-269
火熱証（かねつしょう）…………… 10-123
化膿灸（かのうきゅう）…………… 11-661
化膿性関節炎（かのうせいかんせつえん）19-086
火は炎上と曰う（かはえんじょうという）02-086
火は金の勝たざるところたり（かはきんのかたざ
　るところたり）…………………… 02-078
火は金を克す（かはきんをこくす）…… 02-057
火は水の勝つところたり（かはすいのかつところ
　たり）……………………………… 02-073
火は水を侮る（かはすいをあなどる）… 02-065
火は土を生む（かはどをうむ）…… 02-050
化斑（かはん）……………………… 11-113
化斑湯（かはんとう）……………… 13-494
化腐（かふ）………………………… 11-724
化腐生肌散（かふしょうきさん）… 13-182
鵞不食草（がふしょくそう）……… 12-098
カプセル剤（かぷせるざい）……… 13-048
下屏（かへい）……………………… 20-489
喎僻（かへき）……………………… 09-071
可補立蘇湯（かほりっそとう）…… 13-354
加輔料炒（かほりょうしょう）…… 12-040
蝦蟆瘟（がまうん（がまおん））… 17-106
火麻仁（かまにん）………………… 12-229

加味烏薬湯（かみうやくとう）………… 13-462
加味逍遙散（かみしょうようさん）…… 13-439
加味腎気丸（かみじんきがん）………… 13-385
蝦遊脈（かゆうみゃく）……………… 09-530
荷葉（かよう）………………………… 12-397
牙齦（がよう）………………………… 18-208
空咳（からせき）……………………… 09-212
体が重い（からだがおもい）………… 09-340
顆粒剤（かりゅうざい）……………… 13-046
禾髎（かりょう）……………………… 20-141
瓦楞子（がりょうし）………………… 12-481
栝楼（かろ）…………………………… 12-478
栝楼薤白白酒湯（かろうがいはくはくしゅとう）
　　　　　　　　　　　　　　　…… 13-443
栝楼薤白半夏湯（かろうがいはくはんげとう）
　　　　　　　　　　　　　　　…… 13-442
火を陽となす（かをようとなす）…… 02-085
肝（かん）　…………………………… 03-082
肝（かん）耳穴…………………………… 20-518
髖（かん）……………………………… 04-029
寒（かん）……………………………… 07-041
楝（かん）……………………………… 12-015
岩（がん）……………………………… 15-066
眼（がん）……………………………… 20-530
汗　油のごとく出ず（かんあぶらのごとくいず）
　　　　　　　　　　　　　　　…… 09-270
汗出づること油の如し（かんいづることあぶらの
　　ごとし）…………………………… 09-270
肝胃不和証（かんいふわしょう）… 10-358
肝陰（かんいん）……………………… 03-087
肝陰虚（かんいんきょ）……………… 08-306
肝陰虚証（かんいんきょしょう）…… 10-290
肝陰を補う（かんいんをおぎなう）… 11-271
肝陰を養う（かんいんをやしなう）… 11-272
肝鬱（かんうつ）……………………… 08-314
肝鬱化火証（かんうつかかしょう）… 10-300
肝鬱気滞証（かんうつきたいしょう）… 10-305
肝鬱血瘀証（かんうつけつおしょう）… 10-306
肝鬱泄瀉（かんうつせっしゃ）……… 14-183
肝鬱脾虚証（かんうつひきょしょう）　10-357
頷厭（がんえん）……………………… 20-097
乾嘔（かんおう）……………………… 09-216
甘温除熱（かんおんじょねつ）……… 11-290
肝火（かんか）………………………… 08-319
寒化（かんか）………………………… 08-501
乾咳（かんがい）……………………… 09-212

肝咳（かんがい）……………………… 14-095
寒格（かんかく）……………………… 10-043
関格（かんかく）……………………… 14-246
間隔灸（かんかくきゅう）…………… 11-664
乾霍乱（かんかくらん）……………… 14-034
寒霍乱（かんかくらん）……………… 14-035
寒が血室に入る（かんがけっしつにはいる）
　　　　　　　　　　　　　　　…… 08-393
肝火熾盛証（かんかしせいしょう）… 10-302
肝火上炎（かんかじょうえん）……… 08-320
肝火上炎証（かんかじょうえんしょう）… 10-301
寒が熱に勝つ（かんがねつにかつ）… 10-044
肝火燔耳証（かんかはんじしょう）… 10-304
肝火犯頭証（かんかはんとうしょう）… 10-303
肝火犯肺（かんかはんはい）………… 08-422
頷下癰（かんかよう）………………… 18-184
肝寒（かんかん）……………………… 08-334
乾陥（かんかん）……………………… 10-143
乾疳（かんかん）……………………… 17-015
肝疳（かんかん）……………………… 17-023
肝癌（かんがん）……………………… 14-221
疳眼（かんがん）……………………… 18-126
眼疳（がんかん）……………………… 17-029
甘寒益胃（かんかんえきい）………… 11-129
甘寒滋潤（かんかんじじゅん）……… 11-139
甘寒生津（かんかんせいしん）……… 11-140
肝気（かんき）………………………… 03-085
疳気（かんき）………………………… 17-008
間気（かんき）………………………… 21-043
肝気鬱結（かんきうっけつ）………… 08-315
肝気逆（かんきぎゃく）……………… 08-333
肝気虚（かんききょ）………………… 08-307
肝気実（かんきじつ）………………… 08-313
肝気盛（かんきせい）………………… 08-312
甘桔湯（かんきつとう）……………… 13-209
肝気犯胃（かんきはんい）…………… 08-431
肝気犯脾（かんきはんひ）…………… 08-430
肝気不舒（かんきふじょ）…………… 08-316
肝気不和（かんきふわ）……………… 08-317
寒瘧（かんぎゃく）…………………… 14-043
肝虚（かんきょ）……………………… 08-303
乾姜（かんきょう）…………………… 12-341
寒凝気滞（かんぎょうきたい）……… 08-237
寒凝血瘀証（かんぎょうけつおしょう）　10-104
寒凝胞宮証（かんぎょうほうきゅうしょう）
　　　　　　　　　　　　　　　…… 10-332

肝虚寒（かんきょかん）・・・・・・・・・・・・・・ 08-305
寒極まれば熱を生じ，熱極まれば寒を生ず（かん
　きわまればねつをしょうじ，ねつきわまれば
　かんをしょうず）・・・・・・・・・・・・・・ 08-503
ガングリオン（がんぐりおん）・・・・・・・・・ 19-122
緩下（かんげ）・・・・・・・・・・・・・・・・・・・・・ 11-154
寒下（かんげ）・・・・・・・・・・・・・・・・・・・・・ 11-164
眼系（がんけい）・・・・・・・・・・・・・・・・・・・ 04-060
肝経湿熱（かんけいしつねつ）・・・・・・・・・ 08-325
肝経実熱（かんけいじつねつ）・・・・・・・・・ 08-323
肝経湿熱証（かんけいしつねつしょう）　10-307
寒下剤（かんげざい）・・・・・・・・・・・・・・・ 13-247
汗血（かんけつ）・・・・・・・・・・・・・・・・・・・ 09-281
肝血（かんけつ）・・・・・・・・・・・・・・・・・・・ 03-086
寒厥（かんけつ）・・・・・・・・・・・・・・・・・・・ 14-300
肝血虚（かんけっきょ）・・・・・・・・・・・・・・ 08-308
肝血虚証（かんけつきょしょう）・・・・・・・ 10-297
間歇脈（かんけつみゃく）・・・・・・・・・・・・ 09-511
関元（かんげん）・・・・・・・・・・・・・・・・・・・ 20-093
眼瞼（がんけん）・・・・・・・・・・・・・・・・・・・ 04-078
眼弦（がんげん）・・・・・・・・・・・・・・・・・・・ 04-083
眼瞼腫脹（がんけんしゅちょう）・・・・・・・ 18-015
眼瞼瘡瘍（がんけんそうよう）・・・・・・・・ 18-014
眼瞼浮腫（がんけんふしゅ）・・・・・・・・・・ 18-016
関元兪（かんげんゆ）・・・・・・・・・・・・・・・・ 20-094
緩攻（かんこう）・・・・・・・・・・・・・・・・・・・ 11-155
寒哮（かんこう）・・・・・・・・・・・・・・・・・・・ 14-110
陥谷（かんこく）・・・・・・・・・・・・・・・・・・・ 20-298
完穀不化（かんこくふか）・・・・・・・・・・・・ 09-406
完骨（かんこつ）・・・・・・・・・・・・・・・・・・・ 04-018
完骨（かんこつ）　経穴・・・・・・・・・・・・・ 20-277
髖骨（かんこつ）・・・・・・・・・・・・・・・・・・・ 20-397
緩剤（かんざい）・・・・・・・・・・・・・・・・・・・ 13-015
丸剤（がんざい）・・・・・・・・・・・・・・・・・・・ 13-045
関刺（かんし）・・・・・・・・・・・・・・・・・・・・・ 11-547
間使（かんし）・・・・・・・・・・・・・・・・・・・・・ 20-119
干支（かんし）・・・・・・・・・・・・・・・・・・・・・ 21-032
眼脂（がんし）・・・・・・・・・・・・・ 04-125, 04-126
環軸椎骨折（かんじくついこっせつ）・・・ 19-047
寒湿（かんしつ）・・・・・・・・・・・・・・・・・・・ 07-055
乾漆（かんしつ）・・・・・・・・・・・・・・・・・・・ 12-462
間日瘧（かんじつぎゃく）・・・・・・・・・・・・ 14-046
寒湿困脾（かんしつこんぴ（かんしつこんひ））
　・・・・・・・・・・・・・・・・・・・・・・・・・・・・・ 08-301
寒湿困脾証（かんしつこんひしょう）・・・ 10-265
肝失条達（かんしつじょうたつ）・・・・・・・ 08-318

寒湿泄瀉（かんしつせっしゃ）・・・・・・・・ 14-180
寒湿内阻証（かんしつないそしょう）・・・ 10-115
肝実熱（かんじつねつ）・・・・・・・・・・・・・・ 08-322
寒湿発黄（かんしつはつおう）・・・・・・・・ 08-209
寒湿発黄証（かんしつはつおうしょう）　10-116
寒湿腰痛（かんしつようつう）・・・・・・・・ 14-254
寒湿痢（かんしつり）・・・・・・・・・・・・・・・ 14-025
貫衆（かんじゅう）・・・・・・・・・・・・・・・・・・ 12-157
疳腫脹（かんしゅちょう）・・・・・・・・・・・・ 17-011
汗出如油（かんしゅつにょゆ）・・・・・・・・ 09-270
寒証（かんしょう）・・・・・・・・・・・・・・・・・・ 10-037
甘松（かんしょう）・・・・・・・・・・・・・・・・・・ 12-350
寒瘴（かんしょう）・・・・・・・・・・・・・・・・・・ 14-053
汗証（かんしょう）・・・・・・・・・・・・・・・・・・ 14-270
関衝（かんしょう）・・・・・・・・・・・・・・・・・・ 20-091
寒勝痛痺証（かんしょうつうひしょう）　10-103
寒勝熱（かんしょうねつ）・・・・・・・・・・・・ 10-044
顔鍼（顔針）（がんしん）・・・・・・・・・・・・・ 11-515
肝腎陰虚（かんじんいんきょ）・・・・・・・・ 08-421
肝腎陰虚証（かんじんいんきょしょう）　10-359
肝腎虧損（かんじんきそん）・・・・・・・・・・ 08-420
管鍼進鍼法（管針進針法）（かんしんしんしんぽ
　う）・・・・・・・・・・・・・・・・・・・・・・・・・ 11-583
肝腎同源（かんじんどうげん）・・・・・・・・ 03-211
寒水石（かんすいせき）・・・・・・・・・・・・・・ 12-124
陥する者はこれを昇らす（かんするものはこれを
　のぼらす）・・・・・・・・・・・・・・・・・・・ 11-224
疳積（かんせき）・・・・・・・・・・・・・・・・・・・ 17-009
疳積上目（かんせきじょうもく）・・・・・・・ 18-125
寒泄（かんせつ）・・・・・・・・・・・・・・・・・・・ 14-168
間接灸（かんせつきゅう）・・・・・・・・・・・・ 11-663
間接暴力（かんせつぼうりょく）・・・・・・・ 07-103
関節リウマチ（かんせつりうまち）・・・・・ 19-090
寒戦（かんせん）・・・・・・・・・・・・・・・・・・・ 09-255
甘草（かんぞう）・・・・・・・・・・・・・・・・・・・ 12-566
甘草乾姜茯苓白朮湯（かんぞうかんきょうぶくりょ
　うびゃくじゅつとう）・・・・・・・・・・・ 13-573
甘草瀉心湯（かんぞうしゃしんとう）・・・ 13-280
眼帯（がんたい）・・・・・・・・・・・・・・・・・・・ 04-116
寒滞胃腸証（かんたいいちょうしょう）　10-283
寒滞肝脈証（かんたいかんみゃくしょう）10-308
完帯湯（かんたいとう）・・・・・・・・・・・・・・ 13-578
肝胆倶実（かんたんぐじつ）・・・・・・・・・・ 08-434
肝胆湿熱（かんたんしつねつ）・・・・・・・・ 08-435
肝胆湿熱証（かんたんしつねつしょう）　10-311
寒痰証（かんたんしょう）・・・・・・・・・・・・ 10-198

寒痰阻肺証（かんたんそはいしょう）… 10-243

肝鬱脾虚（かんたんひきょ）………… 08-433

肝胆病弁証（かんたんびょうべんしょう）10-289

肝着（かんちゃく）…………………… 14-217

肝中寒（かんちゅうかん）…………… 08-335

環跳（かんちょう）…………………… 20-105

浣腸剤（灌腸剤）（かんちょうざい）…… 13-056

環跳疽（かんちょうそ）……………… 15-034

灌腸法（かんちょうほう）…………… 11-505

甘遂（かんつい）……………………… 12-236

款冬花（かんとうか）………………… 12-505

寒毒（かんどく）……………………… 07-043

肝と胆は相い表裏す（かんとたんはあいひょうり
　す）………………………………… 03-204

寒なる者はこれを熱する（かんなるものはこれを
　ねっする）………………………… 11-013

間なる者は併行す（かんなるものはへいこうす）
　……………………………………… 11-037

寒に中る（かんにあたる）…………… 14-137

肝熱（かんねつ）……………………… 08-321

寒熱往来（かんねつおうらい）……… 09-251

寒熱格拒（かんねつかくきょ）…08-092, 13-035

寒熱起伏（かんねつきふく）………… 09-254

寒熱瘧の如し（かんねつぎゃくのごとし）09-253

寒熱挟雑痞（かんねつきょうざつひ）… 14-160

寒熱錯雑（かんねつさくざつ）……… 08-117

寒熱如瘧（かんねつにょぎゃく）…… 09-253

寒熱平調（かんねつへいちょう）…… 11-189

寒熱弁証（かんねつべんしょう）…… 10-036

寒は寒に因りて用いる（かんはかんによりてもち
　いる）……………………………… 11-029

岩白菜（がんはくさい）……………… 12-489

甘麦大棗湯（かんばくたいそうとう）… 13-427

肝は血海を主る（かんはけっかいをつかさどる）
　……………………………………… 03-092

肝は血を蔵す（かんはけつをぞうす）… 03-091

肝は剛臓たり（かんはごうぞうたり）… 03-097

肝は昇発を主る（かんはしょうはつをつかさど
　る）………………………………… 03-090

肝は身の筋膜を主る（かんはしんのきんまくをつ
　かさどる）………………………… 03-094

肝は蔵血（かんはぞうけつ）………… 03-091

肝は疏泄を主る（かんはそせつをつかさどる）
　……………………………………… 03-089

肝は体は陰にして用は陽（かんはたいはいんにし
　てようはよう）…………………… 03-096

肝は胆と相表裏する（かんはたんとあいひょうり
　する）……………………………… 03-204

肝は胆に合す（かんはたんにごうす）… 03-203

肝は常に余りあり（かんはつねにあまりあり）
　……………………………………… 03-098

肝は罷極の本（かんはひきょくのほん）03-099

肝は左に生ず（かんはひだりにしょうず）03-084

肝は風を主る（かんはふうをつかさどる）08-326

肝は風を悪む（かんはふうをにくむ）… 03-100

肝は謀慮を主る（かんはぼうりょをつかさどる）
　……………………………………… 03-095

肝は陽中の少陽たり（かんはようちゅうのしょう
　ようたり）………………………… 03-101

脘痞（かんひ）………………………… 09-329

寒痞（かんひ）………………………… 14-161

肝痹（かんひ）………………………… 14-332

癇病（かんびょう）…………………… 14-143

疳病（かんびょう）…………………… 17-007

肝風（かんふう（かんぷう））……… 08-327

肝風内動（かんふうないどう（かんぷうないど
　う））……………………………… 08-328

肝風内動証（かんふうないどうしょう）10-293

緩補（かんぽ）………………………… 11-219

感冒（かんぼう）……………………… 14-004

汗法（かんぽう）……………………… 11-053

緩方（かんぽう）……………………… 13-010

寒包火（かんぽうか）………………… 08-127

感冒挟驚（かんぼうきょうきょう）… 14-013

感冒挟滞（かんぼうきょうたい）…… 14-012

感冒挟痰（かんぼうきょうたん）…… 14-010

眼保健操（がんぽけんそう）………… 11-777

寒勝れば則ち浮く（かんまさればすなわちうく）
　……………………………………… 08-202

緩脈（かんみゃく）…………………… 09-493

顔面部疔瘡（がんめんぶちょうそう）… 15-011

関門（かんもん）……………………… 20-092

寒夜啼（かんやてい）………………… 17-073

肝兪（かんゆ）………………………… 20-086

肝陽（かんよう）……………………… 03-088

肝陽化火（かんようかかり）………… 08-311

肝陽化風（かんようかふう）………… 08-329

肝陽化風証（かんようかふうしょう）… 10-292

肝陽虚（かんようきょ）……………… 08-304

肝陽虚証（かんようきょしょう）…… 10-296

肝陽上亢（かんようじょうこう）…… 08-310

肝陽上亢証（かんようじょうこうしょう）10-291

493

肝陽偏旺（かんようへんおう）………… 08-309
坎離砂（かんりしゃ）………………… 12-243
眼簾（がんれん）……………………… 04-105
旱蓮草（かんれんそう）……………… 12-628
疳癆（かんろう）……………………… 17-010
甘露消毒丹（かんろしょうどくたん）… 13-563

き

木（き）………………………………… 02-041
肌（き）………………………………… 04-007
気（き）………………………………… 05-003
気陰虚証（きいんきょしょう）……… 10-160
気陰両虚（きいんりょうきょ）……… 08-191
気鬱（きうつ）………………………… 08-145
気鬱化火（きうつかか）……………… 08-146
気鬱発熱（きうつはつねつ）………… 14-284
気癭（きえい）………………………… 15-058
気翳（きえい）………………………… 18-062
気営両清（きえいりょうせい）……… 11-102
気営両燔（きえいりょうはん）……… 08-499
気営両燔証（きえいりょうはんしょう）… 10-416
気化（きか）…………………………… 05-004
気海（きかい）………………………… 20-173
気街（きがい）………………………… 06-046
気海兪（きかいゆ）…………………… 20-174
気化不利（きかふり）………………… 08-152
気陥（きかん）………………………… 08-156
気関（きかん）………………………… 09-117
気疳（きかん）………………………… 17-018
気管（きかん）………………………… 20-522
気陥証（きかんしょう）……………… 10-157
気機（きき）…………………………… 05-005
気機鬱滞（ききうったい）…………… 08-144
気機失調（ききしっちょう）………… 08-151
気機不利（ききふり）………………… 08-149
気機無権（ききむけん）……………… 08-150
気逆（きぎゃく）……………………… 08-153
気逆証（きぎゃくしょう）…………… 10-171
気虚（ききょ）………………………… 08-133
桔梗（ききょう）……………………… 12-498
亀胸（ききょう）……………………… 17-060
気虚外感証（ききょがいかんしょう）… 10-161
気虚血瘀（ききょけつお）…………… 08-180
気虚血瘀証（ききょけつおしょう）…… 10-159
気虚耳竅失充証（ききょじきょうしつじゅうしょ

う）…………………………………… 10-166
気虚湿阻証（ききょしつそしょう）… 10-163
気虚証（ききょしょう）……………… 10-156
気虚水停証（ききょすいていしょう）… 10-162
気虚すれば則ち寒ゆ（ききょすればすなわちひ
ゆ）…………………………………… 08-135
気虚中満（ききょちゅうまん）……… 08-134
気虚発熱（ききょはつねつ）………… 14-280
気虚発熱証（ききょはつねつしょう）… 10-164
気虚鼻竅失充証（ききょびきょうしつじゅうしょ
う）…………………………………… 10-165
気虚不摂（ききょふせつ）…………… 08-136
菊花（きくか）………………………… 12-120
菊苣（きくきょ）……………………… 12-312
奇経（きけい）………………………… 06-067
帰経（きけい）………………………… 12-006
季経（きけい）………………………… 16-003
奇経納卦法（きけいのうかほう）…… 11-642
奇経八脈（きけいはちみゃく）……… 06-066
奇穴（きけつ）………………………… 06-041
気厥（きけつ）………………………… 14-303
気穴（きけつ）………………………… 20-176
気血失調（きけつしっちょう）……… 08-131
気厥証（きけつしょう）……………… 14-296
気血弁証（きけつべんしょう）……… 10-153
気血両虚証（きけつりょうきょしょう）… 10-154
気血両燔（きけつりょうはん）……… 08-498
気血両燔証（きけつりょうはんしょう）… 10-415
気戸（きこ）…………………………… 20-175
気口（きこう）………………………… 09-464
気交（きこう）………………………… 21-056
奇恒の腑（きこうのふ）……………… 03-165
枳殻（きこく）………………………… 12-353
枳実（きじつ）………………………… 12-377
枳実導滞丸（きじつどうたいがん）… 13-453
気至病所（きしびょうしょ）………… 11-594
気舎（きしゃ）………………………… 20-177
蘄蛇（きじゃ）………………………… 12-259
気衝（きしょう）……………………… 20-172
気上（きじょう）……………………… 08-154
気上衝胸（きじょうしょうきょう）… 09-334
喜傷心（きしょうしん）……………… 07-085
気上撞心（きじょうとうしん）……… 09-333
喜勝憂（きしょうゆう）……………… 07-092
気随液脱（きずいえきだつ）………… 08-190
気随血脱（きずいけつだつ）………… 08-183

494　日本語索引

気随血脱証（きずいけつだつしょう）… 10-168
気滞（きたい）……………………… 08-143
鬼胎（きたい）……………………… 16-078
気胎（きたい）……………………… 16-111
気滞血瘀（きたいけつお）………… 08-179
気滞血瘀証（きたいけつおしょう）… 10-172
気滞証（きたいしょう）…………… 10-169
気滞水停証（きたいすいていしょう）… 10-190
気滞痰凝咽喉証（きたいたんぎょういんこうしょ
　う）……………………………… 10-173
揆度奇恒（きたくきこう）………… 09-006
気脱（きだつ）……………………… 08-137
気脱血脱（きだつけつだつ）……… 08-182
気脱証（きだつしょう）…………… 10-158
気端（きたん）……………………… 20-403
吃音（きつおん）…………………… 09-197
菊花（きっか）……………………… 12-120
橘核（きっかく）…………………… 12-379
橘紅（きっこう）…………………… 12-360
喜怒節せずば則ち臓を傷る（きどせっせずばすな
　わちぞうをやぶる）……………… 07-090
喜怒は気を傷り、寒暑は形を傷る（きどはきをや
　ぶり，かんしょはけいをやぶる）… 07-089
機能復位（きのうふくい）………… 11-741
亀背（きはい）……………………… 17-061
気は形に勝る（きはけいにまさる）… 09-047
気は血の帥たり（きはけつのすいたり）… 05-053
気はこれを煦めるを主る（きはこれをあたためる
　をつかさどる）…………………… 05-025
喜は心を傷る（きはしんをやぶる）… 07-085
気は臓より発し、色は気に随って華す（きはぞう
　よりはっし，いろはきにしたがってかす）
　……………………………………… 09-031
喜は憂に勝つ（きはゆうにかつ）… 07-092
亀板（きばん）……………………… 12-623
気痞（きひ）………………………… 14-158
気秘（きひ）………………………… 14-199
肌痺（きひ）………………………… 14-338
帰脾湯（きひとう）………………… 13-331
既至病所（きびょうしょにいたる）… 11-594
既病防変（きびょうぼうへん）…… 11-008
気不化水（きふかすい）…………… 08-186
肌膚甲錯（きふこうさく）………… 09-089
気不摂血（きふせっけつ）………… 08-181
気不摂血証（きふせっけつしょう）… 10-167
肌膚不仁（きふふじん）…………… 09-342

肌膚麻木（きふまぼく）…………… 09-343
気分（きぶん）……………………… 05-009
気分寒（きぶんかん）……………… 08-147
気分湿熱証（きぶんしつねつしょう）… 10-414
気分証（きぶんしょう）…………… 10-413
気分熱（きぶんねつ）……………… 08-148
気閉（きへい）……………………… 08-155
気閉証（きへいしょう）…………… 10-170
気閉神厥証（きへいしんけつしょう）… 10-227
奇方（きほう）……………………… 13-012
気霧剤（きむざい）………………… 13-055
気めぐれば則ち水めぐる（きめぐればすなわちす
　いめぐる）………………………… 05-056
気門（きもん）……………………… 04-006
箕門（きもん）……………………… 20-112
期門（きもん）……………………… 20-171
鬼門を開く（きもんをひらく）…… 11-055
瘧（ぎゃく）………………………… 14-040
客運（きゃくうん）………………… 21-038
客気（きゃくき）…………………… 21-040
客気邪風（きゃくきじゃふう）…… 07-040
逆経（ぎゃくけい）………………… 16-005
客忤（きゃくご）…………………… 17-071
客忤夜啼（きゃくごやてい）……… 17-072
瘧疾（ぎゃくしつ）………………… 14-039
脚湿気（きゃくしっき）…………… 15-090
客邪（きゃくじゃ）………………… 07-036
瘧邪（ぎゃくじゃ）………………… 07-066
客主加臨（きゃくしゅかりん）…… 21-044
逆証（ぎゃくしょう）……………… 10-005
客色（きゃくしょく）……………… 09-034
客する者はこれを除く（きゃくするものはこれを
　のぞく）…………………………… 11-017
逆伝（ぎゃくでん）………………… 08-467
逆伝心包（ぎゃくでんしんぽう）… 08-468
瘧母（ぎゃくぼ）…………………… 14-045
急黄（きゅうおう）………………… 14-207
急火（きゅうか）…………………… 13-126
九華膏（きゅうかこう）…………… 13-179
急救回生丹（きゅうきゅうかいせいたん）13-300
救急稀涎散（きゅうきゅうきぜんさん）　13-628
救急剤（きゅうきゅうざい）……… 13-632
丘墟（きゅうきょ）………………… 20-183
九竅（きゅうきょう）……………… 04-056
急驚風（きゅうきょうふう）……… 17-039
急下（きゅうげ）…………………… 11-158

495

急下存陰（きゅうげぞんいん）………… 11-168
球後（きゅうご）………… 20-404
九候（きゅうこう）………… 09-467
急喉瘖（きゅうこういん）………… 18-193
九香虫（きゅうこうちゅう）………… 12-358
急喉風（きゅうこうふう）………… 18-195
韮菜子（きゅうさいし）………… 12-595
九刺（きゅうし）………… 11-549
久瀉（きゅうしゃ）………… 14-176
九鍼（九針）（きゅうしん）………… 11-531
丘疹（きゅうしん）………… 09-096
急性化膿性骨髄炎（きゅうせいかのうせいこつずいえん）………… 19-083
九製香附丸（きゅうせいこうぶがん）… 13-499
急性子（きゅうせいし）………… 12-459
九製大黄丸（きゅうせいだいおうがん） 13-220
急性腰部損傷（きゅうせいようぶそんしょう）………… 19-139
久泄（きゅうせつ）………… 14-175
九仙散（きゅうせんさん）………… 13-408
休息痢（きゅうそくり）………… 14-029
九痛丸（きゅうつうがん）………… 13-288
鼽嚏（きゅうてい）………… 18-162
急なる者はこれを緩める（きゅうなるものはこれをゆるめる）………… 11-022
鳩尾（きゅうび）………… 20-134
牛皮癬（ぎゅうひせん）………… 15-104
急風（きゅうふう）………… 14-350
九分散（きゅうぶんさん）………… 13-498
急方（きゅうほう）………… 13-011
灸法（灸術）（きゅうほう（きゅうじゅつ））………… 11-654
急脈（きゅうみゃく）………… 20-113
九里香（きゅうりこう）………… 12-359
虚（きょ）………… 08-030
挙按尋（きょあんじん）………… 09-475
胸（きょう）………… 20-479
姜黄（きょうおう）………… 12-429
胸郭出口症候群（きょうかくでぐちしょうこうぐん）………… 19-134
羌活（きょうかつ）………… 12-091
羌活勝湿湯（羌活勝湿湯）（きょうかつしょうしつとう）………… 13-522
羌活敗毒散（羌活敗毒散）（きょうかつはいどくさん）………… 13-523
驚疳（きょうかん）………… 17-027

驚癇（きょうかん）………… 17-057
強間（きょうかん）………… 20-180
驚悸（きょうき）………… 09-323
胸郷（きょうきょう）………… 20-305
胸脇苦痛（ようきょうくつう）………… 09-321
侠渓（きょうけい）………… 20-292
狂言（きょうげん）………… 09-202
強硬舌（きょうこうぜつ）………… 09-144
夾摛分骨（きょうさいふんこつ）……… 11-738
胸鎖関節脱臼（きょうさかんせつだっきゅう）………… 19-054
凝脂翳（ぎょうしえい）………… 18-058
挟持進鍼法（挟持進針法）（きょうじしんしんぽう）………… 11-580
頬車（きょうしゃ）………… 20-116
恐勝喜（きょうしょうき）………… 07-094
恐傷腎（きょうしょうじん）………… 07-082
挟食傷寒（きょうしょくしょうかん）… 14-011
驚震内障（きょうしんないしょう）……… 18-097
夾脊（きょうせき）………… 20-393
杏蘇散（きょうそさん）………… 13-545
胸中が塞がる（きょうちゅうがふさがる） 09-318
強直性脊柱炎（きょうちょくせいせきちゅうえん）………… 19-091
胸椎（きょうつい）………… 20-480
胸椎関節脱臼（きょうついかんせつだっきゅう）………… 19-133
胸痛（きょうつう）………… 09-284
脇痛（きょうつう）………… 14-216
脇痛裏急（きょうつうりきゅう）………… 09-287
杏仁（きょうにん）………… 12-512
協熱痢（きょうねつり）………… 14-032
恐は喜に勝つ（きょうはきにかつ）……… 07-094
侠白（きょうはく）………… 20-291
恐は腎を傷る（きょうはじんをやぶる） 07-082
挟板固定（きょうはんこてい）………… 11-756
胸痺（きょうひ）………… 14-122
狂病（きょうびょう）………… 14-150
驚風（きょうふう）………… 17-038
驚風の四証八候（きょうふうのししょうはっこう）………… 17-050
胸腹部穴（きょうふくぶけつ）………… 20-016
鏡面舌（きょうめんぜつ）………… 09-173
胸腰椎骨折（きょうようついこっせつ） 19-048
竅漏症（きょうろうしょう）………… 18-022
去宛陳莝（きょえんちんざ）………… 11-178

祛瘀生新（きょおせいしん）………… 11-355

祛瘀軟堅（きょおなんけん）………… 11-356

虚火喉痹（きょかこうひ）…………… 18-179

虚火灼齦証（きょかしゃくぎんしょう） 10-345

虚火上炎（きょかじょうえん）……… 08-080

虚火乳蛾（きょかにゅうが）………… 18-174

虚陷（きょかん）……………………… 10-141

祛寒剤（きょかんざい）……………… 13-287

虚寒痢（きょかんり）………………… 14-027

玉液（ぎょくえき）…………………… 20-424

玉液湯（ぎょくえきとう）…………… 13-347

曲垣（きょくえん）…………………… 20-189

曲牙（きょくが）……………………… 04-138

曲差（きょくさ）……………………… 20-185

玉女煎（ぎょくじょせん）…………… 13-215

玉真散（ぎょくしんさん）…………… 13-614

極泉（きょくせん）…………………… 20-114

曲泉（きょくせん）…………………… 20-188

曲沢（きょくたく）…………………… 20-190

曲池（きょくち）……………………… 20-186

玉竹（ぎょくちく）…………………… 12-618

玉枕（ぎょくちん）…………………… 20-345

玉堂（ぎょくどう）…………………… 20-344

曲鬢（きょくびん）…………………… 20-184

玉米鬚（ぎょくべいしゅ）…………… 12-274

玉屏風散（ぎょくへいふうさん）…… 13-322

玉門（ぎょくもん）…………………… 04-164

玉容丸（ぎょくようがん）…………… 13-529

玉容散（ぎょくようさん）…………… 13-530

居経（きょけい）……………………… 16-004

挙元煎（きょげんせん）……………… 13-314

巨骨（きょこつ）……………………… 20-136

距骨骨折（きょこつこっせつ）……… 19-040

距骨脱臼（きょこつだっきゅう）…… 19-067

魚際（ぎょさい）……………………… 20-343

巨刺（きょし）………………………… 11-558

虚実（きょじつ）……………………… 08-032

祛湿化濁（きょしつかだく）………… 11-405

虚実夾雑（きょじつきょうざつ）…… 08-035

祛湿剤（きょしつざい）……………… 13-549

虚実真仮（きょじつしんか）………… 08-037

虚実弁証（きょじつべんしょう）…… 10-045

虚邪（きょじゃ）……………………… 07-027

祛邪截瘧（きょじゃせつぎゃく）…… 11-182

虚邪賊風（きょじゃぞくふう）……… 07-028

虚証（きょしょう）…………………… 10-046

魚翔脈（ぎょしょうみゃく）………… 09-531

祛暑化湿（きょしょかしつ）………… 11-146

祛暑剤（きょしょざい）……………… 13-235

虚する者はこれを補う（きょするものはこれをお
　ぎなう）…………………………… 11-012

魚腥草（ぎょせいそう）……………… 12-158

虚喘（きょぜん）……………………… 14-114

祛痰（きょたん）……………………… 11-430

祛痰剤（きょたんざい）……………… 13-587

曲骨（きょっこつ）…………………… 20-187

虚痞（きょひ）………………………… 14-156

虚秘（きょひ）………………………… 14-200

祛風（きょふう）……………………… 11-361

祛風化痰（きょふうかたん）………… 11-438

祛風剤（きょふうざい）……………… 13-511

祛風湿寒薬（きょふうしつかんやく）… 12-241

祛風湿強筋骨薬（きょふうしつきょうきんこつや
　く）………………………………… 12-275

祛風湿熱薬（きょふうしつねつやく）… 12-263

祛風湿薬（きょふうしつやく）……… 12-240

祛風勝湿（きょふうしょうしつ）…… 11-368

祛風通絡（きょふうつうらく）……… 11-371

虚脈（きょみゃく）…………………… 09-500

魚腰（ぎょよう）……………………… 20-423

虚より実に転ずる（きょよりじつにてんずる）
　………………………………………… 08-505

虚裏疼痛（きょりとうつう）………… 09-285

居髎（きょりょう）…………………… 20-135

巨髎（きょりょう）…………………… 20-137

虚労（きょろう）……………………… 14-285

虚癆（きょろう）……………………… 14-286

帰来（きらい）………………………… 20-096

気瘤（きりゅう）……………………… 15-062

気輪（きりん）………………………… 04-065

気淋（きりん）………………………… 14-235

気輪陰虚証（きりんいんきょしょう）… 10-251

気輪血瘀証（きりんけつおしょう）… 10-254

気輪湿熱証（きりんしつねつしょう）… 10-253

気輪風熱証（きりんふうねつしょう）… 10-252

亀裂骨折（きれつこっせつ）………… 19-020

稀薟草（きれんそう）………………… 12-266

金（きん）……………………………… 02-044

筋（きん）……………………………… 04-009

齦（ぎん）……………………………… 04-136

金　実にして鳴かず（きん　じつにしてなかず）
　………………………………………… 08-281

497

金　破して鳴かず（きん　はしてなかず）08-280
筋痿（きんい）・・・・・・・・・・・・・・・・・・・・・・・・ 14-356
筋萎縮症（きんいしゅくしょう）・・・・・ 19-097
金桜子（きんおうし）・・・・・・・・・・・・・・ 12-659
噙化（きんか）・・・・・・・・・・・・・・・・・・・・・・・ 13-112
銀花解毒湯（ぎんかげどくとう）・・・ 13-191
金果欖（きんからん）・・・・・・・・・・・・・・ 12-173
筋疳（きんかん）・・・・・・・・・・・・・・・・・・・・ 17-026
金疳（きんかん）・・・・・・・・・・・・・・・・・・・・ 18-043
金気は粛殺（きんきはしゅくさつ）02-090
銀杏（ぎんきょう）・・・・・・・・・・・・・・・・・ 12-509
銀翹散（ぎんぎょうさん）・・・・・・・・・・ 13-140
金匱要略（きんきようりゃく）・・・・・ 01-052
金銀花（きんぎんか）・・・・・・・・・・・・・・ 12-201
筋痙攣症（きんけいれんしょう）・・・ 19-096
近血（きんけつ）・・・・・・・・・・・・・・・・・・・・ 09-110
緊喉（きんこう）・・・・・・・・・・・・・・・・・・・・ 18-196
齦交（ぎんこう）・・・・・・・・・・・・・・・・・・・・ 20-337
噤口痢（きんこうり）・・・・・・・・・・・・・・ 14-028
筋骨併重（きんこつへいじゅう）・・・ 11-047
銀柴胡（ぎんさいこ）・・・・・・・・・・・・・・ 12-210
金鎖固精丸（きんさこせいがん）・・・ 13-415
近視（きんし）・・・・・・・ 18-116, 18-117, 18-118
金実不鳴（きんじつふめい）・・・・・・・ 08-281
筋縮（きんしゅく）・・・・・・・・・・・・・・・・・ 20-129
金鍼（金針）（きんしん）・・・・・・・・・・・ 11-537
金津（きんしん）・・・・・・・・・・・・・・・・・・・・ 20-394
銀鍼（銀針）（ぎんしん）・・・・・・・・・・・ 11-538
金針撥内障（きんしんばつないしょう）11-725
金水相生（きんすいそうせい）・・・・・ 11-257
金水六君煎（きんすいりっくんせん）・・・ 13-593
金銭草（きんせんそう）・・・・・・ 12-317, 12-326
金銭白花蛇（きんせんびゃっかだ）12-252
金瘡（きんそう）・・・・・・・・・・・・・・・・・・・・ 18-044
筋粗大（きんそだい）・・・・・・・・・・・・・・ 19-109
筋損傷（きんそんしょう）・・・・・・・・・・ 19-107
筋断裂（きんだんれつ）・・・・・・・・・・・・ 19-108
筋惕肉瞤（きんてきにくじゅん）・・・ 09-059
筋癲疾（きんてんしつ）・・・・・・・・・・・・ 14-148
錦灯籠（きんとうろう）・・・・・・・・・・・・ 12-197
銀杏（ぎんなん）・・・・・・・・・・・・・・・・・・・・ 12-509
金は火の勝つところたり（きんはかのかつところ
　たり）・・・・・・・・・・・・・・・・・・・・・・・・・・・・ 02-075
金は火を侮る（きんはかをあなどる）・・・ 02-067
金は従革と曰う（きんはじゅうかくという）
　・・・・・・・・・・・・・・・・・・・・・・・・・・・・・・・・・・ 02-089

金は水を生む（きんはすいをうむ）・・・・・ 02-052
金破不鳴（きんはふめい）・・・・・・・・・・・・・ 08-280
金は木の勝たざるところたり（きんはもくのかた
　ざるところたり）・・・・・・・・・・・・・・・・・・ 02-080
金は木を克す（きんはもくをこくす）・・・ 02-059
筋痺（きんひ）・・・・・・・・・・・・・・・・・・・・・・・・ 14-337
喋風（きんふう）・・・・・・・・・・・・・・・・・・・・・・ 17-127
近部選穴（きんぶせんけつ）・・・・・・・・・・・ 11-630
金沸草（きんふつそう）・・・・・・・・・・・・・・・ 12-488
緊脈（きんみゃく）・・・・・・・・・・・・・・・・・・・・ 09-508
金礞石（きんもうせき）・・・・・・・・・・・・・・・ 12-491
金門（きんもん）・・・・・・・・・・・・・・・・・・・・・・ 20-128
金瘍（きんよう）・・・・・・・・・・・・・・・・・・・・・・ 15-147
筋瘤（きんりゅう）・・・・・・・・・・・・・・・・・・・・ 15-064
金鈴子散（きんれいしさん）・・・・・・・・・・・ 13-202

く

苦寒直折（くうかんちょくせつ）・・・・・・・ 11-088
偶刺（ぐうし）・・・・・・・・・・・・・・・・・・・・・・・・ 11-561
藕節（ぐうせつ）・・・・・・・・・・・・・・・・・・・・・・ 12-406
空痛（くうつう）・・・・・・・・・・・・・・・・・・・・・・ 09-310
偶方（ぐうほう）・・・・・・・・・・・・・・・・・・・・・・ 13-013
苦温燥湿（くおんそうしつ）・・・・・・・・・・・ 11-417
苦寒清気（くかんせいき）・・・・・・・・・・・・・ 11-095
苦寒清熱（くかんせいねつ）・・・・・・・・・・・ 11-096
苦寒泄熱（くかんせつねつ）・・・・・・・・・・・ 11-097
枸杞子（くこし）・・・・・・・・・・・・・・・・・・・・・・ 12-614
枸骨葉（くこつよう）・・・・・・・・・・・・・・・・・ 12-632
苦参（くじん）・・・・・・・・・・・・・・・・・・・・・・・・ 12-143
苦辛通降（くしんつうこう）・・・・・・・・・・・ 11-188
狗脊（くせき）・・・・・・・・・・・・・・・・・・・・・・・・ 12-278
口（くち）・・・・・・・・・・・・・・・・・・・・・・・・・・・・ 04-129
唇（くちびる）・・・・・・・・・・・・・・・・・・・・・・・・ 04-132
駆虫剤（くちゅうざい）・・・・・・・・・・・・・・・ 13-624
駆虫薬（くちゅうやく）・・・・・・・・・・・・・・・ 12-389
屈伸法（くっしんぽう）・・・・・・・・・・・・・・・ 11-753
瞿麦（くばく）・・・・・・・・・・・・・・・・・・・・・・・・ 12-314
九味羌活湯（九味羌活湯）（くみきょうかつとう）
　・・・・・・・・・・・・・・・・・・・・・・・・・・・・・・・・・・・ 13-525
苦楝皮（くれんぴ）・・・・・・・・・・・・・・・・・・・・ 12-678
黒胡麻（くろごま）・・・・・・・・・・・・・・・・・・・・ 12-624
君臣佐使（くんしんさし）・・・・・・・・・・・・・ 13-029
熏洗剤（燻洗剤）（くんせんざい）・・・・・・ 13-054
君薬（くんやく）・・・・・・・・・・・・・・・・・・・・・・ 13-030
皸裂（くんれつ）・・・・・・・・・・・・・・・・・・・・・・ 15-138

皸裂瘡（くんれつそう）……………… 15-137

け

形（けい）……………………………… 04-002
頸（けい）……………………………… 20-481
渓黄草（けいおうそう）……………… 12-324
荊芥（けいがい）……………………… 12-093
経外奇穴（けいがいきけつ）………… 06-040
鶏眼（けいがん）……………………… 15-148
鶏冠花（けいかんか）………………… 12-412
経間期出血（けいかんきしゅっけつ）… 16-030
経気（けいき）………………………… 06-006
経期延長（けいきえんちょう）……… 16-029
形気相失（けいきそうしつ）………… 09-045
形気相得（けいきそうとく）………… 09-044
経渠（けいきょ）……………………… 20-133
鶏胸（けいきょう）…………………… 17-059
瓊玉膏（けいぎょくこう）…………… 13-548
経筋（けいきん）……………………… 06-081
軽下（けいげ）………………………… 11-157
経穴（けいけつ）……………………… 06-018
瘈瘲（けいけつ）……………………… 09-055
経穴結扎法（けいけつけっさつほう）
　　　　　　　　　　　11-504, 11-513
経穴注射療法（けいけつちゅうしゃりょうほう）
　　　　　　　　　　　　　　 11-511
鶏血藤（けいけっとう）……………… 12-577
経穴埋線（けいけつまいせん）……… 11-512
迎香（げいこう）……………………… 20-340
経行眩暈（けいこうげんうん）……… 16-044
経行口糜（けいこうこうび）………… 16-053
経行情志異常（けいこうじょうしいじょう）
　　　　　　　　　　　　　　 16-052
経行身痛（けいこうしんつう）……… 16-045
経行頭痛（けいこうずつう）………… 16-043
経行泄瀉（けいこうせっしゃ）……… 16-047
経行吐衄（けいこうとじく）………… 16-046
経行乳房脹痛（けいこうにゅうぼうちょうつう）
　　　　　　　　　　　　　　 16-051
経行痦痛（けいこうはいらい）……… 16-054
経行発熱（けいこうはつねつ）……… 16-041
経行風疹（けいこうふうしん）……… 16-057
経行腹痛（けいこうふくつう）……… 16-040
経行浮腫（けいこうふしゅ）………… 16-049
頸骨（けいこつ）……………………… 04-027
京骨（けいこつ）……………………… 20-130
脛骨顆骨折（けいこつかこっせつ）…… 19-036
脛骨結節牽引（けいこつけっせつけんいん）
　　　　　　　　　　　　　　 11-769
脛骨神経損傷（けいこつしんけいそんしょう）
　　　　　　　　　　　　　　 19-147
鶏骨草（けいこつそう）……………… 12-175
軽剤（けいざい）……………………… 13-021
経産剤（けいさんざい）……………… 13-629
経刺（けいし）………………………… 11-552
桂枝（けいし）………………………… 12-103
桂枝加竜骨牡蛎湯（けいしかりゅうこつぼれいと
　う）………………………………… 13-404
桂枝芍薬知母湯（けいししゃくやくちもとう）
　　　　　　　　　　　　　　 13-536
鶏矢藤（けいしとう）………………… 12-383
桂枝湯（けいしとう）………………… 13-132
桂枝茯苓丸（けいしぶくりょうがん）… 13-485
瘛瘲（けいしょう）…………………… 09-076
経尽（けいじん）……………………… 08-488
経水過多（けいすいかた）…………… 16-024
経水後期（けいすいこうき）………… 16-019
経水先期（けいすいせんき）………… 16-016
経水先後不定期（けいすいせんごふていき）
　　　　　　　　　　　　　　 16-022
迎随補瀉（げいずいほしゃ）………… 11-610
軽清宣気（けいせいせんき）………… 11-094
軽宣潤燥（けいせんじゅんそう）…… 11-388
軽宣肺気（けいせんはいき）………… 11-074
軽宣涼燥（けいせんりょうそう）…… 11-391
経早（けいそう）……………………… 16-015
経断復来（けいだんふくらい）……… 16-056
経遅（けいち）………………………… 16-018
頸椎（けいつい）……………………… 20-482
頸椎角度復位法（けいついかくどふくいほう）
　　　　　　　　　　　　　　 11-748
頸椎症（けいついしょう）…………… 19-132
頸椎側旋提推法（けいついそくせんていすいほう）
　　　　　　　　　　　　　　 11-747
頸椎単純骨節（けいついたんじゅんこっせつ）
　　　　　　　　　　　　　　 19-046
頸椎単独旋転復位法（けいついたんどくせんてん
　ふくいほう）……………………… 11-749
形と神とを倶にす（けいとしんとをともにす）
　　　　　　　　　　　　　　 21-012
鶏内金（けいないきん）……………… 12-386

499

戻なれば則ち気泄す（けいなればすなわちきせっす）……………… 08-228
経に循じて伝す（けいにじゅんじてでんす）……………… 08-484
形の不足する者は、これを温めるに気を以てす（けいのふそくするものは、これをあたためるにきをもってす）……………… 11-227
形は気に勝る（けいはきにまさる）…… 09-046
脛腓骨骨幹部骨折（けいひこつこっかんぶこっせつ）……………… 19-037
頸百労（けいひゃくろう）…………… 20-395
痙病（けいびょう）………………… 14-344
軽粉（けいふん）…………………… 12-675
経閉（けいへい）…………………… 16-036
経別（けいべつ）…………………… 06-079
経方（けいほう）…………………… 13-002
経脈（けいみゃく）………………… 06-004
瘈脈（けいみゃく）………………… 20-039
京門（けいもん）…………………… 20-131
頸癰（けいよう）…………………… 15-025
経来泄瀉（けいらいせっしゃ）……… 16-048
経来全身浮腫（けいらいぜんしんふしゅ）16-050
経来発熱（けいらいはつねつ）……… 16-042
経絡（けいらく）…………………… 06-001
経絡学（けいらくがく）…………… 01-016
経絡学説（けいらくがくせつ）……… 06-002
経絡感伝現象（けいらくかんでんげんしょう）……………… 06-009
経絡現象（けいらくげんしょう）……………… 06-003, 06-010
経絡兪穴按診（けいらくしゅけつあんしん）……………… 09-546
経絡証治（けいらくしょうち）…… 06-007
経絡の気（けいらくのき）………… 05-023
経絡弁証（けいらくべんしょう）…… 10-006
経乱（けいらん）…………………… 16-013
桂苓甘露散（けいりょうかんろさん）… 13-562
経を越えて伝す（けいをこえてでんす）08-485
下瘀血湯（げおけつとう）………… 13-474
下関（げかん）……………………… 20-293
下脘（げかん）……………………… 20-297
解肌（げき）………………………… 11-064
下気（げき）………………………… 11-331
郄会配穴（げきかいはいけつ）…… 11-651
激経（げきけい）…………………… 16-010
郄穴（げきけつ）…………………… 06-021

下気消痰（げきしょうたん）……… 11-340
劇痛（げきつう）…………………… 09-305
郄門（げきもん）…………………… 20-290
下極兪（げきょくゆ）……………… 20-415
下巨虚（げこきょ）………………… 20-294
化積散（けしゃくさん）…………… 13-622
下焦（げしょう）…………………… 03-158
下消（げしょう）…………………… 14-274
下焦湿熱（げしょうしつねつ）…… 08-462
下焦湿熱証（げしょうしつねつしょう）10-436
下焦は出を主る（げしょうはしゅつをつかさどる）……………… 03-161
下焦は瀆の如し（げしょうはとくのごとし）……………… 03-164
下焦病証（げしょうびょうしょう）…… 10-437
下燥すれば則ち便結する（げそうすればすなわちべんけつする）……………… 08-390
下損が上に及ぶ（げそんがじょうにおよぶ）……………… 08-478
化痰薬（けたんやく）……………… 12-468
血（けつ）…………………………… 05-027
穴（けつ）…………………………… 06-011
穴位（けつい）……………………… 06-012
結陰（けついん）…………………… 14-266
厥陰蚘厥証（けついんかいけつしょう）10-406
厥陰寒厥証（けついんかんけつしょう）10-404
厥陰熱厥証（けついんねっけつしょう）10-405
厥陰熱痢（けついんねつり）……… 14-031
厥陰病証（けついんびょうしょう）…… 10-369
厥陰兪（けついんゆ）……………… 20-139
血翳包睛（けつえいほうせい）…… 18-072
血瘀（けつお）……………………… 08-165
血瘀証（けつおしょう）…………… 10-179
血瘀水停証（けつおすいていしょう）… 10-183
血瘀舌下証（けつおぜっかしょう）… 10-180
血瘀発熱（けつおはつねつ）……… 14-278
血瘀風燥証（けつおふうそうしょう）… 10-182
血海（けっかい）…………………… 20-311
月華丸（げっかがん）……………… 13-363
結核（けっかく）…………………… 09-103
血寒（けっかん）…………………… 08-166
血疳（けっかん）…………………… 17-019
血寒証（けっかんしょう）…… 08-167, 10-186
月季花（げっきか）………………… 12-437
血逆（けつぎゃく）………………… 08-170
厥逆（けつぎゃく）………………… 09-543

500　日本語索引

厥逆無脈（けつぎゃくむみゃく）……… 09-544
血虚（けっきょ）……………………… 08-164
結胸（けっきょう）…………………… 14-315
血虚寒凝証（けっきょかんぎょうしょう）10-176
血虚挟瘀証（けっきょきょうおしょう）10-177
血虚証（けっきょしょう）…………… 10-174
血虚生風（けっきょせいふう）……… 08-196
血虚生風証（けっきょせいふうしょう）10-298
血虚腸燥証（けっきょちょうそうしょう）10-279
血虚発熱（けっきょはつねつ）……… 14-281
血虚風燥証（けっきょふうそうしょう）10-175
月経（げっけい）……………………… 03-189
月経過少（げっけいかしょう）……… 16-025
月経過多（げっけいかた）…………… 16-023
月経愆期（げっけいけんき）………… 16-021
月経後期（げっけいこうき）………… 16-017
月経渋少（げっけいじゅうしょう）… 16-026
月経先期（げっけいせんき）………… 16-014
月経先後無定期（げっけいせんごむていき）
　………………………………………… 16-020
月経痛（げっけいつう）……………… 16-039
月経病（げっけいびょう）…………… 16-001
月経不順（げっけいふじゅん）……… 16-012
月経不来（げっけいふらい）………… 16-038
月経を望む（げっけいをのぞむ）…… 09-086
血竭（けっけつ）……………………… 12-450
血厥（けっけつ）……………………… 14-302
結扎法（けっさつほう）……………… 11-502
月事（げつじ）………………………… 03-191
血室（けっしつ）……………………… 06-071
血実なれば宜しくこれを決すべし（けつじつなれ
　ばよろしくこれをけっすべし）…… 11-359
歇至脈（けつしみゃく）……………… 09-511
血証（けっしょう）…………………… 14-265
厥証（けっしょう）…………………… 14-291
月状骨掌側脱臼（げつじょうこつしょうそくだっ
　きゅう）……………………………… 19-059
潔浄府（けつじょうふ）……………… 11-428
月蝕瘡（げつしょくそう）…………… 18-129
月信（げっしん）……………………… 03-190
月水（げっすい）……………………… 03-192
月水過多（げっすいかた）…………… 16-028
血随気逆（けつずいきぎゃく）……… 08-184
月水渋少（げっすいじゅうしょう）… 16-027
月水不通（げっすいふつう）………… 16-037
結する者はこれを散じる（けっするものはこれを

さんじる）…………………………… 11-019
血精（けっせい）……………………… 09-424
結節（けっせつ）……………………… 20-458
血燥生風（けっそうせいふう）……… 08-194
結束バンド（けっそくばんど）……… 11-757
血胎（けつたい）……………………… 16-110
血脱（けつだつ）……………………… 08-169
血脱証（けつだつしょう）…………… 10-178
欠乳（けつにゅう）…………………… 16-139
血尿（けつにょう）…………………… 09-112
血熱証（けつねつしょう）…… 08-168, 10-185
血は気の母たり（けつはきのははたり）05-054
血はこれを濡すを主る（けつはこれをうるおすを
　つかさどる）………………………… 05-031
血府逐瘀湯（けっぷちくおとう）…… 13-475
血分（けつぶん）……………………… 05-029
血分瘀熱（けつぶんおねつ）………… 08-454
血分証（けつぶんしょう）…………… 10-425
血分熱毒（けつぶんねつどく）……… 08-456
欠盆（けつぼん）……………………… 20-192
結脈（けつみゃく）…………………… 09-512
決明子（けつめいし）………………… 12-133
結陽（けつよう）……………………… 14-223
血余炭（けつよたん）………………… 12-413
血瘤（けつりゅう）…………………… 15-063
血輪（けつりん）……………………… 04-064
血淋（けつりん）……………………… 14-237
血輪虚熱証（けつりんきょねつしょう）10-229
血輪実熱証（けつりんじつねつしょう）10-230
解毒（げどく）………………………… 11-118
解毒殺虫燥湿止痒薬（げどくさっちゅうそうしつ
　しようやく）………………………… 12-667
解毒除瘴（げどくじょしょう）……… 11-406
解表剤（げひょうざい）……………… 13-127
解表散寒（げひょうさんかん）……… 11-071
解表法（げひょうほう）……………… 11-052
解表薬（げひょうやく）……………… 12-082
下法（げほう）………………………… 11-152
下痢（げり）…………………………… 14-167
下痢清穀（げりせいこく）…………… 09-405
下膠（げりょう）……………………… 20-296
下廉（げれん）………………………… 20-295
楗（けん）……………………………… 04-017
肩（けん）……………………………… 20-467
懸飲（けんいん）……………………… 14-310
牽引療法（けんいんりょうほう）…… 11-763

501

眩暈（げんうん） ………………… 14-126
芫花（げんか） …………………… 12-235
肩外兪（けんがいゆ） …………… 20-120
肩関節脱臼（けんかんせつだっきゅう） 19-056
原気（げんき） …………………… 05-010
元気（げんき） …………………… 05-011
懸旗風（けんきふう） …………… 18-212
懸灸（けんきゅう） ……………… 11-668
肩髃（けんぐう） ………………… 20-121
原穴（げんけつ） ………………… 06-032
瞼弦（けんげん） ………………… 04-084
瞼弦赤爛（けんげんせきらん） … 18-005
肩甲骨骨折（けんこうこつこっせつ）… 19-010
牽牛子（けんごし） ……………… 12-233
楗骨（けんこつ） ………………… 04-025
肩鎖関節脱臼（けんさかんせつだっきゅう）
　…………………………………… 19-055
研削挫傷（けんさくざしょう）… 19-153
芡実（けんじつ） ………………… 12-660
懸鐘（けんしょう） ……………… 20-310
腱鞘嚢腫（けんしょうのうしゅ）… 19-122
繭唇（けんしん） ………………… 15-070
拳参（けんじん） ………………… 12-198
玄参（げんじん） ………………… 12-621
元真脱泄（げんしんだつせつ）… 08-142
元神の府（げんしんのふ）……… 03-174
懸枢（けんすう） ………………… 20-309
肩井（けんせい） ………………… 20-117
牽正散（けんせいさん）………… 13-526
肩息（けんそく） ………………… 09-074
肩中兪（けんちゅうゆ）………… 20-123
肩貞（けんてい） ………………… 20-122
瞼内結石（けんないけっせき）… 18-012
瞼廃（けんはい） ………………… 18-008
巻柏（けんぱく） ………………… 12-405
健脾化湿（けんぴかしつ）……… 11-415
健脾化濁（けんぴかだく）……… 11-416
健脾化痰（けんぴかたん）……… 11-447
健脾丸（けんぴがん）…………… 13-319
健脾消食（けんぴしょうしょく）… 11-265
健脾燥湿（けんぴそうしつ）…… 11-263
蠲痺湯（けんぴとう）…………… 13-520
健脾扶陽（けんぴふよう）……… 11-261
健脾利湿（けんぴりしつ）……… 11-262
健脾和胃（けんぴわい）………… 11-266
玄府（げんぷ） …………………… 04-005

肩部肉離れ（けんぶにくばなれ）…… 19-111
肩部捻挫症（けんぶねんざしょう）… 19-110
玄府不通（げんぷふつう）……… 08-282
健忘（けんぼう） ………………… 14-140
弦脈（げんみゃく）……………… 09-507
原絡配穴（げんらくはいけつ）… 11-650
建里（けんり） …………………… 20-124
懸釐（けんり） …………………… 20-307
肩髎（けんりょう）……………… 20-118
顴髎（けんりょう）……………… 20-191
建瓴湯（けんれいとう）………… 13-539
懸顱（けんろ） …………………… 20-308

こ

股（こ） …………………………… 20-473
箍囲薬（こいやく）……………… 12-685
箍囲療法（こいりょうほう）…… 11-487
固陰煎（こいんせん）…………… 13-374
口（こう） ………………………… 04-129
睾（こう） ………………………… 04-161
哮（こう） ………………………… 14-105
口（こう） ………………………… 20-505
熬（ごう） ………………………… 13-107
更衣丸（こういがん）…………… 13-253
後陰（こういん） ………………… 04-166
喉瘖（こういん） ………………… 18-192
合陰（ごういん） ………………… 05-020
喉嗌（こうえき） ………………… 04-130
交会穴（こうえけつ）…………… 06-037
香櫞（こうえん） ………………… 12-372
黄家（こうか） …………………… 07-009
紅花（こうか） …………………… 12-442
喉鵝（こうが） …………………… 18-172
蛤蚧（ごうかい） ………………… 12-606
亢害承制（こうがいしょうせい）… 02-069
口蓋裂（こうがいれつ）………… 17-075
紅霞映日（こうかえいじつ）…… 18-073
喉核（こうかく） ………………… 04-141
硬化性骨髄炎（こうかせいこつずいえん）19-085
口渇（こうかつ） ………………… 09-372
鈎割法（こうかつほう）………… 11-727
紅汗（こうかん） ………………… 09-281
喉関（こうかん） ………………… 04-142
口鹹（こうかん） ………………… 09-389
口疳（こうかん） ………………… 17-017

行間（こうかん）………………… 20-304
交感（こうかん）………………… 20-475
槓杆支撐（こうかんしちょう）… 11-743
合歡皮（ごうかんひ）…………… 12-525
喉関癰（こうかんよう）………… 18-187
口気（こうき）…………………… 09-224
行気（こうき）…………………… 11-318
降気（こうき）…………………… 11-330
候気（こうき）…………………… 11-595
降気化痰（こうきかたん）……… 11-341
紅麴（こうぎく）………………… 12-435
降気止呃（こうきしあく）……… 11-337
行気止痛（こうきしつう）……… 11-319
行気導滞（こうきどうたい）…… 11-455
降気平喘（こうきへいぜん）…… 11-334
降逆下気（こうぎゃくげき）…… 11-338
降逆止咳平喘（こうぎゃくしがいへいぜん）
　　　……………………………… 11-342
喉菌（こうきん）………………… 18-205
口苦（こうく）…………………… 09-384
後下（こうげ）…………………… 13-099
後渓（こうけい）………………… 20-102
紅景天（こうけいてん）………… 12-561
口形六態（こうけいろくたい）… 04-054
叩撃法（こうげきほう）………… 11-797
攻下剤（こうげざい）…………… 13-244
攻下逐水（こうげちくすい）…… 11-176
合穴（ごうけつ）………………… 06-019
攻下薬（こうげやく）…………… 12-218
膏肓（こうこう）………………… 04-042
口香（こうこう）………………… 09-226
降香（こうこう）………………… 12-408
硬膏（こうこう）………………… 13-073
膏肓（こうこう）………………… 20-087
合谷（ごうこく）………………… 20-098
合谷刺（ごうこくし）…………… 11-548
紅蝴蝶瘡（こうこちょうそう）… 15-115
高骨（こうこつ）………………… 04-024
交骨（こうこつ）………………… 04-026
合骨（ごうこつ）………………… 04-034
絞股藍（こうこらん）…………… 12-558
蒿芩清胆湯（こうごんせいたんとう）… 13-270
喉痧（こうさ）…………………… 17-088
虹彩（こうさい）………………… 04-106
孔最（こうさい）………………… 20-140
膏剤（こうざい）………………… 13-043

口酸（こうさん）………………… 09-386
香豉（こうし）…………………… 12-112
甲子（こうし）…………………… 21-033
交司時刻（こうしじこく）……… 21-060
孔子大聖枕中丹（こうしだいせいちんちゅうた
　　ん）…………………………… 13-428
紅絲疔（こうしちょう）………… 15-018
合邪（ごうじゃ）………………… 07-035
香薷（こうじゅ）)………………… 12-094
口臭（こうしゅう）……………… 09-225
硬腫症（こうしゅしょう）……… 17-124
交信（こうしん）………………… 20-125
毫鍼（毫針）（ごうしん）……… 11-519
行鍼（法）〈行針（法）〉（こうしん（ほう）〉
　　……………………………… 11-590
後伸抜法（こうしんばんぽう）… 11-804
紅豆蔲（こうずく）……………… 12-287
紅舌（こうぜつ）………………… 09-128
絳舌（こうぜつ）………………… 09-129
喉癬（こうせん）………………… 18-189
哮喘（こうぜん）………………… 14-106
控涎丹（こうぜんたん）………… 13-264
頏顙（こうそう）………………… 04-143
口瘡（こうそう）………………… 18-213
公孫（こうそん）………………… 20-090
黄苔（こうたい）………………… 09-181
厚苔（こうたい）………………… 09-159
垢胎（こうたい）………………… 16-009
口淡（こうたん）………………… 09-383
攻逐水飲（こうちくすいいん）… 11-177
口中和（こうちゅうわ）………… 09-393
絞痛（こうつう）………………… 09-306
交通心腎（こうつうしんじん）… 11-136
喉底（こうてい）………………… 04-144
黄帝内経（こうていだいけい）… 01-048
喉底癰（こうていよう）………… 18-185
口甜（こうてん）………………… 09-385
後天之精（こうてんのせい）…… 05-042
高なる者はこれを抑える（こうなるものはこれを
　　おさえる）…………………… 11-332
口黏膩（こうねんじ）…………… 09-390
烘焙（こうばい）………………… 12-045
項背拘急（こうはいこうきゅう）… 09-349
高者抑之（こうはこれをよくす）…… 11-332
喉は天気を主り，咽は地気を主る（こうはてんき
　　をつかさどり，いんはちきをつかさどる）

…………………………………… 04-146	肛漏（こうろう）…………………… 15-127
杠板帰（こうばんき）…………… 12-185	功労葉（こうろうよう）………… 12-146
行痹（こうひ）…………………… 14-324	五運（ごうん）…………………… 21-025
喉痹（こうひ）…………………… 18-177	五運過剰（ごうんかじょう）…… 21-054
口糜（こうび）…………………… 18-216	五運不足（ごうんふそく）……… 21-055
哮病（こうびょう）……………… 14-107	五液（ごえき）…………………… 05-036
合病（ごうびょう）……………… 08-490	五疫（ごえき）…………………… 14-064
喉風（こうふう）………………… 18-194	五閲（ごえつ）…………………… 04-053
高風雀目（こうふうじゃくもく）…… 18-106	牛黄（ごおう）…………………… 12-545
高風雀目内障（こうふうじゃくもくないしょう）	牛黄噙化丸（ごおうきんかがん）…… 13-183
…………………………………… 18-105	牛黄解毒丸（ごおうげどくがん）…… 13-165
高風障症（こうふうしょうしょう）…… 18-107	牛黄上清丸（ごおうじょうせいがん）… 13-168
高風内障（こうふうないしょう）…… 18-104	牛黄清心丸（ごおうせいしんがん）…… 13-430
香附子（こうぶし）……………… 12-373	牛黄鎮驚丸（ごおうちんきょうがん）… 13-615
口不仁（こうふじん）…………… 09-392	胡黄連（こおうれん）…………… 12-211
口吻瘡（こうふんそう）………… 17-036	五音（ごおん）…………………… 02-098
口僻（こうへき）………………… 14-357	五音建運，太少相生（ごおんけんうん，たいしょ
厚朴（こうぼく）………………… 12-374	うそうせい）…………………… 21-036
厚朴温中湯（こうぼくおんちゅうとう）… 13-456	五華（ごか）……………………… 03-010
厚朴花（こうぼくか）…………… 12-365	五過（ごか）……………………… 11-616
厚朴三物湯（こうぼくさんもつとう）… 13-252	五膈散（ごかくさん）…………… 13-458
厚朴七物湯（こうぼくしつもつとう）… 13-455	子が母気を盗む（こがははのきをぬすむ）08-438
攻補兼施（こうほけんし）……… 11-179	五加皮（ごかひ）…………… 12-279, 12-297
攻補兼施治法（こうほけんしちほう）… 11-160	糊丸（こがん）…………………… 13-082
藁本（こうほん）………………… 12-099	五官（ごかん）…………………… 04-052
口麻（こうま）…………………… 09-391	股関節脱臼（こかんせつだっきゅう）…… 19-064
膏摩（こうま）…………………… 11-778	五宮（ごきゅう）………………… 02-099
口味（こうみ）…………………… 09-382	呼吸之門（こきゅうのもん）…… 03-031
芤脈（こうみゃく）……………… 09-488	呼吸補瀉（こきゅうほしゃ）…… 11-611
洪脈（こうみゃく）……………… 09-496	五虚（ごきょ）…………………… 08-034
光明（こうめい）………………… 20-095	五行（ごぎょう）………………… 02-040
肓門（こうもん）………………… 20-106	五行学説（ごぎょうがくせつ）… 02-046
肛門（こうもん）………………… 20-456	五行相克（ごぎょうそうこく）… 02-055
膏薬（こうやく）………………… 13-065	五行相乗（ごぎょうそうじょう）…… 02-061
膏薬風（こうやくふう）………… 15-097	五行相生（ごぎょうそうせい）… 02-048
膏薬療法（こうやくりょうほう）…… 11-499	五行相侮（ごぎょうそうぶ）…… 02-063
肓兪（こうゆ）…………………… 20-107	穀芽（こくが）…………………… 12-387
黄油症（こうゆしょう）………… 18-032	黒眼（こくがん）………………… 04-097
肛癰（こうよう）………………… 15-126	槲寄生（こくきせい）…………… 12-265
喉癰（こうよう）………………… 18-182	黒錫丹（こくしゃくたん）……… 13-393
合陽（ごうよう）………………… 20-099	穀餼（こくじん）………………… 07-095
攻裏剤（こうりざい）…………… 13-245	黒睛（こくせい）………………… 04-096
喉瘤（こうりゅう）……………… 18-204	谷精草（こくせいそう）………… 12-132
高良姜（こうりょうきょう）…… 12-331	黒苔（こくたい）………………… 09-183
膏淋（こうりん）………………… 14-239	穀疸（谷疸）（こくたん）……… 14-214
肛裂（こうれつ）………………… 15-125	黒疸（こくたん）………………… 14-215

黒丑（こくちゅう）………………… 12-238
黒疔（こくちょう）………………… 18-148
固経丸（こけいがん）……………… 13-418
巨闕（こけつ）……………………… 20-138
五決（ごけつ）……………………… 09-446
語言謇渋（ごげんけんじゅう）…… 09-203
五硬（ごこう）……………………… 17-138
五更咳（ごこうがい）……………… 09-214
虎口三関（ここうさんかん）……… 09-120
五更泄（ごこうせつ）……………… 14-190
午後潮熱（ごごちょうねつ）……… 09-243
虎骨木瓜湯（ここつもっかとう）… 13-527
巨刺（こし）………………………… 11-558
五志（ごし）………………………… 02-095
五刺（ごし）………………………… 11-544
五時（ごじ）………………………… 02-094
五子衍宗丸（ごしえんそうがん）… 13-397
五志化火（ごしかか）……………… 07-081
五志過極（ごしかきょく）………… 07-080
五志火と化す（ごしかとかす）…… 07-081
五志極を過ぐ（ごしきょくをすぐ）… 07-080
午時茶（ごじちゃ）………………… 13-135
牛膝（ごしつ）……………………… 12-447
腰骨（こしぼね）…………………… 04-032
五邪（ごじゃ）……………………… 07-026
五積散（ごしゃくさん）…………… 13-457
股腫（こしゅ）……………………… 15-143
五汁飲（ごじゅういん）…………… 13-371
固渋剤（こじゅうざい）…………… 13-405
固渋止遺（こじゅうしい）………… 11-300
五十動（ごじゅうどう）…………… 09-479
固渋薬（こじゅうやく）…………… 12-636
呉茱萸（ごしゅゆ）………………… 12-336
呉茱萸湯（ごしゅゆとう）………… 13-293
五処（ごしょ）……………………… 20-286
胡椒（こしょう）…………………… 12-334
虎杖（こじょう）…………………… 12-168
蜈蚣（ごしょう）…………………… 12-538
五労（ごじょう）…………………… 21-026
腰陽関（こしようかん）…………… 20-323
固衝湯（こしょうとう）…………… 13-419
五色（ごしょく）…………………… 09-030
五色　病を主る（ごしょく　やまいをつかさどる）
　　………………………………… 09-038
五色主病（ごしょくしゅびょう）… 09-038
五神（ごしん）……………………… 05-044

五心煩熱（ごしんはんねつ）……… 09-245
胡荽（こすい）……………………… 12-100
五枢（ごすう）……………………… 20-287
五声（ごせい）……………………… 02-096
固精丸（こせいがん）……………… 13-416
語声重濁（ごせいじゅうだく）…… 09-190
固精縮尿（こせいしゅくにょう）… 11-302
固精縮尿止帯薬（こせいしゅくにょうしたいやく）
　　………………………………… 12-652
護精水（ごせいすい）……………… 04-112
語声低微（ごせいていび）………… 09-189
狐疝（こせん）……………………… 15-145
五善（ごぜん）……………………… 10-137
虎潜丸（こせんがん）……………… 13-379
五臓（ごぞう）……………………… 03-006
五臓相関（ごぞうそうかん）……… 03-215
五臓の蔵するところ（ごぞうのぞうするところ）
　　………………………………… 03-012
五臓之長（ごぞうのちょう）……… 03-030
五臓の悪むところ（ごぞうのにくむところ）
　　………………………………… 03-009
五臓は液を化す（ごぞうはえきをかす）03-011
五臓は四時に応ず（ごぞうはしじにおうず）
　　………………………………… 03-007
五臓六腑は皆人をして咳せしむ（ごぞうろっぷは
　　みなひとをしてせきせしむ）… 08-440
五体（ごたい）……………………… 04-001
五態（ごたい）……………………… 07-012
固胎丸（こたいがん）……………… 13-417
五脱（ごだつ）……………………… 08-109
五奪（ごだつ）……………………… 08-130
五遅（ごち）………………………… 17-065
誤搐（ごちく）……………………… 17-049
鼓脹（こちょう）…………………… 14-219
後頂（ごちょう）…………………… 20-101
固腸丸（こちょうがん）…………… 13-411
骨（こつ）…………………………… 03-175
骨・関節結核（骨癆）（こつ・かんせつけっかく（こ
　　つろう）………………………… 19-088
骨疳（こつかん）…………………… 17-025
骨巨細胞腫（こつきょさいぼうしゅ）… 19-104
骨形成不全（こつけいせいふぜん）… 19-071
骨牽引（こつけんいん）…………… 11-765
骨鯁（こっこう）…………………… 18-202
骨砕補（こつさいほ）……………… 12-451
骨腫瘍（こつしゅよう）…………… 19-101

505

骨蒸（こつじょう）······ 09-246
骨蒸発熱（こつじょうはつねつ）······ 09-247
骨鍼（骨針）（こっしん）······ 11-535
骨髄腫（こつずいしゅ）······ 19-105
骨節（こっせつ）······ 04-011
骨折（こっせつ）······ 19-001
骨槽風（こつそうふう）······ 18-218
骨粗鬆症（こつそそうしょう）······ 19-100
骨端線障害（こったんせんしょうがい）19-099
骨端線離開（こったんせんりかい）19-008
骨癲疾（こつてんしつ）······ 14-149
骨度（こつど）······ 04-012
骨度折量定位法（こつどせつりょうていいほう）
······ 11-620
骨度分寸定位法（こつどぶんすんていいほう）
······ 11-621
骨軟骨腫（こつなんこつしゅ）······ 19-103
骨肉腫（こつにくしゅ）······ 19-102
骨は髄の腑（こつはずいのふ）······ 04-016
骨盤腔（こつばんくう）······ 20-487
骨盤牽引帯牽引（こつばんけんいんたいけんいん）
······ 11-775
骨盤懸吊牽引（こつばんけんちょうけんいん）
······ 11-774
骨盤骨折（こつばんこっせつ）······ 19-051
骨痹（こつひ）······ 14-341
骨フッ素症（こつふっそしょう）······ 19-106
固定クッション（こていくっしょん）11-758
固定痛（こていつう）······ 09-302
胡桃肉（ことうにく）······ 12-610
蠱毒（こどく）······ 14-220
五軟（ごなん）······ 17-067
五仁丸（ごにんがん）······ 13-258
子病が母を及ぶ（このやまいがははにおよぶ）
······ 08-439
枯痔（こはい）······ 15-118
五倍子（ごばいし）······ 12-650
琥珀（こはく）······ 12-517
五皮飲（ごひいん）······ 13-584
固表止汗（こひょうしかん）······ 11-296
固表止汗薬（こひょうしかんやく）······ 12-637
胯腹癰（こふくよう）······ 15-027
五不女（ごふじょ）······ 16-154
五不男（ごふなん）······ 14-260
庫房（こぼう）······ 20-142
牛蒡子（ごぼうし）······ 12-114

固崩止帯（こほうしたい）······ 11-304
五歩推運（ごほすいうん）······ 21-037
胡麻仁（ごまにん）······ 12-624
五味（ごみ）······ 02-097
五味子（ごみし）······ 12-651
五味消毒飲（ごみしょうどくいん）······ 13-167
五味偏嗜（ごみへんし）······ 07-096
五脈（ごみゃく）······ 09-448
五輸穴（ごゆけつ）······ 06-014
孤陽上越（こようじょうえつ）······ 08-082
孤陽上出（こようじょうしゅつ）······ 08-082
孤陽不生，独陰不長（こようふしょう，こいんふ
ちょう）······ 02-016
虚里診（こりしん）······ 09-536
五輪（ごりん）······ 04-062
五淋散（ごりんさん）······ 13-560
五輪八廓（ごりんはちかく）······ 04-068
五苓散（ごれいさん）······ 13-579
これを上げる（これをあげる）······ 11-466
これを下す（これをくだす）······ 11-153
これを発す（これをはっす）······ 11-057
五労（ごろう）······ 07-077
胡蘆巴（胡芦巴）（ころは）······ 12-598
狐惑病（こわくびょう）······ 14-090
跟（こん）······ 20-469
金（こん）······ 02-044
根結（こんけつ）······ 06-045
昏厥（こんけつ）······ 09-023
混合痔（こんごうじ）······ 15-124
混睛外障（こんせいがいしょう）······ 18-061
混睛障（こんせいしょう）······ 18-060
滾痰丸（こんたんがん）······ 13-596
昆布（こんぶ）······ 12-472
昏瞀（こんぼう）······ 09-364
滾法（こんぼう）······ 11-783
昏矇（こんもう）······ 09-025
魂門（こんもん）······ 20-111
昏悶無声（こんもんむせい）······ 09-026
崑崙（こんろん）······ 20-143

さ

痧（さ）······ 17-089
鈔（ざ）······ 12-023
沙棘（さーじ）······ 12-630
淬（さい）······ 12-050

506　日本語索引

擠圧法（さいあつほう）……………… 11-752
歳会（さいえ）………………………… 21-049
犀黄丸（さいおうがん）……………… 13-170
臍下悸動（さいかきどう）…………… 09-337
犀角地黄湯（さいかくじおうとう）…… 13-504
柴葛解肌湯（さいかつげきとう）…… 13-144
催気法（さいきほう）………………… 11-596
踩蹺法（さいきょうほう）…………… 11-796
再経（さいけい）……………………… 08-486
剤型（ざいけい）……………………… 13-036
柴胡（さいこ）………………………… 12-117
柴胡加竜骨牡蛎湯（さいこかりゅうこつぼれいと
　う）………………………………… 13-273
柴胡疏肝散（さいこそかんさん）…… 13-437
柴胡達原飲（さいこたつげんいん）… 13-272
焠刺（さいし）………………………… 11-559
晬時（さいじ）………………………… 08-504
臍湿（さいしつ）……………………… 17-130
細辛（さいしん）……………………… 12-092
臍疝（さいせん）……………………… 17-133
在泉（ざいせん）……………………… 21-042
済川煎（さいせんせん）……………… 13-260
臍瘡（さいそう）……………………… 17-132
再造散（さいぞうさん）……………… 13-521
臍帯血（さいたいけつ）……………… 17-134
臍中不乾（さいちゅうふかん）……… 17-129
催吐剤（さいとざい）………………… 13-627
臍突（さいとつ）……………………… 17-131
催吐薬（さいとやく）………………… 12-663
催乳（さいにゅう）………… 11-472, 12-690
臍風（さいふう）……………………… 17-125
細脈（さいみゃく）…………………… 09-497
臍疳（さいよう）……………………… 15-026
剤量（ざいりょう）…………………… 12-078
逆らう者は正治なり（さからうものはせいちなり）
　…………………………………… 11-020
坐罐（ざかん）………………………… 11-698
盛んなる者はこれを瀉す（さかんなるものはこれ
　をしゃす）……………………… 11-018
左帰飲（さきいん）…………………… 13-358
左帰丸（さきがん）…………………… 13-357
左金丸（さきんがん）………………… 13-201
錯語（さくご）………………………… 09-199
数堕胎（さくだたい）………………… 16-072
数脈（さくみゃく）…………………… 09-494
鎖肛痔（さこうじ）…………………… 15-130

鎖喉風（さこうふう）………………… 18-197
鎖喉癰（さこうよう）………………… 15-024
鎖骨（さこつ）………………………… 20-468
鎖骨骨折（さこつこっせつ）………… 19-009
坐骨神経（ざこつしんけい）………… 20-474
坐骨神経損傷（ざこつしんけいそんしょう）
　…………………………………… 19-148
搓滾舒筋（さこんじょきん）………… 11-800
痄腮（ささい）………………………… 17-103
鈹散（ざさん）………………………… 12-024
刺手（さしで）………………………… 11-539
挫傷（ざしょう）……………………… 19-149
砂石淋（させきりん）………………… 14-242
刷（さつ）……………………………… 12-019
釧（さつ）……………………………… 12-026
撮口（さつこう）……………………… 17-126
擦剤（さつざい）……………………… 13-052
殺虫（さっちゅう）…………………… 11-470
擦法（さつほう）……………………… 11-786
坐板瘡（ざはんそう）………………… 15-008
番紅花（サフラン）…………………… 12-443
搓柄法（さへいほう）………………… 11-604
搓法（さほう）………………………… 11-789
佐薬（さやく）………………………… 13-032
坐薬（ざやく）………………………… 13-091
左右配穴法（さゆうはいけつほう）… 11-648
鎖陽（さよう）………………………… 12-607
娑羅子（さらし）……………………… 12-363
砂淋（さりん）………………………… 14-241
産育（さんいく）……………………… 03-121
三因（さんいん）……………………… 07-032
三因学説（さんいんがくせつ）……… 07-017
三陰交（さんいんこう）……………… 20-201
三黄丸（さんおうがん）……………… 13-177
三角窩（さんかくか）………………… 20-446
三関（さんかん）……………………… 09-115
三間（さんかん）……………………… 20-198
酸甘化陰（さんかんかいん）………… 11-238
酸苦は涌泄して陰となす（さんくはゆうせつして
　いんとなす）…………………… 02-038
参伍（さんご）………………………… 09-454
産後鬱冒（さんごうつぼう）………… 16-149
産後痙病（さんごけいびょう）……… 16-125
産後痙風（さんごけいふう）………… 16-151
産後血暈（さんごけつうん）………… 16-122
産後血崩（さんごけつほう）………… 16-123

507

産後三急（さんごさんきゅう）・・・・・・・ 16-145
産後三禁（さんごさんきん）・・・・・・・ 11-003
産後三衝（さんごさんしょう）・・・・・・ 16-143
産後三審（さんごさんしん）・・・・・・・ 16-144
産後三病（さんごさんびょう）・・・・・・ 16-142
産後小便数と失禁（さんごしょうべんさくとしっ
　きん）・・・・・・・・・・・・・・・・・・・・・・・・・・・ 16-134
産後小便失禁（さんごしょうべんしっきん）
　・・・・・・・・・・・・・・・・・・・・・・・・・・・・・・・ 16-135
産後小便不通（さんごしょうべんふつう）16-133
産後身痛（さんごしんつう）・・・・・・・・ 16-128
産後大便困難（さんごだいべんこんなん）16-136
産後多汗（さんごたかん）・・・・・・・・・・ 09-264
参伍調わず（さんごととのわず）・・・・ 09-455
産後発痙（さんごはつけい）・・・・・・・・ 16-126
産後発熱（さんごはつねつ）・・・・・・・・ 16-127
産後病（さんごびょう）・・・・・・・・・・・・ 16-120
産後腹痛（さんごふくつう）・・・・・・・・ 16-124
参伍不調（さんごふちょう）・・・・・・・・ 09-455
山根（さんこん）・・・・・・・・・・・・・・・・・・ 04-151
散剤（さんざい）・・・・・・・・・・・・・・・・・・ 13-044
三才丸（さんさいがん）・・・・・・・・・・・・ 13-399
三才封髄丹（さんさいふうずいたん）・・ 13-398
山樝子（さんざし）・・・・・・・・・・・・・・・・ 12-388
賛刺（さんし）・・・・・・・・・・・・・・・・・・・・ 11-571
山慈菇（さんじこ）・・・・・・・・・・・・・・・・ 12-165
山梔子（さんしし）・・・・・・・・・・・・・・・・ 12-130
三七（さんしち）・・・・・・・・・・・・・・・・・・ 12-467
蚕矢湯（さんしとう）・・・・・・・・・・・・・・ 13-569
散刺法（さんしほう）・・・・・・・・・・・・・・ 11-574
蚕砂（さんしゃ）・・・・・・・・・・・・・・・・・・ 12-261
三十脈（さんじゅうみゃく）・・・・・・・・ 09-436
山茱萸（さんしゅゆ）・・・・・・・・・・・・・・ 12-661
三焦（さんしょう）・・・・・・・・・・・・・・・・ 03-155
三焦（さんしょう）　耳穴・・・・・・・・・・ 20-524
三生飲（さんしょういん）・・・・・・・・・・ 13-603
三焦咳（さんしょうがい）・・・・・・・・・・ 14-103
三焦虚寒（さんしょうきょかん）・・・・ 08-391
三聖散（さんしょうさん）・・・・・・・・・・ 13-613
三焦湿熱証（さんしょうしつねつしょう）10-430
三子養親湯（さんしようしんとう）・・・・ 13-602
参茸湯（さんじょうとう）・・・・・・・・・・ 13-391
三焦弁証（さんしょうべんしょう）・・ 10-429
三焦兪（さんしょうゆ）・・・・・・・・・・・・ 20-199
産褥（さんじょく）・・・・・・・・・・・・・・・・ 21-022
三腎丸（さんじんがん）・・・・・・・・・・・・ 13-402

山豆根（さんずこん）・・・・・・・・・・・・・・ 12-171
散ずるものはこれを収める（さんずるものはこれ
　をおさめる）・・・・・・・・・・・・・・・・・・・ 11-023
三生飲（さんせいいん）・・・・・・・・・・・・ 13-603
三聖散（さんせいさん）・・・・・・・・・・・・ 13-613
三仙丹（さんせんたん）・・・・・・・・・・・・ 13-307
酸棗仁（さんそうにん）・・・・・・・・・・・・ 12-522
攅竹（さんちく）・・・・・・・・・・・・・・・・・・ 20-043
散中有収（さんちゅうゆうしゅう）・・ 11-083
痠痛（酸痛）（さんつう）・・・・・・・・・・ 09-311
䐜痛（ざんつう）・・・・・・・・・・・・・・・・・・ 09-299
三整治法（さんてんちほう）・・・・・・・・ 11-761
山奈（さんな）・・・・・・・・・・・・・・・・・・・・ 12-329
産難（さんなん）・・・・・・・・・・・・・・・・・・ 16-114
三仁湯（さんにんとう）・・・・・・・・・・・・ 13-561
三白草（さんぱくそう）・・・・・・・・・・・・ 12-195
三品一条槍（さんぴんいちじょうそう）13-176
三部九候（さんぶきゅうこう）・・・・・・ 09-466
三宝（さんぽう）・・・・・・・・・・・・・・・・・・ 05-001
散脈（さんみゃく）・・・・・・・・・・・・・・・・ 09-487
三物備急丸（さんもつびきゅうがん）・・ 13-256
産門（さんもん）・・・・・・・・・・・・・・・・・・ 03-188
山薬（さんやく）・・・・・・・・・・・・・・・・・・ 12-568
摻薬（さんやく）・・・・・・・・・・・・・・・・・・ 13-063
摻薬法（さんやくほう）・・・・・・・・・・・・ 11-481
三陽の合病（さんようのごうびょう）・・ 08-494
三陽絡（さんようらく）・・・・・・・・・・・・ 20-200
三棱（さんりょう）・・・・・・・・・・・・・・・・ 12-466
三棱鍼法（三棱針法）（さんりょうしんぽう）
　・・・・・・・・・・・・・・・・・・・・・・・・・・・・・・・ 11-507

し

歯（し）・・・・・・・・・・・・・・・・・・・・・・・・・・ 04-135
皆（し）・・・・・・・・・・・・・・・・・・・・・・・・・・ 04-069
眵（し）・・・・・・・・・・・・・・・・・・・・・・・・・・ 04-127
篩（し）・・・・・・・・・・・・・・・・・・・・・・・・・・ 12-017
指（し）・・・・・・・・・・・・・・・・・・・・・・・・・・ 20-463
趾（し）・・・・・・・・・・・・・・・・・・・・・・・・・・ 20-470
耳（じ）・・・・・・・・・・・・・・・・・・・・・・・・・・ 04-156
視衣（しい）・・・・・・・・・・・・・・・・・・・・・・ 04-113
四飲（しいん）・・・・・・・・・・・・・・・・・・・・ 14-308
支飲（しいん）・・・・・・・・・・・・・・・・・・・・ 14-312
子喑（しいん）・・・・・・・・・・・・・・・・・・・・ 16-095
至陰（しいん）・・・・・・・・・・・・・・・・・・・・ 20-358
滋陰益胃（じいんえきい）・・・・・・・・・・ 11-267

滋陰降火（じいんこうか）	11-150	子宮脱垂（しきゅうだっすい）	16-156
滋陰潤燥（じいんじゅんそう）	11-392	四極（しきょく）	04-046
滋陰潤肺（じいんじゅんぱい）	11-251	至虚に盛候あり（しきょにせいこうあり）	08-040
滋陰清火（じいんせいか）	11-148	耳菌（じきん）	18-152
滋陰潜陽（じいんせんよう）	11-233	紫金牛（しきんぎゅう）	12-502
滋陰熄風（じいんそくふう）	11-374	紫金錠（しきんじょう）	13-434
滋陰補陽（じいんほよう）	11-244	衄血（じくけつ）	09-430
滋陰薬（じいんやく）	12-612	使君子（しくんし）	12-677
滋陰養血（じいんようけつ）	11-235	四君子湯（しくんしとう）	13-312
滋陰養心（じいんようしん）	11-248	試月（しげつ）	16-105
歯齲（しう）	18-207	耳穴（じけつ）	06-044
四烏鰂骨一藘茹丸（しうそっこついちろじょがん）		刺血抜罐（しけつばっかん）	11-703
	13-501	止血薬（しけつやく）	12-393
子暈（しうん）	16-089	子懸（しけん）	16-081
時疫（じえき）	14-062	耳眩暈（じげんうん）	18-143
時疫痢（じえきり）	14-024	支溝（しこう）	20-353
地黄飲子（じおういんし）	13-396	自囓（じこう）	09-072
紫菀（しおん）	12-503	時行（じこう）	14-008
四海（しかい）	06-047	耳甲（じこう）	20-448
止咳平喘薬（しがいへいぜんやく）	12-501	時行感冒（じこうかんぼう）	14-005
死鵝核（しがかく）	18-175	時行の気（じこうのき）	07-071
耳廓（じかく）	04-157	時行癘気（時行戻気）（じこうれいき）	07-070
耳殻流痰（じかくりゅうたん）	18-130	刺五加（しごか）	12-594
紫花地丁（しかじちょう）	12-151	史国公浸酒方（しこくこうしんしゅほう）	13-533
紫河車（しかしゃ）	12-605	指骨骨折（しこつこっせつ）	19-029
絲瓜絡（しからく）	12-273	趾骨節骨骨折（しこつせつこつこっせつ）	19-044
四関（しかん）	04-047	地骨皮（じこっぴ）	12-213
子癇（しかん）	16-091	耳後附骨癰（じごぶこつよう）	18-146
自汗（じかん）	09-259	子午流注（しごるちゅう）	21-062
二間（じかん）	20-067	子午流注鍼法（子午流注針法）（しごるちゅうしんぽう）	11-636
子気（しき）	02-093		
四気（しき）	12-008	耳根（じこん）	20-451
時気（じき）	14-007	歯痕舌（しこんぜつ）	09-136
色似臙脂（しきじえんし）	18-052	耳根毒（じこんどく）	18-139
直中（じきちゅう）	08-483	耳根癰（じこんよう）	18-149
色脈合参（しきみゃくごうさん）	09-456	死産（しざん）	16-119
四逆（しぎゃく）	09-542	四眥（しし）	04-070
四逆加人参湯（しぎゃくかにんじんとう）	13-298	耳痔（じじ）	18-150
四逆散（しぎゃくさん）	13-440	四時・五臓・陰陽（しじ・ごぞう・いんよう）	
四逆湯（しぎゃくとう）	13-297		03-008
子宮（しきゅう）	03-182	四肢逆冷（ししぎゃくれい）	09-541
子宮（しきゅう）経外穴	20-428	歯衄（しじく）	09-073, 14-269
紫宮（しきゅう）	20-375	四肢拘急（ししこうきゅう）	09-078
自灸（じきゅう）	11-681	梔子豉湯（しししとう）	13-225
子宮外妊娠（しきゅうがいにんしん）	16-065	梔子勝奇散（しししょうきさん）	13-535
子宮脱出（しきゅうだっしゅつ）	16-157	志室（ししつ）	20-356

509

滋して膩せず（じしてじせず）……… 12-060
四肢微急（ししびきゅう）……………… 09-079
子死腹中（ししふくちゅう）………… 16-118
時邪（じじゃ）……………………… 07-069
子腫（ししゅ）……………………… 16-085
子処（ししょ）……………………… 03-184
思勝恐（ししょうきょう）…………… 07-091
思傷脾（ししょうひ）………………… 07-084
糸状疣贅（しじょうゆうぜ）………… 15-083
四診（ししん）……………………… 09-002
耳鍼（耳針）（じしん）……………… 11-517
耳蕈（じじん）……………………… 18-151
滋腎益陰（じじんえきいん）………… 11-284
刺鍼角度（刺針角度）（ししんかくど）… 11-584
四神丸（ししんがん）………………… 13-410
四診合参（ししんごうさん）………… 09-007
四神聡（ししんそう）………………… 20-409
試水（しすい）……………………… 16-104
耳垂（じすい）……………………… 20-449
滋水涵木（じすいかんもく）………… 11-289
試水症（しすいしょう）……………… 16-103
滋水清肝飲（じすいせいかんいん）… 13-377
滋膵湯（じすいとう）………………… 13-227
指寸定位法（しすんていいほう）…… 11-622
四性（しせい）……………………… 12-063
支正（しせい）……………………… 20-354
四生丸（しせいがん）………………… 13-508
磁石（じせき）……………………… 12-518
紫石英（しせきえい）………………… 12-604
紫舌（しぜつ）……………………… 09-130
指節間関節脱臼（しせつかんかんせつだっきゅう）
　…………………………………… 19-063
趾節間関節脱臼（しせつかんかんせつだっきゅう）
　…………………………………… 19-070
指切進鍼法（指切進針法）（しせつしんしんぽう）
　…………………………………… 11-579
紫雪丹（しせつたん）………………… 13-431
耳尖（じせん）　経外穴…………… 20-389
耳尖（じせん）　耳穴……………… 20-457
視瞻昏渺（しせんこんびょう）……… 18-108
自然銅（しぜんどう）………………… 12-453
自然標識定位法（しぜんひょうしきていいほう）
　…………………………………… 11-629
紫草（しそう）……………………… 12-204
子嗽（しそう）……………………… 16-093
子臓（しぞう）……………………… 03-183

耳瘡（じそう）……………………… 18-127
止嗽散（しそうさん）………………… 13-133
持続痛（じぞくつう）………………… 09-312
持続的疲労性損傷（じぞくてきひろうせいそんし
　ょう）…………………………… 19-156
紫蘇梗（しそこう）…………………… 12-361
紫蘇葉（しそよう）…………………… 12-097
試胎（したい）……………………… 16-102
膩苔（じたい）……………………… 09-167
死胎下らず（したいくだらず）……… 16-075
死胎不下（したいふげ）……………… 16-075
従う者は反治なり（したがうものははんちなり）
　…………………………………… 11-032
子痰（したん）……………………… 15-132
七悪（しちあく）…………………… 10-138
七怪脈（しちかいみゃく）…………… 09-521
七気湯（しちきとう）………………… 13-445
七竅（しちきょう）…………………… 04-055
糸竹空（しちくくう）………………… 20-239
七傷（しちしょう）…………………… 07-078
七情（しちじょう）…………………… 07-079
七衝門（しちしょうもん）…………… 04-050
七製香附丸（しちせいこうぶがん）… 13-447
七星鍼（七星針）（しちせいしん）…… 11-521
七損八益（しちそんはちえき）……… 21-018
七日風（しちにちふう）……………… 17-044
七宝美髯丹（しちほうびぜんたん）… 13-400
児茶（じちゃ）……………………… 12-456
児茶散（じちゃさん）………………… 13-178
耳中（じちゅう）…………………… 20-452
耳脹（じちょう）…………………… 18-132
耳疔（じちょう）…………………… 18-147
七葉一枝花（しちよういっしか）…… 12-167
耳脹痛（じちょうつう）……………… 18-133
七厘散（しちりんさん）……………… 13-482
膝（しつ）…………………………… 20-472
湿（しつ）…………………………… 21-029
実（じつ）…………………………… 08-031
湿遏衛陽証（しつあつえようしょう）… 10-411
湿遏熱伏（しつあつねつふく）……… 08-458
実按灸（じつあんきゅう）…………… 11-672
刺痛（しつう）……………………… 09-298
湿鬱発熱（しつうつはつねつ）……… 14-279
失栄（しつえい）…………………… 15-071
失音（しつおん）…………………… 09-192
湿火（しつか）……………………… 08-204

510　　日本語索引

湿化（しつか）……………… 21-061
湿家（しっか）……………… 07-006
膝蓋骨骨折（しつがいこつこっせつ）… 19-035
膝蓋骨脱臼（しつがいこつだっきゅう）19-066
膝蓋骨軟化症（しつがいこつなんかしょう）
………………………… 19-126
十灰散（じっかいさん）……… 13-506
十怪脈（じっかいみゃく）…… 09-520
湿霍乱（しつかくらん）……… 14-037
湿化太陰（しっかたいいん）… 08-459
膝窩嚢胞（しつかのうほう）… 19-125
膝関（しつかん）……………… 20-288
膝眼（しつがん）……………… 20-414
実寒（じっかん）……………… 08-070
実寒証（じっかんしょう）…… 10-101
膝関節脱臼（しつかんせつだっきゅう）19-065
矢気（失気）（しっき）……… 09-228
湿瘧（しつぎゃく）…………… 14-050
失血（しっけつ）……………… 09-428
日月（じつげつ）……………… 20-195
実験針灸学（じっけんしんきゅうがく）01-020
十香止痛丸（じっこうしつうがん）… 13-454
湿剤（しつざい）……………… 13-026
実邪（じつじゃ）……………… 07-024
湿重於熱証（しつじゅうおつしょう）… 10-420
湿証（しつしょう）…………… 10-113
実証（じつしょう）…………… 10-047
失笑丸（しっしょうがん）…… 13-460
失笑散（しっしょうさん）…… 13-491
湿勝着痺証（しつしょうちゃくひしょう）10-114
失神（しっしん）……………… 09-013
十神湯（じっしんとう）……… 13-531
実すれば則ち陽明，虚すれば則ち太陰（じっすれ
　ばすなわちようめい，きょすればすなわちた
　いいん）………………… 08-507
失精（しっせい）……………… 14-251
失精家（しっせいか）………… 07-008
十宣（じっせん）……………… 20-407
実喘（じつぜん）……………… 14-113
湿阻（しっそ）………………… 14-016
湿瘡（しつそう）……………… 15-099
十棗湯（じっそうとう）……… 13-263
湿濁（しつだく）……………… 07-052
湿痰証（しつたんしょう）…… 10-193
実中に虚を挟む（じつちゅうにきょをはさむ）
………………………… 08-036

膝頂法（しっちょうほう）…… 11-745
湿毒（しどく）………………… 07-050
膝内十字靱帯損傷（しつないじゅうじじんたいそ
　んしょう）……………… 19-129
湿熱（しつねつ）……………… 07-054
湿熱鬱阻気機証（しつねつうつそききしょう）
………………………… 10-418
湿熱蘊脾証（しつねつうんひしょう）… 10-264
湿熱下注（しつねつかちゅう）… 08-461
実熱証（じつねつしょう）…… 10-124
湿熱蒸口証（しつねつじょうこうしょう）10-118
湿熱蒸歯証（しつねつじょうししょう）10-272
湿熱蒸舌証（しつねつじょうぜつしょう）10-117
湿熱浸淫証（しつねつしんいんしょう）10-417
湿熱泄瀉（しつねつせっしゃ）… 14-181
湿熱阻滞精室証（しつねつそたいせいしつしょう）
………………………… 10-335
湿熱毒蘊証（しつねつどくうんしょう）10-135
湿熱発黄（しつねつはつおう）… 08-210
湿熱発黄証（しつねつはつおうしょう）10-120
湿熱犯耳証（しつねつはんじしょう）… 10-119
湿熱腰痛（しつねつようつう）… 14-255
湿熱痢（しつねつり）………… 14-026
膝は筋の府（しつはきんのふ）… 04-041
湿は脾陰を傷る（しつはひいんをやぶる）08-207
湿は脾陽を傷る（しつはひようをやぶる）08-206
実痞（じっぴ）………………… 14-157
実秘（じっぴ）………………… 14-197
湿病（しつびょう）…………… 14-020
湿勝り陽微す（しつまさりようびす）… 08-205
湿勝れば則ち濡瀉す（しつまさればすなわちじゅ
　しゃす）………………… 08-208
疾脈（しつみゃく）…………… 09-495
実脈（じつみゃく）…………… 09-503
実より虚に転ずる（じつよりきょにてんずる）
………………………… 08-506
蒺藜（しつり）………………… 12-531
柿蒂（してい）………………… 12-376
耳挺（じてい）………………… 18-153
司天（してん）………………… 21-041
四瀆（しとく）………………… 20-241
時毒（じどく）………………… 07-068
時毒疫（じどくえき）………… 14-063
時毒発頤（じどくはつい）…… 17-104
思に因りて遠く慕うはこれを慮と謂う（しにより
　てとおくしたうはこれをりょという）

511

｜………………………………… 05-051
志に因りて変を存するはこれを思という（しによ
　りてへんをぞんするはこれをしという）
　………………………………… 05-050
耳背（じはい）……………………… 20-450
耳背肝（じはいかん）……………… 20-537
耳背溝（じはいこう）……………… 20-539
耳背心（じはいしん）……………… 20-534
耳背腎（じはいじん）……………… 20-538
耳背肺（じはいはい）……………… 20-535
耳背脾（じはいひ）………………… 20-536
思は恐に勝つ（しはきょうにかつ）… 07-091
四白（しはく）……………………… 20-240
紫白癜風（しはくでんふう）……… 15-092
思は脾を傷る（しはひをやぶる）… 07-084
紫斑（しはん）……………………… 09-095
子煩（しはん）……………………… 16-087
時病（じびょう）…………………… 14-006
地膚子（じふし）…………………… 12-322
視物模糊（しぶつもこ）…………… 09-362
耳閉（じへい）……………………… 18-134
嗜偏食（しへんしょく）…………… 17-005
指法（しほう）……………………… 09-472
四縫（しほう）……………………… 20-408
刺法灸法学（しほうきゅうほうがく）… 01-018
至宝錠（しほうじょう）…………… 13-136
至宝丹（しほうたん）……………… 13-433
滋補腎陰（じほじんいん）………… 11-282
四磨湯（しまとう）………………… 13-441
子満（しまん）……………………… 16-083
四満（しまん）……………………… 20-242
四妙丸（しみょうがん）…………… 13-568
四妙勇安湯（しみょうゆうあんとう）… 13-166
嗜眠（しみん）……………………… 09-368
耳鳴（じめい）……………………… 09-350
耳迷根（じめいこん）……………… 20-541
時明時昧（じめいじまい）………… 09-027
指目（しもく）……………………… 09-473
下合穴（しもごうけつ）…………… 06-030
四物湯（しもつとう）……………… 13-329
子門（しもん）……………………… 03-185
耳門（じもん）……………………… 20-066
指紋診法（しもんしんぽう）……… 09-114
炙（しゃ）…………………………… 12-042
煮（しゃ）…………………………… 12-048
沙苑子（しゃえんし）……………… 12-609

瀉黄散（しゃおうさん）…………… 13-221
瀉火解毒（しゃかげどく）………… 11-119
瀉火剤（しゃかざい）……………… 13-153
蛇串瘡（じゃかんそう）…………… 15-075
蛇眼疔（じゃがんちょう）………… 15-014
瀉肝湯（しゃかんとう）…………… 13-203
煮罐法（しゃかんぽう）…………… 11-695
射干麻黄湯（しゃかんまおうとう）… 13-575
邪気（じゃき）……………………… 07-015
邪気が三焦に留まる（じゃきがさんしょうにとど
　まる）……………………………… 08-392
邪気盛んなれば則ち実，精気奪すれば則ち虚（じゃ
　きさかんなればすなわちじつ，せいきだっす
　ればすなわちきょ）……………… 08-009
使薬（しやく）……………………… 13-033
赤石脂（しゃくせきし）…………… 12-645
尺沢（しゃくたく）………………… 20-038
雀啄灸（じゃくたくきゅう）……… 11-670
雀啄脈（じゃくたくみゃく）……… 09-533
灼痛（しゃくつう）………………… 09-304
尺膚診（しゃくふしん）…………… 09-535
弱脈（じゃくみゃく）……………… 09-501
雀盲（じゃくもう）………………… 18-081
雀目（じゃくもく）………………… 18-082
芍薬甘草湯（しゃくやくかんぞうとう）… 13-381
芍薬湯（しゃくやくとう）………… 13-210
瀉下剤（しゃげざい）……………… 13-243
瀉下して注ぐが如し（しゃげしてそそぐがごとし）
　………………………………………… 09-403
瀉下泄熱（しゃげせつねつ）……… 11-166
瀉下逐飲（しゃげちくいん）……… 11-175
瀉下不爽（しゃげふそう）………… 09-412
瀉下法（しゃげほう）……………… 11-151
瀉下薬（しゃげやく）……………… 12-216
麝香（じゃこう）…………………… 12-547
斜刺（しゃし）……………………… 11-589
蛇床子（じゃしょうし）…………… 12-599
捨証従脈（しゃしょうじゅうみゃく）… 09-461
瀉青丸（しゃせいがん）…………… 13-199
邪正消長（じゃせいしょうちょう）… 08-011
車前子（しゃぜんし）……………… 12-304
車前草（しゃぜんそう）…………… 12-305
蛇丹（じゃたん）…………………… 15-076
尺骨骨幹部骨折（しゃっこつこっかんぶこっせつ）
　………………………………………… 19-022
尺骨神経損傷（しゃっこつしんけいそんしょう）

………………………………… 19-144
尺骨の近位三分の一の部位骨折と橈骨頭の脱臼
（しゃっこつのきんいさんぶんのいちのぶい
こっせつととうこつとうのだっきゅう）
………………………………… 19-024
蛇頭疔（じゃとうちょう）………………… 15-015
蛇毒内攻証（じゃどくないこうしょう）… 10-145
瀉南補北（しゃなんほほく）……………… 11-137
砂仁（しゃにん）…………………………… 12-281
瀉熱存陰（しゃねつぞんいん）…………… 11-100
瀉熱導滞（しゃねつどうたい）…………… 11-165
邪の湊るところ，その気必ず虚す（じゃのあつま
るところ，そのきかならずきょ）　08-010
瀉脳湯（しゃのうとう）…………………… 13-194
瀉肺湯（しゃはいとう）…………………… 13-207
邪は空竅を害す（じゃはくうきょうをがいす）
………………………………… 08-027
瀉白散（しゃはくさん）…………………… 13-205
斜扳法（しゃばんぽう）…………………… 11-805
斜飛脈（しゃひみゃく）…………………… 09-471
蛇腹疔（じゃふくちょう）………………… 15-013
邪伏膜原証（じゃふくまくげんしょう）　10-421
捨脈従証（しゃみゃくじゅうしょう）… 09-460
聚（しゅう）………………………………… 14-290
縦（じゅう）………………………………… 09-517
茺蔚子（じゅういし）……………………… 12-440
重陰必ず陽，重陽必ず陰（じゅういんかならずよ
う，じゅうようかならずいん）…… 02-024
周栄（しゅうえい）………………………… 20-372
従化（じゅうか）…………………………… 08-465
柔肝（じゅうかん）………………………… 11-275
重寒傷肺（じゅうかんしょうはい）……… 08-238
柔肝薬（じゅうかんやく）………………… 12-573
十九畏（じゅうきゅうい）………………… 12-069
重言（じゅうげん）………………………… 09-197
秋後晩発（しゅうごばんぱつ）…………… 14-084
十五絡穴（じゅうごらくけつ）…………… 06-023
十五絡脈（じゅうごらくみゃく）………… 06-084
十剤（じゅうざい）………………………… 13-016
重剤（じゅうざい）………………………… 13-022
渋剤（じゅうざい）………………………… 13-023
十三科（じゅうさんか）…………………… 01-029
十三鬼穴（じゅうさんきけつ）…………… 06-024
修事（しゅうじ）…………………………… 12-013
周時（しゅうじ）…………………………… 13-122
十四経（じゅうしけい）…………………… 06-008

十四経穴（じゅうしけいけつ）………… 06-025
十七椎下（じゅうしちついか）………… 20-406
秋時晩発（しゅうじばんぱつ）………… 14-085
十四法（じゅうしほう）………………… 11-542
舟車丸（しゅうしゃがん）……………… 13-266
収渋固脱（しゅうじゅうこだつ）……… 11-293
収渋剤（しゅうじゅうざい）…………… 13-406
収渋薬（しゅうじゅうやく）…………… 12-635
舟状窩（しゅうじょうか）……………… 20-444
舟状骨骨折（しゅうじょうこつこっせつ）19-027
聚星障（しゅうせいしょう）…………… 18-056
重舌（じゅうぜつ）……………………… 17-135
十全大補湯（じゅうぜんだいほとう）… 13-339
秋燥（しゅうそう）……………………… 14-091
十大功労葉（じゅうだいこうろうよう）12-215
修治（しゅうち）………………………… 12-012
重聴（じゅうちょう）…………………… 09-352
渋腸止瀉（じゅうちょうししゃ）……… 11-299
重鎮安神（じゅうちんあんしん）……… 11-305
重鎮安神薬（じゅうちんあんしんやく）12-516
重痛（じゅうつう）……………………… 09-308
首烏藤（しゅうとう）…………………… 12-576
十二経筋（じゅうにけいきん）………… 06-080
十二経別（じゅうにけいべつ）………… 06-078
十二経脈（じゅうにけいみゃく）……… 06-048
十二原（じゅうにげん）………………… 06-028
十二刺（じゅうにし）…………………… 11-560
十二指腸（じゅうにしちょう）………… 20-509
十二手法（じゅうにしゅほう）………… 11-541
十二皮部（じゅうにひぶ）……………… 06-082
重は怯を去るべし（じゅうはきょうをさるべし）
…………………………………… 11-307
渋は脱を固めるべし（じゅうはだつをかためるべ
し）………………………………… 11-294
渋は脱を去るべし（じゅうはだつをさるべし）
…………………………………… 11-295
十八反（じゅうはちはん）……………… 12-070
揉法（じゅうほう）……………………… 11-784
渋脈（じゅうみゃく）…………………… 09-506
羞明（しゅうめい）……………………… 09-355
羞明畏日（しゅうめいいじつ）………… 09-356
十問（じゅうもん）……………………… 09-231
収斂止血薬（しゅうれんしけつやく）… 12-410
重楼（じゅうろう）……………………… 12-193
十六郄穴（じゅうろくげきけつ）……… 06-020
主運（しゅうん）………………………… 21-035

513

膰会（じゅえ）……………………… 20-162
疰夏（しゅか）……………………… 17-111
酒客（しゅかく）…………………… 07-010
手関節捻挫（しゅかんせつねんざ）… 19-120
守気（しゅき）……………………… 11-597
主気（しゅき）……………………… 21-039
主客（しゅきゃく）………………… 21-046
主客原絡配穴法（しゅきゃくげんらくはいけつほう）………………………………… 11-649
主客交渾（しゅきゃくこうこん）… 08-012
主客渾受（しゅきゃくこんじゅ）… 08-014
主客交わる（しゅきゃくまじわる）… 08-013
宿翳（しゅくえい）………………… 18-063
縮脚流注（しゅくきゃくりゅうちゅう）… 15-037
熟地黄（じゅくじおう）…………… 12-580
宿食（しゅくしょく）……………… 17-006
縮泉丸（しゅくせんがん）………… 13-412
腧穴（しゅけつ）…………………… 06-013
腧穴学（しゅけつがく）…………… 01-017
手骨（しゅこつ）…………………… 04-033
手根管症候群（しゅこんかんしょうこうぐん）………………………………… 19-119
酒剤（しゅざい）…………………… 13-061
酒渣鼻（しゅさび）………………… 15-111
手指鍼（手指針）（しゅししん）… 11-518
珠子参（しゅしじん）……………… 12-626
手指同身寸選穴法（しゅしどうしんすんせんけつほう）…………………………… 11-624
朱砂（しゅしゃ）…………………… 12-520
朱雀丸（しゅじゃくがん）………… 13-425
朱砂蓮（しゅしゃれん）…………… 12-189
朱儒症（しゅじゅしょう）………… 17-066
手術療法（しゅじゅつりょうほう）… 11-806
主色（しゅしょく）………………… 09-033
濡泄（じゅせつ）…………………… 14-170
酒煎（しゅせん）…………………… 13-103
聚泉（じゅせん）…………………… 20-396
手足汗（しゅそくかん）…………… 09-279
手足逆冷（しゅそくぎゃくれい）… 09-540
手足厥冷（しゅそくけつれい）…… 09-539
手足心汗（しゅそくしんかん）…… 09-278
手足心熱（しゅそくしんねつ）…… 09-537
手足蠕動（しゅそくぜんどう）…… 09-081
酒疸（しゅたん）…………………… 14-213
腫脹舌（しゅちょうぜつ）………… 09-137
術数に和す（じゅつすうにわす）……… 21-011

手背熱（しゅはいねつ）…………… 09-538
手発背（しゅはつはい）…………… 15-031
手部疔瘡（しゅぶちょうそう）…… 15-012
酒癖（しゅへき）…………………… 07-011
濡脈（じゅみゃく）………………… 09-510
手摸心会（しゅもしんえ）………… 11-733
腧俞（じゅゆ）……………………… 20-163
腫瘍（しゅよう）…………………… 15-004
酒醴（しゅれい）…………………… 13-078
棕櫚炭（しゅろたん）……………… 12-411
潤（じゅん）………………………… 12-031
循衣摸床（じゅんいもしょう）…… 09-083
純陰結（じゅんいんけつ）………… 14-196
春温（しゅんおん）………………… 14-070
春夏養陽，秋冬養陰（しゅんかようよう，しゅうとうよういん）…………………… 21-009
峻下（しゅんげ）…………………… 11-156
潤下（じゅんげ）…………………… 11-159
循経性疼痛（じゅんけいせいとうつう）… 10-007
循経伝（じゅんけいでん）………… 08-484
循経皮膚病（じゅんけいひふびょう）… 15-077
潤下剤（じゅんげざい）…………… 13-257
峻下逐水薬（しゅんげちくすいやく）… 12-230
潤下薬（じゅんげやく）…………… 12-224
峻剤（しゅんざい）………………… 13-246
順証（じゅんしょう）……………… 10-004
潤燥化痰（じゅんそうかたん）…… 11-448
潤燥降気（じゅんそうこうき）…… 11-333
潤燥剤（じゅんそうざい）…… 11-384, 13-544
潤燥止咳（じゅんそうしがい）…… 11-395
潤燥止渇（じゅんそうしかつ）…… 11-393
潤苔（じゅんたい）………………… 09-161
潤腸通便（じゅんちょうつうべん）… 11-174
順伝（じゅんでん）………………… 08-466
準頭（じゅんとう）………………… 04-150
潤肺止咳（じゅんぱいしがい）…… 11-390
峻補（しゅんぽ）…………………… 11-220
循法（じゅんぽう）………………… 11-601
純陽真人養臓湯（じゅんようしんじんようぞうとう）…………………………… 13-409
暑（邪）が陽明に入る（しょ（じゃ）がようめいにはいる）………………………… 08-449
諸痿喘嘔は皆上に属す（しょいぜんおうはみなうえにぞくす）………………… 08-514
証（しょう）………………………… 10-001
炒（しょう）………………………… 12-035

514　日本語索引

障（しょう）…… 18-053
顳（しょう）…… 20-499
子癇（しよう）…… 15-131
至陽（しよう）…… 20-357
蒸（じょう）…… 12-049
傷陰（しょういん）…… 08-115
少陰寒化証（しょういんかんかしょう） 10-402
少陰三急下証（しょういんさんきゅうげしょう）…… 10-403
少陰熱化証（しょういんねっかしょう） 10-401
少陰表寒証（しょういんひょうかんしょう）…… 10-400
少陰病証（しょういんびょうしょう）… 10-368
拯陰理労湯（じょういんりろうとう）… 13-373
小茴香（しょうういきょう）…… 12-339
小温経湯（しょううんけいとう）…… 13-301
正営（しょうえい）…… 20-352
小営煎（しょうえいせん）…… 13-335
消翳湯（しょうえいとう）…… 13-228
炒黄（しょうおう）…… 12-037
上横骨（じょうおうこつ）…… 04-030
少海（しょうかい）…… 20-213
小海（しょうかい）…… 20-301
照海（しょうかい）…… 20-350
消渇（しょうかつ（しょうかち））…… 14-272
松花粉（しょうかふん）…… 12-147
上関（じょうかん）…… 20-205
上脘（じょうかん）…… 20-209
傷寒眼（しょうかんがん）…… 18-036
小陥胸湯（しょうかんきょうとう）…… 13-595
上寒下熱（じょうかんげねつ）…… 08-128
上寒下熱証（じょうかんげねつしょう） 10-041
滋養肝腎（じようかんじん）…… 11-277
傷寒蓄水証（しょうかんちくすいしょう）10-377
昇陥湯（しょうかんとう）…… 13-315
傷寒論（しょうかんろん）…… 01-053
少気（しょうき）…… 09-208
上気（じょうき）…… 09-209
生肌収口薬（しょうきしゅうこうやく） 12-687
瘴瘧（しょうぎゃく）…… 14-048
承泣（しょうきゅう）…… 20-036
商丘（しょうきゅう）…… 20-202
生姜瀉心湯（しょうきょうしゃしんとう）13-279
上虚下実（じょうきょかじつ）…… 08-054
商曲（しょうきょく）…… 20-203
昇挙中気（しょうきょちゅうき）…… 11-259
承筋（しょうきん）…… 20-033
証型（しょうけい）…… 10-003
小薊（しょうけい）…… 12-402
小薊飲子（しょうけいいんし）…… 13-505
上迎香（じょうげいこう）…… 20-405
上厥下竭（じょうけつかけつ）…… 08-056
小結胸証（しょうけっきょうしょう）… 10-383
上下配穴法（じょうげはいけつほう）… 11-645
小建中湯（しょうけんちゅうとう）…… 13-289
証候（しょうこう）…… 10-002
承光（しょうこう）…… 20-031
条口（じょうこう）…… 20-265
証候錯雑（しょうこうさくざつ）…… 10-082
昇降散（しょうこうさん）…… 13-224
昇降出入（しょうこうしゅつにゅう）… 05-006
昇降出入について，全ての臓器がある（しょうこうしゅつにゅうは，すべてのぞうきにある）…… 05-007
昇降出入は器としてあらざるなし（しょうこうしゅつにゅうはきとしてあらざるなし） 05-007
証候真仮（しょうこうしんか）…… 10-083
顳後線（しょうこうせん）…… 20-439
証候相兼（しょうこうそうけん）…… 10-080
昇降浮沈（しょうこうふちん）…… 12-005
上巨虚（じょうこきょ）…… 20-206
消穀善飢（しょうこくぜんき）…… 09-379
小骨空（しょうこっくう）…… 20-416
踵骨牽引（しょうこつけんいん）…… 11-770
掌骨骨折（しょうこつこっせつ）…… 19-028
踵骨骨折（しょうこつこっせつ）…… 19-041
踵骨痛症（しょうこつつうしょう）…… 19-130
衝剤（しょうざい）…… 13-047
錠剤（じょうざい）…… 13-039, 13-053
条剤（じょうざい）…… 13-041
小柴胡湯（しょうさいことう）…… 13-269
傷産（しょうさん）…… 16-121
小産（しょうざん）…… 16-073
承山（しょうざん）…… 20-037
常山（じょうざん）…… 12-666
焼山火（しょうざんか）…… 11-614
小眥（しょうし）…… 04-074
生地黄（しょうじおう）…… 12-208
上耳根（じょうじこん）…… 20-540
傷湿（しょうしつ）…… 14-017
上肢部穴（じょうしぶけつ）…… 20-018
小邪（しょうじゃ）…… 07-021

晶珠（しょうしゅ（しょうじゅ））……… 04-109

傷暑（しょうしょ）…………………… 14-074

炒焦（しょうしょう）………………… 12-038

承漿（しょうしょう）………………… 20-032

少衝（しょうしょう）………………… 20-211

少商（しょうしょう）………………… 20-214

症状（しょうじょう）………………… 09-003

上焦（じょうしょう）………………… 03-156

上消（じょうしょう）………………… 14-276

小承気湯（しょうじょうきとう）…… 13-249

上焦湿熱証（じょうしょうしつねつしょう
……………………………………… 10-431

上焦は霧の如し（じょうしょうはきりのごとし）
……………………………………… 03-162

上焦は納を主る（じょうしょうはのうをつかさどる）……………………………… 03-159

上焦病証（じょうしょうびょうしょう）10-432

傷食（しょうしょく）………………… 17-004

常色（じょうしょく）………………… 09-032

消食化滞（しょうしょくかたい）…… 11-454

消食剤（しょうしょくざい）………… 13-617

傷食泄瀉（しょうしょくせっしゃ）… 14-186

消食導滞（しょうしょくどうたい）… 11-453

消食薬（しょうしょくやく）………… 12-380

傷津（しょうしん）…………………… 08-173

少神（しょうしん）…………………… 09-012

衝心乗肺（しょうしんじょうはい）… 08-403

掌推法（しょうすいほう）…………… 11-788

上星（じょうせい）…………………… 20-210

上盛下虚（じょうせいかきょ）……… 08-053

昇清降濁（しょうせいこうだく）…… 11-287

昇清固渋（しょうせいこじゅう）…… 11-288

小青竜湯（しょうせいりゅうとう）… 13-604

硝石（しょうせき）…………………… 12-294

松節（しょうせつ）…………………… 12-260

顳前線（しょうぜんせん）…………… 20-438

衝洗法（しょうせんほう）…………… 11-488

椒瘡（しょうそう）…………………… 18-004

上燥すれば則ち咳する（じょうそうすればすなわちせきする）……………………… 08-388

上燥は気を治す（じょうそうはきをちす）11-387

小続命湯（しょうぞくめいとう）…… 13-517

上損が下に及ぶ（じょうそんがげにおよぶ）
……………………………………… 08-477

傷損筋骨証（しょうそんきんこつしょう）10-152

小大利せずしてその標を治す）…………しょう

だいりせずしてそのひょうをちす）　11-038

少沢（しょうたく）…………………… 20-215

消痰（しょうたん）…………………… 11-431

炒炭（しょうたん）…………………… 12-039

滌痰（じょうたん）…………………… 11-433

滌痰祛瘀（じょうたんきょお）……… 11-437

滌痰熄風（じょうたんそくふう）…… 11-450

滌痰湯（じょうたんとう）…………… 13-590

消痰軟堅（しょうたんなんけん）…… 11-462

消痰平喘（しょうたんへいぜん）…… 11-435

小腸（しょうちょう）………………… 03-147

小腸（しょうちょう）　耳穴……… 20-510

小腸咳（しょうちょうがい）………… 14-100

消長化退（しょうちょうかたい）…… 09-177

小腸虚寒（しょうちょうきょかん）… 08-373

小腸実熱（しょうちょうじつねつ）… 08-374

小腸兪（しょうちょうゆ）…………… 20-300

踵痛（しょうつう）…………………… 09-293

小通草（しょうつうそう）…………… 12-318

昇提中気（しょうていちゅうき）…… 11-228

生鉄落飲（しょうてつらくいん）…… 13-422

消導剤（しょうどうざい）…………… 13-618

消導薬（しょうどうやく）…………… 12-381

小戸嫁痛（しょうとかつう）………… 16-176

瘴毒（しょうどく）…………………… 07-075

小児牛黄散（しょうにごおうさん）… 13-600

小児暑湿（しょうにしょしつ）……… 17-110

小児橈骨頭亜脱臼（しょうにとうこつとうあだっきゅう）……………………………… 19-058

小児麻痺後遺症（しょうにまひこういしょう）
……………………………………… 19-094

小児麻痺症（しょうにまひしょう）… 17-112

鐘乳石（しょうにゅうせき）………… 12-608

衝任失調証（しょうにんしっちょうしょう）
……………………………………… 10-329

衝任損傷（しょうにんそんしょう）… 08-436

衝任不固証（しょうにんふこしょう）… 10-328

上熱下寒（じょうねつげかん）……… 08-129

上熱下寒証（じょうねつげかんしょう）　10-042

樟脳（しょうのう）…………………… 12-669

晶痞（しょうはい）…………………… 15-117

消痞化積（しょうひかせき）………… 11-459

承扶（しょうふ）……………………… 20-030

少府（しょうふ）……………………… 20-212

菖蒲（しょうぶ）……………………… 12-553

傷風（しょうふう）…………………… 14-009

516　　日本語索引

消風散（しょうふうさん）……………… 13-518
衝服（しょうふく）………………………… 13-105
少腹扇の如し（しょうふくおうぎのごとし）
　………………………………………… 09-339
少腹急結（しょうふくきゅうけつ）…… 09-338
少腹逐瘀湯（しょうふくちくおとう）… 13-478
上屏（じょうへい）………………………… 20-488
小便黄赤（しょうべんおうせき）……… 09-414
小便混濁（しょうべんこんだく）……… 09-418
小便失禁（しょうべんしっきん）……… 09-421
小便渋痛（しょうべんじゅうつう）…… 09-417
小便頻数（しょうべんひんさく）……… 09-415
小便淋漓（しょうべんりんり）………… 09-420
消法（しょうほう）………………………… 11-451
小方（しょうほう）………………………… 13-009
上胞下垂（じょうほうかすい）………… 18-007
升麻（しょうま）…………………………… 12-113
升麻葛根湯（しょうまかっこんとう）… 13-145
承満（しょうまん）………………………… 20-035
衝脈（しょうみゃく）……………………… 06-070
生脈散（しょうみゃくさん）…………… 13-326
衝脈は経脈の海（しょうみゃくはけいみゃくのか
　い）……………………………………… 06-072
睫毛（しょうもう）………………………… 04-085
衝門（しょうもん）………………………… 20-040
章門（しょうもん）………………………… 20-349
傷陽（しょうよう）………………………… 08-111
衝陽（しょうよう）………………………… 20-041
商陽（しょうよう）………………………… 20-204
昇陽益胃湯（しょうようえきいとう）… 13-318
昇陽挙陥（しょうようきょかん）……… 11-258
少陽経証（しょうようけいしょう）…… 10-395
逍遥散（しょうようさん）……………… 13-275
昇陽除湿湯（しょうようじょしつとう）… 13-555
少陽病証（しょうようびょうしょう）… 10-366
少陽腑証（しょうようふしょう）……… 10-396
少陽陽明（しょうようようめい）……… 10-393
拯陽理労湯（じょうようりろうとう）… 13-388
商陸（しょうりく）………………………… 12-232
上髎（じょうりょう）……………………… 20-208
承霊（しょうれい）………………………… 20-034
消濼（しょうれき）………………………… 20-299
上廉（じょうれん）………………………… 20-207
上腕骨外顆骨折（じょうわんこつがいかこっせつ）
　………………………………………… 19-015
上腕骨外側上顆炎（じょうわんこつがいそくじょ

うかえん）…………………………… 19-116
上腕骨顆間骨折（じょうわんこつかかんこっせつ）
　………………………………………… 19-014
上腕骨顆上骨折（じょうわんこつかじょうこっせ
　つ）…………………………………… 19-013
上腕骨外科頸骨折（じょうわんこつげかけいこっ
　せつ）………………………………… 19-011
上腕骨骨幹部骨折（じょうわんこつこっかんぶこ
　っせつ）……………………………… 19-012
上腕骨内側上顆炎（じょうわんこつないそくじょ
　うかえん）…………………………… 19-115
上腕骨内側上顆骨折（じょうわんこつないそくじ
　ょうかこっせつ）…………………… 19-016
証を捨てて脈に従う（しょうをすててみゃくにし
　たがう）……………………………… 09-461
諸嘔吐酸，暴注下迫は皆熱に属す（しょおうとさ
　ん，ぼうちゅうげはくはみなねつにぞくす）
　………………………………………… 08-519
暑温（しょおん）…………………………… 14-071
暑霍乱（しょかくらん）………………… 14-038
諸寒収引は皆腎に属す（しょかんしゅういんはみ
　なじんにぞくす）…………………… 08-512
除疳熱（じょかんねつ）………………… 11-458
暑気（しょき）……………………………… 21-030
諸気膹鬱は皆肺に属す（しょきふんうつはみなは
　いにぞくす）………………………… 08-510
暑瘧（しょぎゃく）………………………… 14-049
諸逆衝上は皆火に属す（しょぎゃくしょうじょう
　はみなかにぞくす）………………… 08-518
舒筋活絡（じょきんかつらく）………… 11-352
諸禁鼓慄，神守を喪う如きは皆火に属す　（しょ
　きんこり，しんしゅをうしなうごときはみな
　かにぞくす）………………………… 08-522
伸筋草（しょきんそう）………………… 12-262
食已則吐（しょくいそくと）…………… 09-219
食疳（しょくかん）………………………… 17-028
食忌（しょくき）…………………………… 12-066
食厥（しょくけつ）………………………… 14-306
枕口（しょくこう）………………………… 21-024
食瀉（しょくしゃ）………………………… 14-188
食積（しょくせき）………………………… 17-003
食積瀉（しょくせきしゃ）……………… 14-189
食積証（しょくせきしょう）…………… 10-147
食泄（しょくせつ）………………………… 14-187
褥瘡（じょくそう）………………………… 15-141
食道（しょくどう）………………………… 20-506

517

食𥧄（しょくとく）‥‥‥‥‥‥‥‥‥ 20-226
食労疳黄（しょくろうかんおう）‥‥‥ 14-209
食を欲せず（しょくをよくせず）‥‥‥ 09-375
暑痙（しょけい）‥‥‥‥‥‥‥‥‥‥ 14-345
諸痙項強は皆湿に属す（しょけいこうきょうはみ
　　なしつにぞくす）‥‥‥‥‥‥‥ 08-527
暑厥（しょけつ）‥‥‥‥‥‥‥‥‥‥ 14-305
諸厥固泄は皆下に属す（しょけつこせつはみなし
　　たにぞくす）‥‥‥‥‥‥‥‥‥ 08-515
暑兼寒湿証（しょけんかんしつしょう） 10-110
暑瘵（しょさい）‥‥‥‥‥‥‥‥‥‥ 14-077
暑湿（しょしつ）‥‥‥‥‥‥‥‥‥‥ 14-072
暑湿困阻中焦証（しょしつこんそちゅうしょうしょ
　　う）‥‥‥‥‥‥‥‥‥‥‥‥‥ 10-111
除湿散満（じょしつさんまん）‥‥‥‥ 11-409
暑湿襲表証（しょしつしゅうひょうしょう）
　　‥‥‥‥‥‥‥‥‥‥‥‥‥‥‥ 10-020
諸湿腫満は皆脾に属す（しょしつしゅまんはみな
　　ひにぞくす）‥‥‥‥‥‥‥‥‥ 08-511
暑湿証（しょしつしょう）‥‥‥‥‥‥ 10-109
徐疾補瀉（じょしつほしゃ）‥‥‥‥‥ 11-609
暑湿流注（しょしつりゅうちゅう）‥‥ 15-038
女子は肝を以て先天となす（じょしはかんをもっ
　　てせんてんとなす）‥‥‥‥‥‥ 03-093
女子胞（じょしほう）‥‥‥‥‥‥‥‥ 03-179
諸渋枯涸，乾勁皴掲は皆燥に属す（しょじゅう
　　ここ，かんけいしゅうけいはみなそうにぞく
　　す）‥‥‥‥‥‥‥‥‥‥‥‥‥ 08-528
所勝（しょしょう）‥‥‥‥‥‥‥‥‥ 02-070
暑証（しょしょう）‥‥‥‥‥‥‥‥‥ 10-105
暑傷津気証（しょしょうしんきしょう） 10-112
暑傷肺絡証（しょしょうはいらくしょう）10-248
諸躁狂越は皆火に属す（しょそうきょうえつはみ
　　なかにぞくす）‥‥‥‥‥‥‥‥ 08-520
除痰剤（じょたんざい）‥‥‥‥‥‥‥ 13-588
暑中陰邪（しょちゅういんじゃ）‥‥‥ 07-047
暑中陽邪（しょちゅうようじゃ）‥‥‥ 07-048
徐長卿（じょちょうけい）‥‥‥‥‥‥ 12-256
諸脹腹大は皆熱に属す（しょちょうふくだいはみ
　　なねつにぞくす）‥‥‥‥‥‥‥ 08-509
諸痛痒瘡は皆心に属す（しょつうようそうはみな
　　しんにぞくす）‥‥‥‥‥‥‥‥ 08-513
女貞子（じょていし）‥‥‥‥‥‥‥‥ 12-616
諸転反戻，水液渾濁は皆熱に属す（しょてんはん
　　れい，すいえきこんだくはみなねつにぞくす）
　　‥‥‥‥‥‥‥‥‥‥‥‥‥‥‥ 08-525

暑熱証（しょねつしょう）‥‥‥‥‥‥ 10-108
暑熱動風証（しょねつどうふうしょう） 10-107
諸熱瞀瘈は皆火に属す（しょねつもせつはみなか
　　にぞくす）‥‥‥‥‥‥‥‥‥‥ 08-516
暑は必ず湿を兼ねる（しょはかならずしつをかね
　　る）‥‥‥‥‥‥‥‥‥‥‥‥‥ 07-045
暑は心に入り易し（しょはしんにはいりやすし
　　‥‥‥‥‥‥‥‥‥‥‥‥‥‥‥ 07-046
徐発（じょはつ）‥‥‥‥‥‥‥‥‥‥ 08-026
暑病（しょびょう）‥‥‥‥‥‥‥‥‥ 14-073
諸病水液，澄澈清冷は皆寒に属す（しょびょうす
　　いえき，ちょうてつせいれいはみなかんにぞ
　　くす））‥‥‥‥‥‥‥‥‥‥‥ 08-526
諸病胕腫，疼酸驚駭は皆火に属す（しょびょうふ
　　しゅ，とうさんきょうがいはみなかにぞくす）
　　‥‥‥‥‥‥‥‥‥‥‥‥‥‥‥ 08-524
諸病有声，太鼓を敲く如きは皆熱に属す（しょびょ
　　うゆうせい，たいこをたたくごときはみなね
　　つにぞくす）‥‥‥‥‥‥‥‥‥ 08-523
暑風（しょふう）‥‥‥‥‥‥‥‥‥‥ 14-351
除風益損湯（じょふうえきそんとう）‥ 13-334
諸風掉眩は皆肝に属す（しょふうじょうげんはみ
　　なかんにぞくす）‥‥‥‥‥‥‥ 08-517
所不勝（しょふしょう）‥‥‥‥‥‥‥ 02-071
暑閉気機証（しょへいききしょう）‥‥ 10-106
諸暴強直は皆風に属す（しょぼうきょうちょくは
　　みなふうにぞくす）‥‥‥‥‥‥ 08-521
薯蕷丸（しょよがん）‥‥‥‥‥‥‥‥ 13-186
女労疸（じょろうたん）‥‥‥‥‥‥‥ 14-212
女労復（じょろうふく）‥‥‥‥‥‥‥ 08-029
暑穢（しょわい）‥‥‥‥‥‥‥‥‥‥ 14-078
刺絡抜罐（しらくばっかん）‥‥‥‥‥ 11-704
刺絡法（しらくほう）‥‥‥‥‥‥‥‥ 11-554
自痢清水（じりせいすい）‥‥‥‥‥‥ 09-404
脂瘤（しりゅう）‥‥‥‥‥‥‥‥‥‥ 15-065
地竜（じりゅう）‥‥‥‥‥‥‥‥‥‥ 12-541
次膠（じりょう）‥‥‥‥‥‥‥‥‥‥ 20-042
子淋（しりん）‥‥‥‥‥‥‥‥‥‥‥ 16-097
耳輪（じりん）‥‥‥‥‥‥‥‥‥‥‥ 20-443
止涙補肝散（しるいほかんさん）‥‥‥ 13-337
四苓散（しれいさん）‥‥‥‥‥‥‥‥ 13-580
眥漏（しろう）‥‥‥‥‥‥‥‥‥‥‥ 18-021
耳聾（じろう）‥‥‥‥‥‥‥‥‥‥‥ 09-351
耳瘻（じろう）‥‥‥‥‥‥‥‥‥‥‥ 18-154
耳聾左慈丸（じろうさじがん）‥‥‥‥ 13-380
四六風（しろくふう）‥‥‥‥‥‥‥‥ 17-128

唇（しん）…………………………	04-132	心火上炎（しんかじょうえん）……… 08-250
心（しん）…………………………	03-013	心火上炎証（しんかじょうえんしょう） 10-221
心（しん）　耳穴	20-521	心火内熾（しんかないし）………… 08-249
顖（しん）…………………………	03-170	心火内焚（しんかないふん）……… 08-248
胂（しん）…………………………	04-008	心が熱を小腸に移す（しんがねつをしょうちょう
津（しん）…………………………	05-034	にうつす）………………… 08-406
神（しん）…………………………	05-043	心下痞（しんかひ）………………… 09-335
疹（しん）…………………………	09-092	腎火偏亢（じんかへんこう）……… 08-343
腎（じん）…………………………	03-102	鍼感（針感）（しんかん）………… 11-593
腎（じん）　耳穴	20-515	心汗（しんかん）………………… 09-276
辛夷（しんい）……………………	12-090	新感（しんかん）………………… 14-058
心胃火燔（しんいかはん）………	08-405	心疳（しんかん）………………… 17-020
心移熱小腸証（しんいねつしょうちょうしょう）		顖陷（しんかん）………………… 17-063
…………………………	10-231	針眼（しんがん）………………… 18-001
心陰（しんいん）…………………	03-019	腎疳（じんかん）………………… 17-024
腎陰（じんいん）…………………	03-108	腎岩（じんがん）………………… 15-072
腎陰虚（じんいんきょ）…………	08-342	新感温病（しんかんおんびょう（しんかんうんびょ
腎陰虚火旺証（じんいんきょかおうしょう）		う）………………………… 14-059
…………………………	10-323	心肝火旺（しんかんかおう）……… 08-399
心陰虚証（しんいんきょしょう）…	10-214	真寒仮熱（しんかんかねつ）……… 08-102
腎陰虚証（じんいんきょしょう）…	10-322	真寒仮熱証（しんかんかねつしょう）… 10-039
心陰不足（しんいんふそく）……	08-243	辛甘化陽（しんかんかよう）……… 11-214
顖会（しんえ）……………………	20-303	心肝血虚（しんかんけっきょ）…… 08-398
新翳（しんえい）…………………	18-067	心肝血虚証（しんかんけっきょしょう） 10-349
心営過耗（しんえいかもう）……	08-450	辛寒清気（しんかんせいき）……… 11-092
津液（しんえき）…………………	05-032	辛寒生津（しんかんせいしん）…… 11-093
津液虧虚証（しんえききききょしょう）…	10-211	腎間の動気（じんかんのどうき）… 03-111
津液弁証（しんえきべんしょう）…	10-187	辛甘は発散して陽となす（しんかんははっさんし
辛温開竅（しんおんかいきょう）…	11-317	てようとなす）………………… 02-037
辛温解表（しんおんかいひょう（しんおんげひょ		心悸（しんき）…………………… 09-322
う））…………………………	11-070	心気（しんき）…………………… 03-016
辛温解表薬（しんおんかいひょうやく（しんおん		津気（しんき）…………………… 05-035
げひょうやく））…………………	12-085	腎気（じんき）…………………… 03-107
真牙（しんが）……………………	04-137	腎気丸（じんきがん）…………… 13-384
心咳（しんがい）…………………	14-094	津気虧虚証（しんききききょしょう）… 10-189
腎咳（じんがい）…………………	14-098	腎気虚（じんききょ）…………… 08-337
心憒憒（しんかいかい）…………	09-327	心気虚証（しんききょしょう）…… 10-217
辛開苦降（しんかいくこう）……	11-190	腎気虚証（じんききょしょう）…… 10-318
辛開苦泄（しんかいくせつ）……	11-078	神機気立（しんききりつ）……… 05-045
新加黄竜湯（しんかおうりゅうとう）	13-262	神麹丸（しんきくがん）………… 13-423
心下逆満（しんかぎゃくまん）…	09-331	津虧血瘀（しんきけつお）……… 08-189
心下急（しんかきゅう）…………	09-332	心気血両虚証（しんきけつりょうきょしょう）
心火亢盛（しんかこうせい）……	08-247	………………………… 10-219
心火亢盛証（しんかこうせいしょう）…	10-220	参耆膏（じんぎこう）…………… 13-323
心下支結（しんかしけつ）………	09-330	腎気実（じんきじつ）…………… 08-349
神が舍を守らず（しんがしゃをまもらず）	08-252	神機受迫（しんきじゅはく）……… 08-257

519

心気盛（しんきせい）……………… 08-246
腎気盛（じんきせい）……………… 08-350
心気不固（しんきふこ）…………… 08-239
腎気不固（じんきふこ）…………… 08-339
腎気不固証（じんきふこしょう）… 10-319
心気不収（しんきふしゅう）……… 08-242
心気不足（しんきふそく）………… 08-240
心気不寧（しんきふねい）………… 08-241
鍼灸（針灸）（しんきゅう）……… 11-506
針灸学（しんきゅうがく）………… 01-015
針灸師（しんきゅうし）…………… 01-059
針灸治療学（しんきゅうちりょうがく） 01-019
腎虚（じんきょ）…………………… 08-336
秦艽（じんぎょう）………………… 12-269
秦艽鼈甲散（じんぎょうべっこうさん） 13-382
真虚仮実（しんきょかじつ）……… 08-038
真虚仮実証（しんきょかじつしょう）… 10-048
腎虚水汜（じんきょすいはん）…… 08-341
腎虚水汎証（じんきょすいはんしょう） 10-321
腎虚泄瀉（じんきょせっしゃ）…… 14-185
心虚胆怯（しんきょたんきょう）… 08-404
腎虚腰痛（じんきょようつう）…… 14-256
人迎（じんげい）…………………… 09-468
人迎（じんげい）　経穴…………… 20-194
腎経寒湿証（じんけいかんしつしょう）10-324
神経性関節炎（しんけいせいかんせつえん）
　……………………………………… 19-093
心血（しんけつ）…………………… 03-017
神闕（しんけつ）…………………… 20-222
心血瘀阻（しんけつおそ）………… 08-254
心血虚証（しんけつきょしょう）… 10-218
津血同源（しんけつどうげん）…… 05-057
心血不足（しんけつふそく）……… 08-245
心懸痛（しんけんつう）…………… 09-286
心孔（しんこう）…………………… 03-015
神膏（しんこう）…………………… 04-111
唇口（しんこう）…………………… 04-133
心慌（しんこう）…………………… 09-324
浸膏（しんこう）…………………… 13-068
沈香（じんこう）…………………… 12-348
沈香降気湯（じんこうこうきとう） 13-469
津枯血燥（しんこけつそう）……… 08-187
津枯邪滞（しんこじゃたい）……… 08-188
神昏（しんこん）…………………… 09-019
針剤（しんざい）…………………… 13-050
神犀丹（しんさいたん）…………… 13-172

神識昏憒（しんしきこんかい）……… 09-022
神志昏憒（しんしこんかい）………… 09-021
腎実（じんじつ）……………………… 08-348
真実仮虚（しんじつかきょ）………… 08-039
真実仮虚証（しんじつかきょしょう）… 10-049
滲湿止瀉（しんしつししゃ）………… 11-429
浸漬法（しんしほう）………………… 11-489
真珠（しんじゅ）……………………… 12-519
真珠丸（しんじゅがん）……………… 13-542
身瞤動（しんじゅんどう）…………… 09-058
津傷証（しんしょうしょう）………… 10-188
心腎相交（しんじんそうこう）……… 03-209
真心痛（しんしんつう）……………… 14-124
心腎不交（しんじんふこう）………… 08-400
心腎不交証（しんじんふこうしょう）… 10-351
進鍼法（進針法）（しんしんぽう）… 11-577
心腎陽虚証（しんじんようきょしょう）10-350
神水（しんすい）……………………… 04-107
腎衰（じんすい）……………………… 14-259
真頭痛（しんずつう）………………… 14-316
腎精（じんせい）……………………… 03-106
新製柴連湯（しんせいさいれんとう）… 13-226
真睛破損（しんせいはそん）………… 18-110
腎精不足（じんせいふそく）………… 08-346
腎精不足証（じんせいふそくしょう）… 10-317
鍼石（針石）（しんせき）…………… 11-533
腎泄（じんせつ）……………………… 14-184
震顫法（しんせんぽう）……………… 11-606
参蘇飲（じんそいん）………………… 13-149
神蔵（しんぞう）……………………… 20-218
真臓色（しんぞうしょく）…………… 09-042
真臓脈（しんぞうみゃく）…………… 09-522
身体尪羸（しんたいおうるい）……… 09-050
津脱（しんだつ）……………………… 08-174
腎着（じんちゃく）…………………… 14-343
身柱（しんちゅう）…………………… 20-217
心中懊憹（しんちゅうおうのう）…… 09-326
心中結痛（しんちゅうけつつう）…… 09-290
心中澹澹として大いに動く（しんちゅうたんたん
　としておおいにうごく）………… 09-325
人中白散（じんちゅうはくさん）…… 13-184
身痛逐瘀湯（しんつうちくおとう）… 13-479
神庭（しんてい）……………………… 20-224
額顛（しんてん）……………………… 17-064
神道（しんどう）……………………… 20-219
神堂（しんどう）……………………… 20-223

針刀医学（しんとういがく）……… 01-023
枕禿（しんとく）……………………… 09-068
心に憶するところありこれを意と謂う（しんにお
　くするところありこれをいという）　05-048
神に随い往来する者はこれを魂と謂う（しんにし
　たがいおうらいするものはこれをこんという）
　………………………………… 05-046
辛にして烈せず（しんにしてれっせず）12-062
腎熱（じんねつ）……………………… 08-351
真熱仮寒（しんねつかかん）………… 08-095
真熱仮寒証（しんねつかかんしょう）… 10-040
身熱不揚（しんねつふよう）………… 09-244
身熱夜甚（しんねつやじん）………… 09-248
心肺気虚（しんぱいききょ）………… 08-396
心肺気虚証（しんはいききょしょう）… 10-347
腎は陰中の少陰たり（じんはいんちゅうのしょう
　いんたり）…………………………… 03-131
腎は気の根たり（じんはきのこんたり）03-127
心は驚を主る（しんはきょうをつかさどる）
　………………………………… 08-251
心は血脈を主る（しんはけつみゃくをつかさどる）
　………………………………… 03-021
心は言を主る（しんはげんをつかさどる）03-024
心は小腸に合す（しんはしょうちょうにごうす）
　………………………………… 03-200
腎は志を蔵す（じんはしをぞうす）… 03-128
心は身の血脈を主る（しんはしんのけつみゃくを
　つかさどる）………………………… 03-020
腎は身の骨髄を主る（じんはしんのこつずいをつ
　かさどる）…………………………… 03-129
心は神を蔵す（しんはしんをぞうす）… 03-022
腎は水液を主る（じんはすいえきをつかさどる）
　………………………………… 03-123
腎は水臓、津液を主る（じんはすいぞう、しんえ
　きをつかさどる）…………………… 03-125
腎は水を主る（じんはすいをつかさどる）03-124
腎は生殖を主る（じんはせいしょくをつかさどる）
　………………………………… 03-114
心は生の本（しんはせいのほん）… 03-025
腎は精を蔵す（じんはせいをぞうす）… 03-112
腎は先天の本たり（じんはせんてんのほんたり）
　………………………………… 03-115
腎は先天を主る（じんはせんてんをつかさどる）
　………………………………… 03-116
腎は蔵志（じんはぞうし）………… 03-128
腎は燥を悪む（じんはそうをにくむ）… 03-130

心は常に余りあり（しんはつねにあまりあり）
　………………………………… 03-026
心は熱を悪む（しんはねつをにくむ）… 03-027
腎は納気を主る（じんはのうきをつかさどる）
　………………………………… 03-126
腎は封蔵の本（じんはふうぞうのほん）03-117
腎は膀胱に合す（じんはぼうこうにごうす）
　………………………………… 03-205
心は陽中の太陽たり（しんはようちゅうのたいよ
　うたり）……………………………… 03-028
心煩喜嘔（しんはんきおう）………… 09-328
神疲（しんひ）………………………… 09-345
心痺（しんひ）………………………… 14-331
秦皮（しんび）………………………… 12-142
腎痺（じんひ）………………………… 14-335
審苗竅（しんびょうきょう）………… 09-069
心病弁証（しんびょうべんしょう）…… 10-213
心脾両虚（しんぴりょうきょ）……… 08-397
心脾両虚証（しんぴりょうきょしょう）　10-348
唇風（しんふう）……………………… 18-217
腎風（じんふう）……………………… 14-229
真武湯（しんぶとう）………………… 13-574
腎不納気（じんふのうき）…………… 08-338
診法（しんぼう）……………………… 09-001
振法（しんぼう）……………………… 11-782
神封（しんぼう）……………………… 20-220
人胞（じんぼう）……………………… 03-196
腎膀胱病弁証（じんぼうこうびょうべんしょう）
　………………………………… 10-316
心包絡（しんぽうらく）……………… 03-014
申脈（しんみゃく）…………………… 20-216
心脈痺阻証（しんみゃくひそしょう）… 10-222
神明（しんめい）……………………… 03-023
神明被蒙（しんめいひもう）………… 08-256
額門（しんもん）……………………… 03-171
神門（しんもん）……………………… 20-221
神門（しんもん）　耳穴…………… 20-486
臣薬（しんやく）……………………… 13-031
心兪（しんゆ）………………………… 20-302
腎兪（じんゆ）………………………… 20-225
心陽（しんよう）……………………… 03-018
腎陽（じんよう）……………………… 03-109
腎陽虚（じんようきょ）……………… 08-340
心陽虚証（しんようきょしょう）……… 10-215
腎陽虚証（じんようきょしょう）…… 10-320
心陽虚脱証（しんようきょだつしょう）　10-216

521

心陽不足（しんようふそく）………… 08-244
神乱（しんらん）……………………… 09-015
辛涼解表（しんりょうかいひょう（しんりょうげ
　ひょう））…………………………… 11-073
辛涼解表薬（しんりょうかいひょうやく（しんりょ
　うげひょうやく））………………… 12-105
辛涼軽剤（しんりょうけいざい）…… 13-137
辛涼重剤（しんりょうじゅうざい）… 13-139
参苓白朮散（じんりょうびゃくじゅつさん）
　……………………………………… 13-320
参苓平胃散（じんりょうへいいさん）… 13-321
辛涼平剤（しんりょうへいざい）…… 13-138
神を得る者は生きる（しんをえるものはいきる）
　……………………………………… 09-016
神を失する者は死す（しんをしっするものはしす）
　……………………………………… 09-017

す

水（すい）……………… 02-045, 14-230
頭維（ずい）…………………………… 20-273
吸遠（すいえん）……………………… 09-206
水花（すいか）………………………… 17-102
水火既済（すいかきさい）…………… 03-210
水火共製（すいかきょうせい）……… 12-047
水火の臓（すいかのぞう）…………… 03-105
水火未済（すいかみさい）…………… 08-425
水が木を涵せず（すいがもくをうるおせず）
　……………………………………… 08-426
推罐（すいかん）……………………… 11-700
水丸（すいがん）……………………… 13-084
水寒射肺証（すいかんしゃはいしょう）10-360
水罐法（すいかんぽう）……………… 11-694
水気（すいき）………………………… 14-222
水虧火旺（すいきかおう）…………… 08-427
水逆（すいぎゃく）…………………… 10-379
水牛角（すいぎゅうかく）…………… 12-179
水気凌心（すいきりょうしん）……… 08-401
水気凌心証（すいきりょうしんしょう）10-361
水溝（すいこう）……………………… 20-236
水紅花子（すいこうかし）…………… 12-460
吹喉散（すいこうさん）……………… 13-187
水瀉（すいしゃ）……………………… 09-402
水腫（すいしゅ）……………………… 09-088
随証選穴（ずいしょうせんけつ）…… 11-634
推尋（すいじん）……………………… 09-476

荵仁（ずいじん）……………………… 12-135
水製（すいせい）……………………… 12-027
水煎（すいせん）……………………… 13-097
水疝（すいせん）……………………… 15-133
水泉（すいせん）……………………… 20-237
垂前（すいぜん）……………………… 20-529
水瘡（すいそう）……………………… 17-101
吸促（すいそく）……………………… 09-205
膵胆（すいたん）……………………… 20-517
水停気阻（すいていきそ）…………… 08-192
水停証（すいていしょう）…………… 10-210
水蛭（すいてつ）……………………… 12-465
水痘（すいとう）……………………… 17-098
水道（すいどう）……………………… 20-234
水毒（すいどく）……………………… 07-051
水突（すいとつ）……………………… 20-238
水土不服（すいどふふく（すいどにふくせず））
　……………………………………… 21-065
推拿（すいな）………………………… 11-780
推拿按摩師（すいなあんまし）……… 01-060
推拿学（すいながく）………………… 01-021
推拿手法学（すいなしゅほうがく）… 01-022
水は火の勝たざるところたり（すいはかのかたざ
　るところたり）……………………… 02-081
水は火を克す（すいはかをこくす）… 02-060
水は潤下と曰う（すいはじゅんかという）02-091
水は土の勝つところたり（すいはどのかつところ
　たり）………………………………… 02-076
水は土を侮る（すいはどをあなどる）… 02-068
水は木を生む（すいはもくをうむ）… 02-053
水泛丸（すいはんがん）……………… 13-083
水飛（すいひ）………………………… 12-033
水不化気（すいふかき）……………… 08-185
水分（すいぶん）……………………… 20-235
推法（すいほう）……………………… 11-787
水疱（すいほう）……………………… 17-100
垂盆草（すいぼんそう）……………… 12-327
水陸二仙丹（すいりくにせんたん）… 13-414
水輪（すいりん）……………………… 04-067
水輪陰虧証（すいりんいんきしょう）… 10-341
水輪気虚血瘀証（すいりんききょけつおしょう）
　……………………………………… 10-342
水輪気虚証（すいりんききょしょう）… 10-337
水輪血脈痹阻証（すいりんけつみゃくひそしょう）
　……………………………………… 10-343
水輪実熱証（すいりんじつねつしょう）10-338

水輪痰火証（すいりんたんかしょう）… 10-339
水輪痰湿証（すいりんたんしつしょう） 10-340
水輪絡痹精虧証（すいりんらくひせいきしょう）
　　　　　　　　　　　　　　　　10-344
垂簾翳（すいれんえい）……………… 18-077
頭汗（ずかん）………………………… 09-273
豆巻（ずけん）………………………… 12-293
頭項強痛（ずこうきょうつう）……… 09-283
頭重（ずじゅう）……………………… 09-314
頭重脚軽（ずじゅうきゃくけい）…… 09-315
頭痛（ずつう）………………………… 09-282
頭風（ずふう）……………… 10-100, 14-317
頭鳴（ずめい）………………………… 09-313
寸関尺（すんかんしゃく）…………… 09-465
寸口（すんこう）……………………… 09-463
寸口診法（すんこうしんぽう）……… 09-462

せ

精（せい）……………………………… 05-038
正（整）骨手法（せい（せい）こつしゅほう）
　　　　　　　　　　　　　　　　11-731
正（整）骨八法（せい（せい）こつはっぽう）
　　　　　　　　　　　　　　　　11-732
清胃火（せいいか）…………………… 11-126
清胃散（せいいさん）………………… 13-219
清胃瀉火（せいいしゃか）…………… 11-127
清胃湯（せいいとう）………………… 13-218
清営（せいえい）……………………… 11-104
清営祛瘀（せいえいきょお）………… 11-108
清営泄熱（せいえいせつねつ）……… 11-103
清営湯（せいえいとう）……………… 13-159
清営透疹（せいえいとうしん）……… 11-107
清営涼血（せいえいりょうけつ）…… 11-106
生化（せいか）……………… 02-054, 21-034
制化（せいか）………………………… 02-062
青果（せいか）……………… 12-174, 12-200
青娥丸（せいががん）………………… 13-392
清化暑湿（せいかしょしつ）………… 11-143
声嗄（せいかつ）……………………… 09-191
生化湯（せいかとう）………………… 13-484
清化熱痰（せいかねったん）………… 11-441
西河柳（せいかりゅう）……………… 12-087
清肝火（せいかんか）………………… 11-130
清肝瀉火（せいかんしゃか）………… 11-131
清肝瀉肺（せいかんしゃはい）……… 11-138

正気（せいき）………………………… 05-008
精気（せいき）………………………… 05-039
清気（せいき）………………………… 11-090
精気学説（せいきがくせつ）………… 05-002
精気虧虚証（せいききょしょう）…… 10-050
生肌玉紅膏（せいきぎょくこうこう）… 13-500
清気化痰丸（せいきけたんがん）…… 13-594
生肌収口薬（せいきしゅうこうやく）… 12-687
清気分熱（せいきぶんねつ）………… 11-091
清気法（せいきほう）………………… 11-089
正瘧（せいぎゃく）…………………… 14-041
清宮（せいきゅう）…………………… 11-114
清宮湯（せいきゅうとう）…………… 13-160
清竅（せいきょう）…………………… 04-049
精竅（せいきょう）…………………… 04-160
清虚熱薬（せいきょねつやく）……… 12-209
清気涼営（せいきりょうえい）……… 11-101
精気を呼吸す（せいきをこきゅうす）… 21-017
正経（せいけい）……………………… 06-049
井穴（せいけつ）……………………… 06-015
圊血（せいけつ）……………………… 09-111
精血同源（せいけつどうげん）……… 05-058
青蒿（せいこう）……………………… 12-212
青蒿鼈甲湯（せいこうべっこうとう）… 13-241
正骨（せいこつ）……………………… 01-009
清骨散（せいこつさん）……………… 13-239
斉刺（せいし）………………………… 11-564
精室（せいしつ）……………………… 03-104
清湿は則ち下を傷る（せいしつはすなわちしたを
　やぶる）…………………………… 08-232
正邪（せいじゃ）……………………… 07-019
正邪相争（せいじゃそうそう）……… 08-006
青蛇毒（せいじゃどく）……………… 15-142
正邪分争（せいじゃぶんそう）……… 08-007
精珠（せいしゅ（せいじゅ））……… 04-110
晴珠（せいしゅ（せいじゅ））……… 04-115
青州白丸子（せいしゅうびゃくがんし） 13-592
清炒（せいしょう）…………………… 12-036
正常舌象（せいじょうぜっしょう）… 09-122
正常脈象（せいじょうみゃくしょう）… 09-480
清暑益気（せいしょえっき）………… 11-147
清暑益気湯（せいしょえっきとう）… 13-236
清暑剤（せいしょざい）……………… 13-234
清暑熱（せいしょねつ）……………… 11-141
清暑利湿（せいしょりしつ）………… 11-145
清心（せいしん）……………………… 11-115

523

盛人（せいじん） ……………………… 07-007
精神内に守る（せいしんうちにまもる） 21-014
清心火（せいしんか） ………………… 11-121
清腎火（せいじんか） ………………… 11-134
清心開竅（せいしんかいきょう） …… 11-314
生津止渇（せいしんしかつ） ………… 11-394
清心瀉火（せいしんしゃか） ………… 11-122
精神内守（せいしんないしゅ） ……… 21-014
清心蓮子飲（せいしんれんしいん） … 13-197
正水（せいすい） ……………………… 14-227
生髄育麟丹（せいずいいくりんたん） … 13-403
青睛（せいせい） ……………………… 04-099
青舌（せいぜつ） ……………………… 09-131
清泄少陽（せいせつしょうよう） …… 11-184
清泄肺熱（せいせつはいねつ） ……… 11-124
製霜（せいそう） ……………………… 12-051
清相火（せいそうか） ………………… 11-135
清燥救肺湯（せいそうきゅうはいとう） 13-547
青葙子（せいそうし） ………………… 12-131
清燥潤肺（せいそうじゅんぱい） …… 11-389
脆蛇（ぜいだ） ………………………… 12-449
睛帯（せいたい） ……………………… 04-117
青黛（せいたい） ……………………… 12-156
盛胎（せいたい） ……………………… 16-011
整体観念（せいたいかんねん） ……… 02-100
精濁（せいだく） ……………………… 15-134
精脱（せいだつ） ……………………… 08-347
怔忡（せいちゅう） …………………… 14-121
正中神経損傷（せいちゅうしんけいそんしょう）
　 …………………………………… 19-145
睛脹（せいちょう） …………………… 18-124
掣痛（せいつう） ……………………… 09-309
声電波電鍼（声電波電針）（せいでんぱでんしん）
　 …………………………………… 11-525
青銅鍼（青銅針）（せいどうしん）…… 11-536
精に並びて出入する者はこれを魄と謂う（せいに
　 ならびてしゅつにゅうものはこれをはくという）
　 …………………………………… 05-047
清熱開竅（せいねつかいきょう） …… 11-315
清熱解暑（せいねつかいしょ） ……… 11-142
清熱解表（せいねつかいひょう（せいねつげひょ
　 う）） …………………………… 11-192
清熱化湿（せいねつかしつ） ………… 11-144
清熱化濁（せいねつかだく） ………… 11-403
清熱化痰（せいねつかたん） ………… 11-440
清熱解毒（せいねつげどく） ………… 11-116

清熱解毒薬（せいねつげどくやく） …… 12-149
清熱剤（せいねつざい） ……………… 13-152
清熱瀉火薬（せいねつしゃかやく） …… 12-122
清熱潤肺（せいねつじゅんぱい） …… 11-254
清熱生津（せいねつせいしん） ……… 11-099
清熱宣肺（せいねつせんぱい） ……… 11-125
清熱燥湿（せいねつそうしつ） ……… 11-402
清熱燥湿薬（せいねつそうしつやく） … 12-137
清熱熄風（せいねつそくふう） ……… 11-378
清熱法（せいねつほう） ……………… 11-086
清熱保津（せいねつほしん） ………… 11-098
清熱薬（せいねつやく） ……………… 12-121
清熱利湿（せいねつりしつ） ………… 11-401
清熱利胆（せいねつりたん） ………… 11-132
清熱涼血（せいねつりょうけつ） …… 11-105
清熱涼血薬（せいねつりょうけつやく） 12-203
精の不足する者は，これを補うに味を以てす（せ
　 いのふそくするものは，これをおぎなうにあ
　 じをもってす） ………………… 11-236
生の本，陰陽に本づく（せいのほん，いんように
　 もとづく） ……………………… 02-027
清肺火（せいはいか） ………………… 11-123
清は営たり，濁は衛たり（せいはえいたり，だく
　 はえたり） ……………………… 05-018
清は身の本（せいはしんのほん） …… 05-040
声波電鍼（声波電針）（せいはでんしん） 11-526
青皮（せいひ） ………………………… 12-369
醒脾化湿（せいひかしつ） …………… 11-414
清脾散（せいひさん） ………………… 13-217
青風（せいふう） ……………………… 18-094
清風藤（せいふうとう） ……………… 12-271
青風内障（せいふうないしょう） …… 18-093
睛不和（せいふわ） …………………… 09-367
清補（せいほ） ………………………… 11-217
清法（せいほう） ……………………… 11-087
精明（せいめい） ……………………… 04-058
睛明（せいめい） ……………………… 20-132
青盲（せいもう） ……………………… 18-103
青礞石（せいもうせき） ……………… 12-473
正門（せいもん） ……………………… 04-134
聖癒湯（せいゆとう） ………………… 13-343
西洋参（せいようじん） ……………… 12-615
青葉胆（せいようたん） ……………… 12-319
清陽不昇証（せいようふしょうしょう） 10-260
正陽陽明（せいようようめい） ……… 10-391
精癃（せいりゅう） …………………… 15-135

524　　日本語索引

清涼透邪（せいりょうとうじゃ）……… 11-075	泄衛透熱（せつえとうねつ）…………… 11-076
精冷（せいれい）………………………… 09-425	切開法（せっかいほう）………………… 11-492
青霊（せいれい）………………………… 20-182	舌下絡脈（ぜっからくみゃく）………… 09-156
清冷淵（せいれいえん）………………… 20-181	絶汗（ぜつかん）………………………… 09-267
精を積み神を全とす（せいをつみしんをぜんとす）	截瘧（せつぎゃく）……………………… 11-186
……………………………………… 21-016	舌菌（ぜっきん）………………………… 15-067
脊（せき）………………………………… 04-044	舌形（ぜっけい）………………………… 09-132
跖（せき）………………………………… 04-048	絶経前後諸証（ぜっけいぜんごしょしょう）
積（せき）………………………………… 14-289	……………………………………… 16-055
咳 犬の吠えるが如し（せき いぬのほえるがご	石決明（せっけつめい）………………… 12-535
とし）…………………………… 09-213	石決明散（せっけつめいさん）………… 13-229
石葦（せきい）…………………………… 12-306	舌謇（ぜっけん）………………………… 09-145
石瘦（せきえい）………………………… 15-060	舌巻囊縮（ぜっけんのうしゅく）……… 09-152
石瘕（せきか）…………………………… 16-164	石膏（せっこう）………………………… 12-123
石蛾（せきが）…………………………… 18-176	雪口（せっこう）………………………… 17-033
石関（せきかん）………………………… 20-227	石斛（せっこく）………………………… 12-619
赤芍（せきしゃく）……………………… 12-207	石斛清胃散（せっこくせいいさん）…… 13-216
積聚（せきしゅう）……………………… 14-288	折骨絶筋（せっこつぜっきん）………… 19-005
赤小豆（せきしょうず）………………… 12-299	折骨裂膚（せっこつれっぷ）…………… 19-004
石菖蒲（せきしょうぶ）………………… 12-553	泄剤（せつざい）………………………… 13-020
石鍼（石針）（せきしん）……………… 11-532	雪山一支蒿（せつざんいっしこう）…… 12-253
石水（せきすい）………………………… 14-228	舌衄（ぜつじく）………………………… 14-267
積雪草（せきせつそう）………………… 12-320	舌質（ぜっしつ）………………………… 09-133
石阻証（せきそしょう）………………… 10-150	泄瀉（せっしゃ）………………………… 14-166
脊中（せきちゅう）……………………… 20-115	舌縱（ぜつじゅう）……………………… 09-154
脊柱側弯症（せきちゅうそくわんしょう）19-076	折傷（せっしょう）……………………… 19-003
脊椎骨折（せきついこっせつ）………… 19-049	舌象（ぜっしょう）……………………… 09-123
脊椎分離及びすべり症（せきついぶんりおよびす	舌上瘡（ぜつじょうそう）……………… 18-214
べりしょう）…………………… 19-075	舌色（ぜっしょく）……………………… 09-125
赤痘（せきとう）………………………… 17-099	接触性皮膚炎（せっしょくせいひふえん）15-096
赤白遊風（せきはくゆうふう）………… 15-041	切診（せっしん）………………………… 09-431
赤膜（せきまく）………………………… 18-033	舌診（ぜっしん）………………………… 09-121
赤膜下垂（せきまくかすい）…………… 18-075	舌神（ぜつじん）………………………… 09-124
赤脈下垂（せきみゃくかすい）………… 18-076	舌瘡（ぜっそう）………………………… 18-215
赤脈貫睛（せきみゃくかんせい）……… 18-030	舌態（ぜったい）………………………… 09-142
赤脈貫目（せきみゃくかんもく）……… 18-031	舌苔（ぜったい）………………………… 09-157
赤脈伝睛（せきみゃくでんせい）……… 18-029	雪胆（せったん）………………………… 12-187
石門（せきもん）………………………… 20-228	舌疔（ぜっちょう）……………………… 15-010
胕疣（せきゆう）………………………… 15-081	折頂回旋（せっちょうかいせん）……… 11-739
赤游丹（せきゆうたん）………………… 17-123	泄熱和胃（せつねつわい）……………… 11-128
石榴皮（せきりゅうひ）………………… 12-648	浙貝母（せつばいも）…………………… 12-497
石淋（せきりん）………………………… 14-238	癤病（せつびょう）……………………… 15-006
切（せつ）………………………………… 12-025	舌麻（ぜつま）…………………………… 09-394
癤（せつ）………………………………… 15-005	折瘍（せつよう）………………………… 19-006
舌（ぜつ）………………………………… 04-128	摂領瘡（せつりょうそう）……………… 15-105
舌（ぜつ）（耳穴）……………………… 20-527	雪蓮花（せつれんか）…………………… 12-276

洗（せん） ……………………… 12-028
癬（せん） ……………………… 15-086
前陰（ぜんいん） ……………… 04-158
仙鶴草（せんかくそう） ……… 12-415
蟬花散（せんかさん） ………… 13-534
全蝎（ぜんかつ） ……………… 12-543
閃火法（せんかほう） ………… 11-692
戦汗（せんかん） ……………… 09-272
閃罐（せんかん） ……………… 11-701
璇璣（せんき） ………………… 20-306
宣気化湿（せんきかしつ） …… 11-404
川芎（せんきゅう） …………… 12-433
川芎茶調散（せんきゅうちゃちょうさん）13-512
千金散（せんきんさん） ……… 13-612
千金子（せんきんし） ………… 12-231
千金保胎丸（せんきんほたいがん） … 13-336
煎厥（せんけつ） ……………… 14-293
譫語（せんご） ………………… 09-194
前胡（ぜんこ） ………………… 12-499
煎膏（せんこう） ……………… 13-070
前谷（ぜんこく） ……………… 20-179
仙骨尾骨部挫傷（せんこつびこつぶざしょう）
 ……………………………… 19-141
前後配穴法（ぜんごはいけつほう） … 11-646
宣剤（せんざい） ……………… 13-017
煎剤（せんざい） ……………… 13-038
線剤（せんざい） ……………… 13-040
栓剤（せんざい） ……………… 13-051
洗剤（せんざい） ……………… 13-064
穿腮毒（せんさいどく） ……… 18-221
穿腮発（せんさいはつ） ……… 18-220
穿山甲（せんざんこう） ……… 12-464
旋耳瘡（せんじそう） ………… 18-128
喘証（ぜんしょう） …………… 14-111
善色（ぜんしょく） …………… 09-036
顫震（せんしん） ……………… 09-082
穿心蓮（せんしんれん） ……… 12-153
先煎（せんせん） ……………… 13-098
蟾酥（せんそ） ………………… 12-548
茜草根（せんそうこん） ……… 12-398
喘息（ぜんそく） ……………… 09-204
染苔（せんたい） ……………… 09-186
蟬退（せんたい） ……………… 12-109
前頂（ぜんちょう） …………… 20-178
仙腸関節損傷（せんちょうかんせつそんしょう）
 ……………………………… 19-140

旋転屈伸（せんてんくっしん） …… 11-735
先天性脛骨偽関節症（せんてんせいけいこつぎか
 んせつ） ………………………… 19-078
先天性股関節脱臼（せんてんせいこかんせつだっ
 きゅう） ………………………… 19-077
先天性斜頚（せんてんせいしゃけい） … 19-073
先天性内反足（せんてんせいないはんそく）
 ……………………………… 19-082
先天之精（せんてんのせい） …… 05-041
旋転復位法（せんてんふくいほう） … 11-746
旋転法（せんてんぽう） ……… 11-754
顫動舌（せんどうぜつ） ……… 09-147
宣毒発表湯（せんどくはっぴょうとう） 13-147
千年健（せんねんけん） ……… 12-246
宣肺（せんはい） ……………… 11-067
宣肺化痰（せんぱいかたん） … 11-369
宣肺止咳（せんはいしがい） … 11-068
宣肺止咳平喘（せんはいしがいへいぜん）11-069
宣痹通陽（せんぴつうよう） … 11-213
宣痹通絡（せんひつうらく） … 11-354
宣痹湯（せんぴとう） ………… 13-566
宣表化湿（せんぴょうかしつ） … 11-367
先表後裏（せんぴょうこうり） … 11-034
旋覆花（せんぷくか） ………… 12-495
旋覆花代赭石湯（せんぷくかたいしゃせきとう）
 ……………………………… 13-468
旋覆代赭湯（せんぷくたいしゃとう） … 13-468
全不産（ぜんふざん） ………… 16-153
仙茅（せんぼう） ……………… 12-588
仙方活命飲（せんぽうかつめいいん） … 13-164
譫妄（せんもう） ……………… 09-195
煎薬法（せんやくほう） ……… 13-096
煎薬用水（せんやくようすい） … 13-121
潜陽（せんよう） ……………… 11-234
潜陽熄風（せんようそくふう） … 11-373
先裏後表（せんりこうひょう） … 11-035
仙霊脾（せんれいひ） ………… 12-596
川楝子（せんれんし） ………… 12-356
漸聾（ぜんろう） ……………… 18-142
全鹿丸（ぜんろくがん） ……… 13-401

そ

咀（そ） ………………………… 12-056
瘡（そう） ……………………… 15-003
燥（そう） ……………………… 21-028

臓（ぞう）………………………… 03-002
総按（そうあん）………………… 09-478
相畏（そうい）…………………… 12-075
増液潤下（ぞうえきじゅんげ）… 11-173
増液湯（ぞうえきとう）………… 13-369
相悪（そうお）…………………… 12-073
走黄（そうおう）………………… 10-139
草果（そうか）…………………… 12-282
皂角刺（そうかくし）…………… 12-474
相火妄動（そうかもうどう）…… 08-345
燥化陽明（そうかようめい）…… 08-214
走罐（そうかん）………………… 11-699
宗気（そうき）…………………… 05-012
燥気（そうき）…………………… 21-031
桑菊飲（そうぎくいん）………… 13-141
桑寄生（そうきせい）…………… 12-277
燥気は肺を傷る（そうきははいをやぶる）08-215
蚤休（そうきゅう）……………… 12-193
桑杏湯（そうきょうとう）……… 13-546
宗筋（そうきん）………………… 04-010
燥結（そうけつ）………………… 08-212
臓結（ぞうけつ）………………… 14-191
蔵厥（ぞうけつ）………………… 14-295
燥剤（そうざい）………………… 13-025
相殺（そうさつ）………………… 12-074
嘈雑（そうざつ）………………… 09-336
相使（そうし）…………………… 12-076
桑枝（そうし）…………………… 12-267
相思子（そうしし）……………… 12-665
蒼耳子（そうじし）……………… 12-089
燥湿（そうしつ）………………… 11-398
燥湿化痰（そうしつかたん）…… 11-439
燥湿健脾（そうしつけんぴ）…… 11-412
燥邪犯肺証（そうじゃはんはいしょう） 10-244
蒼朮（そうじゅつ）……………… 12-285
臓象（ぞうしょう）……………… 03-004
桑椹（そうじん）………………… 12-575
臓真（ぞうしん）………………… 03-005
灶心土（そうしんど）…………… 12-417
相須（そうす）…………………… 12-077
草豆蔲（そうずく）……………… 12-283
早泄（そうせつ）………………… 14-247
臓躁（ぞうそう）………………… 16-165
燥苔（そうたい）………………… 09-162
糙苔（ぞうたい）………………… 09-163
燥痰証（そうたんしょう）……… 10-196

燥毒（そうどく）………………… 07-058
燥なる者はこれを濡す（そうなるものはこれをう
　るおす）………………………… 11-021
燥熱（そうねつ）………………… 08-213
壮熱（そうねつ）………………… 09-240
燥熱が肺を傷る（そうねつがはいをやぶる）
　……………………………………… 08-457
燥は自ずから上を傷る（そうはおのずからうえを
　やぶる）………………………… 08-216
臓は気を腑に行らす（ぞうはきをふにめぐらす）
　……………………………………… 03-207
痩薄舌（そうはくぜつ）………… 09-138
桑白皮（そうはくひ）…………… 12-506
桑白皮湯（そうはくひとう）…… 13-471
燥は清竅を乾かす（そうはせいきょうをかわかす）
　……………………………………… 08-218
相反（そうはん）………………… 12-072
総腓骨神経損傷（そうひこつしんけいそんしょう
　……………………………………… 19-146
桑螵蛸（そうひょうしょう）…… 12-654
桑螵蛸散（そうひょうしょうさん）…… 13-413
臓腑（ぞうふ）…………………… 03-001
臓腑兼病弁証（ぞうふけんびょうべんしょう）
　……………………………………… 10-346
臓腑相合（ぞうふそうごう）…… 03-199
臓腑伝変（ぞうふでんぺん）…… 08-481
臓腑の気（ぞうふのき）………… 05-024
臓腑は相合す（ぞうふはそうごうす）… 03-199
臓腑弁証（ぞうふべんしょう）………… 10-212
走馬牙疳（そうまがかん）……… 18-224
燥勝れば則ち乾く（そうまさればすなわちかわく）
　……………………………………… 08-217
草薬医師（そうやくいし）……… 01-063
桑葉（そうよう）………………… 12-119
瘡瘍（そうよう）………………… 15-001
瘡瘍温通法（そうようおんつうほう）… 11-715
瘡瘍解表法（そうようかいひょうほう）（そうよう
　げひょうほう）………………… 11-712
瘡瘍祛痰法（そうようきょたんほう）… 11-716
瘡瘍行気法（そうようこうきほう）…… 11-718
瘡瘍消法（そうようしょうほう）… 11-707
瘡瘍清熱法（そうようせいねつほう）… 11-714
瘡瘍托法（そうようたくほう）… 11-708
瘡瘍托裏法（そうようたくりほう）…… 11-709
瘡瘍通裏法（そうようつうりほう）… 11-713
瘡瘍透膿法（そうようとうのうほう）… 11-720

527

瘡瘍補益法（そうようほえきほう）…… 11-711
瘡瘍補法（そうようほほう）………… 11-710
瘡瘍理湿法（そうようりしつほう）… 11-717
瘡瘍和営法（そうようわえいほう）… 11-719
腠理（そうり）…………………… 04-004
倉廩の本（そうりんのほん）………… 03-060
燥裂苔（そうれつたい）…………… 09-164
疏肝（そかん）…………………… 11-325
疏肝解鬱（そかんかいうつ）………… 11-326
疏肝理気（そかんりき）…………… 11-327
疏肝利胆（そかんりたん）………… 11-329
疏肝理脾（そかんりひ）…………… 11-187
足跟痛（そくこんつう）…………… 09-293
賊邪（ぞくじゃ）………………… 07-029
即重不勝（そくじゅうふしょう）…… 09-056
粟瘡（ぞくそう）………… 18-003, 18-013
続断（ぞくだん）………………… 12-603
足蹬膝頂（そくとうしっちょう）…… 11-744
息肉痔（そくにくじ）…………… 15-129
側柏葉（そくはくよう）…………… 12-399
塞は塞に因りて用いる（そくはそくによりてもち
　いる）……………………… 11-031
即発（そくはつ）………………… 08-024
足発背（そくはつはい）…………… 15-030
熄風（そくふう）………………… 11-372
熄風化痰（そくふうかたん）………… 11-449
熄風止痙（そくふうしけい）………… 11-383
熄風止痙薬（そくふうしけいやく）… 12-536
息胞（そくほう）………………… 16-117
促脈（そくみゃく）……………… 09-514
蘇合香（そごうこう）…………… 12-550
蘇合香丸（そごうこうがん）………… 13-435
疏鑿飲子（そさくいんし）………… 13-285
疏散外風（そさんがいふう）………… 11-362
蘇子降気湯（そしこうきとう）……… 13-465
卒厥（そっけつ）………………… 09-020
率谷（そっこく）………………… 20-233
束骨（そっこつ）………………… 20-232
足根中足骨関節脱臼（そっこんちゅうそくこつか
　んせつだっきゅう）…………… 19-068
卒心痛（そっしんつう）…………… 14-123
卒中（そっちゅう）……………… 14-135
外を司り内を描る（そとをつかさどりうちをはか
　る）………………………… 09-005
鼠乳（そにゅう）………………… 15-080
その衰うるに因りてこれを彰らかにす（そのおと

ろうるによりてこれをあきらかにす）11-221
その重きに因りてこれを減ず（そのおもきにより
　てこれをげんず）…………… 11-163
その軽きに因りてこれを揚げる（そのかるきによ
　りてこれをあげる）………… 11-066
その高き者は因りてこれを越す（そのたかきもの
　はよりてこれをこす）……… 11-467
その下き者は引きてこれを竭く（そのひくきもの
　はひきてこれをつく）……… 11-162
疏表化湿（そひょうかしつ）………… 11-366
疏表潤燥（そひょうじゅんそう）…… 11-370
鼠婦（そふ）……………………… 12-423
疏風（そふう）…………………… 11-056
疏風散寒（そふうさんかん）………… 11-363
疏風清熱（そふうせいねつ）………… 11-365
疏風泄熱（そふうせつねつ）………… 11-364
粗粉末（そふんまつ）…………… 12-058
蘇木（そぼく）…………………… 12-452
素問（そもん）…………………… 01-049
素膠（そりょう）………………… 20-243
飧瀉（そんしゃ）………………… 14-178
損傷（そんしょう）……………… 19-002
飧水泄（そんすいせつ）…………… 14-179
損ずる者はこれを温める（そんずるものはこれを
　あたためる）………………… 11-024
飧泄（そんせつ）………………… 14-177
孫絡（そんらく）………………… 06-085

た

胎衣（たいい）…………………… 03-194
滞頤（たいい）…………………… 17-105
太乙（たいいつ）………………… 20-247
太乙神鍼（太乙神針）（たいいつしんしん）
　……………………………… 11-673
胎位不正（たいいふせい）………… 16-098
胎萎不長（たいいふちょう）………… 16-076
太陰中風証（たいいんちゅうふうしょう）10-399
太陰病証（たいいんびょうしょう）… 10-367
大営煎（だいえいせん）…………… 13-346
退翳明目（たいえいめいもく）……… 11-728
太淵（たいえん）………………… 20-248
胎黄（たいおう）………………… 17-121
大黄（だいおう）………………… 12-223
大横（だいおう）………………… 20-049
大黄䗪虫丸（だいおうしゃちゅうがん）13-502

528　日本語索引

大黄牡丹湯（だいおうぼたんとう）…… 13-492
太乙天符（たいおつてんぶ）………… 21-052
大赫（だいかく）…………………… 20-048
大活絡丹（だいかつらくたん）……… 13-515
大汗（たいかん）…………………… 09-261
胎寒（たいかん）…………………… 17-119
奶痳（だいかん）…………………… 17-014
大陥胸湯（だいかんきょうとう）…… 13-267
胎患内障（たいかんないしょう）…… 18-098
大汗淋漓（たいかんりんり）………… 09-262
胎気上逆（たいきじょうぎゃく）…… 16-080
胎怯（たいきょ）…………………… 17-117
胎教（たいきょう）………………… 21-020
帯下（たいげ）……………………… 05-033
滞下（たいげ）……………………… 14-023
大薊（たいけい）…………………… 12-403
太渓（たいけい）…………………… 20-246
内経（だいけい）…………………… 01-051
大迎（だいげい）…………………… 20-052
大戟（たいげき）…………………… 12-234
大厥（たいけつ）…………………… 14-292
大結胸証（だいけっきょうしょう）… 10-382
大血藤（だいけっとう）…………… 12-182
帯下病（たいげびょう）…………… 16-058
大建中湯（だいけんちゅうとう）…… 13-295
大巨（だいこ）……………………… 20-050
大香連丸（だいこうれんがん）……… 13-211
大骨　枯槁す（だいこつ　ここうす）… 09-048
大骨空（だいこっくう）…………… 20-384
大骨枯槁（だいこつここう）………… 09-048
大柴胡湯（だいさいことう）………… 13-284
大山楂丸（だいさんさがん）………… 13-619
泰山磐石散（たいざんばんせきさん）… 13-342
第三腰椎横突起症候群（だいさんようついおうとっ
　きしょうこうぐん）……………… 19-137
大杼（だいし）……………………… 04-072
胎死ドらず（たいしくだらず）…… 16-074
太子参（たいしじん）……………… 12-567
大七気湯（だいしちきとう）………… 13-446
体質（たいしつ）…………………… 07-001
苔質（たいしつ）…………………… 09-158
大実に羸状あり（だいじつにえいじょうあり）
　……………………………………… 08-041
胎死不下（たいしふげ）…………… 16-074
大邪（だいじゃ）…………………… 07-020
胎弱（たいじゃく）………………… 17-116

大瀉刺（だいしゃし）……………… 11-556
対珠（たいしゅ）…………………… 20-447
大杼（だいじょ）…………………… 20-054
太衝（たいしょう）………………… 20-245
大鐘（だいしょう）………………… 20-053
大承気湯（だいじょうきとう）……… 13-248
対証選穴（たいしょうせんけつ）…… 11-633
代杖湯（だいじょうとう）…………… 13-503
苔色（たいしょく）………………… 09-178
大秦艽湯（だいじんぎょうとう）…… 13-513
胎水腫満（たいすいしゅまん）……… 16-082
大頭瘟（だいずうん（だいずおん））… 17-107
大青葉（たいせいよう）…………… 12-154
大青竜湯（だいせいりゅうとう）…… 13-148
胎赤（たいせき）…………………… 17-118
退赤散（たいせきさん）…………… 13-233
大棗（たいそう）…………………… 12-569
太息（たいそく）…………………… 09-223
大腿骨顆上骨折（だいたいこつかじょうこっせ
　つ）……………………………… 19-033
大腿骨下端牽引（だいたいこつかたんけんいん）
　………………………………………… 11-768
大腿骨顆部骨折（だいたいこつかぶこっせつ）
　…………………………………… 19-034
大腿骨頸部骨折（だいたいこつけいぶこっせつ）
　…………………………………… 19-030
大腿骨骨幹部骨折（だいたいこつこっかんぶこっ
　せつ）…………………………… 19-032
大腿骨転子間骨折（だいたいこつてんしかんこっ
　せつ）…………………………… 19-031
大腿骨頭虚血性壊死（だいたいこっとうきょけつ
　せいえし）……………………… 19-098
胎疸（たいたん）…………………… 17-122
代茶飲（だいちゃいん）…………… 13-111
大腸（だいちょう）………………… 03-150
大腸（だいちょう）　耳穴…………… 20-511
大腸液虧（だいちょうえきき）……… 08-377
大腸咳（だいちょうがい）…………… 14-101
大腸寒結（だいちょうかんけつ）…… 08-383
大腸虚（だいちょうきょ）…………… 08-375
大腸虚寒（だいちょうきょかん）…… 08-376
大腸実（だいちょうじつ）…………… 08-378
大腸湿熱（だいちょうしつねつ）…… 08-382
大腸実熱（だいちょうじつねつ）…… 08-381
大腸熱（だいちょうねつ）…………… 08-379
大腸熱結（だいちょうねっけつ）…… 08-380

529

大腸兪（だいちょうゆ）……………… 20-045
大椎（だいつい）……………………… 20-055
代抵当丸（だいていとうがん）……… 13-490
大定風珠（だいていふうしゅ）……… 13-541
大都（だいと）………………………… 20-046
胎動不安（たいどうふあん）………… 16-069
胎毒（たいどく）……………………… 07-109
大敦（だいとん）……………………… 20-047
大肉 陥下す（だいにく　かんげす）… 09-049
大肉陥下（だいにくかんげ）………… 09-049
胎熱（たいねつ）……………………… 17-120
太白（たいはく）……………………… 20-244
大半夏湯（だいはんげとう）………… 13-296
体表解剖標識定位法（たいひょうかいぼうひょう
　　しきていいほう）………………… 11-619
大腹皮（だいふくひ）………………… 12-357
胎不長（たいふちょう）……………… 16-077
対屏尖（たいへいせん）……………… 20-502
大便滑脱（だいべんかつだつ）……… 09-413
大便乾燥（だいべんかんそう）……… 09-396
大便硬結（だいべんこうけつ）……… 09-397
大補陰丸（だいほいんがん）… 13-360, 13-364
大方（だいほう）……………………… 13-008
大包（だいほう）……………………… 20-044
大補元気（だいほげんき）…………… 11-225
大補元煎（だいほげんせん）………… 13-345
玳瑁（たいまい）……………………… 12-542
帯脈（たいみゃく）…………………… 06-073
帯脈（たいみゃく）　経穴…………… 20-056
代脈（だいみゃく）…………………… 09-513
帯脈失約（たいみゃくしつやく）…… 08-298
太陽（たいよう）……………………… 02-035
太陽（たいよう）　経外穴…………… 20-410
胎孕（たいよう）……………………… 03-120
胎養（たいよう）……………………… 21-021
太陽経証（たいようけいしょう）…… 10-370
戴陽証（たいようしょう）…………… 08-098
太陽傷寒証（たいようしょうかんしょう）10-372
太陽蓄血証（たいようちくけつしょう）10-380
太陽蓄水証（たいようちくすいしょう）10-376
太陽中風証（たいようちゅうふうしょう）10-374
太陽と少陽の併病（たいようとしょうようのへい
　　びょう）…………………………… 08-493
太陽と陽明の併病（たいようとようめいのへいびょ
　　う）………………………………… 08-492
太陽表虚証（たいようひょうきょしょう）10-373

太陽表実証（たいようひょうじつしょう）10-371
太陽病証（たいようびょうしょう）…… 10-364
太陽腑証（たいようふしょう）……… 10-375
太陽陽明（たいようようめい）……… 10-392
大陵（だいりょう）…………………… 20-051
胎禀（たいりん）……………………… 07-004
対輪（たいりん）……………………… 20-445
胎漏（たいろう）……………………… 16-066
太和湯（たいわとう）………………… 13-118
多汗（たかん）………………………… 09-263
沢瀉（たくしゃ）……………………… 12-292
濁邪（だくじゃ）……………………… 07-053
沢瀉湯（たくしゃとう）……………… 13-586
托盤疔（たくばんちょう）…………… 15-019
沢蘭（たくらん）……………………… 12-441
唾血（だけつ）………………………… 09-107
蛇蛻（だぜい）………………………… 12-095
堕胎（だたい）………………………… 16-071
ただ寐んと欲す（ただいねんとよくす）09-369
ただ水を漱ぐを欲し咽を欲せず（ただみずをそそ
　　ぐをよくしいんをよくせず）…… 09-374
兌端（だたん）………………………… 20-064
脱陰（だついん）……………………… 08-116
脱営失精（だつえいしっせい）……… 14-287
脱液（だつえき）……………………… 08-175
脱汗（だっかん）……………………… 09-268
奪汗する者は無血（だっかんするものはむけつ）
　　…………………………………… 11-004
脱気（だっき）………………………… 08-138
脱臼（だっきゅう）………… 19-052, 19-158
奪血（だっけつ）……………………… 09-427
奪血する者は無汗（だっけつするものはむかん）
　　…………………………………… 11-005
達原飲（たつげんいん）……………… 13-271
脱肛（だっこう）……………………… 15-128
達邪透表（たつじゃとうひょう）…… 11-061
脱疽（だっそ）………………………… 15-144
脱陽（だつよう）……………………… 08-112
脱力黄（だつりょくおう）…………… 14-208
縦（たて）……………………………… 08-480
多夢（たむ）…………………………… 09-370
胆（たん）……………………………… 03-134
痰（たん）……………………………… 07-104
煅（たん）……………………………… 12-046
単按（たんあん）……………………… 09-477
痰飲（たんいん）……………………… 14-309

胆鬱痰擾証（たんうつたんじょうしょう）10-309
胆咳（たんがい）・・・・・・・・・・・・・・・・・14-102
痰核（たんかく）・・・・・・・・・ 09-102, 15-069
痰核留結証（たんかくりゅうけつしょう）10-202
痰火擾心（たんかじょうしん）・・・・・・・・08-259
痰火擾神証（たんかじょうしんしょう）10-225
胆寒（たんかん）・・・・・・・・・・・・・・・・・08-354
痰痫（たんかん）・・・・・・・・・・・・・・・・・17-055
暖肝煎（だんかんせん）・・・・・・・・・・・・13-302
但寒不熱（たんかんふねつ）・・・・・・・・09-236
胆気（たんき）・・・・・・・・・・・・・・・・・・・03-135
短気（たんき）・・・・・・・・・・・・・・・・・・・09-207
痰気互結証（たんきごけつしょう）・・・・・10-206
胆気不足（たんきふそく）・・・・・・・・・・・08-356
胆虚気怯（たんきょききょう）・・・・・・・・08-355
弾筋法（だんきんぽう）・・・・・・・・・・・・11-751
痰厥（たんけつ）・・・・・・・・・・・・・・・・・14-301
檀香（だんこう）・・・・・・・・・・・・・・・・・12-367
淡紅舌（たんこうぜつ）・・・・・・・・・・・・09-126
丹痧（たんさ）・・・・・・・・・・・・・・・・・・・17-086
丹剤（たんざい）・・・・・・・・・・・・・・・・・13-059
短刺（たんし）・・・・・・・・・・・・・・・・・・・11-567
断耳瘡（だんじそう）・・・・・・・・・・・・・・18-131
痰湿（たんしつ）・・・・・・・・・・・・・・・・・07-107
胆実熱（たんじつねつ）・・・・・・・・・・・・08-357
痰湿犯耳証（たんしつはんじしょう）・・・10-200
痰湿犯頭証（たんしつはんとうしょう）・・10-201
短縮舌（たんしゅくぜつ）・・・・・・・・・・・09-151
断緒（だんしょ）・・・・・・・・・・・・・・・・・16-155
痰証（たんしょう）・・・・・・・・・・・・・・・・10-192
丹参（たんじん）・・・・・・・・・・・・・・・・・12-444
丹参飲（たんじんいん）・・・・・・・・・・・・13-464
淡滲利湿（たんしんりしつ）・・・・・・・・・11-420
弾石脈（だんせきみゃく）・・・・・・・・・・・09-527
単煎（たんせん）・・・・・・・・・・・・・・・・・13-102
痰阻精室証（たんそせいしつしょう）・・・10-336
耽胎（たんたい）・・・・・・・・・・・・・・・・・16-100
痰濁阻肺（たんだくそはい）・・・・・・・・・08-278
淡竹葉（たんちくよう）・・・・・・・・・ 12-128
膻中（だんちゅう）・・・・・・・・・・・・・・・・20-058
胆脹（たんちょう）・・・・・・・・・・・・・・・・14-218
端提捺正（たんていなつせい）・・・・・・・11-742
淡豆豉（たんとうし）・・・・・・・・・・・・・・12-112
丹毒（たんどく）・・・・・・・・・・・・・・・・・15-040
胆南星（たんなんしょう）・・・・・・・・・・・12-475
断乳（だんにゅう）・・・・・・・・・・・・・・・・11-474

胆熱（たんねつ）・・・・・・・・・・・・・・・・・08-353
痰熱厥証（たんねつけつしょう）・・・・・・14-298
痰熱動風証（たんねつどうふうしょう）10-203
痰熱内擾証（たんねつないじょうしょう）10-205
痰熱内閉証（たんねつないへいしょう）10-204
但熱不寒（たんねつふかん）・・・・・・・・09-238
痰熱壅肺証（たんねつようはいしょう）10-245
胆嚢（たんのう）・・・・・・・・・・・・・・・・・20-385
淡白舌（たんはくぜつ）・・・・・・・・・・・・09-127
胆は決断を主る（たんはけつだんをつかさどる）
・・・・・・・・・・・・・・・・・・・・・・・・・・・03-178
胆礬（たんばん）・・・・・・・・・・・・・・・・・12-664
弾柄法（だんへいほう）・・・・・・・・・・・・11-603
痰包（たんぽう）・・・・・・・・・・・・・・・・・18-222
弾法（だんぽう）・・・・・・・・・・・・・・・・・11-799
淡味は滲泄して陽となす（たんみはしんせつして
ようとなす）・・・・・・・・・・・・・・・・・02-039
短脈（たんみゃく）・・・・・・・・・・・・・・・・09-499
痰蒙心神証（たんもうしんしんしょう）10-224
痰蒙心包（たんもうしんぽう）・・・・・・・・08-260
丹薬（たんやく）・・・・・・・・・・・・・・・・・13-093
胆兪（たんゆ）・・・・・・・・・・・・・・・・・・・20-057
断裂傷（だんれつしょう）・・・・・・・・・・・19-151

ち

血（ち）・・・・・・・・・・・・・・・・・・・・・・・05-027
稚陰稚陽（ちいんちよう）・・・・・・・・・・・07-005
地機（ちき）・・・・・・・・・・・・・・・・・・・・20-060
地錦草（ちきんそう）・・・・・・・・・・・・・・12-177
竹罐（ちくかん）・・・・・・・・・・・・・・・・・11-689
蓄血（ちくけつ）・・・・・・・・・・・・・・・・・09-429
蓄血証（ちくけつしょう）・・・・・・・・・・・10-381
搐搦（ちくじゃく）・・・・・・・・・・・・・・・・09-077
竹茹（竹筎）（ちくじょ）・・・・・・・・・・・・12-476
蓄水証（ちくすいしょう）・・・・・・・・・・・10-378
竹節人参（ちくせつにんじん）・・・・・・・12-560
搐鼻剤（ちくびざい）・・・・・・・・・・・・・・13-062
築賓（ちくひん）・・・・・・・・・・・・・・・・・20-374
畜門（ちくもん）・・・・・・・・・・・・・・・・・04-155
竹葉石膏湯（ちくようせっこうとう）・・・13-158
竹葉柳蒡湯（ちくようりゅうぼうとう）13-146
地五会（ちごえ）・・・・・・・・・・・・・・・・・20-061
智歯（ちし）・・・・・・・・・・・・・・・・・・・・04-139
置鍼（ちしん）・・・・・・・・・・・・・・・・・・・11-617
地図舌（ちずぜつ）・・・・・・・・・・・・・・・09-172

531

地倉（ちそう） ……………… 20-059
治燥剤（ちそうざい） ……… 13-543
秩辺（ちっぺん） …………… 20-355
地道薬材（ちどうやくざい） … 12-003
遅発（ちはつ） ……………… 08-025
治病は必ず本を求む（ちびょうはかならずほんを
　もとむ） ………………… 11-009
治風剤（ちふうざい） ……… 13-510
痴呆（ちほう） ……………… 14-141
治未病（ちみびょう） ……… 11-006
遅脈（ちみゃく） …………… 09-492
知母（ちも） ………………… 12-125
着痺（ちゃくひ） …………… 14-326
着膚灸（ちゃくふきゅう） … 11-658
茶剤（ちゃざい） …………… 13-049
茶油（ちゃゆ） ……………… 12-148
地楡（ちゆ） ………………… 12-400
肘（ちゅう） ………………… 20-466
中悪（ちゅうあく） ………… 14-153
中医（ちゅうい） …………… 01-056
中医医案（ちゅういいあん） … 01-047
中医医史学（ちゅういいしがく） …… 01-043
中医学（ちゅういがく） …… 01-001
中医各家学説（ちゅういかっかがくせつ）01-045
中医眼科学（ちゅういがんかがく） …… 01-010
中医看護学（ちゅういかんごがく） …… 01-028
中医看護師（ちゅういかんごし） …… 01-062
中医基礎理論（ちゅういきそりろん） … 01-002
中医救急学（ちゅういきゅうきゅうがく）01-014
中医外科学（ちゅういげかがく） …… 01-005
中医肛門病学（ちゅういこうもんびょうがく）
　………………………… 01-013
中医骨傷科学（ちゅういこつしょうかがく）
　………………………… 01-008
中医師（ちゅういし） ……… 01-057
中医耳鼻咽喉科学（ちゅういじびいんこうかがく）
　………………………… 01-011
中医小児科学（ちゅういしょうにかがく）01-007
中医食療学（ちゅういしょくりょうがく）01-026
中医診断学（ちゅういしんだんがく） … 01-003
中医内科学（ちゅういないかがく） …… 01-004
中医皮膚病学（ちゅういひふびょうがく）01-012
中医婦人科学（ちゅういふじんかがく） 01-006
中医文献学（ちゅういぶんけんがく） … 01-044
中医薬膳学（ちゅういやくぜんがく） … 01-027
中医養生学（ちゅういようじょうがく） 01-024

中医リハビリテーション学（ちゅういりはびりてー
　しょんがく） …………… 01-025
中魁（ちゅうかい） ………… 20-425
中寒（ちゅうかん） ………… 14-138
中脘（ちゅうかん） ………… 20-369
中寒証（ちゅうかんしょう） … 10-102
肘関節脱臼（ちゅうかんせつだっきゅう）19-057
肘関節捻挫傷（ちゅうかんせつねんざしょう）
　………………………… 19-117
中気（ちゅうき） …………… 05-013
中気下陥（ちゅうきかかん） … 08-157
抽気罐（ちゅうきかん） …… 11-688
抽気罐法（ちゅうきかんぽう） … 11-696
中極（ちゅうきょく） ……… 20-364
中経（ちゅうけい） ………… 14-129
虫咬性皮膚炎（ちゅうこうせいひふえん）15-095
中湿（ちゅうしつ） ………… 14-019
中指同身寸（ちゅうしどうしんすん） … 11-625
注射剤（ちゅうしゃざい） … 13-058
中手指節関節脱臼（ちゅうしゅしせつかんせつだっ
　きゅう） ………………… 19-061
中渚（ちゅうしょ） ………… 20-370
中焦（ちゅうしょう） ……… 03-157
中消（ちゅうしょう） ……… 14-275
中衝（ちゅうしょう） ……… 20-359
中焦湿熱証（ちゅうしょうしつねつしょう）
　………………………… 10-434
虫擾胆腑証（ちゅうじょうたんふしょう）10-310
中焦は漚の如し（ちゅうしょうはおうのごとし）
　………………………… 03-163
中焦は化を主る（ちゅうしょうはかをつかさどる）
　………………………… 03-160
中焦病証（ちゅうしょうびょうしょう） 10-435
中枢（ちゅうすう） ………… 20-367
中西医結合（ちゅうせいいけつごう） … 01-055
中西医結合医師（ちゅうせいいけつごういし）
　………………………… 01-061
中成薬学（ちゅうせいやくがく） …… 01-035
虫積化疳証（ちゅうせきかかんしょう） 10-149
虫積証（ちゅうせきしょう） … 10-148
虫積腸道証（ちゅうせきちょうどうしょう）
　………………………… 10-276
注泄（ちゅうせつ） ………… 14-172
中泉（ちゅうせん） ………… 20-426
肘尖（ちゅうせん） ………… 20-427
沖洗法（ちゅうせんほう） … 11-488

中臓（ちゅうぞう）……………… 14-131
中燥すれば則ち渇く（ちゅうそうすればすなわち
　　かわく）……………………… 08-389
中燥は液を増す（ちゅうそうはえきをぞうす）
　　………………………………… 11-385
中草薬（ちゅうそうやく）……………… 01-034
中足骨骨折（ちゅうそくこつこっせつ）　19-043
中足骨痛症（ちゅうそくこつつうしょう）19-131
抽搐（ちゅうちく）……………… 09-075
中注（ちゅうちゅう）…………… 20-371
中庭（ちゅうてい）……………… 20-368
中都（ちゅうと）………………… 20-360
肘頭牽引（ちゅうとうけんいん）……… 11-767
肘頭骨折（ちゅうとうこっせつ）……… 19-017
中瀆（ちゅうとく）……………… 20-361
虫白蝋（ちゅうはくろう）……… 12-647
中腑（ちゅうふ）………………… 14-132
中府（ちゅうふ）………………… 20-363
中風（ちゅうふう）……………… 14-128
中風後遺症（ちゅうふうこういしょう）　10-086
中風脱証（ちゅうふうだつしょう）…… 14-134
中風病（ちゅうふうびょう）…………… 14-127
中風閉証（ちゅうふうへいしょう）…… 14-133
中封（ちゅうほう）……………… 20-362
中満する者はこれを内に瀉す（ちゅうまんするも
　　のはこれをうちにしゃす）…… 11-452
中満分消湯（ちゅうまんぶんしょうとう）13-459
中薬（ちゅうやく）……………… 12-002
中薬化学（ちゅうやくかがく）………… 01-037
中薬学（ちゅうやくがく）……… 01-030
中薬鑑別学（ちゅうやくかんべつがく）　01-039
中薬師（ちゅうやくし）………… 01-058
中薬製剤分析（ちゅうやくせいざいぶんせき）
　　………………………………… 01-042
中薬の性能（ちゅうやくのせいのう）… 12-004
中薬炮製学（ちゅうやくほうせいがく）　01-040
中薬薬剤学（ちゅうやくやくざいがく）　01-041
中薬薬理学（ちゅうやくやくりがく）… 01-038
中絡（ちゅうらく）……………… 14-130
中髎（ちゅうりょう）…………… 20-365
肘髎（ちゅうりょう）…………… 20-373
中膂俞（ちゅうりょゆ）………… 20-366
挑（ちょう）……………………… 12-014
癥（ちょう）……………………… 16-162
調胃承気（湯）（ちょういじょうきとう）… 13-250
重陰必ず陽，重陽必ず陰（ちょういんかならずよ

う，ちょうようかならずいん）…… 02-024
聴会（ちょうえ）………………… 20-267
癥瘕（ちょうか）………………… 16-161
聴宮（ちょうきゅう）…………… 20-266
長強（ちょうきょう）…………… 20-029
輒筋（ちょうきん）……………… 20-351
丁奚疳（ちょうけいかん）……… 17-012
徴候（ちょうこう）……………… 09-004
腸垢（ちょうこう）……………… 09-409
丁香（ちょうこう）……………… 12-342
丁香柿蒂湯（ちょうこうしていとう）… 13-470
挑刺法（ちょうしほう）………… 11-573
頂顬後斜線（ちょうしょうこうしゃせん）20-435
頂顬前斜線（ちょうしょうぜんしゃせん）20-434
朝食暮吐（ちょうしょくぼと）………… 09-218
齠齔（ちょうしん）……………… 04-140
腸燥津虧証（ちょうそうしんきしょう）　10-280
腸覃（ちょうたん）……………… 16-167
脹痛（ちょうつう）……………… 09-296
釣藤（ちょうとう）……………… 12-540
釣藤鈎（ちょうとうこう）……… 12-540
腸道湿熱証（ちょうどうしつねつしょう）10-278
潮熱（ちょうねつ）……………… 09-241
腸熱腑実証（ちょうねつふじつしょう）　10-277
腸癰（ちょうひ）………………… 14-339
腸風（ちょうふう）……………… 14-268
貼敷療法（ちょうふりょうほう）……… 11-486
腸澼（ちょうへき）……………… 14-022
長脈（ちょうみゃく）…………… 09-498
貼綿法（ちょうめんぼう）……… 11-693
調和営衛（ちょうわえいえ）…………… 11-072
調和気血（ちょうわきけつ）…………… 11-343
猪牙皂（ちょがそう）…………… 12-549
直刺（ちょくし）………………… 11-585
直鍼刺（直針刺）（ちょくしんし）…… 11-566
直接灸（ちょくせつきゅう）…………… 11-656
直接暴力（ちょくせつぼうりょく）…… 07-102
直腸（ちょくちょう）…………… 20-453
楮実子（ちょじっし）…………… 12-627
著痹（ちょひ）…………………… 14-327
猪苓（ちょれい）………………… 12-296
猪苓湯（ちょれいとう）………… 13-582
枕（ちん）………………………… 20-500
枕下側線（ちんかそくせん）…………… 20-442
鎮肝熄風（ちんかんそくふう）………… 11-377
鎮肝熄風湯（ちんかんそくふうとう）… 13-538

533

鎮驚（ちんきょう） ……………… 11-309
鎮驚安神（ちんきょうあんしん）…… 11-308
鎮驚安神薬（ちんきょうあんしんやく） 12-515
鎮痙止抽（ちんけいしちゅう）…… 11-382
枕骨（ちんこつ） ………………… 04-019
珍珠（ちんじゅ） ………………… 12-519
珍珠母（ちんじゅぼ（ちんじゅも））…… 12-532
枕上正中線（ちんじょうせいちゅうせん） 20-440
枕上側線（ちんじょうそくせん）…… 20-441
鎮心安神（ちんしんあんしん）…… 11-306
鎮静安神薬（ちんせいあんしんやく）… 12-514
鎮摂腎気（ちんせつじんき）…… 11-301
枕中丹（ちんちゅうたん） ……… 13-428
疢難（ちんなん） ………………… 14-002
椿皮（ちんぴ） …………………… 12-145
陳皮（ちんぴ） …………………… 12-347
沈脈（ちんみゃく） ……………… 09-489

つ

通関丸（つうかんがん） ………… 13-605
通竅（つうきょう） ……………… 11-730
通竅活血湯（つうきょうかっけつとう） 13-476
通経活絡（つうけいかつらく）……… 11-351
通剤（つうざい） ………………… 13-018
痛瀉要方（つうしゃようほう）…… 13-274
通草（つうそう） ………………… 12-311
通調水道（つうちょうすいどう）…… 03-044
通天（つうてん） ………………… 20-269
通電器（つうでんき） …………… 11-527
通は通に因りて用いる（つうはつうによりてもち
　いる） ………………………… 11-030
痛痺（つうひ） …………………… 14-323
通鼻竅（つうびきょう） ………… 11-729
通脾瀉胃湯（つうひしゃいとう）… 13-193
痛風（つうふう） ………………… 14-330
痛風性関節炎（つうふうせいかんせつえん）
　………………………………… 19-092
通腑泄熱（つうふせつねつ） …… 11-167
痛無定処（つうむていしょ）…… 09-300
通幽湯（つうゆうとう） ………… 13-259
通絡止痛（つうらくしつう）…… 11-353
通里（つうり） …………………… 20-268
通利小便（つうりしょうべん）…… 11-424
通淋排石（つうりんはいせき）…… 11-425
通淋薬（つうりんやく） ………… 12-302

痛を以て輸となす（つうをもってゆとなす）
　………………………………… 06-039
月毎養胎法（つきごとようたいほう）… 21-023
土（つち） ………………………… 02-043
ツボ（つぼ） ……………………… 06-011

て

手足汗（てあしのあせ） ………… 09-279
手足心汗（てあしのうらのあせ）… 09-278
提按端擠（ていあんたんさい）…… 11-736
艇角（ていかく） ………………… 20-513
泥丸（でいがん） ………………… 03-167
定癇丸（ていかんがん） ………… 13-610
丁公藤（ていこうとう） ………… 12-245
酊剤（ていざい） ………………… 13-060
聤耳（ていじ） …………………… 18-136
町耳（ていじ） …………………… 18-145
定志丸（ていしがん） …………… 13-394
鄭声（ていせい） ………………… 09-196
定喘（ていぜん） ………………… 20-387
定喘湯（ていぜんとう） ………… 13-466
提挿法（ていそうほう） ………… 11-599
提挿補瀉（ていそうほしゃ）…… 11-608
艇中（ていちゅう） ……………… 20-519
蒂丁（ていちょう） ……………… 04-145
抵当丸（ていとうがん） ………… 13-488
抵当湯（ていとうとう） ………… 13-489
提捏進鍼法（提捏進針法）（ていねつしんしんぽう）
　………………………………… 11-581
提膿祛腐薬（ていのうきょふやく）…… 12-686
葶藶子（ていれきし） …………… 12-504
葶藶大棗瀉肺湯（ていれきたいそうしゃはいとう）
　………………………………… 13-206
滴丸（てきがん） ………………… 13-086
滴酒法（てきしゅほう） ………… 11-480
手五里（てごり） ………………… 20-230
手三里（てさんり） ……………… 20-229
鉄莧（てっけん） ………………… 12-188
手厥陰心包経（てのけついんしんぽうけい）
　………………………………… 06-062
手の厥陰心包経（てのけついんしんぽうけい）
　………………………………… 20-009
手三陰経（てのさんいんけい）…… 06-051
手三陽経（てのさんようけい）…… 06-050
手少陰心経（てのしょういんしんけい） 06-058

手の少陰心経（てのしょういんしんけい）20-005
手少陽三焦経（てのしょうようさんしょうけい）
　　　　　　　　　　　　　　　　………… 06-063
手の少陽三焦経（てのしょうようさんしょうけい）
　　　　　　　　　　　　　　　　………… 20-010
手太陰肺経（てのたいいんはいけい）… 06-054
手の太陰肺経（てのたいいんはいけい）20-001
手太陽小腸経（てのたいようしょうちょうけい）
　　　　　　　　　　　　　　　　………… 06-059
手の太陽小腸経（てのたいようしょうちょうけい）
　　　　　　　　　　　　　　　　………… 20-006
手陽明大腸経（てのようめいだいちょうけい）
　　　　　　　　　　　　　　　　………… 06-055
手の陽明大腸経（てのようめいだいちょうけい）
　　　　　　　　　　　　　　　　………… 20-002
碾（てん）…………………………… 12-021
臀（でん）…………………………… 20-476
天応穴（てんおうけつ）…………… 06-043
伝化（でんか）……………………… 08-464
伝化の府（でんかのふ）…………… 03-152
天花粉（てんかふん）……………… 12-127
点眼薬法（てんがんやくほう）……… 11-500
天灸（てんき）……………………… 03-113
天葵子（てんきし）………………… 12-181
電気鍼麻酔（電気針麻酔）（でんきしんますい）
　　　　　　　　　　　　　　　　………… 11-653
天気は肺に通ずる（てんきははいにつうずる）
　　　　　　　　　　　　　　　　………… 03-043
天灸（てんきゅう）………………… 11-678
貼熁（てんきょう）………………… 11-482
転筋（てんきん）…………………… 09-080
殿筋拘縮症（でんきんこうしゅくしょう）19-124
天渓（てんけい）…………………… 20-261
点穴法（てんけつほう）…………… 11-792
電光性眼炎（でんこうせいがんえん）… 18-112
天行赤眼（てんこうせきがん）……… 18-037
天行赤眼暴翳（てんこうせきがんぼうえい）
　　　　　　　　　　　　　　　　………… 18-040
天行赤熱（てんこうせきねつ）……… 18-038
天哮嗆（てんこうそう）…………… 17-096
纏喉風（てんこうふう）…………… 18-198
天行暴赤（てんこうぼうせき）……… 18-039
纏扎法（てんさつほう）…………… 11-490
天竺黄（てんじくおう）…………… 12-483
点刺舌（てんしぜつ）……………… 09-139
巓疾（てんしつ）…………………… 17-054

転失気（てんしっき）……………… 09-229
天時に逆らうことなかれ，これ至治と謂う（てん
　じにさからうことなかれ，これしちという）
　　　　　　　　　　　　　　　　………… 11-046
点刺法（てんしほう）……………… 11-572
天受（てんじゅ）…………………… 08-015
天寿（てんじゅ）…………………… 21-013
天衝（てんしょう）………………… 20-251
天人相応（てんじんそうおう）……… 02-102
天枢（てんすう）…………………… 20-259
天井（てんせい）…………………… 20-255
填精益髄（てんせいえきずい）……… 11-278
天泉（てんせん）…………………… 20-257
伝染（でんせん）………… 08-016, 14-068
天仙子（てんせんし）……………… 12-355
天仙藤（てんせんとう）…………… 12-354
天窓（てんそう）…………………… 20-252
天宗（てんそう）…………………… 20-264
天台烏薬散（てんだいうやくさん）… 13-463
恬淡虚無（てんたんきょむ）……… 21-005
天池（てんち）……………………… 20-250
天柱（てんちゅう）………………… 20-263
天釣（てんちょう）………………… 17-043
天鼎（てんてい）…………………… 20-253
伝導の官（でんどうのかん）……… 03-151
転豆脈（てんとうみゃく）…………… 09-525
天突（てんとつ）…………………… 20-260
天南星（てんなんしょう）…………… 12-482
電熱鍼（電熱針）（でんねつしん）…… 11-528
天然痘（てんねんとう）…………… 17-102
天王補心丹（てんのうほしんたん）… 13-365
天白蟻（てんはくぎ）……………… 18-191
纏縛療法（てんばくりょうほう）…… 11-491
癲病（てんびょう）………………… 14-146
天府（てんぷ）……………………… 20-254
天符（てんぷ）……………………… 21-048
伝変（でんぺん）…………………… 08-463
転胞（てんぽう）…………………… 16-166
天麻（てんま）……………………… 12-544
天麻丸（てんまがん）……………… 13-528
天麻鈎藤飲（てんまこうとういん）…… 13-540
墊棉法（てんめんほう）…………… 11-479
天門冬（てんもんどう）…………… 12-617
天牖（てんゆう）…………………… 20-262
天容（てんよう）…………………… 20-258
臀癰（でんよう）…………………… 15-022

535

天膠（てんりょう） ……………… 20-256

と

土（ど） ……………………………… 02-043
痘（とう） …………………………… 09-098
搗（とう） …………………………… 12-020
燙（とう） …………………………… 12-041
痘（とう） …………………………… 17-094
導引（どういん） …………………… 21-002
刀暈（とううん） …………………… 15-146
透営転気（とうえいてんき） ……… 11-109
湯液（とうえき） …………………… 13-075
湯液醪醴（とうえきろうれい） …… 13-076
冬温（とうおん） …………………… 14-081
稲芽（とうが） ……………………… 12-385
灯火灸（とうかきゅう） …………… 11-677
桃核承気湯（とうかくじょうきとう） … 13-473
冬瓜皮（とうがひ） ………………… 12-300
投火法（とうかほう） ……………… 11-686
盗汗（とうかん） …………………… 09-260
陶罐（とうかん） …………………… 11-687
透関射甲（とうかんしゃこう） …… 09-119
当帰（とうき） ……………………… 12-579
動悸（どうき） ……………………… 09-322
当帰飲子（とうきいんし） ………… 13-333
当帰建中湯（とうきけんちゅうとう） … 13-294
冬葵子（とうきし） ………………… 12-345
当帰四逆湯（とうきしぎゃくとう） … 13-306
当帰芍薬散（とうきしゃくやくさん） … 13-332
当帰拈痛湯（とうきねんつうとう） … 13-564
当帰補血湯（とうきほけつとう） … 13-330
筒灸（とうきゅう） ………………… 11-683
頭竅陰（とうきょういん） ………… 20-272
当帰竜薈丸（とうきりゅうかいがん） … 13-200
当帰六黄湯（とうきろくおうとう） … 13-242
刀圭（とうけい） …………………… 12-079
倒経（とうけい） …………………… 16-007
頭頸部穴（とうけいぶけつ） ……… 20-015
冬月伏暑（とうげつふくしょ） …… 14-083
溏結不調（とうけつふちょう） …… 09-407
橈骨・尺骨骨幹部骨折（とうこつ・しゃっこつこ
っかんぶこっせつ） ………… 19-021
橈骨遠位端骨折（とうこつえんいたんこっせつ）
………………… 19-026
頭骨牽引（とうこつけんいん） …… 11-766

橈骨骨幹部遠位三分の一の部位骨折と遠位橈尺関
節脱臼（とうこつこっかんぶえんいさんぶん
のいちのぶいこっせつとえんいとうしゃくか
んせつだっきゅう） ………… 19-025
橈骨骨幹部骨折（とうこつこっかんぶこっせつ）
………………… 19-023
橈骨神経損傷（とうこつしんけいそんしょう）
………………… 19-143
橈骨頭骨折（とうこつとうこっせつ） … 19-018
湯剤（とうざい） …………………… 13-037
同歳会（どうさいえ） ……………… 21-051
瞳子（どうし） ……………………… 04-101
透邪（とうじゃ） …………………… 11-060
硇砂（どうしゃ） …………………… 12-426
土鼈虫（どうしゃちゅう） ………… 12-455
糖漿（とうしょう） ………………… 13-089
瞳子膠（どうしりょう） …………… 20-270
頭鍼（頭針）（とうしん） ………… 11-514
透疹（とうしん） …………………… 11-062
党参（とうじん） …………………… 12-563
瞳神（どうしん） …………………… 04-100
瞳（どうじん） ……………………… 04-102
瞳仁（どうじん） …………………… 04-103
瞳神乾欠（どうしんかんけつ） …… 18-087
瞳人乾欠（どうじんかんけつ） …… 18-088
瞳神緊小（どうしんきんしょう） … 18-083
瞳神欠陥（どうしんけつかん） …… 18-089
瞳神細小（どうしんさいしょう） … 18-085
瞳神縮小（どうしんしゅくしょう） … 18-084
瞳神焦小（どうしんしょうしょう） … 18-086
同身寸（どうしんすん） …………… 11-623
灯心草（とうしんそう） …………… 12-307
刀豆（とうず） ……………………… 12-366
導赤散（どうせきさん） …………… 13-196
透泄（とうせつ） …………………… 11-059
溏泄（とうせつ） …………………… 14-169
洞泄（どうせつ） …………………… 14-173
凍瘡（とうそう） …………………… 15-136
痘瘡（とうそう） …………………… 17-095
灯草灸（とうそうきゅう） ………… 11-684
橈側伸筋腱鞘炎（とうそくしんきんけんしょうえ
ん） ………………… 19-118
導滞通腑（どうたいつうふ） ……… 11-456
導滞通便（どうたいつうべん） …… 11-161
道地薬材（どうちやくざい） ……… 12-009
冬虫夏草（とうちゅうかそう） …… 12-589

頭頂線（とうちょうせん）・・・・・・・・・・・・ 20-433
頭頂Ⅰ線（とうちょういっせん）・・・・・・・ 20-436
頭頂Ⅱ線（とうちょうにせん）・・・・・・・・・ 20-437
同天符（どうてんぷ）・・・・・・・・・・・・・・・・・ 21-050
透天涼（とうてんりょう）・・・・・・・・・・・・・ 11-615
刀豆（とうとう）・・・・・・・・・・・・・・・・・・・・・ 12-366
湯頭（とうとう）・・・・・・・・・・・・・・・・・・・・・ 13-004
陶道（とうどう）・・・・・・・・・・・・・・・・・・・・・ 20-249
桃仁（とうにん）・・・・・・・・・・・・・・・・・・・・・ 12-439
透熱転気（とうねつてんき）・・・・・・・・・・・ 11-110
透膿散（とうのうさん）・・・・・・・・・・・・・・・ 13-181
透表（とうひょう）・・・・・・・・・・・・・・・・・・・ 11-058
抖法（とうほう）・・・・・・・・・・・・・・・・・・・・・ 11-790
湯方（とうほう）・・・・・・・・・・・・・・・・・・・・・ 13-003
動脈（どうみゃく）・・・・・・・・・・・・・・・・・・・ 09-505
当陽（とうよう）・・・・・・・・・・・・・・・・・・・・・ 20-386
闇羊花（どうようか）・・・・・・・・・・・・・・・・・ 12-244
頭臨泣（とうりんきゅう）・・・・・・・・・・・・・ 20-271
頭顱骨（とうろこつ）・・・・・・・・・・・・・・・・・ 04-020
土が水を制せず（どがすいをせいせず）・・ 08-418
独陰（どくいん）・・・・・・・・・・・・・・・・・・・・・ 20-388
毒火攻腎証（どくかこうしんしょう）・・・ 10-131
得気（とくき）・・・・・・・・・・・・・・・・・・・・・・・ 11-592
独語（どくご）・・・・・・・・・・・・・・・・・・・・・・・ 09-198
毒証（どくしょう）・・・・・・・・・・・・・・・・・・・ 10-127
得神（とくしん）・・・・・・・・・・・・・・・・・・・・・ 09-011
毒性反応（どくせいはんのう）・・・・・・・・・ 12-064
特定穴（とくていけつ）・・・・・・・・・・・・・・・ 06-033
犢鼻（とくび）・・・・・・・・・・・・・・・・・・・・・・・ 20-063
督脈（とくみゃく）・・・・・・・・・ 06-068, 20-013
督脈の陽気不足（とくみゃくのようきふそく）
・・・・・・・・・・・・・・・・・・・・・・・・・・・・・・・・・・・・ 08-352
督兪（とくゆ）・・・・・・・・・・・・・・・・・・・・・・・ 20-062
毒壅上焦証（どくようじょうしょうしょう）
・・・・・・・・・・・・・・・・・・・・・・・・・・・・・・・・・・・・ 10-433
独立守神（どくりつしゅじん）・・・・・・・・・ 21-015
土荊皮（どけいひ）・・・・・・・・・・・・・・・・・・・ 12-681
吐血（とけつ）・・・・・・・・・・・・・・・・・・・・・・・ 09-106
吐酸（とさん）・・・・・・・・・・・・・・・・・・・・・・・ 09-388
菟絲子（としし）・・・・・・・・・・・・・・・・・・・・・ 12-585
怒傷肝（どしょうかん）・・・・・・・・・・・・・・・ 07-086
怒勝思（どしょうし）・・・・・・・・・・・・・・・・・ 07-093
兎唇（としん）・・・・・・・・・・・・・・・・・・・・・・・ 17-076
吐舌（とぜつ）・・・・・・・・・・・・・・・・・・・・・・・ 09-149
土燥水竭（どそうすいけつ）・・・・・・・・・・・ 08-419
杜仲（とちゅう）・・・・・・・・・・・・・・・・・・・・・ 12-592

独活（どっかつ）・・・・・・・・・・・・・・・・・・・・・ 12-255
独活寄生湯（どっかつきせいとう）・・・・・ 13-514
得気（とっき）・・・・・・・・・・・・・ 11-592, 21-066
突起睛高（とっきせいこう）・・・ 18-122, 18-123
留まる者はこれを攻める（とどまるものはこれを
せめる）・・・・・・・・・・・・・・・・・・・・・・・・・・・・ 11-011
胬肉侵睛（どにくしんせい）・・・・・・・・・・・ 18-026
胬肉攀睛（どにくばんせい）・・・・・・・・・・・ 18-025
胬肉扳睛（どにくばんせい）・・・・・・・・・・・ 18-027
吐納（とのう）・・・・・・・・・・・・・・・・・・・・・・・ 21-003
土貝母（どばいも）・・・・・・・・・・・・・・・・・・・ 12-492
土は稼穡を援ける（どはかしょくをたすける）
・・・・・・・・・・・・・・・・・・・・・・・・・・・・・・・・・・・・ 02-087
怒は肝を傷る（どはかんをやぶる）・・・・・ 07-086
土は金を生む（どはきんをうむ）・・・・・・・ 02-051
怒は思に勝つ（どはしにかつ）・・・・・・・・・ 07-093
土は水の勝たざるところたり（どはすいのかたざ
るところたり）・・・・・・・・・・・・・・・・・・・・・ 02-079
土は水を克す（どはすいをこくす）・・・・・ 02-058
土は万物を生じる（どはばんぶつをしょうじる）
・・・・・・・・・・・・・・・・・・・・・・・・・・・・・・・・・・・・ 02-088
土は木の勝つところたり（どはもくのかつところ
たり）・・・・・・・・・・・・・・・・・・・・・・・・・・・・・・ 02-074
土は木を侮る（どはもくをあなどる）・・・ 02-066
土茯苓（どぶくりょう）・・・・・・・・・・・・・・・ 12-162
土鼈虫（どべっちゅう）・・・・・・・・・・・・・・・ 12-455
土木香（どもっこう）・・・・・・・・・・・・・・・・・ 12-364
土壅木鬱（どようもくうつ）・・・・・・・・・・・ 08-432
吐弄舌（とろうぜつ）・・・・・・・・・・・・・・・・・ 09-148
頓咳（とんがい）・・・・・・・・・・・・・・・・・・・・・ 17-109
呑酸（どんさん）・・・・・・・・・・・・・・・・・・・・・ 09-387
頓嗆（とんそう）・・・・・・・・・・・・・・・・・・・・・ 17-097
頓服（とんぷく）・・・・・・・・・・・・・・・・・・・・・ 13-108

な

内外倶虚（ないがいぐきょ）・・・・・・・・・・・ 08-051
内外倶実（ないがいぐじつ）・・・・・・・・・・・ 08-052
内科疾病（ないかしっぺい）・・・・・・・・・・・ 14-001
内果尖（ないかせん）・・・・・・・・・・・・・・・・・ 20-400
内寒（ないかん）・・・・・・・・・・・・・・・・・・・・・ 08-200
内陥（ないかん）・・・・・・・・・・・・・・・・・・・・・ 10-140
内関（ないかん）・・・・・・・・・・・・・・・・・・・・・ 20-164
内迎香（ないげいこう）・・・・・・・・・・・・・・・ 20-399
内固定（ないこてい）・・・・・・・・・・・・・・・・・ 11-776
内痔（ないじ）・・・・・・・・・・・・・・・・・・・・・・・ 15-122

537

内耳（ないじ）……………………… 20-531
内痔結扎法（ないじけっさつほう）…… 11-503
内痔胶圏套扎法（ないじこうけんとうさつほう）
　　………………………………… 11-478
内痔枯痔釘療法（ないじこじちょうりょうほう）
　　………………………………… 11-477
内痔注射法（ないじちゅうしゃほう）… 11-476
内湿（ないしつ）…………………… 08-203
内膝眼（ないしつがん）…………… 20-401
内傷（ないしょう）………………… 07-076
内障（ないしょう）………………… 18-080
内傷発熱（ないしょうはつねつ）… 14-277
内吹乳癰（ないすいにゅうよう）… 15-046
内生殖器（ないせいしょくき）…… 20-484
内燥（ないそう）…………………… 08-211
内燥証（ないそうしょう）………… 10-122
内托黄耆散（ないたくおうぎさん）… 13-352
内托生肌散（ないたくせいきさん）… 13-351
内釣（ないちょう）………………… 17-042
内庭（ないてい）…………………… 20-165
内毒（ないどく）…………………… 08-227
内反膝（ないはんしつ）…………… 19-079
内鼻（ないび）……………………… 20-495
内風（ないふう）…………………… 08-193
内風証（ないふうしょう）………… 10-294
内分泌（ないぶんぴつ）…………… 20-525
内閉外脱（ないへいがいだつ）…… 08-104
内閉外脱証（ないへいがいだつしょう）　10-155
内補黄耆湯（ないほおうぎとう）… 13-353
内補鹿茸丸（ないほろくじょうがん）… 13-389
刀豆（なたまめ）…………………… 12-366
夏の応は矩に中る（なつのおうはくにあたる）
　　………………………………… 09-481
拿法（なほう）……………………… 11-795
涙（なみだ）………………………… 04-090
軟堅散結（なんけんさんけつ）…… 11-461
軟膏（なんこう）…………………… 13-071
軟骨発育不全（なんこつはついくふぜん）19-072
難産（なんざん）…………………… 16-113
南沙参（なんしゃじん）…………… 12-625
軟癱（なんたん）…………………… 09-057

に

二陰煎（にいんせん）……………… 13-372
臭いがわからない（においがわからない）09-317

肉瘻（にくい）……………………… 14-354
肉瘿（にくえい）…………………… 15-059
肉苛（にくか）……………………… 14-348
肉爍（にくしゃく）………………… 14-349
肉蓯蓉（にくじゅよう）…………… 12-590
肉豆蔲（にくずく）………………… 12-646
肉輪（にくりん）…………………… 04-063
肉輪気虚証（にくりんききょしょう）… 10-284
肉輪血瘀証（にくりんけつおしょう）… 10-286
肉輪血虚証（にくりんけっきょしょう）… 10-285
肉輪湿熱証（にくりんしつねつしょう）… 10-288
肉輪風熱証（にくりんふうねつしょう）… 10-287
二綱六変（にこうろくへん）……… 10-009
二至丸（にしがん）………………… 13-390
二十四脈（にじゅうしみゃく）…… 09-434
二十八脈（にじゅうはちみゃく）… 09-435
二仙湯（にせんとう）……………… 13-378
二陳湯（にちんとう）……………… 13-589
肉桂（にっけい）…………………… 12-591
日晡潮熱（にっぽちょうねつ）…… 09-242
二墊治法（にてんちほう）………… 11-760
二白（にはく）……………………… 20-390
二分脊椎（にぶんせきつい）……… 19-074
二味抜毒散（にみばつどくさん）… 13-173
二妙散（にみょうさん）…………… 13-570
二母寧嗽湯（にもねいそうとう）… 13-208
乳蛾（にゅうが）…………………… 18-170
乳鵝（にゅうが）…………………… 18-171
乳核（にゅうかく）………………… 15-050
乳岩（にゅうがん）………………… 15-056
乳香（にゅうこう）………………… 12-427
乳根（にゅうこん）………………… 20-196
乳衄（にゅうじく）………………… 15-055
乳汁自出（にゅうじゅうじしゅつ）… 16-140
乳汁自涌（にゅうじゅうじゆう）… 16-141
乳汁不行（にゅうじゅうふこう）… 16-137
乳汁不通（にゅうじゅうふつう）… 16-138
乳疹（にゅうしん）………………… 17-080
乳中（にゅうちゅう）……………… 20-197
乳頭風（にゅうとうふう）………… 15-054
乳発（にゅうはつ）………………… 15-048
乳癖（にゅうへき）………………… 15-051
乳房痛（にゅうぼうつう）………… 09-295
乳癰（にゅうよう）………………… 15-045
乳癧（にゅうれき）………………… 15-052
乳癆（にゅうろう）………………… 15-049

乳漏（にゅうろう）‥‥‥‥‥‥‥ 15-053
尿管（にょうかん）‥‥‥‥‥‥‥ 20-516
尿血（にょうけつ）‥‥‥‥‥‥‥ 09-112
尿濁（にょうだく）‥‥‥‥‥‥‥ 09-419
溺濁（にょうだく）‥‥‥‥‥‥‥ 14-244
尿道（にょうどう）‥‥‥‥‥‥‥ 20-454
二陽の併病（にようのへいびょう）‥‥ 08-495
溺白（にょうはく）‥‥‥‥‥‥‥ 14-243
女金丹（にょきんたん）‥‥‥‥‥ 13-495
妊娠（にんしん）‥‥‥‥‥‥‥‥ 03-119
人参（にんじん）‥‥‥‥‥‥‥‥ 12-570
妊娠嘔吐（にんしんおうと）‥‥‥‥ 16-062
妊娠悪阻（にんしんおそ）‥‥‥‥ 16-060
妊娠咳嗽（にんしんがいそう）‥‥‥ 16-092
人参丸（にんじんがん）‥‥‥‥‥ 13-324
妊娠癇症（にんしんかんしょう）‥‥ 16-090
妊娠眩暈（にんしんげんうん）‥‥‥ 16-088
人参胡桃湯（にんじんことうとう）‥‥ 13-325
人参固本丸（にんじんこほんがん）‥ 13-367
人参再造丸（にんじんさいぞうがん）‥ 13-524
妊娠失声（にんしんしっせい）‥‥ 16-094
妊娠腫脹（にんしんしゅちょう）‥‥ 16-084
妊娠小便淋痛（にんしんしょうべんりんつう）
‥‥‥‥‥‥‥‥‥‥‥‥‥ 16-096
妊娠心煩（にんしんしんはん）‥‥ 16-086
人参定喘湯（にんじんていぜんとう）‥‥ 13-467
人参敗毒散（にんじんはいどくさん）‥ 13-519
妊娠病（にんしんびょう）‥‥‥‥ 16-059
妊娠腹痛（にんしんふくつう）‥‥‥ 16-063
人参養胃湯（にんじんよういとう）‥ 13-556
人参養栄湯（にんじんようえいとう）‥ 13-340
認知症（にんちしょう）‥‥‥‥‥ 14-141
忍冬藤（にんどうとう）‥‥‥‥‥ 12-176
妊婦禁忌薬（にんぷきんきやく）‥‥ 12-068
任脈（にんみゃく）‥‥‥‥ 06-069, 20-014

ね

蕾茎丸（ねいけいがん）‥‥‥‥‥ 13-426
寝言（ねごと）‥‥‥‥‥‥ 09-200, 09-201
熱渇（ねつあつ）‥‥‥‥‥‥‥‥ 08-222
熱鬱（ねつうつ）‥‥‥‥‥‥‥‥ 08-220
熱化（ねっか）‥‥‥‥‥‥‥‥‥ 08-502
熱が気分に入る（ねつがきぶんにはいる）10-325
熱霍乱（ねつかくらん）‥‥‥‥‥ 14-036
熱が血分に入る（ねつがけつぶんにはいる）

‥‥‥‥‥‥‥‥‥‥‥‥‥ 08-455
熱が衝任に伏す（ねつがしょうにんにふくす）
‥‥‥‥‥‥‥‥‥‥‥‥‥ 08-394
熱が心包に入る（ねつがしんぽうにはいる）
‥‥‥‥‥‥‥‥‥‥‥‥‥ 08-452
熱が心包を閉ざす（ねつがしんぽうをとざす）
‥‥‥‥‥‥‥‥‥‥‥‥‥ 08-451
熱が神明を傷る（ねつがしんめいをやぶる）
‥‥‥‥‥‥‥‥‥‥‥‥‥ 08-253
熱極生風（ねっきょくせいふう）‥‥ 08-195
熱極動風証（ねつきょくどうふうしょう）10-299
熱極まりて風を生ず（ねつきわまりてふうをしょ
うず）‥‥‥‥‥‥‥‥‥‥‥ 08-195
熱筋脈を傷る（ねつきんみゃくをやぶる）08-230
熱結（ねっけつ）‥‥‥‥‥‥‥‥ 08-219
熱厥（ねっけつ）‥‥‥‥‥‥‥‥ 14-299
熱結下焦（ねっけつげしょう）‥‥‥ 08-460
熱厥証（ねっけつしょう）‥‥‥‥ 14-297
熱結膀胱（ねっけつぼうこう）‥‥‥ 08-387
熱結労流（ねつけつぼうりゅう）‥‥ 09-399
熱哮（ねっこう）‥‥‥‥‥‥‥‥ 14-108
熱邪が裏に伝わる（ねつじゃがりにつたわる）
‥‥‥‥‥‥‥‥‥‥‥‥‥ 08-475
熱灼腎陰（ねつしゃくじんいん）‥‥ 08-344
熱邪阻痺証（ねつじゃそひしょう）‥ 10-125
熱重於湿証（ねつじゅうおしつしょう）10-419
熱証（ねつしょう）‥‥‥‥‥‥‥ 10-038
熱瘡（ねつしょう）‥‥‥‥‥‥‥ 14-051
熱擾心神証（ねつじょうしんしんしょう）10-223
熱深厥深（ねつしんけつしん）‥‥‥ 08-097
熱甚発痙（ねつじんはっけい）‥‥‥ 14-347
熱盛動血証（ねつせいどうけつしょう）10-426
熱盛動風（ねっせいどうふう）‥‥‥ 08-331
熱盛動風証（ねつせいどうふうしょう）10-427
捏脊（ねつせき）‥‥‥‥‥‥‥‥ 11-794
熱瘡（ねつそう）‥‥‥‥‥‥‥‥ 15-073
熱痰証（ねつたんしょう）‥‥‥‥ 10-197
熱中症（ねっちゅうしょう）‥‥‥‥ 14-075
熱毒（ねつどく）‥‥‥‥‥‥‥‥ 07-061
熱毒攻喉証（ねつどくこうこうしょう）‥ 10-133
熱毒攻舌証（ねつどくこうぜつしょう）‥ 10-132
熱毒閉肺証（ねつどくへいはいしょう）‥ 10-249
熱なる者はこれを寒やす（ねつなるものはこれを
ひやす）‥‥‥‥‥‥‥‥‥ 11-014
熱入営血証（ねつにゅうえいけつしょう）10-423
熱入気分（ねつにゅうきぶん）‥‥‥ 10-325

熱入血室証（ねつにゅうけっしつしょう）10-397
熱入心包証（ねつにゅうしんぽうしょう）10-424
熱迫大腸（ねっぱくだいちょう）……… 08-384
熱は熱に因りて用いる（ねつはねつによりてもち
　いる）………………………………… 11-028
熱痞（ねつひ）………………………… 14-159
熱痹（ねつひ）………………………… 14-325
熱秘（ねっぴ）………………………… 14-198
熱微厥微（ねつびけつび）…………… 08-096
熱深ければ厥深し（ねつふかければけつふかし）
　……………………………………… 08-097
熱閉（ねつへい）……………………… 08-221
捏法（ねつほう）……………………… 11-793
熱勝れば則ち腫れる（ねつまさればすなわちはれ
　る）………………………………… 08-229
熱夜啼（ねつやてい）………………… 17-074
熱淋（ねつりん）……………………… 14-236
熱涙（ねつるい）……………………… 18-019
熱微かなれば厥微なり（ねつわずかなればけつび
　なり）……………………………… 08-096
熱を下に滲湿す（ねつをしたにしんしつす）
　……………………………………… 11-421
捻衣摸床（ねんいもしょう）………… 09-084
然谷（ねんこく）……………………… 20-193
捻挫（ねんざ）………………………… 19-150
粘膩苔（ねんじたい）………………… 09-169
拈痛湯（ねんつうとう）……………… 13-565
捻転法（ねんてんぽう）……………… 11-600
捻転補瀉（ねんてんほしゃ）………… 11-607

の

脳（のう）……………………………… 03-166
脳幹（のうかん）……………………… 20-504
納干法（のうかんぽう）……………… 11-637
納気平喘（のうきへいぜん）………… 11-255
脳宮（のうきゅう）…………………… 03-167
脳空（のうくう）……………………… 20-161
膿血便（のうけつべん）……………… 09-408
脳戸（のうこ）………………………… 03-169
脳戸（のうこ）　経穴……………… 20-160
納甲法（のうこうほう）……………… 11-639
納穀不香（のうこくふか）…………… 09-378
膿耳（のうじ）………………………… 18-135
脳衄（のうじく）……………………… 18-169
膿耳眩暈（のうじげんうん）………… 18-144

膿耳口眼歪斜（のうじこうがんわいしゃ）18-138
膿耳変症（のうじへんしょう）……… 18-137
納支法（のうしほう）………………… 11-638
納子法（のうしほう）………………… 11-640
濃縮丸（のうしゅくがん）…………… 13-087
膿証（のうしょう）…………………… 10-146
脳滲（のうしん）……………………… 18-164
脳髄（のうずい）……………………… 03-168
脳髄受傷（のうずいじゅしょう）…… 08-395
脳性麻痺（のうせいまひ）…………… 19-095
膿痰証（のうたんしょう）…………… 10-194
納呆（のうほう）……………………… 09-377
膿疱（のうほう）……………………… 15-085
脳崩（のうほう）……………………… 18-166
囊癰（のうよう）……………………… 15-021
脳漏（のうろう）……………………… 18-165
野菊花（のぎくか）…………………… 12-152

は

歯（は）………………………………… 04-135
歯（は）　耳穴……………………… 20-526
簸（は）………………………………… 12-016
肺（はい）……………………………… 03-029
肺（はい）　耳穴…………………… 20-523
肺痿（はいい）………………………… 14-119
肺陰（はいいん）……………………… 03-034
肺陰虚（はいいんきょ）……………… 08-263
肺陰虚証（はいいんきょしょう）…… 10-236
肺衛証（はいえしょう）……………… 10-410
肺炎喘嗽（はいえんぜんそう）……… 17-002
肺火（はいか）………………………… 08-267
肺咳（はいがい）……………………… 14-097
梅核気（ばいかくき）………………… 18-201
梅花鍼（梅花針）（ばいかしん）……… 11-523
梅花点舌丹（ばいかてんぜつたん）… 13-190
肺寒（はいかん）……………………… 08-270
肺疳（はいかん）……………………… 17-021
肺癌（はいがん）……………………… 14-120
肺気（はいき）………………………… 03-033
肺気虚（はいききょ）………………… 08-262
肺気虚証（はいききょしょう）……… 10-234
肺気実（はいきじつ）………………… 08-265
肺気上逆（はいきじょうぎゃく）…… 08-274
肺気清粛（はいきせいしゅく）……… 08-275
肺気不宣（はいきふせん）…………… 08-272

肺気不利（はいきふり） …………… 08-273
肺虚（はいきょ） …………………… 08-261
敗血衝胃（はいけつしょうい） …… 16-148
敗血衝心（はいけつしょうしん） … 16-146
敗血衝肺（はいけつしょうはい） … 16-147
配伍（はいご） ……………………… 12-007
配合禁忌（はいごきんき） ………… 12-071
肺実（はいじつ） …………………… 08-264
肺実熱（はいじつねつ） …………… 08-268
霉醬苔（ばいしょうたい） ………… 09-185
肺腎陰虚（はいじんいんきょ） …… 08-410
肺腎陰虚証（はいじんいんきょしょう） 10-353
肺腎気虚（はいじんききょ） ……… 08-411
肺腎気虚証（はいじんききょしょう） … 10-352
肺腎相生（はいじんそうせい） …… 03-214
肺腎同源（はいじんどうげん） …… 03-213
肺腎同治（はいじんどうち） ……… 11-256
肺津不布（はいしんふぶ） ………… 08-276
肺燥腸閉証（はいそうちょうへいしょう）10-250
灰苔（はいたい） …………………… 09-182
肺脹（はいちょう） ………………… 14-115
梅毒性骨膜・関節炎（ばいどくせいこつまく・か
　んせつえん） …………………… 19-087
培土生金（ばいどせいきん） ……… 11-283
肺熱（はいねつ） …………………… 08-266
肺熱熾盛証（はいねつしせいしょう） … 10-240
排膿（はいのう） …………………… 11-722
排膿解毒（はいのうげどく） ……… 11-117
排膿托毒（はいのうたくどく） …… 12-691
肺は寒を悪む（はいはかんをにくむ） … 03-056
肺は気の主たり（はいはきのあるじたり）03-040
肺は気の本（はいはきのほん） …… 03-041
肺は嬌臓たり（はいはきょうぞうたり） 03-055
背は胸中の府（はいはきょうちゅうのふ）04-039
肺は気を蔵す（はいはきをぞうす） …… 03-042
肺は気を主る（はいはきをつかさどる） 03-038
肺は行水を主る（はいはこうすいをつかさどる）
　 …………………………………… 03-049
肺は呼吸を司る（はいはこきゅうをつかさどる）
　 …………………………………… 03-039
肺は粛降を主る（はいはしゅくこうをつかさどる）
　 …………………………………… 03-037
肺は身の皮毛を主る（はいはしんのひもうをつか
　さどる） ………………………… 03-051
肺は宣発を主る（はいはせんぱつをつかさどる）
　 …………………………………… 03-036

肺は大腸に合す（はいはだいちょうにごうす）
　 …………………………………… 03-201
肺は治節を主る（はいはちせつをつかさどる）
　 …………………………………… 03-047
肺は貯痰の器たり（はいはちょたんのうつわたり）
　 …………………………………… 08-279
肺は通調水道を主る（はいはつうちょうすいどう
　をつかさどる） ………………… 03-048
肺は常に不足する（はいはつねにふそくする）
　 …………………………………… 03-057
肺は皮毛に合す（はいはひもうにごうす）03-052
肺は皮毛を生ず（はいはひもうをしょうず）
　 …………………………………… 03-054
肺は皮毛を主る（はいはひもうをつかさどる）
　 …………………………………… 03-053
肺は百脈を朝す（はいはひゃくみゃくをちょうす）
　 …………………………………… 03-045
肺は右に蔵す（はいはみぎにぞうす） … 03-032
肺は水の上源たり（はいはみずのじょうげんたり）
　 …………………………………… 03-050
肺は陽中の太陰たり（はいはようちゅうのたいい
　んたり） ………………………… 03-058
肺痺（はいひ） ……………………… 14-334
肺脾気虚（はいひききょ） ………… 08-409
肺病弁証（はいびょうべんしょう） … 10-233
肺脾両虚（はいひりょうきょ） …… 08-407
肺風痰喘（はいふうたんぜん） …… 10-239
背部穴（はいぶけつ） ……………… 20-017
背法（はいほう） …………………… 11-802
貝母（ばいも） ……………………… 12-470
肺兪（はいゆ） ……………………… 20-069
背兪穴（はいゆけつ） ……………… 06-026
肺陽（はいよう） …………………… 03-035
肺癰（はいよう） …………………… 14-116
肺陽虚証（はいようきょしょう） … 10-238
肺絡損傷（はいらくそんしょう） … 08-277
佩蘭（はいらん） …………………… 12-284
肺痨（はいろう） …………………… 14-117
破瘀（はお） ………………………… 11-350
馬牙（ばが） ………………………… 17-139
破気消痞（はきしょうひ） ………… 11-328
破䐃脱肉（はきんだつにく） ……… 09-051
白英（びゃくえい） ………………… 12-184
麦芽（ばくが） ……………………… 12-382
白芥子（はくがいし） ……………… 12-484
白眼（はくがん） …………………… 04-092

541

白環兪（はくかんゆ）……………… 20-020
拍撃法（はくげきほう）…………… 11-798
薄厥（はくけつ）…………………… 14-294
魄戸（はくこ）……………………… 20-169
白降丹（はくこうたん）…………… 13-189
白散（はくさん）…………………… 13-606
柏子仁（はくしにん）……………… 12-523
白砂苔（はくしゃたい）…………… 09-180
白渋症（はくじゅうしょう）……… 18-050
白珠外膜（はくしゅがいまく）…… 04-094
白珠倶青（はくしゅぐせい）……… 18-047
白仁（はくじん）…………………… 04-093
白睛（はくせい）…………………… 04-091
白睛溢血（はくせいいっけつ）…… 18-051
白睛外膜（はくせいがいまく）…… 04-095
白睛紅赤（はくせいこうせき）…… 09-062
白睛混赤（はくせいこんせき）…… 09-064
白睛青藍（はくせいせいらん）…… 18-046
白鮮皮（はくせんぴ）……………… 12-144
薄苔（はくたい）…………………… 09-160
剥苔（はくたい）…………………… 09-170
白苔（はくたい）…………………… 09-179
薄貼（はくてい）…………………… 13-079
白纏喉（はくてんこう）…………… 18-199
白頭翁（はくとうおう）…………… 12-172
白頭翁湯（はくとうおうとう）…… 13-213
白禿瘡（はくとくそう）…………… 15-087
白内障針撥術（はくないしょうしんばつじゅつ）
　　　　　　　　　　　　　　　…… 11-726
白痦（はくはい）…………………… 15-116
白物（はくぶつ）…………………… 09-423
白扁豆（はくへんず）……………… 12-564
白茅根（はくぼうこん）…………… 12-401
白膜（はくまく）…………………… 18-034
白膜侵睛（はくまくしんせい）…… 18-048
白膜蔽睛（はくまくへいせい）…… 18-049
麦門冬（ばくもんどう）…………… 12-634
麦門冬湯（ばくもんどうとう）…… 13-362
麦粒腫（ばくりゅうしゅ）………… 18-001
巴戟天（はげきてん）……………… 12-587
破血（はけつ）……………………… 11-349
破血消癥（はけつしょうちょう）… 11-358
破血消癥薬（はけつしょうちょうやく）… 12-458
破血逐瘀（はけつちくお）………… 11-348
馬歯莧（ばしけん）………………… 12-170
哈士蟆油（はしまゆ）……………… 12-633

破傷風（はしょうふう）…………… 15-139
巴豆（はず）………………………… 12-237
馬銭子（ばせんし）………………… 12-454
八会穴（はちえけつ）……………… 06-036
八邪（はちじゃ）…………………… 20-382
八陣（はちじん）…………………… 13-027
八正（はちせい）…………………… 21-057
八二丹（はちにたん）……………… 13-180
八法（はちほう）…………………… 11-051
八脈交会穴（はちみゃくこうえけつ）… 06-029
八略（はちりゃく）………………… 13-028
発（はつ）…………………………… 15-029
発頤（はつい）……………………… 15-039
薄荷（はっか）……………………… 12-108
発芽（はつが）……………………… 12-055
八角茴香（はっかくういきょう）… 12-330
薄荷油（はっかゆ）………………… 12-107
発汗解表（はっかんかいひょう（はっかんげひょ
　　う））…………………………… 11-054
白陥魚鱗（はっかんぎょりん）…… 18-068
抜罐法（ばっかんほう）…………… 11-685
八紀（はっき）……………………… 21-058
白金丸（はっきんがん）…………… 13-597
八綱（はっこう）…………………… 10-010
発酵（はっこう）…………………… 12-052
八綱弁証（はっこうべんしょう）… 10-008
髪際（はっさい）…………………… 03-172
髪際瘡（はっさいそう）…………… 15-009
発散風寒薬（はっさんふうかんやく）… 12-084
発散風熱薬（はっさんふうねつやく）… 12-104
八正（はっしょう）………………… 21-057
八正散（はっしょうさん（はっせいさん））
　　　　　　　　　　　　　　　…… 13-559
抜伸牽引（ばっしんけんいん）…… 11-734
抜鍼法（抜針法）（ばっしんぽう）…… 11-618
八仙長寿丸（はっせんちょうじゅがん）… 13-383
発中有補（はっちゅうゆうほ）…… 11-085
発陳（はっちん）…………………… 21-006
八珍湯（はっちんとう）…………… 13-338
八珍益母湯（はっちんやくもとう）… 13-341
抜毒（ばつどく）…………………… 11-723
抜毒化腐生肌薬（ばつどくかふせいきやく（ばつ
　　どくかふしょうきやく））…… 12-683
抜毒膏（ばつどくこう）…………… 13-175
発熱（はつねつ）…………………… 09-234
発表剤（はっぴょうざい）………… 13-128

542　　日本語索引

発表薬（はっぴょうやく） ･･････････ 12-083
八風（はっぷう） ･･････････････････ 20-381
八法（はっぽう） ･･････････････････ 11-051
八宝眼薬（はっぽうがんやく） ･･････ 13-195
発泡灸（はっぽうきゅう） ･･････････ 11-680
発泡錠（はっぽうじょう） ･･････････ 13-094
馬桶癬（ばとうせん） ･･････････････ 15-098
馬兜鈴（ばとうれい） ･･････････････ 12-510
鼻茸（はなたけ） ･･････････････････ 18-167
鼻づまり（はなづまり） ･･････････････ 09-316
甚だしき者はこれに従う（はなはだしきものはこ
　れにしたがう） ･･････････････････ 11-033
甚だしき者は独行す（はなはだしきものはどっこ
　うす） ･･････････････････････････ 11-036
ばね指（弾発指）（ばねゆび（だんぱつし））
　････････････････････････････････ 19-121
母病が子に及ぶ（ははのやまいがこにおよぶ）
　････････････････････････････････ 08-437
馬脾風（ばひふう） ････････････････ 17-046
馬鞭草（ばべんそう） ･･････････････ 12-446
馬勃（ばぼつ） ････････････････････ 12-169
哈蟆油（はまゆ） ･･････････････････ 12-633
腹通谷（はらつうこく） ････････････ 20-085
春の応は規に中る（はるのおうはきにあたる）
　････････････････････････････････ 09-482
斑（はん） ････････････････････････ 09-091
板（ばん） ････････････････････････ 04-022
翻胃（はんい） ････････････････････ 14-165
板牙（ばんが） ････････････････････ 17-140
反関脈（はんかんみゃく） ･･････････ 09-470
半夏（はんげ） ････････････････････ 12-469
半夏麹（はんげきく） ･･････････････ 12-493
半夏厚朴湯（はんげこうぼくとう） ･･･ 13-461
半夏瀉心湯（はんげしゃしんとう） ･･･ 13-278
半月板損傷（はんげつばんそんしょう）･･･ 19-128
半夏白朮天麻湯（はんげびゃくじゅつてんまとう
　う） ････････････････････････････ 13-609
番紅花（ばんこうか） ･･････････････ 12-443
爛瘢灸（はんこんきゅう） ･･････････ 11-662
反佐（はんさ） ････････････････････ 13-034
半刺（はんし） ････････････････････ 11-545
番瀉葉（ばんしゃよう） ････････････ 12-220
蕃秀（ばんしゅう） ････････････････ 21-007
半枝蓮（はんしれん） ･･････････････ 12-161
斑疹（はんしん） ･･････････････････ 09-090
半身汗出（はんしんかんしゅつ） ･･････ 09-274

半身不随（はんしんふずい） ････････ 09-054
半身無汗（はんしんむかん） ････････ 09-275
絆舌（はんぜつ） ･･････････････････ 09-153
煩躁多言（はんそうたげん） ････････ 09-018
胖大海（はんだいかい） ････････････ 12-477
胖大舌（はんだいぜつ） ････････････ 09-135
半表半裏証（はんぴょうはんりしょう） ･･･ 10-027
半辺蓮（はんぺんれん） ････････････ 12-178
扳法（ばんぽう） ･･････････････････ 11-803
斑蝥（はんみょう） ････････････････ 12-674
板藍根（ばんらんこん） ････････････ 12-155

ひ

火（ひ） ･･････････････････････････ 02-042
脾（ひ） ･･････････････････････････ 03-059
脾（ひ） 耳穴 ････････････････････ 20-520
痞（ひ） ･･････････････････････････ 09-320
脾胃陰虚（ひいいんきょ） ･･････････ 08-413
脾胃陰虚証（ひいいんきょしょう） ･･･ 10-275
脾胃虚寒（ひいきょかん） ･･････････ 08-414
脾胃虚弱（ひいきょじゃく） ････････ 08-412
脾胃倶実（ひいぐじつ） ････････････ 08-415
脾胃湿熱（ひいしつねつ） ･･････････ 08-416
脾胃は気血生化の源たり（ひいはきけつせいかの
　みなもとたり） ･･････････････････ 03-068
脾胃不和証（ひいふわしょう） ･･････ 10-274
脾胃陽虚証（ひいようきょしょう） ･･･ 10-356
脾陰（ひいん） ････････････････････ 03-063
微飲（びいん） ････････････････････ 10-209
脾陰虚（ひいんきょ） ･･････････････ 08-287
鼻淵（びえん） ････････････････････ 18-163
草薢（ひかい） ････････････ 12-315, 12-316
脾咳（ひがい） ････････････････････ 14-096
草薢分清飲（ひかいぶんせいいん） ･･･ 13-577
脾が旺ずれば邪を受けず（ひがおうずればじゃを
　うけず） ････････････････････････ 03-077
脾が血を統べらず（ひがけつをすべらず）08-292
皮下置鍼法（皮下置針法）（ひかちしんぽう）
　････････････････････････････････ 11-510
非化膿灸（ひかのうきゅう） ････････ 11-660
脾寒（ひかん） ････････････････････ 08-296
肥疳（ひかん） ････････････････････ 17-013
脾疳（ひかん） ････････････････････ 17-022
脾関（ひかん） ････････････････････ 20-024
鼻疳（びかん） ････････････････････ 18-156

543

微丸（びがん）・・・・・・・・・・・・・・・・・・・・ 13-088

鼻疳瘡（びかんそう）・・・・・・・・・・・・・ 18-157

脾気（ひき）・・・・・・・・・・・・・・・・・・・・・ 03-062

脾気虚（ひききょ）・・・・・・・・・・・・・・ 08-284

脾気虚証（ひききょしょう）・・・・・・・ 10-257

脾気下陥（ひきげかん（ひきかかん））・・・ 08-285

脾気実（ひきじつ）・・・・・・・・・・・・・・ 08-294

脾気不固証（ひきふこしょう）・・・・・・・ 10-258

脾気不舒（ひきふじょ）・・・・・・・・・・・ 08-299

脾気不昇（ひきふしょう）・・・・・・・・・ 08-286

鼻衄（びきゅう）・・・・・・・・・・・・・・・・・ 18-161

脾虚（ひきょ）・・・・・・・・・・・・・・・・・・・ 08-283

脾虚寒（ひきょかん）・・・・・・・・・・・・・ 08-289

脾虚気陥証（ひきょきかんしょう）・・・・・ 10-259

脾虚湿困（ひきょしつこん）・・・・・・・ 08-291

脾虚水泛証（ひきょすいはんしょう）・・・ 10-262

脾虚生風（ひきょせいふう）・・・・・・・ 08-290

脾虚泄瀉（ひきょせっしゃ）・・・・・・・ 14-182

脾虚動風証（ひきょどうふうしょう）・・・ 10-261

鼻槁（びこう）・・・・・・・・・・・・・・・・・・・ 18-160

腓骨骨幹部骨折（ひこつこっかんぶこっせつ）
　　・・・・・・・・・・・・・・・・・・・・・・・・・・・・・・ 19-038

痞根（ひこん）・・・・・・・・・・・・・・・・・・・ 20-402

膝陽関（ひざようかん）・・・・・・・・・・・ 20-289

樋子（ひし）・・・・・・・・・・・・・・・・・・・・・ 12-391

鼻痔（びじ）・・・・・・・・・・・・・・・・・・・・・ 18-168

肥児丸（ひじがん）・・・・・・・・・・・・・・ 13-623

鼻衄（びじく）・・・・・・・・・・・・・・・・・・・ 09-070

脾実（ひじつ）・・・・・・・・・・・・・・・・・・・ 08-293

皮質下（ひしつか）・・・・・・・・・・・・・・ 20-501

脾失健運（ひしつけんうん）・・・・・・・ 08-300

脾実熱（ひじつねつ）・・・・・・・・・・・・・ 08-295

微邪（びじゃ）・・・・・・・・・・・・・・・・・・・ 07-025

臂臑（ひじゅ）・・・・・・・・・・・・・・・・・・・ 20-025

鼻準（びじゅん）・・・・・・・・・・・・・・・・・ 04-149

痞証（ひしょう）・・・・・・・・・・・・・・・・・ 14-155

眉衝（びしょう）・・・・・・・・・・・・・・・・・ 20-157

鼻鍼（鼻針）（びしん）・・・・・・・・・・・・ 11-516

脾心痛（ひしんつう）・・・・・・・・・・・・・ 14-125

脾腎陽虚（ひじんようきょ）・・・・・・・・・ 08-417

脾腎陽虚証（ひじんようきょしょう）・・・ 10-355

皮水（ひすい）・・・・・・・・・・・・・・・・・・・ 14-225

肥瘡（ひそう）・・・・・・・・・・・・・・・・・・・ 15-088

鼻瘡（びそう）・・・・・・・・・・・・・・・・・・・ 18-158

鼻塞（びそく）・・・・・・・・・・・・・・・・・・・ 09-316

脾癉病（ひたんびょう）・・・・・・・・・・・ 14-273

非搐（ひちく）・・・・・・・・・・・・・・・・・・・ 17-047

鼻窒（びちつ）・・・・・・・・・・・・・・・・・・・ 18-159

鼻疔（びちょう）・・・・・・・・・・・・・・・・・ 18-155

蓽澄茄（ひっちょうか）・・・・・・・・・・・ 12-332

泌別清濁（ひつべつせいだく）・・・・・・・ 03-149

人と天地は相い参ずる（ひととてんちはあいさん
　　ずる）・・・・・・・・・・・・・・・・・・・・・・・ 02-101

独り言（ひとりごと）・・・・・・・・・・・・・ 09-198

皮内鍼（皮内針）（ひないしん）・・・・・・・ 11-509

微なる者はこれに逆らう（びなるものはこれにさ
　　からう）・・・・・・・・・・・・・・・・・・・・・ 11-015

皮に在る者は汗してこれを発す（ひにあるものは
　　かんしてこれをはっす）・・・・・・・・・ 11-065

脾熱（ひねつ）・・・・・・・・・・・・・・・・・・・ 08-297

微熱（びねつ）・・・・・・・・・・・・・・・・・・・ 09-250

避年（ひねん）・・・・・・・・・・・・・・・・・・・ 16-002

脾肺気虚証（ひはいききょしょう）・・・・・ 10-354

脾は胃に合す（ひはいにごうす）・・・・・ 03-202

脾は胃の為に其の津液をめぐらしむる・・・・・・（ひは
　　いのためにそのしんえきをめぐらしむる）
　　・・・・・・・・・・・・・・・・・・・・・・・・・・・・・・ 03-069

脾肺両虚（ひはいりょうきょ）・・・・・・・ 08-408

脾は運化を主る（ひはうんかをつかさどる）
　　・・・・・・・・・・・・・・・・・・・・・・・・・・・・・・ 03-065

脾は営を蔵し、営は意を含す（ひはえいをぞうし、
　　えいはいをしゃす）・・・・・・・・ 03-076

脾は肌肉を主る（ひはきにくをつかさどる）
　　・・・・・・・・・・・・・・・・・・・・・・・・・・・・・・ 03-074

脾は血を統る（ひはけつをすべる）・・・・・ 03-071

脾は後天の本たり（ひはこうてんのほんたり）
　　・・・・・・・・・・・・・・・・・・・・・・・・・・・・・・ 03-066

脾は後天を主る（ひはこうてんをつかさどる）
　　・・・・・・・・・・・・・・・・・・・・・・・・・・・・・・ 03-067

脾は至陰たり（ひはしいんたり）・・・・・・・ 03-061

脾は四肢を主る（ひはししをつかさどる）03-072

脾は湿を悪む（ひはしつをにくむ）・・・・・ 03-079

脾は昇清を主る（ひはしょうせいをつかさどる）
　　・・・・・・・・・・・・・・・・・・・・・・・・・・・・・・ 03-070

脾は身の肌肉を主る（ひはしんのきにくをつかさ
　　どる）・・・・・・・・・・・・・・・・・・・・・・・ 03-075

脾は生痰の源たり（ひはせいたんのみなもとたり）
　　・・・・・・・・・・・・・・・・・・・・・・・・・・・・・・ 08-302

蓽茇（ひはつ）・・・・・・・・・・・・・・・・・・・ 12-333

脾は常に不足する（ひはつねにふそくする）
　　・・・・・・・・・・・・・・・・・・・・・・・・・・・・・・ 03-080

脾は統血（ひはとうけつ）・・・・・・・・・・・ 03-071

脾は時を主らず（ひはときをつかさどらず）
　………………………………… 03-078
悲は怒に勝つ（ひはどにかつ）………… 02-082
脾は肉を蔵す（ひはにくをぞうす）…… 03-073
肥胖（ひはん）…………………………… 14-307
脾痺（ひひ）……………………………… 14-333
皮痺（ひひ）……………………………… 14-340
痺病（ひびょう）………………………… 14-322
脾病弁証（ひびょうべんしょう）……… 10-255
皮部（ひぶ）……………………………… 06-083
皮膚牽引（ひふけんいん）……………… 11-764
皮膚鍼（皮膚針）（ひふしん）………… 11-520
皮膚鍼法（皮膚針法）（ひふしんぽう）… 11-508
脾不統血（ひふとうけつ）……………… 08-292
脾不統血証（ひふとうけつしょう）…… 10-266
皮膚の痒み（ひふのかゆみ）…………… 09-341
痞満（ひまん）…………………………… 09-319
微脈（びみゃく）………………………… 09-502
皮毛（ひもう）…………………………… 04-003
脾約（ひやく）…………………………… 14-192
百会（ひゃくえ）………………………… 20-021
百骸（ひゃくがい）……………………… 04-014
白芨（びゃくきゅう）…………………… 12-414
白僵蚕（びゃくきょうさん）…………… 12-537
百合（びゃくごう）……………………… 12-622
百合固金湯（びゃくごうこきんとう）… 13-359
百合病（びゃくごうびょう）…………… 14-151
百晬内嗽（ひゃくさいないそう）……… 17-001
白芷（びゃくし）………………………… 12-086
白蒺藜（びゃくしつり）………………… 12-529
白芍（びゃくしゃく）…………………… 12-581
白朮（びゃくじゅつ）…………………… 12-565
脾約証（ひやくしょう）………………… 10-398
白豆蔲（びゃくずく）…………………… 12-286
百節（ひゃくせつ）……………………… 04-015
白前（びゃくぜん）……………………… 12-479
白丑（びゃくちゅう）…………………… 12-239
百虫窩（ひゃくちゅうか）……………… 20-383
百日咳（ひゃくにちざき）……………… 17-108
白薇（びゃくび）………………………… 12-214
百病は気より生ず（ひゃくびょうはきよりしょう
　ず）……………………………………… 08-132
百部（びゃくぶ）………………………… 12-508
百沸湯（ひゃくふっとう）……………… 13-117
白扁豆（びゃくへんず）………………… 12-564
百脈一宗（ひゃくみゃくいっそう）…… 03-046

白蘞（びゃくれん）……………………… 12-164
白果（びゃっか）………………………… 12-509
白花蛇舌草（びゃっかじゃぜつそう）… 12-160
白虎加桂枝湯（びゃっこかけいしとう）
　………………………………………… 13-155
白虎加蒼朮湯（びゃっこかそうじゅつとう）
　………………………………………… 13-156
白虎加人参湯（びゃっこかにんじんとう）13-157
白虎承気湯（びゃっこじょうきとう）… 13-223
白虎湯（びゃっことう）………………… 13-154
脾兪（ひゆ）……………………………… 20-167
繆刺（びゅうし）………………………… 11-575
寒ゆれば則ち気収まる（ひゆればすなわちきおさ
　まる）………………………………… 08-201
漂（ひょう）……………………………… 12-032
脾陽（ひよう）…………………………… 03-064
飛揚（ひよう）…………………………… 20-068
病位（びょうい）………………………… 08-003
病因（びょういん）……………………… 07-014
病因学説（びょういんがくせつ）……… 07-016
病因弁証（びょういんべんしょう）…… 10-084
表寒（ひょうかん）……………………… 08-119
表寒証（ひょうかんしょう）…………… 10-013
猫眼瘡（びょうがんそう）……………… 15-113
表寒裏熱（ひょうかんりねつ）………… 08-123
表寒裏熱証（ひょうかんりねつしょう）　10-030
病機（びょうき）………………………… 08-001
病機学説（びょうきがくせつ）………… 08-005
病機十九条（びょうきじゅうきゅうじょう）
　………………………………………… 08-508
表気不固（ひょうきふこ）……………… 08-043
表虚（ひょうきょ）……………………… 08-042
脾陽虚（ひようきょ）…………………… 08-288
苗竅を審らかにす（びょうきょうをつまびらかに
　す）……………………………………… 09-069
表虚証（ひょうきょしょう）…………… 10-015
脾陽虚証（ひようきょしょう）………… 10-263
表虚裏実（ひょうきょりじつ）………… 08-047
表虚裏実証（ひょうきょりじつしょう）　10-029
飛揚喉（ひようこう）…………………… 18-211
表実（ひょうじつ）…………… 05-026, 08-044
病室死体臭（びょうしつしたいしゅう）　09-227
表実証（ひょうじつしょう）…………… 10-016
表実裏虚（ひょうじつりきょ）………… 08-048
表実裏虚証（ひょうじつりきょしょう）　10-028
表邪（ひょうじゃ）……………………… 07-030
表邪が裏に入る（ひょうじゃがりにはいる）

545

　　　　　　　　　　　　　　　　　08-474
表邪内陥（ひょうじゃないかん）……08-473
表証（ひょうしょう）……………… 10-012
病色（びょうしょく）……………… 09-035
病色相克（びょうしょくそうこく）09-043
病勢（びょうせい）………………… 08-002
病性（びょうせい）………………… 08-004
猫爪草（びょうそうそう）………… 12-362
表熱（ひょうねつ）………………… 08-118
表熱証（ひょうねつしょう）……… 10-014
表熱裏寒（ひょうねつりかん）…… 08-122
表熱裏寒証（ひょうねつりかんしょう）10-031
氷片（ひょうへん）………………… 12-552
氷硼散（ひょうほうさん）………… 13-188
標本中気（ひょうほんちゅうき）… 21-064
病脈（びょうみゃく）……………… 09-452
豹文刺（ひょうもんし）…………… 11-546
表裏倶寒（ひょうりぐかん）……… 08-125
表裏倶寒証（ひょうりぐかんしょう）… 10-034
表裏倶虚（ひょうりぐきょ）……… 08-049
表裏倶虚証（ひょうりぐきょしょう）10-032
表裏倶実（ひょうりぐじつ）……… 08-050
表裏倶実証（ひょうりぐじつしょう）10-033
表裏倶熱（ひょうりぐねつ）……… 08-124
表裏倶熱証（ひょうりぐねつしょう）10-035
表裏双解剤（ひょうりそうかいざい）… 13-282
表裏同病（ひょうりどうびょう）… 08-469
表裏配穴法（ひょうりはいけつほう）11-644
表裏弁証（ひょうりべんしょう）… 10-011
尾閭（びりょ）……………………… 04-031
眉棱骨（びりょうこつ）…………… 04-021
枇杷葉（びわよう）………………… 12-511
檳榔（びんろう）…………………… 12-390

ふ

腑（ふ）……………………………… 03-003
風（ふう）…………………………… 07-037
風癮（ふういん）…………………… 17-085
風雨は則ち上を傷る（ふううはすなわちうえをやぶる）………………………… 08-231
風温（ふおん）……………………… 14-069
風温痙（ふおんけい）……………… 14-346
風が血脈に中たる（ふうがけつみゃくにあたる）………………………… 08-233
風火攻目証（ふうかこうもくしょう）… 10-097
風火内旋（ふうかないせん）……… 08-330
風火熱毒証（ふうかねつどくしょう）… 10-136
風寒（ふうかん）…………………… 07-044
風関（ふうかん）…………………… 09-118
風痫（ふうかん）…………………… 17-058
風寒襲喉証（ふうかんしゅうこうしょう）10-089
風寒襲絡証（ふうかんしゅうらくしょう）10-092
風寒束肺（ふうかんそくはい）…… 08-271
風寒束表（ふうかんそくひょう）… 08-235
風寒犯頭証（ふうかんはんとうしょう）10-091
風寒犯肺証（ふうかんはんはいしょう）10-241
風寒犯鼻証（ふうかんはんびしょう）… 10-090
風寒表虚証（ふうかんひょうきょしょう）10-018
風寒表実証（ふうかんひょうじつしょう）10-017
風気（ふうき）……………………… 07-039
風気内動（ふうきないどう）……… 08-199
風渓（ふうけい）…………………… 20-465
風厥（ふうけつ）…………………… 14-304
風牽偏視（ふうけんへんし）……… 18-115
楓香脂（ふうこうし）……………… 12-430
風痧（ふうさ）……………………… 17-083
風市（ふうし）……………………… 20-074
風湿（ふうしつ）…………………… 07-056
風湿襲表証（ふうしつしゅうひょうしょう）
　　　　　　　　　　　　　　　　　10-021
風湿相搏（ふうしつそうばく）…… 08-236
風湿犯頭証（ふうしつはんとうしょう）10-099
風湿凌目証（ふうしつりょうもくしょう）10-098
風証（ふうしょう）………………… 10-295
風勝行痹証（ふうしょうこうひしょう）10-088
風疹（ふうしん）…………………… 17-084
風水（ふうすい）…………………… 14-224
風水相搏証（ふうすいそうはくしょう）10-247
風赤瘡痍（ふうせきそうい）……… 18-006
風燥（ふうそう）…………………… 07-059
風瘙痒（ふうそうよう）…………… 15-106
風痰（ふうたん）…………………… 07-105
風団（ふうだん）…………………… 09-097
風痰証（ふうたんしょう）………… 10-199
風池（ふうち）……………………… 20-070
風中経絡証（ふうちゅうけいらくしょう）10-087
風中血脈（ふうちゅうけつみゃく）… 08-233
風毒証（ふうどくしょう）………… 10-128
風熱疫毒証（ふうねつえきどくしょう）10-126
風熱牙疳（ふうねつがかん）……… 18-225
風熱喉痹（ふうねつこうひ）……… 18-178

風熱侵喉証（ふうねつしんこうしょう）　10-093
風熱瘡（ふうねつそう）………………　15-107
風熱乳蛾（ふうねつにゅうが）…………　18-173
風熱犯耳証（ふうねつはんじしょう）…　10-095
風熱犯頭証（ふうねつはんとうしょう）　10-096
風熱犯肺証（ふうねつはんはいしょう）　10-242
風熱犯鼻証（ふうねつはんびしょう）…　10-094
風熱犯表証（ふうねつはんひょうしょう）10-019
風府（ふうふ）…………………………　20-071
風勝れば則ち動ず（ふうまされればすなわちどうず）
　………………………………………　08-198
風木の臓（ふうもくのぞう）…………　03-083
風門（ふうもん）………………………　20-073
風輪（ふうりん）………………………　04-066
風輪陰虚証（ふうりんいんきょしょう）10-312
風輪湿熱証（ふうりんしつねつしょう）10-314
風輪赤豆（ふうりんせきず）…………　18-074
風輪熱毒証（ふうりんねつどくしょう）10-315
風輪風熱証（ふうりんふうねつしょう）10-313
武火（ぶか）……………………………　13-124
不換金正気散（ふかんきんしょうきさん）13-551
腑気は臓に行らせる（ふきはぞうにめぐらせる）
　………………………………………　03-208
腹（ふく）………………………………　04-045
腹（ふく）　耳穴………………………　20-477
伏（ふく）………………………………　12-054
腹哀（ふくあい）………………………　20-081
伏飲（ふくいん）………………………　14-313
復元活血湯（ふくげんかっけつとう）…　13-481
副作用（ふくさよう）…………………　12-065
複視（ふくし）…………………………　09-361
伏邪（ふくじゃ）………………………　07-072
伏邪自ずから発す（ふくじゃおのずからはっす）
　………………………………………　08-023
伏暑（ふくしょ）………………………　14-082
服食（ふくしょく）……………………　21-004
伏暑晩発（ふくしょばんぱつ）………　14-086
腹診（ふくしん）………………………　09-547
副腎（ふくじん）………………………　20-493
茯神（ぶくしん）………………………　12-526
腹痛（ふくつう）………………………　09-291
伏兎（ふくと）…………………………　20-078
伏熱裏に在り（ふくねつりにあり）……　08-021
腹背陰陽配穴法（ふくはいいんようはいけつほう）
　………………………………………　11-647
複方（ふくほう）………………………　13-014

複方大承気湯（ふくほうだいじょうきとう）
　………………………………………　13-251
腹募穴（ふくぼけつ）…………………　06-035
覆盆子（ふくぼんし）…………………　12-653
伏脈（ふくみゃく）……………………　09-490
服薬食忌（ふくやくしょくき）………　12-067
服用法（ふくようほう）………………　13-115
復溜（ふくりゅう）……………………　20-084
伏竜肝（ぶくりゅうかん）……………　12-418
茯苓（ぶくりょう）……………………　12-298
茯苓桂枝白朮甘草湯（ぶくりょうけいしびゃくじゅ
　つかんぞうとう）……………………　13-572
茯苓導水湯（ぶくりょうどうすいとう）　13-585
浮郄（ふげき）…………………………　20-079
不月（ふげつ）…………………………　16-008
附骨疽（ふこつそ）……………………　15-035
普済消毒飲子（ふさいしょうどくいんし）13-162
布指（ふし）……………………………　09-474
浮刺（ふし）……………………………　11-568
附子（ぶし）……………………………　12-335
附子瀉心湯（ぶししゃしんとう）……　13-277
附子湯（ぶしとう）……………………　13-304
府舎（ふしゃ）…………………………　20-080
扶弱（ふじゃく）………………………　11-001
腐蝕薬（ふしょくやく）………………　12-684
附子理中丸（ぶしりちゅうがん）……　13-291
扶正解表（ふせいかいひょう（ふせいげひょう））
　………………………………………　11-079
腐苔（ふたい）…………………………　09-168
膚脹（ふちょう）………………………　14-231
伏気（ふっき）……………　07-067，14-061
伏気温病（ふっきおんびょう（ふっきうんびょう））
　………………………………………　14-060
腹結（ふっけつ）………………………　20-083
仏手（ぶっしゅ）………………………　12-349
物損真睛（ぶっそんしんせい）………　18-109
不定穴（ふていけつ）…………………　06-042
釜底抽薪（ふていちゅうしん）………　11-169
不伝（ふでん）…………………………　08-489
葡萄疫（ぶどうえき）…………………　17-115
葡萄胎（ぶどうたい）…………………　16-079
不得前後（ふとくぜんご）……………　09-422
扶突（ふとつ）…………………………　20-077
不内外因（ふないがいいん）…………　07-018
不妊（ふにん）…………………………　16-152
浮白（ふはく）…………………………　20-076

547

腑は精を臓に輸す（ふはせいをぞうにゆす）
　　　　　　　　　　　　　　　　　　 03-206
浮萍（ふひょう） ……………………… 12-116
腑病は臓を治す（ふびょうはぞうをちす）11-045
釜沸脈（ふふつみゃく） ……………… 09-532
附分（ふぶん） ………………………… 20-082
浮脈（ふみゃく） ……………………… 09-486
不眠（ふみん） ………………………… 14-139
冬に寒に傷らるれば、春に必ず温病となす（ふゆ
　　にかんにやぶらるれば、はるにかならずおん
　　びょうとなす） …………………… 08-022
冬の応は権に中る（ふゆのおうはけんにあたる）
　　　　　　　　　　　　　　　　　　 09-483
不容（ふよう） ………………………… 20-028
趺陽（ふよう） ………………………… 20-075
趺陽脈（ふようみゃく） ……………… 09-469
浮絡（ふらく） ………………………… 06-087
文火（ぶんか） ………………………… 13-123
粉膏剤（ふんこうざい） ……………… 13-072
粉刺（ふんし） ………………………… 15-110
分刺（ぶんし） ………………………… 11-555
分消上下（ぶんしょうじょうげ） …… 11-399
聞診（ぶんしん） ……………………… 09-188
分清泄濁（ぶんせいせつだく） ……… 11-291
憤怒傷肝（ふんどしょうかん） ……… 07-087
憤怒は肝を傷る（ふんどはかんをやぶる）07-087
分娩（ぶんべん） ……………………… 03-122
噴門（ふんもん） ……………………… 20-507
分利湿邪（ぶんりしつじゃ） ………… 11-422
分利水湿（ぶんりすいしつ） ………… 11-423

へ

平胃散（へいいさん） ………………… 13-552
屏間後（へいかんご） ………………… 20-498
屏間前（へいかんぜん） ……………… 20-496
平肝潜陽（へいかんせんよう） ……… 11-273
平肝熄風（へいかんそくふう） ……… 11-376
平肝熄風薬（へいかんそくふうやく）… 12-527
平肝薬（へいかんやく） ……………… 12-528
平気（へいき） ………………………… 21-053
閉経（へいけい） ……………… 16-035, 16-036
併月（并月）（へいげつ）……………… 16-006
閉鎖性損傷（へいさせいそんしょう）… 19-155
平刺（へいし） ………………………… 11-586
平衝降逆（へいしょうこうぎゃく） …… 11-339

平人（へいじん） ……………………… 09-008
屏尖（へいせん） ……………………… 20-491
閉蔵（へいぞう） ……………………… 21-019
平旦服（へいたんぷく） ……………… 13-116
平脅薬（へいどやく） ………………… 12-688
併病（へいびょう） …………………… 08-491
秉風（へいふう） ……………………… 20-026
平補平瀉（へいほへいしゃ） ………… 11-613
平脈（へいみゃく） …………………… 09-437
別異比類（べついひるい） …………… 02-047
鼈甲（べっこう） ……………………… 12-629
鼈甲煎丸（べっこうせんがん） ……… 13-487
別煎（べっせん） ……………………… 13-101
別煮（べつに） ………………………… 13-106
紅麹（べにこうじ） …………………… 12-435
変暗（へんいん） ……………………… 17-053
瓣暈苔（べんうんたい） ……………… 09-165
変褌（へんかん） ……………………… 17-052
変形性関節炎（へんけいせいかんせつえん）
　　　　　　　　　　　　　　　　　　 19-089
便血（べんけつ） ……………………… 09-108
扁瘊（へんこう） ……………………… 15-082
砭刺（へんし） ………………………… 11-576
変証（へんしょう） …………………… 10-385
変蒸（へんじょう） …………………… 03-118
弁証求因（べんしょうきゅういん） … 07-013
弁証選穴（べんしょうせんけつ） …… 11-635
弁証論治（べんしょうろんち） ……… 02-103
偏頭痛（へんずつう） ………………… 14-321
片頭風（へんずふう） ………………… 14-318
辺頭風（へんずふう） ………………… 14-320
砭石（へんせき） ……………………… 11-534
偏全（へんぜん） ……………………… 09-174
変癰（へんたん） ……………………… 17-051
胼胝（べんち） ………………………… 15-119
萹蓄（へんちく） ……………………… 12-303
便溏（べんとう） ……………………… 09-400
扁桃体（へんとうたい） ……………… 20-533
便は羊屎の如し（べんはようしのごとし）09-398
便秘（べんぴ） ………………………… 09-395
偏歴（へんれき） ……………………… 20-168
砭鎌法（へんれんほう） ……………… 11-497

ほ

補陰（ほいん） ………………………… 11-232

補陰薬（ほいんやく）……………… 12-611
胞（ほう）…………………………… 03-180
磅（ほう）…………………………… 12-022
泡（ほう）…………………………… 12-030
方（ほう）…………………………… 13-007
冒（ぼう）…………………………… 09-359
胞衣（ほうい）……………………… 03-195
防已（ぼうい）……………………… 12-272
防已黄耆湯（ぼういおうぎとう）…… 13-583
胞衣下らず（ほういくだらず）…… 16-116
防已椒目葶藶大黄丸（ぼういしょうもくていれき
　だいおうがん）………………… 13-265
胞衣先破（ほういせんは）………… 16-115
胞衣不下（ほういふげ）…………… 16-116
亡陰（ぼういん）…………………… 08-114
亡陰証（ぼういんしょう）………… 10-074
望悪露（ぼうおろ）………………… 09-085
胞宮（ほうきゅう）………………… 03-181
胞宮虚寒証（ほうきゅうきょかんしょう）10-331
胞宮湿熱証（ほうきゅうしつねつしょう）10-333
胞宮積熱証（ほうきゅうせきねつしょう）10-334
炮姜（ほうきょう）………………… 12-340
望月経（ぼうげっけい）…………… 09-086
胞瞼（ほうけん）…………………… 04-080
冒眩（ぼうげん）…………………… 09-360
胞肓（ほうこう）…………………… 20-022
膀胱（ぼうこう）…………………… 03-153
膀胱（ぼうこう）　耳穴…………… 20-514
膀胱咳（ぼうこうがい）…………… 14-104
芳香開竅（ほうこうかいきょう）…… 11-316
芳香化湿（ほうこうかしつ）……… 11-407
膀胱気化（ぼうこうきか）………… 03-154
膀胱虚寒（ぼうこうきょかん）…… 08-385
膀胱虚寒証（ぼうこうきょかんしょう）10-326
膀胱湿熱（ぼうこうしつねつ）…… 08-386
膀胱湿熱証（ぼうこうしつねつしょう）10-327
芳香辟穢（ほうこうへきわい）…… 11-408
膀胱俞（ぼうこうゆ）……………… 20-166
茅根（ぼうこん）…………………… 12-401
方剤（ほうざい）…………………… 13-001
方剤学（ほうざいがく）…………… 01-033
報刺（ほうし）……………………… 11-562
芒刺舌（ぼうしぜつ）……………… 09-140
冒湿（ぼうしつ）…………………… 14-018
望指紋（ぼうしもん）……………… 09-113
炮炙（ほうしゃ）…………………… 12-043

硼砂（ほうしゃ）…………………… 12-194
胞腫（ほうしゅ）…………………… 09-066
冒暑（ぼうしょ）…………………… 14-076
芒硝（ぼうしょう）………………… 12-222
望色（ぼうしょく）………………… 09-028
疱疹（ほうしん）…………………… 15-074
望診（ぼうしん）…………………… 09-009
望神（ぼうしん）…………………… 09-010
亡津液（ぼうしんえき）…………… 08-177
傍鍼刺（傍針刺）（ぼうしんし）…… 11-570
方寸匕（ほうすんひ）……………… 12-010
炮製（ほうせい）…………………… 12-011
胞生痰核（ほうせいたんかく）…… 18-002
暴赤眼後に急生翳外障（ぼうせきがんごにきゅう
　せいえいがいしょう）…………… 18-041
暴赤生翳（ぼうせきせいえい）…… 18-042
暴泄（ぼうせつ）…………………… 14-174
包煎（ほうせん）…………………… 13-100
暴喘（ぼうぜん）…………………… 14-112
胞阻（ほうそ）……………………… 16-064
包帯牽引（ほうたいけんいん）…… 11-772
崩中（ほうちゅう）………………… 16-033
虻虫（ぼうちゅう）………………… 12-461
崩中漏下（ほうちゅうろうげ）…… 16-034
抱頭火丹（ほうとうかたん）……… 17-113
暴怒は陰を傷り，暴喜は陽を傷る（ぼうどはいん
　をやぶり，ぼうきはようをやぶる）　07-088
法は証に随いて立てる（ほうはしょうにしたがい
　てたてる）………………………… 11-048
方は法に従い出す（ほうはほうにしたがいだす）
　……………………………………… 13-005
胞痺（ほうひ）……………………… 14-342
呆病（ほうびょう）………………… 14-142
防風（ぼうふう）…………………… 12-088
暴風客熱（ぼうふうかくねつ）…… 18-035
防風通聖散（ぼうふうつうしょうさん）13-283
蜂房（ほうぼう）…………………… 12-671
蜂蜜（ほうみつ）…………………… 12-226
暴盲（ぼうもう）…………………… 18-102
胞門（ほうもん）…………………… 03-186
亡陽（ぼうよう）…………………… 08-110
亡陽証（ぼうようしょう）………… 10-075
瞀乱（ぼうらん）…………………… 09-024
豊隆（ほうりゅう）………………… 20-072
抱竜丸（ほうりゅうがん）………… 13-601
乏力（ぼうりょく）………………… 09-346

549

抱輪紅赤（ほうりんこうせき）……… 09-061
胞輪振跳（ほうりんしんちょう）…… 18-010
崩漏（ほうろう）………………… 16-031
胞漏（ほうろう）………………… 16-067
暴聾（ぼうろう）………………… 18-141
法を以て方を統べる（ほうをもってほうをすべる）
　………………………………… 11-049
補益剤（ほえきざい）…………… 13-310
補益心脾（ほえきしんぴ）……… 11-249
補益薬（ほえきやく）…………… 12-556
蒲黄（ほおう）…………………… 12-407
補火助陽（ほかじょよう）……… 11-243
補気（ほき）……………………… 11-222
母気（ぼき）……………………… 02-092
戊己丸（ぼきがん）……………… 13-276
補気健脾（ほきけんぴ）………… 11-264
補気生血（ほきせいけつ）……… 11-226
補気摂血（ほきせっけつ）……… 11-345
補気薬（ほきやく）……………… 12-557
補虚固渋（ほきょこじゅう）…… 11-292
補虚薬（ほきょやく）…………… 12-554
北沙参（ほくしゃじん）………… 12-620
僕参（ぼくじん）………………… 20-170
北豆根（ほくずこん）…………… 12-166
鷔溏（ぼくとう）………………… 09-401
牡荊葉（ぼけいよう）…………… 12-490
補血（ほけつ）…………………… 11-229
募穴（ぼけつ）…………………… 06-034
補血薬（ほけつやく）…………… 12-571
補血養肝（ほけつようかん）…… 11-276
補血養心（ほけつようしん）…… 11-230
保元湯（ほげんとう）…………… 13-317
蒲公英（ほこうえい）…………… 12-150
輔骨（ほこつ）…………………… 04-023
補骨脂（ほこつし）……………… 12-593
補剤（ほざい）…………………… 13-019
保産無憂散（ほさんむゆうさん）……… 13-349
母指手根中手関節脱臼（ぼししゅこんちゅうしゅ
　かんせつだっきゅう）………… 19-060
母指中手指節関節脱臼（ぼしちゅうしゅしせつか
　んせつだっきゅう）…………… 19-062
母趾中足指節関節脱臼（ぼしちゅうそくしせつか
　んせつだっきゅう）…………… 19-069
拇指同身寸（ぼしどうしんすん）……… 11-626
暮食朝吐（ぼしょくちょうと）… 09-217
補腎陽薬（ほじんようやく）…… 12-584

牡丹皮（ぼたんぴ）……………… 12-206
補中益気（ほちゅうえっき）…… 11-260
補中益気湯（ほちゅうえっきとう）…… 13-313
哺乳疳（ほにゅうかん）………… 17-016
補肺益気（ほはいえっき）……… 11-252
補肺固衛（ほはいこえい）……… 11-080
補法（ほほう）…………………… 11-216
補母瀉子法（ほぼしゃしほう）… 11-050
補陽（ほよう）…………………… 11-239
補陽還五湯（ほようかんごとう）…… 13-480
補養気血（ほようきけつ）……… 11-231
補養剤（ほようざい）…………… 13-311
補養心気（ほようしんき）……… 11-246
補養薬（ほようやく）…………… 12-555
補陽薬（ほようやく）…………… 12-583
ポリープ（ポリープ）…………… 09-099
牡蛎（ぼれい）…………………… 12-534
牡蛎散（ぼれいさん）…………… 13-407
歩廊（ほろう）…………………… 20-027
保和丸（ほわがん）……………… 13-620
本経自ら病む（ほんけいおのずからやむ）08-482
本経配穴法（ほんけいはいけつほう）… 11-643
本神（ほんじん）………………… 20-023
本草（ほんぞう）………………… 01-031
本草学（ほんぞうがく）………… 01-032
奔豚湯（ほんとんとう）………… 13-232

ま

麻油（まーゆ）…………………… 12-225
玫瑰花（まいかいか）…………… 12-346
マイクロ波鍼灸（マイクロ波針灸）（まいくろは
　しんきゅう））………………… 11-529
麻黄（まおう）…………………… 12-096
麻黄杏仁甘草石膏湯（まおうきょうにんかんぞう
　せっこうとう）………………… 13-142
麻黄杏仁薏苡甘草湯（まおうきょうにんよくいか
　んぞうとう）…………………… 13-130
麻黄根（まおうこん）…………… 12-639
麻黄湯（まおうとう）…………… 13-129
麻黄附子細辛湯（まおうぶしさいしんとう）
　………………………………… 13-150
麻黄連翹赤小豆湯（まおうれんぎょうせきしょう
　ずとう）………………………… 13-558
膜（まく）………………………… 04-038
膜原（まくげん）………………… 04-037

麻子仁（ましにん） ················· 12-229
麻子仁丸（ましにんがん） ········ 13-261
麻疹（ましん） ······················· 17-077
麻疹陥肺（ましんかんはい） ······ 17-078
麻疹閉肺（ましんへいはい） ······ 17-079
麻促脈（まそくみゃく） ············ 09-524
馬銭子（まちんし） ·················· 12-454
麻毒（まどく） ······················· 07-074
麻痺舌（まひぜつ） ·················· 09-155
麻風（まふう） ······················· 15-093
麻沸湯（まふつとう） ··············· 13-119
摩法（まほう） ······················· 11-785
慢火（まんか） ······················· 13-125
慢驚風（まんきょうふう） ········· 17-040
蔓荊子（まんけいし） ··············· 12-110
慢喉瘖（まんこういん） ············ 18-200
満山紅（まんざんこう） ············ 12-487
慢性化膿性骨髄炎（まんせいかのうせいこつずい
　えん） ······························ 19-084
慢性腰筋損傷（まんせいようきんそんしょう）
　 ····································· 19-136
慢脾風（まんひふう） ··············· 17-045

み

水（みず） ···························· 02-045
三日瘧（みっかぎゃく） ············ 14-047
蜜丸（みつがん） ···················· 13-085
密陀僧（みつだそう） ··············· 12-682
密蒙花（みつもうか） ··············· 12-134
蜜蝋（みつろう） ···················· 12-670
未病先防（みびょうせんぼう） ···· 11-007
未病を治す（みびょうをちす） ···· 11-006
耳（みみ） ···························· 04-156
耳つぼ（みみつぼ） ·················· 06-044
耳鳴り（みみなり） ·················· 09-350
脈（みゃく） ························· 03-176
脈　四時に応ず（みゃく　しじにおうず）09-441
脈　四時に逆す（みゃく　しじにぎゃくす）
　 ····································· 09-442
脈痿（みゃくい） ···················· 14-355
脈気（みゃくき） ···················· 09-438
脈象（みゃくしょう） ··············· 09-433
脈証合参（みゃくしょうごうさん） ····· 09-457
脈象は病を主る（みゃくしょうはやまいをつかさ
　どる） ······························ 09-445

脈診（みゃくしん） ·················· 09-432
脈静（みゃくせい） ·················· 09-439
脈脱（みゃくだつ） ·················· 09-515
脈癲疾（みゃくてんしつ） ········· 14-147
脈に胃気無し（みゃくにいきなし） ····· 09-444
脈は胃気を以て本と為す（みゃくはいきをもって
　ほんとなす） ······················ 09-443
脈は血の府（みゃくはけつのふ） ··· 03-177
脈は神を舎す（みゃくはしんをやどす） 09-485
脈痺（みゃくひ） ···················· 14-336
脈暴出（みゃくぼうしゅつ） ········ 09-453
脈膜（みゃくまく） ·················· 04-036
脈を捨てて証に従う（みゃくをすててしょうにし
　たがう） ···························· 09-460
脈筦（みゃっかん） ·················· 04-035
苗竅（みょうきょう） ··············· 04-051
明礬（みょうばん） ·················· 12-680
眇目（みょうもく） ·················· 18-113
明党参（みんとうじん） ············ 12-631

む

無汗（むかん） ······················· 09-258
無極丹（むきょくたん） ············ 13-238
夢交（むこう） ······················· 09-426
無根苔（むこんたい） ··············· 09-175
虫歯（むしば） ············· 18-206, 18-207
夢精（むせい） ······················· 14-250
無頭疽（むとうそ） ·················· 15-033
無瘢痕灸（むはんこんきゅう） ···· 11-659
無名異（むみょうい） ··············· 12-424
夢遊（むゆう） ······················· 09-371
無力（むりょく） ···················· 09-346

め

目（め） ···························· 04-057
命関（めいかん） ···················· 09-116
明灸（めいきゅう） ·················· 11-657
明瞖（めいどり） ···················· 04-148
明目剤（めいもくざい） ············ 13-631
命門（めいもん） ···················· 03-103
命門（めいもん）　経穴 ············ 20-158
命門の火（めいもんのか） ········· 03-110
目のかすみ（めのかすみ） ·· 09-362, 09-363
目の痒み（めのかゆみ） ············ 09-353

551

目眩（めまい）‥‥‥‥‥‥‥‥‥‥ 09-358
目やに（めやに）‥‥‥‥‥ 04-125, 04-126
面王（めんおう）‥‥‥‥‥‥‥‥‥ 04-147
面頬（めんきょう）‥‥‥‥‥‥‥‥ 20-532
面色黧黒（めんしょくれいこく）‥‥ 09-041
面遊風（めんゆうふう）‥‥‥‥‥‥ 15-109

も

盲（もう）‥‥‥‥‥‥‥‥‥‥‥‥ 18-078
毛刺（もうし）‥‥‥‥‥‥‥‥‥‥ 11-557
毛悴色夭（もうすいしきよう）‥‥‥ 09-087
猛疽（もうそ）‥‥‥‥‥‥‥‥‥‥ 18-188
毛脈精を合す（もうみゃくせいをごうす）05-055
木（もく）‥‥‥‥‥‥‥‥‥‥‥‥ 02-041
目（もく）‥‥‥‥‥‥‥‥‥‥‥‥ 04-057
木鬱化火（もくうつかか）‥‥‥‥‥ 08-324
木鬱化風（もくうつかふう）‥‥‥‥ 08-332
目鋭眥（もくえいし）‥‥‥‥‥‥‥ 04-076
木旺刑金（もくおうけいきん）‥‥‥ 08-424
目窠（もくか）‥‥‥‥‥‥‥‥‥‥ 04-077
目裹（もくか）‥‥‥‥‥‥‥‥‥‥ 04-081
目外眥（もくがいし）‥‥‥‥‥‥‥ 04-073
木火刑金（もくかけいきん）‥‥‥‥ 08-423
目下綱（もくかこう）‥‥‥‥‥‥‥ 04-124
目窠上微腫（もくかじょうびしゅ）‥‥ 09-065
目下網（もくかもう）‥‥‥‥‥‥‥ 04-123
木喜条達（もくきじょうたつ）‥‥‥ 02-084
目眶（もくきょう）‥‥‥‥‥‥‥‥ 04-118
目眶骨（もくきょうこつ）‥‥‥‥‥ 04-119
目系（もくけい）‥‥‥‥‥‥‥‥‥ 04-059
目眩（もくげん）‥‥‥‥‥‥‥‥‥ 09-358
目瞼重緩（もくけんじゅうかん）‥‥ 18-009
目綱（もくこう）‥‥‥‥‥‥‥‥‥ 04-121
木胡蝶（もくこちょう）‥‥‥‥‥‥ 12-352
目昏（もくこん）‥‥‥‥‥‥‥‥‥ 09-363
目珠（もくしゅ（もくじゅ））‥‥‥‥ 04-114
目渋（もくじゅう）‥‥‥‥‥‥‥‥ 09-365
目腫脹（もくしゅちょう）‥‥‥‥‥ 09-067
目上綱（もくじょうこう）‥‥‥‥‥ 04-122
目上網（もくじょうもう）‥‥‥‥‥ 04-120
目赤（もくせき）‥‥‥‥‥‥‥‥‥ 09-060
木舌（もくぜつ）‥‥‥‥‥‥‥‥‥ 17-137
目窓（もくそう）‥‥‥‥‥‥‥‥‥ 20-159
木賊（もくぞく）‥‥‥‥‥‥‥‥‥ 12-115
目痛（もくつう）‥‥‥‥‥‥‥‥‥ 09-357

木通（もくつう）‥‥‥‥‥‥‥‥‥ 12-310
目劄（もくとう）‥‥‥‥‥‥‥‥‥ 18-011
目内眥（もくないし）‥‥‥‥‥‥‥ 04-071
木は火を生む（もくはかをうむ）‥‥‥ 02-049
木は曲直と曰う（もくはきょくちょくという）
　　‥‥‥‥‥‥‥‥‥‥‥‥‥‥‥ 02-083
木は金の勝つところたり（もくはきんのかつとこ
　　ろたり）‥‥‥‥‥‥‥‥‥‥‥ 02-072
木は金を侮る（もくはきんをあなどる）02-064
木は条達を喜ぶ（もくはじょうたつをよろこぶ）
　　‥‥‥‥‥‥‥‥‥‥‥‥‥‥‥ 02-084
木は土の勝たざるところたり（もくはどのかたざ
　　るところたり）‥‥‥‥‥‥‥‥ 02-077
木は土を克す（もくはどをこくす）‥‥ 02-056
目飛血（もくひけつ）‥‥‥‥‥‥‥ 09-063
木芙蓉葉（もくふようよう）‥‥‥‥ 12-186
木鼈子（もくべつし）‥‥‥‥‥‥‥ 12-180
目偏視（もくへんし）‥‥‥‥‥‥‥ 18-114
目胞（もくほう）‥‥‥‥‥‥‥‥‥ 04-079
目縫（もくほう）‥‥‥‥‥‥‥‥‥ 04-082
木防已湯（もくぼういとう）‥‥‥‥ 13-599
目本（もくほん）‥‥‥‥‥‥‥‥‥ 04-061
目眜（もくまい）‥‥‥‥‥‥‥‥‥ 09-366
目盲（もくもう）‥‥‥‥‥‥‥‥‥ 18-079
嘿嘿として飲食を欲せず（もくもくとしていんしょ
　　くをよくせず）‥‥‥‥‥‥‥‥ 09-376
目連劄（もくれんとう）‥‥‥‥‥‥ 18-011
如し水が心を傷るれば（もしすいがしんをやぶる
　　れば）‥‥‥‥‥‥‥‥‥‥‥‥ 08-255
木瓜（もっか）‥‥‥‥‥‥‥‥‥‥ 12-248
木香（もっこう）‥‥‥‥‥‥‥‥‥ 12-344
木香化滞散（もっこうかたいさん）‥‥ 13-452
木香順気散（もっこうじゅんきさん）‥ 13-449
木香檳榔丸（もっこうびんろうがん）‥ 13-451
木香分気湯（もっこうぶんきとう）‥‥ 13-448
木香流気飲（もっこうりゅうきいん）‥ 13-450
没薬（もつやく）‥‥‥‥‥‥‥‥‥ 12-428
諸もろのこれを寒すれども熱する者はこれを陰に
　　取る（もろもろのこれをかんすれどもねっす
　　るものはこれをいんにとる）‥‥ 11-237
諸もろのこれを熱すれども寒する者はこれを陽に
　　取る（もろもろのこれをねっすれどもかんす
　　るものはこれをようにとる）‥‥ 11-044
悶（もん）‥‥‥‥‥‥‥‥‥‥‥‥ 12-053
問汗（もんかん）‥‥‥‥‥‥‥‥‥ 09-256
問診（もんしん）‥‥‥‥‥‥‥‥‥ 09-230

悶痛（もんつう） …………………… 09-297

や

射干（やかん） …………………… 12-199
薬（やく） ………………………… 12-001
薬熨療法（やくいりょうほう）…… 11-484
薬膏（やくこう） ………………… 13-066
薬酒（やくしゅ） ………………… 13-077
薬性（やくせい） ………………… 12-059
薬線（やくせん） ………………… 13-092
薬線引流法（やくせんいんりゅうほう）… 11-495
薬苔（やくたい） ………………… 09-187
益智仁（やくちにん） …………… 12-642
薬筒抜法（やくとうばっぽう）…… 11-706
薬毒（やくどく） ………………… 15-101
薬捻（やくねん） ………………… 13-090
薬物灸（やくぶつきゅう）………… 11-679
益母草（やくもそう）…………… 12-438
薬用植物学（やくようしょくぶつがく）… 01-036
薬露（やくろ） …………………… 13-080
夜交藤（やこうとう）…………… 12-576
薬罐（やっかん）………………… 11-705
夜啼（やてい） …………………… 17-070
夜熱早涼（やねつそうりょう）…… 09-249
病陰に発する（やまいいんにはっする） 08-018
病は本たり，工は標たり（やまいはほんたり，た
　くみはひょうたり）…………… 11-039
病陽に発する（やまいようにはっする） 08-017
夜明砂（やみょうしゃ）………… 12-136

ゆ

疣（ゆう） ………………………… 15-078
雄黄（ゆうおう）………………… 12-672
有汗（ゆうかん）………………… 09-257
有根苔（ゆうこんたい）………… 09-176
憂傷肺（ゆうしょうはい）………… 07-083
湧泉（ゆうせん）………………… 20-341
遊走痛（ゆうそうつう）………… 09-301
熊胆（ゆうたん）………………… 12-163
有頭疽（ゆうとうそ）…………… 15-032
涌吐法（ゆうとほう）…………… 11-465
涌吐薬（ゆうとやく）…………… 12-662
憂は肺を傷る（ゆうははいをやぶる）… 07-083
疣目（ゆうもく）………………… 15-079

幽門（ゆうもん）………………… 20-342
油汗（ゆかん） …………………… 09-269
輸穴（ゆけつ） …………………… 06-017
兪穴（ゆけつ） …………………… 06-027
腧穴学（ゆけつがく）…………… 01-017
油膏（ゆこう） …………………… 13-067
湯剤（ゆざい） …………………… 13-037
輸刺（ゆし） ……………………… 11-550
油捻灸（ゆねんきゅう）………… 11-682
兪府（ゆふ） ……………………… 20-231
油風（ゆふう） …………………… 15-112

よ

陽（よう） ………………………… 02-002
瘍（よう） ………………………… 15-002
癰（よう） ………………………… 15-020
瘍医（ようい） …………………… 01-064
陽痿（ようい） …………………… 14-252
陽維脈（よういみゃく）………… 06-077
養陰潤肺（よういんじゅんぱい）… 11-253
養陰清熱（よういんせいねつ）…… 11-149
養陰清肺湯（よういんせいはいとう）… 13-361
養陰増液（よういんぞうえき）…… 11-396
養陰薬（よういんやく）………… 12-613
養陰和胃（よういんわい）………… 11-269
陽浮きて陰弱す（よううきていんじゃくす）
　 …………………………………… 08-445
蠅影飛越（ようえいひえつ）…… 18-100
溶液（ようえき）………………… 13-074
陽黄（ようおう）………………… 14-204
溶化（ようか） …………………… 13-104
烊化（ようか） …………………… 13-109
陽が上に乏しい（ようがうえにとぼしい） 08-058
陽が損じ陰に及ぶ（ようがそんじいんにおよぶ）
　 …………………………………… 08-087
養肝（ようかん）………………… 11-274
陽癇（ようかん）………………… 14-145
腰眼（ようがん）………………… 20-419
羊肝丸（ようかんがん）………… 13-204
陽気（ようき） …………………… 02-005
腰奇（ようき） …………………… 20-417
腰宜（ようぎ） …………………… 20-420
陽気なる者，天と日の若し（ようきなるもの，て
　んとひのごとし） ……………… 02-034
陽虚（ようきょ）………………… 08-073

陽虚陰盛（ようきょいんせい）……… 08-089
陽蹻脈（ようきょうみゃく）………… 06-075
陽虚外感証（ようきょがいかんしょう） 10-060
陽虚寒凝証（ようきょかんぎょうしょう）10-059
陽虚気滞証（ようきょきたいしょう）… 10-055
陽虚湿阻証（ようきょしつそしょう）… 10-056
陽虚証（ようきょしょう）…………… 10-054
陽虚水泛（ようきょすいはん）……… 08-178
陽虚水泛証（ようきょすいはんしょう） 10-057
陽虚すれば則ち寒ゆ（ようきょすればすなわちひ
　ゆ）…………………………………… 08-074
陽虚痰凝証（ようきょたんぎょうしょう）10-058
陽虚なれば陰盛ん（ようきょなればいんさかん）
　…………………………………………… 08-089
陽虚発熱（ようきょはつねつ）……… 14-283
陽虚漏汗（ようきょろうかん）……… 09-266
洋金花（ようきんか）………………… 12-507
陽渓（ようけい）……………………… 20-320
要穴（ようけつ）……………………… 06-033
陽結（ようけつ）……………………… 14-193
養血熄風（ようけつそくふう）……… 11-380
養血薬（ようけつやく）……………… 12-572
陽綱（ようこう）……………………… 20-316
陽交（ようこう）……………………… 20-318
陽谷（ようこく）……………………… 20-317
腰骨（ようこつ）……………………… 04-032
陽盛んなれば陰衰う（ようさかんなればいんおと
　ろう）………………………………… 08-090
陽盛んなれば陰傷る（ようさかんなればいんやぶ
　る）…………………………………… 08-091
陽盛んなれば則ち熱す（ようさかんなればすなわ
　ちねっす）…………………………… 08-067
陽殺陰蔵（ようさついんぞう）……… 02-019
揚刺（ようし）………………………… 11-565
陽事（ようじ）………………………… 04-159
蝿翅黒花（ようしこっか）…………… 18-101
陽邪（ようじゃ）……………………… 07-022
陽暑（ようしょ）……………………… 14-079
陽証（ようしょう）…………………… 10-053
陽証陰に似る（ようしょういんににる） 08-103
養生回復（ようじょうかいふく）…… 21-001
陽人（ようじん）……………………… 07-002
養心安神（ようしんあんしん）……… 11-310
養心安神薬（ようしんあんしんやく）… 12-521
陽水（ようすい）……………………… 14-232
陽盛（ようせい）……………………… 08-066

陽盛陰衰（ようせいいんすい）……… 08-090
陽生陰長（ようせいいんちょう）…… 02-018
陽盛格陰（ようせいかくいん）……… 08-101
陽盛傷陰（ようせいしょういん）…… 08-091
陽絶（ようぜつ）……………………… 09-459
腰仙椎（ようせんつい）……………… 20-478
膺窓（ようそう）……………………… 20-339
陽損及陰証（ようそんきゅういんしょう）10-078
陽脱（ようだつ）……………………… 08-113
陽池（ようち）………………………… 20-314
陽中に陰を求む（ようちゅうにいんをもとむ）
　…………………………………………… 11-041
陽中の陰（ようちゅうのいん）……… 02-009
陽中の陽（ようちゅうのよう）……… 02-010
腰椎すべり症（ようついすべりしょう） 19-159
腰椎椎間板ヘルニア（ようついついかんばんへる
　にあ）………………………………… 19-135
腰痛（ようつう）……………………… 09-292
腰痛点（ようつうてん）……………… 20-418
陽道は実，陰道は虚（ようどうはじつ，いんどう
　はきょ）……………………………… 02-026
陽毒（ようどく）……………………… 14-089
涌吐剤（ようとざい）………………… 13-626
腰軟（ようなん）……………………… 09-348
揺擺触碰（ようはいしょくほう）…… 11-737
陽は陰より生ず（ようはいんよりしょうず）
　…………………………………………… 02-014
陽は気を化し，陰は形を成す（ようはきをかし，
　いんはかたちをなす）……………… 02-028
陽白（ようはく）……………………… 20-313
腰は腎の府（ようはじんのふ）……… 04-040
陽は常に有余，陰は常に不足（ようはつねにゆう
　よ，いんはつねにふそく）………… 08-068
陽斑（ようはん）……………………… 09-093
陽微陰弦（ようびいんげん）………… 09-516
陽微結（ようびけつ）………………… 14-194
陽病が陰に入る（ようびょうがいんにはいる）
　…………………………………………… 08-471
陽病は陰を治す（ようびょうはいんをちす）
　…………………………………………… 11-043
腰部脊柱管狭窄症（ようぶせきちゅうかんきょう
　さくしょう）………………………… 19-138
容平（ようへい）……………………… 21-008
揺柄法（ようへいほう）……………… 11-605
陽輔（ようほ）………………………… 20-315
揺法（ようほう）……………………… 11-801

陽亡陰竭（ようぼういんけつ）………… 08-105
陽勝れば則ち陰病む（ようまさればすなわちいん
　やむ）…………………………………… 02-031
陽勝れば則ち陰病む（ようまさればすなわちいん
　やむ）…………………………………… 07-100
陽明経証（ようめいけいしょう）……… 10-386
陽明蓄血証（ようめいちくけつしょう）10-394
陽明中寒（ようめいちゅうかん）……… 10-388
陽明中風（ようめいちゅうふう）……… 10-387
陽明は五臓六腑の海（ようめいはごぞうろっぷの
　かい）…………………………………… 03-143
陽明病外証（ようめいびょうがいしょう）10-390
陽明病証（ようめいびょうしょう）…… 10-365
陽明腑証（ようめいふしょう）………… 10-389
腰兪（ようゆ）…………………………… 20-322
癰瘍剤（ようようざい）………………… 13-630
陽絡傷るれば則ち血外に溢れる（ようらくやぶる
　ればすなわちけつそとにあふれる）08-172
陽陵泉（ようりょうせん）……………… 20-319
養老（ようろう）………………………… 20-321
陽和湯（ようわとう）…………………… 13-305
陽を気となし，陰を味となす（ようをきとなし，い
　んをあじとなす）……………………… 02-036
余甘子（よかんし）……………………… 12-205
薏苡仁（よくいにん）…………………… 12-295
薏苡附子敗醤散（よくいぶしはいしょうさん）
　………………………………………… 13-169
抑強（よくきょう）……………………… 11-002
横（よこ）………………………………… 08-479
預知子（よちし）………………………… 12-378
余熱未清証（よねつみせいしょう）… 10-428
喜べば則ち気緩む（よろこべばすなわちきゆるむ）
　………………………………………… 08-158

ら

雷火神鍼（雷火神針）（らいかしんしん）11-674
雷丸（らいがん）………………………… 12-392
雷公藤（らいこうとう）………………… 12-264
雷頭風（らいずふう）…………………… 14-319
莱菔子（らいふくし）…………………… 12-371
来復湯（らいふくとう）………………… 13-355
羅漢果（らかんか）……………………… 12-471
羅漢鍼（羅漢針）（らかんしん）……… 11-522
絡却（らくきゃく）……………………… 20-156
絡穴（らくけつ）………………………… 06-031

絡刺（らくし）…………………………… 11-553
絡石藤（らくせきとう）………………… 12-270
烙法（らくほう）………………………… 11-496
絡脈（らくみゃく）……………………… 06-086
羅布麻（ラフマ）（らふま）…………… 12-533
羅勒（らろく）…………………………… 12-101
爛喉痧（らんこうさ）…………………… 17-093
爛喉丹痧（らんこうたんさ）………… 17-087
爛喉風（らんこうふう）………………… 17-090
爛疔（らんちょう）……………………… 15-016
闌尾（らんび）　経外穴 ……………… 20-398
闌尾（らんび）　耳穴 ………………… 20-512

り

裏寒（りかん）…………………………… 08-121
裏寒証（りかんしょう）………………… 10-023
理気解鬱（りきかいうつ）……………… 11-323
理気寛中（りきかんちゅう）………… 11-321
理気健脾（りきけんぴ）………………… 11-324
理気剤（りきざい）……………………… 13-436
理気止痛（りきしつう）………………… 11-322
理気通降（りきつうこう）……………… 11-320
理気薬（りきやく）……………………… 12-343
裏急（りきゅう）………………………… 09-410
裏急後重（りきゅうこうじゅう）…… 09-411
裏虚（りきょ）…………………………… 08-045
裏虚証（りきょしょう）………………… 10-025
理気和胃（りきわい）…………………… 11-335
理筋手法（りきんしゅほう）………… 11-750
離経脈（りけいみゃく）………………… 09-523
理血剤（りけつざい）…………………… 13-472
理血法（りけつほう）…………………… 11-346
裏喉癰（りこうよう）…………………… 18-186
利湿（りしつ）…………………………… 11-397
痢疾（りしつ）…………………………… 14-021
裏実（りじつ）…………………………… 08-046
裏実証（りじつしょう）………………… 10-026
利湿退黄薬（りしつたいおうやく）… 12-323
利湿排石湯（りしつはいせきとう）… 13-567
利湿薬（りしつやく）…………………… 12-290
裏証（りしょう）………………………… 10-022
梨状筋症候群（りじょうきんしょうこうぐん）
　………………………………………… 19-123
裏水（りすい）…………………………… 14-226
利水消腫薬（りすいしょうしゅやく）… 12-291

555

利水滲湿（りすいしんしつ）…………… 11-419

利水滲湿薬（りすいしんしつやく）……… 12-289

理中丸（りちゅうがん）………………… 13-290

六君子湯（りっくんしとう）…………… 13-316

六経病（りっけいびょう）……………… 10-363

六経弁証（りっけいべんしょう）……… 10-362

立効散（りっこうさん）………………… 13-230

利尿通淋薬（りにょうつうりんやく）… 12-301

裏熱（りねつ）…………………………… 08-120

裏熱証（りねつしょう）………………… 10-024

裏病が表に出る（りびょうがひょうにでる）

………………………………………… 08-476

理法方薬（りほうほうやく）…………… 13-006

瘤（りゅう）……………………………… 15-061

留飲（りゅういん）……………………… 10-208

流火（りゅうか）………………………… 15-042

留罐（りゅうかん）……………………… 11-697

竜眼肉（りゅうがんにく）……………… 12-582

竜葵（りゅうき）………………………… 12-183

流金凌木（りゅうきんりょうもく）…… 18-028

流行性耳下腺炎（りゅうこうせいじかせんえん）

………………………………………… 17-103

竜虎丹（りゅうことたん）……………… 13-532

竜骨（りゅうこつ）……………………… 12-530

留針（りゅうしん）……………………… 11-617

流浸膏（りゅうしんこう）……………… 13-069

留鍼抜罐（留針抜罐）（りゅうしんばっかん）

………………………………………… 11-702

流水（りゅうすい）……………………… 13-120

流痰（りゅうたん）……………………… 15-044

竜胆瀉肝湯（りゅうたんしゃかんとう）… 13-198

竜胆草（りゅうたんそう）……………… 12-141

流注（りゅうちゅう）…………………… 15-036

癃閉（りゅうへい）……………………… 14-245

龍門（りゅうもん）……………………… 04-165

流涙症（りゅうるいしょう）…………… 18-017

両陰交尽（りょういんこうじん）……… 21-059

涼膈散（りょうかくさん）……………… 13-163

両感（りょうかん）……………………… 08-470

苓甘五味姜辛湯（りょうかんごみきょうしんとう）

………………………………………… 13-607

涼肝熄風（りょうかんそくふう）……… 11-375

梁丘（りょうきゅう）…………………… 20-149

両虚相い得れば，乃ちその形に客す（りょうきょ

あいえれば，すなわちそのけいにきゃくす）

………………………………………… 08-008

苓桂朮甘湯（りょうけいじゅつかんとう）13-571

涼血（りょうけつ）……………………… 11-111

涼血散血（りょうけつさんけつ）……… 11-112

涼血止血（りょうけつしけつ）………… 11-360

涼血止血薬（りょうけつしけつやく）… 12-394

両地湯（りょうじとう）………………… 13-375

凌霄花（りょうしょうか）……………… 12-436

凌心射肺（りょうしんしゃはい）……… 08-402

涼燥（りょうそう）……………………… 14-093

両頭尖（りょうとうせん）……………… 12-251

良附丸（りょうぶがん）………………… 13-292

両面針（りょうめんしん）……………… 12-431

梁門（りょうもん）……………………… 20-148

両陽相劫（りょうようそうごう）……… 08-234

緑水灌瞳（りょくすいかんどう）……… 18-092

緑苔（りょくたい）……………………… 09-184

緑風（りょくふう）……………………… 18-091

緑風内障（りょくふうないしょう）…… 18-090

慮に因りて物を処するはこれを智という（りょに

よりてものをしょするはこれをちという）

………………………………………… 05-052

淋（りん）………………………………… 12-029

輪1（りんいち）………………………… 20-459

輪2（りんに）…………………………… 20-460

輪3（りんさん）………………………… 20-461

輪4（りんよん）………………………… 20-462

臨産（りんざん）……………… 03-197, 16-112

淋証（りんしょう）……………………… 14-234

臨睡服（りんすいふく）………………… 13-114

鱗屑（りんせつ）………………………… 15-108

淋秘（りんぴ）…………………………… 09-416

臨盆（りんぼん）………………………… 03-198

る

涙（るい）………………………………… 04-090

涙竅（るいきょう）……………………… 04-087

涙泉（るいせん）………………………… 04-086

瘰搐（るいちく）………………………… 17-048

類中風（るいちゅうふう）…… 10-232, 14-136

涙点（るいてん）………………………… 04-089

涙堂（るいどう）………………………… 04-088

類剝苔（るいはくたい）………………… 09-171

瘰癧（るいれき）………………………… 15-043

流注（るちゅう）………………………… 15-036

れ

癘（れい） …………………………… 07-063
羚角鉤藤湯（れいかくこうとうとう）… 13-537
冷汗（れいかん） ………………………… 09-271
癘気（れいき） …………………………… 07-064
霊亀八法（れいきはっぽう） …………… 11-641
霊墟（れいきょ） ………………………… 20-153
列欠（れいけつ） ………………………… 20-150
冷哮（れいこう） ………………………… 14-109
蠡溝（れいこう） ………………………… 20-145
冷哮丸（れいこうがん） ………………… 13-608
霊芝（れいし） …………………………… 12-559
齢歯（れいし） …………………………… 18-226
茘枝核（れいしかく） …………………… 12-375
冷瘴（れいしょう） ……………………… 14-052
霊枢（れいすう） ………………………… 01-050
厲兌（れいだ） …………………………… 20-146
霊台（れいだい） ………………………… 20-152
冷痛（れいつう） ………………………… 09-303
霊道（れいどう） ………………………… 20-151
冷秘（れいひ） …………………………… 14-201
癘風（れいふう） ………………………… 15-121
羚羊角（れいようかく） ………………… 12-539
冷涙（れいるい） ………………………… 18-018
レーザー鍼（レーザー針）（れーざーしん）
 …………………………………………… 11-530
瀝血腰痛（れきけつようつう） ………… 14-258
歴節（れきせつ） ………………………… 14-329
裂傷（れっしょう） ……………………… 19-152
裂紋舌（れつもんぜつ） ………………… 09-141
蓮花舌（れんかぜつ） …………………… 15-068
斂汗固表薬（れんかんこひょうやく）… 12-638
連翹（れんぎょう） ……………………… 12-202
蓮子（れんし） …………………………… 12-658
蓮子心（れんししん） …………………… 12-657
蓮鬚（れんしゅ） ………………………… 12-656
簾珠喉（れんじゅこう） ………………… 18-181
簾珠喉痹（れんじゅこうひ） …………… 18-180
連須（れんすう） ………………………… 12-656
連舌（れんぜつ） ………………………… 17-136
廉泉（れんせん） ………………………… 20-147
廉泉受阻（れんせんじゅそ） …………… 08-258
連銭草（れんせんそう） ………………… 12-309
臁瘡（れんそう） ………………………… 15-140
斂瘡生肌（れんそうせいき） …………… 11-721
斂肺止咳（れんぱいしがい） …………… 11-297
斂肺渋腸薬（れんぱいじゅうちょうやく）12-640
斂肺定喘（れんぱいていぜん） ………… 11-298
劙法（れんぽう） ………………………… 11-498
連理湯（れんりとう） …………………… 13-281

ろ

漏（ろう） ………………………………… 09-101
漏汗（ろうかん） ………………………… 09-265
蠟丸（ろうがん） ………………………… 13-081
老鸛草（ろうかんそう） ………………… 12-250
労瘵（ろうぎゃく） ……………………… 14-044
労宮（ろうきゅう） ……………………… 20-144
漏下（ろうげ） …………………………… 16-032
労倦（ろうけん） ………………………… 07-101
漏谷（ろうこく） ………………………… 20-154
螻蛄癤（ろうこせつ） …………………… 15-007
癆瘵（ろうさい） ………………………… 14-118
潦水（ろうすい） ………………………… 13-110
労する者はこれを温める（ろうするものはこれを
 あたためる） …………………………… 11-027
労すれば則ち気耗す（ろうすればすなわちきもう
 す） ……………………………………… 08-139
漏睛（ろうせい） ………………………… 18-020
漏睛瘡（ろうせいそう） ………………… 18-023
漏睛膿出（ろうせいのうしゅつ） ……… 18-024
漏泄（ろうせつ） ………………………… 14-271
弄舌（ろうぜつ） ………………………… 09-150
漏胎（ろうたい） ………………………… 16-068
弄胎（ろうたい） ………………………… 16-106
弄胎痛（ろうたいつう） ………………… 16-107
老奴丸（ろうぬがん） …………………… 13-395
労風（ろうふう） ………………………… 14-014
労復（ろうふく） ………………………… 08-028
牢脈（ろうみゃく） ……………………… 09-491
労淋（ろうりん） ………………………… 14-240
漏芦（ろうろ） …………………………… 12-196
ローラー鍼（ろーらーしん） …………… 11-524
盧會（ろかい） …………………………… 12-221
炉甘石（ろかんせき） …………………… 12-689
六一散（ろくいちさん） ………………… 13-237
六淫（ろくいん） ………………………… 07-034
六陰脈（ろくいんみゃく） ……………… 09-450
六鬱（ろくうつ） ………………………… 14-264
六鬱湯（ろくうつとう） ………………… 13-444

557

六月寒（ろくがつかん）…………… 12-102
六経病（ろくけいびょう）………… 10-363
六経弁証（ろくけいべんしょう）… 10-362
六元（ろくげん）…………………… 21-045
六合（ろくごう）…………………… 06-005
六合定中丸（ろくごうていちゅうがん） 13-553
六合湯（ろくごうとう）…………… 13-497
鹿茸（ろくじょう）………………… 12-601
六神丸（ろくしんがん）…………… 13-171
鹿蹄草（ろくていそう）…………… 12-257
六腑下合穴（ろくふしもごうけつ）…… 06-022
六変（ろくへん）…………………… 09-447
六味地黄丸（ろくみじおうがん）…… 13-356
六脈（ろくみゃく）………………… 09-449
六脈垂絶（ろくみゃくすいぜつ）…… 09-534
六陽脈（ろくようみゃく）………… 09-451
六和湯（ろくわとう）……………… 13-554
蘆根（芦根）（ろこん）…………… 12-126
露剤（ろざい）……………………… 13-042
鸕鶿癭（ろじうん）………………… 17-114
顱囟（ろそく）……………………… 20-155
鹿角（ろっかく）…………………… 12-600
鹿角膠（ろっかくきょう）………… 12-574
鹿角霜（ろっかくそう）…………… 12-602
六気（ろっき）……………………… 21-027
六経病（ろっけいびょう）………… 10-363
六経弁証（ろっけいべんしょう）… 10-362
肋骨牽引（ろっこつけんいん）…… 11-771
肋骨骨折（ろっこつこっせつ）…… 19-045
六腑（ろっぷ）……………………… 03-132
六腑は通を以て用となす（ろっぷはつうをもって
　ようとなす）……………………… 03-133
露蜂房（ろほうぼう）……………… 12-671
語言蹇渋（ろれつがまわらない）…… 09-203
路路通（ろろつう）………………… 12-258

わ

煨（わい）…………………………… 12-044
和胃降逆（わいこうぎゃく）……… 11-336
歪斜舌（わいしゃぜつ）…………… 09-146
穢濁（わいだく）…………………… 07-073
和解剤（わかいざい）……………… 13-268
和解少陽（わかいしょうよう）…… 11-183
和解表裏（わかいひょうり）……… 11-191
和解法（わかいほう）……………… 11-180

若木骨折（わかぎこっせつ）……… 19-019
脇汗（わきあせ）…………………… 09-277
和血熄風（わけつそくふう）……… 11-381
和中安神（わちゅうあんしん）…… 11-457
和法（わほう）……………………… 11-181
和膠（わりょう）…………………… 20-065
腕（わん）…………………………… 20-464
腕骨（わんこつ）…………………… 20-278
腕神経叢損傷（わんしんけいそうそんしょう）
　…………………………………… 19-142

日本語画数索引

1画

一字	12-081
一大法	11-628
一銭匕	12-080
一陰煎	13-368
一貫煎	13-370
一熨治法	11-759
一字金丹	13-174
一粒金丹	13-493
一指禅推法	11-781
一日六十六穴法	11-652
乙癸同源	03-212

2画

七竅	04-055
七傷	07-078
七情	07-079
七悪	10-138
七衝門	04-050
七怪脈	09-521
七星鍼（七星針）	11-521
七気湯	13-445
七厘散	13-482
七日風	17-044
七損八益	21-018
七葉一枝花	12-167
七宝美髯丹	13-400
丁香	12-342
丁公藤	12-245
丁奚疳	17-012
丁香柿蒂湯	13-470
九竅	04-056
九候	09-467
九鍼（九針）	11-531
九刺	11-549
九香虫	12-358
九里香	12-359
九華膏	13-179
九痛丸	13-288

九仙散	13-408
九分散	13-498
九製大黄丸	13-220
九製香附丸	13-499
九味羌活湯（九味羌活湯）	
	13-525
二間	20-067
二白	20-390
二陽の併病	08-495
二陰煎	13-372
二仙湯	13-378
二至丸	13-390
二妙散	13-570
二陳湯	13-589
二綱六変	10-009
二十四脈	09-434
二十八脈	09-435
二熨治法	11-760
二分脊椎	19-074
二味抜毒散	13-173
二母寧嗽湯	13-208
人と天地は相い参ずる	02-101
人胞	03-196
人迎	09-468
人参	12-570
人迎	20-194
人参丸	13-324
人中白散	13-184
人参胡桃湯	13-325
人参養栄湯	13-340
人参固本丸	13-367
人参定喘湯	13-467
人参敗毒散	13-519
人参再造丸	13-524
人参養胃湯	13-556
八綱	10-010
八法	11-051
八陣	13-027
八略	13-028
八風	20-381
八邪	20-382
八正	21-057

八紀	21-058
八会穴	06-036
八二丹	13-180
八珍湯	13-338
八正散	13-559
八綱弁証	10-008
八角茴香	12-330
八宝眼薬	13-195
八脈交会穴	06-029
八珍益母湯	13-341
八仙長寿丸	13-383
刀圭	12-079
刀豆	12-366
刀量	15-146
十問	09-231
十剤	13-016
十宣	20-407
十三科	01-029
十四経	06-008
十二原	06-028
十怪脈	09-520
十四法	11-542
十二刺	11-560
十九畏	12-069
十八反	12-070
十棗湯	13-263
十灰散	13-506
十神湯	13-531
十六郄穴	06-020
十五絡穴	06-023
十三鬼穴	06-024
十四経穴	06-025
十二経脈	06-048
十二経別	06-078
十二経筋	06-080
十二皮部	06-082
十五絡脈	06-084
十二手法	11-541
十七椎下	20-406
十二指腸	20-509
十大功労葉	12-215
十全大補湯	13-339

（1〜2画）   559

十香止痛丸………… 13-454	三間……………… 20-198	上盛下虚……… 08-053
	三十脈……………… 09-436	上虚下実……… 08-054
3画	三黄丸……………… 13-177	上厥下竭……… 08-056
	三仙丹……………… 13-307	上寒下熱……… 08-128
下する者はこれを挙げる	三才丸……………… 13-399	上熱下寒……… 08-129
…………………… 11-223	三腎丸……………… 13-402	上焦病証……… 10-432
下焦……………… 03-158	三仁湯……………… 13-561	上胞下垂……… 18-007
下焦は出を主る…… 03-161	三生飲……………… 13-603	上肢部穴……… 20-018
下焦は瀆の如し…… 03-164	三聖散……………… 13-613	上寒下熱証…… 10-041
下極……………… 04-153	三日瘧……………… 14-047	上熱下寒証…… 10-042
下燥すれば則ち便結する	三焦咳……………… 14-103	上焦湿熱証…… 10-431
…………………… 08-390	三白草……………… 12-195	上下配穴法…… 11-645
下燥は血を治す…… 11-386	三焦兪……………… 20-199	上腕骨顆上骨折 19-013
下損が上に及ぶ…… 08-478	三陽絡……………… 20-200	上腕骨顆間骨折 19-014
下法……………… 11-152	三陰交……………… 20-201	上腕骨外顆骨折 19-015
下気……………… 11-331	三角窩……………… 20-446	上腕骨外科頸骨折… 19-011
下痢……………… 14-167	三因学説…………… 07-017	上腕骨骨幹部骨折… 19-012
下消……………… 14-274	三焦虚寒…………… 08-391	上腕骨内側上顆炎 19-115
下関……………… 20-293	三部九候…………… 09-466	上腕骨外側上顆炎 19-116
下廉……………… 20-295	三焦弁証…………… 10-429	上腕骨内側上顆骨折 19-016
下膠……………… 20-296	三棱鍼法（三棱針法） 11-507	丸剤…………… 13-045
下脘……………… 20-297	三墊治法…………… 11-761	久泄…………… 14-175
下屏……………… 20-489	三焦湿熱証………… 10-430	久瀉…………… 14-176
下合穴…………… 06-030	三品一条槍………… 13-176	亡陽…………… 08-110
下喉癰…………… 18-183	三物備急丸………… 13-256	亡陰…………… 08-114
下巨虚…………… 20-294	三才封髄丹………… 13-398	亡津液………… 08-177
下極兪…………… 20-415	三子養親湯………… 13-602	亡陰証………… 10-074
下耳根…………… 20-542	上に受ける………… 08-019	亡陽証………… 10-075
下厥上冒………… 08-055	上焦……………… 03-156	千金子………… 12-231
下焦湿熱………… 08-462	上焦は納を主る…… 03-159	千年健………… 12-246
下痢清穀………… 09-405	上焦は霧の如し…… 03-162	千金散………… 13-612
下焦病証………… 10-437	上燥すれば則ち咳する 08-388	千金保胎丸…… 13-336
下胎毒法………… 11-120	上燥は気を治す…… 11-387	口……………… 04-129
下気消痰………… 11-340	上損が下に及ぶ…… 08-477	口……………… 20-505
下手八法………… 11-543	上気……………… 09-209	口気…………… 09-224
下瘀血湯………… 13-474	上消……………… 14-276	口臭…………… 09-225
下肢部穴………… 20-019	上関……………… 20-205	口香…………… 09-226
下焦湿熱証……… 10-436	上廉……………… 20-207	口渇…………… 09-372
三焦……………… 03-155	上膠……………… 20-208	口味…………… 09-382
三焦……………… 20-524	上脘……………… 20-209	口淡…………… 09-383
三宝……………… 05-001	上星……………… 20-210	口苦…………… 09-384
三因……………… 07-032	上屏……………… 20-488	口甜…………… 09-385
三陽の合病……… 08-494	上横骨…………… 04-030	口酸…………… 09-386
三関……………… 09-115	上巨虚…………… 20-206	口鹹…………… 09-389
三棱……………… 12-466	上迎香…………… 20-405	口麻…………… 09-391
三七……………… 12-467	上耳根…………… 20-540	口僻…………… 14-357

560　日本語画数索引　　　　　　　　　　　　　　　　　　　（2～3画）

口疳	17-017	
口瘡	18-213	
口糜	18-216	
口黏膩	09-390	
口不仁	09-392	
口中和	09-393	
口吻瘡	17-036	
口形六態	04-054	
土	02-043	
土は金を生む	02-051	
土は水を克す	02-058	
土は木を侮る	02-066	
土は木の勝つところたり	02-074	
土は水の勝たざるところたり	02-079	
土は稼穡を援ける	02-087	
土は万物を生じる	02-088	
土が水を制せず	08-418	
土茯苓	12-162	
土木香	12-364	
土貝母	12-492	
土鼈虫	12-455	
土荊皮	12-681	
土燥水竭	08-419	
土壅木鬱	08-432	
大腸	03-150	
人皆	04-072	
大邪	07-020	
大汗	09-261	
大実に羸状あり	08-041	
大黄	12-223	
大戟	12-234	
大薊	12-403	
大棗	12-569	
大方	13-008	
大厥	14-292	
大包	20-044	
大都	20-046	
大敦	20-047	
大赫	20-048	
大横	20-049	
大巨	20-050	
大陵	20-051	
大迎	20-052	
大鐘	20-053	

大杼	20-054
大椎	20-055
大腸	20-511
大腸虚	08-375
大腸実	08-378
大腸熱	08-379
大瀉刺	11-556
大青葉	12-154
大血藤	12-182
大腹皮	12-357
大営煎	13-346
大腸咳	14-101
大頭瘟	17-107
大腸兪	20-045
大骨空	20-384
大腸虚寒	08-376
大腸液虧	08-377
大腸熱結	08-380
大腸実熱	08-381
大腸湿熱	08-382
大腸寒結	08-383
大骨枯槁（大骨　枯槁す）	09-048
大肉陥下（大肉　陥下す）	09-049
大汗淋漓	09-262
大便乾燥	09-396
大便硬結	09-397
大便滑脱	09-413
大結胸証	10-382
大補元気	11-225
大青竜湯	13-148
大香連丸	13-211
大承気湯	13-248
大陥胸湯	13-267
大柴胡湯	13-284
大建中湯	13-295
大半夏湯	13-296
大補元煎	13-345
大補陰丸	13-360
大補陰丸	13-364
大七気湯	13-446
大秦艽湯	13-513
大活絡丹	13-515
大定風珠	13-541
大山楂丸	13-619

大黄牡丹湯	13-492
大黄䗪虫丸	13-502
大腿骨下端牽引	11-768
大腿骨頸部骨折	19-030
大腿骨顆上骨折	19-033
大腿骨顆部骨折	19-034
大腿骨転子間骨折	19-031
大腿骨骨幹部骨折	19-032
大腿骨頭虚血性壊死	19-098
女子は肝を以て先天となす	03-093
女子胞	03-179
女労復	08-029
女貞子	12-616
女金丹	13-495
女労疸	14-212
子が母気を盗む	08-438
子気	02-093
子宮	03-182
子臓	03-183
子処	03-184
子門	03-185
子病が母を及ぶ	08-439
子癇	15-131
子痰	15-132
子懸	16-081
子満	16-083
子腫	16-085
子煩	16-087
子暈	16-089
子痢	16-091
子嗽	16-093
子喑	16-095
子淋	16-097
子宮	20-428
子死腹中	16-118
子宮脱垂	16-156
子宮脱出	16-157
子午流注	21-062
子宮外妊娠	16-065
子午流注鍼法（子午流注針法）	11-636
寸口	09-463
寸関尺	09-465
寸口診法	09-462
小腸	03-147

（3画）

小眥	04-074	川芎	12-433	中渚	20-370
小邪	07-021	川楝子	12-356	中注	20-371
小大利せずしてその標を治す		川芎茶調散	13-512	中魁	20-425
	11-038	干支	21-032	中泉	20-426
小方	13-009			中医学	01-001
小産	16-073	**4画**		中薬学	01-030
小薊	12-402			中草薬	01-034
小海	20-301	不伝	08-489	中医師	01-057
小腸	20-510	不眠	14-139	中薬師	01-058
小通草	12-318	不月	16-008	中寒証	10-102
小茴香	12-339	不妊	16-152	中風病	14-127
小営煎	13-335	不容	20-028	中臀兪	20-366
小腸咳	14-100	不定穴	06-042	中成薬学	01-035
小腸兪	20-300	不内外因	07-018	中薬化学	01-037
小骨空	20-416	不得前後	09-422	中医医案	01-047
小腸虚寒	08-373	不換金正気散	13-551	中気下陥	08-157
小腸実熱	08-374	中医	01-056	中焦病証	10-435
小便黄赤	09-414	中焦	03-157	中風閉証	14-133
小便頻数	09-415	中焦は化を主る	03-160	中風脱証	14-134
小便渋痛	09-417	中焦は漚の如し	03-163	中医診断学	01-003
小便混濁	09-418	中気	05-013	中医内科学	01-004
小便淋漓	09-420	中燥すれば則ち渇く	08-389	中医外科学	01-005
小便失禁	09-421	中燥は液を増す	11-385	中医眼科学	01-010
小結胸証	10-383	中満する者はこれを内に瀉す		中医救急学	01-014
小承気湯	13-249		11-452	中医養生学	01-024
小柴胡湯	13-269	中薬	12-002	中医食療学	01-026
小建中湯	13-289	中薬の性能	12-004	中医薬膳学	01-027
小温経湯	13-301	中湿	14-019	中医看護学	01-028
小薊飲子	13-505	中風	14-128	中薬薬理学	01-038
小続命湯	13-517	中経	14-129	中薬鑑別学	01-039
小陥胸湯	13-595	中絡	14-130	中薬炮製学	01-040
小青竜湯	13-604	中臓	14-131	中薬薬剤学	01-041
小戸嫁痛	16-176	中腑	14-132	中医医史学	01-043
小児暑湿	17-110	中寒	14-138	中医文献学	01-044
小児牛黄散	13-600	中悪	14-153	中西医結合	01-055
小児麻痺症	17-112	中消	14-275	中医看護師	01-062
小児麻痺後遺症	19-094	中衝	20-359	中風後遺症	10-086
小児橈骨頭亜脱臼	19-058	中都	20-360	中焦湿熱証	10-434
山根	04-151	中瀆	20-361	中指同身寸	11-625
山奈	12-329	中封	20-362	中満分消湯	13-459
山薬	12-568	中府	20-363	中足骨骨折	19-043
山梔子	12-130	中極	20-364	中足骨痛症	19-131
山慈菇	12-165	中膠	20-365	中医基礎理論	01-002
山豆根	12-171	中枢	20-367	中医婦人科学	01-006
山楂子	12-388	中庭	20-368	中医小児科学	01-007
山茱萸	12-661	中脘	20-369	中医骨傷科学	01-008

562　日本語画数索引　　　　　　　　　　　　　　（3〜4画）

中医皮膚病学…………	01-012	五疫…………………… 14-064	五運不足…………… 21-055
中医肛門病学………	01-013	五遅…………………… 17-065	五味消毒飲………… 13-167
中薬製剤分析………	01-042	五軟…………………… 17-067	五子衍宗丸………… 13-397
中医各家学説………	01-045	五硬…………………… 17-138	五音建運，太少相生 21-036
中西医結合医師……	01-061	五処…………………… 20-286	井穴………………… 06-015
中医耳鼻咽喉科学…	01-011	五枢…………………… 20-287	亢害承制…………… 02-069
中手指節関節脱臼…	19-061	五運…………………… 21-025	化斑………………… 11-113
中医リハビリテーション学		五常…………………… 21-026	化湿………………… 11-410
…………	01-025	五過…………………… 11-616	化痰………………… 11-432
丹参…………………	12-444	五輪穴……………… 06-014	化積………………… 11-460
丹剤…………………	13-059	五更咳……………… 09-214	化腐………………… 11-724
丹薬…………………	13-093	五十動……………… 09-479	化膿灸……………… 11-661
丹毒…………………	15-040	五加皮……………… 12-279	化湿薬……………… 12-280
丹痧…………………	17-086	五加皮……………… 12-297	化痰薬……………… 12-468
丹参飲………………	13-464	五倍子……………… 12-650	化斑湯……………… 13-494
乏力（無力）………	09-346	五味子……………… 12-651	化血丹……………… 13-496
五行…………………	02-040	五仁丸……………… 13-258	化積散……………… 13-622
五時…………………	02-094	五汁飲……………… 13-371	化痰開竅…………… 11-312
五志…………………	02-095	五積散……………… 13-457	化瘀消積…………… 11-357
五声…………………	02-096	五膈散……………… 13-458	化気利湿…………… 11-400
五味…………………	02-097	五淋散……………… 13-560	化湿行気…………… 11-411
五音…………………	02-098	五苓散……………… 13-579	化湿降濁…………… 11-413
五宮…………………	02-099	五皮飲……………… 13-584	化気行水…………… 11-426
五臓…………………	03-006	五更泄……………… 14-190	化気利水…………… 11-427
五臓は四時に応ず…	03-007	五不男……………… 14-260	化痰平喘…………… 11-434
五臓の悪むところ…	03-009	五不女……………… 16-154	化痰止咳…………… 11-436
五臓は液を化す……	03-011	五行学説…………… 02-046	化痰散結…………… 11-463
五臓の蔵するところ…	03-012	五行相生…………… 02-048	化瘀止血薬………… 12-404
五華…………………	03-010	五行相克…………… 02-055	化腐生肌散………… 13-182
五体…………………	04-001	五行相乗…………… 02-061	化学性眼外傷……… 18-111
五官…………………	04-052	五行相侮…………… 02-063	化膿性関節炎……… 19-086
五閲…………………	04-053	五臓之長…………… 03-030	仏手………………… 12-349
五輪…………………	04-062	五臓相関…………… 03-215	元気………………… 05-011
五液…………………	05-036	五輪八廓…………… 04-068	元神の府…………… 03-174
五神…………………	05-044	五志過極（五志極を過ぐ）	元真脱泄…………… 08-142
五態…………………	07-012	………… 07-080	公孫………………… 20-090
五邪…………………	07-026	五志化火（五志火と化す）	六腑………………… 03-132
五労…………………	07-077	………… 07-081	六腑は通を以て用となす
五虚…………………	08-034	五味偏嗜 ………… 07-096	………… 03-133
五脱…………………	08-109	五臓六腑は皆人をして咳せしむ	六合……………… 06-005
五奪…………………	08-130	………… 08-440	六淫………………… 07-034
五色…………………	09-030	五色主病（五色　病を主る）	六変………………… 09-447
五決…………………	09-446	………… 09-038	六脈………………… 09-449
五脈…………………	09-448	五心煩熱…………… 09-245	六鬱………………… 14-264
五善…………………	10-137	五歩推運…………… 21-037	六気………………… 21-027
五刺…………………	11-544	五運過剰…………… 21-054	六元………………… 21-045

（4画）

563

六陰脈	09-450	内痔注射法	11-476	太陽傷寒証	10-372
六陽脈	09-451	内痔結扎法	11-503	太陽表虚証	10-373
六経病	10-363	内托生肌散	13-351	太陽中風証	10-374
六月寒	12-102	内托黄耆散	13-352	太陽蓄水証	10-376
六鬱湯	13-444	内補黄耆湯	13-353	太陽蓄血証	10-380
六神丸	13-171	内補鹿茸丸	13-389	太陰中風証	10-399
六一散	13-237	内痔枯痔釘療法	11-477	天気は肺に通ずる	03-043
六合湯	13-497	内痔胶圏套扎法	11-478	天癸	03-113
六和湯	13-554	円翳	18-096	天受	08-015
六脈垂絶	09-534	円翳内障	18-095	天時に逆らうことなかれ,	
六経弁証	10-362	円回内筋症候群	19-112	これ至治と謂う	11-046
六君子湯	13-316	切	12-025	天灸	11-678
六腑下合穴	06-022	切診	09-431	天麻	12-544
六味地黄丸	13-356	切開法	11-492	天釣	17-043
六合定中丸	13-553	分娩	03-122	天池	20-250
内経	01-051	分刺	11-555	天衝	20-251
内傷	07-076	分清泄濁	11-291	天窓	20-252
内風	08-193	分消上下	11-399	天鼎	20-253
内寒	08-200	分利湿邪	11-422	天府	20-254
内湿	08-203	分利水湿	11-423	天井	20-255
内燥	08-211	午時茶	13-135	天髎	20-256
内毒	08-227	午後潮熱	09-243	天泉	20-257
内陥	10-140	升麻	12-113	天容	20-258
内痔	15-122	升麻葛根湯	13-145	天枢	20-259
内釣	17-042	反関脈	09-470	天突	20-260
内障	18-080	反佐	13-034	天渓	20-261
内関	20-164	太陽	02-035	天牖	20-262
内庭	20-165	太陽と陽明の併病	08-492	天柱	20-263
内鼻	20-495	太陽と少陽の併病	08-493	天宗	20-264
内耳	20-531	太息	09-223	天寿	21-013
内燥証	10-122	太白	20-244	天符	21-048
内風証	10-294	太衝	20-245	天応穴	06-043
内固定	11-776	太渓	20-246	天花粉	12-127
内反膝	19-079	太乙	20-247	天葵子	12-181
内迎香	20-399	太淵	20-248	天仙藤	12-354
内果尖	20-400	太陽	20-410	天仙子	12-355
内膝眼	20-401	太子参	12-567	天南星	12-482
内分泌	20-525	太和湯	13-118	天竺黄	12-483
内外倶虚	08-051	太陽病証	10-364	天門冬	12-617
内外倶実	08-052	太陰病証	10-367	天麻丸	13-528
内閉外脱	08-104	太陽経証	10-370	天哮嗆	17-096
内科疾病	14-001	太陽腑証	10-375	天白蟻	18-191
内傷発熱	14-277	太陽陽明	10-392	天人相応	02-102
内吹乳癰	15-046	太乙神鍼（太乙神針）	11-673	天行赤眼	18-037
内生殖器	20-484	太乙天符	21-052	天行赤熱	18-038
内閉外脱証	10-155	太陽表実証	10-371	天行暴赤	18-039

564　日本語画数索引　　　　　　　　　　　　　　　　　　　　　　　（4画）

天王補心丹………… 13-365	心は驚を主る………… 08-251	心煩喜嘔……………… 09-328
天台烏薬散………… 13-463	心が熱を小腸に移す… 08-406	心下支結……………… 09-330
天麻鈎藤飲………… 13-540	心…………………… 20-521	心下逆満……………… 09-331
天行赤眼暴翳……… 18-040	心孔………………… 03-015	心病弁証……………… 10-213
孔最………………… 20-140	心気………………… 03-016	心陰虚証……………… 10-214
少神………………… 09-012	心血………………… 03-017	心陽虚証……………… 10-215
少気………………… 09-208	心陽………………… 03-018	心気虚証……………… 10-217
少腹扇の如し……… 09-339	心陰………………… 03-019	心血虚証……………… 10-218
少衝………………… 20-211	心汗………………… 09-276	心陽虚脱証…………… 10-216
少府………………… 20-212	心悸（動悸）………… 09-322	心火亢盛証…………… 10-220
少海………………… 20-213	心慌………………… 09-324	心火上炎証…………… 10-221
少商………………… 20-214	心咳………………… 14-094	心脈痺阻証…………… 10-222
少沢………………… 20-215	心痺………………… 14-331	心肺気虚証…………… 10-347
少腹急結…………… 09-338	心痞………………… 17-020	心脾両虚証…………… 10-348
少陽病証…………… 10-366	心兪………………… 20-302	心肝血虚証…………… 10-349
少陰病証…………… 10-368	心包絡……………… 03-014	心腎陽虚証…………… 10-350
少陽陽明…………… 10-393	心気盛……………… 08-246	心腎不交証…………… 10-351
少陽経証…………… 10-395	心懸痛……………… 09-286	心気血両虚証………… 10-219
少陽腑証…………… 10-396	心慣慣……………… 09-327	心移熱小腸証………… 10-231
少陰表寒証………… 10-400	心下急……………… 09-332	手の太陰肺経………… 20-001
少陰熱化証………… 10-401	心下痞……………… 09-335	手の少陰心経………… 20-005
少陰寒化証………… 10-402	心腎相交…………… 03-209	手の陽明大腸経……… 20-002
少腹逐瘀湯………… 13-478	心気不固…………… 08-239	手の太陽小腸経……… 20-006
少陰三急下証……… 10-403	心気不足…………… 08-240	手の厥陰心包経……… 20-009
尺沢………………… 20-038	心気不寧…………… 08-241	手の少陽三焦経……… 20-010
尺骨の近位三分の一の部位骨折	心気不収…………… 08-242	手骨………………… 04-033
と橈骨頭の脱臼… 19-024	心陰不足…………… 08-243	手足汗……………… 09-279
尺膚診……………… 09-535	心陽不足…………… 08-244	手背熱……………… 09-538
尺骨神経損傷……… 19-144	心血不足…………… 08-245	手指鍼（手指針）…… 11-518
尺骨骨幹部骨折…… 19-022	心火亢盛…………… 08-247	手発背……………… 15-031
巴豆………………… 12-237	心火内焚…………… 08-248	手三里……………… 20-229
巴戟天……………… 12-587	心火内熾…………… 08-249	手五里……………… 20-230
引流法……………… 11-493	心火上炎…………… 08-250	手三陽経…………… 06-050
引火帰元…………… 11-286	心血瘀阻…………… 08-254	手三陰経…………… 06-051
心…………………… 03-013	心肺気虚…………… 08-396	手足心汗…………… 09-278
心は身の血脈を主る… 03-020	心脾両虚…………… 08-397	手足蠕動…………… 09-081
心は血脈を主る……… 03-021	心肝血虚…………… 08-398	手足心熱…………… 09-537
心は神を蔵す………… 03-022	心肝火旺…………… 08-399	手足厥冷…………… 09-539
心は言を主る………… 03-024	心腎不交…………… 08-400	手足逆冷…………… 09-540
心は生の本…………… 03-025	心虚胆怯…………… 08-404	手摸心会…………… 11-733
心は常に余りあり…… 03-026	心胃火熾…………… 08-405	手術療法…………… 11-806
心は熱を悪む………… 03-027	心営過耗…………… 08-450	手部疔瘡…………… 15-012
心は陽中の太陽たり… 03-028	心中結痛…………… 09-290	手太陰肺経………… 06-054
心は小腸に合す……… 03-200	心中澹澹として大いに動く	手少陰心経………… 06-058
心に憶するところありこれを	………………… 09-325	手関節捻挫………… 19-120
意と謂う ………… 05-048	心中懊憹…………… 09-326	手陽明大腸経……… 06-055

（4画）　　　　　　　　　　　　　　　　　　　　　　　　　　　　　　　565

手太陽小腸経	06-059	………	02-077	水瀉	09-402
手厥陰心包経	06-062	木は曲直と曰う	02-083	水逆	10-379
手少陽三焦経	06-063	木賊	12-115	水製	12-027
手根管症候群	19-119	木瓜	12-248	水飛	12-033
手指同身寸選穴法	11-624	木通	12-310	水蛭	12-465
支飲	14-312	木香	12-344	水丸	13-084
支溝	20-353	木舌	17-137	水煎	13-097
支正	20-354	木鼈子	12-180	水気	14-222
文火	13-123	木胡蝶	12-352	水疝	15-133
方	13-007	木喜条達（木は条達を喜ぶ）		水痘	17-098
方は法に従い出す	13-005	………	02-084	水疱	17-100
方剤学	13-001	木鬱化火	08-324	水瘡	17-101
方剤学	01-033	木鬱化風	08-332	水花（天然痘）	17-102
方寸匕	12-010	木火刑金	08-423	水道	20-234
日月	20-195	木旺刑金	08-424	水分	20-235
日晡潮熱	09-242	木芙蓉葉	12-186	水溝	20-236
月経	03-189	木防已湯	13-599	水泉	20-237
月信	03-190	木香分気湯	13-448	水突	20-238
月事	03-191	木香順気散	13-449	水停証	10-210
月水	03-192	木香流気飲	13-450	水罐法	11-694
月季花	12-437	木香檳榔丸	13-451	水牛角	12-179
月華丸	13-363	木香化滞散	13-452	水泛丸	13-083
月経病	16-001	欠乳	16-139	水火既済	03-210
月経痛	16-039	欠盆	20-192	水不化気	08-185
月蝕瘡	18-129	止血薬	12-393	水停気阻	08-192
月経不順	16-012	止嗽散	13-133	水気凌心	08-401
月経先期	16-014	止咳平喘薬	12-501	水火未済	08-425
月経後期	16-017	止涙補肝散	13-337	水虧火旺	08-427
月経愆期	16-021	毛脈精を合す	05-055	水火共製	12-047
月経過多	16-023	毛刺	11-557	水紅花子	12-460
月経過少	16-025	毛悴色夭	09-087	水土不服	21-065
月経渋少	16-026	水	02-045	水輪気虚証	10-337
月水渋少	16-027	水	14-230	水輪実熱証	10-338
月水過多	16-028	水は木を生む	02-053	水輪痰火証	10-339
月水不通	16-037	水は火を克す	02-060	水輪痰湿証	10-340
月経不来	16-038	水は土を侮る	02-068	水輪陰虧証	10-341
月毎養胎法	21-023	水は土の勝つところたり		水寒射肺証	10-360
月経先後無定期	16-020	………	02-076	水気凌心証	10-361
月状骨掌側脱臼	19-059	水は火の勝たざるところたり		水陸二仙丹	13-414
木	02-041	………	02-081	水輪気虚血瘀証	10-342
木は火を生む	02-049	水は潤下と曰う	02-091	水輪血脈瘀阻証	10-343
木は土を克す	02-056	水が木を涵せず	08-426	水輪絡療精虧証	10-344
木は金を侮る	02-064	水火の臓	03-105	火	02-042
木は金の勝つところたり		水輪	04-067	火は土を生む	02-050
………	02-072	水毒	07-051	火は金を克す	02-057
木は土の勝たざるところたり		水腫	09-088	火は水を侮る	02-065

566 日本語画数索引 （4画）

火は水の勝つところたり	02-073	主気	21-039	半表半裏証	10-027
火は金の勝たざるところたり	02-078	主客	21-046	半夏瀉心湯	13-278
火を陽となす	02-085	主客交わる	08-013	半夏厚朴湯	13-461
火は炎上と曰う	02-086	主客交渾	08-012	半月板損傷	19-128
火が土を生ぜず	08-429	主客渾受	08-014	半夏白朮天麻湯	13-609
火邪	07-060	主客原絡配穴法	11-649	去宛陳莝（宛せし陳莝を去る）	
火鬱	08-223	巨刺	11-558		11-178
火逆	08-225	巨骨	20-136	収渋薬	12-635
火毒	08-226	巨髎	20-137	収渋剤	13-406
火毒を除去する	12-057	巨闕	20-138	収渋固脱	11-293
火熱が肺に迫る	08-269	仙茅	12-588	収斂止血薬	12-410
火陥	10-142	仙鶴草	12-415	右帰飲	13-386
火劫	11-063	仙霊脾	12-596	右帰丸	13-387
火製	12-034	仙方活命飲	13-164	四時・五臓・陰陽	03-008
火候	13-113	仙腸関節損傷	19-140	四極	04-046
火疳	18-045	仙骨尾骨部挫傷	19-141	四関	04-047
火熱証	10-123	代脈	09-513	四昔	04-070
火毒証	10-129	代茶飲	13-111	四海	06-047
火罐法	11-690	代杖湯	13-503	四診	09-002
火麻仁（麻子仁）	12-229	代抵当丸	13-490	四逆	09-542
火盛刑金	08-428	冬に寒に傷らるれば，春に必ず		四気	12-008
火化少陽	21-063	温病となす	08-022	四性	12-063
火毒内陥証	10-144	冬の応は権に中る	09-483	四飲	14-308
片頭風	14-318	冬温	14-081	四白	20-240
片手進鍼法（片手進針法）		冬瓜皮	12-300	四瀆	20-241
	11-578	冬葵子	12-345	四満	20-242
牛膝	12-447	冬虫夏草	12-589	四縫	20-408
牛黄	12-545	冬月伏暑	14-083	四逆湯	13-297
牛蒡子	12-114	加輔料炒	12-040	四物湯	13-329
牛皮癬	15-104	加減葳蕤湯	13-151	四神丸	13-410
牛黄解毒丸	13-165	加味腎気丸	13-385	四逆散	13-440
牛黄上清丸	13-168	加味逍遙散	13-439	四磨湯	13-441
牛黄噙化丸	13-183	加味烏薬湯	13-462	四生丸	13-508
牛黄清心丸	13-430	功労葉	12-146	四妙丸	13-568
牛黄鎮驚丸	13-615	包煎	13-100	四苓散	13-580
王宮	04-152	包帯牽引	11-772	四六風	17-128
王不留行	12-445	北豆根	12-166	四神聡	20-409
		北沙参	12-620	四診合参	09-007
5画		半刺	11-545	四肢拘急	09-078
		半夏	12-409	四肢微急	09-079
丘疹	09-096	半枝蓮	12-161	四肢逆冷	09-541
丘墟	20-183	半辺蓮	12-178	四君子湯	13-312
主色	09-033	半夏麯	12-493	四妙勇安湯	13-166
主運	21-035	半身不随	09-054	四逆加人参湯	13-298
		半身汗出	09-274	四烏鰂骨一蘆茹丸	13-501
		半身無汗	09-275	叩撃法	11-797

（4〜5画）
567

可補立蘇湯	13-354
司天	21-041
史国公浸酒方	13-533
圧痛点	09-545
外を司り内を揣る	09-005
外感	07-033
外風	07-038
外寒	07-042
外湿	07-049
外燥	07-057
外痔	15-123
外障	18-054
外関	20-274
外陵	20-275
外丘	20-276
外耳	20-490
外鼻	20-492
外風証	10-085
外燥証	10-121
外治法	11-475
外固定	11-755
外反膝	19-080
外果尖	20-411
外労宮	20-412
外寒裏飲	08-126
外感熱病	14-003
外感発熱	14-015
外感温病	14-057
外吹乳癰	15-047
外反母趾	19-081
外生殖器	20-455
外寒裏熱証	10-081
外傷目絡証	10-151
外傷瘀滞証	10-184
外固定器固定	11-762
外傷性対麻痺	19-050
外傷性膝関節滑膜炎	19-127
失神	09-013
失音	09-192
失気	09-228
失血	09-428
失精	14-251
失栄	15-071
失精家	07-008
失笑丸	13-460
失笑散	13-491

奶疳	17-014
左金丸	13-201
左帰丸	13-357
左帰飲	13-358
左右配穴法	11-648
布指	09-474
平人	09-008
平脈	09-437
平刺	11-586
平気	21-053
平肝薬	12-528
平胬薬	12-688
平旦服	13-116
平胃散	13-552
平肝潜陽	11-273
平衝降逆	11-339
平肝熄風	11-376
平補平瀉	11-613
平肝熄風薬	12-527
弁証論治	02-103
弁証求因	07-013
弁証選穴	11-635
辺頭風	14-320
戊己丸	13-276
本草	01-031
本経自ら病む	08-482
本神	20-023
本草学	01-032
本経配穴法	11-643
未病先防	11-007
正骨	01-009
正門	04-134
正気	05-008
正経	06-049
正邪	07-019
正瘧	14-041
正水	14-227
正営	20-352
正常舌象	09-122
正邪相争	08-006
正邪分争	08-007
正常脈象	09-480
正陽陽明	10-391
正（整）骨手法	11-731
正（整）骨八法	11-732
正中神経損傷	19-145

母気	02-092
母病が子に及ぶ	08-437
母指手根中手関節脱臼	19-060
母指中手指節関節脱臼	19-062
母趾中足指節関節脱臼	19-069
氷片	12-552
氷硼散	13-188
玄府	04-005
玄参	12-621
玄府不通	08-282
玉門	04-164
玉竹	12-618
玉堂	20-344
玉枕	20-345
玉液	20-424
玉米鬚	12-274
玉女煎	13-215
玉液湯	13-347
玉容丸	13-529
玉容散	13-530
玉真散	13-614
玉屏風散	13-322
瓦楞子	12-481
甘遂	12-236
甘松	12-350
甘草	12-566
甘桔湯	13-209
甘寒益胃	11-129
甘寒滋潤	11-139
甘寒生津	11-140
甘温除熱	11-290
甘草瀉心湯	13-280
甘麦大棗湯	13-427
甘露消毒丹	13-563
甘草乾姜苓白朮湯	13-573
生の本，陰陽に本づく	02-027
生化	02-054
生化	21-034
生地黄	12-208
生脈散	13-326
生化湯	13-484
生津止渇	11-394

568　日本語画数索引　　　　　　　　　　　　（5画）

生鉄落飲	13-422	
生肌収口薬	12-687	
生姜瀉心湯	13-279	
生髄育麟丹	13-403	
生肌玉紅膏	13-500	
申脈	20-216	
甲子	21-033	
白睛	04-091	
白眼	04-092	
白仁	04-093	
白苔	09-179	
白物	09-423	
白芷	12-086	
白蘞	12-164	
白英	12-184	
白薇	12-214	
白丑	12-239	
白芨	12-414	
白前	12-479	
白朮	12-565	
白芍	12-581	
白散	13-606	
白痦	15-116	
白膜	18-034	
白砂苔	09-180	
白鮮皮	12-144	
白頭翁	12-172	
白豆蔲	12-286	
白茅根（茅根）	12-401	
白芥子	12-484	
白蒺藜	12-529	
白僵蚕	12-537	
白扁豆	12-564	
白虎湯	13-154	
白降丹	13-189	
白金丸	13-597	
白禿瘡	15-087	
白渋症	18-050	
白纏喉	18-199	
白環兪	20-020	
白珠外膜	04-094	
白睛外膜	04-095	
白睛紅赤	09-062	
白睛混赤	09-064	
白頭翁湯	13-213	
白睛青藍	18-046	

白珠倶青	18-047	
白膜侵睛	18-048	
白膜蔽睛	18-049	
白睛溢血	18-051	
白陥魚鱗	18-068	
白花蛇舌草	12-160	
白虎承気湯	13-223	
白内障針撥術	11-726	
白虎加桂枝湯	13-155	
白虎加蒼朮湯	13-156	
白虎加人参湯	13-157	
皮に在る者は汗してこれを発す		
	11-065	
皮毛	04-003	
皮部	06-083	
皮膚の痒み	09-341	
皮水	14-225	
皮痺	14-340	
皮内鍼（皮内針）	11-509	
皮膚鍼（皮膚針）	11-520	
皮質下	20-501	
皮膚鍼法（皮膚針法）	11-508	
皮膚牽引	11-764	
皮下置鍼法（皮下置針法）		
	11-510	
目	04-057	
目の痒み	09-353	
目系	04-059	
目本	04-061	
目窠	04-077	
目胞	04-079	
目裏	04-081	
目縫	04-082	
目珠	04-114	
目眶	04-118	
目綱	04-121	
目赤	09-060	
目痛	09-357	
目眩	09-358	
目昏（目のかすみ）	09-363	
目渋	09-365	
目眛	09-366	
目劄（目連劄）	18-011	
目盲	18-079	
目窓	20-159	
目内眥	04-071	

目外眥	04-073	
目鋭眥	04-076	
目眶骨	04-119	
目上網	04-120	
目上綱	04-122	
目下網	04-123	
目下綱	04-124	
目飛血	09-063	
目腫脹	09-067	
目偏視	18-114	
目瞼重緩	18-009	
目窠上微腫	09-065	
矢気	09-228	
石鍼（石針）	11-532	
石膏	12-123	
石葦	12-306	
石斛	12-619	
石水	14-228	
石淋	14-238	
石瘻	15-060	
石瘕	16-164	
石蛾	18-176	
石関	20-227	
石門	20-228	
石阻証	10-150	
石決明	12-535	
石菖蒲（菖蒲）	12-553	
石榴皮	12-648	
石決明散	13-229	
石斛清胃散	13-216	
禾膠	20-141	
穴（ツボ）	06-011	
穴位	06-012	
立効散	13-230	
牙癰	18-208	
牙宣	18-210	
牙疳	18-223	
牙疳散	13-222	
牙咬癰	18-209	
牙槽風	18-219	

6画

両感	08-470	
両虚相い得れば、乃ちその形に		
客す	08-008	

（5～6画） 569

両頭尖	12-251	先天性内反足	19-082	地図舌	09-172
両面針	12-431	先天性股関節脱臼	19-077	地錦草	12-177
両地湯	13-375	先天性脛骨偽関節症	19-078	地骨皮	12-213
両陽相劫	08-234	光明	20-095	地膚子	12-322
両陰交尽	21-059	再経	08-486	地五会	20-061
交骨	04-026	再造散	13-521	地道薬材	12-003
交信	20-125	列欠	20-150	地黄飲子	13-396
交感	20-475	印堂	20-422	壮熱	09-240
交会穴	06-037	灰苔	09-182	多汗	09-263
交通心腎	11-136	回腸	03-148	多夢	09-370
交司時刻	21-060	回陽	11-208	安蛔	11-469
伏	12-054	回乳	11-473	安胎	11-471
伏気	07-067	回疳（蛔疳）	17-030	安神薬	12-513
伏邪	07-072	回旋灸	11-671	安息香	12-551
伏邪自ずから発す	08-023	回陽救逆	11-209	安胎薬	12-692
伏熱裏に在り	08-021	回陽固脱	11-215	安神剤	13-421
伏脈	09-490	回陽救急湯	13-299	安蛔止痛	11-468
伏気	14-061	回陽玉竜膏	13-576	安神定志丸	13-424
伏暑	14-082	回天再造丸	13-611	安宮牛黄丸	13-432
伏飲	14-313	回旋腱板損傷	19-113	守気	11-597
伏兎	20-078	回外筋症候群	19-114	当帰	12-579
伏竜肝	12-418	吸促	09-205	当陽	20-386
伏気温病	14-060	吸遠	09-206	当帰飲子	13-333
伏暑晩発	14-086	合骨	04-034	当帰竜薈丸	13-200
任脈	06-069	合陰	05-020	当帰六黄湯	13-242
任脈	20-014	合穴	06-019	当帰建中湯	13-294
伝染	08-016	合邪	07-035	当帰四逆湯	13-306
伝染	14-068	合病	08-490	当帰補血湯	13-330
伝化	08-464	合谷	20-098	当帰芍薬散	13-332
伝化の府	03-152	合陽	20-099	当帰拈痛湯	13-564
伝導の官	03-151	合谷刺	11-548	托盤疔	15-019
伝変	08-463	合歓皮	12-525	曲牙	04-138
仮神	09-014	同身寸	11-623	曲鬢	20-184
仮疹	17-081	同天符	21-050	曲差	20-185
休息痢	14-029	同歳会	21-051	曲池	20-186
全蝎	12-543	吐血	09-106	曲骨	20-187
全鹿丸	13-401	吐舌	09-149	曲泉	20-188
全不産	16-153	吐酸	09-388	曲垣	20-189
会陽	20-108	吐納	21-003	曲沢	20-190
会陰	20-109	吐弄舌	09-148	早泄	14-247
会宗	20-110	吃音	09-197	有汗	09-257
先煎	13-098	在泉	21-042	有根苔	09-176
先天之精	05-041	地楡	12-400	有頭疽	15-032
先表後裏	11-034	地竜	12-541	朱砂	12-520
先裏後表	11-035	地倉	20-059	朱砂蓮	12-189
先天性斜頸	19-073	地機	20-060	朱雀丸	13-425

朱儒症	17-066	気端	20-403	気虚湿阻証	10-163
次髎	20-042	気管	20-522	気虚発熱証	10-164
死産	16-119	気交	21-056	気不摂血証	10-167
死鵝核	18-175	気分寒	08-147	気随血脱証	10-168
死胎不下（死胎下らず）		気分熱	08-148	気滞血瘀証	10-172
	16-075	気虚証	10-156	気滞水停証	10-190
気	05-003	気陥証	10-157	気閉神厥証	10-227
気はこれを煦めるを主る		気脱証	10-158	気輪陰虚証	10-251
	05-025	気滞証	10-169	気輪風熱証	10-252
気は血の帥たり	05-053	気閉証	10-170	気輪湿熱証	10-253
気めぐれば則ち水めぐる		気逆証	10-171	気輪血瘀証	10-254
	05-056	気分証	10-413	気分湿熱証	10-414
気は臓より発し、色は気に		気霧剤	13-055	気血両燔証	10-415
随って華す	09-031	気厥証	14-296	気営両燔証	10-416
気は形に勝る	09-047	気海兪	20-174	気虚鼻竅失充証	10-165
気門	04-006	気血失調	08-131	気虚耳竅失充証	10-166
気輪	04-065	気虚中満	08-134	気滞痰凝咽喉証	10-173
気化	05-004	気虚不摂	08-136	汗血	09-281
気機	05-005	気機鬱滞	08-144	汗法	11-053
気分	05-009	気鬱化火	08-146	汗証	14-270
気街	06-046	気機不利	08-149	汗出如油（汗　油のごとく出ず、	
気虚	08-133	気機無権	08-150	汗出づること油の如し）	
気虚すれば則ち寒ゆ	08-135	気機失調	08-151		09-270
気脱	08-137	気化不利	08-152	灯火灸	11-677
気滞	08-143	気滞血瘀	08-179	灯草灸	11-684
気鬱	08-145	気虚血瘀	08-180	灯心草	12-307
気逆	08-153	気不摂血	08-181	百骸	04-014
気上	08-154	気脱血脱	08-182	百節	04-015
気閉	08-155	気随血脱	08-183	百病は気より生ず	08-132
気陥	08-156	気不化水	08-186	百部	12-508
気関	09-117	気随液脱	08-190	百合	12-622
気口	09-464	気陰両虚	08-191	百会	20-021
気痞	14-158	気血両燔	08-498	百沸湯	13-117
気秘	14-199	気営両燔	08-499	百合病	14-151
気淋	14-235	気上撞心	09-333	百日咳	17-108
気厥	14-303	気上衝胸	09-334	百虫窩	20-383
気癭	15-058	気血弁証	10-153	百脈一宗	03-046
気瘤	15-062	気陰虚証	10-160	百晬内嗽	17-001
気胎	16-111	気営両清	11-102	百合固金湯	13-359
気疳	17-018	気至病所	11-594	竹罐	11-600
気翳	18-062	気虚発熱	14-280	竹茹（竹筎）	12-476
気衝	20-172	気鬱発熱	14-284	竹節人参	12-560
気海	20-173	気血両虚証	10-154	竹葉柳蒡湯	13-146
気戸	20-175	気虚血瘀証	10-159	竹葉石膏湯	13-158
気穴	20-176	気虚外感証	10-161	糸竹空	20-239
気舎	20-177	気虚水停証	10-162	糸状疣贅	15-083

（6画）

羊肝丸	13-204	肉瘻	15-059	舟車丸	13-266
老鸛草	12-250	肉蓯蓉	12-590	舟状窩	20-444
老奴丸	13-395	肉豆蔲	12-646	舟状骨骨折	19-027
耳	04-156	肉輪気虚証	10-284	色脈合参	09-456
耳廓	04-157	肉輪血虚証	10-285	色似臙脂	18-052
耳穴（耳つぼ）	06-044	肉輪血瘀証	10-286	艾葉	12-338
耳鳴（耳鳴り）	09-350	肉輪風熱証	10-287	艾炷灸	11-655
耳聾	09-351	肉輪湿熱証	10-288	艾条灸	11-666
耳鍼（耳針）	11-517	肌	04-007	艾巻灸	11-667
耳瘡	18-127	肌痹	14-338	艾附暖宮丸	13-308
耳脹	18-132	肌膚甲錯	09-089	芍薬湯	13-210
耳閉	18-134	肌膚不仁	09-342	芍薬甘草湯	13-381
耳疔	18-147	肌膚麻木	09-343	芒硝	12-222
耳痔	18-150	肋骨牽引	11-771	芒刺舌	09-140
耳蕈	18-151	肋骨骨折	19-045	虫積証	10-148
耳菌	18-152	自嚙	09-072	虫白蝋	12-647
耳挺	18-153	自汗	09-259	虫積化疳証	10-149
耳瘻	18-154	自灸	11-681	虫擾胆腑証	10-310
耳門	20-066	自然銅	12-453	虫積腸道証	10-276
耳尖	20-389	自痢清水	09-404	虫咬性皮膚炎	15-095
耳輪	20-443	自然標識定位法	11-629	血	05-027
耳甲	20-448	至虚に盛候あり	08-040	血はこれを濡すを主る	
耳垂	20-449	至陽	20-357		05-031
耳背	20-450	至陰	20-358	血は気の母たり	05-054
耳根	20-451	至宝錠	13-136	血実なれば宜しくこれを	
耳中	20-452	至宝丹	13-433	決すべし	11-359
耳尖	20-457	舌	04-128	血輪	04-064
耳脹痛	18-133	舌	20-527	血分	05-029
耳根毒	18-139	舌診	09-121	血室	06-071
耳眩暈	18-143	舌象	09-123	血虚	08-164
耳根癰	18-149	舌神	09-124	血瘀	08-165
耳背心	20-534	舌色	09-125	血寒	08-166
耳背肺	20-535	舌形	09-132	血脱	08-169
耳背脾	20-536	舌質	09-133	血逆	08-170
耳背肝	20-537	舌態	09-142	血精	09-424
耳背腎	20-538	舌謇	09-145	血竭	12-450
耳背溝	20-539	舌縦	09-154	血淋	14-237
耳迷根	20-541	舌苔	09-157	血厥	14-302
耳殻流痰	18-130	舌麻	09-394	血瘤	15-063
耳聾左慈丸	13-380	舌衄	14-267	血胎	16-110
耳後附骨癰	18-146	舌疔	15-010	血疳	17-019
肉輪	04-063	舌菌	15-067	血海	20-311
肉桂	12-591	舌瘡	18-215	血証	14-265
肉苛	14-348	舌上瘡	18-214	血寒証	08-167
肉爍	14-349	舌巻嚢縮	09-152	血熱証	08-168
肉痿	14-354	舌下絡脈	09-156	血虚証	10-174

血脱証……………… 10-178	何首烏……………… 12-578	呉茱萸……………… 12-336
血瘀証……………… 10-179	何人飲……………… 13-350	呉茱萸湯…………… 13-293
血熱証……………… 10-185	但寒不熱…………… 09-236	坎離砂……………… 12-243
血寒証……………… 10-186	但熱不寒…………… 09-238	坐罐………………… 11-698
血分証……………… 10-425	余甘子……………… 12-205	坐薬………………… 13-091
血余炭……………… 12-413	余熱未清証………… 10-428	坐板瘡……………… 15-008
血随気逆…………… 08-184	児茶………………… 12-456	坐骨神経…………… 20-474
血燥生風…………… 08-194	児茶散……………… 13-178	坐骨神経損傷……… 19-148
血虚生風…………… 08-196	兌端………………… 20-064	声嗄………………… 09-191
血分瘀熱…………… 08-454	兎唇………………… 17-076	声波電鍼（声波電針）… 11-526
血分熱毒…………… 08-456	冷汗………………… 09-271	声電波電鍼（声電波電針）
血瘀発熱…………… 14-278	冷痛………………… 09-303	…………………… 11-525
血虚発熱…………… 14-281	冷瘰………………… 14-052	夾脊………………… 20-393
血翳包睛…………… 18-072	冷哮………………… 14-109	夾挤分骨…………… 11-738
血虚風燥証………… 10-175	冷秘………………… 14-201	妊娠………………… 03-119
血虚寒凝証………… 10-176	冷涙………………… 18-018	妊娠病……………… 16-059
血瘀挟瘀証………… 10-177	冷哮丸……………… 13-608	妊娠悪阻…………… 16-060
血瘀舌下証………… 10-180	利湿………………… 11-397	妊娠嘔吐…………… 16-062
血瘀風燥証………… 10-182	利湿薬……………… 12-290	妊娠腹痛…………… 16-063
血瘀水停証………… 10-183	利水滲湿…………… 11-419	妊娠腫脹…………… 16-084
血輪虚熱証………… 10-229	利水滲湿薬………… 12-289	妊娠心煩…………… 16-086
血輪実熱証………… 10-230	利水消腫薬………… 12-291	妊娠眩暈…………… 16-088
血虚腸燥証………… 10-279	利尿通淋薬………… 12-301	妊娠癇症…………… 16-090
血虚生風証………… 10-298	利湿退黄薬………… 12-323	妊娠咳嗽…………… 16-092
血府逐瘀湯………… 13-475	利湿排石湯………… 13-567	妊娠失声…………… 16-094
行気………………… 11-318	別煎………………… 13-101	妊婦禁忌薬………… 12-068
行鍼（法）（行針（法））	別煮………………… 13-106	妊娠小便淋痛……… 16-096
…………………… 11-590	別異比類…………… 02-047	完骨………………… 04-018
行痹………………… 14-324	労する者はこれを温める	完骨………………… 20-277
行間………………… 20-304	…………………… 11-027	完帯湯……………… 13-578
行気止痛…………… 11-319	労すれば則ち気耗す… 08-139	完穀不化…………… 09-406
行気導滞…………… 11-455	労倦………………… 07-101	牢脈………………… 09-491
西河柳……………… 12-087	労復………………… 08-028	対輪………………… 20-445
西洋参……………… 12-615	労風………………… 14-014	対珠………………… 20-447
瓜藤纏……………… 15-114	労瘰………………… 14-044	対屏尖……………… 20-502
瓜子眼薬…………… 13-231	労淋………………… 14-240	対証選穴…………… 11-633
	労宮………………… 20-144	眶瘡………………… 14-328
	医古文……………… 01-046	尿血（血尿）……… 09-112
7画	即発………………… 08-024	尿濁………………… 09-419
	即重仟勝…………… 09-056	尿道………………… 20-454
亜麻仁……………… 12-220	呃逆………………… 14-162	尿管………………… 20-516
亜乎奴……………… 12-457	吹喉散……………… 13-187	尾閭………………… 04-031
体が重い…………… 09-340	吞酸………………… 09-387	弄舌………………… 09-150
体質………………… 07-001	呆病………………… 14-142	弄胎………………… 16-106
体表解剖標識定位法… 11-619	君薬………………… 13-030	弄胎痛……………… 16-107
佐薬………………… 13-032	君臣佐使…………… 13-029	形…………………… 04-002
伸筋草……………… 12-262		

形は気に勝る	09-046	杠板帰	12-185		03-096
形と神とを倶にす	21-012	来復湯	13-355	肝は胆と相表裏する（肝と胆は	
形の不足する者は，これを温め		束骨	20-232	相い表裏す）	03-204
るに気を以てす	11-227	条剤	13-041	肝気	03-085
形気相得	09-044	条口	20-265	肝血	03-086
形気相失	09-045	杏仁	12-512	肝陰	03-087
近血	09-110	杏蘇散	13-545	肝陰を補う	11-271
近視	18-116	沈香	12-348	肝陰を養う	11-272
近視	18-117	沈香降気湯	13-469	肝陽	03-088
近視	18-118	沈脈	09-489	肝虚	08-303
近部選穴	11-630	没薬	12-428	肝鬱	08-314
迎香	20-340	沙棘	12-630	肝火	08-319
迎随補瀉	11-610	沙苑子	12-609	肝熱	08-321
志に因りて変を存するはこれを		沢瀉	12-292	肝風	08-327
思という	05-050	沢蘭	12-441	肝寒	08-334
志室	20-356	沢瀉湯	13-586	肝咳	14-095
忍冬藤	12-176	決明子	12-133	肝着	14-217
快薬	12-219	沖洗法（衝洗法）	11-488	肝癌	14-221
投火法	11-686	灼痛	09-304	肝痺	14-332
抖法	11-790	灶心土	12-417	肝疳	17-023
扳法	11-803	灸法（灸術）	11-654	肝兪	20-086
抑強	11-002	牡蛎	12-534	肝陽虚	08-304
扶弱	11-001	牡丹皮	12-206	肝虚寒	08-305
扶突	20-077	牡荊葉	12-490	肝陰虚	08-306
扶正解表	11-079	牡蛎散	13-407	肝気虚	08-307
抜毒	11-723	狂言	09-202	肝血虚	08-308
抜鍼法（抜針法）	11-618	狂病	14-150	肝気盛	08-312
抜罐法	11-685	皂角刺	12-474	肝気実	08-313
抜毒膏	13-175	肝	03-082	肝実熱	08-322
抜伸牽引	11-734	肝	20-518	肝気逆	08-333
抜毒化腐生肌薬	12-683	肝は血を蔵す（肝は蔵血）		肝中寒	08-335
折傷	19-003		03-091	肝腎同源	03-211
折瘍	19-006	肝は左に生ず	03-084	肝陽偏旺	08-309
折頂回旋	11-739	肝は剛臓たり	03-097	肝陽上亢	08-310
折骨裂膚	19-004	肝は罷極の本	03-099	肝陽化火	08-311
折骨絶筋	19-005	肝は風を悪む	03-100	肝気鬱結	08-315
攻下薬	12-218	肝は胆に合す	03-203	肝気不舒	08-316
攻下剤	13-244	肝は風を主る	08-326	肝気不和	08-317
攻裏剤	13-245	肝は疏泄を主る	03-089	肝失条達	08-318
攻下逐水	11-176	肝は昇発を主る	03-090	肝火上炎	08-320
攻逐水飲	11-177	肝は血海を主る	03-092	肝経実熱	08-323
攻補兼施	11-179	肝は謀慮を主る	03-095	肝経湿熱	08-325
攻補兼施治法	11-160	肝は常に余りあり	03-098	肝風内動	08-328
旱蓮草	12-628	肝は身の筋膜を主る	03-094	肝陽化風	08-329
更衣丸	13-253	肝は陽中の少陽たり	03-101	肝腎虧損	08-420
杜仲	12-592	肝は体は陰にして用は陽		肝腎陰虚	08-421

574　日本語画数索引　　　　　　　　　　　　　　　（7画）

肝火犯肺	08-422	花椒	12-337	足の厥陰肝経	20-012
肝気犯脾	08-430	花蕊石	12-409	足の太陽膀胱経	20-007
肝気犯胃	08-431	花翳白陥	18-059	足根中足骨関節脱臼	19-068
肝鬱脾虚	08-433	角孫	20-126	身柱	20-217
肝胆倶実	08-434	角窩上	20-483	身瞤動	09-058
肝胆湿熱	08-435	角窩中	20-485	身体尪羸	09-050
肝陰虚証	10-290	谷精草	12-132	身熱不揚	09-244
肝陽虚証	10-296	豆巻	12-293	身熱夜甚	09-248
肝血虚証	10-297	貝母	12-470	身痛逐瘀湯	13-479
肝鬱泄瀉	14-183	赤芍	12-207	車前子	12-304
肝胆病弁証	10-289	赤痘	17-099	車前草	12-305
肝陽上亢証	10-291	赤膜	18-033	辛にして烈せず	12-062
肝陽化風証	10-292	赤小豆	12-299	辛甘は発散して陽となす	
肝風内動証	10-293	赤石脂	12-645		02-037
肝鬱化火証	10-300	赤游丹	17-123	辛夷	12-090
肝火上炎証	10-301	赤白遊風	15-041	辛温解表	11-070
肝火熾盛証	10-302	赤脈伝睛	18-029	辛涼解表	11-073
肝火犯頭証	10-303	赤脈貫睛	18-030	辛開苦泄	11-078
肝火燔耳証	10-304	赤脈貫目	18-031	辛寒清気	11-092
肝鬱気滞証	10-305	赤膜下垂	18-075	辛寒生津	11-093
肝鬱血瘀証	10-306	赤脈下垂	18-076	辛開苦降	11-190
肝経湿熱証	10-307	走黄	10-139	辛甘化陽	11-214
肝胆湿热証	10-311	走罐	11-699	辛温開竅	11-317
肝鬱脾虚証	10-357	走馬牙疳	18-224	辛涼軽剤	13-137
肝胃不和証	10-358	足跟痛（踵痛）	09-293	辛涼平剤	13-138
肝腎陰虚証	10-359	足発背	15-030	辛涼重剤	13-139
肘	20-466	足臨泣	20-376	辛涼解表薬	12-105
肘尖	20-427	足竅陰	20-377	辛温解表薬	12-085
肘膠	20-373	足三里	20-378	臣薬	13-031
肘頭牽引	11-767	足通谷	20-379	防風	12-088
肘頭骨折	19-017	足五里	20-380	防已	12-272
肘関節脱臼	19-057	足三陽経	06-052	防風通聖散	13-283
肘関節捻挫傷	19-117	足三陰経	06-053	防已黄耆湯	13-583
肛裂	15-125	足蹞膝頂	11-744	防已椒目葶藶大黄丸	13-265
肛癰	15-126	足首骨折	19-039	麦芽	12-382
肛漏	15-127	足陽明胃経	06-056	麦門冬	12-634
肛門	20-456	足太陰脾経	06-057	麦門冬湯	13-362
肓門	20-106	足少陰腎経	06-061		
肓兪	20-107	足少陰肝経	06-064	**8画**	
良附丸	13-292	足厥陰肝経	06-065	乳香	12-427
芫花	12-235	足太陽膀胱経	06-060	乳蛾	15-045
芳香開竅	11-316	足舟状骨骨折	19-042	乳発	15-048
芳香化湿	11-407	足の陽明胃経	20-003	乳癆	15-049
芳香辟穢	11-408	足の太陰脾経	20-004	乳核	15-050
芡実	12-660	足の少陰腎経	20-008	乳癖	15-051
芤脈	09-488	足の少陽胆経	20-011		

（7〜8画）

乳癖	15-052	
乳漏	15-053	
乳衄	15-055	
乳岩	15-056	
乳疹	17-080	
乳蛾	18-170	
乳鹅	18-171	
乳根	20-196	
乳中	20-197	
乳房痛	09-295	
乳頭風	15-054	
乳汁不行	16-137	
乳汁不通	16-138	
乳汁自出	16-140	
乳汁自涌	16-141	
京骨	20-130	
京門	20-131	
侠白	20-291	
侠渓	20-292	
使君子	12-677	
使薬	13-033	
併病	08-491	
併月（并月）	16-006	
佩蘭	12-284	
刮	12-018	
刮柄法	11-602	
刷	12-019	
制化	02-062	
刺痛	09-298	
刺手	11-539	
刺絡法	11-554	
刺五加	12-594	
刺鍼角度（刺針角度）	11-584	
刺血抜罐	11-703	
刺絡抜罐	11-704	
刺法灸法学	01-018	
卒厥	09-020	
卒中	14-135	
卒心痛	14-123	
協熱痢	14-032	
参伍	09-454	
参蘇飲	13-149	
参耆膏	13-323	
参茸湯	13-391	
参伍不調（参伍調わず）	09-455	

参苓白朮散	13-320	
参苓平胃散	13-321	
和法	11-181	
和膠	20-065	
和解法	11-180	
和解剤	13-268	
和解少陽	11-183	
和解表裏	11-191	
和胃降逆	11-336	
和血熄風	11-381	
和中安神	11-457	
呼吸之門	03-031	
呼吸補瀉	11-611	
呷	12-056	
命門	03-103	
命門の火	03-110	
命関	09-116	
命門	20-158	
周時	13-122	
周栄	20-372	
固定クッション	11-758	
固定痛	09-302	
固渋薬	12-636	
固陰煎	13-374	
固渋剤	13-405	
固腸丸	13-411	
固精丸	13-416	
固胎丸	13-417	
固経丸	13-418	
固衝湯	13-419	
固表止汗	11-296	
固渋止遺	11-300	
固精縮尿	11-302	
固崩止帯	11-304	
固表止汗薬	12-637	
固精縮尿止帯薬	12-652	
垂前	20-529	
垂盆草	12-327	
垂簾翳	18-077	
夜啼	17-070	
夜明砂	12-136	
夜交藤（首烏藤）	12-576	
夜熱早涼	09-249	
奇穴	06-041	
奇経	06-067	
奇方	13-012	

奇恒の腑	03-165	
奇経八脈	06-066	
奇経納卦法	11-642	
奔豚湯	13-232	
委陽	20-280	
委中	20-281	
委中毒	15-028	
委陵菜	12-192	
季経	16-003	
実	08-031	
実中に虚を挟む	08-036	
実より虚に転ずる	08-506	
実すれば則ち陽明，虚すれば則ち太陰	08-507	
実邪	07-024	
実寒	08-070	
実脈	09-503	
実証	10-047	
実喘	14-113	
実痞	14-157	
実秘	14-197	
実寒証	10-101	
実熱証	10-124	
実按灸	11-672	
実験針灸学	01-020	
定喘	20-387	
定志丸	13-394	
定喘湯	13-466	
定癇丸	13-610	
宗筋	04-010	
宗気	05-012	
居経	16-004	
居髎	20-135	
屈伸法	11-753	
岩	15-066	
岩白菜	12-489	
府舎	20-080	
延胡索	12-432	
弦脈	09-507	
往来寒熱	09-252	
怖るれば則ち気下る	08-162	
怪脈	09-519	
怔忡	14-121	
所勝（勝つところ）	02-070	
所不勝（勝たざるところ）	02-071	

抽搐	09-075
抽気罐	11-688
抽気罐法	11-696
拡創引流法	11-494
拡張進鍼法（拡張進針法）	
	11-582
抵当丸	13-488
抵当湯	13-489
抱竜丸	13-601
抱輪紅赤	09-061
抱頭火丹	17-113
押手	11-540
拇指同身寸	11-626
拍撃法	11-798
拈痛湯	13-565
承扶	20-030
承光	20-031
承漿	20-032
承筋	20-033
承霊	20-034
承満	20-035
承泣	20-036
承山	20-037
易黄湯	13-420
昇降散	13-224
昇陥湯	13-315
昇降出入	05-006
昇降出入は器としてあらざる	
なし	05-007
昇提中気	11-228
昇陽挙陥	11-258
昇挙中気	11-259
昇清降濁	11-287
昇清固渋	11-288
昇降浮沈	12-005
昇陽益胃湯	13-318
昇陽除湿湯	13-555
昏厥	09-023
昏矇	09-025
昏瞀	09-304
昏悶無声	09-026
明堂	04-148
明灸	11-657
明礬	12-680
明党参	12-631
明目剤	13-631

服食	21-004
服用法	13-115
服薬食忌	12-067
枕	20-500
枕骨	04-019
枕禿	09-068
枕中丹（孔子大聖枕中丹）	
	13-428
枕上側線	20-441
枕下側線	20-442
枕上正中線	20-440
板	04-022
板牙	17-140
板藍根	12-155
松節	12-260
松花粉	12-147
歩廊	20-027
武火	13-124
毒証	10-127
毒性反応	12-064
毒火攻唇証	10-131
毒壅上焦証	10-433
法は証に随いて立てる	
	11-048
法を以て方を統べる	11-049
泡	12-030
泄剤	13-020
泄瀉	14-166
泄衛透熱	11-076
泄熱和胃	11-128
注泄	14-172
注射剤	13-058
油汗	09-269
油膏	13-067
油風	15-112
油捻灸	11-682
泥丸（脳宮）	03-167
治病は必ず本を求む	11-009
治風剤	13-510
治燥剤	13-543
治未病（未病を治す）	11-006
治皮刺	11-588
河車丸	13-344
泌別清濁	03-149
炒	12-035
炒黄	12-037

炒焦	12-038
炒炭	12-039
炉甘石	12-689
炙	12-042
炅なれば則ち気泄す	08-228
物損真睛	18-109
狗脊	12-278
玫瑰花	12-346
直中	08-483
直刺	11-585
直腸	20-453
直鍼刺（直針刺）	11-566
直接灸	11-656
直接暴力	07-102
肓	18-078
知母	12-125
秉風	20-026
空痛	09-310
突起睛高	18-122
突起睛高	18-123
耵耳	18-145
股	20-473
股腫	15-143
股関節脱臼	19-064
肥胖	14-307
肥瘡	15-088
肥疳	17-013
肥児丸	13-623
肩	20-467
肩息	09-074
肩井	20-117
肩髎	20-118
肩髃	20-121
肩貞	20-122
肩外兪	20-120
肩中兪	20-123
肩甲骨骨折	19-010
肩鎖関節脱臼	19-055
肩関節脱臼	19-056
肩部挫捻症	19-110
肩部肉離れ	19-111
苗竅	04-051
苦参	12-143
苦楝皮	12-678
苦寒直折	11-088
苦寒清気	11-095

（8画）

577

苦寒清熱	11-096
苦寒泄熱	11-097
苦辛通降	11-188
苦温燥湿	11-417
苔質	09-158
苔色	09-178
苓桂朮甘湯	13-571
苓甘五味姜辛湯	13-607
若木骨折	19-019
虎杖	12-168
虎潜丸	13-379
虎口三関	09-120
虎骨木瓜湯	13-527
表実	05-026
表実	08-044
表邪	07-030
表虚	08-042
表熱	08-118
表寒	08-119
表邪が裏に入る	08-474
表証	10-012
表寒証	10-013
表熱証	10-014
表虚証	10-015
表実証	10-016
表気不固	08-043
表虚裏実	08-047
表実裏虚	08-048
表裏俱虚	08-049
表裏俱実	08-050
表熱裏寒	08-122
表寒裏熱	08-123
表裏俱熱	08-124
表裏俱寒	08-125
表裏同病	08-469
表邪内陥	08-473
表裏弁証	10-011
表実裏虚証	10-028
表虚裏実証	10-029
表寒裏熱証	10-030
表熱裏寒証	10-031
表裏俱虚証	10-032
表裏俱実証	10-033
表裏俱寒証	10-034
表裏俱熱証	10-035
表裏配穴法	11-644

表裏双解剤	13-282
邪の湊るところ，その気必ず虚す	08-010
邪は空竅を害す	08-027
邪気	07-015
邪気が三焦に留まる	08-392
邪気盛んなれば則ち実，精気奪すれば則ち虚	08-009
邪正消長	08-011
邪伏膜原証	10-421
金	02-044
金は水を生む	02-052
金は木を克す	02-059
金は火を侮る	02-067
金は火の勝つところたり	02-075
金は木の勝たざるところたり	02-080
金は従革と曰う	02-089
金気は粛殺	02-090
金鍼（金針）	11-537
金瘍	15-147
金疳	18-043
金瘡	18-044
金門	20-128
金津	20-394
金果欖	12-173
金銀花	12-201
金銭草	12-317
金銭草	12-326
金沸草	12-488
金礞石	12-491
金桜子	12-659
金匱要略	01-052
金破不鳴（金　破して鳴かず）	08-280
金実不鳴（金　実にして鳴かず）	08-281
金水相生	11-257
金鈴子散	13-202
金針撥内障	11-725
金銭白花蛇	12-252
金鎖固精丸	13-415
金水六君煎	13-593
長脈	09-498
長強	20-029

附子	12-335
附分	20-082
附子湯	13-304
附骨疽	15-035
附子瀉心湯	13-277
附子理中丸	13-291
阿魏	12-679
阿是穴	06-038
阿膠鶏子黄湯	13-376
青睛	04-099
青舌	09-131
青黛	12-156
青果	12-174
青果	12-200
青蒿	12-212
青皮	12-369
青風	18-094
青盲	18-103
青霊	20-182
青銅鍼（青銅針）	11-536
青葙子	12-131
青葉胆	12-319
青礞石	12-473
青娥丸	13-392
青蛇毒	15-142
青風内障	18-093
青蒿鱉甲湯	13-241
青州白丸子	13-592
非搐	17-047
非化膿灸	11-660
斉刺	11-564

9画

促脈	09-514
便は羊屎の如し	09-398
便血	09-108
便秘	09-395
便溏	09-400
保元湯	13-317
保和丸	13-620
保産無憂散	13-349
俞穴	06-027
俞府	20-231
前陰	04-158
前胡	12-499

前頂	20-178	宣痺通陽	11-213		11-022
前谷	20-179	宣痺通絡	11-354	急下	11-158
前後配穴法	11-646	宣表化湿	11-367	急方	13-011
南沙参	12-625	宣肺化痰	11-369	急火	13-126
厚苔	09-159	宣気化湿	11-404	急黄	14-207
厚朴	12-374	宣毒発表湯	13-147	急風	14-350
厚朴花	12-365	宣肺止咳平喘	11-069	急脈	20-113
厚朴三物湯	13-252	単按	09-477	急驚風	17-039
厚朴七物湯	13-455	単煎	13-102	急喉瘖	18-193
厚朴温中湯	13-456	屋漏脈	09-529	急喉風	18-195
咽嗌	04-131	屋翳	20-285	急性子	12-459
咽喉	20-494	屏尖	20-491	急下存陰	11-168
咽喉癬	18-190	屏間前	20-496	急救回生丹	13-300
咳血	09-105	屏間後	20-498	急性腰部損傷	19-139
咳嗽	09-211	巻柏	12-405	急性化膿性骨髄炎	19-083
咳逆倚息	09-053	幽門	20-342	扁瘊	15-082
咳如犬吠（咳　犬の吠えるが		建里	20-124	扁桃体	20-533
如し）	09-213	建瓴湯	13-539	指	20-463
咳逆上気	09-210	後陰	04-166	指法	09-472
哈士蟆油（哈蟆油）	12-633	後下	13-099	指目	09-473
咯血	09-104	後頂	20-101	指紋診法	09-114
垢胎	16-009	後渓	20-102	指骨骨折	19-029
変蒸	03-118	後天之精	05-042	指切進鍼法（指切進針法）	
変証	10-385	後伸扳法	11-804		11-579
変癰	17-051	退赤散	13-233	指寸定位法	11-622
変痏	17-052	退翳明目	11-728	指節間関節脱臼	19-063
変暗	17-053	逆らう者は正治なり	11-020	挟板固定	11-756
変形性関節炎	19-089	逆伝	08-467	挟食傷寒	14-011
威霊仙	12-254	逆証	10-005	挟持進鍼法（挟持進針法）	
姜黄	12-429	逆経	16-005		11-580
孤陽不生，独陰不長	02-016	逆伝心包	08-468	持続痛	09-312
孤陽上出（孤陽上越）	08-082	恢刺	11-563	持続的疲労性損傷	19-156
客する者はこれを除く		恬淡虚無	21-005	拯陰理労湯	13-373
	11-017	思えば則ち気結す	08-160	拯陽理労湯	13-388
客邪	07-036	思に因りて遠く慕うはこれを		按摩	11-779
客色	09-034	慮と謂う	05-051	按法	11-791
客忤	17-071	思傷脾（思は脾を傷る）		春の応は規に中る	09-482
客運	21-038		07-084	春温	14-070
客気	21-040	思勝恐（思は恐に勝つ）		春夏養陽，秋冬養陰	21-009
客気邪風	07-040		07-091	昆布	12-172
客忤夜啼	17-072	怒れば則ち気上る	08-159	柿蒂	12-376
客主加臨	21-044	怒傷肝（怒は肝を傷る）		枯痔	15-118
宣肺	11-067		07-086	相反	12-072
宣剤	13-017	怒勝思（怒は思に勝つ）		相悪	12-073
宣痺湯	13-566		07-093	相殺	12-074
宣肺止咳	11-068	急なる者はこれを緩める		相畏	12-075

（9画）　　　　　　　　　　　　　　　　　　　　　　　　　　　　　　　　　　579

相使	12-076	津液弁証	10-187	発陳	21-006
相須	12-077	津気虧虚証	10-189	発泡灸	11-680
相思子	12-665	津液虧虚証	10-211	発表薬	12-083
相火妄動	08-345	洪脈	09-496	発泡錠	13-094
挑	12-014	洗	12-028	発表剤	13-128
挑刺法	11-573	洗剤	13-064	発汗解表	11-054
枳殻	12-353	洞泄	14-173	発中有補	11-085
枳実	12-377	洋金花	12-507	発散風寒薬	12-084
枳実導滞丸	13-453	炮製	12-011	発散風熱薬	12-104
柏子仁	12-523	炮姜	12-340	眉衝	20-157
枇杷葉	12-511	炮炙	12-043	眉棱骨	04-021
枸杞子	12-614	点刺舌	09-139	眇目	18-113
枸骨葉	12-632	点刺法	11-572	冒	09-359
栄枯老嫩	09-134	点穴法	11-792	冒眩	09-360
架火法	11-691	点眼薬法	11-500	冒湿	14-018
染苔	09-186	狐疝	15-145	冒暑	14-076
柔肝	11-275	狐惑病	14-090	砂仁	12-281
柔肝薬	12-573	独語（独り言）	09-198	砂淋	14-241
歪斜舌	09-146	独活	12-255	砂石淋	14-242
海藻	12-496	独陰	20-388	砭石	11-534
海馬	12-597	独立守神	21-015	砭刺	11-576
海泉	20-391	独活寄生湯	13-514	砭鎌法	11-497
海風藤	12-268	珍珠	12-519	研削挫傷	19-153
海桐皮	12-308	珍珠母	12-532	神	05-043
海金砂	12-321	玳瑁	12-542	神が舎を守らず	08-252
海蛤殻	12-494	甚だしき者は独行す	11-036	神を得る者は生きる	09-016
海螵蛸	12-655	甚だしき者はこれに従う		神を失する者は死す	09-017
海藻玉壺湯	13-616		11-033	神に随い往来する者はこれを
活絡丹	13-516	畏寒	09-237	魂と謂う	05-046
活血化瘀	11-347	畏光	09-354	神明	03-023
活血化瘀薬	12-419	疫癘	07-062	神水	04-107
活血祛瘀薬	12-420	疫毒	07-065	神膏	04-111
活血行気薬	12-421	疫疔	15-017	神乱	09-015
活血止痛薬	12-422	疫疹	17-082	神昏	09-019
活血調経薬	12-434	疫痧	17-091	神疲	09-345
活血療傷薬	12-448	疫毒痢	14-030	神蔵	20-218
活絡効霊丹	13-486	疫喉痧	17-092	神道	20-219
津	05-034	疢難	14-002	神封	20-220
津液	05-032	疥瘡	15-094	神門	20-221
津気	05-035	疣	15-078	神闕	20-222
津脱	08-174	疣目	15-079	神堂	20-223
津傷証	10-188	発	15-029	神庭	20-224
津血同源	05-057	発熱	09-234	神門	20-486
津枯血燥	08-187	発酵	12-052	神犀丹	13-172
津枯邪滞	08-188	発芽	12-055	神麴丸	13-423
津虧血瘀	08-189	発頤	15-039	神機気立	05-045

神明被蒙	08-256	肺	20-523	肺腎同源	03-213
神機受迫	08-257	肺は右に蔵す	03-032	肺腎相生	03-214
神志昏憒	09-021	肺は気の本	03-041	肺気不宣	08-272
神識昏憒	09-022	肺は寒を悪む	03-056	肺気不利	08-273
神経性関節炎	19-093	肺は気の主たり	03-040	肺気上逆	08-274
禹白附	12-480	肺は気を主る	03-038	肺気清粛	08-275
禹余粮	12-643	肺は気を蔵す	03-042	肺津不布	08-276
秋の応は衡に中る	09-484	肺は呼吸を司る	03-039	肺絡損傷	08-277
秋燥	14-091	肺は行水を主る	03-049	肺脾両虚	08-407
秋後晩発	14-084	肺は治節を主る	03-047	肺脾気虚	08-409
秋時晩発	14-085	肺は粛降を主る	03-037	肺腎陰虚	08-410
穿腮毒	18-221	肺は常に不足する	03-057	肺腎気虚	08-411
穿腮発	18-220	肺は身の皮毛を主る	03-051	肺病弁証	10-233
紅舌	09-128	肺は水の上源たり	03-050	肺気虚証	10-234
紅麹	12-435	肺は宣発を主る	03-036	肺陰虚証	10-236
紅花	12-442	肺は大腸に合す	03-201	肺陽虚証	10-238
紅豆蔲	12-287	肺は貯痰の器たり	08-279	肺風痰喘	10-239
紅景天	12-561	肺は通調水道を主る	03-048	肺腎同治	11-256
紅絲疔	15-018	肺は皮毛に合す	03-052	肺炎喘嗽	17-002
紅汗衄血	09-281	肺は皮毛を主る	03-053	肺熱熾盛証	10-240
紅霞映目	18-073	肺は皮毛を生ず	03-054	肺燥腸閉証	10-250
紅蝴蝶瘡	15-115	肺は百脈を朝す	03-045	肺腎気虚証	10-352
胎孕	03-120	肺は陽中の太陰たり	03-058	肺腎陰虚証	10-353
胎衣	03-194	肺は嬌臓たり	03-055	胞	03-180
胎稟	07-004	肺気	03-033	胞宮	03-181
胎毒	07-109	肺陰	03-034	胞門	03-186
胎漏	16-066	肺陽	03-035	胞衣	03-195
胎弱	17-116	肺虚	08-261	胞瞼	04-080
胎怯	17-117	肺実	08-264	胞腫	09-066
胎赤	17-118	肺熱	08-266	胞痹	14-342
胎寒	17-119	肺火	08-267	胞阻	16-064
胎熱	17-120	肺寒	08-270	胞漏	16-067
胎黄	17-121	肺咳	14-097	胞肓	20-022
胎疸	17-122	肺脹	14-115	胞衣先破	16-115
胎教	21-020	肺癰	14-116	胞衣不下（胞衣下らず）	
胎養	21-021	肺痨	14-117		16-116
胎不長	16-077	肺痿	14-119	胞生痰核	18-002
胎動不安	16-069	肺癌	14-120	胞輪振跳	18-010
胎死不下（胎死下らず）		肺痹	14-334	胞宮虚寒証	10-331
	16-074	肺疳	17-021	胞宮湿熱証	10-333
胎萎不長	16-076	肺愈	20-069	胞宮積熱証	10-334
胎気上逆	16-080	肺気虚	08-262	胖大舌	09-135
胎水腫満	16-082	肺陰虚	08-263	胖大海	12-477
胎位不正	16-098	肺気実	08-265	胙	04-008
胎患内障	18-098	肺実熱	08-268	胆	03-134
肺	03-029	肺衛証	10-410	胆は決断を主る	03-178

（9画）　　　　　　　　　　　　　　　　　　　　　　581

胆気	03-135	胃熱消穀	08-367	重は怯を去るべし	11-307
胆熱	08-353	胃火上昇	08-368	重陰必ず陽，重陽必ず陰	
胆寒	08-354	胃火熾盛	08-369		02-024
胆攣	12-664	胃納呆滞	08-372	重言	09-197
胆咳	14-102	胃気虚証	10-267	重痛	09-308
胆脹	14-218	胃陰虚証	10-268	重聴	09-352
胆兪	20-057	胃陽虚証	10-269	重楼	12-193
胆嚢	20-385	胃脘下兪	20-413	重剤	13-022
胆実熱	08-357	胃腸病弁証	10-256	重舌	17-135
胆南星	12-475	胃熱熾盛証	10-270	重寒傷肺	08-238
胆虚気怯	08-355	胃火燔齦証	10-271	重鎮安神	11-305
胆気不足	08-356	胃腸気滞証	10-282	重鎮安神薬	12-516
胆鬱痰擾証	10-309	胡荽	12-100	臥胎	16-109
胃	03-136	胡椒	12-334	面王	04-147
胃	20-508	胡黄連	12-211	面頬	20-532
胃は受納を主る	03-141	胡蘆巴（胡芦巴）	12-598	面遊風	15-109
胃は腐熟を主る	03-142	胡桃肉	12-610	革脈	09-509
胃は水穀の海	03-144	背は胸中の府	04-039	韭菜子	12-595
胃は降濁を主る	03-145	背法	11-802	風	07-037
胃和せざれば則ち臥して		背兪穴	06-026	風勝れば則ち動ず	08-198
安からず	08-371	背部穴	20-017	風寒	07-044
胃気	03-081	臭いがわからない	09-317	風温	14-069
胃気は降を主る	03-146	草果	12-282	風雨は則ち上を傷る	08-231
胃口	03-137	草豆蔲	12-283	風木の臓	03-083
胃陽	03-138	草薬医師	01-063	風輪	04-066
胃陰	03-139	茵蔯蒿	12-325	風気	07-039
胃津	03-140	茵蔯蒿湯	13-557	風湿	07-056
胃家	08-033	茵蔯五苓散	13-581	風燥	07-059
胃虚	08-358	茯神	12-526	風痰	07-105
胃実	08-359	茯苓	12-298	風団	09-097
胃熱	08-360	茯苓導水湯	13-585	風関	09-118
胃寒	08-361	茯苓桂枝白朮甘草湯	13-572	風証	10-295
胃痛	09-289	茜草根	12-398	風水	14-224
胃咳	14-099	荊芥	12-093	風厥	14-304
胃反	14-164	荔枝核	12-375	風痹	17-058
胃倉	20-282	茺蔚子	12-440	風痧	17-083
胃兪	20-283	茶油	12-148	風疹	17-084
胃気虚	08-364	茶剤	13-049	風癧	17-085
胃陽虚	08-365	虹彩	04-106	風池	20-070
胃陰虚	08-366	虻虫	12-461	風府	20-071
胃不和	08-370	要穴	06-033	風門	20-073
胃家実	08-446	郄穴	06-021	風市	20-074
胃脘痛	09-288	郄門	20-290	風渓	20-465
胃神根	09-440	郄会配穴	11-651	風毒証	10-128
胃気逆上	08-362	郁李仁	12-227	風痰証	10-199
胃気不降	08-363	酊剤	13-060	風温痙	14-346

風瘙痒……………… 15-106	食瀉……………… 14-188	夏季熱……………… 17-069
風熱瘡……………… 15-107	食厥……………… 14-306	娑羅子……………… 12-363
風気内動……………… 08-199	食積……………… 17-003	孫絡……………… 06-085
風中血脈（風が血脈に中たる）	食疳……………… 17-028	容平……………… 21-008
……………… 08-233	食竇……………… 20-226	射干……………… 12-199
風寒束表……………… 08-235	食道……………… 20-506	射干麻黄湯……………… 13-575
風湿相搏……………… 08-236	食積証……………… 10-147	峻下……………… 11-156
風寒束肺……………… 08-271	食積瀉……………… 14-189	峻補……………… 11-220
風火内旋……………… 08-330	食已則吐……………… 09-219	峻剤……………… 13-246
風赤瘡痍……………… 18-006	食労疳黄……………… 14-209	峻下逐水薬……………… 12-230
風輪赤豆……………… 18-074	香薷……………… 12-094	帯下……………… 05-033
風牽偏視……………… 18-115	香豉……………… 12-112	帯脈……………… 06-073
風熱乳蛾……………… 18-173	香櫞……………… 12-372	帯脈……………… 20-056
風熱喉痺……………… 18-178	香附子……………… 12-373	帯下病……………… 16-058
風熱牙疳……………… 18-225		帯脈失約……………… 08-298
風火攻目証……………… 10-097		庫房……………… 20-142
風寒表実証……………… 10-017	**10 画**	弱脈……………… 09-501
風寒表虚証……………… 10-018	倒経……………… 16-007	彧中……………… 20-346
風熱犯表証……………… 10-019	候気……………… 11-595	従う者は反治なり…… 11-032
風湿襲表証……………… 10-021	修治……………… 12-012	従化……………… 08-465
風中経絡証……………… 10-087	修事……………… 12-013	徐発……………… 08-026
風勝行痺証……………… 10-088	倉廩の本……………… 03-060	徐長卿……………… 12-256
風熱襲喉証……………… 10-089	党参……………… 12-563	徐疾補瀉……………… 11-609
風寒犯鼻証……………… 10-090	凍瘡……………… 15-136	通は通に因りて用いる
風寒犯頭証……………… 10-091	凌霄花……………… 12-436	……………… 11-030
風寒絡阻証……………… 10-092	凌心射肺……………… 08-402	通竅……………… 11-730
風熱侵咽証……………… 10-093	剝苔……………… 09-170	通草……………… 12-311
風熱犯鼻証……………… 10-094	剤量……………… 12-078	通剤……………… 13-018
風熱犯耳証……………… 10-095	剤型……………… 13-036	通里……………… 20-268
風熱犯頭証……………… 10-096	帰経……………… 12-006	通天……………… 20-269
風湿凌目証……………… 10-098	帰来……………… 20-096	通関丸……………… 13-605
風湿犯頭証……………… 10-099	原気……………… 05-010	通電器……………… 11-527
風熱疫毒証……………… 10-126	原穴……………… 06-032	通鼻竅……………… 11-729
風火熱毒証……………… 10-136	原絡配穴……………… 11-650	通淋薬……………… 12-302
風熱犯肺証……………… 10-241	哮……………… 14-105	通幽湯……………… 13-259
風熱犯肺証……………… 10-242	哮喘……………… 14-106	通調水道……………… 03-044
風水相搏証……………… 10-247	哮病……………… 14-107	通腑泄熱……………… 11-167
風輪陰虚証……………… 10-312	哺乳疳……………… 17-016	通経活絡……………… 11-351
風輪風熱証……………… 10-313	喎僻……………… 09-071	通絡止痛……………… 11-353
風輪湿熱証……………… 10-314	唇……………… 04-132	通利小便……………… 11-424
風輪熱毒証……………… 10-315	唇口……………… 04-133	通淋排石……………… 11-425
飛揚喉……………… 18-211	唇風……………… 18-217	通脾瀉胃湯……………… 13-193
飛揚……………… 20-068	夏の応は短に中る…… 09-481	通竅活血湯……………… 13-476
食を欲せず……………… 09-375	夏枯草……………… 12-129	透表……………… 11-058
食忌……………… 12-066	夏天無……………… 12-191	透泄……………… 11-059
食泄……………… 14-187		透邪……………… 11-060

透疹……………… 11-062	桑葉……………… 12-119	消食剤……………… 13-617
透天涼…………… 11-615	桑枝……………… 12-267	消導剤……………… 13-618
透膿散…………… 13-181	桑椹……………… 12-575	消長化退………… 09-177
透関射甲………… 09-119	桑寄生…………… 12-277	消穀善飢………… 09-379
透営転気………… 11-109	桑白皮…………… 12-506	消痰平喘………… 11-435
透熱転気………… 11-110	桑螵蛸…………… 12-654	消食導滞………… 11-453
連翹……………… 12-202	桑菊飲…………… 13-141	消食化滞………… 11-454
連舌……………… 17-136	桑杏湯…………… 13-546	消痞化積………… 11-459
連銭草…………… 12-309	桑螵蛸散………… 13-413	消痰軟堅………… 11-462
連理湯…………… 13-281	桑白皮湯………… 13-471	涌吐法…………… 11-465
息胞……………… 16-117	柴胡……………… 12-117	涌吐薬…………… 12-662
息肉痔…………… 15-129	柴葛解肌湯……… 13-144	涌吐剤…………… 13-626
恐傷腎（恐は腎を傷る）	柴胡達原飲……… 13-272	流水……………… 13-120
……………… 07-082	柴胡疏肝散……… 13-437	流注……………… 15-036
恐勝喜（恐は喜に勝つ）	柴胡加竜骨牡蛎湯…… 13-273	流火……………… 15-042
……………… 07-094	既病防変………… 11-008	流痰……………… 15-044
挫傷……………… 19-149	時邪……………… 07-069	流浸膏…………… 13-069
振法……………… 11-782	時毒……………… 07-068	流涙症…………… 18-017
捏法……………… 11-793	時病……………… 14-006	流金凌木………… 18-028
捏脊……………… 11-794	時気……………… 14-007	浸膏……………… 13-068
拳参……………… 12-198	時行……………… 14-008	浸漬法…………… 11-489
拳按尋…………… 09-475	時の気…………… 07-071	浣腸剤（灌腸剤）…… 13-056
拳元煎…………… 13-314	時疫……………… 14-062	浮絡……………… 06-087
拿法……………… 11-795	時疫痢…………… 14-024	浮脈……………… 09-486
格陰……………… 08-100	時毒疫…………… 14-063	浮刺……………… 11-568
格陽……………… 08-093	時行癘気（時行戻気）… 07-070	浮萍……………… 12-116
桔梗……………… 12-498	時明時昧………… 09-027	浮白……………… 20-076
桂枝……………… 12-103	時行感冒………… 14-005	浮郄……………… 20-079
桂枝湯…………… 13-132	時毒発頤………… 17-104	涙………………… 04-090
桂枝茯苓丸……… 13-485	殺虫……………… 11-470	涙泉……………… 04-086
桂苓甘露散……… 13-562	殷門……………… 20-334	涙竅……………… 04-087
桂枝芍薬知母湯…… 13-536	酒客……………… 07-010	涙堂……………… 04-088
桂枝加竜骨牡蛎湯… 13-404	酒癖……………… 07-011	涙点……………… 04-089
桃仁……………… 12-439	酒剤……………… 13-061	浙貝母…………… 12-497
桃核承気湯……… 13-473	酒醴……………… 13-078	泰山磐石散……… 13-342
梅核気…………… 18-201	酒煎……………… 13-103	烙法……………… 11-496
梅花鍼（梅花針）…… 11-523	酒疸……………… 14-213	焯化……………… 13-109
梅花点舌丹……… 13-190	酒渣鼻…………… 15-111	烘焙……………… 12-045
梅毒性骨膜・関節炎… 19-087	消痰……………… 11-431	烏珠……………… 04-098
栓剤……………… 13-051	消法……………… 11-451	烏頭……………… 12-247
栝楼……………… 12-478	消渇……………… 14-272	烏薬……………… 12-351
栝楼薤白白酒湯…… 13-443	消濼……………… 20-299	烏梅……………… 12-649
栝楼薤白半夏湯…… 13-442	消食薬…………… 12-380	烏梢蛇…………… 12-249
拭口……………… 21-024	消導薬…………… 12-381	烏蛇胆…………… 12-485
桉葉……………… 12-106	消瘀湯…………… 13-228	烏頭湯…………… 13-309
根結……………… 06-045	消風散…………… 13-518	烏鶏丸…………… 13-348

584　　日本語画数索引 （10画）

烏梅丸……… 13-625	益気養陰……… 11-245	祛風湿薬……… 12-240
特定穴……… 06-033	益火補土……… 11-250	祛風湿寒薬……… 12-241
珠子参……… 12-626	益気摂精……… 11-303	祛風湿熱薬……… 12-263
畜門……… 04-155	益気活血……… 11-344	祛風湿強筋骨薬… 12-275
留まる者はこれを攻める	益気聰明湯……… 13-327	秩辺……… 20-355
……… 11-011	眩暈……… 14-126	秦皮……… 12-142
留飲……… 10-208	真牙……… 04-137	秦艽……… 12-269
留罐……… 11-697	真珠……… 12-519	秦艽鼈甲散……… 13-382
留鍼抜罐（留針抜罐）… 11-702	真臓色……… 09-042	穿山甲……… 12-464
病陽に発する……… 08-017	真臓脈……… 09-522	穿心蓮……… 12-153
病陰に発する……… 08-018	真珠丸……… 13-542	粉膏剤……… 13-072
病は本たり，工は標たり	真武湯……… 13-574	粉刺……… 15-110
……… 11-039	真心痛……… 14-124	納呆……… 09-377
病因……… 07-014	真頭痛……… 14-316	納干法……… 11-637
病機……… 08-001	真虚仮実……… 08-038	納支法……… 11-638
病勢……… 08-002	真実仮虚……… 08-039	納甲法……… 11-639
病位……… 08-003	真熱仮寒……… 08-095	納子法……… 11-640
病性……… 08-004	真寒仮熱……… 08-102	納穀不香……… 09-378
病色……… 09-035	真睛破損……… 18-110	納気平喘……… 11-255
病脈……… 09-452	真寒仮熱証……… 10-039	純陰結……… 14-196
病因学説……… 07-016	真熱仮寒証……… 10-040	純陽真人養臓湯……… 13-409
病機学説……… 08-005	真虚仮実証……… 10-048	素問……… 01-049
病色相克……… 09-043	真実仮虚証……… 10-049	素膠……… 20-243
病因弁証……… 10-084	破血……… 11-349	羌活……… 12-091
病機十九条……… 08-508	破瘀……… 11-350	羌活勝湿湯（羌活勝湿湯）
病室死体臭……… 09-227	破傷風……… 15-139	……… 13-522
疾脈……… 09-495	破䐃脱肉……… 09-051	羌活敗毒散（羌活敗毒散）
痂……… 15-120	破気消痞……… 11-328	……… 13-523
疳病……… 17-007	破血逐瘀……… 11-348	胚胎……… 16-100
疳気……… 17-008	破血消癥……… 11-358	胸……… 20-479
疳積……… 17-009	破血消癥薬……… 12-458	胸中が窒がる……… 09-318
疳癆……… 17-010	祛風……… 11-361	胸痛……… 09-284
疳眼……… 18-126	祛痰……… 11-430	胸痺……… 14-122
疳腫脹……… 17-011	祛暑剤……… 13-235	胸郷……… 20-305
疳積上目……… 18-125	祛寒剤……… 13-287	胸椎……… 20-480
疱疹……… 15-074	祛風剤……… 13-511	胸脇苦痛……… 09-321
痤夏……… 17-111	祛湿剤……… 13-549	胸腹部穴……… 20-016
痄腮（流行性耳下腺炎）	祛痰剤……… 13-587	胸腰椎骨折……… 19-048
……… 17-103	祛暑化湿……… 11-146	胸鎖関節脱臼……… 19-054
疹……… 09-092	祛邪截瘧……… 11-182	胸椎関節脱臼……… 10-133
症状……… 09-003	祛瘀生新……… 11-355	胸郭出口症候群……… 19-134
益母草……… 12-438	祛瘀軟堅……… 11-356	脈……… 03-176
益智仁……… 12-642	祛風勝湿……… 11-368	脈は血の府……… 03-177
益胃湯……… 13-366	祛風通絡……… 11-371	脈 四時に応ず……… 09-441
益気固表……… 11-081	祛湿化濁……… 11-405	脈 四時に逆す……… 09-442
益陰固表……… 11-082	祛風化痰……… 11-438	脈は胃気を以て本と為す

（10画）

······ 09-443	
脈に胃気無し ······ 09-444	
脈は神を含す ······ 09-485	
脈管 ······ 04-035	
脈膜 ······ 04-036	
脈診 ······ 09-432	
脈象 ······ 09-433	
脈気 ······ 09-438	

脈に胃気無し ······ 09-444
脈は神を含す ······ 09-485
脈管 ······ 04-035
脈膜 ······ 04-036
脈診 ······ 09-432
脈象 ······ 09-433
脈気 ······ 09-438
脈静 ······ 09-439
脈脱 ······ 09-515
脈瘤 ······ 14-336
脈痿 ······ 14-355
脈暴出 ······ 09-453
脈癲疾 ······ 14-147
脈証合参 ······ 09-457
脈象は病を主る ······ 09-445
脇汗 ······ 09-277
脇痛 ······ 14-216
脇痛裏急 ······ 09-287
胯腹癰 ······ 15-027
胼胝 ······ 15-119
脂瘤 ······ 15-065
脆蛇 ······ 12-449
脊 ······ 04-044
脊中 ······ 20-115
脊柱側弯症 ······ 19-076
脊椎骨折 ······ 19-049
脊椎分離及びすべり症 ······ 19-075
荷葉 ······ 12-397
華蓋 ······ 20-103
華山参 ······ 12-500
華蓋散 ······ 13-131
莱菔子 ······ 12-371
莪朮 ······ 12-463
蚕砂 ······ 12-261
蚕矢湯 ······ 13-569
蚤休 ······ 12-193
衄血 ······ 09-430
豹文刺 ······ 11-546
配伍 ······ 12-007
配合禁忌 ······ 12-071
針剤 ······ 13-050
針眼（麦粒腫） ······ 18-001
針灸学 ······ 01-015
針灸師 ······ 01-059

針刀医学 ······ 01-023
針灸治療学 ······ 01-019
釜底抽薪 ······ 11-169
釜沸脈 ······ 09-532
閃火法 ······ 11-692
閃罐 ······ 11-701
陥する者はこれを昇らす ······ 11-224
陥谷 ······ 20-298
降気 ······ 11-330
降香 ······ 12-408
降気平喘 ······ 11-334
降気止呃 ······ 11-337
降逆下気 ······ 11-338
降気化痰 ······ 11-341
降逆止咳平喘 ······ 11-342
除痹熱 ······ 11-458
除痰剤 ······ 13-588
除湿散満 ······ 11-409
除風益損湯 ······ 13-334
飢えるが食を欲さず ······ 09-380
馬勃 ······ 12-169
馬牙 ······ 17-139
馬歯莧 ······ 12-170
馬鞭草 ······ 12-446
馬銭子 ······ 12-454
馬兜鈴 ······ 12-510
馬桶癬 ······ 15-098
馬脾風 ······ 17-046
骨 ······ 03-175
骨は髄の腑 ······ 04-016
骨・関節結核（骨癆）··· 19-088
骨フッ素症 ······ 19-106
骨節 ······ 04-011
骨度 ······ 04-012
骨蒸 ······ 09-246
骨痹 ······ 14-341
骨疳 ······ 17-025
骨鯁 ······ 18-202
骨折 ······ 19-001
骨鍼（骨針） ······ 11-535
骨牽引 ······ 11-765
骨砕補 ······ 12-451
骨癲疾 ······ 14-149
骨槽風 ······ 18-218
骨腫瘍 ······ 19-101

骨肉腫 ······ 19-102
骨髄腫 ······ 19-105
骨盤腔 ······ 20-487
骨蒸発熱 ······ 09-247
骨盤骨折 ······ 19-051
骨粗鬆症 ······ 19-100
骨軟骨腫 ······ 19-103
骨巨細胞腫 ······ 19-104
骨形成不全 ······ 19-071
骨端線障害 ······ 19-099
骨端線離開 ······ 19-008
骨盤懸吊牽引 ······ 11-774
骨度折量定位法 ······ 11-620
骨度分寸定位法 ······ 11-621
骨盤牽引帯牽引 ······ 11-775
高骨 ······ 04-024
高良姜 ······ 12-331
高者抑之（高なる者はこれを抑える） ······ 11-332
高風雀目 ······ 18-106
高風障症 ······ 18-107
高風内障 ······ 18-104
高風雀目内障 ······ 18-105
鬼胎 ······ 16-078
鬼門を開く ······ 11-055
竜葵 ······ 12-183
竜骨 ······ 12-530
竜胆草 ······ 12-141
竜眼肉 ······ 12-582
竜虎丹 ······ 13-532
竜胆瀉肝湯 ······ 13-198

11画

乾咳（空咳） ······ 09-212
乾嘔 ······ 09-216
乾陥 ······ 10-143
乾漆 ······ 12-462
乾姜 ······ 12-341
乾疳 ······ 17-015
乾霍乱 ······ 14-034
偶刺 ······ 11-561
偶方 ······ 13-013
健忘 ······ 14-140
健脾丸 ······ 13-319
健脾扶陽 ······ 11-261

健脾利湿	11-262
健脾燥湿	11-263
健脾消食	11-265
健脾和胃	11-266
健脾化湿	11-415
健脾化濁	11-416
健脾化痰	11-447
側柏葉	12-399
偏全	09-174
偏歴	20-168
偏頭痛	14-321
僵臥を得ず	09-052
僵刀脈	09-526
副腎	20-493
副作用	12-065
動脈	09-505
商陸	12-232
商丘	20-202
商曲	20-203
商陽	20-204
唾血	09-107
圊血	09-111
培土生金	11-283
宿食	17-006
宿翳	18-063
密蒙花	12-134
密陀僧	12-682
崩漏	16-031
崩中	16-033
崩中漏下	16-034
崑崙	20-143
常色	09-032
常山	12-666
強間	20-180
強硬舌	09-144
強直性脊柱炎	19-091
得神	09-011
得気	11-592
得気	21-066
術数に和す	21-011
逆する者はこれを行うらす	11-025
進鍼法（進針法）	11-577
悪に中る	14-152
悪気	07-031
悪色	09-037

悪寒	09-233
悪風	09-235
悪熱	09-239
悪心	09-347
悪阻	16-061
悪露	16-130
悪寒発熱	09-232
悪露不絶	16-129
悪露不尽	16-131
悪露不止	16-132
掛線法	11-501
控涎丹	13-264
捨脈従証（脈を捨てて証に 従う）	09-460
捨証従脈（証を捨てて脈に 従う）	09-461
捻挫	19-150
捻転法	11-600
捻衣摸床	09-084
捻転補瀉	11-607
排膿	11-722
排膿解毒	11-117
排膿托毒	12-691
推尋	09-476
推罐	11-700
推拿	11-780
推法	11-787
推拿学	01-021
推拿手法学	01-022
推拿按摩師	01-060
接触性皮膚炎	15-096
救急剤	13-632
救急稀涎散	13-628
敗血衝心	16-146
敗血衝肺	16-147
敗血衝胃	16-148
斜刺	11-589
斜飛脈	09-471
斜扳法	11-805
断乳	11-474
断緒	16-155
断耳瘡	18-131
断裂傷	19-151
旋転法	11-754
旋覆花	12-495
旋耳瘡	18-128

旋転屈伸	11-735
旋転復位法	11-746
旋覆花代赭石湯（旋覆代赭湯）	13-468
望色	09-028
望診	09-009
望神	09-010
望悪露（悪露を望む）	09-085
望月経（月経を望む）	09-086
望指紋	09-113
梔子豉湯	13-225
梔子勝奇散	13-535
梨状筋症候群	19-123
梁門	20-148
梁丘	20-149
毫鍼（毫針）	11-519
淫羊藿	12-586
渓黄草	12-324
液	05-037
液脱	08-176
液門	20-324
液脱証	10-191
渇するが飲を欲さず	09-373
済川煎	13-260
混合痔	15-124
混睛障	18-060
混睛外障	18-061
渋は脱を去るべし	11-295
渋は脱を固めるべし	11-294
渋脈	09-506
渋剤	13-023
渋腸止瀉	11-299
涼血	11-111
涼燥	14-093
涼膈散	13-163
涼血散血	11-112
涼血止血	11-360
涼肝熄風	11-375
涼血止血薬	12-394
淡味け滲泄して陽となす	02-039
淡紅舌	09-126
淡白舌	09-127
淡豆豉	12-112
淡竹葉	12-128
淡滲利湿	11-420

（11画）

587

淋	12-029	清熱解毒	11-116	………	09-362
淋秘	09-416	清心瀉火	11-122	視瞻昏渺	18-108
淋証	14-234	清泄肺熱	11-124	逍遙散	13-275
淬	12-050	清熱宣肺	11-125	率谷	20-233
清は身の本	05-040	清胃瀉火	11-127	球後	20-404
清は営たり，濁は衛たり		清肝瀉火	11-131	理血法	11-346
………	05-018	清熱利胆	11-132	理気薬	12-343
清竅	04-049	清肝瀉肺	11-138	理中丸	13-290
清湿は則ち下を傷る…	08-232	清熱解暑	11-142	理気剤	13-436
清法	11-087	清化暑湿	11-143	理血剤	13-472
清気	11-090	清熱化湿	11-144	理気通降	11-320
清営	11-104	清暑利湿	11-145	理気寛中	11-321
清宮	11-114	清暑益気	11-147	理気止痛	11-322
清心	11-115	清泄少陽	11-184	理気解鬱	11-323
清補	11-217	清熱解表	11-192	理気健脾	11-324
清炒	12-036	清熱潤肺	11-254	理気和胃	11-335
清熱法	11-086	清心開竅	11-314	理筋手法	11-750
清気法	11-089	清熱開竅	11-315	理法方薬	13-006
清心火	11-121	清熱熄風	11-378	産育	03-121
清肺火	11-123	清燥潤肺	11-389	産門	03-188
清胃火	11-126	清熱利湿	11-401	産難	16-114
清肝火	11-130	清熱燥湿	11-402	産褥	21-022
清腎火	11-134	清熱化濁	11-403	産後病	16-120
清相火	11-135	清熱化痰	11-440	産後多汗	09-264
清暑熱	11-141	清化熱痰	11-441	産後三禁	11-003
清熱薬	12-121	清虚熱薬	12-209	産後血暈	16-122
清風藤	12-271	清陽不昇証	10-260	産後血崩	16-123
清熱剤	13-152	清熱瀉火薬	12-122	産後腹痛	16-124
清営湯	13-159	清熱燥湿薬	12-137	産後痙病	16-125
清宮湯	13-160	清熱解毒薬	12-149	産後発痙	16-126
清脾散	13-217	清熱涼血薬	12-203	産後発熱	16-127
清胃湯	13-218	清心蓮子飲	13-197	産後身痛	16-128
清胃散	13-219	清暑益気湯	13-236	産後三病	16-142
清暑剤	13-234	清燥救肺湯	13-547	産後三衝	16-143
清骨散	13-239	清気化痰丸	13-594	産後三審	16-144
清冷淵	20-181	牽牛子	12-233	産後三急	16-145
清涼透邪	11-075	牽正散	13-526	産後小便不通	16-133
清気分熱	11-091	牽引療法	11-763	産後小便失禁	16-135
清熱保津	11-098	猪苓	12-296	産後大便困難	16-136
清熱生津	11-099	猪牙皂	12-549	産後小便数と失禁	16-134
清気涼営	11-101	猪苓湯	13-582	産後鬱冒	16-149
清営泄熱	11-103	猫爪草	12-362	産後痙風	16-151
清熱涼血	11-105	猫眼瘡	15-113	異物梗喉	18-203
清営涼血	11-106	猛疽	18-188	盛んなる者はこれを瀉す	
清営透疹	11-107	視衣	04-113	………	11-018
清営祛瘀	11-108	視物模糊（目のかすみ）		盛人	07-007

588　　日本語画数索引　　　　　　　　　　　　　　　　（11画）

盛胎	16-011	経絡弁証	10-006	脳崩	18-166
盗汗	09-260	経穴埋線	11-512	脳衄	18-169
眵	04-127	経水先期	16-016	脳戸	20-160
眼	20-530	経水後期	16-019	脳空	20-161
眼系	04-060	経水過多	16-024	脳幹	20-504
眼瞼	04-078	経期延長	16-029	脳髄受傷	08-395
眼弦	04-083	経行腹痛	16-040	脳性麻痺	19-095
眼簾	04-105	経行発熱	16-041	脱疽	09-329
眼帯	04-116	経来発熱	16-042	脚湿気	15-090
眼脂 (目やに)	04-125	経行頭痛	16-043	脱陽	08-112
眼脂 (目やに)	04-126	経行眩暈	16-044	脱陰	08-116
眼胗	17-029	経行身痛	16-045	脱気	08-138
眼保健操	11-777	経行吐衄	16-046	脱液	08-175
眼瞼瘡瘍	18-014	経行泄瀉	16-047	脱汗	09-268
眼瞼腫脹	18-015	経来泄瀉	16-048	脱肛	15-128
眼瞼浮腫	18-016	経行浮腫	16-049	脱疽	15-144
眦漏	18-021	経行口糜	16-053	脱臼	19-052
眥	04-069	経行瘄瘤	16-054	脱臼	19-158
硇砂	12-426	経断復来	16-056	脱力黄	14-208
章門	20-349	経行風疹	16-057	脱営失精	14-287
第三腰椎横突起症候群		経穴結扎法	11-504	胬肉攀睛	18-025
	19-137	経穴結扎法	11-513	胬肉侵睛	18-026
粘膩苔	09-169	経間期出血	16-030	胬肉扳睛	18-027
粗粉末	12-058	経絡感伝現象	06-009	萆薢	12-315
経絡	06-001	経絡兪穴按診	09-546	萆薢	12-316
経絡の気	05-023	経穴注射療法	11-511	萆薢分清飲	13-577
経脈	06-004	経来全身浮腫	16-050	著痹	14-327
経気	06-006	経行乳房脹痛	16-051	菊花	12-120
経穴	06-018	経行情志異常	16-052	菊苣	12-312
経別	06-079	経水先後不定期	16-022	姜黄	09-039
経筋	06-081	絆舌	09-153	虚	08-030
経尽	08-488	細脈	09-497	虚より実に転ずる	08-505
経刺	11-552	細辛	12-092	虚する者はこれを補う	
経方	13-002	羚羊角	12-539		11-012
経乱	16-013	羚角鈎藤湯	13-537	虚邪	07-027
経早	16-015	羞明	09-355	虚実	08-032
経遅	16-018	羞明畏日	09-356	虚脈	09-500
経閉 (閉経)	16-036	脛骨顆骨折	19-036	虚証	10-046
経渠	20-133	脛骨結節牽引	11-769	虚陥	10-141
絵帛字	01-016	腰骨神経損傷	19-147	虚咖	11-111
経産剤	13-629	脛腓骨骨幹部骨折	19-037	虚痞	14-156
経絡学説	06-002	脳	03-166	虚秘	14-200
経絡現象	06-003	脳髄	03-168	虚労	14-285
経絡証治	06-007	脳戸	03-169	虚痨	14-286
経絡現象	06-010	脳滲	18-164	虚里診	09-536
経外奇穴	06-040	脳漏	18-165	虚寒痢	14-027

(11画)

虚邪賊風	07-028	
虚実夾雑	08-035	
虚実真仮	08-037	
虚火上炎	08-080	
虚裏疼痛	09-285	
虚実弁証	10-045	
虚火乳蛾	18-174	
虚火喉癬	18-179	
虚火灼齦証	10-345	
蛇蛻	12-095	
蛇丹	15-076	
蛇床子	12-599	
蛇腹疔	15-013	
蛇眼疔	15-014	
蛇頭疔	15-015	
蛇串瘡	15-075	
蛇毒内攻証	10-145	
趾	20-470	
趾骨節骨折	19-044	
趾節間関節脱臼	19-070	
転筋	09-080	
転胞	16-166	
転失気	09-229	
転豆脈	09-525	
軟癱	09-057	
軟膏	13-071	
軟堅散結	11-461	
軟骨発育不全	19-072	
野菊花	12-152	
釣藤（釣藤鈎）	12-540	
問診	09-230	
問汗	09-256	
閉経	16-035	
閉蔵	21-019	
閉鎖性損傷	19-155	
陳皮	12-347	
陶罐	11-687	
陶道	20-249	
陰	02-001	
陰が下に陥る	08-057	
陰は陽より生ず	02-015	
陰が前に齓ける	08-083	
陰が損じ陽に及ぶ	08-086	
陰勝れば則ち陽病む	02-032	
陰勝れば則ち陽病む	07-099	
陰極まれば陽に似る	08-099	

陰盛んなれば内に寒を生ず	08-071	
陰は下に竭き，陽は上に厥す	08-062	
陰の五宮を傷るは五味に在り	07-097	
陰陽	02-003	
陰陽交わる	08-064	
陰陽に法る	21-010	
陰陽互いに抱かず	08-108	
陰陽の要，陽密なれば固し	02-029	
陰陽離決すれば，精気絶す	02-033	
陰気	02-006	
陰道	03-187	
陰戸	04-162	
陰門	04-163	
陰人	07-003	
陰邪	07-023	
陰盛	08-069	
陰虚	08-075	
陰虚すれば則ち熱す	08-076	
陰虚すれば内熱を生ず	08-081	
陰病が陽に出る	08-472	
陰病は陽を治す	11-042	
陰絡傷るれば則ち血内に溢れる	08-171	
陰斑	09-094	
陰汗	09-280	
陰痒	09-344	
陰絶	09-458	
陰証	10-052	
陰中の陰	02-007	
陰中の陽	02-008	
陰中に陽を求む	11-040	
陰刺	11-569	
陰暑	14-080	
陰毒	14-088	
陰癇	14-144	
陰結	14-195	
陰黄	14-205	
陰水	14-233	
陰痿	14-253	
陰脱	16-158	

陰菌	16-159	
陰挺	16-160	
陰䘒（陰螶）	16-169	
陰腫	16-170	
陰瘡	16-171	
陰痛	16-172	
陰吹	16-177	
陰包	20-328	
陰都	20-329	
陰谷	20-330	
陰交	20-331	
陰廉	20-332	
陰市	20-335	
陰郄	20-336	
陰蹻脈	06-074	
陰維脈	06-076	
陰器痛	09-294	
陰虚証	10-061	
陰毒証	10-130	
陰陽毒	14-087	
陰陽交	14-154	
陰陽易	14-261	
陰中痛	16-173	
陰戸痛	16-174	
陰陵泉	20-333	
陰陽学説	02-004	
陰陽交感	02-011	
陰陽対立	02-012	
陰陽互根	02-013	
陰陽消長	02-017	
陰陽転化	02-020	
陰陽平衡	02-021	
陰陽調和	02-022	
陰陽自和	02-023	
陰静陽躁	02-025	
陰平陽秘，精神治す	02-030	
陰陽乖戻	08-059	
陰陽失調	08-060	
陰陽勝複	08-061	
陰陽離決	08-063	
陰陽偏盛	08-065	
陰陽偏衰	08-072	
陰虚陽亢	08-077	
陰虚内熱	08-078	
陰虚火旺	08-079	
陰陽両虚	08-084	

590　日本語画数索引　　　　　　　　　　　　　　　（11画）

陰陽倶虚	08-085
陰盛陽衰（陰盛んなれば陽衰う）	08-088
陰盛格陽	08-094
陰陽并竭	08-106
陰竭陽脱	08-107
陰虚風動	08-197
陰陽弁証	10-051
陰虚発熱	14-282
陰門搔痒	16-168
陰戸腫痛	16-175
陰虚陽亢証	10-062
陰虚火旺証	10-063
陰虚内熱証	10-064
陰虚動血証	10-065
陰虚津虧証	10-066
陰虚外感証	10-067
陰虚湿熱証	10-068
陰虚水停証	10-070
陰虚血瘀証	10-071
陰血虧虚証	10-072
陰陽両虚証	10-073
陰盛格陽証	10-076
陰損及陽証	10-077
陰竭陽脱証	10-079
陰虚鼻竅失濡証	10-069
陰虚咽喉失濡証	10-237
雀盲	18-081
雀目	18-082
雀啄脈	09-533
雀啄灸	11-670
雪胆	12-187
雪口	17-033
雪蓮花	12-276
雪山一支蒿	12-253
頂顳前斜線	20-434
頂顳後斜線	20-435
魚際	20-343
魚腰	20-423
魚翔脈	09-531
魚腥草	12-158
鹿角	12-600
鹿茸	12-601
鹿蹄草	12-257
鹿角膠	12-574
鹿角霜	12-602

麻毒	07-074
麻黄	12-096
麻油	12-225
麻風	15-093
麻疹	17-077
麻痺舌	09-155
麻促脈	09-524
麻黄根	12-639
麻沸湯	13-119
麻黄湯	13-129
麻子仁丸	13-261
麻疹陥肺	17-078
麻疹閉肺	17-079
麻黄附子細辛湯	13-150
麻黄連翹赤小豆湯	13-558
麻黄杏仁薏苡甘草湯	13-130
麻黄杏仁甘草石膏湯	13-142
黒睛	04-096
黒眼	04-097
黒苔	09-183
黒丑	12-238
黒疸	14-215
黒疔	18-148
黒胡麻（胡麻仁）	12-624
黒錫丹	13-393
黄仁	04-104
黄精	04-108
黄家	07-009
黄疸	09-040
黄苔	09-181
黄芩	12-138
黄連	12-139
黄柏	12-140
黄耆	12-562
黄疸	14-202
黄腫	14-210
黄胖	14-211
黄汗	14-314
黄薬子	12-486
黄芩湯	13-212
黄土湯	13-507
黄水瘡	15-084
黄油症	18-032
黄帝内経	01-048
黄液上衝	18-069
黄膿上衝	18-070

黄膜上衝	18-071
黄耳傷寒	18-140
黄連解毒湯	13-161
黄連上清丸	13-185
黄連阿膠湯	13-240
黄耆内托散	13-328
黄連西瓜霜眼薬	13-192
黄耆桂枝五物湯	13-303
亀板	12-623
亀胸	17-060
亀背	17-061
亀裂骨折	19-020

12 画

傍鍼刺（傍針刺）	11-570
割治	11-483
募穴	06-034
厥逆	09-543
厥証	14-291
厥陰兪	20-139
厥逆無脈	09-544
厥陰病証	10-369
厥陰熱痢	14-031
厥陰寒厥証	10-404
厥陰熱厥証	10-405
厥陰蛔厥証	10-406
喘息	09-204
喘証	14-111
喉は天気を主り，咽は地気を主る	04-146
喉嗌	04-130
喉核	04-141
喉関	04-142
喉底	04-144
喉痧	17-088
喉鵝	18-172
喉痹	18-177
喉癰	18-182
喉瘅	18-189
喉瘖	18-192
喉風	18-194
喉瘤	18-204
喉菌	18-205
喉底癰	18-185
喉関癰	18-187

(11 ～ 12 画)　　　　　　　　591

喜べば則ち気緩む…… 08-158	寒下剤……………… 13-247	復溜………………… 20-084
喜怒は気を傷り，寒暑は形を	寒湿痢……………… 14-025	復元活血湯………… 13-481
傷る………… 07-089	寒霍乱……………… 14-035	循法………………… 11-601
喜怒節せずば則ち臓を傷る	寒夜啼……………… 17-073	循経伝（経に循じて伝す）
………… 07-090	寒熱格拒…………… 08-092	…………… 08-484
喜傷心（喜は心を傷る）	寒熱錯雑…………… 08-117	循衣摸床…………… 09-083
………… 07-085	寒湿発黄…………… 08-209	循経性疼痛………… 10-007
喜勝憂（喜は憂に勝つ）	寒凝気滞…………… 08-237	循経皮膚病………… 15-077
………… 07-092	寒湿困脾…………… 08-301	過経………………… 08-487
善色………………… 09-036	寒熱往来…………… 09-251	過期妊娠…………… 16-101
堅き者はこれを削る… 11-016	寒熱如瘧（寒熱瘧の如し）	過期不産…………… 16-099
報刺………………… 11-562	…………… 09-253	遊走痛……………… 09-301
堕胎………………… 16-071	寒熱起伏…………… 09-254	運鍼（運針）……… 11-591
飧泄………………… 14-177	寒熱弁証…………… 10-036	運気同化…………… 21-047
飧瀉………………… 14-178	寒熱平調…………… 11-189	遅発………………… 08-025
飧水泄……………… 14-179	寒熱格拒…………… 13-035	遅脈………………… 09-492
寒…………………… 07-041	寒湿泄瀉…………… 14-180	達原飲……………… 13-271
寒に中る…………… 14-137	寒湿腰痛…………… 14-254	達邪透表…………… 11-061
寒が血室に入る……… 08-393	寒勝痛痺証………… 10-103	道地薬材…………… 12-009
寒勝れば則ち浮く…… 08-202	寒凝血瘀証………… 10-104	悲は怒に勝つ……… 02-082
寒は寒に因りて用いる	寒湿内痺証………… 10-115	悲しめば則ち気消ゆ… 08-161
…………… 11-029	寒湿発黄証………… 10-116	揚刺………………… 11-565
寒ゆれば則ち気収まる	寒痰阻肺証………… 10-243	揺法………………… 11-801
………… 08-201	寒湿困脾証………… 10-265	揺柄法……………… 11-605
寒なる者はこれを熱する	寒滞胃腸証………… 10-283	揺擺触碰…………… 11-737
…………… 11-013	寒滞肝脈証………… 10-308	提挿法……………… 11-599
寒極まれば熱を生じ，熱極まれ	寒凝胞宮証………… 10-332	提挿補瀉…………… 11-608
ば寒を生ず……… 08-503	寒熱挾雑痞………… 14-160	提按端擠…………… 11-736
寒毒………………… 07-043	営は中焦より出ず…… 05-022	提捏進鍼法（提捏進針法）
寒湿………………… 07-055	営は脈中に在り，衛は脈外に	…………… 11-581
寒化………………… 08-501	在る………… 05-019	提膿祛腐薬………… 12-686
寒戦………………… 09-255	営気………………… 05-016	揀…………………… 12-015
寒証………………… 10-037	営気虚すれば則ち不仁す	揆度奇恒…………… 09-006
寒格………………… 10-043	…………… 08-141	揉法………………… 11-784
寒下………………… 11-164	営衛………………… 05-017	掣痛………………… 09-309
寒痺………………… 14-043	営血………………… 05-028	掌推法……………… 11-788
寒瘴………………… 14-053	営分………………… 05-030	掌骨骨折…………… 19-028
寒哮………………… 14-110	営分証……………… 10-422	散ずるものはこれを収める
寒痞………………… 14-161	営陰鬱滞…………… 08-441	…………… 11-023
寒泄………………… 14-168	営衛不和…………… 08-443	散脈………………… 09-487
寒厥………………… 14-300	営陰耗損…………… 08-453	散剤………………… 13-044
寒包火……………… 08-127	営衛同病…………… 08-500	散刺法……………… 11-574
寒勝熱（寒が熱に勝つ）	弾法………………… 11-799	散中有収…………… 11-083
…………… 10-044	弾石脈……………… 09-527	晡時………………… 08-504
寒痰証……………… 10-198	弾筋法……………… 11-751	晶珠………………… 04-109
寒水石……………… 12-124	弾柄法……………… 11-603	晶瘖………………… 15-117

暑（邪）が陽明に入る ……… 08-449	湿は脾陽を傷る……… 08-206	滋陰養心……… 11-248
暑は心に入り易し…… 07-046	湿は脾陰を傷る……… 08-207	滋陰潤肺……… 11-251
暑は必ず湿を兼ねる… 07-045	湿勝れば則ち濡瀉す… 08-208	滋陰益胃……… 11-267
暑証……… 10-105	湿家……… 07-006	滋養肝腎……… 11-277
暑瘵……… 14-049	湿毒……… 07-050	滋補腎陰……… 11-282
暑温……… 14-071	湿濁……… 07-052	滋腎益陰……… 11-284
暑湿……… 14-072	湿熱……… 07-054	滋水涵木……… 11-289
暑病……… 14-073	湿火……… 08-204	滋陰熄風……… 11-374
暑瘵……… 14-077	湿証……… 10-113	滋陰潤燥……… 11-392
暑穢……… 14-078	湿剤……… 13-026	滋水清肝飲……… 13-377
暑厥……… 14-305	湿阻……… 14-016	温邪上に受ければ，首ず先に
暑痙……… 14-345	湿病……… 14-020	肺を犯す ……… 08-020
暑風……… 14-351	湿瘵……… 14-050	温下……… 11-170
暑気……… 21-030	湿瘡……… 15-099	温裏……… 11-194
暑熱証……… 10-108	湿化……… 21-061	温法……… 11-195
暑湿証……… 10-109	湿痰証……… 10-193	温陽……… 11-196
暑霍乱……… 14-038	湿熱痢……… 14-026	温中……… 11-197
暑中陰邪……… 07-047	湿霍乱……… 14-037	温補……… 11-218
暑中陽邪……… 07-048	湿熱発黄……… 08-210	温粉……… 13-095
暑湿流注……… 15-038	湿遏熱伏……… 08-458	温瘧……… 14-042
暑湿襲表証……… 10-020	湿化太陰……… 08-459	温毒……… 14-054
暑閉気機証……… 10-106	湿熱下注……… 08-461	温病……… 14-055
暑熱動風証……… 10-107	湿熱泄瀉……… 14-181	温疫……… 14-066
暑寒湿証……… 10-110	湿熱腰痛……… 14-255	温燥……… 14-092
暑傷津気証……… 10-112	湿鬱発熱……… 14-279	温溜……… 20-284
暑傷肺絡証……… 10-248	湿勝着痹証……… 10-114	温病学……… 01-054
暑湿困阻中焦証……… 10-111	湿熱蒸舌証……… 10-117	温裏法……… 11-193
智歯……… 04-139	湿熱蒸口証……… 10-118	温和灸……… 11-669
普済消毒飲子……… 13-162	湿熱犯耳証……… 10-119	温鍼灸（温針灸）…… 11-675
期門……… 20-171	湿熱発黄証……… 10-120	温下薬……… 12-217
朝食暮吐……… 09-218	湿熱毒蘊証……… 10-135	温裏薬……… 12-328
極泉……… 20-114	湿熱蘊脾証……… 10-264	温下剤……… 13-254
棕櫚炭……… 12-411	湿熱齲歯証……… 10-272	温脾湯……… 13-255
椒瘡……… 18-004	湿遏衛陽証……… 10-411	温裏剤……… 13-286
款冬花……… 12-505	湿熱浸淫証……… 10-417	温経湯……… 13-483
湧泉……… 20-341	湿重於熱証……… 10-420	温胆湯……… 13-591
満山紅……… 12-487	湿熱鬱阻気機証……… 10-418	温熱病……… 14-056
淵腋……… 20-347	湿熱阻滞精室証……… 10-335	温陽通便……… 11-171
湯力……… 13-003	滋して膩せず……… 12-060	温下寒積……… 11-172
湯頭……… 13-004	滋陰熄……… 12-012	温中怯寒……… 11-198
湯剤……… 13-037	滋脾湯……… 13-227	温中散寒……… 11-199
湯液……… 13-075	滋陰清火……… 11-148	温裏祛寒……… 11-200
湯液醪醴……… 13-076	滋陰降火……… 11-150	温裏散寒……… 11-201
湿……… 21-029	滋陰潜陽……… 11-233	温胃散寒……… 11-202
湿勝り陽微す……… 08-205	滋陰養血……… 11-235	温補脾胃……… 11-203
	滋陰補陽……… 11-244	温運脾陽……… 11-204

（12画）　　　　　　　　　　　　　　　　　　　　　　　　　　　　593

温中燥湿	11-205	疏肝解鬱	11-326	補剤	13-019
温中止嘔	11-206	疏肝理気	11-327	補虚薬	12-554
温肺散寒	11-207	疏肝利胆	11-329	補養薬	12-555
温経散寒	11-210	疏散外風	11-362	補益薬	12-556
温経行滞	11-211	疏風散寒	11-363	補気薬	12-557
温経止痛	11-212	疏風泄熱	11-364	補血薬	12-571
温補陽気	11-240	疏風清熱	11-365	補陽薬	12-583
温陽益気	11-241	疏表化湿	11-366	補骨脂	12-593
温補命門	11-242	疏表潤燥	11-370	補陰薬	12-611
温補心陽	11-247	疏鑿飲子	13-285	補益剤	13-310
温中和胃	11-268	痘	09-098	補養剤	13-311
温補脾腎	11-270	痘	17-094	補肺固衛	11-080
温腎助陽	11-279	痘瘡	17-095	補気生血	11-226
温補腎陽	11-280	痠痛（酸痛）	09-311	補血養心	11-230
温補下元	11-281	痧	17-089	補養気血	11-231
温腎納気	11-285	痙厥	09-055	補火助陽	11-243
温陽利水	11-418	痙病	14-344	補養心気	11-246
温肺化飲	11-442	痞	09-320	補益心脾	11-249
温肺化痰	11-443	痞満	09-319	補肺益気	11-252
温化寒痰	11-444	痞証	14-155	補中益気	11-260
温化痰涎	11-445	痞根	20-402	補気健脾	11-264
温化痰飲	11-446	痢疾	14-021	補血養肝	11-276
温灸器灸	11-676	痩薄舌	09-138	補虚固渋	11-292
温経止血薬	12-416	痛を以て輸となす	06-039	補気摂血	11-345
焠刺	11-559	痛痹	14-323	補腎陽薬	12-584
焼山火	11-614	痛風	14-330	補母瀉子法	11-050
然谷	20-193	痛無定処（移動性の痛み）		補中益気湯	13-313
煮	12-048		09-300	補陽還五湯	13-480
煮罐法	11-695	痛瀉要方	13-274	筋	04-009
無汗	09-258	痛風性関節炎	19-092	筋痹	14-337
無根苔	09-175	着痹	14-326	筋痿	14-356
無名異	12-424	着膚灸	11-658	筋瘤	15-064
無極丹	13-238	短気	09-207	筋疳	17-026
無頭疽	15-033	短脈	09-499	筋縮	20-129
無瘢痕灸	11-659	短刺	11-567	筋癲疾	14-148
犀黄丸	13-170	短縮舌	09-151	筋損傷	19-107
犀角地黄湯	13-504	硬膏	13-073	筋断裂	19-108
琥珀	12-517	硬腫症	17-124	筋粗大	19-109
斑	09-091	硬化性骨髄炎	19-085	筋惕肉瞤	09-059
斑疹	09-090	硝石	12-294	筋骨併重	11-047
斑蝥	12-674	硫黄	12-673	筋痙攣症	19-096
番瀉葉	12-220	補法	11-216	筋萎縮症	19-097
番紅花	12-443	補気	11-222	筒灸	11-683
疏風	11-056	補陰	11-232	粟瘡	18-003
疏肝	11-325	補血	11-229	粟瘡	18-013
疏肝理脾	11-187	補陽	11-239	絞痛	09-306

594　日本語画数索引　　　　　　　　　　　　　　　　（12画）

絞股藍…………………… 12-558
絶汗……………………… 09-267
絶経前後諸証…………… 16-055
結する者はこれを散じる
　　　……………………… 11-019
結核……………………… 09-103
結脈……………………… 09-512
結束バンド……………… 11-757
結陽……………………… 14-223
結陰……………………… 14-266
結胸……………………… 14-315
結節……………………… 20-458
結扎法…………………… 11-502
絡穴……………………… 06-031
絡脈……………………… 06-086
絡刺……………………… 11-553
絡却……………………… 20-156
絡石藤…………………… 12-270
絳舌……………………… 09-129
絲瓜絡…………………… 12-273
紫斑……………………… 09-095
紫舌……………………… 09-130
紫草……………………… 12-204
紫菀……………………… 12-503
紫宮……………………… 20-375
紫蘇葉…………………… 12-097
紫蘇梗…………………… 12-361
紫金牛…………………… 12-502
紫石英…………………… 12-604
紫河車…………………… 12-605
紫雪丹…………………… 13-431
紫金錠…………………… 13-434
紫花地丁………………… 12-151
紫白癜風………………… 15-092
腋癰……………………… 15-023
脾………………………… 03-059
脾………………………… 20-520
脾は至陰たり…………… 03-061
脾は運化を主る………… 03-065
脾け後天の本たり……… 03-066
脾は後天を主る………… 03-067
脾は胃の為に其の津液を
　　めぐらしむる ……… 03-069
脾は昇清を主る………… 03-070
脾は血を統る（脾は統血）
　　……………………… 03-071

脾は四肢を主る………… 03-072
脾は肉を蔵す…………… 03-073
脾は肌肉を主る………… 03-074
脾は身の肌肉を主る　　 03-075
脾は営を蔵し, 営は意を含す
　　……………………… 03-076
脾が旺ずれば邪を受けず
　　……………………… 03-077
脾は時を主らず………… 03-078
脾は湿を悪む…………… 03-079
脾は常に不足する……… 03-080
脾は胃に合す…………… 03-202
脾は生痰の源たり……… 08-302
脾気……………………… 03-062
脾陰……………………… 03-063
脾陽……………………… 03-064
脾胃は気血生化の源たり
　　……………………… 03-068
脾虚……………………… 08-283
脾実……………………… 08-293
脾寒……………………… 08-296
脾熱……………………… 08-297
脾咳……………………… 14-096
脾約……………………… 14-192
脾痺……………………… 14-333
脾疳……………………… 17-022
脾兪……………………… 20-167
脾気虚…………………… 08-284
脾陰虚…………………… 08-287
脾陽虚…………………… 08-288
脾虚寒…………………… 08-289
脾気実…………………… 08-294
脾実熱…………………… 08-295
脾約証…………………… 10-398
脾心痛…………………… 14-125
脾癉病…………………… 14-273
脾気下陥………………… 08-285
脾気不昇………………… 08-286
脾虚生風………………… 08-290
脾虚湿困………………… 08-291
脾不統血（脾が血を統べらず）
　　……………………… 08-292
脾気不舒………………… 08-299
脾失健運………………… 08-300
脾肺両虚………………… 08-408
脾胃虚弱………………… 08-412

脾胃陰虚………………… 08-413
脾胃虚寒………………… 08-414
脾胃倶実………………… 08-415
脾胃湿熱………………… 08-416
脾腎陽虚………………… 08-417
脾病弁証………………… 10-255
脾気虚証………………… 10-257
脾陽虚証………………… 10-263
脾虚泄瀉………………… 14-182
脾気不固証……………… 10-258
脾虚気陥証……………… 10-259
脾虚動風証……………… 10-261
脾虚水泛証……………… 10-262
脾不統血証……………… 10-266
脾胃不和証……………… 10-274
脾胃陰虚証……………… 10-275
脾肺気虚証……………… 10-354
脾腎陽虚証……………… 10-355
脾胃陽虚証……………… 10-356
腓骨骨幹部骨折………… 19-038
腑………………………… 03-003
腑は精を臓に輸す……… 03-206
腑病は臓を治す………… 11-045
腑気は臓に行らせる … 03-208
腕………………………… 20-464
腕骨……………………… 20-278
腕神経叢損傷…………… 19-142
脹痛……………………… 09-296
舒筋活絡………………… 11-352
萹蓄……………………… 12-303
葶藶子…………………… 12-504
葶藶大棗瀉肺湯………… 13-206
蒂丁……………………… 04-145
葛根……………………… 12-111
葛花……………………… 12-118
葛根湯…………………… 13-134
葛根黄芩黄連湯………… 13-214
菟絲子…………………… 12-585
葡萄胎…………………… 16-079
葡萄疫 ……………… 17-115
蛤蚧……………………… 12-606
裂傷……………………… 19-152
裂紋舌…………………… 09-141
証………………………… 10-001
証候……………………… 10-002
証型……………………… 10-003

（12 画）
595

証候相兼……………… 10-080	陽は陰より生ず……… 02-014	陽綱……………… 20-316
証候錯雑……………… 10-082	陽が上に乏しい……… 08-058	陽谷……………… 20-317
証候真仮……………… 10-083	陽浮きて陰弱す……… 08-445	陽交……………… 20-318
診法………………… 09-001	陽が損じ陰に及ぶ…… 08-087	陽渓……………… 20-320
訶子………………… 12-644	陽勝れば則ち陰病む 02-031	陽蹻脈…………… 06-075
貼熨………………… 11-482	陽勝れば則ち陰病む 07-100	陽維脈…………… 06-077
貼綿法……………… 11-693	陽虚すれば則ち寒ゆ 08-074	陽虚証…………… 10-054
貼敷療法…………… 11-486	陽盛んなれば則ち熱す 08-067	陽和湯…………… 13-305
貫衆………………… 12-157	陽を気となし，陰を味となす	陽微結…………… 14-194
越経伝（経を越えて伝す）	…………… 02-036	陽陵泉…………… 20-319
…………… 08-485	陽は気を化し，陰は形を成す	陽生陰長………… 02-018
越婢湯……………… 13-143	…………… 02-028	陽殺陰蔵………… 02-019
越鞠丸……………… 13-438	陽は常に有余，陰は常に不足	陽虚陰盛（陽虚なれば陰盛ん）
越鞠保和丸………… 13-621	…………… 08-068	…………… 08-089
跀…………………… 04-048	陽気………………… 02-005	陽盛陰衰（陽盛んなれば
跀疾………………… 15-081	陽気なる者，天と日の若し	陰衰う）………… 08-090
跗陽………………… 20-075	…………… 02-034	陽盛傷陰（陽盛んなれば
趺陽脈……………… 09-469	陽中の陰…………… 02-009	陰傷る）………… 08-091
距骨骨折　………… 19-040	陽中の陽…………… 02-010	陽盛格陰………… 08-101
距骨脱臼…………… 19-067	陽中に陰を求む…… 11-041	陽亡陰竭………… 08-105
軽下………………… 11-157	陽道は実，陰道は虚 02-026	陽虚水泛………… 08-178
軽粉………………… 12-675	陽明は五臓六腑の海… 03-143	陽虚漏汗………… 09-266
軽剤………………… 13-021	陽事………………… 04-159	陽微陰弦………… 09-516
軽宣肺気…………… 11-074	陽人………………… 07-002	陽明病証………… 10-365
軽清宣気…………… 11-094	陽邪………………… 07-022	陽明経証………… 10-386
軽宣潤燥…………… 11-388	陽盛………………… 08-066	陽明中風………… 10-387
軽宣涼燥…………… 11-391	陽虚………………… 08-073	陽明中寒………… 10-388
鈎割法……………… 11-727	陽脱………………… 08-113	陽明腑証………… 10-389
悶…………………… 12-053	陽絡傷るれば則ち血外に	陽虚発熱………… 14-283
悶痛………………… 09-297	溢れる…………… 08-172	陽虚気滞証……… 10-055
開泄………………… 11-077	陽斑………………… 09-093	陽虚湿阻証……… 10-056
開竅………………… 11-311	陽絶………………… 09-459	陽虚水泛証……… 10-057
開竅剤……………… 13-429	陽証………………… 10-053	陽虚痰凝証……… 10-058
開竅薬……………… 12-546	陽証陰に似る……… 08-103	陽虚寒凝証……… 10-059
開中有合…………… 11-084	陽病が陰に入る…… 08-471	陽虚外感証……… 10-060
開達膜原…………… 11-185	陽病は陰を治す…… 11-043	陽損及陰証……… 10-078
開闔補瀉…………… 11-612	陽暑………………… 14-079	陽明病外証……… 10-390
開放性損傷………… 19-154	陽毒………………… 14-089	陽明蓄血証……… 10-394
間なる者は併行す… 11-037	陽癇………………… 14-145	随証選穴………… 11-634
間使………………… 20-119	陽結………………… 14-193	雄黄……………… 12-672
間気………………… 21-043	陽黄………………… 14-204	雲門……………… 20-348
間接灸……………… 11-663	陽水………………… 14-232	雲霧移晴………… 18-099
間隔灸……………… 11-664	陽痿………………… 14-252	飲………………… 07-106
間日瘧……………… 14-046	陽白………………… 20-313	飲食自ずから倍すれば腸胃は
間接暴力…………… 07-103	陽池………………… 20-314	乃ち傷る………… 07-098
陽…………………… 02-002	陽輔………………… 20-315	飲証……………… 10-207

596　日本語画数索引　　　　　　　　　　　　　　　　　（12画）

飲停心包証	10-228	微なる者はこれに逆らう		楓香脂	12-430
飲停胸脇証	10-246		11-015	楗	04-017
飲留胃腸証	10-281	微邪	07-025	楗骨	04-025
順伝	08-466	微熱	09-250	楮実子	12-627
順証	10-004	微脈	09-502	歇至脈（間歇脈）	09-511
項背拘急	09-349	微飲	10-209	歳会	21-049
歯	04-135	微丸	13-088	殿筋拘縮症	19-124
歯	20-526	遠血	09-109	溏泄	14-169
歯衄	09-073	遠志	12-524	溏結不調	09-407
歯衄	14-269	遠視	18-119	溶液	13-074
歯齲（虫歯）	18-207	遠視	18-120	溶化	13-104
歯痕舌	09-136	遠視	18-121	溺白	14-243
		遠道刺	11-551	溺濁	14-244
13 画		遠部選穴	11-631	滞下	14-023
		遠道選穴	11-632	滞頤	17-105
催乳	11-472	意の存するところはこれを		溢飲	14-311
催乳	12-690	志と謂う	05-049	溢乳	17-141
催気法	11-596	意舎	20-327	溢乳	17-142
催吐薬	12-663	感冒	14-004	滑苔	09-166
催吐剤	13-627	感冒挟驚	14-013	滑脈	09-504
傷陽	08-111	感冒挟滞	14-012	滑石	12-313
傷陰	08-115	感冒挟痰	14-010	滑剤	13-024
傷津	08-173	戦汗	09-272	滑泄	14-171
傷風	14-009	搦搦	09-077	滑精	14-249
傷湿	14-017	搐鼻剤	13-062	滑胎	16-070
傷暑	14-074	搓法	11-789	滑肉門	20-104
傷産	16-121	搓柄法	11-604	準頭	04-150
傷食	17-004	搓滾舒筋	11-800	煅	12-046
傷寒論	01-053	搗	12-020	煨	12-044
傷寒眼	18-036	損ずる者はこれを温める		煎剤	13-038
傷食泄瀉	14-186		11-024	煎膏	13-070
傷損筋骨証	10-152	損傷	19-002	煎厥	14-293
傷寒蓄水証	10-377	摂領瘡	15-105	煎薬法	13-096
嗜眠	09-368	鼓脹	14-219	煎薬用水	13-121
嗜偏食	17-005	数脈	09-494	照海	20-350
圓癬	15-091	数堕胎	16-072	瘰病	14-322
填精益髄	11-278	斂汗固表薬	12-638	瘀血	07-108
塞は塞に因りて用いる		斂肺渋腸薬	12-640	瘀痰証	10-195
	11-031	新感	14-058	瘀血痛	17-056
夢交	09-426	尉斜	18-007	瘀血腰痛	14-357
夢遊	09-371	新感温病	14-059	瘀血犯頭証	10-181
夢精	14-250	新製柴連湯	13-226	瘀阻脳絡証	10-226
寝言	09-200	新加黄竜湯	13-262	瘀阻胃絡証	10-273
寝言	09-201	暖肝煎	13-302	瘀阻胞宮証	10-330
廉泉	20-147	暗経	03-193	瘂門	20-312
廉泉受阻	08-258	椿皮	12-145	痿を治するはただ陽明を取る	

(12 〜 13 画)

……………………	11-010	
痿黄……………	14-206	
痿病……………	14-352	
痿躄……………	14-353	
痿軟舌…………	09-143	
痰………………	07-104	
痰湿……………	07-107	
痰核……………	09-102	
痰証……………	10-192	
痰厥……………	14-301	
痰飲……………	14-309	
痰核……………	15-069	
痰痹……………	17-055	
痰包……………	18-222	
痰火擾心………	08-259	
痰蒙心包………	08-260	
痰濁阻肺………	08-278	
痰熱厥証………	14-298	
痰湿犯耳証……	10-200	
痰湿犯頭証……	10-201	
痰核留結証……	10-202	
痰熱動風証……	10-203	
痰熱内閉証……	10-204	
痰熱内擾証……	10-205	
痰気互結証……	10-206	
痰蒙心神証……	10-224	
痰火擾神証……	10-225	
痰熱壅肺証……	10-245	
痰阻精室証……	10-336	
痴呆（認知症）………	14-141	
睫毛……………	04-085	
睛珠……………	04-115	
睛帯……………	04-117	
睛脹……………	18-124	
睛明……………	20-132	
睛不和…………	09-367	
督脈……………	06-068	
督脈の陽気不足………	08-352	
督脈……………	20-013	
督兪……………	20-062	
硼砂……………	12-194	
稚陰稚陽………	07-005	
続断……………	12-603	
置鍼（留鍼）………	11-617	
聖癒湯…………	13-343	
腠理……………	04-004	

腧穴……………	06-013	
腧穴学…………	01-017	
腱鞘囊腫（ガングリオン）		
……………………	19-122	
腹………………	04-045	
腹………………	20-477	
腹痛……………	09-291	
腹診……………	09-547	
腹哀……………	20-081	
腹結……………	20-083	
腹募穴…………	06-035	
腹通谷…………	20-085	
腹背陰陽配穴法……	11-647	
腸垢……………	09-409	
腸癖……………	14-022	
腸風……………	14-268	
腸痹……………	14-339	
腸覃……………	16-167	
腸熱腑実証……	10-277	
腸道湿熱証……	10-278	
腸燥津虧証……	10-280	
腎………………	03-102	
腎………………	20-515	
腎は精を蔵す…	03-112	
腎は生殖を主る…	03-114	
腎は先天の本たり……	03-115	
腎は先天を主る…	03-116	
腎は封蔵の本…	03-117	
腎は水液を主る…	03-123	
腎は水を主る…	03-124	
腎は水臓，津液を主る		
……………………	03-125	
腎は納気を主る…	03-126	
腎は気の根たり…	03-127	
腎は志を蔵す（腎は蔵志）		
……………………	03-128	
腎は身の骨髄を主る…	03-129	
腎は燥を悪む…	03-130	
腎は陰中の少陰たり…	03-131	
腎は膀胱に合す…	03-205	
腎精……………	03-106	
腎気……………	03-107	
腎陰……………	03-108	
腎陽……………	03-109	
腎虚……………	08-336	
腎実……………	08-348	

腎熱……………	08-351	
腎咳……………	14-098	
腎泄……………	14-184	
腎風……………	14-229	
腎衰……………	14-259	
腎痹……………	14-335	
腎着……………	14-343	
腎岩……………	15-072	
腎疳……………	17-024	
腎兪……………	20-225	
腎気虚…………	08-337	
腎陽虚…………	08-340	
腎陰虚…………	08-342	
腎気実…………	08-349	
腎気盛…………	08-350	
腎気丸…………	13-384	
腎不納気………	08-338	
腎気不固………	08-339	
腎虚水氾………	08-341	
腎火偏亢………	08-343	
腎精不足………	08-346	
腎気虚証………	10-318	
腎陽虚証………	10-320	
腎陰虚証………	10-322	
腎虚泄瀉………	14-185	
腎虚腰痛………	14-256	
腎間の動気……	03-111	
腎精不足証……	10-317	
腎気不固証……	10-319	
腎虚水汎証……	10-321	
腎経寒湿証……	10-324	
腎膀胱病弁証…	10-316	
腎陰虚火旺証…	10-323	
腰は腎の府……	04-040	
腰骨……………	04-032	
腰痛……………	09-292	
腰軟……………	09-348	
腰兪……………	20-322	
腰奇……………	20-417	
腰眼……………	20-419	
腰宜……………	20-420	
腰陽関…………	20-323	
腰痛点…………	20-418	
腰仙椎…………	20-478	
腰椎すべり症…	19-159	
腰椎椎間板ヘルニア…	19-135	

腰部脊柱管狭窄症…… 19-138	解表剤…… 13-127	増液潤下…… 11-173
腫脹舌… 09-137	解表散寒… 11-071	墊棉法… 11-479
腫瘍… 15-004	解鬱泄熱… 11-133	奪血… 09-427
艇角 20-513	解毒除瘴… 11-406	奪血する者は無汗… 11-005
艇中 20-519	解剖復位… 11-740	奪汗する者は無血… 11-004
蒸 12-049	解毒殺虫燥湿止痒薬… 12-667	寧志丸… 13-426
蒲黄 12-407	試胎… 16-102	腐苔… 09-168
蒲公英… 12-150	試水… 16-104	腐蝕薬… 12-684
蒼朮 12-285	試月… 16-105	徴候… 09-004
蒼耳子… 12-089	試水症… 16-103	熄風… 11-372
蒺藜 12-531	豊隆… 20-072	熄風止痙… 11-383
蓖茇 12-333	賊邪… 07-029	熄風化痰… 11-449
蒿芩清胆湯 13-270	路路通… 12-258	熄風止痙薬… 12-536
蓮鬚（蓮須）… 12-656	跟… 20-469	慢火… 13-125
蓮子 12-658	鉄莧… 12-188	慢驚風… 17-040
蓮子心… 12-657	鉛丹… 12-668	慢脾風… 17-045
蓮花舌… 15-068	鬧羊花… 12-244	慢喉瘖… 18-200
蓄血… 09-429	隔物灸… 11-665	慢性腰筋損傷… 19-136
蓄水証… 10-378	隔山消… 12-384	慢性化膿性骨髄炎… 19-084
蓄血証… 10-381	電熱鍼（電熱針）… 11-528	截瘧… 11-186
葦茎湯… 13-598	電気鍼麻酔（電気針麻酔）	摻薬… 13-063
蜂蜜… 12-226	11-653	摻薬法… 11-481
蜂房（露蜂房）… 12-671	電光性眼炎… 18-112	暮食朝吐… 09-217
蜈蚣… 12-538	雷丸… 12-392	槐角… 12-395
裏虚… 08-045	雷公藤… 12-264	槐花… 12-396
裏実… 08-046	雷頭風… 14-319	槐花散… 13-509
裏熱… 08-120	雷火神鍼（雷火神針）… 11-674	槙杆支撑… 11-743
裏寒… 08-121	頓服… 13-108	槙子… 12-391
裏急… 09-410	頓嗽… 17-097	殺飪… 07-095
裏証… 10-022	頓咳… 17-109	殺芽… 12-387
裏水… 14-226	煩躁多言… 09-018	殺疳（谷疳）… 14-214
裏病が表に出る……… 08-476	預知子… 12-378	漸聾… 18-142
裏寒証… 10-023	頑顙… 04-143	漏… 09-101
裏熱証… 10-024	鳩尾… 20-134	漏汗… 09-265
裏虚証… 10-025	鼠乳… 15-080	漏芦… 12-196
裏実証… 10-026	鼠婦… 12-423	漏泄… 14-271
裏喉癰… 18-186		漏下… 16-032
裏急後重… 09-411	**14 画**	漏胎… 16-068
解せんと欲する時…… 08-496	僂俯… 20-170	漏睛… 18-020
解肌… 11-064	膚兌… 20-146	漏谷… 20-151
解毒… 11-118	歴節… 14-329	漏睛瘡… 18-023
解顱… 17-062	厭食… 17-031	漏睛膿出… 18-024
解渓… 20-127	嘈雑… 09-336	滾法… 11-783
解索脈… 09-528	嘔吐… 09-215	滾痰丸… 13-596
解表法… 11-052	増液湯… 13-369	滲湿止瀉… 11-429
解表薬… 12-082		滌痰… 11-433

滌痰湯	13-590	精濁	15-134	語声低微	09-189
滌痰祛瘀	11-437	精癃	15-135	語声重濁	09-190
滌痰熄風	11-450	精気学説	05-002	語言謇渋	09-203
漂	12-032	精血同源	05-058	誤搐	17-049
滴丸	13-086	精神内守（精神内に守る）		豨薟草	12-266
滴酒法	11-480		21-014	輔骨	04-023
滎穴	06-016	精気虧虚証	10-050	輒筋	20-351
熏洗剤（燻洗剤）	13-054	総按	09-478	酸苦は涌泄して陰となす	
熊胆	12-163	総腓骨神経損傷	19-146		02-038
瘍	15-002	緑苔	09-184	酸棗仁	12-522
瘍医	01-064	緑風	18-091	酸甘化陰	11-238
瘰	14-040	緑風内障	18-090	銀鍼（銀針）	11-538
瘰邪	07-066	緑水灌瞳	18-092	銀杏（白果）	12-509
瘰疾	14-039	維道	20-279	銀柴胡	12-210
瘰母	14-045	聚	14-290	銀杏葉	12-425
瘛脈	20-039	聚泉	20-396	銀翹散	13-140
痕	16-163	聚星障	18-056	銀花解毒湯	13-191
皸裂	15-138	膜	04-038	聞診	09-188
皸裂瘡	15-137	膜原	04-037	関刺	11-547
瞀乱	09-024	膈	04-043	関格	14-246
睾	04-161	膈関	20-088	関衝	20-091
磁石	12-518	膈兪	20-089	関門	20-092
稲芽	12-385	膈下逐瘀湯	13-477	関元	20-093
端提捺正	11-742	膀胱	03-153	関元兪	20-094
複視	09-361	膀胱	20-514	関節リウマチ	19-090
複方	13-014	膀胱咳	14-104	隠痛	09-307
複方大承気湯	13-251	膀胱兪	20-166	隠疹	15-103
箕門	20-112	膀胱気化	03-154	隠白	20-338
箍圍薬	12-685	膀胱虚寒	08-385	隠性感伝	11-598
箍囲療法	11-487	膀胱湿熱	08-386	障	18-053
管鍼進鍼法（管鍼進針法）		膀胱虚寒証	10-326	駆虫薬	12-389
	11-583	膀胱湿熱証	10-327	駆虫剤	13-624
精	05-038	膏肓	04-042	髪際	03-172
精に並びて出入する者は		膏摩	11-778	髪際瘡	15-009
これを魄と謂う	05-047	膏剤	13-043	魂門	20-111
精の不足する者は，これを補う		膏薬	13-065	鼻準	04-149
に味を以てす	11-236	膏淋	14-239	鼻衄	09-070
精を積み神を全とす	21-016	膏肓	20-087	鼻塞（鼻づまり）	09-316
精室	03-104	膏薬風	15-097	鼻鍼（鼻針）	11-516
精明	04-058	膏薬療法	11-499	鼻疔	18-155
精珠	04-110	蔓荊子	12-110	鼻疳	18-156
精竅	04-160	蕐澄茄	12-332	鼻瘡	18-158
精気	05-039	蔭胎	16-108	鼻窒	18-159
精気を呼咻す	21-017	蜜蝋	12-670	鼻槁	18-160
精脱	08-347	蜜丸	13-085	鼻鼽	18-161
精冷	09-425	製霜	12-051	鼻淵	18-163

鼻茸‥‥‥‥‥‥‥‥‥ 18-167	‥‥‥‥‥‥‥‥‥‥ 18-041	‥‥‥‥‥‥‥‥‥‥ 11-028
鼻痔‥‥‥‥‥‥‥‥‥ 18-168	暴風客熱‥‥‥‥‥‥ 18-035	熱を下に滲湿す‥‥ 11-421
鼻疳瘡‥‥‥‥‥‥‥ 18-157	暴赤生翳‥‥‥‥‥‥ 18-042	熱毒‥‥‥‥‥‥‥‥ 07-061
	槲寄生‥‥‥‥‥‥‥ 12-265	熱結‥‥‥‥‥‥‥‥ 08-219
15 画	標本中気‥‥‥‥‥‥ 21-064	熱鬱‥‥‥‥‥‥‥‥ 08-220
	樟脳‥‥‥‥‥‥‥‥ 12-669	熱閉‥‥‥‥‥‥‥‥ 08-221
劇痛‥‥‥‥‥‥‥‥ 09-305	横‥‥‥‥‥‥‥‥‥ 08-479	熱遏‥‥‥‥‥‥‥‥ 08-222
劇法‥‥‥‥‥‥‥‥ 11-498	横‥‥‥‥‥‥‥‥‥ 09-518	熱邪が裏に伝わる‥‥ 08-475
嘿嘿として飲食を欲せず	横刺‥‥‥‥‥‥‥‥ 11-587	熱化‥‥‥‥‥‥‥‥ 08-502
‥‥‥‥‥‥‥‥‥ 09-376	横骨‥‥‥‥‥‥‥‥ 20-100	熱証‥‥‥‥‥‥‥‥ 10-038
噎膈‥‥‥‥‥‥‥‥ 09-381	横指同身寸‥‥‥‥‥ 11-627	熱障‥‥‥‥‥‥‥‥ 14-051
噎膈‥‥‥‥‥‥‥‥ 14-163	潔浄府‥‥‥‥‥‥‥ 11-428	熱哮‥‥‥‥‥‥‥‥ 14-108
噴門‥‥‥‥‥‥‥‥ 20-507	潮熱‥‥‥‥‥‥‥‥ 09-241	熱痞‥‥‥‥‥‥‥‥ 14-159
審苗竅（苗竅を審らかにす）	潰瘍‥‥‥‥‥‥‥‥ 09-100	熱秘‥‥‥‥‥‥‥‥ 14-198
‥‥‥‥‥‥‥‥‥ 09-069	潰堅‥‥‥‥‥‥‥‥ 11-464	熱淋‥‥‥‥‥‥‥‥ 14-236
導引‥‥‥‥‥‥‥‥ 21-002	潦水‥‥‥‥‥‥‥‥ 13-110	熱厥‥‥‥‥‥‥‥‥ 14-299
導赤散‥‥‥‥‥‥‥ 13-196	潜陽‥‥‥‥‥‥‥‥ 11-234	熱痹‥‥‥‥‥‥‥‥ 14-325
導滞通便‥‥‥‥‥‥ 11-161	潜陽熄風‥‥‥‥‥‥ 11-373	熱瘡‥‥‥‥‥‥‥‥ 15-073
導滞通腑‥‥‥‥‥‥ 11-456	潤‥‥‥‥‥‥‥‥‥ 12-031	熱涙‥‥‥‥‥‥‥‥ 18-019
摩法‥‥‥‥‥‥‥‥ 11-785	潤して膩せず‥‥‥‥ 12-061	熱痰証‥‥‥‥‥‥‥ 10-197
衝脈‥‥‥‥‥‥‥‥ 06-070	潤苔‥‥‥‥‥‥‥‥ 09-161	熱霍乱‥‥‥‥‥‥‥ 14-036
衝脈は経脈の海‥‥‥ 06-072	潤下‥‥‥‥‥‥‥‥ 11-159	熱中症‥‥‥‥‥‥‥ 14-075
衝剤‥‥‥‥‥‥‥‥ 13-047	潤燥剤‥‥‥‥‥‥‥ 11-384	熱厥証‥‥‥‥‥‥‥ 14-297
衝服‥‥‥‥‥‥‥‥ 13-105	潤下薬‥‥‥‥‥‥‥ 12-224	熱夜啼‥‥‥‥‥‥‥ 17-074
衝門‥‥‥‥‥‥‥‥ 20-040	潤下剤‥‥‥‥‥‥‥ 13-257	熱微厥微（熱微かなれば厥微
衝陽‥‥‥‥‥‥‥‥ 20-041	潤燥剤‥‥‥‥‥‥‥ 13-544	なり）‥‥‥‥‥‥ 08-096
衝心乗肺‥‥‥‥‥‥ 08-403	潤腸通便‥‥‥‥‥‥ 11-174	熱深厥深（熱深ければ厥深し）
衝任損傷‥‥‥‥‥‥ 08-436	潤燥降気‥‥‥‥‥‥ 11-333	‥‥‥‥‥‥‥‥‥ 08-097
衝任失調証‥‥‥‥‥ 10-329	潤肺止咳‥‥‥‥‥‥ 11-390	熱極生風（熱極まりて風を
衝任不固証‥‥‥‥‥ 10-328	潤燥止渇‥‥‥‥‥‥ 11-393	生ず）‥‥‥‥‥‥ 08-195
遺精‥‥‥‥‥‥‥‥ 14-248	潤燥止咳‥‥‥‥‥‥ 11-395	熱盛動風‥‥‥‥‥‥ 08-331
遺尿‥‥‥‥‥‥‥‥ 17-068	潤燥化痰‥‥‥‥‥‥ 11-448	熱灼腎陰‥‥‥‥‥‥ 08-344
慮に因りて物を処するはこれを	熨法‥‥‥‥‥‥‥‥ 11-485	熱迫大腸‥‥‥‥‥‥ 08-384
智という‥‥‥‥‥ 05-052	熨薬‥‥‥‥‥‥‥‥ 12-242	熱結膀胱‥‥‥‥‥‥ 08-387
憂傷肺（憂は肺を傷る）	熨剤‥‥‥‥‥‥‥‥ 13-057	熱結下焦‥‥‥‥‥‥ 08-460
‥‥‥‥‥‥‥‥‥ 07-083	熱‥‥‥‥‥‥‥‥‥ 13-107	熱結旁流‥‥‥‥‥‥ 09-399
憤怒傷肝（憤怒は肝を傷る）	熱勝れば則ち腫れる‥ 08-229	熱入気分（熱が気分に入る）
‥‥‥‥‥‥‥‥‥ 07-087	熱筋脈を傷る‥‥‥‥ 08-230	‥‥‥‥‥‥‥‥‥ 10-325
撮口‥‥‥‥‥‥‥‥ 17-126	熱が神明を傷る‥‥‥ 08-253	熱甚発痙‥‥‥‥‥‥ 14-347
暴怒は陰を傷り，暴喜は陽を	熱が衝任に伏す‥‥‥ 00-304	熱邪阻痹証‥‥‥‥‥ 10-125
傷る‥‥‥‥‥‥‥ 07-088	熱が心包を閉ざす‥‥ 08-451	熱毒攻舌証‥‥‥‥‥ 10-132
暴喘‥‥‥‥‥‥‥‥ 14-112	熱が心包に入る‥‥‥ 08-452	熱毒攻喉証‥‥‥‥‥ 10-133
暴泄‥‥‥‥‥‥‥‥ 14-174	熱が血分に入る‥‥‥ 08-455	熱擾心神証‥‥‥‥‥ 10-223
暴盲‥‥‥‥‥‥‥‥ 18-102	熱なる者はこれを寒やす	熱痰閉肺証‥‥‥‥‥ 10-249
暴聾‥‥‥‥‥‥‥‥ 18-141	‥‥‥‥‥‥‥‥‥ 11-014	熱極動風証‥‥‥‥‥ 10-299
暴赤眼後に急生翳外障	熱は熱に因りて用いる	熱入血室証‥‥‥‥‥ 10-397

熱重於湿証	10-419	膝関	20-288	諸暴強直は皆風に属す	
熱入営血証	10-423	膝眼	20-414		08-521
熱入心包証	10-424	膝頂法	11-745	諸痙項強は皆湿に属す	
熱盛動血証	10-426	膝陽関	20-289		08-527
熱盛動風証	10-427	膝窩囊胞	19-125	諸嘔吐酸, 暴注下迫は皆熱に	
熟地黄	12-580	膝蓋骨骨折	19-035	属す	08-519
璇機	20-306	膝関節脱臼	19-065	諸病胕腫, 疼酸驚駭は皆火に	
瘟	14-065	膝蓋骨脱臼	19-066	属す	08-524
瘟疫	14-067	膝蓋骨軟化症	19-126	諸転反戻, 水液渾濁は皆熱に	
瘟黄	14-203	膝内十字靭帯損傷	19-129	属す	08-525
瘟毒下注証	10-134	瞇耳	18-136	諸病水液, 澄澈清冷は皆寒に	
瘡	15-003	膵胆	20-517	属す	08-526
瘡瘍	15-001	膚脹	14-231	諸渋枯涸, 乾勁皴揭は皆燥に	
瘡瘍消法	11-707	蕃秀	21-007	属す	08-528
瘡瘍托法	11-708	薏仁	12-135	諸禁鼓栗, 神守を喪う如きは	
瘡瘍補法	11-710	蔵厥	14-295	皆火に属す	08-522
瘡瘍托裏法	11-709	蝦遊脈	09-530	諸病有声, 太鼓を敲くが如きは	
瘡瘍補益法	11-711	蝦蟆瘟	17-106	皆熱に属す	08-523
瘡瘍解表法	11-712	諸もろのこれを熱すれども		調和営衛	11-072
瘡瘍通裏法	11-713	寒する者はこれを陽に取る		調和気血	11-343
瘡瘍清熱法	11-714		11-044	調胃承気湯	13-250
瘡瘍温通法	11-715	諸もろのこれを寒すれども		賛刺	11-571
瘡瘍祛痰法	11-716	熱する者はこれを陰に取る		跌跌	19-007
瘡瘍理湿法	11-717		11-237	踩蹻法	11-796
瘡瘍行気法	11-718	諸脹腹大は皆熱に属す		踝	20-471
瘡瘍和営法	11-719		08-509	輪1	20-459
瘡瘍透膿法	11-720	諸気膹鬱は皆肺に属す		輪2	20-460
瘛瘲	09-076		08-510	輪3	20-461
瘢痕灸	11-662	諸湿腫満は皆脾に属す		輪4	20-462
瘤	15-061		08-511	鄭声	09-196
磠	12-021	諸寒収引は皆腎に属す		鋭眥	04-075
磞	12-022		08-512	鉾	12-023
褥瘡	15-141	諸痛痒瘡は皆心に属す		鉾散	12-024
糊丸	13-082		08-513	霉醬苔	09-185
線剤	13-040	諸痿喘嘔は皆上に属す		震顫法	11-606
縁中	20-503		08-514	霊枢	01-050
緩脈	09-493	諸厥固泄は皆下に属す		霊芝	12-559
緩下	11-154		08-515	霊道	20-151
緩攻	11-155	諸熱瞀瘈は皆火に属す		霊台	20-152
緩補	11-219		08-516	霊墟	20-153
緩方	13-010	諸風掉眩は皆肝に属す		霊亀八法	11-641
緩剤	13-015		08-517	頷	04-154
緊脈	09-508	諸逆衝上は皆火に属す		頬車	20-116
緊喉	18-196		08-518	頷下癰	18-184
膝	20-472	諸躁狂越は皆火に属す		養肝	11-274
膝は筋の府	04-041		08-520	養老	20-321

602　日本語画数索引

養血薬	12-572	橈骨骨幹部遠位三分の一の部位		
養陰薬	12-613	骨折と遠位橈尺関節脱臼		
養陰清熱	11-149		19-025	
養陰潤肺	11-253	機能復位	11-741	
養陰和胃	11-269	橘紅	12-360	
養心安神	11-310	橘核	12-379	
養血熄風	11-380	激経	16-010	
養陰増液	11-396	濁邪	07-053	
養生回復	21-001	濃縮丸	13-087	
養心安神薬	12-521	燙	12-041	
養陰清肺湯	13-361	燕口	17-035	
魄戸	20-169	燕口瘡	17-037	

薏苡仁 12-295
薏苡附子敗醬散 13-169
踵骨牽引 11-770
踵骨骨折 19-041
踵骨痛症 19-130
輸刺 11-550
輸穴 06-017
醒脾化湿 11-414
錯語 09-199
錠剤 13-039
錠剤 13-053
錦灯籠 12-197
霍乱 14-033

16 画

凝脂翳	18-058	避年	16-002	
噫	09-220	瘭毒	07-075	
噙化	13-112	瘰癧	14-048	
噯気	09-221	癃癭	15-043	
噫気	09-222	積	14-289	
噤風	17-127	積聚	14-288	
噤口痢	14-028	積雪草	12-320	
壊病	10-384	篩	12-017	
衛は下焦より出ず	05-021	築賓	20-374	
衛気	05-014	糖漿	13-089	
衛分	05-015	縦	08-480	
衛気虚すれば則ち不用す		縦	09-517	
	08-140	膩苔	09-167	
衛分証	10-408	薬	12-001	
衛表証	10-409	薬苔	09-187	
衛気不和	08-442	薬罐	11-705	
衛弱営強	08-444	薬性	12-059	
衛気鬱阻	08-448	薬膏	13-066	
衛気同病	08-497	薬酒	13-077	
衛表不固証	10-235	薬露	13-080	
衛気同病証	10-412	薬捻	13-090	
衛気営血弁証	10-407	薬線	13-092	
衛陽が遏められる	08-447	薬毒	15-101	
整体観念	02-100	薬物灸	11-679	
橈骨頭骨折	19-018	薬熨療法	11-484	
橈骨神経損傷	19-143	薬筒抜法	11-706	
橈骨骨幹部骨折	19-023	薬用植物学	01-036	
橈骨遠位端骨折	19-026	薤白	12-368	
橈側伸筋腱鞘炎	19-118	薄荷	12-108	
橈骨・尺骨骨幹部骨折		薄苔	09-160	
	19-021	薄貼	13-079	
		薄厥	14-294	
		薄荷油	12-107	

頭は精明の府 03-173
頭汗 09-273
頭痛 09-282
頭鳴（頭鳴り） 09-313
頭重 09-314
頭風 10-100
頭鍼（頭針） 11-514
頭風 14-317
頭維 20-273
頭顱骨 04-020
頭臨泣 20-271
頭竅陰 20-272
頭頂線 20-433
頭頂Ⅰ線 20-436
頭頂Ⅱ線 20-437
頭項強痛 09-283
頭重脚軽 09-315
頭骨牽引 11-766
頭頸部穴 20-015
頸 20-481
頸骨 04-027
頸癰 15-025
頸椎 20-482
頸椎症 19-132
頸百労 20-395
頸椎単純骨節 19-046
頸椎側旋提推法 11-747
頸椎角度復位法 11-748
頸椎単独旋転復位法 11-749
頷厭 20-097
骸 04-013
髂窩流注（縮脚流注） 15-037
鴉胆子 12-159

603

鴨跖草	12-190	
䘆嚏	18-162	
龍門	04-165	

17画

嬰児瘲	17-041
嬰児湿瘡	15-100
膺窓	20-339
戴陽証	08-098
擦法	11-786
擦剤	13-052
擠圧法	11-752
斂肺止咳	11-297
斂肺定喘	11-298
斂瘡生肌	11-721
檀香	12-367
濡脈	09-510
濡泄	14-170
燥	21-028
燥は自ずから上を傷る	08-216
燥勝れば則ち乾く	08-217
燥は清竅を乾かす	08-218
燥なる者はこれを濡す	11-021
燥毒	07-058
燥結	08-212
燥熱	08-213
燥熱が肺を傷る	08-457
燥苔	09-162
燥湿	11-398
燥剤	13-025
燥気	21-031
燥気は肺を傷る	08-215
燥裂苔	09-164
燥痰証	10-196
燥化陽明	08-214
燥湿健脾	11-412
燥湿化痰	11-439
燥邪犯肺証	10-244
環跳	20-105
環跳疽	15-034
環軸椎骨折	19-047
癘	07-063
癘気	07-064

瘑風	15-121
癆瘵	14-118
癇病	14-143
癃閉	14-245
瞳神	04-100
瞳子	04-101
瞳人	04-102
瞳仁	04-103
瞳子膠	20-270
瞳神緊小	18-083
瞳神縮小	18-084
瞳神細小	18-085
瞳神焦小	18-086
瞳神乾欠	18-087
瞳人乾欠	18-088
瞳神欠陥	18-089
糙苔	09-163
繆刺	11-575
縮泉丸	13-412
翳	18-055
翳風	20-326
翳明	20-421
翳如称星	18-057
聴宮	20-266
聴会	20-267
臁瘡	15-140
膿耳	18-135
膿証	10-146
膿疱	15-085
膿血便	09-408
膿痰証	10-194
膿耳変症	18-137
膿耳眩暈	18-144
膿耳口眼歪斜	18-138
膻中	20-058
臀	20-476
臀癰	15-022
臂臑	20-025
藁本	12-099
蕎藶丸	13-186
螻蛄癤	15-007
豁痰開竅	11-313
豁痰熄風	11-379
鍘	12-026
鍼灸（針灸）	11-506
鍼石（針石）	11-533

鍼感（針感）	11-593
闌尾	20-398
闌尾	20-512
顆粒剤	13-046
齢歯	18-226
鼾	09-193

18画

攅竹	20-043
檳榔	12-390
瀉下して注ぐが如し	09-403
瀉火剤	13-153
瀉肝湯	13-203
瀉青丸	13-199
瀉下剤	13-243
瀉下法	11-151
瀉黄散	13-221
瀉下薬	12-216
瀉脳湯	13-194
瀉肺湯	13-207
瀉白散	13-205
瀉下逐飲	11-175
瀉下不爽	09-412
瀉下泄熱	11-166
瀉火解毒	11-119
瀉南補北	11-137
瀉熱存陰	11-100
瀉熱導滞	11-165
瓊玉膏	13-548
瞼弦	04-084
瞼廃	18-008
瞼弦赤爛	18-005
瞼内結石	18-012
穢濁	07-073
竅漏症	18-022
竅痛	09-299
簁	12-016
繭唇	15-070
翻胃	14-165
臍湿	17-130
臍突	17-131
臍風	17-125
臍疝	17-133
臍瘡	17-132
臍癰	15-026

臍帯血…………………… 17-134
臍下悸動………………… 09-337
臍中不乾………………… 17-129
臑会……………………… 20-162
臑俞……………………… 20-163
藕節……………………… 12-406
蟬退……………………… 12-109
蟬花散…………………… 13-534
覆盆子…………………… 12-653
臨盆……………………… 03-198
臨産……………………… 03-197
臨産……………………… 16-112
臨睡服…………………… 13-114
鎮驚……………………… 11-309
鎮心安神………………… 11-306
鎮驚安神………………… 11-308
鎮摂腎気………………… 11-301
鎮痙止抽………………… 11-382
鎮肝熄風………………… 11-377
鎮肝熄風湯……………… 13-538
鎮驚安神薬……………… 12-515
鎮静安神薬……………… 12-514
鎖陽……………………… 12-607
鎖骨……………………… 20-468
鎖喉癰…………………… 15-024
鎖肛痔…………………… 15-130
鎖喉風…………………… 18-197
鎖骨骨折………………… 19-009
難産……………………… 16-113
離経脈…………………… 09-523
瞿麦……………………… 12-314
額………………………… 20-497
額中線…………………… 20-429
額側Ⅰ線………………… 20-430
額側Ⅱ線………………… 20-431
額側Ⅲ線………………… 20-432
顎………………………… 20-528
顎裂（口蓋裂）………… 17-075
顎関節症………………… 19-157
顎枕帯牽引……………… 11-773
顎関節脱臼……………… 19-053
顔色……………………… 09-029
顔鍼（顔針）…………… 11-515
顔色黧黒（面色黧黒）… 09-041
顔面部疔瘡……………… 15-011
頬搐……………………… 17-048

類剥苔…………………… 09-171
類中風…………………… 10-232
類中風…………………… 14-136
髁骨……………………… 04-028
髀関……………………… 20-024
鵝掌風…………………… 15-089
鵝不食草………………… 12-098
鵝口……………………… 17-034
鵝口瘡…………………… 17-032

19 画

瀝血腰痛………………… 14-258
犢鼻……………………… 20-063
簾珠喉…………………… 18-181
簾珠喉痹………………… 18-180
羅勒……………………… 12-101
羅漢鍼（羅漢針）……… 11-522
羅漢果…………………… 12-471
羅布麻（ラフマ）……… 12-533
臓………………………… 03-002
臓は気を腑に行らす…… 03-207
臓腑……………………… 03-001
臓腑の気………………… 05-024
臓象……………………… 03-004
臓真……………………… 03-005
臓結……………………… 14-191
臓躁……………………… 16-165
臓腑相合（臓腑は相合す）
………………………… 03-199
臓腑伝変………………… 08-481
臓腑弁証………………… 10-212
臓腑兼病弁証…………… 10-346
蘄蛇……………………… 12-259
藿香……………………… 12-288
藿香正気散……………… 13-550
蘇木……………………… 12-452
蘇合香…………………… 12-550
蘇合香丸………………… 13-435
蘇子降気湯……………… 13-405
蘆根（芦根）…………… 12-126
蘆薈……………………… 12-221
蟾酥……………………… 12-548
蠅影飛越………………… 18-100
蠅翅黒花………………… 18-101
蟹目……………………… 18-065

蟹睛証…………………… 18-064
蟹目疼痛外障…………… 18-066
鏡面舌…………………… 09-173
額………………………… 03-170
額門……………………… 03-171
額陥……………………… 17-063
額填……………………… 17-064
額会……………………… 20-303
鶏眼（魚の目）………… 15-148
鶏胸……………………… 17-059
鶏骨草…………………… 12-175
鶏矢藤…………………… 12-383
鶏内金…………………… 12-386
鶏冠花…………………… 12-412
鶏血藤…………………… 12-577

20 画

懸灸……………………… 11-668
懸飲……………………… 14-310
懸癰……………………… 20-307
懸顱……………………… 20-308
懸枢……………………… 20-309
懸鐘……………………… 20-310
懸旗風…………………… 18-212
灌腸法…………………… 11-505
癭………………………… 15-005
癭病……………………… 15-006
癥………………………… 16-162
癥瘕……………………… 16-161
鐘乳石…………………… 12-608
護精水…………………… 04-112
譫語……………………… 20-325
譫語（譫言）…………… 09-194
譫妄……………………… 09-195
罌粟殻…………………… 12-641
瓣暈苔…………………… 09-165
鶩溏……………………… 09-401
齠齔……………………… 04-140

21 画

爛疔……………………… 15-016
爛喉風…………………… 17-090
爛喉痧…………………… 17-093
爛喉丹痧………………… 17-087

纏扎法	…………………	11-490
纏喉風	…………………	18-198
纏縛療法	…………………	11-491
蠟丸	…………………	13-081
蠱溝	…………………	20-145
露剤	…………………	13-042
鶴虱	…………………	12-676
鶴頂	…………………	20-392
麝香	…………………	12-547
齦	…………………	04-136
齦交	…………………	20-337

22 画

囊癰	…………………	15-021
巓疾	…………………	17-054
癭	…………………	15-057
癬	…………………	15-086
癮疹	…………………	15-102
顫震	…………………	09-082
顫動舌	…………………	09-147
驚く者はこれを平す	…	11-026
驚けば則ち気乱るる	…	08-163
驚悸	…………………	09-323
驚疳	…………………	17-027
驚風	…………………	17-038
驚風の四証八候	………	17-050
驚癇	…………………	17-057
驚震内障	…………………	18-097

23 画

癰	…………………	15-020
癰瘍剤	…………………	13-630
蠱毒	…………………	14-220
蠲痺湯	…………………	13-520

24 画

顬	…………………	04-029
顬骨	…………………	20-397
癲病	…………………	14-146
鱗屑	…………………	15-108
齲歯（虫歯）	…………	18-206

25 画

顳息	…………………	20-155
鼈甲	…………………	12-629
鼈甲煎丸	…………………	13-487

26 画

顴髎	…………………	20-191

27 画

鸕鷀瘟	…………………	17-114
顴	…………………	20-499
顴前線	…………………	20-438
顴後線	…………………	20-439

29 画

鬱火	…………………	08-224
鬱金	…………………	12-370
鬱病	…………………	14-262
鬱証	…………………	14-263
鬱冒	…………………	16-150

中国語索引（ピンイン順）

A

阿是穴	06-038
阿魏	12-679
艾附暖官丸	13-308
艾卷灸	11-667
暖气	09-221
艾条灸	11-666
艾叶	12-338
艾炷灸	11-655
按法	11-791
安宫牛黄丸	13-432
安蛔	11-469
安蛔止痛	11-468
暗经	03-193
按摩	11-779
安神定志丸	13-424
安神剂	13-421
安神药	12-513
安胎	11-471
安胎药	12-692
安息香	12-551
桉叶	12-106
熬	13-107

B

八宝眼药	13-195
巴豆	12-237
拔毒	11-723
拔毒膏	13-175
拔毒化腐生肌药	12-683
八二丹	13-180
八法	11-051
八风	20-381
八纲	10-010
八纲辨证	10-008
拔罐法	11-685
八会穴	06-036
八纪	21-058
巴戟天	12-587
八角茴香	12-330

八略	13-028
八脉交会穴	06-029
拔伸牵引	11-734
八仙长寿丸	13-383
八邪	20-382
八阵	13-027
八珍汤	13-338
八珍益母丸	13-341
八正	21-057
八正散	13-559
白扁豆	12-564
百病生于气	08-132
百部	12-508
白缠喉	18-199
白虫窝	20-383
白丑	12-239
白豆蔻	12-286
白矾	12-680
白沸汤	13-117
白果	12-509
白骸	04-014
百合	12-622
百合病	14-151
百合固金汤	13-359
白虎承气汤	13-223
白虎加苍术汤	13-156
白虎加桂枝汤	13-155
白虎加人参汤	13-157
白虎汤	13-154
白花蛇舌草	12-160
白环俞	20-020
白会	20-021
白及	12-414
白蒺藜	12-529
白降丹	13-189
白节	04-015
白芥子	12-484
白金丸	13-597
白睛	04-091
白睛红赤	09-062
白睛混赤	09-064
白睛青蓝	18-046

白睛外膜	04-095
白睛溢血	18-051
白蔹	12-164
百脉一宗	03-046
白茅根	12-401
白膜	18-034
白膜蔽睛	18-049
白膜侵睛	18-048
白内障针拨术	11-726
白疕	15-116
白前	12-479
白仁	04-093
白散	13-606
白涩症	18-050
白砂苔	09-180
白勺	12-581
白苔	09-179
白头翁	12-172
白头翁汤	13-213
白秃疮	15-087
白薇	12-214
白物	09-423
白鲜皮	12-144
白陷鱼鳞	18-068
败血冲肺	16-147
败血冲胃	16-148
败血冲心	16-146
白眼	04-092
白英	12-184
白芷	12-086
白术	12-565
白珠俱青	18-047
白珠外膜	04-094
柏子仁	12-523
白睛内嫩	17-001
板	04-022
斑	09-091
半边莲	12-178
半表半里证	10-027
半刺	11-545
扳法	11-803
瘢痕灸	11-662

607

板蓝根	12-155	胞虚如球	18-016	鼻息肉	18-167
斑蝥	12-674	胞衣	03-195	萆薢分清饮	13-577
绊舌	09-153	胞衣不下	16-116	鼻渊	18-163
半身不遂	09-054	胞衣先破	16-115	鼻针	11-516
半身汗出	09-274	保元汤	13-317	鼻窒	18-159
半身无汗	09-275	胞肿	09-066	鼻痔	18-168
半夏	12-469	胞肿如桃	18-015	鼻准	04-149
半夏白术天麻汤	13-609	胞阳	16-064	砭刺	11-576
半夏厚朴汤	13-461	背部穴	20-017	扁瘊	15-082
半夏曲	12-493	北豆根	12-166	砭镰法	11-497
半夏泻心汤	13-278	背法	11-802	便秘	09-395
板牙	17-140	北沙参	12-620	便脓血	09-408
半月板损伤	19-128	悲胜怒	02-082	便如羊屎	09-398
瓣晕苔	09-165	背俞穴	06-026	砭石	11-534
斑疹	09-090	悲则气消	08-161	变症	17-051
半枝莲	12-161	背者胸中之府	04-039	便溏	09-400
镑	12-022	本草	01-031	扁桃体	20-533
傍针刺	11-570	本草学	01-032	边头风	14-320
胞	03-180	本经配穴法	11-643	变病	17-052
胞痹	14-342	本经自病	08-482	便血	09-108
保产无忧散	13-349	贲门	20-507	萹蓄	12-303
暴赤生翳	18-042	本神	20-023	变暗	17-053
暴赤眼后急生翳外障	18-041	奔豚汤	13-232	变证	10-385
暴喘	14-112	崩漏	16-031	变蒸	03-118
报刺	11-562	崩中	16-033	辨证论治	02-103
暴风客热	18-035	崩中漏下	16-034	辨证求因	07-013
胞宫	03-181	痹病	14-322	辨证取穴	11-635
胞宫积热证	10-334	荜茇	12-333	标本中气	21-064
胞宫湿热证	10-333	鼻不闻香臭	09-317	表寒	08-119
胞宫虚寒证	10-331	闭藏	21-019	表寒里热	08-123
保和丸	13-620	荜澄茄	12-332	表寒里热证	10-030
胞肓	20-022	鼻疮	18-158	表寒证	10-013
胞睑	04-080	臂丛神经损伤	19-142	表里辨证	10-011
包煎	13-100	鼻疔	18-155	表里配穴法	11-644
暴聋	18-141	鼻疳	18-156	表里俱寒	08-125
抱龙丸	13-601	鼻疳疮	18-157	表里俱寒证	10-034
胞漏	16-067	鼻槁	18-160	表里俱热	08-124
抱轮红赤	09-061	脾关	20-024	表里俱热证	10-035
胞轮振跳	18-010	鼻鼾	09-193	表里俱实	08-050
暴盲	18-102	闭合性损伤	19-155	表里俱实证	10-033
胞门	03-186	闭经	16-035	表里俱虚	08-049
暴怒伤阴，暴喜伤阳	07-088	臂臑	20-025	表里俱虚证	10-032
胞生痰核	18-002	避年	16-002	表里双解剂	13-282
抱头火丹	17-113	鼻衄	09-070	表里同病	08-469
豹文刺	11-546	鼻齆	18-161	表气不固	08-043
暴泻	14-174	鼻塞	09-316	表热	08-118

608　中国語索引

表热里寒	08-122	簸	12-016	补益心脾	11-249
表热里寒证	10-031	薄荷	12-108	补益药	12-556
表热证	10-014	薄荷油	12-107	补阴	11-232
表实	05-026	薄厥	14-294	补阴药	12-611
表实	08-044	薄苔	09-160	不欲食	09-375
表实里虚	08-048	剥苔	09-170	不月	16-008
表实里虚证	10-028	薄贴	13-079	不孕	16-152
表实证	10-016	不传	08-489	布指	09-474
表邪	07-030	不得前后	09-422	补中益气	11-260
表邪内陷	08-473	不得偃卧	09-052	补中益气汤	13-313
表邪入里	08-474	不定穴	06-042		
表虚	08-042	补法	11-216	**C**	
表虚里实	08-047	补肺固卫	11-080		
表虚里实证	10-029	补肺益气	11-252	擦法	11-786
表虚证	10-015	补肝阴	11-271	擦剂	13-052
表证	10-012	补骨脂	12-593	踩跷法	11-796
鳖甲	12-629	不换金正气散	13-551	蚕砂	12-261
鳖甲煎丸	13-487	补火助阳	11-243	蚕矢汤	13-569
别异比类	02-047	不及	21-055	参伍	09-454
别煮	13-106	补剂	13-019	参伍不调	09-455
髌骨骨折	19-035	步廊	20-027	苍耳子	12-089
髌骨软化症	19-126	补母泻子法	11-050	仓廪之本	03-060
髌骨脱位	19-066	不内外因	07-018	苍术	12-285
并病	08-491	补气	11-222	草豆蔻	12-283
病发于阳	08-017	补气健脾	11-264	草果	12-282
病发于阴	08-018	补气摄血	11-345	糙苔	09-163
乘风	20-026	补气生血	11-226	草药医生	01-063
病机	08-001	补气药	12-557	嘈杂	09-336
病机十九条	08-508	不容	20-028	侧柏叶	12-399
病机学说	08-005	哺乳疳	17-016	茶剂	13-049
并精而出入者谓之魄	05-047	补肾阳药	12-584	茶油	12-148
槟榔	12-390	布托牵引	11-772	柴葛解肌汤	13-144
病脉	09-452	补虚固涩	11-292	柴胡	12-117
冰硼散	13-188	补虚药	12-554	柴胡达原饮	13-272
冰片	12-552	补血	11-229	柴胡加龙骨牡蛎汤	13-273
病色	09-035	补血养肝	11-276	柴胡疏肝散	13-437
病色相克	09-043	补血养心	11-230	颤动舌	09-147
病势	08-002	补血药	12-571	缠缚疗法	11-491
病室尸臭	09-227	补阳	11-239	产后病	16-120
病位	08-003	补阴达九汤	13-480	产后大便难	16-136
病为本，工为标	11-039	补养剂	13-311	产后多汗	09-264
病性	08-004	补养气血	11-231	产后发痉	16-126
病因	07-014	补养心气	11-246	产后发热	16-127
病因辨证	10-084	补养药	12-555	缠喉风	18-198
病因学说	07-016	补阳药	12-583	产后腹痛	16-124
并月	16-006	补益剂	13-310	产后痉病	16-125

609

产后痉风	16-151	陈皮	12-347	冲剂	13-047
产后三病	16-142	沉香	12-348	虫积肠道证	10-276
产后三冲	16-143	沉香降气汤	13-469	虫积化疳证	10-149
产后三急	16-145	臣药	13-031	虫积证	10-148
产后三禁	11-003	承扶	20-030	重楼	12-193
产后三审	16-144	成骨不全	19-071	冲脉	06-070
产后身痛	16-128	承光	20-031	冲脉者经脉之海	06-072
产后小便不通	16-133	承浆	20-032	冲门	20-040
产后小便失禁	16-135	承筋	20-033	虫扰胆腑证	10-310
产后小便数与失禁	16-134	承灵	20-034	冲任不固证	10-328
产后血崩	16-123	承满	20-035	冲任失调证	10-329
产后血晕	16-122	承泣	20-036	冲任损伤	08-436
产后郁冒	16-149	承山	20-037	重舌	17-135
蝉花散	13-534	齿	04-135	茺蔚子	12-440
产门	03-188	眵	04-127	冲洗法	11-488
产难	16-114	赤白游风	15-041	冲心乘肺	08-403
产褥	21-022	痴呆	14-141	重言	09-197
蟾酥	12-548	赤疕	17-099	冲阳	20-041
蝉蜕	12-109	尺骨干骨折	19-022	虫咬皮炎	15-095
掺药	13-063	尺骨上三分之一骨折合并桡骨头脱位	19-024	重阴必阳，重阳必阴	02-024
掺药法	11-481			抽搐	09-075
产育	03-121	尺骨鹰嘴骨折	19-017	抽气罐	11-688
缠扎法	11-490	尺骨鹰嘴牵引	11-767	抽气罐法	11-696
颤震	09-082	齿痕舌	09-136	搐鼻剂	13-062
肠痹	14-339	迟脉	09-492	除风益损汤	13-334
肠湿热证	10-278	瘦脉	20-039	除疳热	11-458
肠风	14-268	赤脉传睛	18-029	奢门	04-155
肠垢	09-409	赤脉贯睛	18-030	搐搦	09-077
长脉	09-498	赤脉贯目	18-031	除湿散满	11-409
肠澼	14-022	赤脉下垂	18-076	楮实子	12-627
长强	20-029	赤膜	18-033	除痰剂	13-588
肠热腑实证	10-277	赤膜下垂	18-075	出针法	11-618
常色	09-032	齿齘	09-073	喘	09-204
常山	12-666	齿龋	18-207	川贝母	12-470
肠覃	16-167	赤芍	12-207	传变	08-463
肠燥津亏证	10-280	尺神经损伤	19-144	传道之官	03-151
炒	12-035	赤石脂	12-645	化化	08-464
炒黄	12-037	赤小豆	12-299	化化之府	03-152
炒焦	12-038	持续劳损	19-156	川楝子	12-356
潮热	09-241	持续痛	09-312	川木通	12-310
炒炭	12-039	赤游丹	17-123	川牛膝	12-447
车前草	12-305	尺泽	20-038	传染	08-016
车前子	12-304	瘛疭	09-076	传染	14-068
掣痛	09-309	虫白蜡	12-647	穿腮毒	18-221
沉脉	09-489	冲服	13-105	穿腮发	18-220
疢难	14-002	重寒伤肺	08-238	穿山甲	12-464

川乌 12-247
穿心莲 12-153
川芎 12-433
川芎茶调散 13-512
喘证 14-111
疮 15-003
疮疡 15-001
疮疡补法 11-710
疮疡补益法 11-711
疮疡和营法 11-719
疮疡解表法 11-712
疮疡理湿法 11-717
疮疡清热法 11-714
疮疡祛痰法 11-716
疮疡通里法 11-713
疮疡透脓法 11-720
疮疡托法 11-708
疮疡托里法 11-709
疮疡温通法 11-715
疮疡消法 11-707
疮疡行气法 11-718
吹喉散 13-187
垂帘翳 18-077
垂盆草 12-327
垂前 20-529
唇 04-132
唇风 18-217
唇口 04-133
椿皮 12-145
春温 14-070
春夏养阳，秋冬养阴 21-009
纯阳真人养脏汤 13-409
纯阴结 14-196
春应中规 09-482
刺法灸法学 01-018
次髎 20-042
刺络拔罐 11-704
刺络法 11-554
磁石 12-518
刺手 11-530
刺痛 09-298
刺五加 12-594
刺血拔罐 11-703
从化 08-465
从者反治 11-032
腠理 04-004

猝发 08-024
卒厥 09-020
促脉 09-514
粗末 12-058
卒心痛 14-123
卒中 14-135
窜痛 09-299
攒竹 20-043
淬 12-050
焠刺 11-559
催气手法 11-596
催乳 12-690
脆蛇 12-449
催吐剂 13-627
催吐药 12-663
寸关尺 09-465
寸口 09-463
寸口诊法 09-462
锉 12-023
搓柄法 11-604
搓法 11-789
搓滚舒筋 11-800
撮口 17-126
锉散 12-024
挫伤 19-149
错语 09-199

D

大半夏汤 13-296
大包 20-044
大便干燥 09-396
大便滑脱 09-413
大便硬结 09-397
大补丸 13-364
大补阴丸 13-360
大补元煎 13-345
大补元气 11-225
大柴胡汤 13-284
大肠 03-150
大肠 20-511
大肠寒结 08-383
大肠咳 14-101
大肠热 08-379
大肠热结 08-380
大肠实 08-378

大肠实热 08-381
大肠湿热 08-382
大肠俞 20-045
大肠虚 08-375
大肠虚寒 08-376
大肠液亏 08-377
大承气汤 13-248
大定风珠 13-541
大都 20-046
大豆黄卷 12-293
大敦 20-047
大方 13-008
大腹皮 12-357
大骨空 20-384
大骨枯槁 09-048
大汗 09-261
大汗淋漓 09-262
大赫 20-048
大横 20-049
大黄 12-223
大黄牡丹汤 13-492
大黄䗪虫丸 13-502
大活络丹 13-515
大蓟 12-403
大建中汤 13-295
大结胸证 10-382
大巨 20-050
大厥 14-292
大陵 20-051
大脑性瘫痪 19-095
大七气汤 13-446
大秦艽汤 13-513
大青龙汤 13-148
大青叶 12-154
大肉陷下 09-049
大山楂丸 13-619
大实有羸状 08-041
大头瘟 17-107
大陷胸汤 13-267
大香连丸 13-211
大邪 07-020
大泻刺 11-556
达邪透表 11-061
大血藤 12-182
大迎 20-052
大营煎 13-346

611

达原饮	13-271	丹药	13-093	地机	20-060
大枣	12-569	但欲寐	09-369	地锦草	12-177
大钟	20-053	但欲漱水不欲咽	09-374	滴酒法	11-480
大杼	20-054	胆郁痰扰证	10-309	地龙	12-541
大椎	20-055	胆胀	14-218	骶髂关节损伤	19-140
大眦	04-072	膻中	20-058	第三腰椎横突综合征	19-137
呆病	14-142	胆主决断	03-178	涤痰	11-433
代茶饮	13-111	淡竹叶	12-128	涤痰祛瘀	11-437
代抵当丸	13-490	当归	12-579	涤痰汤	13-590
带脉	06-073	当归补血汤	13-330	涤痰熄风	11-450
代脉	09-513	当归建中汤	13-294	地图舌	09-172
带脉	20-056	当归六黄汤	13-242	滴丸	13-086
带脉失约	08-298	当归龙荟丸	13-200	骶尾部挫伤	19-141
玳瑁	12-542	当归拈痛汤	13-564	地五会	20-061
带下	05-033	当归芍药散	13-332	地榆	12-400
带下病	16-058	当归四逆汤	13-306	癫病	14-146
戴阳证	08-098	当归饮子	13-333	点刺法	11-572
代杖汤	13-503	党参	12-563	点刺舌	09-139
胆	03-134	当阳	20-386	电光性眼炎	18-112
单按	09-477	捣	12-020	颠疾	17-054
淡白舌	09-127	导赤散	13-196	垫棉法	11-479
淡豆豉	12-112	道地药材	12-009	电热针	11-528
丹毒	15-040	刀豆	12-366	点穴法	11-792
胆矾	12-664	刀圭	12-079	点眼药法	11-500
胆寒	08-354	盗汗	09-260	电针麻醉	11-653
但寒不热	09-236	倒经	16-007	电针仪	11-527
淡红舌	09-126	稻芽	12-385	定喘	20-387
丹剂	13-059	导引	21-002	定喘汤	13-466
单煎	13-102	刀晕	15-146	耵耳	18-145
胆咳	14-102	导滞通便	11-161	丁公藤	12-245
胆南星	12-475	导滞通腑	11-456	锭剂	13-053
胆囊	20-385	得气	11-592	酊剂	13-060
胆气	03-135	得气	21-066	顶颞后斜线	20-435
胆气不足	08-356	得神	09-011	顶颞前斜线	20-434
胆热	08-353	得神者生	09-016	顶旁1线	20-436
但热不寒	09-238	灯草灸	11-684	顶旁2线	20-437
丹痧	17-086	灯火灸	11-677	丁奚疳	17-012
丹参	12-444	灯心草	12-307	定痫丸	13-610
淡渗利湿	11-420	地仓	20-059	丁香	12-342
丹参饮	13-464	抵当汤	13-489	丁香柿蒂汤	13-470
胆实热	08-357	抵当丸	13-488	定志丸	13-394
单手进针法	11-578	地道药材	12-003	顶中线	20-433
胆俞	20-057	蒂丁	04-145	冬虫夏草	12-589
疸胎	16-100	地肤子	12-322	冻疮	15-136
淡味渗泄为阳	02-039	地骨皮	12-213	冬瓜皮	12-300
胆虚气怯	08-355	地黄饮子	13-396	冬葵果	12-345

动脉	09-505	多梦	09-370	二纲六变	10-009
冬伤于寒，春必温病	08-022	堕胎	16-071	耳根	20-451
冬温	14-081	夺血	09-427	耳根毒	18-139
洞泄	14-173	夺血者无汗	11-005	耳根痈	18-149
冬应中权	09-483			耳和髎	20-065
冬月伏暑	14-083			耳后附骨痈	18-146
痘	09-098	**E**		耳甲	20-448
痘	17-094	额	20-497	二间	20-067
痘疮	17-095	颔	04-154	耳尖	20-389
抖法	11-790	鹅不食草	12-098	耳尖	20-457
犊鼻	20-063	阿胶鸡子黄汤	13-376	耳菌	18-152
独活	12-255	鹅口	17-034	耳廓	04-157
毒火攻唇证	10-131	鹅口疮	17-032	耳聋	09-351
独活寄生汤	13-514	腭裂	17-075	耳聋左慈丸	13-380
独立守神	21-015	恶露	16-130	耳瘘	18-154
督脉	06-068	恶露不尽	16-131	耳轮	20-443
督脉	20-013	恶露不绝	16-129	耳门	20-066
督脉阳气不足	08-352	恶露不止	16-132	耳迷根	20-541
肾俞	20-062	呃逆	14-162	二妙散	13-570
毒性反应	12-064	额旁1线	20-430	耳鸣	09-350
独阴	20-388	额旁2线	20-431	二母宁嗽汤	13-208
毒缠上焦证	10-433	额旁3线	20-432	耳壳流痰	18-130
独语	09-198	恶气	07-031	二十八脉	09-435
毒证	10-127	恶色	09-037	二十四脉	09-434
杜仲	12-592	恶心	09-347	耳挺	18-153
煅	12-046	鹅掌风	15-089	二味拔毒散	13-173
短刺	11-567	额中线	20-429	二仙汤	13-378
断耳疮	18-131	莪术	12-463	耳眩晕	18-143
断裂伤	19-151	恶阻	16-061	耳穴	06-044
短脉	09-499	耳	04-156	耳蕈	18-151
短气	09-207	二白	20-390	二阳并病	08-495
断乳	11-474	耳背	20-450	二阴煎	13-372
短缩舌	09-151	耳背肺	20-535	耳胀	18-132
端提捺正	11-742	耳背肝	20-537	耳胀痛	18-133
断绪	16-155	耳背沟	20-539	耳针	11-517
兑端	20-064	耳背脾	20-536	耳痔	18-150
对耳轮	20-445	耳背肾	20-538	二至丸	13-390
对耳屏	20-447	耳背心	20-534	耳中	20-452
对屏尖	20-502	耳闭	18-134	耳舟	20-444
对证取穴	11-633	儿茶	12-156		
顿服	13-108	儿茶散	13-178	**F**	
顿咳	17-108	二陈汤	13-589	发	15-029
顿呛	17-097	耳疮	18-127	发表剂	13-128
顿嗽	17-109	耳垂	20-449	发表药	12-083
多汗	09-263	二垫治法	11-760	发陈	21-006
夺汗者无血	11-004	耳疔	18-147		

613

发汗解表	11-054	肺风痰喘	10-239	肺虚	08-261
发际	03-172	肥疮	17-013	肺炎喘嗽	17-002
发际疮	15-009	肺疳	17-021	肺阳	03-035
发酵	12-052	腓骨干骨折	19-038	飞扬	20-068
乏力	09-346	肺寒	08-270	飞扬喉	18-211
发泡灸	11-680	肺合大肠	03-201	肺阳虚证	10-238
发热	09-234	肺合皮毛	03-052	肺阴	03-034
发散风寒药	12-084	非化脓灸	11-660	肺阴虚	08-263
发散风热药	12-104	肺火	08-267	肺阴虚证	10-236
法随证立	11-048	肺津不布	08-276	肺痈	14-116
发芽	12-055	肺咳	14-097	肺燥肠闭症	10-250
发颐	15-039	肺痨	14-117	肺胀	14-115
法于阴阳	21-010	肺络损伤	08-277	肺者气之本	03-041
发之	11-057	肥胖	14-307	肺主皮毛	03-053
发中有补	11-085	肺脾两虚	08-407	肺主气	03-038
反关脉	09-470	肺脾气虚	08-409	肺主身之皮毛	03-051
翻胃	14-165	肺气	03-033	肺主肃降	03-037
番泻叶	12-220	肺气不利	08-273	肺主通调水道	03-048
蕃秀	21-007	肺气不宣	08-272	肺主行水	03-049
烦躁多言	09-018	肺气上逆	08-274	肺主宣发	03-036
反佐	13-034	肺气实	08-265	肺主治节	03-047
方	13-007	肺气虚	08-262	榧子	12-391
方从法出	13-005	肺气虚证	10-234	腓总神经损伤	19-146
方寸匕	12-010	肺热	08-266	粉萆薢	12-315
防风	12-088	肺热炽盛证	10-240	粉刺	15-110
防风通圣散	13-283	肺肾气虚	08-411	分刺	11-555
防己	12-272	肺肾气虚证	10-352	粉膏剂	13-072
方剂	13-001	肺肾同源	03-213	分利湿邪	11-422
防己黄芪汤	13-583	肺肾同治	11-256	分利水湿	11-423
防己椒目葶苈大黄丸	13-265	肺肾相生	03-214	分娩	03-122
方剂学	01-033	肺肾阴虚	08-410	忿怒伤肝	07-087
芳香辟秽	11-408	肺肾阴虚证	10-353	分清泄浊	11-291
芳香化湿	11-407	肺生皮毛	03-054	分消上下	11-399
芳香开窍	11-316	肺实	08-264	风	07-037
肺	03-029	肺失清肃	08-275	风池	20-070
肺	20-523	肺实热	08-268	风赤疮痍	18-006
肺癌	14-120	肺俞	20-069	风毒证	10-128
肺痹	14-334	肺司呼吸	03-039	蜂房	12-671
肺病辨证	10-233	肺痿	14-119	风府	20-071
肺藏气	03-042	肺为娇脏	03-055	风关	09-118
肺藏于右	03-032	肺为气之主	03-040	风寒	07-044
肺常不足	03-057	肺为水之上源	03-050	风寒表实证	10-017
肺朝百脉	03-045	肺为阳中之太阴	03-058	风寒表虚证	10-018
非搐	17-047	肺卫证	10-410	风寒犯鼻证	10-090
肺疽	15-088	肺为贮痰之器	08-279	风寒犯肺证	10-241
肥儿丸	13-623	肺恶寒	03-056	风寒犯头证	10-091

风寒束表	08-235	
风寒束肺	08-271	
风寒袭喉证	10-089	
风寒袭络证	10-092	
风火攻目证	10-097	
风火内旋	08-330	
风火热毒证	10-136	
风厥	14-304	
蜂蜡	12-670	
丰隆	20-072	
风轮	04-066	
风轮赤豆	18-074	
风轮风热证	10-313	
风轮热毒证	10-315	
风轮湿热证	10-314	
风轮阴虚证	10-312	
风门	20-073	
蜂蜜	12-226	
风木之脏	03-083	
风气	07-039	
风气内动	08-199	
风牵偏视	18-115	
风热疮	15-107	
风热犯鼻证	10-094	
风热犯表证	10-019	
风热犯耳证	10-095	
风热犯肺证	10-242	
风热犯头证	10-096	
风热喉痹	18-178	
风热侵喉症	10-093	
风热乳蛾	18-173	
风热牙疳	18-225	
风热疫毒证	10-126	
风瘙痒	15-106	
风痧	17-083	
风胜行痹证	10-088	
风胜则动	08-198	
风市	20-074	
风湿	07-056	
风湿犯头证	10-099	
风湿凌目证	10-098	
风湿袭表证	10-021	
风湿相搏	08-236	
风水	14-224	
风水相搏证	10-247	
风痰	07-105	

风痰证	10-199	
风团	09-097	
风温	14-069	
风温痉	14-346	
风溪	20-465	
风痛	17-058	
枫香脂	12-430	
风癣	17-085	
风雨则伤上	08-231	
风燥	07-059	
风疹	17-084	
风证	10-295	
风中经络证	10-087	
风中血脉	08-233	
佛手	12-349	
伏	12-054	
腹	04-045	
腹	20-477	
胕	03-003	
腹哀	20-081	
浮白	20-076	
腹背阴阳配穴法	11-647	
腑病治脏	11-045	
浮刺	11-568	
釜底抽薪	11-169	
复方	13-014	
复方大承气汤	13-251	
釜沸脉	09-532	
附分	20-082	
辅骨	04-023	
氟骨病	19-106	
附骨疽	15-035	
腹结	20-083	
茯苓	12-298	
茯苓导水汤	13-585	
茯苓桂枝白术甘草汤	13-572	
复溜	20-084	
伏龙肝	12-418	
浮络	06-087	
浮脉	09-486	
伏脉	09-490	
腹募穴	06-035	
覆盆子	12-653	
浮萍	12-116	
伏气	07-067	
伏气	14-061	

伏气温病	14-060	
腑气行于脏	03-208	
伏热在里	08-021	
扶弱	11-001	
府舍	20-080	
茯神	12-526	
服食	21-004	
腐蚀药	12-684	
伏暑	14-082	
腑输精于脏	03-206	
伏暑晚发	14-086	
腐苔	09-168	
腹痛	09-291	
腹通谷	20-085	
伏兔	20-078	
扶突	20-077	
浮郄	20-079	
伏邪	07-072	
伏邪自发	08-023	
跗阳	20-075	
趺阳脉	09-469	
服药法	13-115	
服药食忌	12-067	
伏饮	14-313	
复元活血汤	13-481	
肤胀	14-231	
腹诊	09-547	
扶正解表	11-079	
附子	12-335	
附子理中丸	13-291	
附子汤	13-304	
附子泻心汤	13-277	
副作用	12-065	

G

肝	03-082	
肝	20-518	
肝癌	14-221	
肝痹	14-332	
疳病	17-007	
肝藏血	03-091	
甘草	12-566	
甘草干姜茯苓白术汤	13-573	
甘草小麦大枣汤	13-427	
甘草泻心汤	13-280	

615

肝常有余	03-098	肝气逆	08-333	肝郁气滞证	10-305
肝胆病辨证	10-289	肝气盛	08-312	肝郁泄泻	14-183
肝胆俱实	08-434	肝气实	08-313	肝郁血瘀证	10-306
肝胆湿热	08-435	肝气虚	08-307	肝者罢极之本	03-099
肝胆湿热证	10-311	肝气郁结	08-315	干支	21-032
肝风	08-327	肝热	08-321	肝中寒	08-335
肝风内动	08-328	肝肾亏损	08-420	疳肿胀	17-011
肝风内动证	10-293	肝肾同源	03-211	肝主风	08-326
干疳	17-015	肝肾阴虚	08-421	肝主谋虑	03-095
肝疳	17-023	肝肾阴虚证	10-359	肝主身之筋膜	03-094
肝寒	08-334	肝生于左	03-084	肝主升发	03-090
甘寒生津	11-140	肝实热	08-322	肝主疏泄	03-089
甘寒益胃	11-129	肝失条达	08-318	肝主血海	03-092
甘寒滋润	11-139	肝俞	20-086	肝着	14-217
肝合胆	03-203	甘松	12-350	杠板归	12-185
肝火	08-319	甘遂	12-236	杠杆支撑	11-743
肝火炽盛证	10-302	肝体阴而用阳	03-096	肛裂	15-125
肝火燔耳证	10-304	肝胃不和证	10-358	肛漏	15-127
肝火犯肺	08-422	肝为刚脏	03-097	肛门	20-456
肝火犯头证	10-303	肝为阳中之少阳	03-101	肛痈	15-126
肝火上炎	08-320	甘温除热	11-290	睾	04-161
肝火上炎证	10-301	肝恶风	03-100	藁本	12-099
疳积	17-009	干陷	10-143	高风内障	18-104
疳积上目	18-125	肝虚	08-303	高风雀目	18-106
干姜	12-341	肝虚寒	08-305	高风雀目内障	18-105
甘桔汤	13-209	肝血	03-086	高风障症	18-107
肝经实热	08-323	肝血虚	08-308	高骨	04-024
肝经湿热	08-325	肝血虚证	10-297	膏肓	04-042
肝经湿热证	10-307	疳眼	18-126	膏肓	20-087
干咳	09-212	肝阳	03-088	膏剂	13-043
肝咳	14-095	肝阳化风	08-329	高良姜	12-331
橄榄	12-200	肝阳化风证	10-292	膏淋	14-239
疳痨	17-010	肝阳化火	08-311	膏摩	11-778
甘露消毒丹	13-563	肝阳偏旺	08-309	膏药	13-065
感冒	14-004	肝阳上亢	08-310	膏药风	15-097
感冒夹惊	14-013	肝阳上亢证	10-291	膏药疗法	11-499
感冒夹痰	14-010	肝阳虚	08-304	高者抑之	11-332
感冒夹滞	14-012	肝阳虚证	10-296	膈	04-043
干呕	09-216	肝阴	03-087	葛根	12-111
肝气	03-085	肝阴虚	08-306	葛根黄芩黄连汤	13-214
疳气	17-008	肝阴虚证	10-290	葛根汤	13-134
干漆	12-462	肝郁	08-314	膈关	20-088
肝气不和	08-317	肝与胆相表里	03-204	葛花	12-118
肝气不舒	08-316	肝郁化火证	10-300	蛤蚧	12-606
肝气犯脾	08-430	肝郁脾虚	08-433	革脉	09-509
肝气犯胃	08-431	肝郁脾虚证	10-357	蛤壳	12-494

隔山清	12-384	骨错缝	19-158	孤阳不生，独阴不长	02-016
膈俞	20-089	谷疸	14-214	孤阳上出	08-082
隔物灸	11-665	骨癫疾	14-149	固阴煎	13-374
膈下逐瘀汤	13-477	固定垫	11-758	骨与关节梅毒	19-087
格阳	08-093	固定痛	09-302	鼓胀	14-219
格阴	08-100	蛊毒	14-220	骨折	19-001
割治	11-483	骨度	04-012	骨者髓之府	04-016
跟	20-469	骨度分寸定位法	11-621	骨针	11-535
跟骨骨折	19-041	骨度折量定位法	11-620	骨蒸	09-246
跟骨牵引	11-770	骨疽	17-025	骨蒸发热	09-247
干霍乱	14-034	骨鲠	18-202	骨质疏松症	19-100
根结	06-045	股骨粗隆间骨折	19-031	股肿	15-143
跟痛症	19-130	股骨干骨折	19-032	刮	12-018
更衣丸	13-253	股骨颈骨折	19-030	刮柄法	11-602
攻补兼施	11-179	股骨髁部骨折	19-034	瓜蒌	12-478
攻补兼施治法	11-160	股骨髁上骨折	19-033	栝楼薤白白酒汤	13-443
肱骨干骨折	19-012	股骨头缺血性坏死	19-098	栝楼薤白半夏汤	13-442
肱骨髁间骨折	19-014	股骨下端牵引	11-768	瓜藤缠	15-114
肱骨髁上骨折	19-013	骨关节结核（骨痨）	19-088	挂线法	11-501
肱骨内上髁骨折	19-016	骨骺分离	19-008	瓜子眼药	13-231
肱骨内上髁炎	19-115	骺骨软骨病	19-099	怪脉	09-519
肱骨外髁骨折	19-015	骨节	04-011	灌肠法	11-505
肱骨外科颈骨折	19-011	谷精草	12-132	灌肠剂	13-056
肱骨外上髁炎	19-116	固精缩尿	11-302	关冲	20-091
功劳叶	12-146	固精缩尿止带药	12-652	关刺	11-547
攻里剂	13-245	固经丸	13-416	关格	14-246
功能复位	11-741	固经丸	13-418	关门	20-092
公孙	20-090	骨巨细胞瘤	19-104	关元	20-093
攻下剂	13-244	骨瘤	19-101	关元俞	20-094
攻下药	12-218	骨盆骨折	19-051	管针进针法	11-583
攻下逐水	11-176	骨盆牵引带牵引	11-775	贯众	12-157
攻逐水饮	11-177	骨盆悬吊牵引	11-774	广金钱草	12-317
钩割法	11-727	骨牵引	11-765	光明	20-095
枸骨叶	12-632	榖饦	07-095	龟背	17-061
狗脊	12-278	骨肉瘤	19-102	龟甲	12-623
枸杞子	12-614	骨软骨瘤	19-103	归经	12-006
垢胎	16-009	固涩剂	13-405	归来	20-096
钩藤	12-540	固涩药	12-636	桂苓甘露散	13-562
骨	03-175	固涩止遗	11-300	归脾汤	13-331
固崩止带	11-304	骨碎补	12-451	鬼胎	16-078
骨痹	14-341	骨髓瘤	19-105	龟胸	17-060
固表止汗	11-296	固胎丸	13-417	桂枝	12-103
固表止汗药	12-637	箍围疗法	11-487	桂枝茯苓丸	13-485
骨槽风	18-218	箍围药	12-685	桂枝加龙骨牡蛎汤	13-404
固肠丸	13-411	骨性关节炎	19-089	桂枝芍药知母汤	13-536
固冲汤	13-419	谷芽	12-387	桂枝汤	13-132

617

滚刺筒	11-524	寒胜热	10-044	何人饮	13-350
滚法	11-783	寒胜痛痹证	10-103	鹤虱	12-676
滚痰丸	13-596	寒胜则浮	08-202	何首乌	12-578
过经	08-487	寒湿	07-055	核桃仁	12-610
过期不产	16-099	寒湿发黄	08-209	和胃降逆	11-336
过期妊娠	16-101	寒湿发黄证	10-116	颔下痈	18-184
腘窝囊肿	19-125	寒湿困脾	08-301	合邪	07-035
		寒湿困脾证	10-265	合穴	06-019
H		寒湿痢	14-025	和血熄风	11-381
		寒湿内阻证	10-115	合阳	20-099
虾蟆温	17-106	寒湿泄泻	14-180	荷叶	12-397
哈蟆油	12-633	寒湿腰痛	14-254	合阴	05-020
骸	04-013	寒水石	12-124	和于术数	21-011
海风藤	12-268	寒痰证	10-198	颌枕带牵引	11-773
海金沙	12-321	寒痰阻肺证	10-243	和中安神	11-457
海马	12-597	寒下	11-164	诃子	12-644
海螵蛸	12-655	寒下剂	13-247	黑丑	12-238
海泉	20-391	寒哮	14-110	黑疸	14-215
海桐皮	12-308	寒泄	14-168	黑疔	18-148
海藻	12-496	颔厌	20-097	黑睛	04-096
海藻玉壶汤	13-616	寒夜啼	17-073	黑苔	09-183
寒	07-041	寒因寒用	11-029	黑锡丹	13-393
寒包火	08-127	寒则气收	08-201	黑眼	04-097
汗出如油	09-270	寒战	09-255	黑芝麻	12-624
寒毒	07-043	寒痉	14-053	横	08-479
汗法	11-053	寒者热之	11-013	横	09-518
寒格	10-043	寒证	10-037	横刺	11-587
寒化	08-501	汗证	14-270	横骨	20-100
寒霍乱	14-035	寒滞肝脉证	10-308	横指同身寸	11-627
寒极生热，热极生寒	08-503	寒滞胃肠证	10-283	烘焙	12-045
寒厥	14-300	颃颡	04-143	虹彩	04-106
寒凝胞宫证	10-332	蒿芩清胆汤	13-270	红豆蔻	12-287
寒凝气滞	08-237	毫针	11-519	红汗	09-281
寒凝血瘀证	10-104	颔	20-528	红蝴蝶疮	15-115
寒疟	14-043	合病	08-490	红花	12-442
寒热辨证	10-036	河车丸	13-344	红景天	12-561
寒热错杂	08-117	鹤顶	20-392	洪脉	09-496
寒热格拒	08-092	和法	11-181	红曲	12-435
寒热格拒	13-035	合骨	04-034	红舌	09-128
寒热夹杂痞	14-160	合谷	20-098	红丝疔	15-018
寒热平调	11-189	合谷刺	11-548	红霞映日	18-073
寒热起伏	09-254	合欢皮	12-525	喉痹	18-177
寒热如疟	09-253	和解表里	11-191	喉底	04-144
寒热往来	09-251	和解法	11-180	喉底痈	18-185
寒入血室	08-393	和解剂	13-268	后顶	20-101
寒疝	14-161	和解少阳	11-183	喉鹅	18-172

喉风	18-194	华盖散	13-131	寰枢椎骨折	19-047
喉关	04-142	滑剂	13-024	环跳	20-105
喉关痈	18-187	化积	11-460	环跳疽	15-034
喉核	04-141	化积散	13-622	缓下	11-154
喉菌	18-205	花椒	12-337	黄柏	12-140
喉瘤	18-204	滑精	14-249	黄疸	09-040
厚朴	12-374	化橘红	12-360	黄疸	14-202
厚朴花	12-365	滑脉	09-504	黄帝内经	01-048
厚朴七物汤	13-455	化脓灸	11-661	黄耳伤寒	18-140
厚朴三物汤	13-252	化脓性关节炎	19-086	黄汗	14-314
厚朴温中汤	13-456	化气利湿	11-400	黄家	07-009
候气	11-595	化气利水	11-427	黄精	04-108
喉痧	17-088	化气行水	11-426	黄连	12-139
后伸扳法	11-804	滑肉门	20-104	黄连阿胶汤	13-240
厚苔	09-159	花蕊石	12-409	黄连解毒汤	13-161
后天之精	05-042	华山参	12-500	黄连上清丸	13-185
后溪	20-102	滑石	12-313	黄连西瓜霜眼药	13-192
后下	13-099	化湿	11-410	肓门	20-106
喉癣	18-189	化湿降浊	11-413	黄膜上冲	18-071
喉喑	04-130	化湿行气	11-411	黄脓上冲	18-070
喉暗	18-192	化湿药	12-280	黄胖	14-211
后阴	04-166	滑苔	09-166	黄芪	12-562
喉痈	18-182	滑胎	16-070	黄芪桂枝五物汤	13-303
喉主天气，咽主地气	04-146	化痰	11-432	黄芪内托散	13-328
虎骨木瓜汤	13-527	化痰开窍	11-312	黄芩	12-138
胡黄连	12-211	化痰平喘	11-434	黄芩汤	13-212
狐惑病	14-090	化痰散结	11-463	黄仁	04-104
槲寄生	12-265	化痰药	12-468	肓俞	20-107
胡椒	12-334	化痰止咳	11-436	黄水疮	15-084
护精水	04-112	滑泄	14-171	黄苔	09-181
虎口三关	09-120	化血丹	13-496	黄土汤	13-507
胡芦巴	12-598	化学性眼外伤	18-111	黄药子	12-486
琥珀	12-517	花翳白陷	18-059	黄液上冲	18-069
虎潜丸	13-379	化瘀消积	11-357	黄油症	18-032
狐疝	15-145	化瘀止血药	12-404	黄肿	14-210
胡荽	12-100	踝	20-471	回肠	03-148
糊丸	13-082	坏病	10-384	快刺	11-563
呼吸补泻	11-611	踝部骨折	19-039	蜾疽	17-030
呼吸精气	21-017	槐花	12-396	回乳	11-473
呼吸之门	03-031	槐花散	13-509	灰苔	09-182
虎杖	12-168	槐角	12-395	回天再造丸	13-611
化斑	11-113	缓补	11-219	回旋灸	11-671
化斑汤	13-494	缓方	13-010	回阳	11-208
化腐	11-724	缓攻	11-155	会阳	20-108
化腐生肌散	13-182	缓剂	13-015	回阳固脱	11-215
华盖	20-103	缓脉	09-493	回阳救急汤	13-299

回阳救逆	11-209	活血疗伤药	12-448	急下存阴	11-168
回阳玉龙膏	13-576	活血祛瘀药	12-420	剂型	13-036
会阴	20-109	活血调经药	12-434	急性化脓性骨髓炎	19-083
秽浊	07-073	活血行气药	12-421	急性腰扭伤	19-139
会宗	20-110	活血止痛药	12-422	急性子	12-459
混合痔	15-124	火郁	08-223	鸡胸	17-059
混睛外障	18-061	火曰炎上	02-086	疾徐补泻	11-609
混睛障	18-060	火制	12-034	积雪草	12-320
昏厥	09-023			鸡血藤	12-577
昏瞀	09-364			挤压法	11-752
魂门	20-111	**J**		鸡眼	15-148
昏闷无声	09-026			急者缓之	11-022
昏蒙	09-025	脊	04-044	脊中	20-115
火	02-042	肌	04-007	即重不胜	09-056
火不生土	08-429	积	14-289	脊柱侧凸症	19-076
火毒	08-226	肌痹	14-338	脊柱骨折	19-049
火毒内陷证	10-144	既病防变	11-008	脊柱裂	19-074
火毒证	10-129	饥不欲食	09-380	瘕	16-163
火疳	18-045	济川煎	13-260	痂	15-120
火罐法	11-690	急方	13-011	夹板固定	11-756
火候	13-113	奇方	13-012	颊车	20-116
火化少阳	21-063	急风	14-350	加辅料炒	12-040
火劫	11-063	肌肤不仁	09-342	架火法	11-691
火克金	02-057	肌肤甲错	09-089	夹脊	20-393
霍乱	14-033	肌肤麻木	09-343	夹挤分骨	11-738
活络丹	13-516	鸡骨草	12-175	加减葳蕤汤	13-151
活络效灵丹	13-486	鸡冠花	12-412	假麻	17-081
火麻仁	12-229	激光针	11-530	假神	09-014
火逆	08-225	急喉风	18-195	夹食伤寒	14-011
火热迫肺	08-269	急喉喑	18-193	加味肾气丸	13-385
火热证	10-123	急黄	14-207	加味乌药汤	13-462
火生土	02-050	急火	13-126	加味逍遥散	13-439
火盛刑金	08-428	季经	16-003	甲子	21-033
豁痰开窍	11-313	激经	16-010	楗	04-017
豁痰熄风	11-379	急惊风	17-039	拣	12-015
木旺刑金	08-424	积精全神	21-016	肩	20-467
火为金之所不胜	02-078	急救回生丹	13-300	肩部扭挫伤	19-110
火为水之所胜	02-073	积聚	14-288	茧唇	15-070
火为阳	02-085	蒺藜	12-531	睑废	18-008
火侮水	02-065	剂量	12-078	煎膏	13-070
火陷	10-142	疾脉	09-495	间隔灸	11-664
藿香	12-288	急脉	20-113	楗骨	04-025
藿香正气散	13-550	箕门	20-112	肩关节脱位	19-056
火邪	07-060	鸡内金	12-386	煎剂	13-038
活血化瘀	11-347	极泉	20-114	肩胛骨骨折	19-010
活血化瘀药	12-419	鸡矢藤	12-383	间接暴力	07-103
		急下	11-158		

间接灸……………… 11-663
肩井……………………… 20-117
煎厥…………………… 14-293
建里…………………… 20-124
肩髎…………………… 20-118
建瓴汤………………… 13-539
渐聋…………………… 18-142
睑内结石……………… 18-012
健脾扶阳……………… 11-261
健脾和胃……………… 11-266
健脾化湿……………… 11-415
健脾化痰……………… 11-447
健脾化浊……………… 11-416
健脾利湿……………… 11-262
健脾丸………………… 13-319
健脾消食……………… 11-265
健脾燥湿……………… 11-263
间气…………………… 21-043
腱鞘囊肿……………… 19-122
间日疟………………… 14-046
睑生疡………………… 18-014
间使…………………… 20-119
肩锁关节脱位………… 19-055
肩外俞………………… 20-120
健忘…………………… 14-140
肩息…………………… 09-074
睑弦…………………… 04-084
睑弦赤烂……………… 18-005
肩袖损伤……………… 19-113
煎药法………………… 13-096
煎药用水……………… 13-121
肩髃…………………… 20-121
间者并行……………… 11-037
坚者削之……………… 11-016
肩贞…………………… 20-122
肩中俞………………… 20-123
倨查…………………… 12-537
姜黄…………………… 12-429
降逆下气……………… 11-338
降逆止咳平喘………… 11-342
降气…………………… 11-330
降气化痰……………… 11-341
降气平喘……………… 11-334
降气止呃……………… 11-337
绛舌…………………… 09-129
降香…………………… 12-408

椒疮…………………… 18-004
交感…………………… 20-475
交骨…………………… 04-026
绞股蓝………………… 12-558
交会穴………………… 06-037
胶囊剂………………… 13-048
脚湿气………………… 15-090
交司时刻……………… 21-060
角孙…………………… 20-126
绞痛…………………… 09-306
交通心肾……………… 11-136
角窝上………………… 20-483
角窝中………………… 20-485
交信…………………… 20-125
疖……………………… 15-005
解表法………………… 11-052
解表剂………………… 13-127
解表散寒……………… 11-071
解表药………………… 12-082
疖病…………………… 15-006
接触性皮炎…………… 15-096
疥疮…………………… 15-094
解毒…………………… 11-118
解毒除瘴……………… 11-406
解毒杀虫燥湿止痒药… 12-667
桔梗…………………… 12-498
结核…………………… 09-103
解肌…………………… 11-064
结节…………………… 20-458
洁净府………………… 11-428
解颅…………………… 17-062
结脉…………………… 09-512
睫毛…………………… 04-085
截疟…………………… 11-186
解剖复位……………… 11-740
解索脉………………… 09-528
解溪…………………… 20-127
结胸…………………… 14-315
结阳…………………… 14-223
结阴…………………… 14-266
解郁泄热……………… 11-133
结扎法………………… 11-502
结者散之……………… 11-019
金……………………… 02-044
筋……………………… 04-009
津……………………… 05-034

金克木………………… 02-059
金侮火………………… 02-067
筋瘤…………………… 14-337
近部取穴……………… 11-630
金疮…………………… 18-044
筋粗…………………… 19-109
锦灯笼………………… 12-197
筋癫疾………………… 14-148
筋断…………………… 19-108
金沸草………………… 12-488
噤风…………………… 17-127
筋疳…………………… 17-026
金疳…………………… 18-043
浸膏…………………… 13-068
筋骨并重……………… 11-047
金匮要略……………… 01-052
金果榄………………… 12-173
紧喉…………………… 18-196
金津…………………… 20-394
噤口痢………………… 14-028
津枯邪滞……………… 08-188
津枯血燥……………… 08-187
津亏血瘀……………… 08-189
金铃子散……………… 13-202
筋瘤…………………… 15-064
筋挛…………………… 19-096
紧脉…………………… 09-508
金门…………………… 20-128
金礞石………………… 12-491
金破不鸣……………… 08-280
津气…………………… 05-035
津气亏虚证…………… 10-189
金气肃杀……………… 02-090
金钱白花蛇…………… 12-252
金钱草………………… 12-326
筋伤…………………… 19-107
津伤证………………… 10-188
金生水………………… 02-052
近视…………………… 18-116
金实不鸣……………… 08-281
金水六君煎…………… 13-593
金水相生……………… 11-257
筋缩…………………… 19-097
筋缩…………………… 20-129
金锁固精丸…………… 13-415
筋惕肉眴……………… 09-059

621

津脱⋯⋯⋯⋯⋯⋯ 08-174
筋瘘⋯⋯⋯⋯⋯⋯ 14-356
金为火之所胜⋯⋯ 02-075
金为木之所不胜⋯ 02-080
近血⋯⋯⋯⋯⋯⋯ 09-110
津血同源⋯⋯⋯⋯ 05-057
金疡⋯⋯⋯⋯⋯⋯ 15-147
津液⋯⋯⋯⋯⋯⋯ 05-032
津液辨证⋯⋯⋯⋯ 10-187
津液亏虚证⋯⋯⋯ 10-211
金银花⋯⋯⋯⋯⋯ 12-201
金樱子⋯⋯⋯⋯⋯ 12-659
金口从单⋯⋯⋯⋯ 02-089
金针⋯⋯⋯⋯⋯⋯ 11-537
金针拨内障⋯⋯⋯ 11-725
进针法⋯⋯⋯⋯⋯ 11-577
浸渍法⋯⋯⋯⋯⋯ 11-489
颈 ⋯⋯⋯⋯⋯⋯ 20-481
精 ⋯⋯⋯⋯⋯⋯ 05-038
颈百劳⋯⋯⋯⋯⋯ 20-395
经闭⋯⋯⋯⋯⋯⋯ 16-036
经别⋯⋯⋯⋯⋯⋯ 06-079
疼病⋯⋯⋯⋯⋯⋯ 14-344
睛不和⋯⋯⋯⋯⋯ 09-367
精不足者，补之以味 11-236
经产剂⋯⋯⋯⋯⋯ 13-629
经迟⋯⋯⋯⋯⋯⋯ 16-018
经刺⋯⋯⋯⋯⋯⋯ 11-552
京大戟⋯⋯⋯⋯⋯ 12-234
睛带⋯⋯⋯⋯⋯⋯ 04-117
经断复来⋯⋯⋯⋯ 16-056
经方⋯⋯⋯⋯⋯⋯ 13-002
胫腓骨干双骨折⋯ 19-037
惊风⋯⋯⋯⋯⋯⋯ 17-038
惊风四证八候⋯⋯ 17-050
惊痛⋯⋯⋯⋯⋯⋯ 17-027
睛高突起⋯⋯⋯⋯ 18-123
颈骨⋯⋯⋯⋯⋯⋯ 04-027
京骨⋯⋯⋯⋯⋯⋯ 20-130
胫骨结节牵引⋯⋯ 11-769
胫骨髁骨折⋯⋯⋯ 19-036
惊悸⋯⋯⋯⋯⋯⋯ 09-323
经间期出血⋯⋯⋯ 16-030
荆芥⋯⋯⋯⋯⋯⋯ 12-093
经尽⋯⋯⋯⋯⋯⋯ 08-488
经筋⋯⋯⋯⋯⋯⋯ 06-081

痉厥⋯⋯⋯⋯⋯⋯ 09-055
经来遍身浮肿⋯⋯ 16-050
经来发热⋯⋯⋯⋯ 16-042
经来泄泻⋯⋯⋯⋯ 16-048
精冷⋯⋯⋯⋯⋯⋯ 09-425
精癃⋯⋯⋯⋯⋯⋯ 15-135
经乱⋯⋯⋯⋯⋯⋯ 16-013
经络⋯⋯⋯⋯⋯⋯ 06-001
经络辨证⋯⋯⋯⋯ 10-006
经络腧穴按诊⋯⋯ 09-546
经络现象⋯⋯⋯⋯ 06-003
经络学⋯⋯⋯⋯⋯ 01-016
经络学说⋯⋯⋯⋯ 06-002
经络证治⋯⋯⋯⋯ 06-007
络络之气⋯⋯⋯⋯ 05-023
经脉⋯⋯⋯⋯⋯⋯ 06-004
京门⋯⋯⋯⋯⋯⋯ 20-131
镜面舌⋯⋯⋯⋯⋯ 09-173
精明⋯⋯⋯⋯⋯⋯ 04-058
睛明⋯⋯⋯⋯⋯⋯ 20-132
晶瘩⋯⋯⋯⋯⋯⋯ 15-117
精气⋯⋯⋯⋯⋯⋯ 05-039
经气⋯⋯⋯⋯⋯⋯ 06-006
精气亏虚证⋯⋯⋯ 10-050
精气学说⋯⋯⋯⋯ 05-002
经期延长⋯⋯⋯⋯ 16-029
精窍⋯⋯⋯⋯⋯⋯ 04-160
经渠⋯⋯⋯⋯⋯⋯ 20-133
胫神经损伤⋯⋯⋯ 19-147
精神内守⋯⋯⋯⋯ 21-014
精室⋯⋯⋯⋯⋯⋯ 03-104
经水过多⋯⋯⋯⋯ 16-024
经水后期⋯⋯⋯⋯ 16-019
经水涩少⋯⋯⋯⋯ 16-027
经水先后不定期⋯ 16-022
经水先期⋯⋯⋯⋯ 16-016
精脱⋯⋯⋯⋯⋯⋯ 08-347
经外奇穴⋯⋯⋯⋯ 06-040
惊痫⋯⋯⋯⋯⋯⋯ 17-057
经行发热⋯⋯⋯⋯ 16-041
经行风疹块⋯⋯⋯ 16-057
经行腹痛⋯⋯⋯⋯ 16-040
经行浮肿⋯⋯⋯⋯ 16-049
经行口糜⋯⋯⋯⋯ 16-053
经行瘄瘤⋯⋯⋯⋯ 16-054
经行情志异常⋯⋯ 16-052

经行乳房胀痛⋯⋯ 16-051
经行身痛⋯⋯⋯⋯ 16-045
经行头痛⋯⋯⋯⋯ 16-043
经行吐衄⋯⋯⋯⋯ 16-046
经行泄泻⋯⋯⋯⋯ 16-047
经行眩晕⋯⋯⋯⋯ 16-044
井穴⋯⋯⋯⋯⋯⋯ 06-015
经穴⋯⋯⋯⋯⋯⋯ 06-018
精血同源⋯⋯⋯⋯ 05-058
颈痈⋯⋯⋯⋯⋯⋯ 15-025
经早⋯⋯⋯⋯⋯⋯ 16-015
惊则气乱⋯⋯⋯⋯ 08-163
睛胀⋯⋯⋯⋯⋯⋯ 18-124
惊者平之⋯⋯⋯⋯ 11-026
精者身之本⋯⋯⋯ 05-040
惊震内障⋯⋯⋯⋯ 18-097
晶珠⋯⋯⋯⋯⋯⋯ 04-109
精珠⋯⋯⋯⋯⋯⋯ 04-110
睛珠⋯⋯⋯⋯⋯⋯ 04-115
颈椎⋯⋯⋯⋯⋯⋯ 20-482
颈椎病⋯⋯⋯⋯⋯ 19-132
颈椎侧旋提推法⋯ 11-747
颈椎单纯骨折⋯⋯ 19-046
颈椎单人旋转复位法 11-749
颈椎角度复位法⋯ 11-748
精浊⋯⋯⋯⋯⋯⋯ 15-134
炅则气泄⋯⋯⋯⋯ 08-228
韭菜子⋯⋯⋯⋯⋯ 12-595
九刺⋯⋯⋯⋯⋯⋯ 11-549
酒疸⋯⋯⋯⋯⋯⋯ 14-213
灸法⋯⋯⋯⋯⋯⋯ 11-654
九分散⋯⋯⋯⋯⋯ 13-498
九候⋯⋯⋯⋯⋯⋯ 09-467
九华膏⋯⋯⋯⋯⋯ 13-179
酒剂⋯⋯⋯⋯⋯⋯ 13-061
救急剂⋯⋯⋯⋯⋯ 13-632
救急稀涎散⋯⋯⋯ 13-628
酒煎⋯⋯⋯⋯⋯⋯ 13-103
酒客⋯⋯⋯⋯⋯⋯ 07-010
酒醴⋯⋯⋯⋯⋯⋯ 13-078
九里香⋯⋯⋯⋯⋯ 12-359
酒癖⋯⋯⋯⋯⋯⋯ 07-011
九窍⋯⋯⋯⋯⋯⋯ 04-056
九痛丸⋯⋯⋯⋯⋯ 13-288
鸠尾⋯⋯⋯⋯⋯⋯ 20-134
九味羌活汤⋯⋯⋯ 13-525

九仙散	13-408	峻下	11-156	口臭	09-225
九香虫	12-358	峻下逐水药	12-230	口疮	18-213
久泄	14-175	君药	13-030	口淡	09-383
久泻	14-176			口疳	17-017
酒齄鼻	15-111	**K**		口禾髎	20-141
九针	11-531	咯血	09-104	叩击法	11-797
九制大黄丸	13-220	开达膜原	11-185	口渴	09-372
九制香附丸	13-499	开放性损伤	19-154	口苦	09-384
聚	14-290	开鬼门	11-055	口麻	09-391
咀	12-056	开阖补泻	11-612	扣脉	09-488
举按寻	09-475	开窍	11-311	口糜	18-216
巨刺	11-558	开窍剂	13-429	口黏腻	09-390
巨骨	20-136	开窍药	12-546	口僻	14-357
距骨骨折	19-040	开泄	11-077	口气	09-224
距骨脱位	19-067	开中有合	11-084	口酸	09-386
橘核	12-379	坎离砂	12-243	口甜	09-385
菊花	12-120	亢害承制	02-069	口味	09-382
居经	16-004	可保立苏汤	13-354	口吻疮	17-036
巨髎	20-137	渴不欲饮	09-373	口咸	09-389
居髎	20-135	髁骨	04-028	口香	09-226
菊苣	12-312	颗粒剂	13-046	口形六态	04-054
聚泉	20-396	咳逆上气	09-210	口中和	09-393
巨阙	20-138	咳逆倚息	09-053	库房	20-142
剧痛	09-305	客气	21-040	苦寒清气	11-095
聚星障	18-056	客气邪风	07-040	苦寒清热	11-096
举元煎	13-314	咳如犬吠	09-213	苦寒泄热	11-097
卷柏	12-405	客色	09-034	苦寒直折	11-088
蠲痹汤	13-520	咳嗽	09-211	苦楝皮	12-678
绝汗	09-267	客忤	17-071	枯痔	15-118
绝经前后诸证	16-055	客忤夜啼	17-072	苦参	12-143
决明子	12-133	咳血	09-105	苦温燥湿	11-417
厥逆	09-543	客邪	07-036	苦辛通降	11-188
厥逆无脉	09-544	客运	21-038	苦杏仁	12-512
厥阴病证	10-369	客者除之	11-017	胯腹痈	15-027
厥阴寒厥证	10-404	客主加临	21-044	快药	12-219
厥阴蛔厥证	10-406	恐伤肾	07-082	髋	04-029
厥阴热厥证	10-405	恐胜喜	07-094	髋	20-473
厥阴热利	14-031	空痛	09-310	款冬花	12-505
厥阴俞	20-139	控涎丹	13-264	髋骨	20-397
厥证	14-291	恐则气下	08-102	髋关节脱位	19-064
峻补	11-220	孔子大圣知枕中方	13-428	狂病	14-150
君臣佐使	13-029	孔最	20-140	狂言	09-202
峻剂	13-246	口	04-129	揆度奇恒	09-006
皲裂	15-138	口	20-505	溃坚	11-464
皲裂疮	15-137	口不仁	09-392	溃疡	09-100
菌灵芝	12-559			昆布	12-472

623

昆仑	20-143
扩创引流法	11-494

L

蜡丸	13-081
来复汤	13-355
莱菔子	12-371
烂疔	15-016
烂喉丹痧	17-087
烂喉风	17-090
烂喉痧	17-093
阑尾	20-398
阑尾	20-512
烙法	11-496
劳风	14-014
劳复	08-028
劳宫	20-144
劳倦	07-101
劳淋	14-240
牢脉	09-491
老奴丸	13-395
劳疟	14-044
老鹳草	12-250
劳则气耗	08-139
痨瘵	14-118
劳者温之	11-027
泪	04-090
类剥苔	09-171
类搐	17-048
泪点	04-089
类风湿性关节炎	19-090
雷公藤	12-264
肋骨骨折	19-045
肋骨牵引	11-771
雷火神针	11-674
泪窍	04-087
泪泉	04-086
泪堂	04-088
雷头风	14-319
雷丸	12-392
类中风	10-232
类中风	14-136
冷汗	09-271
冷泪	18-018
冷秘	14-201

冷痛	09-303
冷哮	14-109
冷哮丸	13-608
冷瘴	14-052
疠	07-063
里病出表	08-476
厉兑	20-146
理法方药	13-006
疠风	15-121
蠡沟	20-145
里寒	08-121
里寒证	10-023
里喉痈	18-186
痢疾	14-021
里急	09-410
里急后重	09-411
历节	14-329
理筋手法	11-750
离经脉	09-523
利尿通淋药	12-301
疠气	07-064
理气和胃	11-335
理气剂	13-436
理气健脾	11-324
理气解郁	11-323
理气宽中	11-321
理气通降	11-320
理气药	12-343
理气止痛	11-322
里热	08-120
里热证	10-024
利湿	11-397
里实	08-046
利湿排石汤	13-567
利湿退黄药	12-323
利湿药	12-290
里实证	10-026
里水	14-226
利水渗湿	11-419
利水渗湿药	12-289
利水消肿药	12-291
立效散	13-230
里虚	08-045
里虚证	10-025
理血法	11-346
理血剂	13-472

沥血腰痛	14-258
里证	10-022
荔枝核	12-375
理中丸	13-290
梨状肌综合征	19-123
臁疮	15-140
敛疮生肌	11-721
镰法	11-498
敛肺定喘	11-298
敛肺涩肠药	12-640
敛肺止咳	11-297
敛汗固表药	12-638
莲花舌	15-068
连理汤	13-281
连钱草	12-309
连翘	12-202
廉泉	20-147
廉泉受阻	08-258
连舌	17-136
莲须	12-656
帘珠喉	18-181
帘珠喉痹	18-180
莲子	12-658
莲子心	12-657
两地汤	13-375
良附丸	13-292
两感	08-470
凉肝熄风	11-375
凉膈散	13-163
梁门	20-148
两面针	12-431
梁丘	20-149
两头尖	12-251
两虚相得，乃客其形	08-008
凉血	11-111
凉血散血	11-112
凉血止血	11-360
凉血止血药	12-394
两阳相劫	08-234
两阴交尽	21-059
凉燥	14-093
潦水	13-110
裂缝骨折	19-020
列缺	20-150
裂纹舌	09-141
临产	03-197

临产	16-112	留饮	10-208	鹿衔草	12-257
淋秘	09-416	六淫	07-034	轮1	20-459
临盆	03-198	六阴脉	09-450	轮2	20-460
临睡服	13-114	六郁	14-264	轮3	20-461
鳞屑	15-108	六郁汤	13-444	轮4	20-462
淋证	14-234	六元	21-045	罗布麻叶	12-533
淋	12-029	六月寒	12-102	络刺	11-553
灵道	20-151	留者攻之	11-011	罗汉果	12-471
苓甘五味姜辛汤	13-607	留针	11-617	罗汉针	11-522
灵龟八法	11-641	留针拔罐	11-702	罗勒	12-101
苓桂术甘汤	13-571	流注	15-036	瘰疬	15-043
另煎	13-101	癃闭	14-245	络脉	06-086
羚角钩藤汤	13-537	龙胆	12-141	络却	20-156
灵枢	01-050	龙胆泻肝汤	13-198	络石藤	12-270
灵台	20-152	龙骨	12-530	络穴	06-031
凌霄花	12-436	龙虎丹	13-532		
凌心射肺	08-402	龙葵	12-183	**M**	
灵墟	20-153	龙门	04-165		
羚羊角	12-539	龙眼肉	12-582	麻痹舌	09-155
瘤	15-061	漏	09-101	马鞭草	12-446
六变	09-447	漏谷	20-154	马勃	12-169
六腑	03-132	蝼蛄疖	15-007	马齿苋	12-170
六腑下合穴	06-022	漏汗	09-265	麻促脉	09-524
六腑以通为用	03-133	漏睛	18-020	马兜铃	12-510
留罐	11-697	漏睛疮	18-023	麻毒	07-074
六合	06-005	漏睛脓出	18-024	麻沸汤	13-119
六合定中丸	13-553	漏芦	12-196	麻风	15-093
六合汤	13-497	漏胎	16-068	麻黄	12-096
六和汤	13-554	漏下	16-032	麻黄根	12-639
硫黄	12-673	漏泄	14-271	麻黄连翘赤小豆汤	13-558
流火	15-042	芦鹚瘟	17-114	麻黄汤	13-129
流浸膏	13-069	绿风	18-091	麻黄细辛附子汤	13-150
流金凌木	18-028	绿风内障	18-090	麻黄杏仁甘草石膏汤	13-142
六经辨证	10-362	炉甘石	12-689	麻黄杏仁薏苡甘草汤	13-130
六经病	10-363	芦根	12-126	马脾风	17-046
六君子汤	13-316	颅骨牵引	11-766	马钱子	12-454
流泪病	18-017	芦荟	12-221	马桶癣	15-098
六脉	09-449	露剂	13-042	马牙	17-139
六脉垂绝	09-534	鹿角	12-600	麻油	12-225
六气	21-027	鹿角胶	12-574	麻疹	17-077
六神丸	13-171	鹿角霜	12-602	麻疹闭肺	17-079
流水	13-120	路路通	12-258	麻疹陷肺	17-078
流痰	15-044	鹿茸	12-601	麻子仁丸	13-261
六味地黄丸	13-356	绿水灌瞳	18-092	脉	03-176
六阳脉	09-451	绿苔	09-184	脉暴出	09-453
六一散	13-237	颅息	20-155	脉痹	14-336

625

脉癫疾	14-147	霉酱苔	09-185	牡丹皮	12-206
麦冬	12-634	眉棱骨	04-021	木防己汤	13-599
脉管	04-035	闷	12-053	目飞血	09-063
脉静	09-439	闷痛	09-297	目缝	04-082
麦门冬汤	13-362	虻虫	12-461	木芙蓉叶	12-186
脉膜	04-036	梦交	09-426	目纲	04-121
脉逆四时	09-442	猛疽	18-188	木瓜	12-248
脉气	09-438	梦遗	14-250	目裹	04-081
脉舍神	09-485	梦呓	09-201	木蝴蝶	12-352
脉脱	09-515	梦游	09-371	目昏	09-363
脉痿	14-355	泌别清浊	03-149	木火刑金	08-423
脉无胃气	09-444	密蒙花	12-134	目睑重缓	18-009
脉象	09-433	密陀僧	12-682	牡荆叶	12-490
脉象主病	09-445	蜜丸	13-085	目窠	04-077
麦芽	12-382	绵萆薢	12-316	目窠上微肿	09-065
脉以胃气为本	09-443	面颊	20-532	木克土	02-056
脉应四时	09-441	面色	09-029	目眶	04-118
脉者血之府	03-177	面色黧黑	09-041	目眶骨	04-119
脉诊	09-432	面王	04-147	牡蛎	12-534
脉症合参	09-457	面游风	15-109	牡蛎散	13-407
慢喉喑	18-200	面针	11-515	目盲	18-079
慢火	13-125	眇目	18-113	目昧	09-366
慢惊风	17-040	苗窍	04-051	目内眦	04-071
蔓荆子	12-110	明党参	12-631	目偏视	18-114
慢脾风	17-045	命关	09-116	母气	02-092
满山红	12-487	明灸	11-657	目锐眦	04-076
慢性化脓性骨髓炎	19-084	命门	03-103	目涩	09-365
慢性腰肌劳损	19-136	命门	20-158	目上纲	04-122
盲	18-078	命门之火	03-110	目上网	04-120
芒刺舌	09-140	明目剂	13-631	木舌	17-137
芒硝	12-222	明堂	04-148	木生火	02-049
冒	09-359	缪刺	11-575	暮食朝吐	09-217
毛刺	11-557	膜	04-038	目痛	09-357
毛悴色夭	09-087	摩法	11-785	拇外翻	19-081
瞀乱	09-024	墨旱莲	12-628	目外眦	04-073
毛脉合精	05-055	嘿嘿不欲饮食	09-376	木为金之所胜	02-072
冒湿	14-018	没药	12-428	木为土之所不胜	02-077
冒暑	14-076	膜原	04-037	木侮金	02-064
冒眩	09-360	木	02-041	目系	04-059
猫眼疮	15-113	目	04-057	木喜条达	02-084
猫爪草	12-362	目胞	04-079	目下纲	04-124
眉冲	20-157	目本	04-061	目下网	04-123
玫瑰花	12-346	木鳖子	12-180	木香	12-344
梅核气	18-201	母病及子	08-437	木香槟榔丸	13-451
梅花点舌丹	13-190	目赤	09-060	木香分气汤	13-448
梅花针	11-523	目窗	20-159	木香化滞散	13-452

木香流气饮…………… 13-450
木香顺气散…………… 13-449
目眩………………… 09-358
募穴………………… 06-034
目瞤………………… 09-353
木郁化风…………… 08-332
木郁化火…………… 08-324
木曰曲直…………… 02-083
木贼………………… 12-115
目劄………………… 18-011
拇指同身寸………… 11-626
拇指腕掌关节脱位…… 19-060
拇指掌指关节脱位…… 19-062
拇趾跖趾关节脱位…… 19-069
目肿胀……………… 09-067
目珠………………… 04-114

N

纳呆………………… 09-377
拿法………………… 11-795
纳干法……………… 11-637
纳谷不香…………… 09-378
纳甲法……………… 11-639
纳气平喘…………… 11-255
纳支法……………… 11-638
纳子法……………… 11-640
奶痈………………… 17-014
奶麻………………… 17-080
难产………………… 16-113
南沙参……………… 12-625
囊痈………………… 15-021
脑…………………… 03-166
脑崩………………… 18-166
脑干………………… 20-504
脑户………………… 03-169
脑户………………… 20-160
脑会………………… 20-162
脑空………………… 20-161
脑漏………………… 18-165
脑鲤………………… 18-169
硇砂………………… 12-426
脑渗………………… 18-164
脑俞………………… 20-163
脑髓………………… 03-168
脑髓受伤…………… 08-395

闹羊花……………… 12-244
内鼻………………… 20-495
内闭外脱…………… 08-104
内闭外脱证………… 10-155
内补黄芪汤………… 13-353
内补鹿茸丸………… 13-389
内吹乳痈…………… 15-046
内钓………………… 17-042
内毒………………… 08-227
内耳………………… 20-531
内分泌……………… 20-525
内风………………… 08-193
内风证……………… 10-294
内固定……………… 11-776
内关………………… 20-164
内寒………………… 08-200
内踝尖……………… 20-400
内经………………… 01-051
内科疾病…………… 14-001
内伤………………… 07-076
内伤发热…………… 14-277
内生殖器…………… 20-484
内湿………………… 08-203
内庭………………… 20-165
内托黄芪散………… 13-352
内托生肌散………… 13-351
内外俱实…………… 08-052
内外俱虚…………… 08-051
内膝眼……………… 20-401
内陷………………… 10-140
内迎香……………… 20-399
内燥………………… 08-211
内燥证……………… 10-122
内障………………… 18-080
内痔………………… 15-122
内痔胶圈套扎法…… 11-478
内痔结扎法………… 11-503
内痔枯痔钉疗法…… 11-477
内痔注射法………… 11-476
能近怯远症………… 18-117
能近视不能远视…… 18-118
能远怯近症………… 18-120
能远视不能近视…… 18-121
溺白………………… 14-243
逆传………………… 08-467
逆传心包…………… 08-468

逆经………………… 16-005
腻苔………………… 09-167
泥丸………………… 03-167
逆者正治…………… 11-020
逆证………………… 10-005
溺浊………………… 14-244
碾…………………… 12-021
碾挫伤……………… 19-153
粘腻苔……………… 09-169
拈痛汤……………… 13-565
捻衣摸床…………… 09-084
捻转补泻…………… 11-607
捻转法……………… 11-600
尿道………………… 20-454
尿血………………… 09-112
尿浊………………… 09-419
颞…………………… 20-499
捏法………………… 11-793
颞颌关节紊乱症…… 19-157
颞后线……………… 20-439
捏脊………………… 11-794
颞前线……………… 20-438
宁志丸……………… 13-426
凝脂翳……………… 18-058
牛蒡子……………… 12-114
牛黄………………… 12-545
牛黄解毒丸………… 13-165
牛黄嘀化丸………… 13-183
牛黄清心丸………… 13-430
牛黄上清丸………… 13-168
牛黄镇惊丸………… 13-615
牛皮癣……………… 15-104
扭伤………………… 19-150
脓耳………………… 18-135
脓耳变症…………… 18-137
脓耳口眼㖞斜……… 18-138
脓耳眩晕…………… 18-144
脓疱………………… 15-085
弄舌………………… 09-150
浓缩丸……………… 13-087
弄胎………………… 16-106
弄胎痛……………… 16-107
脓痰证……………… 10-194
脓证………………… 10-146
女金丹……………… 13-495
女劳疸……………… 14-212

627

女劳复	08-029	炮炙	12-043	脾实	08-293
胬肉扳睛	18-027	佩兰	12-284	脾失健运	08-300
胬肉攀睛	18-025	培土生金	11-283	脾实热	08-295
胬肉侵睛	18-026	配伍	12-007	脾俞	20-167
怒伤肝	07-086	配伍禁忌	12-071	皮水	14-225
怒胜思	07-093	盆腔	20-487	脾统血	03-071
衄血	09-430	硼砂	12-194	脾旺不受邪	03-077
怒则气上	08-159	脾	03-059	脾胃不和证	10-274
女贞子	12-616	脾	20-520	脾胃俱实	08-415
女子胞	03-179	痞	09-320	脾为后天之本	03-066
女子以肝为先天	03-093	脾痹	14-333	脾为生痰之源	08-302
暖肝煎	13-302	皮痹	14-340	脾胃湿热	08-416
疟	14-040	脾病辨证	10-255	脾胃为气血生化之源	03-068
疟疾	14-039	皮部	06-083	脾为胃行其津液	03-069
疟母	14-045	脾不统血	08-292	脾胃虚寒	08-414
疟邪	07-066	脾不统血证	10-266	脾胃虚弱	08-412
		脾不主时	03-078	脾胃阳虚证	10-356
		脾藏肉	03-073	脾胃阴虚	08-413
O		脾藏营，营舍意	03-076	脾胃阴虚证	10-275
偶刺	11-561	脾常不足	03-080	脾为至阴	03-061
偶方	13-013	脾瘅病	14-273	脾恶湿	03-079
藕节	12-406	脾肺两虚	08-408	皮下留针法	11-510
呕吐	09-215	脾肺气虚证	10-354	脾心痛	14-125
		皮肤牵引	11-764	脾虚	08-283
		皮肤针	11-520	脾虚动风证	10-261
P		皮肤针法	11-508	脾虚寒	08-289
拍击法	11-798	脾疳	17-022	脾虚气陷证	10-259
排脓	11-722	病根	20-402	脾虚生风	08-290
排脓解毒	11-117	脾寒	08-296	脾虚湿困	08-291
排脓托毒	12-691	脾合胃	03-202	脾虚水泛证	10-262
胖大海	12-477	脾咳	14-096	脾虚泄泻	14-182
胖大舌	09-135	痞满	09-319	脾阳	03-064
膀胱	03-153	皮毛	04-003	脾阳虚	08-288
膀胱	20-514	皮内针	11-509	脾阳虚证	10-263
膀胱咳	14-104	枇杷叶	12-511	脾阴	03-063
膀胱气化	03-154	脾气	03-062	脾阴虚	08-287
膀胱湿热	08-386	脾气不固证	10-258	脾约	14-192
膀胱湿热证	10-327	脾气不升	08-286	脾约证	10-398
膀胱俞	20-166	脾气不舒	08-299	病证	14-155
膀胱虚寒	08-385	脾气实	08-294	皮质下	20-501
膀胱虚寒证	10-326	脾气下陷	08-285	脾主后天	03-067
泡	12-030	脾气虚	08-284	脾主肌肉	03-074
炮姜	12-340	脾气虚证	10-257	脾主身之肌肉	03-075
泡腾片	13-094	脾热	08-297	脾主升清	03-070
疱疹	15-074	脾肾阳虚	08-417	脾主四肢	03-072
炮制	12-011	脾肾阳虚证	10-355	脾主运化	03-065

片剂	13-039	气不化水	08-186	气轮阴虚证	10-251
偏历	20-168	气不摄血	08-181	气门	04-006
偏全	09-174	气不摄血证	10-167	期门	20-171
偏头风	14-318	气冲	20-172	气秘	14-199
偏头痛	14-321	七冲门	04-050	气逆	08-153
胼胝	15-119	脐疮	17-132	气逆证	10-171
漂	12-032	齐刺	11-564	气痞	14-158
平补平泻	11-613	气端	20-403	七气汤	13-445
平冲降逆	11-339	七恶	10-138	七窍	04-055
平刺	11-586	气分	05-009	七情	07-079
平旦服	13-116	气分寒	08-147	七日风	17-044
平肝潜阳	11-273	气分热	08-148	脐疝	17-133
平肝熄风	11-376	气分湿热证	10-414	气上	08-154
平肝熄风药	12-527	气分证	10-413	七伤	07-078
平肝药	12-528	脐风	17-125	气上冲胸	09-334
屏尖	20-491	气痔	17-018	气上撞心	09-333
屏间后	20-498	其高者因而越之	11-467	蕲蛇	12-259
屏间前	20-496	七怪脉	09-521	气舍	20-177
平脉	09-437	气管	20-522	气胜形	09-047
平脔药	12-688	气关	09-117	脐湿	17-130
平气	21-053	气海	20-173	气随血脱	08-183
平人	09-008	气海俞	20-174	气随血脱证	10-168
平胃散	13-552	奇恒之腑	03-165	气随液脱	08-190
魄户	20-169	气户	20-175	七损八益	21-018
破腘脱肉	09-051	气化	05-004	气胎	16-111
破气消痞	11-328	气化不利	08-152	脐突	17-131
破伤风	15-139	气机无权	08-150	气脱	08-137
破血	11-349	气机	05-005	气脱血脱	08-182
破血消癥	11-358	气机不利	08-149	气脱证	10-158
破血消癥药	12-458	气机失调	08-151	气为血帅	05-053
破血逐瘀	11-348	气机郁滞	08-144	气雾剂	13-055
破癥	11-350	气交	21-056	脐下悸动	09-337
仆参	20-170	气街	06-046	其下者引而竭之	11-162
蒲公英	12-150	奇经	06-067	气陷	08-156
蒲黄	12-407	奇经八脉	06-066	气陷证	10-157
普济消毒饮子	13-162	奇经纳卦法	11-642	气行则水行	05-056
葡萄胎	16-079	气厥	14-303	七星针	11-521
葡萄疫	17-115	气厥证	14-296	气虚	08-133
		气口	09-464	气虚鼻窍失充证	10-165
Q		七厘散	13-482	气虚不摄	08-136
		气淋	14-235	气虚耳窍失充证	10-166
气	05-003	气瘤	15-062	气虚发热	14-280
七宝美髯丹	13-400	气轮	04-065	气虚发热证	10-164
气闭	08-155	气轮风热证	10-252	气虚湿阻证	10-163
气闭神厥证	10-227	气轮湿热证	10-253	气虚水停证	10-162
气闭证	10-170	气轮血瘀证	10-254	气虚外感证	10-161

629

气虚血瘀	08-180	牵拉肩	19-111	清冷渊	20-181
气虚血瘀证	10-159	千年健	12-246	清凉透邪	11-075
气虚则寒	08-135	牵牛子	12-233	青灵	20-182
气虚证	10-156	芡实	12-660	青盲	18-103
气虚中满	08-134	潜阳	11-234	青礞石	12-473
奇穴	06-041	潜阳熄风	11-373	青皮	12-369
脐血	17-134	前阴	04-158	清脾散	13-217
气穴	20-176	牵引疗法	11-763	清气	11-090
气血辨证	10-153	牵正散	13-526	清气法	11-089
气血两燔	08-498	羌活	12-091	清气分热	11-091
气血两燔证	10-415	羌活败毒散	13-523	清气化痰丸	13-594
气血两虚证	10-154	羌活胜湿汤	13-522	清气凉营	11-101
气血失调	08-131	强间	20-180	清窍	04-049
七叶一枝花	12-167	强硬舌	09-144	轻清宣气	11-094
气瘿	18-062	强直性脊柱炎	19-091	清热保津	11-098
气阴两虚证	10-160	窍漏证	18-022	清热法	11-086
气阴两虚	08-191	切	12-025	清热化湿	11-144
气瘿	15-058	切开法	11-492	清热化痰	11-440
气营两燔	08-499	切诊	09-431	清热化浊	11-403
气营两燔证	10-416	噙化	13-112	清热剂	13-152
气营两清	11-102	秦艽	12-269	清热解表	11-192
脐痈	15-026	秦艽鳖甲散	13-382	清热解毒	11-116
气由脏发，色随气华	09-031	秦皮	12-142	清热解毒药	12-149
气郁	08-145	清补	11-217	清热解暑	11-142
气郁发热	14-284	清炒	12-036	清热开窍	11-315
气郁化火	08-146	青黛	12-156	清热利胆	11-132
气滞	08-143	青娥丸	13-392	清热利湿	11-401
气至病所	11-594	清法	11-087	清热凉血	11-105
气滞水停证	10-190	清肺火	11-123	清热凉血药	12-203
气滞痰凝咽喉证	10-173	轻粉	12-675	清热润肺	11-254
七制香附丸	13-447	青风	18-094	清热生津	11-099
气滞血瘀	08-179	青风内障	18-093	清热熄风	11-378
气滞血瘀证	10-172	青风藤	12-271	清热泻火药	12-122
气滞证	10-169	清肝火	11-130	清热宣肺	11-125
脐中不干	17-129	清肝泻肺	11-138	清热药	12-121
气主煦之	05-025	清肝泻火	11-131	清热燥湿	11-402
骼窝流注	15-037	清宫	11-114	清热燥湿药	12-137
茜草	12-398	清宫汤	13-160	青舌	09-131
铅丹	12-668	清骨散	13-239	青蛇毒	15-142
前顶	20-178	青果	12-174	清肾火	11-134
前谷	20-179	青蒿	12-212	清湿则伤下	08-232
前后配穴法	11-646	青蒿鳖甲汤	13-241	清暑剂	13-234
前胡	12-499	清化热痰	11-441	清暑利湿	11-145
千金保胎丸	13-336	清化暑湿	11-143	清暑热	11-141
千金散	13-612	轻剂	13-021	清暑益气	11-147
千金子	12-231	青睛	04-099	清暑益气汤	13-236

青铜针	11-536	驱虫剂	13-624	桡侧伸腕肌腱周围炎	19-118
清胃火	11-126	驱虫药	12-389	桡尺骨干双骨折	19-021
清胃散	13-219	祛风	11-361	桡骨干骨折	19-023
清胃汤	13-218	祛风化痰	11-438	桡骨头骨折	19-018
清胃泻火	11-127	祛风剂	13-511	桡骨下三分之一骨折合并下桡尺	
轻下	11-157	祛风胜湿	11-368	骨关节脱位	19-025
清相火	11-135	祛风湿强筋骨药	12-275	桡骨下端骨折	19-026
青葙子	12-131	祛风湿清热药	12-263	桡神经损伤	19-143
清泄肺热	11-124	祛风湿散寒药	12-241	热闭	08-221
清泄少阳	11-184	祛风湿药	12-240	热痹	14-325
清心	11-115	祛风通络	11-371	热闭心包	08-451
清心火	11-121	曲骨	20-187	热疮	15-073
清心开窍	11-314	祛寒剂	13-287	热毒	07-061
清心莲子饮	13-197	去火毒	12-057	热毒闭肺证	10-249
清心泻火	11-122	瞿麦	12-314	热毒攻喉证	10-133
清虚热药	12-209	曲泉	20-188	热毒攻舌证	10-132
轻宣肺气	11-074	屈伸法	11-753	热遏	08-222
轻宣凉燥	11-391	祛湿化浊	11-405	热伏冲任	08-394
轻宣润燥	11-388	祛湿剂	13-549	热化	08-502
圊血	09-111	祛暑化湿	11-146	热霍乱	14-036
清阳不升证	10-260	祛暑剂	13-235	热极动风证	10-299
青叶胆	12-319	祛痰	11-430	热极生风	08-195
清营	11-104	祛痰剂	13-587	热结	08-219
清营凉血	11-106	去宛陈莝	11-178	热结膀胱	08-387
清营祛瘀	11-108	祛邪截疟	11-182	热结旁流	09-399
清营汤	13-159	曲牙	04-138	热结下焦	08-460
清营透疹	11-107	祛瘀软坚	11-356	热厥	14-299
清营泄热	11-103	祛瘀生新	11-355	热厥证	14-297
清燥救肺汤	13-547	曲垣	20-189	热泪	18-019
清燥润肺	11-389	曲泽	20-190	热淋	14-236
清者为营, 浊者为卫	05-018	全不产	16-153	热秘	14-198
青枝骨折	19-019	颧髎	20-191	热痞	14-159
青州白丸子	13-592	全鹿丸	13-401	热迫大肠	08-384
琼玉膏	13-548	拳参	12-198	热扰心神证	10-223
球后	20-404	全蝎	12-543	热入气分	10-325
秋后晚发	14-084	雀盲	18-081	热入心包	08-452
秋时晚发	14-085	雀目	18-082	热入心包证	10-424
鼽嚏	18-162	缺盆	20-192	热入血分	08-455
丘墟	20-183	缺乳	16-139	热入血室证	10-397
秋应中衡	09-484	雀啄灸	11-670	热入营血证	10-423
秋燥	14-091	雀啄脉	09-533	热灼筋脉	08-230
丘疹	09-096			热伤神明	08-253
曲鬓	20-184			热甚发痉	14-347
曲差	20-185	**R**		热深厥深	08-097
龋齿	18-206	然谷	20-193	热盛动风	08-331
曲池	20-186	染苔	09-186	热盛动风证	10-427

631

热盛动血证	10-426	日月	20-195	软膏	13-071
热胜则肿	08-229	溶化	13-104	软骨发育不全	19-072
热痰证	10-197	荣枯老嫩	09-134	软坚散结	11-461
热微厥微	08-096	容平	21-008	软瘫	09-057
热哮	14-108	荣气虚则不仁	08-141	蕤仁	12-135
热邪传里	08-475	溶液	13-074	锐眦	04-075
热邪阻痹证	10-125	肉苁蓉	12-590	润	12-031
热夜啼	17-074	肉豆蔻	12-646	润肠通便	11-174
热因热用	11-028	揉法	11-784	润而不腻	12-061
热郁	08-220	柔肝	11-275	润肺止咳	11-390
热瘴	14-051	柔肝药	12-573	润苔	09-161
热者寒之	11-014	肉桂	12-591	润下	11-159
热证	10-038	肉苛	14-348	润下剂	13-257
热重于湿证	10-419	肉轮	04-063	润下药	12-224
热灼肾阴	08-344	肉轮风热证	10-287	润燥化痰	11-448
人胞	03-196	肉轮气虚证	10-284	润燥剂	11-384
忍冬藤	12-176	肉轮湿热证	10-288	润燥剂	13-544
任脉	06-069	肉轮血虚证	10-285	润燥降气	11-333
任脉	20-014	肉轮血瘀证	10-286	润燥止咳	11-395
人参	12-570	肉烁	14-349	润燥止渴	11-393
妊娠	03-119	肉痿	14-354	弱脉	09-501
人参败毒散	13-519	肉瘿	15-059		
妊娠病	16-059	褥疮	15-141	**S**	
人参定喘汤	13-467	乳蛾	18-170		
妊娠恶阻	16-060	乳鹅	18-171	塞因塞用	11-031
妊娠腹痛	16-063	乳发	15-048	三白草	12-195
人参固本丸	13-367	乳房疼痛	09-295	三宝	05-001
人参胡桃汤	13-325	乳根	20-196	三部九候	09-466
妊娠禁忌药	12-068	乳核	15-050	三才封髓丹	13-398
妊娠咳嗽	16-092	乳痨	15-049	三才丸	13-399
妊娠呕吐	16-062	乳疬	15-052	散刺法	11-574
妊娠失音	16-094	乳漏	15-053	三垫治法	11-761
人参丸	13-324	濡脉	09-510	三关	09-115
妊娠痫证	16-090	乳衄	15-055	三黄丸	13-177
妊娠小便淋痛	16-096	乳癣	15-051	散剂	13-044
妊娠心烦	16-086	如水伤心	08-255	三间	20-198
妊娠眩晕	16-088	乳头风	15-054	三焦	03-155
人参养荣汤	13-340	乳香	12-427	三焦	20-524
人参养胃汤	13-556	濡泄	14-170	三焦辨证	10-429
人参再造丸	13-524	乳岩	15-056	三焦咳	14-103
妊娠肿胀	16-084	乳痈	15-045	三焦湿热证	10-430
人迎	09-468	乳汁不通	16-138	三焦俞	20-199
人迎	20-194	乳汁不行	16-137	三角窝	20-446
人与天地相参	02-101	乳汁自出	16-140	三焦虚寒	08-391
人中白散	13-184	乳汁自涌	16-141	三棱	12-466
日晡潮热	09-242	乳中	20-197	三棱针法	11-507

632　　中国语索引

散脉	09-487	山根	04-151	上消	14-276
三品一条枪	13-176	闪罐	11-701	上星	20-210
三七	12-467	闪火法	11-692	上虚下实	08-054
三仁汤	13-561	山柰	12-329	伤阳	08-111
三日疟	14-047	善色	09-036	商阳	20-204
三肾丸	13-402	山药	12-568	伤阴	08-115
三圣散	13-613	山楂	12-388	上迎香	20-405
三生饮	13-603	山茱萸	12-661	上燥则咳	08-388
三十脉	09-436	上胞下垂	18-007	上燥治气	11-387
三物备急丸	13-256	伤产	16-121	上之	11-466
三仙丹	13-307	上耳根	20-540	上肢穴	20-018
三阳合病	08-494	伤风	14-009	少冲	20-211
三阳络	20-200	上关	20-205	少府	20-212
三因	07-032	伤寒论	01-053	少腹急结	09-338
三阴交	20-201	上寒下热	08-128	少腹如扇	09-339
三因学说	07-017	上寒下热证	10-041	少腹逐瘀汤	13-478
散者收之	11-023	伤寒蓄水证	10-377	少海	20-213
散中有收	11-083	伤寒眼	18-036	少气	09-208
三子养亲汤	13-602	上横骨	04-030	烧山火	11-614
桑白皮	12-506	上焦	03-156	少商	20-214
桑白皮汤	13-471	上焦病证	10-432	少神	09-012
桑寄生	12-277	上焦如雾	03-162	少阳病证	10-366
桑菊饮	13-141	上焦湿热证	10-431	少阳腑证	10-396
桑螵蛸	12-654	上焦主纳	03-159	少阳经证	10-395
桑螵蛸散	13-413	伤津	08-173	少阳阳明	10-393
桑椹	12-575	上巨虚	20-206	芍药甘草汤	13-381
桑杏汤	13-546	上厥下竭	08-056	芍药汤	13-210
桑叶	12-119	上廉	20-207	少阴表寒证	10-400
桑枝	12-267	上髎	20-208	少阴病证	10-368
涩肠止泻	11-299	商陆	12-232	少阴寒化证	10-402
涩剂	13-023	上屏	20-488	少阴热化证	10-401
涩可固脱	11-294	上气	09-209	少阴三急下证	10-403
涩可去脱	11-295	商丘	20-202	少泽	20-215
涩脉	09-506	商曲	20-203	舌	04-128
色脉合参	09-456	上热下寒	08-129	舌	20-527
色似胭脂	18-052	上热下寒证	10-042	蛇串疮	15-075
痧	17-089	上盛下虚	08-053	舌疮	18-215
杀虫	11-470	伤食	17-004	蛇床子	12-599
沙棘	12-630	伤湿	14-017	蛇丹	15-076
砂淋	14-241	伤食泄泻	14-186	舌疔	15-010
砂仁	12-281	上受	08-019	蛇毒内攻证	10-145
砂石淋	14-242	伤暑	14-074	蛇腹疔	15-013
沙苑子	12-609	上损及下	08-477	射干	12-199
筛	12-017	伤损筋骨证	10-152	射干麻黄汤	13-575
山慈菇	12-165	上脘	20-209	舌謇	09-145
山豆根	12-171	上下配穴法	11-645	舌卷囊缩	09-152

633

舌菌	15-067	肾经寒湿证	10-324	肾恶燥	03-130
摄领疮	15-105	神经性关节炎	19-093	神犀丹	13-172
舌麻	09-394	肾咳	14-098	肾泄	14-184
舍脉从症	09-460	参苓白术散	13-320	肾虚	08-336
舌衄	14-267	参苓平胃散	13-321	肾虚水泛	08-341
舌色	09-125	神乱	09-015	肾虚水泛证	10-321
舌上疮	18-214	申脉	20-216	肾虚泄泻	14-185
舌神	09-124	神门	20-221	肾虚腰痛	14-256
舌态	09-142	神门	20-486	肾岩	15-072
舌苔	09-157	审苗窍	09-069	肾阳	03-109
蛇头疔	15-015	神明	03-023	身痒	09-341
蛇蜕	12-095	神明被蒙	08-256	肾阳虚	08-340
舌下络脉	09-156	肾膀胱病辨证	10-316	肾阳虚证	10-320
舌象	09-123	神疲	09-345	肾阴	03-108
麝香	12-547	肾气	03-107	肾阴虚	08-342
舌形	09-132	肾气不固	08-339	肾阴虚火旺证	10-323
蛇眼疔	15-014	肾气不固证	10-319	肾阴虚证	10-322
舌诊	09-121	参芪膏	13-323	甚者从之	11-033
舍症从脉	09-461	肾气盛	08-350	甚者独行	11-036
舌质	09-133	肾气实	08-349	肾者封藏之本	03-117
舌纵	09-154	肾气丸	13-384	肾者水脏主津液	03-125
神	05-043	肾气虚	08-337	肾者主水	03-124
肾	03-102	肾气虚证	10-318	神志昏愦	09-021
肾	20-515	神曲丸	13-423	身重	09-340
胂	04-008	神阙	20-222	身柱	20-217
肾痹	14-335	肾热	08-351	肾主纳气	03-126
肾不纳气	08-338	身热不扬	09-244	肾主身之骨髓	03-129
神不守舍	08-252	身热夜甚	09-248	肾主生殖	03-114
神藏	20-218	参茸汤	13-391	肾主水液	03-123
肾藏精	03-112	肾上腺	20-493	肾主先天	03-116
肾藏志	03-128	肾实	08-348	肾着	14-343
神道	20-219	神识昏愦	09-022	声波电针	11-526
神封	20-220	渗湿于热下	11-421	生地黄	12-208
肾风	14-229	渗湿止泻	11-429	声电波电针	11-525
肾疳	17-024	肾俞	20-225	声嘎	09-191
神膏	04-111	肾衰	14-259	生化	02-054
肾合膀胱	03-205	神水	04-107	生化	21-034
神昏	09-019	身𥆧动	09-058	生化汤	13-484
肾火偏亢	08-343	参苏饮	13-149	生肌收口药	12-687
神机气立	05-045	神堂	20-223	生肌玉红膏	13-500
神机受迫	08-257	身体尪羸	09-050	升降出入	05-006
肾间动气	03-111	神庭	20-224	升降出入无器不有	05-007
伸筋草	12-262	身痛逐瘀汤	13-479	升降浮沉	12-005
肾精	03-106	肾为气之根	03-127	升降散	13-224
肾精不足	08-346	肾为先天之本	03-115	生姜泻心汤	13-279
肾精不足证	10-317	肾为阴中之少阴	03-131	生津止渴	11-394

升举中气·········· 11-259
升麻·········· 12-113
升麻葛根汤·········· 13-145
生脉散·········· 13-326
升清固涩·········· 11-288
升清降浊·········· 11-287
盛人·········· 07-007
生髓育麟丹·········· 13-403
盛胎·········· 16-011
升提中气·········· 11-228
生铁落饮·········· 13-422
升陷汤·········· 13-315
升阳除湿汤·········· 13-555
升阳举陷·········· 11-258
升阳益胃汤·········· 13-318
圣愈汤·········· 13-343
盛者泻之·········· 11-018
生之本于阴阳·········· 02-027
实·········· 08-031
湿·········· 21-029
实按灸·········· 11-672
十八反·········· 12-070
时病·········· 14-006
湿病·········· 14-020
石菖蒲·········· 12-553
实喘·········· 14-113
湿疮·········· 15-099
十大功劳叶·········· 12-215
食道·········· 20-506
柿蒂·········· 12-376
食窦·········· 20-226
时毒·········· 07-068
湿毒·········· 07-050
时毒病·········· 14-063
时毒发颐·········· 17-104
石蛾·········· 18-176
湿遏热伏·········· 08-458
湿遏卫阳证·········· 10-411
十二刺·········· 11-560
十二经别·········· 06-078
十二经筋·········· 06-080
十二经脉·········· 06-048
十二皮部·········· 06-082
十二原·········· 06-028
十二指肠·········· 20-509
十二字分次第手法·········· 11-541

食痹·········· 17-028
石膏·········· 12-123
十怪脉·········· 09-520
石关·········· 20-227
史国公浸酒方·········· 13-533
实寒·········· 08-070
实寒证·········· 10-101
石斛·········· 12-619
石斛清胃散·········· 13-216
湿化·········· 21-061
湿化太阴·········· 08-459
十灰散·········· 13-506
湿火·········· 08-204
湿霍乱·········· 14-037
食忌·········· 12-066
十剂·········· 13-016
食积·········· 17-003
湿剂·········· 13-026
食积泻·········· 14-189
食积积证·········· 10-147
石瘕·········· 16-164
湿家·········· 07-006
失精·········· 14-251
失精家·········· 07-008
十九畏·········· 12-069
食厥·········· 14-306
石决明·········· 12-535
石决明散·········· 13-229
使君子·········· 12-677
拭口·········· 21-024
食劳疳黄·········· 14-209
石淋·········· 14-238
石榴皮·········· 12-648
十六郄穴·········· 06-020
实脉·········· 09-503
石门·········· 20-228
实秘·········· 14-197
失眠·········· 14-139
时明时昧·········· 09-027
湿疟·········· 14-050
实痞·········· 14-157
嗜偏食·········· 17-005
时气·········· 14-007
视歧·········· 09-361
矢气·········· 09-228
十七椎·········· 20-406

十全大补汤·········· 13-339
湿热·········· 07-054
湿热毒蕴证·········· 10-135
湿热发黄·········· 08-210
湿热发黄证·········· 10-120
湿热犯耳证·········· 10-119
湿热浸淫证·········· 10-417
湿热痢·········· 14-026
湿热下注·········· 08-461
湿热泄泻·········· 14-181
湿热腰痛·········· 14-255
湿热郁阻气机证·········· 10-418
湿热蕴脾证·········· 10-264
实热证·········· 10-124
湿热蒸齿证·········· 10-272
湿热蒸口证·········· 10-118
湿热蒸舌证·········· 10-117
湿热阻滞精室证·········· 10-335
失荣·········· 15-071
十三鬼穴·········· 06-024
十三科·········· 01-029
湿伤脾阳·········· 08-206
湿伤脾阴·········· 08-207
失神·········· 09-013
十神汤·········· 13-531
失神者死·········· 09-017
湿胜则阳微·········· 08-205
湿胜则濡泻·········· 08-208
湿胜着痹证·········· 10-114
石水·········· 14-228
嗜睡·········· 09-368
试水·········· 16-104
试水症·········· 16-103
十四法·········· 11-542
十四经·········· 06-008
十四经穴·········· 06-025
试胎·········· 16-102
湿痰证·········· 10-193
石韦·········· 12-306
十问·········· 09-231
十五络脉·········· 06-084
十五络穴·········· 06-023
视物模糊·········· 09-362
十香止痛丸·········· 13-454
失笑散·········· 13-491
失笑丸·········· 13-460

635

实邪	07-024
时邪	07-069
食泄	14-187
食泻	14-188
时行	14-008
时行感冒	14-005
时行戾气	07-070
时行之气	07-071
十宣	20-407
失血	09-428
实验针灸学	01-020
使药	13-033
时疫	14-062
视衣	04-113
时疫痢	14-024
食已则吐	09-219
失音	09-192
石瘿	15-060
湿郁发热	14-279
试月	16-105
十枣汤	13-263
实则阳明，虚则太阴…	08-507
视瞻昏渺	18-108
石针	11-532
实证	10-047
湿证	10-113
实中夹虚	08-036
湿重于热证	10-420
湿浊	07-052
湿阻	14-016
石阻证	10-150
手背热	09-538
瘦薄舌	09-138
手部疔疮	15-012
手发背	15-031
手骨	04-033
手厥阴心包经	06-062
手厥阴心包经	20-009
收敛止血药	12-410
手摸心会	11-733
守气	11-597
手三里	20-229
手三阳经	06-050
手三阴经	06-051
收涩固脱	11-293
收涩剂	13-406

收涩药	12-635
手少阳三焦经	06-063
手少阳三焦经	20-010
手少阴心经	06-058
手少阴心经	20-005
手术疗法	11-806
手太阳小肠经	06-059
手太阳小肠经	20-006
手太阴肺经	06-054
手太阴肺经	20-001
手五里	20-230
首乌藤	12-576
手阳明大肠经	06-055
手阳明大肠经	20-002
手针	11-518
手指同身寸取穴法	11-624
手足汗	09-279
手足厥冷	09-539
手足逆冷	09-540
手足蠕动	09-081
手足心汗	09-278
手足心热	09-537
暑必兼湿	07-045
暑闭气机证	10-106
疏表化湿	11-366
疏表润燥	11-370
暑病	14-073
输刺	11-550
熟地黄	12-580
暑风	14-351
疏风	11-056
疏风清热	11-365
疏风散寒	11-363
疏风泄热	11-364
鼠妇	12-423
俞府	20-231
疏肝	11-325
疏肝解郁	11-326
疏肝利胆	11-329
疏肝理脾	11-187
疏肝理气	11-327
束骨	20-232
暑秽	14-078
暑霍乱	14-038
暑兼寒湿证	10-110
舒筋活络	11-352

暑痉	14-345
暑厥	14-305
输尿管	20-516
暑疟	14-049
暑气	21-030
暑热动风证	10-107
暑热症	10-108
鼠乳	15-080
暑入阳明	08-449
疏散外风	11-362
暑伤肺络证	10-248
暑伤津气证	10-112
暑湿	14-072
暑湿困阻中焦证	10-111
暑湿流注	15-038
暑湿袭表证	10-020
暑湿证	10-109
暑温	14-071
腧穴	06-013
输穴	06-017
俞穴	06-027
腧穴学	01-017
腧穴压痛点	09-545
暑易入心	07-046
薯蓣丸	13-186
疏凿饮子	13-285
暑瘵	14-077
舒张进针法	11-582
暑证	10-105
暑中阳邪	07-048
暑中阴邪	07-047
刷	12-019
率谷	20-233
栓剂	13-051
水	02-045
水	14-230
水不涵木	08-426
水不化气	08-185
水疮	17-101
水道	20-234
水痘	17-098
水毒	07-051
水泛丸	13-083
水飞	12-033
水分	20-235
水沟	20-236

636　中国語索引

水罐法	11-694	数脉	09-494	松节	12-260
水寒射肺证	10-360	四白	20-240	粟疮	18-003
水红花子	12-460	死产	16-119	苏合香	12-550
水花	17-102	四渎	20-241	苏合香丸	13-435
水火共制	12-047	死鹅核	18-175	素髎	20-243
水火既济	03-210	四缝	20-408	苏木	12-452
水火未济	08-425	丝瓜络	12-273	宿食	17-006
水火之脏	03-105	四关	04-047	素问	01-049
水煎	13-097	四海	06-047	粟疡	18-013
水克火	02-060	四极	04-046	宿翳	18-063
水亏火旺	08-427	四君子汤	13-312	苏子降气汤	13-465
水陆二仙丹	13-414	撕裂伤	19-152	酸甘化阴	11-238
水轮	04-067	四苓散	13-580	酸苦涌泄为阴	02-038
水轮络痹精亏证	10-344	四六风	17-128	酸痛	09-311
水轮气虚血瘀证	10-342	四满	20-242	酸枣仁	12-522
水轮气虚证	10-337	四妙丸	13-568	岁会	21-049
水轮实热证	10-338	四妙勇安汤	13-166	随神往来者谓之魂	05-046
水轮痰火证	10-339	四磨汤	13-441	随证取穴	11-634
水轮痰湿证	10-340	四逆	09-542	孙络	06-085
水轮血瘀痹阻证	10-343	四逆加人参汤	13-298	损伤	19-002
水轮阴亏证	10-341	四逆散	13-440	飧水泄	14-179
水逆	10-379	四逆汤	13-297	飧泄	14-177
水牛角	12-179	四气	12-008	飧泻	14-178
水疱	17-100	思伤脾	07-084	损者温之	11-024
水气	14-222	四神聪	20-409	所不胜	02-071
水气凌心	08-401	四神丸	13-410	锁肛痔	15-130
水气凌心证	10-361	思胜恐	07-091	锁骨	20-468
水泉	20-237	四生丸	13-508	锁骨骨折	19-009
水疝	15-133	四时五脏阴阳	03-008	锁喉风	18-197
水生木	02-053	死胎不下	16-075	锁喉痈	15-024
水停气阻	08-192	司天	21-041	娑罗子	12-363
水停证	10-210	司外揣内	09-005	缩泉丸	13-412
水突	20-238	四物汤	13-329	所胜	02-070
水土不服	21-065	四乌鲗骨一藘茹丸	13-501	锁阳	12-607
水丸	13-084	四性	12-063		
水为火之所不胜	02-081	四饮	14-308		
水为土之所胜	02-076	思则气结	08-160	**T**	
水侮土	02-068	四诊	09-002		
水泻	09-402	四诊合参	09-007	太过	21-054
水囚润下	02-091	四肢拘急	09-078	太白	20-244
水制	12-027	四肢逆冷	09-541	胎禀	07-004
水蛭	12-465	四肢微急	09-079	胎不长	16-077
水肿	09-088	丝竹空	20-239	胎赤	17-118
顺传	08-466	丝状疣	15-083	太冲	20-245
顺证	10-004	四畔	04-070	胎疳	17-122
数堕胎	16-072	松花粉	12-147	胎动不安	16-069
				胎毒	07-109

637

胎寒	17-119	弹法	11-799	提脓祛腐药	12-686
太和汤	13-118	痰核	09-102	体征	09-004
胎患内障	18-098	痰核	15-069	体质	07-001
胎黄	17-121	痰核留结证	10-202	天白蚁	18-191
胎教	21-020	痰火扰神证	10-225	天池	20-250
胎漏	16-066	痰火扰心	08-259	天冲	20-251
胎气上逆	16-080	弹筋法	11-751	天窗	20-252
胎怯	17-117	痰厥	14-301	恬淡虚无	21-005
胎热	17-120	痰蒙心包	08-260	天钓	17-043
胎弱	17-116	痰蒙心神证	10-224	天鼎	20-253
苔色	09-178	痰气互结证	10-206	天冬	12-617
泰山磐石散	13-342	痰热动风证	10-203	天符	21-048
胎水肿满	16-082	痰热厥证	14-298	天府	20-254
胎死不下	16-074	痰热内闭证	10-204	天葵	03-113
胎萎不长	16-076	痰热内扰证	10-205	天花粉	12-127
胎位不正	16-098	痰热壅肺证	10-245	天井	20-255
太息	09-223	痰湿	07-107	填精益髓	11-278
太溪	20-246	痰湿犯耳证	10-200	天灸	11-678
太阳	02-035	弹石脉	09-527	天葵子	12-181
太阳	20-410	痰痫	17-055	天髎	20-256
胎养	21-021	檀香	12-367	天麻	12-544
太阳表实证	10-371	弹响指	19-121	天麻钩藤饮	13-540
太阳表虚证	10-373	痰饮	14-309	天麻丸	13-528
太阳病证	10-364	痰证	10-192	天南星	12-482
太阳腑证	10-375	痰浊犯头证	10-201	天年	21-013
太阳经证	10-370	痰浊阻肺	08-278	天气通于肺	03-043
太阳伤寒证	10-372	痰阻精室证	10-336	天泉	20-257
太阳少阳并病	08-493	烫	12-041	天人相应	02-102
太阳蓄水证	10-376	汤方	13-003	天容	20-258
太阳蓄血证	10-380	汤剂	13-037	天受	08-015
太阳阳明	10-392	糖浆	13-089	天枢	20-259
太阳阳明并病	08-492	溏结不调	09-407	天台乌药散	13-463
太阳中风证	10-374	汤头	13-004	天突	20-260
太乙	20-247	溏泄	14-169	天王补心丹	13-365
胎衣	03-194	汤液	13-075	天溪	20-261
太乙神针	11-673	汤液醪醴	13-076	天仙藤	12-354
太乙天符	21-052	淘道	20-249	天仙子	12-355
太阴病证	10-367	陶罐	11-687	天哮呛	17-096
太阴中风证	10-399	桃核承气汤	13-473	天行暴赤	18-039
太渊	20-248	桃仁	12-439	天行赤热	18-038
胎孕	03-120	特定穴	06-033	天行赤眼	18-037
苔质	09-158	提按端挤	11-736	天行赤眼暴翳	18-040
太子参	12-567	体表解剖标志定位法	11-619	天应穴	06-043
痰	07-104	提插补泻	11-608	天牖	20-262
痰包	18-222	提插法	11-599	天柱	20-263
弹柄法	11-603	提捏进针法	11-581	天竺黄	12-483

638　中国語索引

天宗	20-264	
挑	12-014	
韶龇	04-140	
挑刺法	11-573	
调和气血	11-343	
调和营卫	11-072	
条剂	13-041	
条口	20-265	
调胃承气汤	13-250	
贴敷疗法	11-486	
贴棉法	11-693	
铁苋	12-188	
贴爁	11-482	
聤耳	18-136	
听宫	20-266	
听会	20-267	
艇角	20-513	
葶苈大枣泻肺汤	13-206	
葶苈子	12-504	
艇中	20-519	
痛痹	14-323	
通鼻窍	11-729	
通草	12-311	
痛风	14-330	
痛风性关节炎	19-092	
通腑泄热	11-167	
通关丸	13-605	
通剂	13-018	
痛经	16-039	
通经活络	11-351	
筒灸	11-683	
通里	20-268	
通利小便	11-424	
通淋排石	11-425	
通淋药	12-302	
通络止痛	11-353	
通脾泻胃汤	13-193	
通窍	11-730	
通窍活血汤	13-476	
瞳人	04-102	
瞳仁	04-103	
瞳人干缺	18-088	
瞳神	04-100	
同身寸	11-623	
瞳神干缺	18-087	
瞳神焦小	18-086	

瞳神紧小	18-083	
瞳神缺陷	18-089	
瞳神缩小	18-084	
瞳神细小	18-085	
同岁会	21-051	
通天	20-269	
同天符	21-050	
通调水道	03-044	
痛无定处	09-300	
痛泻要方	13-274	
通因通用	11-030	
通幽汤	13-259	
瞳子	04-101	
瞳子髎	20-270	
透表	11-058	
头风	10-100	
头风	14-317	
透关射甲	09-119	
头汗	09-273	
投火法	11-686	
头颈部穴	20-015	
头临泣	20-271	
头颅骨	04-020	
透脓散	13-181	
头窍阴	20-272	
透热转气	11-110	
透天凉	11-615	
头痛	09-282	
头维	20-273	
头项强痛	09-283	
透邪	11-060	
透泄	11-059	
透营转气	11-109	
头者精明之府	03-173	
头针	11-514	
透疹	11-062	
头重	09-314	
头重脚轻	09-315	
头中鸣响	09-313	
土	02-043	
土贝母	12-492	
土鳖虫	12-455	
土不制水	08-418	
兔唇	17-076	
土茯苓	12-162	
土荆皮	12-681	

土克水	02-058	
土木香	12-364	
吐纳	21-003	
吐弄舌	09-148	
突起睛高	18-122	
吐舌	09-149	
土生金	02-051	
土生万物	02-088	
菟丝子	12-585	
吐酸	09-388	
土为木之所胜	02-074	
土为水之所不胜	02-079	
土侮木	02-066	
吐血	09-106	
土壅木郁	08-432	
土爱稼穑	02-087	
土燥水竭	08-419	
退赤散	13-233	
推法	11-787	
推罐	11-700	
推拿	11-780	
推拿按摩师	01-060	
推拿手法学	01-022	
推拿学	01-021	
推寻	09-476	
退翳明目	11-728	
臀	20-476	
臀肌挛缩症	19-124	
吞食梗塞	09-381	
吞酸	09-387	
臀痈	15-022	
脱肛	15-128	
脱汗	09-268	
脱疽	15-144	
脱力黄	14-208	
托盘疔	15-019	
脱气	08-138	
脱位	19-052	
唾血	09-107	
脱阳	08-112	
脱敝	08-175	
脱阴	08-116	
脱营失精	14-287	

639

W

瓦楞子	12-481	
外鼻	20-492	
外吹乳痈	15-047	
外耳	20-490	
外风	07-038	
外风证	10-085	
外感	07-033	
外感发热	14-015	
外感热病	14-003	
外感温病	14-057	
外固定	11-755	
外固定器固定	11-762	
外关	20-274	
外寒	07-042	
外寒里热证	10-081	
外寒里饮	08-126	
外踝尖	20-411	
外劳宫	20-412	
外陵	20-275	
呙僻	09-071	
外丘	20-276	
外伤目络证	10-151	
外伤性截瘫	19-050	
外伤瘀滞证	10-184	
外生殖器	20-455	
外湿	07-049	
歪斜舌	09-146	
外燥	07-057	
外燥证	10-121	
外障	18-054	
外痔	15-123	
外治法	11-475	
腕	20-464	
完带汤	13-578	
晚发	08-025	
完骨	04-018	
完骨	20-277	
腕骨	20-278	
完谷不化	09-406	
腕关节扭伤	19-120	
腕管综合征	19-119	
丸剂	13-045	
腕痛	09-329	
腕舟骨骨折	19-027	

尪痹 14-328
王不留行 12-445
望恶露 09-085
王宫 04-152
亡津液 08-177
往来寒热 09-252
望色 09-028
望神 09-010
亡阳 08-110
亡阳证 10-075
亡阴 08-114
亡阴证 10-074
望月经 09-086
望诊 09-009
望指纹 09-113
胃 03-136
胃 20-508
煨 12-044
痿躄 14-353
卫表不固证 10-235
卫表证 10-409
痿病 14-352
未病先防 11-007
微波针灸 11-529
胃不和 08-370
胃不和则卧不安 08-371
胃仓 20-282
胃肠病辨证 10-256
胃肠气滞证 10-282
卫出于下焦 05-021
维道 20-279
胃反 14-164
卫分 05-015
卫分证 10-408
畏光 09-354
胃寒 08-361
畏寒 09-237
姜黄 09-039
痿黄 14-206
胃火炽盛 08-369
胃火燔龈证 10-271
胃火上升 08-368
胃家 08-033
胃家实 08-446
胃津 03-140
苇茎汤 13-598

胃咳 14-099
胃口 03-137
委陵菜 12-192
威灵仙 12-254
尾闾 04-031
微脉 09-502
胃纳呆滞 08-372
胃气 03-081
卫气 05-014
卫气不和 08-442
胃气不降 08-363
胃气上逆 08-362
卫气同病 08-497
卫气同病证 10-412
胃气虚 08-364
卫气虚则不用 08-140
胃气虚证 10-267
卫气营血辨证 10-407
卫气郁阻 08-448
胃气主降 03-146
胃热 08-360
微热 09-250
胃热炽盛证 10-270
胃热消谷 08-367
痿软舌 09-143
卫弱营强 08-444
胃神根 09-440
胃实 08-359
胃俞 20-283
胃痛 09-289
微丸 13-088
胃脘痛 09-288
胃脘下俞 20-413
微邪 07-025
胃虚 08-358
胃阳 03-138
委阳 20-280
卫阳被遏 08-447
胃阳虚 08-365
胃阳虚证 10-269
胃阴 03-139
微饮 10-209
胃阴虚 08-366
胃阴虚证 10-268
卫营同病 08-500
微者逆之 11-015

胃者水谷之海	03-144	温脾汤	13-255	五宫	02-099
委中	20-281	温热病	14-056	五官	04-052
委中毒	15-028	温肾纳气	11-285	五过	11-616
胃主腐熟	03-142	温肾助阳	11-279	无汗	09-258
胃主降浊	03-145	温胃散寒	11-202	恶寒	09-233
胃主受纳	03-141	温下	11-170	恶寒发热	09-232
瘟	14-065	温下寒积	11-172	午后潮热	09-243
温病	14-055	温下剂	13-254	五华	03-010
温病学	01-054	温下药	12-217	武火	13-124
温补	11-218	温邪上受，首先犯肺	08-020	无极丹	13-238
温补命门	11-242	温阳	11-196	五积散	13-457
温补脾肾	11-270	温阳利水	11-418	戊己丸	13-276
温补脾胃	11-203	温阳通便	11-171	乌鸡丸	13-348
温补肾阳	11-280	温阳益气	11-241	五加皮	12-279
温补下元	11-281	温疫	14-066	五决	09-446
温补心阳	11-247	瘟疫	14-067	五劳	07-077
温补阳气	11-240	温运脾阳	11-204	五淋散	13-560
温胆汤	13-591	温燥	14-092	五苓散	13-579
温毒	14-054	闻诊	09-188	屋漏脉	09-529
瘟毒下注证	10-134	问诊	09-230	五轮	04-062
温法	11-195	温针灸	11-675	五轮八廓	04-068
温肺化痰	11-443	温中	11-197	五脉	09-448
温肺化饮	11-442	温中和胃	11-268	乌梅	12-649
温肺散寒	11-207	温中祛寒	11-198	乌梅丸	13-625
温粉	13-095	温中散寒	11-199	无名异	12-424
问汗	09-256	温中燥湿	11-205	毋逆天时是谓至治	11-046
温和灸	11-669	温中止呕	11-206	五皮饮	13-584
温化寒痰	11-444	蹺跌	19-007	恶热	09-239
温化痰涎	11-445	卧胎	16-109	五仁丸	13-258
温化痰饮	11-446	无瘢痕灸	11-659	五软	17-067
瘟黄	14-203	五倍子	12-650	五色	09-030
文火	13-123	五不男	14-260	五色主病	09-038
温经散寒	11-210	五不女	16-154	五善	10-137
温经汤	13-483	五步推运	21-037	乌梢蛇	12-249
温经行滞	11-211	五常	21-026	乌蛇胆	12-485
温经止痛	11-212	五迟	17-065	五神	05-044
温经止血药	12-416	误搐	17-049	五声	02-096
温灸器灸	11-676	五处	20-286	五时	02-094
温里	11-194	五刺	11-544	午时茶	13-135
温里法	11-193	五夺	08-130	五十动	09-479
温里剂	13-286	恶风	09-235	五枢	20-287
温里祛寒	11-200	五膈散	13-458	五输穴	06-014
温里散寒	11-201	无根苔	09-175	物损真睛	18-109
温里药	12-328	五更咳	09-214	五态	07-012
温溜	20-284	五更泄	14-190	鹜溏	09-401
温疟	14-042	蜈蚣	12-538	五体	04-001

641

无头疽	15-033	息胞	16-117	下极俞	20-415
乌头汤	13-309	吸促	09-205	下焦	03-158
五脱	08-109	膝顶法	11-745	下焦病证	10-437
五味	02-097	熄风	11-372	下焦如渎	03-164
五味偏嗜	07-096	熄风化痰	11-449	下焦湿热	08-462
五味消毒饮	13-167	熄风止痉	11-383	下焦湿热证	10-436
五味子	12-651	熄风止痉药	12-536	下焦主出	03-161
五邪	07-026	膝关	20-288	下巨虚	20-294
五心烦热	09-245	膝关节创伤性滑膜炎	19-127	下厥上冒	08-055
五行	02-040	膝关节脱位	19-065	夏枯草	12-129
五行相乘	02-061	西河柳	12-087	下利	14-167
五行相克	02-055	西红花	12-443	下利清谷	09-405
五行相生	02-048	溪黄草	12-324	下廉	20-295
五行相侮	02-063	犀黄丸	13-170	下髎	20-296
五行学说	02-046	郄会配穴	11-651	下屏	20-489
五虚	08-034	洗剂	13-064	下气	11-331
乌药	12-351	膝交叉韧带损伤	19-129	下气消痰	11-340
五液	05-036	犀角地黄汤	13-504	下乳	11-472
五疫	14-064	细脉	09-497	下手八法	11-543
屋翳	20-285	郄门	20-290	下损及上	08-478
五音	02-098	膝内翻	19-079	下胎毒法	11-120
五音建运, 太少相生	21-036	喜怒不节则伤脏	07-090	夏天无	12-191
五硬	17-138	喜怒伤气, 寒暑伤形	07-089	下脘	20-297
五阅	04-053	息肉	09-099	侠溪	20-292
五运	21-025	息肉痔	15-129	下消	14-274
五脏	03-006	喜伤心	07-085	夏应中矩	09-481
五脏化液	03-011	喜胜忧	07-092	虾游脉	09-530
五藏六腑皆令人咳	08-440	膝外翻	19-080	下瘀血汤	13-474
五脏所藏	03-012	稀莶草	12-266	下燥则结	08-390
五脏所恶	03-009	细辛	12-092	下燥治血	11-386
五脏相关	03-215	郄穴	06-021	下者举之	11-223
五脏应四时	03-007	膝眼	20-414	下之	11-153
五脏之长	03-030	膝阳关	20-289	下肢穴	20-019
五志	02-095	西洋参	12-615	先表后里	11-034
五志过极	07-080	吸远	09-206	痫病	14-143
五志化火	07-081	喜则气缓	08-158	仙方活命饮	13-164
五汁饮	13-371	膝者筋之府	04-041	陷谷	20-298
乌珠	04-098	侠白	20-291	仙鹤草	12-415
吴茱萸	12-336	下耳根	20-542	线剂	13-040
吴茱萸汤	13-293	下法	11-152	先煎	13-098
五子衍宗丸	13-397	下关	20-293	先里后表	11-035
		下颌关节脱位	19-053	仙灵脾	12-596
X		下合穴	06-030	弦脉	09-507
		下喉痈	18-183	仙茅	12-588
洗	12-028	下极	04-153	先天性胫骨假关节	19-078
膝	20-472	夏季热	17-069	先天性髋关节脱位	19-077

642　中国語索引

先天性马蹄内翻足……	19-082	小骨空…………	20-416	蟹睛证…………	18-064
先天性斜颈………	19-073	消谷善饥………	09-379	邪留三焦………	08-392
先天之精…………	05-041	小海……………	20-301	蟹目……………	18-065
陷者升之…………	11-224	小户嫁痛………	16-176	蟹目疼痛外障……	18-066
项背拘急…………	09-349	小茴香…………	12-339	泻南补北………	11-137
相反……………	12-072	小蓟……………	12-402	泻脑汤…………	13-194
香附……………	12-373	小蓟饮子………	13-505	邪气……………	07-015
相火妄动…………	08-345	小建中汤………	13-289	邪气盛则实，精气夺则虚	
香加皮…………	12-297	小结胸证………	10-383		08-009
香薷……………	12-094	消渴……………	14-272	泻青丸…………	13-199
相杀……………	12-074	消泺……………	20-299	泄热存阴………	11-100
相使……………	12-076	消痞化积………	11-459	泻热导滞………	11-165
相思子…………	12-665	小青龙汤………	13-604	泄热和胃………	11-128
相畏……………	12-075	硝石……………	12-294	协热利…………	14-032
相恶……………	12-073	消食导滞………	11-453	胁痛……………	14-216
相须……………	12-077	消食化滞………	11-454	胁痛里急………	09-287
香橼……………	12-372	消食剂…………	13-617	泄卫透热………	11-076
哮………………	14-105	消食药…………	12-380	泻下不爽………	09-412
小便黄赤………	09-414	消痰……………	11-431	泻下法…………	11-151
小便浑浊………	09-418	消痰平喘………	11-435	泻下剂…………	13-243
小便淋漓………	09-420	消痰软坚………	11-462	泻下如注………	09-403
小便频数………	09-415	小通草…………	12-318	泻下泄热………	11-166
小便涩痛………	09-417	小温经汤………	13-301	泻下药…………	12-216
小便失禁………	09-421	小陷胸汤………	13-595	泻下逐饮………	11-175
哮病……………	14-107	小邪……………	07-021	泄泻……………	14-166
小柴胡汤………	13-269	小续命汤………	13-517	邪正消长………	08-011
小产……………	16-073	逍遥散…………	13-275	歇止脉…………	09-511
小肠……………	03-147	消瘰汤…………	13-228	邪之所凑，其气必虚…	08-010
小肠……………	20-510	小营煎…………	13-335	囟………………	03-170
小肠咳…………	14-100	消长化退………	09-177	心………………	03-013
小肠实热………	08-374	小眦……………	04-074	心………………	20-521
小肠俞…………	20-300	薤白……………	12-368	心包络…………	03-014
小肠虚寒………	08-373	泻白散…………	13-205	心痹……………	14-331
小承气汤………	13-249	斜扳法…………	11-805	心病辨证………	10-213
哮喘……………	14-106	龀齿……………	18-226	心藏神…………	03-022
小大不利治其标…	11-038	挟持进针法……	11-580	心常有余………	03-026
消导剂…………	13-618	斜刺……………	11-589	辛而不烈………	12-062
消导药…………	12-381	斜飞脉…………	09-471	心烦喜呕………	09-328
小儿麻痹后遗症…	19-094	泻肺汤…………	13-207	心肺气虚………	08-396
小儿麻痹症……	17-112	邪伏膜原证……	10-421	心肺气虚证……	10-347
小儿牛黄散……	13-600	泻肝汤…………	13-203	新感……………	14-058
小儿桡骨头半脱位…	19-058	邪害空窍………	08-027	心疳……………	17-020
小儿暑温………	17-110	泻黄散…………	13-221	辛甘发散为阳…	02-037
消法……………	11-451	泻火剂…………	13-153	辛甘化阳………	11-214
小方……………	13-009	泻火解毒………	11-119	心肝火旺………	08-399
消风散…………	13-518	泄剂……………	13-020	新感温病………	14-059

643

心肝血虚	08-398	辛温解表	11-070	行气止痛	11-319
心肝血虚证	10-349	辛温解表药	12-085	形胜气	09-046
心汗	09-276	辛温开窍	11-317	杏苏散	13-545
辛寒清气	11-092	心恶热	03-027	荥穴	06-016
辛寒生津	11-093	心下急	09-332	形与神俱	21-012
心合小肠	03-200	心下逆满	09-331	行针（法）	11-590
心慌	09-324	心下痞	09-335	胸	20-479
囟会	20-303	心下支结	09-330	胸痹	14-122
心火亢盛	08-247	囟陷	17-063	熊胆	12-163
心火亢盛证	10-220	心虚胆怯	08-404	胸腹部穴	20-016
心火内炽	08-249	心悬痛	09-286	雄黄	12-672
心火内焚	08-248	心血	03-017	胸廓出口综合征	19-134
心火上炎	08-250	心血不足	08-245	胸锁关节脱位	19-054
心火上炎证	10-221	心血虚证	10-218	胸痛	09-284
心悸	09-322	心血瘀阻	08-254	胸乡	20-305
新加黄龙汤	13-262	心阳	03-018	胸胁苦满	09-321
辛开苦降	11-190	心阳不足	08-244	胸腰椎骨折	19-048
辛开苦泄	11-078	心阳虚脱证	10-216	胸中窒	09-318
心咳	14-094	心阳虚证	10-215	胸椎	20-480
心孔	03-015	辛夷	12-090	胸椎小关节错缝	19-133
心愦愦	09-327	新臀	18-067	羞明	09-355
辛凉解表	11-073	心移热小肠证	10-231	羞明畏日	09-356
辛凉解表药	12-105	心移热于小肠	08-406	修事	12-013
辛凉平剂	13-138	心阴	03-019	休息痢	14-029
辛凉轻剂	13-137	心阴不足	08-243	修治	12-012
辛凉重剂	13-139	心阴虚证	10-214	虚	08-030
心脉痹阻证	10-222	心营过耗	08-450	徐长卿	12-256
囟门	03-171	心有所忆谓之意	05-048	虚喘	14-114
心脾两虚	08-397	心者生之本	03-025	续断	12-603
心脾两虚证	10-348	新制柴连汤	13-226	徐发	08-026
心气	03-016	心中懊憹	09-326	虚寒痢	14-027
心气不固	08-239	心中澹澹大动	09-325	虚火喉痹	18-179
心气不宁	08-241	心中结痛	09-290	虚火乳蛾	18-174
心气不收	08-242	心主惊	08-251	虚火上炎	08-080
心气不足	08-240	心主身之血脉	03-020	虚火灼龈证	10-345
心气盛	08-246	心主血脉	03-021	虚劳	14-285
心气虚证	10-217	心主言	03-024	虚痨	14-286
心气血两虚证	10-219	形	04-002	虚里疼痛	09-285
心肾不交	08-400	行痹	14-324	虚脉	09-500
心肾不交证	10-351	形不足者，温之以气	11-227	虚秘	14-200
心肾相交	03-209	行间	20-304	虚痞	14-156
心肾阳虚证	10-350	醒脾化湿	11-414	虚实	08-032
心俞	20-302	行气	11-318	虚实辨证	10-045
囟填	17-064	行气导滞	11-455	虚实夹杂	08-035
心胃火燔	08-405	形气相得	09-044	虚实真假	08-037
心为阳中之太阳	03-028	形气相失	09-045	蓄水证	10-378

644　中国語索引

虚陷	10-141	血府逐瘀汤	13-475	血瘀水停证	10-183
虚邪	07-027	血痂	17-019	血余炭	12-413
虚邪贼风	07-028	血海	20-311	血瘀证	10-179
蓄血	09-429	血寒	08-166	血燥生风	08-194
蓄血证	10-381	血寒证	08-167	血证	14-265
虚者补之	11-012	血寒证	10-186	血主濡之	05-031
虚证	10-046	血竭	12-450	循法	11-601
癣	15-086	血精	09-424	循经传	08-484
宣痹汤	13-566	血厥	14-302	循经感传	06-009
宣痹通络	11-354	雪口	17-033	循经皮肤病	15-077
宣痹通阳	11-213	雪莲花	12-276	循经性感觉异常	06-010
宣表化湿	11-367	血淋	14-237	循经性疼痛	10-007
宣毒发表汤	13-147	血瘤	15-063	熏洗剂	13-054
宣耳疮	18-128	血轮	04-064	循衣摸床	09-083
宣肺	11-067	血轮实热证	10-230		
宣肺化痰	11-369	血轮虚热证	10-229		
宣肺止咳	11-068	血逆	08-170	**Y**	
宣肺止咳平喘	11-069	血热证	08-168		
玄府	04-005	血热证	10-185	牙	20-526
玄府不通	08-282	雪山一支蒿	12-253	牙槽风	18-219
旋覆代赭汤	13-468	血室	06-071	鸦胆子	12-159
旋覆花	12-495	血实宜决之	11-359	牙疳	18-223
旋后肌综合征	19-114	血随气逆	08-184	牙疳散	13-222
璇玑	20-306	血胎	16-110	亚乎奴（锐莱）	12-457
宣剂	13-017	血脱	08-169	亚麻子	12-228
悬灸	11-668	血脱证	10-178	哑门	20-312
悬厘	20-307	穴位	06-012	牙蚵	14-269
悬颅	20-308	穴位结扎法	11-504	押手	11-540
悬旗风	18-212	穴位结扎法	11-513	牙宣	18-210
宣气化湿	11-404	穴位埋线	11-512	牙咬痈	18-209
旋前圆肌综合征	19-112	血为气母	05-054	牙痈	18-208
玄参	12-621	穴位注射疗法	11-511	鸭跖草	12-190
悬枢	20-309	血虚	08-164	岩	15-066
悬饮	14-310	血虚肠燥证	10-279	眼	20-530
眩晕	14-126	血虚发热	14-281	岩白菜	12-489
悬钟	20-310	血虚风燥证	10-175	眼保健操	11-777
旋转法	11-754	血虚寒凝证	10-176	眼带	04-116
旋转复位法	11-746	血虚生风	08-196	偃刀脉	09-526
旋转屈伸	11-735	血虚生风证	10-298	眼粪	04-126
穴	06-011	血虚扶瘀证	10-177	眼疳	17-029
血	05-027	血虚证	10-174	咽喉	20-494
雪胆	12-187	血翳包睛	18-072	咽喉癣	18-190
血分	05-029	血瘀	08-165	延胡索	12-432
血分热毒	08-456	血瘀发热	14-278	眼睑	04-078
血分瘀热	08-454	血瘀风燥证	10-182	燕口	17-035
血分证	10-425	血瘀舌下证	10-180	燕口疮	17-037
				眼帘	04-105

645

颜面部疔疮	15-011	阳气者若天与日	02-034	养血药	12-572
沿皮刺	11-588	阳跷脉	06-075	疡医	01-064
厌食	17-031	阳人	07-002	养阴和胃	11-269
眼屎	04-125	漾乳	17-142	养阴清肺汤	13-361
眼系	04-060	阳杀阴藏	02-019	养阴清热	11-149
眼弦	04-083	阳盛	08-066	养阴润肺	11-253
咽喘	04-131	阳盛格阴	08-101	养阴药	12-613
阳	02-002	养生康复	21-001	养阴增液	11-396
疡	15-002	阳盛伤阴	08-091	阳证	10-053
阳白	20-313	阳盛阴衰	08-090	阳证似阴	08-103
阳斑	09-093	阳生阴长	02-018	阳中求阴	11-041
阳病入阴	08-471	阳生于阴	02-014	阳中之阳	02-010
阳病治阴	11-043	阳盛则热	08-067	阳中之阴	02-009
阳常有余，阴常不足	08-068	阳胜则阴病	02-031	药	12-001
阳池	20-314	阳胜则阴病	07-100	摇摆触碰	11-737
扬刺	11-565	阳事	04-159	摇柄法	11-605
阳道实，阴道虚	02-026	阳暑	14-079	腰骶椎	20-478
阳毒	14-089	阳水	14-232	药毒	15-101
阳乏于上	08-058	阳损及阴	08-087	摇法	11-801
阳辅	20-315	阳损及阴证	10-078	药膏	13-066
阳浮而阴弱	08-445	阳脱	08-113	腰骨	04-032
养肝	11-274	阳亡阴竭	08-105	药罐	11-705
羊肝丸	13-204	阳痿	14-252	药酒	13-077
养肝阴	11-272	阳微结	14-194	药露	13-080
阳纲	20-316	阳维脉	06-077	药捻	13-090
阳谷	20-317	阳为气阴为味	02-036	腰奇	20-417
阳和汤	13-305	阳微阴弦	09-516	腰软	09-348
烊化	13-109	阳溪	20-320	腰俞	20-322
阳化气，阴成形	02-028	阳痫	14-145	药苔	09-187
阳黄	14-204	阳邪	07-022	腰痛	09-292
阳交	20-318	养心安神	11-310	药筒拔法	11-706
阳结	14-193	养心安神药	12-521	腰痛点	20-418
洋金花	12-507	阳虚	08-073	药物灸	11-679
阳绝	09-459	阳虚发热	14-283	药线	13-092
养老	20-321	阳虚寒凝证	10-059	药线引流法	11-495
阳陵泉	20-319	阳虚漏汗	09-266	药性	12-059
阳络伤则血外溢	08-172	阳虚气滞证	10-055	腰眼	20-419
阳明病外证	10-390	阳虚湿阻证	10-056	腰阳关	20-323
阳明病证	10-365	阳虚水泛	08-178	腰宜	20-420
阳明腑证	10-389	阳虚水泛证	10-057	药用植物学	01-036
阳明经证	10-386	阳虚痰凝证	10-058	药熨疗法	11-484
阳明蓄血证	10-394	阳虚外感证	10-060	腰者肾之府	04-040
阳明者五脏六腑之海	03-143	阳虚阴盛	08-089	腰椎间盘突出症	19-135
阳明中风	10-387	阳虚则寒	08-074	腰椎退行性滑脱	19-159
阳明中寒	10-388	阳虚证	10-054	腰椎椎管狭窄症	19-138
阳气	02-005	养血熄风	11-380	液	05-037

噎膈 14-163	益胃汤 13-366	阴结 14-195
腋汗 09-277	异物梗喉 18-203	阴竭阳脱 08-107
野菊花 12-152	讆語 20-325	阴竭阳脱证 10-079
液门 20-324	薏苡附子败酱散 13-169	阴静阳躁 02-025
夜明砂 12-136	薏苡仁 12-295	阴绝 09-458
夜热早凉 09-249	溢饮 14-311	阴菌 16-159
夜啼 17-070	益阴固表 11-082	阴亏于前 08-083
液脱 08-176	一阴煎 13-368	阴廉 20-332
液脱证 10-191	呓语 09-200	阴陵泉 20-333
腋痈 15-023	逸者行之 11-025	引流法 11-493
瞖 18-055	疫疹 17-082	饮留胃肠证 10-281
胰胆 20-517	一指禅推法 11-781	因虑而处物谓之智 05-052
一热治法 11-759	益智仁 12-642	阴络伤则血内溢 08-171
疫疔 15-017	意之所存谓之志 05-049	阴门 04-163
疫毒 07-065	一字 12-081	殷门 20-334
疫毒痢 14-030	一字金丹 13-174	阴门瘙痒 16-168
以法统方 11-049	龈 04-136	阴蹻 16-169
翳风 20-326	饮 07-106	阴平阳秘，精神乃治 02-030
一夫法 11-628	阴 02-001	阴气 02-006
医古文 01-046	隐白 20-338	因其轻而扬之 11-066
一贯煎 13-370	阴斑 09-094	因其衰而彰之 11-221
乙癸同源 03-212	阴包 20-328	阴器痛 09-294
疫喉痧 17-092	阴病出阳 08-472	因其重而减之 11-163
易黄汤 13-420	阴病治阳 11-042	阴蹻脉 06-074
益火补土 11-250	银柴胡 12-210	银翘散 13-140
遗精 14-248	茵陈 12-325	阴人 07-003
疫疠 07-062	茵陈蒿汤 13-557	阴盛 08-069
一粒金丹 13-493	茵陈五苓散 13-581	阴盛格阳 08-094
翳明 20-421	阴疮 16-171	阴盛格阳证 10-076
益母草 12-438	阴吹 16-177	阴盛生内寒 08-071
遗尿 17-068	阴刺 11-569	阴盛阳衰 08-088
噫气 09-222	阴道 03-187	阴生于阳 02-015
益气聪明汤 13-327	阴毒 14-088	阴胜则阳病 02-032
益气固表 11-081	阴都 20-329	阴胜则阳病 07-099
益气活血 11-344	阴毒证 10-130	阴市 20-335
益气摄精 11-303	阴谷 20-330	饮食自倍肠胃乃伤 07-098
益气养阴 11-245	阴汗 09-280	阴暑 14-080
一钱匕 12-080	阴户 04-162	阴水 14-233
抑强 11-002	阴户痛 16-174	因思而远慕谓之虑 05-051
一曰六十八穴法 11-652	阴户肿痛 16-175	阴损及阳 08-086
溢乳 17-141	银花解毒汤 13-191	阴损及阳证 10-077
翳如称星 18-057	阴黄 14-205	荫胎 16-108
疫痧 17-091	引火归原 11-286	印堂 20-422
意舍 20-327	阴极似阳 08-099	阴挺 16-160
以痛为输 06-039	龈交 20-337	饮停心包证 10-228
异位妊娠 16-065	阴交 20-331	饮停胸胁证 10-246

隐痛……………………… 09-307	阴阳离决，精气乃绝… 02-033	营阴耗损……………… 08-453
阴痛……………………… 16-172	阴阳两虚……………… 08-084	营阴郁滞……………… 08-441
阴脱……………………… 16-158	阴阳两虚证…………… 10-073	蝇影飞越……………… 18-100
阴痿……………………… 14-253	阴阳否隔……………… 08-063	营在脉中，卫在脉外… 05-019
阴维脉…………………… 06-076	阴阳偏盛……………… 08-065	硬肿症………………… 17-124
阴郄……………………… 20-336	阴阳偏衰……………… 08-072	痈……………………… 15-020
阴下竭，阳上厥……… 08-062	阴阳平衡……………… 02-021	涌泉…………………… 20-341
阴痫……………………… 14-144	阴阳气并离…………… 08-106	涌吐法………………… 11-465
阴陷于下……………… 08-057	阴阳胜复……………… 08-061	涌吐剂………………… 13-626
阴邪……………………… 07-023	阴阳失调……………… 08-060	涌吐药………………… 12-662
隐性感传……………… 11-598	阴阳调和……………… 02-022	痈疡剂………………… 13-630
银杏叶………………… 12-425	阴阳消长……………… 02-017	疣……………………… 15-078
阴虚……………………… 08-075	阴阳学说……………… 02-004	油风…………………… 15-112
阴虚鼻窍失濡证……… 10-069	阴阳易………………… 14-261	油膏…………………… 13-067
阴虚动血证…………… 10-065	阴阳之要，阳密乃固… 02-029	有根苔………………… 09-176
阴虚发热……………… 14-282	阴阳转化……………… 02-020	右归丸………………… 13-387
阴虚风动……………… 08-197	阴阳自和……………… 02-023	右归饮………………… 13-386
阴虚火旺……………… 08-079	银针…………………… 11-538	油汗…………………… 09-269
阴虚火旺证…………… 10-063	瘾疹…………………… 15-102	有汗…………………… 09-257
阴虚津亏证…………… 10-066	隐疹…………………… 15-103	幽门…………………… 20-342
阴虚内热……………… 08-078	饮证…………………… 10-207	疣目…………………… 15-079
阴虚内热证…………… 10-064	阴证…………………… 10-052	油捻灸………………… 11-682
阴虚生内热…………… 08-081	因志而存变谓之思… 05-050	忧伤肺………………… 07-083
阴虚湿热证…………… 10-068	阴之五宫伤在五味… 07-097	由实转虚……………… 08-506
阴虚水停证…………… 10-070	阴肿…………………… 16-170	有头疽………………… 15-032
阴虚外感证…………… 10-067	阴中求阳……………… 11-040	由虚转实……………… 08-505
阴虚血瘀证…………… 10-071	阴中痛………………… 16-173	游走痛………………… 09-301
阴虚咽喉失濡证……… 10-237	阴中之阳……………… 02-008	禹白附………………… 12-480
阴虚阳亢……………… 08-077	阴中之阴……………… 02-007	郁病…………………… 14-262
阴虚阳亢证…………… 10-062	瘿……………………… 15-057	余甘子………………… 12-205
阴虚则热……………… 08-076	蝇翅黑花……………… 18-101	郁火…………………… 08-224
阴虚证………………… 10-061	营出于中焦…………… 05-022	鱼际…………………… 20-343
阴血亏虚证…………… 10-072	膺窗…………………… 20-339	欲解时………………… 08-496
阴阳…………………… 02-003	婴儿瘛………………… 17-041	郁金…………………… 12-370
阴痒…………………… 09-344	婴儿湿疮……………… 15-100	郁李仁………………… 12-227
阴阳辨证……………… 10-051	营分…………………… 05-030	郁冒…………………… 16-150
阴阳毒………………… 14-087	营分证………………… 10-422	玉门…………………… 04-164
阴阳对立……………… 02-012	硬膏…………………… 13-073	玉米须………………… 12-274
阴阳乖戾……………… 08-059	硬化性骨髓炎………… 19-085	玉女煎………………… 13-215
阴阳互不相抱………… 08-108	营气…………………… 05-016	玉屏风散……………… 13-322
阴阳互根……………… 02-013	罂粟壳………………… 12-641	余热未清证…………… 10-428
淫羊藿………………… 12-586	迎随补泻……………… 11-610	玉容散………………… 13-530
阴阳交………………… 08-064	营卫…………………… 05-017	玉容丸………………… 13-529
阴阳交………………… 14-154	营卫不和……………… 08-443	语声低微……………… 09-189
阴阳交感……………… 02-011	迎香…………………… 20-340	语声重浊……………… 09-190
阴阳俱虚……………… 08-085	营血…………………… 05-028	瘀痰证………………… 10-195

648　中国語索引

玉堂	20-344	月经不调	16-012	脏真	03-005
鱼翔脉	09-531	越经传	08-485	燥	21-028
鱼腥草	12-158	月经过多	16-023	燥毒	07-058
瘀血	07-108	月经过少	16-025	燥干清窍	08-218
瘀血犯头证	10-181	月经后期	16-017	燥化阳明	08-214
瘀血痫	17-056	月经愆期	16-021	燥剂	13-025
瘀血腰痛	14-257	月经涩少	16-026	皂角刺	12-474
语言謇涩	09-203	月经先后无定期	16-020	燥结	08-212
鱼腰	20-423	月经先期	16-014	燥裂苔	09-164
玉液	20-424	越鞠保和丸	13-621	燥气	21-031
玉液汤	13-347	越鞠丸	13-438	燥气伤肺	08-215
禹余粮	12-643	月事	03-191	燥热	08-213
玉枕	20-345	月事不来	16-038	燥热伤肺	08-457
玉真散	13-614	月蚀疮	18-129	燥胜则干	08-217
郁证	14-263	月水	03-192	燥湿	11-398
预知子	12-378	月水不通	16-037	燥湿化痰	11-439
彧中	20-346	月水过多	16-028	燥湿健脾	11-412
玉竹	12-618	月信	03-190	燥苔	09-162
瘀阻胞宫证	10-330	熨法	11-485	燥痰证	10-196
瘀阻脑络证	10-226	熨剂	13-057	早泄	14-247
瘀阻胃络证	10-273	云门	20-348	燥邪犯肺证	10-244
远部取穴	11-631	运气同化	21-047	灶心土	12-417
远道刺	11-551	云雾移睛	18-099	燥者濡之	11-021
远道取穴	11-632	熨药	12-242	燥自上伤	08-216
芫花	12-235	运针	11-591	泽兰	12-441
原络配穴	11-650			泽泻	12-292
原气	05-010			泽泻汤	13-586
元气	05-011	**Z**		贼邪	07-029
元神之府	03-174	扎带	11-757	增液润下	11-173
远视	18-119	再经	08-486	增液汤	13-369
圆癣	15-091	在皮者汗而发之	11-065	锄	12-026
原穴	06-032	在泉	21-042	痄腮	17-103
远血	09-109	再造散	13-521	战汗	09-272
渊腋	20-347	赞刺	11-571	谵妄	09-195
圆翳	18-096	脏	03-002	谵语	09-194
圆翳内障	18-095	脏腑	03-001	障	18-053
元真脱泄	08-142	脏腑辨证	10-212	瘴毒	07-075
远志	12-524	脏腑传变	08-481	掌骨骨折	19-028
彧中	20-503	脏腑兼病辨证	10-346	章门	20-349
哕	09-220	脏腑相合	03-199	樟脑	12-669
越婢汤	13-143	脏腑之气	05-024	瘴疟	14-048
月骨前脱位	19-059	藏结	14-191	胀痛	09-296
月华丸	13-363	藏厥	14-295	掌推法	11-788
月季花	12-437	脏象	03-004	掌指关节脱位	19-061
月经	03-189	脏行气于腑	03-207	照海	20-350
月经病	16-001	脏躁	16-165	朝食暮吐	09-218

649

浙贝母	12-497	真虚假实	08-038	至宝锭	13-136
折顶回旋	11-739	真虚假实证	10-048	秩边	20-355
折骨绝筋	19-005	诊虚里	09-536	治病必求于本	11-009
折骨列肤	19-004	真牙	04-137	直肠	20-453
辄筋	20-351	针眼	18-001	智齿	04-139
折伤	19-003	真脏脉	09-522	直刺	11-585
折疡	19-006	真脏色	09-042	指寸定位法	11-622
疹	09-092	珍珠	12-519	指法	09-472
枕	20-500	珍珠母	12-532	治风剂	13-510
震颤法	11-606	真珠丸	13-542	跗跖关节脱位	19-068
诊尺肤	09-535	证	10-001	支沟	20-353
针刺角度	11-584	蒸	12-049	跗骨骨折	19-043
针刀医学	01-023	癥	16-162	指骨骨折	19-029
振法	11-782	正常脉象	09-480	趾骨骨折	19-044
诊法	09-001	正常舌象	09-122	制化	02-062
针感	11-593	怔忡	14-121	指间关节脱位	19-063
镇肝熄风	11-377	正骨	01-009	直接暴力	07-102
镇肝熄风汤	13-538	正骨八法	11-732	直接灸	11-656
枕骨	04-019	正骨手法	11-731	止咳平喘药	12-501
真寒假热	08-102	证候	10-002	止泪补肝散	13-337
真寒假热证	10-039	证候错杂	10-082	脂瘤	15-065
针剂	13-050	证候相兼	10-080	指目	09-473
镇惊	11-309	证候真假	10-083	知母	12-125
镇惊安神	11-308	癥瘕	16-161	枳壳	12-353
镇静安神药	12-514	正经	06-049	指切进针法	11-579
镇惊安神药	12-515	正门	04-134	志室	20-356
真睛破损	18-110	正疟	14-041	枳实	12-377
镇痉止抽	11-382	正气	05-008	枳实导滞丸	13-453
针灸	11-506	郑声	09-196	制霜	12-051
针灸师	01-059	正水	14-227	止嗽散	13-133
针灸学	01-015	整体观念	02-100	跗痛症	19-131
针灸治疗学	01-019	正邪	07-019	治未病	11-006
真热假寒	08-095	正邪分争	08-007	治痿独取阳明	11-010
真热假寒证	10-040	正邪相争	08-006	指纹诊法	09-114
枕上旁线	20-441	证型	10-003	滞下	14-023
枕上正中线	20-440	拯阳理劳汤	13-388	至虚有盛候	08-040
镇摄肾气	11-301	正阳阳明	10-391	止血药	12-393
针石	11-533	拯阴理劳汤	13-373	至阳	20-357
真实假虚	08-039	正营	20-352	滞颐	17-105
真实假虚证	10-049	正中神经损伤	19-145	至阴	20-358
真头痛	14-316	症状	09-003	支饮	14-312
枕秃	09-068	跖	04-048	稚阴稚阳	07-005
真武汤	13-574	灸	12-042	跖疣	15-081
枕下旁线	20-442	指	20-463	治燥剂	13-543
镇心安神	11-306	趾	20-470	直针刺	11-566
真心痛	14-124	至宝丹	13-433	支正	20-354

直中	08-483
栀子	12-130
栀子豉汤	13-225
栀子胜奇散	13-535
中草药	01-034
中成药学	01-035
中冲	20-359
中渎	20-361
中都	20-360
中恶	14-152
中风	14-128
中封	20-362
中风闭证	14-133
中风病	14-127
中风后遗症	10-086
中风脱证	14-134
中脘	14-132
中府	20-363
中寒	14-137
中寒	14-138
中寒证	10-102
重剂	13-022
中极	20-364
中焦	03-157
中焦病证	10-435
中焦如沤	03-163
中焦湿热证	10-434
中焦主化	03-160
中经	14-129
重可去怯	11-307
中魁	20-425
中髎	20-365
中膂俞	20-366
中络	14-130
中满分消汤	13-459
中满者泻之于内	11-452
中气	05-013
中气下陷	08-157
中泉	20-426
钟乳石	12-608
中湿	14-019
中暑	14-075
中枢	20-367
重听	09-352
中庭	20-368
重痛	09-308

中脘	20-369
中恶	14-153
中西医结合	01-055
中西医结合医师	01-061
中消	14-275
肿疡	15-004
中药	12-002
中药化学	01-037
中药鉴别学	01-039
中药炮炙学	01-040
中药师	01-058
中药性能	12-004
中药学	01-030
中药药剂学	01-041
中药药理学	01-038
中药制剂分析	01-042
中医	01-056
中医耳鼻喉科学	01-011
中医儿科学	01-007
中医妇科学	01-006
中医肛肠病学	01-013
中医各家学说	01-045
中医骨伤科学	01-008
中医护理学	01-028
中医护士	01-062
中医基础理论	01-002
中医急诊学	01-014
中医康复学	01-025
中医内科学	01-004
中医皮肤病学	01-012
中医师	01-057
中医食疗学	01-026
中医外科学	01-005
中医文献学	01-044
中医学	01-001
中医眼科学	01-010
中医养生学	01-024
中医药膳学	01-027
中医医案	01-047
中医医史学	01-043
中医诊断学	01-003
中脏	14-131
中燥则渴	08-389
中燥增液	11-385
肿胀舌	09-137
重镇安神	11-305

重镇安神药	12-516
中指同身寸	11-625
中注	20-371
中诸	20-370
肘	20-466
舟车丸	13-266
肘关节扭挫伤	19-117
肘关节脱位	19-057
肘尖	20-427
肘髎	20-373
周荣	20-372
周时	13-122
煮	12-048
诸暴强直，皆属于风	08-521
筑宾	20-374
诸病胕肿，疼酸惊骇，皆属于火	
	08-524
诸病水液，澄澈清冷，皆属于寒	
	08-526
诸病有声，鼓之如鼓，皆属于热	
	08-523
诸风掉眩，皆属于肝	08-517
竹罐	11-689
煮罐法	11-695
诸寒收引，皆属于肾	08-512
诸寒之而热者取之阴	11-237
竹节参	12-560
诸禁鼓栗，如丧神守，皆属于火	
	08-522
诸痉项强，皆属于湿	08-527
诸厥固泄，皆属于下	08-515
主客	21-046
主客浑受	08-014
主客交	08-013
主客交浑	08-012
主客原络配穴法	11-649
猪苓	12-296
猪苓汤	13-582
诸逆冲上，皆属于火	08-518
诸呕吐酸，暴注下迫，皆属于热	
	08-519
主气	21-039
诸气膹郁，皆属于肺	08-510
朱雀丸	13-425
诸热瞀瘛，皆属于火	08-516
诸热之而寒者取之阳	11-044

651

竹茹	12-476	子烦	16-087	滋阴养心	11-248
侏儒症	17-066	子宫	03-182	滋阴养血	11-235
主色	09-033	紫宫	20-375	滋阴药	12-612
诸涩枯涸，干劲皴揭，皆属于燥		子宫	20-428	滋阴益胃	11-267
	08-528	子宫脱出	16-157	子痛	15-131
朱砂	12-520	子宫脱垂	16-156	子晕	16-089
朱砂莲	12-189	白汗	09-259	子脏	03-183
注射剂	13-058	紫河车	12-605	子肿	16-085
诸湿肿满，皆属于脾	08-511	紫花地丁	12-151	纵	08-480
诸痛痒疮，皆属于心	08-513	紫金锭	13-434	纵	09-517
诸痿喘呕，皆属于上	08-514	紫金牛	12-502	总按	09-478
疰夏	17-111	白灸	11-681	宗筋	04-010
注泄	14-172	自利清水	09-404	棕榈炭	12-411
猪牙皂	12-549	子淋	16-097	宗气	05-012
竹叶柳蒡汤	13-146	眦漏	18-021	走罐	11-699
竹叶石膏汤	13-158	子满	16-083	走黄	10-139
逐月养胎法	21-023	子门	03-185	走马牙疳	18-224
主运	21-035	自啮	09-072	足蹬膝顶	11-744
诸躁狂越，皆属于火	08-520	子气	02-093	足发背	15-030
诸胀腹大，皆属于热	08-509	自然标志定位法	11-629	足跟痛	09-293
诸转反戾，水液混浊，皆属于热		自然铜	12-453	足厥阴肝经	06-065
	08-525	紫舌	09-130	足厥阴肝经	20-012
珠子参	12-626	滋肾益阴	11-284	足临泣	20-376
转胞	16-166	紫石英	12-604	足窍阴	20-377
转豆脉	09-525	滋水涵木	11-289	足三里	20-378
转筋	09-080	滋水清肝饮	13-377	足三阳经	06-052
转矢气	09-229	子死腹中	16-118	足三阴经	06-053
壮热	09-240	子嗽	16-093	足少阴胆经	06-064
椎弓峡部裂及脊椎滑脱		紫苏梗	12-361	足少阳胆经	20-011
	19-075	紫苏叶	12-097	足少阴肾经	06-061
准头	04-150	子痰	15-132	足少阴肾经	20-008
着痹	14-326	紫菀	12-503	足太阳膀胱经	06-060
著痹	14-327	子午流注	21-062	足太阳膀胱经	20-007
着肤灸	11-658	子午流注针法	11-636	足太阴脾经	06-057
灼痛	09-304	子痫	16-091	足太阴脾经	20-004
浊邪	07-053	子悬	16-081	足通谷	20-379
眦	04-069	紫雪	13-431	足五里	20-380
紫白癜风	15-092	滋养肝肾	11-277	足阳明胃经	06-056
紫斑	09-095	子喑	16-095	足阳明胃经	20-003
子病及母	08-439	滋阴补阳	11-244	足趾间关节脱位	19-070
滋补肾阴	11-282	滋阴降火	11-150	足舟骨骨折	19-042
紫草	12-204	滋阴潜阳	11-233	晬时	08-504
子处	03-184	滋阴清火	11-148	坐板疮	15-008
滋膵汤	13-227	滋阴润肺	11-251	坐骨神经	20-474
子盗母气	08-438	滋阴润燥	11-392	坐骨神经损伤	19-148
滋而不腻	12-060	滋阴熄风	11-374	坐罐	11-698

652　　中国語索引

左归丸··················· 13-357
左归饮··················· 13-358
左金丸··················· 13-201
坐药····················· 13-091
佐药····················· 13-032
左右配穴法············· 11-648

英語索引

A

a cycle of day and night · · · · · 13-122
Abalone Shell · · · · · 12-535
Abalone Shell Powder · · · · · 13-229
abdomen · · · · · 04-045
abdomen · · · · · 20-477
abdominal fullness is treated by elimination
· · · · · 11-452
abdominal fullness with qi deficiency · · · 08-134
abdominal mass · · · · · 14-288, 16-161
abdominal mass in female · · · · · 16-078
abdominal pain · · · · · 09-291, 09-410
abdominal pain during pregnancy
· · · · · 16-063, 16-064
abdominal palpation · · · · · 09-547
abnormal climatic factors · · · · · 07-040
abnormal debilitation of yin or yang · · · · · 08-072
abnormal exuberance of yin or yang · · · 08-065
abnormal pulse · · · · · 09-452
abnormal rapid or slow pulse · · · · · 09-523
abnormal rising of qi · · · · · 09-209
abnormal sensation along meridian/channel
· · · · · 06-010
abscess · · · · · 15-020
abscess of iliac fossa · · · · · 15-037
accumulation · · · · · 14-289
Accumulation Resolving Powder · · · · · 13-622
accumulation-gathering · · · · · 14-288
aching pain · · · · · 09-311
achondroplasia · · · · · 19-072
acid regurgitation · · · · · 09-388
acid swallow · · · · · 09-387
acne · · · · · 15-110
Aconite Decoction · · · · · 13-304
Aconite Heart-Draining Decoction · · · · · 13-277
Aconite Main Root Decoction · · · · · 13-309
Aconite Middle-Regulating Pill · · · · · 13-291
acquired essence · · · · · 05-042
acromioclavicular dislocation · · · · · 19-055
activating blood and resolving stasis · · · 11-347

acupoint · · · · · 06-011, 06-012, 06-013
acupoint chart · · · · · 04-148
acupoint injection therapy · · · · · 11-511
acupoint tenderness · · · · · 09-545
acupoint-pressing manipulation · · · · · 11-792
acupotomy · · · · · 01-023
acupuncture and moxibustion · · · 01-015, 11-506
acupuncture and moxibustion technique · 01-018
acupuncture and moxibustion therapy · · · 01-019
acupuncture point · · · · · 06-011, 06-012, 06-013
acupuncture points · · · · · 01-017
acupuncturist · · · · · 01-059
acute dacryocystitis · · · · · 18-023
acute epiglottitis · · · · · 18-183
acute gangrenous stomatitis · · · · · 18-224
acute hoarseness · · · · · 18-193
acute infantile convulsion · · · · · 17-039
acute jaundice · · · · · 14-207
acute laryngemphraxis · · · 18-195, 18-196, 18-197
acute lumbar sprain · · · · · 19-139
acute mastitis · · · · · 15-045
acute suppurative osteomyelitis · · · · · 19-083
acute throat troubles · · · · · 18-194
acute throat wind · · · · · 18-195
acute thrombophlebitis · · · · · 15-142
acute thrombotic phlebitis · · · · · 15-142
acute wind stroke · · · · · 14-350
adjusting ways to cultivating health · · · · · 21-011
administered at draught · · · · · 13-108
administered before sleeping · · · · · 13-114
administrated before breakfast · · · · · 13-116
administration · · · · · 13-115
adrenal gland · · · · · 20-493
advanced menstruation 16-014, 16-015, 16-016
adverse rising treated by inhibition · · · · · 11-332
aerial or water-borne infection · · · · · 08-015
aerosol · · · · · 13-055
afternoon tidal fever · · · · · 09-243
agalactia · · · · · 16-137, 16-138, 16-139
agonizing arthralgia · · · · · 14-323
AH · · · · · 20-445

654　英語索引

AH (1)	20-469
AH (2)	20-470
AH (3)	20-471
AH (4)	20-472
AH (5)	20-473
AH (6)	20-474
AH (6a)	20-475
AH (7)	20-476
AH (8)	20-477
AH (9)	20-478
AH (10)	20-479
AH (11)	20-480
AH (12)	20-481
AH (13)	20-482
Air Potato	12-486
Akebia Fruit	12-378
alarm point	06-034
alarm point of abdomen	06-035
alcohol addiction	07-011
alcohol fire cupping	11-480
alcoholic abdominal mass	07-011
alcoholic jaundice	14-213
Alisma Decoction	13-586
All abdominal distension and fullness is ascribed to heat.	08-509
All abdominal distension like a drum with borborygmi is ascribed to heat.	08-523
All acid eructation and spouting diarrhea with urgency for evacuation are ascribed to heat.	08-519
All atrophy, dyspnea and vomiting are ascribed to the upper part.	08-514
All cold extremities, constipation and diarrhea are ascribed to the lower part.	08-515
All cold with contraction is ascribed to the kidney.	08-512
All dampness syndromes with swelling and fullness are ascribed to the spleen.	08-511
all diseases resulting from qi disorder	08-132
All disorders with upward perversion are ascribed to fire.	08-518
All dry symptoms and chapping of skin are ascribed to dryness.	08-528
All fever with impaired consciousness and convulsion is ascribed to fire.	08-516
All illnesses with swelling and aching of the	

instep and mental strain are ascribed to fire.	08-524
All painful and itching sores are ascribed to the heart.	08-513
All qi rushing and oppression is ascribed to the lung.	08-510
All spasm, opisthotonos and turbid urine are ascribed to heat.	08-525
All spasms and neck rigidity are ascribed to dampness.	08-527
All states of agitation and mania are ascribed to fire.	08-520
All sudden muscular spasm and rigidity is ascribed to wind.	08-521
all tendons	04-010
All thin, clear and watery discharge is ascribed to cold.	08-526
All trismus with shivering chills and delirium is ascribed to fire.	08-522
all vessels from same origin	03-046
All wind with vertigo and shaking is ascribed to the liver.	08-517
All-Along Decoction	13-370
allergic rhinitis	18-161, 18-162
Aloes	12-221
alopecia areata	15-112
alternate loose and dry stool	09-407
alternating chills and fever	09-251, 09-252, 09-254
alternative preponderance of yin and yang	08-061
Alum	12-680
Alum and Curcuma Pill	13-597
Amber	12-517
amenorrhea	16-008, 16-035, 16-036, 16-037, 16-038
American Ginseng	12-615
amnesia	14-140
Amur Cork-Tree	12-140
anal abscess	15-126
anal fissure	15-125
anal fistula	15-127
analogy	02-047
analysis of Chinese pharmaceutical preparation	01-042
anasarca	14-231

655

anatomical reduction ·········· 11-740

Anemarrhena and Fritillaria Cough-Quieting
　Decoction········· 13-208

Angelica and Peony Powder ·········· 13-332

Angelica Blood-Tonifying Decoction ····· 13-330

Angelica Center-Fortifying Decoction ··· 13-294

Angelica Cold-Extremities Decoction····· 13-306

Angelica Decoction ·········· 13-333

Angelica Pain-Relieving Decoction ····· 13-564

Angelica Six Yellows Decoction ·········· 13-242

Angelica, Gentian and Aloe Pill ········ 13-200

anger damaging liver ·········· 07-086

anger prevailing over thought ·········· 07-093

angioma ·········· 15-063

angle of needle insertion·········· 11-584

angle of superior concha·········· 20-513

angular reduction of cervical vertebra ··· 11-748

angular stomatitis······ 17-035, 17-036, 17-037

ankle ·········· 20-471

ankyloglossia·········· 09-153, 17-136

ankylosing spondylitis·········· 19-091

Annual Copperleaf ·········· 12-188

annual menstruation ·········· 16-002

anorectal carcinoma·········· 15-130

anorexia········08-372, 09-375, 09-377, 17-031

another name for Jiache (ST-6)·········· 04-138

another name for Qichong (ST 30) ····· 06-046

another name of Shangxing (GV-23) ··· 04-148

ansymustard Seed ·········· 12-504

antagonism ·········· 12-072

Antelope Horn ·········· 12-539

Antelope Horn and Uncaria Decoction ··· 13-537

anterior ear lobe ·········· 20-529

anterior intertragal notch ·········· 20-496

anterior oblique line of vertex-temporal ··· 20-434

anterior temporal line ·········· 20-438

anterior tibial pulse ·········· 09-469

anterior-posterior point combination ··· 11-646

anthelmintic formula ·········· 13-624

Antifeverile Dichroa Root ·········· 12-666

antihelix zone ·········· 20-445

antitragus zone·········· 20-447

antitussive and antiasthmatic medicinal ··· 12-501

Antler ·········· 12-600

anuria and vomiting·········· 14-246

anus ·········· 04-166,

anus ·········· 20-456

anxiety damaging lung ·········· 07-083

apex of antitragus·········· 20-502

apex of tragus ·········· 20-491

aphonia during pregnancy ····· 16-094, 16-095

aphonia following convulsion·········· 17-053

aphtha ·········· 18-213, 18-216

apoplectic stroke ·········· 14-136

apoplectoid stroke ·········· 10-232

apoplexy involving channels ·········· 14-129

apoplexy involving collaterals ·········· 14-130

apoplexy involving fu-organs·········· 14-132

apoplexy involving zang-organs·········· 14-131

Appendiculate Cremastra Pseudobulb or Common
　Pleione Pseudobulb ·········· 12-165

appendix ·········· 20-512

appetite ·········· 03-137

application therapy ·········· 11-486

Apricot Kernel and Perilla Powder········ 13-545

aqueous humor·········· 04-107

Aquilaria Qi-Descending Decoction ····· 13-469

Areca Peel ·········· 12-357

Areca Seed·········· 12-390

Argy Wormwood Leaf·········· 12-338

Armand Clematis Stem ·········· 12-310

armpit carbuncle (acute pyogenic axillary
　lymphadenitis) ·········· 15-023

armpit sweating ·········· 09-277

Arnebia Root ·········· 12-204

aromatic herbs resolving dampness ····· 11-407

arterial pulsation ·········· 09-505

arthralgia ·········· 14-322

ascendant hyperactivity of liver yang ··· 08-310

ascending ·········· 12-005

ascending lucidity and descending turbidity
　·········· 11-287

ascending the clear and descending the turbid
　·········· 11-291

ascending, descending, exiting and entering
　·········· 05-006

ascending, descending, exiting and entering
　existing in everything ·········· 05-007

Ash Bark·········· 12-142

ashi point ·········· 06-038, 06-042, 06-043

Asiatic Cornelian Cherry Fruit ·········· 12-661

Asiatic Moonseed Rhizome·········· 12-166

656　英語索引

Asiatic Pennywort Herb ⋯⋯⋯⋯⋯⋯⋯ 12-320
Ass Hide Glue and Egg Yolk Decoction⋯ 13-376
assessment of normal and abnormal⋯⋯⋯ 09-006
assimilation of circuit and qi ⋯⋯⋯⋯⋯ 21-047
assistant medicinal ⋯⋯⋯⋯⋯⋯⋯⋯ 13-032
asthenic pathogen ⋯⋯⋯⋯⋯⋯⋯⋯ 07-021
asthma ⋯⋯⋯⋯⋯⋯⋯⋯⋯⋯⋯⋯ 14-106
Astragalus and Cinnamon Twig Five Ingredients
    Decoction⋯⋯⋯⋯⋯⋯⋯⋯⋯⋯⋯ 13-303
Astragalus Decoction for Internal Tonification
    ⋯⋯⋯⋯⋯⋯⋯⋯⋯⋯⋯⋯⋯⋯ 13-353
astragalus fracture ⋯⋯⋯⋯⋯⋯⋯⋯ 19-040
Astragalus Internal Expulsion Powder
    ⋯⋯⋯⋯⋯⋯⋯⋯⋯⋯ 13-328, 13-352
astringent formula ⋯ 13-023, 13-405, 13-406
astringent hemostatic ⋯⋯⋯⋯⋯⋯⋯ 12-410
astringent medicinal⋯⋯⋯⋯⋯ 12-635, 12-636
astringent relieving collapse ⋯ 11-294, 11-295
astringing intestines and checking diarrhea
    ⋯⋯⋯⋯⋯⋯⋯⋯⋯⋯⋯⋯⋯⋯ 11-299
astringing lung and relieve dyspnea ⋯⋯ 11-298
astringing lung and relieving cough ⋯⋯ 11-297
AT ⋯⋯⋯⋯⋯⋯⋯⋯⋯⋯⋯⋯⋯⋯ 20-447
AT（1）⋯⋯⋯⋯⋯⋯⋯⋯⋯⋯⋯⋯ 20-497
AT（1, 2, 4i）⋯⋯⋯⋯⋯⋯⋯⋯⋯⋯ 20-502
AT（2）⋯⋯⋯⋯⋯⋯⋯⋯⋯⋯⋯⋯ 20-499
AT（2, 3, 4i）⋯⋯⋯⋯⋯⋯⋯⋯⋯⋯ 20-503
AT（3）⋯⋯⋯⋯⋯⋯⋯⋯⋯⋯⋯⋯ 20-500
AT（3, 4i）⋯⋯⋯⋯⋯⋯⋯⋯⋯⋯⋯ 20-504
AT（4）⋯⋯⋯⋯⋯⋯⋯⋯⋯⋯⋯⋯ 20-501
AT（11）⋯⋯⋯⋯⋯⋯⋯⋯⋯⋯⋯⋯ 20-498
atlas-axis vertebral fracture ⋯⋯⋯⋯⋯ 19-047
Atractylodes Rhizome ⋯⋯⋯⋯⋯⋯⋯ 12-285
atrophic rhinitis ⋯⋯⋯⋯⋯⋯⋯⋯⋯ 18-160
atrophy-flaccidity⋯⋯⋯⋯⋯⋯⋯⋯⋯ 14-353
atrophy-flaccidity disease ⋯⋯⋯⋯⋯⋯ 14-352
attack of noxious factor ⋯⋯⋯⋯⋯⋯ 14-152
Attacked by pathogenic cold in winter, one will
    contract warm disease in spring.⋯⋯ 08-022
Aucklandia and Areca Pill ⋯⋯⋯⋯⋯ 13-451
Aucklandia and Coptis Pill ⋯⋯⋯⋯⋯ 13-211
Aucklandia Qi Flow Decoction ⋯⋯⋯⋯ 13-450
Aucklandia Qi-Normalizing Powder ⋯⋯ 13-449
Aucklandia Qi-Separating Decoction⋯⋯ 13-448
Aucklandia Stagnation-Removing Powder 13-452

auditory vertigo ⋯⋯⋯⋯⋯⋯⋯⋯⋯ 18-143
auricle⋯⋯⋯⋯⋯⋯⋯⋯⋯⋯⋯⋯⋯ 04-157
autumn dryness ⋯⋯⋯⋯⋯⋯⋯⋯⋯ 14-091
aversion to cold with fever ⋯⋯⋯⋯⋯ 09-232
aversion to cold ⋯⋯⋯⋯⋯⋯⋯⋯⋯ 09-233
aversion to heat ⋯⋯⋯⋯⋯⋯⋯⋯⋯ 09-239
aversion to wind ⋯⋯⋯⋯⋯⋯⋯⋯⋯ 09-235
aversions of five zang-organs⋯⋯⋯⋯⋯ 03-009
awaiting qi⋯⋯⋯⋯⋯⋯⋯⋯⋯⋯⋯⋯ 11-595

B

---

back being house of thoracic organs ⋯ 04-039
back of head ⋯⋯⋯⋯⋯⋯⋯⋯⋯⋯ 03-169
back transport point ⋯⋯⋯⋯ 06-026, 06-027
back-carrying manipulation ⋯⋯⋯⋯⋯ 11-802
backward stretching-pulling manipulation
    ⋯⋯⋯⋯⋯⋯⋯⋯⋯⋯⋯⋯⋯⋯ 11-804
bai fei decoction ⋯⋯⋯⋯⋯⋯⋯⋯⋯ 13-117
Baical Skullcap Root⋯⋯⋯⋯⋯⋯⋯⋯ 12-138
baking⋯⋯⋯⋯⋯⋯⋯⋯⋯⋯⋯⋯⋯ 12-045
ball-like swelling of eyelid ⋯⋯⋯⋯⋯⋯ 18-016
bamboo cup ⋯⋯⋯⋯⋯⋯⋯⋯⋯⋯⋯ 11-689
Bamboo Leaf and Gypsum Decoction ⋯ 13-158
Bamboo Leaf, Tamarisk and Arctium Decoction
    ⋯⋯⋯⋯⋯⋯⋯⋯⋯⋯⋯⋯⋯⋯ 13-146
Bamboo Shavings ⋯⋯⋯⋯⋯⋯⋯⋯⋯ 12-476
bandage ⋯⋯⋯⋯⋯⋯⋯⋯⋯⋯⋯⋯ 11-757
bandaging therapy ⋯⋯⋯⋯⋯⋯⋯⋯ 11-491
banking up earth to generate metal ⋯⋯ 11-283
Barbary Wolfberry Fruit ⋯⋯⋯⋯⋯⋯ 12-614
Barbated Skullcup Herb ⋯⋯⋯⋯⋯⋯ 12-161
barking cough ⋯⋯⋯⋯⋯⋯⋯⋯⋯⋯ 09-213
basic theory of Chinese medicine ⋯⋯⋯ 01-002
Basil Herb ⋯⋯⋯⋯⋯⋯⋯⋯⋯⋯⋯ 12-101
Bat Feces ⋯⋯⋯⋯⋯⋯⋯⋯⋯⋯⋯ 12-136
bean-rolling pulse⋯⋯⋯⋯⋯⋯⋯⋯⋯ 09-525
Bear Gall⋯⋯⋯⋯⋯⋯⋯⋯⋯⋯⋯⋯ 12-163
Beautiful Sweetgum Fruit ⋯⋯⋯⋯⋯⋯ 12-258
Beautiful Sweetgum Resin ⋯⋯⋯⋯⋯⋯ 12-430
bedsore ⋯⋯⋯⋯⋯⋯⋯⋯⋯⋯⋯⋯ 15-111
Beeswax ⋯⋯⋯⋯⋯⋯⋯⋯⋯⋯⋯⋯ 12-670
Belamcanda and Ephedra Decoction⋯⋯ 13-575
belching ⋯⋯⋯⋯⋯⋯⋯⋯⋯ 09-221, 09-222
belt vessel（BV）⋯⋯⋯⋯⋯⋯⋯⋯⋯ 06-073

657

belt vessel failing to regulate meridians/channels
··· 08-298
Belvedere Fruit ··································· 12-322
Benzoin ·· 12-551
bian stone ·· 11-534
Bile Arisaema ···································· 12-475
bimonthly menstruation ····················· 16-006
binocular blindness ···························· 18-113
Biond Magnoha Flower ······················ 12-090
Bistort Rhizome·································· 12-198
Bitter Apricot Seed ···························· 12-512
bitter taste in mouth ·························· 09-384
bitter-warm drying dampness ·············· 11-417
BJackberrylily Rhizome ······················ 12-199
BL ··· 20-007
BL 1 ··· 20-132
BL 2 ··· 20-043
BL 3 ··· 20-157
BL 4 ··· 20-185
BL 5 ··· 20-286
BL 6 ··· 20-031
BL 7 ··· 20-269
BL 8 ··· 20-156
BL 9 ··· 20-345
BL 10 ··· 20-263
BL 11 ··· 20-054
BL 12 ··· 20-073
BL 13 ··· 20-069
BL 14 ··· 20-139
BL 15 ··· 20-302
BL 16 ··· 20-062
BL 17 ··· 20-089
BL 18 ··· 20-086
BL 19 ··· 20-057
BL 20 ··· 20-167
BL 21 ··· 20-283
BL 22 ··· 20-199
BL 23 ··· 20-225
BL 24 ··· 20-174
BL 25 ··· 20-045
BL 26 ··· 20-094
BL 27 ··· 20-300
BL 28 ··· 20-166
BL 29 ··· 20-366
BL 30 ··· 20-020
BL 31 ··· 20-208

BL 32 ··· 20-042
BL 33 ··· 20-365
BL 34 ··· 20-296
BL 35 ··· 20-108
BL 36 ··· 20-030
BL 37 ··· 20-334
BL 38 ··· 20-079
BL 39 ··· 20-280
BL 40 ··· 20-281
BL 41 ··· 20-082
BL 42 ··· 20-169
BL 43 ··· 20-087
BL 44 ··· 20-223
BL 45 ··· 20-325
BL 46 ··· 20-088
BL 47 ··· 20-111
BL 48 ··· 20-316
BL 49 ··· 20-327
BL 50 ··· 20-282
BL 51 ··· 20-106
BL 52 ··· 20-356
BL 53 ··· 20-022
BL 54 ··· 20-355
BL 55 ··· 20-099
BL 56 ··· 20-033
BL 57 ··· 20-037
BL 58 ··· 20-068
BL 59 ··· 20-075
BL 60 ··· 20-143
BL 61 ··· 20-170
BL 62 ··· 20-216
BL 63 ··· 20-128
BL 64 ··· 20-130
BL 65 ··· 20-232
BL 66 ··· 20-379
BL 67 ··· 20-358
Black Catechu ··································· 12-456
Black Chicken Pill······························ 13-348
black coating ····································· 09-183
black jaundice ··································· 14-215
Black Nightshade ······························ 12-183
black of the eye········ 04-096, 04-098, 04-099
Black Pharbitis Seed···························· 12-238
Black Sesame···································· 12-624
Black Tin Pill ···································· 13-393
Blackend Swallowwort Root ··············· 12-214

658　英語索引

blackish complexion 09-041
blackish gingival furuncle 18-148
Black-Tail Snake 12-249
bladder 03-153
bladder 20-514
bladder colic and pregnant dysuria 16-166
bladder cough 14-104
bladder dampness-heat 08-386
bladder dampness-heat syndrome/pattern
10-327
bladder deficiency cold 08-385
bladder deficiency-cold syndrome/pattern
10-326
bladder impediment 14-342
bladder meridian/channel of foot greater yang
(BL) 06-060
bladder qi transformation 03-154
bland taste in mouth 09-383
bland taste with dampness-excreting and diuretic
effects pertaining to yang 02-039
Blast-Fried Ginger 12-340
blazing of both qi and blood 08-498
blazing of both qi and nutrient 08-499
blazing of heart-liver fire 08-399
bleeding following qi counterflow 08-184
bleeding of nipple (thelorrhagia) 15-055
blindness 18-078, 18-079
Blister Beetle 12-674
block of sweat pore 08-282
blockage when swallowing 09-381
blood 05-027
blood accumulation 09-429
blood accumulation syndrome/pattern 10-381
blood aspect 05-029
blood aspect syndrome/pattern 10-425
blood being mother of qi 05-054
blood cold 08-166
blood cold syndrome/pattern 08-167, 10-186
blood collapse 08-169
blood collapse syndrome/pattern 10-178
blood counterflow 08-170
blood deficiency 08-164
blood deficiency producing wind 08-196
blood deficiency syndrome/pattern 10-174
blood deficiency syndrome/pattern of flesh
orbiculus 10-285

blood dryness producing wind 08-194
blood governing moisture and nourishment
05-031
blood heat syndrome/pattern 08-168, 10-185
Blood House Stasis-Expelling Decoction 13-475
blood orbiculus 04-064
blood pseudocyesis 16-110
blood stasis 08-165
blood stasis syndrome/pattern 10-179
blood stasis syndrome/pattern of flesh orbiculus
10-286
blood stasis syndrome/pattern of qi orbiculus
10-254
blood stranguria 14-237
blood syncope 14-302, 16-150
blood tonic 12-571
blood-activating analgesic 12-422
blood-activating and menstruation-regulating
medicinal 12-434
blood-activating and qi-moving medicinal
12-421
blood-activating and stasis-dispelling medicinal
12-420
blood-activating and stasis-resolving medicinal
12-419
blood-activating and trauma-curing medicinal
12-448
blood-cooling hemostatic 12-394
blood-deficiency fever 14-281
blood-excess syndrome should be treated by
removing therapy 11-359
blood-regulating formula 13-472
blood-regulating method 11-346
blood-stasis epilepsy 17-056
blood-stasis fever 14-278
blood-stasis lumbago 14-257, 14-258
blood-tonifying medicinal 12-571, 12-572
Blood-Transforming Pill 13-496
bloody defecation 14-268
bloody stool 09-108, 09-111, 14-268
Blow-in Powder for Throat 13-187
blue tongue 09-131
blue whites of eye (late-stage scleritis) 18-046
blue whites of eye (late-stage scleritis) 18-047
bluish blindness (optic atrophy) 18-103
bluish wind (angle-opening glaucoma) 18-094

659

bluish wind glaucoma (angle-opening glaucoma)
.... 18-093
blurred vision ···09-362, 09-363, 09-364, 09-366
blurring vision ···························· 18-108
Boat-Fruited Sterculia Seed················· 12-477
Boats and Carts Pill ························ 13-266
body cun ································ 11-623
body fluid syndrome differentiation/pattern
    identification ························ 10-187
body fluids································ 05-032
body inch ································ 11-623
boil ···································· 15-005
boiling ·································· 13-107
Bomeol ·································· 12-552
bone ···································· 03-175
bone being house of marrow ············· 04-016
bone dislocation ························ 19-158
Bone Fossil of Big Mammals ············· 12-530
bone impediment ························ 14-341
bone measurement ························ 04-012
bone needle ······························ 11-535
bone traction···························· 11-765
bone tumor ······························ 19-101
bone-attaching carbuncle (suppurative
    osteomyelitis)························· 15-035
Bone-Clearing Powder ···················· 13-239
bones stuck in throat ···················· 18-202
bonesetting ······························ 01-009
bonesetting manipulation ················ 11-731
bony epilepsy ···························· 14-149
Borax ···································· 12-194
Borneol and Borax Powder ················ 13-188
Bovine Bezoar Fright-Settling Pill ········ 13-615
Bovine Bezoar Heart-Clearing Pill ········ 13-430
Bovine Bezoar Pill for Detoxification······ 13-165
Bovine Bezoar Upper-Body-Clearing Pill ··· 13-168
brachial plexus nerve injury ············· 19-142
brain ···················· 03-166, 03-167, 04-049
brain marrow ···························· 03-168
brain stem ······························ 20-504
breaking and expelling blood stasis ····· 11-348
breaking blood stasis ··········· 11-349, 11-350
breaking blood stasis and resolving mass 11-358
breaking stagnated qi and dispersing mass
.... 11-328
breast lump (hyperplasia of mammary gland)

.... 15-051
breast nodule (fibroadenoma of breast) ··· 15-050
breast pain································ 09-295
bright spirit ···························· 03-023
broken metal failing to sound ········ 08-280
bronze needle ···························· 11-536
brook point ······························ 06-016
brushing································ 12-019
bubble-rising pulse ······················ 09-532
Buckeye Seed ···························· 12-363
Buffalo Horn ···························· 12-179
bulging fontanel ························ 17-064
Bupleurum and Pueraria Flesh-Releasing
    Decoction································ 13-144
Bupleurum Decoction Plus Dragon Bone and
    Oyster Shell···························· 13-273
Bupleurum Liver-Soothing Powder ······ 13-437
Bupleurum Membrane-Source-Opening
    Decoction································ 13-272
burning pain ···························· 09-304
burning rush moxibustion ················ 11-684
burning-rush moxibustion ················ 11-677
buttock sore (furunculosis of buttock) ··· 15-008

C

Cablin Patchouli Herb ···················· 12-288
cachexia with withering bones ··········· 09-048
Calamine ································ 12-689
calcaneous fracture ···················· 19-041
calcining································ 12-046
Calcite································ 12-124
calculus obstruction syndrome/pattern··· 10-150
calculus of palpebral conjunctiva ········ 18-012,
    18-013, 18-014
callus ···································· 15-119
calm pulse ······························ 09-439
calming fetus····························· 11-471
calming fright ···························· 11-309
calming fright and tranquilizing mind ··· 11-308
Calomel ································ 12-675
Camphor ································ 12-669
cancer···································· 15-066
Canopy Powder···························· 13-131
canthus ······················ 04-064, 04-069
canthus pyorrhea (chronic dacryocystitis)

18-020, 18-021, 18-022

Canton Love-pea Vine 12-175
Caoguo 12-282
Cape Jasmine Fruit 12-130
Caper Euphorbia Seed 12-231
capsule 13-048
Carbonized Hair 12-413
Carbonized Windmill-Palm Petiole 12-411
carbuncle 15-020
carcinoma 15-066
carcinoma of breast 15-056
carcinoma of ear 18-152
carcinoma of throat 18-205
carcinoma of tongue 15-067, 15-068
Cardamon Fruit 12-286
cardia 20-507
cardiodiaphragmatic interspace 04-042
Carefree Pregnancy Powder 13-349
careful thinking for long-term plan being called
  consideration 05-051
carpal tunnel syndrome 19-119
carphology 09-083, 09-084
case records of Chinese medicine 01-047
Cassia Bark 12-591
Cassia Seed 12-133
Cassia Twig 12-103
cat eye-like sore (erythema multiforme) 15-113
cataractopiesis with metal needle
  11-725, 11-726
Catclaw Buttercup Root 12-362
catgut embedment in acupoint 11-512
Cattail Pollen 12-407
cause neither internal nor external 07-018
cauterization 11-496
celestial control 21-041
celestial correspondence 21-048
celestial correspondence in convergent year
  21-052
Celestial Emperor Heart-Tonifying Pill 13-365
celestial qi communicating with lung 03-043
cellulitis 15-029
center of superior concha 20-519
Centipede 12-538
central rim 20-503
central-square needling 11-565
cerebral paralysis 19-095

cerebrospinal damage 08-395
cervical carbuncle (acute pyogenic lymphadenitis
  of neck) 15-025
cervical malignancy with cachexia 15-071
cervical neurodermatitis 15-105
cervical orifice 03-185, 03-186
cervical spondylosis 19-132
cervical vertebra 04-027
cervical vertebrae 20-482
cervical vertebral simple fracture 19-046
Chalcanthite 12-664
chamber-pot dermatitis (contact dermatitis of
  buttock) 15-098
change of tongue coating in thickness and
  covered area 09-177
channel 06-004
channel needling 11-552
channel qi 09-438
channel/meridian syndrome differentiation/
  pattern identification 10-006
Channel-Warming Decoction 13-483
cheek 20-532
chemical ophthalmic injury 18-111
Cherokee Rose Fruit 12-659
chest 20-479
chest distention during pregnancy 16-081
chest impediment 14-122
chest pain 09-284
chewing 12-056
Chicken's Gizzard-Skin 12-386
Chicken-Dung Creeper 12-383
chickenpox 17-098,
  17-100, 17-101, 17-102
Chicory Herb 12-312
chilblain 15-136
childbirth 03-122
child-element/phase qi 02-093
chill 09-255
chill without fever 09-236
chills and fever similar to malaria 09-253
Chinese Angelica 12-579
Chinese Arborvitae Kernel 12-523
Chinese Arborvitae Twig and Leaf 12-399
Chinese Asafetida 12-679
Chinese Caterpillar Fungus 12-589
Chinese Cinquefoil 12-192

661

Chinese Clematis Root ⋯⋯⋯⋯⋯⋯ 12-254
Chinese Date ⋯⋯⋯⋯⋯⋯⋯⋯ 12-569
Chinese dermatology ⋯⋯⋯⋯⋯⋯ 01-012
Chinese Dwarf Cherry Seed ⋯⋯⋯⋯ 12-227
Chinese Eaglewood Wood ⋯⋯⋯⋯⋯ 12-348
Chinese emergency medicine ⋯⋯⋯⋯ 01-014
Chinese external medicine ⋯⋯⋯⋯⋯ 01-005
Chinese Gall ⋯⋯⋯⋯⋯⋯⋯⋯ 12-650
Chinese Gentian ⋯⋯⋯⋯⋯⋯⋯ 12-141
Chinese gynecology ⋯⋯⋯⋯⋯⋯ 01-006
Chinese health preservation ⋯⋯⋯⋯ 01-024
Chinese herbal medicine ⋯⋯⋯⋯⋯ 01-034
Chinese Holly Leaf ⋯⋯⋯⋯⋯⋯ 12-632
Chinese Honeylocust Abnormal Fruit ⋯ 12-549
Chinese Honeylocust Spine⋯⋯⋯⋯⋯ 12-474
Chinese internal medicine ⋯⋯⋯⋯⋯ 01-004
Chinese Lobelia Herb ⋯⋯⋯⋯⋯ 12-178
Chinese Lovage⋯⋯⋯⋯⋯⋯⋯ 12-099
Chinese Magnoliavine Fruit ⋯⋯⋯⋯ 12-651
Chinese materia medica ⋯⋯⋯⋯⋯ 12-002
Chinese materia medica ⋯⋯⋯⋯⋯ 01-030
Chinese medical formulas ⋯⋯⋯⋯ 01-033
Chinese medical literature ⋯⋯⋯⋯ 01-044
Chinese medicinal⋯⋯⋯⋯⋯⋯⋯ 12-002
Chinese medicinal chemistry ⋯⋯⋯⋯ 01-037
Chinese medicinal identification ⋯⋯⋯ 01-039
Chinese medicinal processing ⋯⋯⋯ 01-040
Chinese medicine ⋯⋯⋯⋯⋯ 01-001, 01-056
Chinese Mosla ⋯⋯⋯⋯⋯⋯⋯ 12-094
Chinese nursing ⋯⋯⋯⋯⋯⋯ 01-028
Chinese ophthalmology ⋯⋯⋯⋯⋯ 01-010
Chinese orthopedics and traumatology 01-008
Chinese otorhinolaryngology ⋯⋯⋯⋯ 01-011
Chinese patent medicine ⋯⋯⋯⋯⋯ 01-035
Chinese pediatrics ⋯⋯⋯⋯⋯⋯ 01-007
Chinese pharmaceutics ⋯⋯⋯⋯⋯ 01-041
Chinese pharmacology ⋯⋯⋯⋯⋯ 01-038
Chinese pharmacy ⋯⋯⋯⋯⋯⋯ 01-030
Chinese proctology ⋯⋯⋯⋯⋯⋯ 01-013
Chinese Pulsatilla Root ⋯⋯⋯⋯⋯ 12-172
Chinese Rose Flower ⋯⋯⋯⋯⋯⋯ 12-437
Chinese Silkvine Root-bark ⋯⋯⋯⋯⋯ 12-297
Chinese Star Anise ⋯⋯⋯⋯⋯⋯ 12-330
Chinese Starjasmine Stem ⋯⋯⋯⋯ 12-270
Chinese Tamarisk Twig ⋯⋯⋯⋯⋯ 12-087
Chinese Taxillus Herb ⋯⋯⋯⋯⋯ 12-277

Chinese Thorowax Root ⋯⋯⋯⋯⋯ 12-117
Chinese Waxgourd Peel ⋯⋯⋯⋯⋯ 12-300
Chinese White Olive⋯⋯⋯⋯⋯⋯ 12-174
Chinese Wolfberry Root-bark⋯⋯⋯⋯ 12-213
Chlorite Schist ⋯⋯⋯⋯⋯⋯⋯ 12-473
cholera ⋯⋯⋯⋯⋯⋯⋯⋯⋯ 14-033
chondromalacia patellae ⋯⋯⋯⋯⋯ 19-126
Christina Loosestrife ⋯⋯⋯⋯⋯ 12-326
chronic convulsion due to spleen disorder
⋯⋯⋯⋯⋯⋯⋯⋯⋯⋯⋯ 17-045
chronic dacryocystitis ⋯⋯⋯⋯⋯⋯ 18-024
chronic diarrhea ⋯⋯⋯⋯⋯ 14-175, 14-176
chronic headache ⋯⋯⋯⋯⋯⋯ 09-543
chronic hoarseness ⋯⋯⋯⋯⋯⋯ 18-200
chronic hypertrophic pharyngitis
⋯⋯⋯⋯⋯⋯⋯⋯ 18-180, 18-181
chronic infantile convulsion ⋯⋯⋯⋯ 17-040
chronic lumbar muscle strain⋯⋯⋯⋯ 19-136
chronic malaria⋯⋯⋯⋯⋯⋯⋯ 14-044
chronic shank ulcer ⋯⋯⋯⋯⋯⋯ 15-140
chronic suppurative osteomyelitis⋯⋯⋯ 19-084
Chrysanthemum Flower ⋯⋯⋯⋯⋯ 12-120
Chubby Child Pill ⋯⋯⋯⋯⋯⋯ 13-623
Chuling ⋯⋯⋯⋯⋯⋯⋯⋯⋯ 12-296
chylous stranguria ⋯⋯⋯⋯⋯⋯ 14-239
Cibot Rhizome ⋯⋯⋯⋯⋯⋯⋯ 12-278
Cicada Slough ⋯⋯⋯⋯⋯⋯⋯ 12-109
Cicada Slough and Chrysanthemum Flower
Powder⋯⋯⋯⋯⋯⋯⋯⋯⋯ 13-534
ciliary hyperemia ⋯⋯⋯⋯⋯⋯ 09-061
Cimicifuga and Pueraria Decoction ⋯⋯ 13-145
Cinnabar⋯⋯⋯⋯⋯⋯⋯⋯⋯ 12-520
Cinnamon Bark ⋯⋯⋯⋯⋯⋯⋯ 12-591
Cinnamon Twig and Poria Pill ⋯⋯⋯⋯ 13-485
Cinnamon Twig Decoction ⋯⋯⋯⋯ 13-132
Cinnamon Twig Decoction Plus Dragon Bone
and Oyster Shell ⋯⋯⋯⋯⋯⋯ 13-404
Cinnamon Twig, Peony and Anemarrhena
Decoction⋯⋯⋯⋯⋯⋯⋯⋯ 13-536
Cinnamon, Poria and Sweet Dew Powder 13-562
circling moxibustion ⋯⋯⋯⋯⋯⋯ 11-671
circuit calculation by five steps ⋯⋯⋯ 21-037
Citron Fruit ⋯⋯⋯⋯⋯⋯⋯⋯ 12-372
Clam Shell ⋯⋯⋯⋯⋯⋯ 12-481, 12-494
classical formula ⋯⋯⋯⋯⋯⋯⋯ 13-002
clavicle ⋯⋯⋯⋯⋯⋯⋯⋯⋯ 20-468

clavicle fracture · 19-009
cleaning the bladder · 11-428
clear qi aspect with pungent cold · 11-092
clear qi of cereal nutrients · 11-090
clear summerheat · 11-141
clearing and resolving heat phlegm · 11-441
clearing both qi and nutrient aspects · 11-102
clearing heart · 11-115
clearing heart and opening orifice · 11-314
clearing heart and reducing fire · 11-122
clearing heart fire · 11-121
clearing heat and cooling blood · 11-105
clearing heat and draining dampness · 11-401
clearing heat and drying dampness · 11-402
clearing heat and eliminating turbid · 11-403
clearing heat and extinguishing wind · 11-378
clearing heat and moistening lung · 11-254
clearing heat and promoting fluid production
· 11-099
clearing heat and promoting function of
gallbladder · 11-132
clearing heat and removing toxin · 11-116
clearing heat and resolving dampness · 11-144
clearing heat and resolving phlegm · 11-440
clearing heat and ventilating lung · 11-125
clearing heat for resuscitation · 11-315
clearing heat from qi aspect · 11-091
clearing heat to preserve fluid · 11-098
clearing heat to release exterior · 11-192
clearing heat with bitter cold · 11-096
clearing kidney fire · 11-134
clearing lesser yang · 11-184
clearing liver and purging lung · 11-138
clearing liver heat · 11-130
clearing lung fire · 11-123
clearing lung heat · 11-124
clearing method · 11-087
clearing ministerial fire · 11-135
clearing nutrient aspect · 11-104
clearing nutrient aspect and cooling blood
· 11-106
clearing nutrient aspect and discharge heat
· 11-103
clearing nutrient aspect and dispelling stasis
· 11-108
clearing nutrient aspect and promoting eruption

· 11-107
clearing pericardium · 11-114
clearing qi aspect · 11-090
clearing qi aspect and cooling nutrient aspect
· 11-101
clearing qi-level with bitter cold · 11-095
clearing stomach fire · 11-126, 11-127
clearing summerheat · 11-142
clearing summerheat and dissipating dampness
· 11-143
clearing summerheat and eliminating dampness
· 11-145
clearing summerheat and replenishing qi
· 11-147
clearing the liver and draining fire · 11-131
clearing up phlegm · 11-433
clearing up phlegm and dispelling stasis · 11-437
cleft palate · 17-075
cleft point · 06-021
cleft-confluent points combination · 11-651
Climbing Nightshade · 12-184
closed fracture · 19-005
closed injury · 19-155
closure throat · 18-196
cloth-wrapping traction · 11-772
cloudy urine · 14-243
Clove · 12-342
Clove and Persimmon Decoction · 13-470
Cluster Mallow Fruit · 12-345
clustered stars nebula (herpes simplex keratitis)
· 18-056, 18-057
CO · 20-448
CO (1) · 20-505
CO (2) · 20-506
CO (3) · 20-507
CO (4) · 20-508
CO (5) · 20-509
CO (6) · 20-510
CO (6, 7i) · 20-512
CO (6, 10i) · 20-519
CO (7) · 20-511
CO (8) · 20-513
CO (9) · 20-514
CO (9, 10i) · 20-516
CO (10) · 20-515
CO (11) · 20-517

663

CO (12) ⋯⋯⋯⋯⋯⋯⋯⋯⋯⋯⋯⋯⋯⋯⋯ 20-518
CO (13) ⋯⋯⋯⋯⋯⋯⋯⋯⋯⋯⋯⋯⋯⋯⋯ 20-520
CO (14) ⋯⋯⋯⋯⋯⋯⋯⋯⋯⋯⋯⋯⋯⋯⋯ 20-523
CO (15) ⋯⋯⋯⋯⋯⋯⋯⋯⋯⋯⋯⋯⋯⋯⋯ 20-521
CO (16) ⋯⋯⋯⋯⋯⋯⋯⋯⋯⋯⋯⋯⋯⋯⋯ 20-522
CO (17) ⋯⋯⋯⋯⋯⋯⋯⋯⋯⋯⋯⋯⋯⋯⋯ 20-524
CO (18) ⋯⋯⋯⋯⋯⋯⋯⋯⋯⋯⋯⋯⋯⋯⋯ 20-525
Coastal Glehnia Root ⋯⋯⋯⋯⋯⋯⋯ 12-620
coating texture ⋯⋯⋯⋯⋯⋯⋯⋯⋯⋯⋯⋯ 09-158
Cocculus Root Decoction⋯⋯⋯⋯⋯⋯⋯ 13-599
coccyx⋯⋯⋯⋯⋯⋯⋯⋯⋯⋯⋯⋯⋯⋯⋯⋯⋯ 04-031
Cochinchina Momordica Seed ⋯⋯⋯⋯ 12-180
Cochinchinese Asparagus Root ⋯⋯⋯⋯ 12-617
Cockcomb Flower⋯⋯⋯⋯⋯⋯⋯⋯⋯⋯⋯ 12-412
Coin-Like White-Banded Snake ⋯⋯⋯⋯ 12-252
Coix Seed ⋯⋯⋯⋯⋯⋯⋯⋯⋯⋯⋯⋯⋯⋯ 12-295
Coix, Aconite and Patrinia Powder ⋯⋯ 13-169
cold ⋯⋯⋯⋯⋯⋯⋯⋯⋯⋯⋯⋯⋯⋯⋯⋯⋯ 07-041
cold abdominal colic ⋯⋯⋯⋯⋯⋯⋯⋯ 14-161
cold and dampness affecting body from lower
⋯⋯⋯⋯⋯⋯⋯⋯⋯⋯⋯⋯⋯⋯⋯⋯⋯ 08-232
cold and heat in complexity ⋯⋯⋯⋯⋯ 08-117
cold arthralgia ⋯⋯⋯⋯⋯⋯⋯⋯⋯⋯⋯ 14-323
cold at qi aspect ⋯⋯⋯⋯⋯⋯⋯⋯⋯⋯ 08-147
cold causing qi to contract ⋯⋯⋯⋯⋯⋯ 08-201
cold cholera ⋯⋯⋯⋯⋯⋯⋯⋯⋯⋯⋯⋯ 14-035
cold constipation ⋯⋯⋯⋯⋯⋯⋯⋯⋯⋯ 14-201
cold diarrhea ⋯⋯⋯⋯⋯⋯⋯⋯⋯⋯⋯⋯ 14-168
cold disease, showing more cold after being
treated by heat medicinal, should be treated
by tonifying yang ⋯⋯⋯⋯⋯⋯⋯⋯ 11-044
cold dominating heat ⋯⋯⋯⋯⋯⋯⋯⋯ 10-044
cold domination causing edema⋯⋯⋯⋯ 08-202
cold enveloping fire ⋯⋯⋯⋯⋯⋯⋯⋯⋯ 08-127
cold in the middle⋯⋯⋯⋯⋯⋯⋯⋯⋯⋯ 14-138
cold invading uterus⋯⋯⋯⋯⋯⋯⋯⋯⋯ 08-393
cold invasion of yang brightness ⋯⋯⋯ 10-388
cold malaria ⋯⋯⋯⋯⋯⋯⋯⋯⋯⋯⋯⋯ 14-043
cold miasmic malaria ⋯⋯⋯⋯ 14-052, 14-053
cold pain ⋯⋯⋯⋯⋯⋯⋯⋯⋯⋯⋯⋯⋯⋯ 09-303
cold purgation ⋯⋯⋯⋯⋯⋯⋯⋯⋯⋯⋯ 11-164
cold purgative formula ⋯⋯⋯⋯⋯⋯⋯ 13-247
cold reversal ⋯⋯⋯⋯⋯⋯⋯⋯⋯⋯⋯⋯ 14-300
cold sensation of lower abdomen ⋯⋯⋯ 09-339
cold sperm⋯⋯⋯⋯⋯⋯⋯⋯⋯⋯⋯⋯⋯⋯ 09-425
cold stroke⋯⋯⋯⋯⋯⋯⋯⋯⋯⋯⋯⋯⋯⋯ 14-137

cold sweat ⋯⋯⋯⋯⋯⋯⋯⋯⋯⋯⋯⋯⋯⋯ 09-280
cold sweating ⋯⋯⋯⋯⋯⋯⋯⋯⋯⋯⋯⋯ 09-271
cold syndrome/pattern ⋯⋯⋯⋯⋯⋯⋯⋯ 10-037
cold tearing ⋯⋯⋯⋯⋯⋯⋯⋯⋯⋯⋯⋯⋯ 18-018
cold toxin ⋯⋯⋯⋯⋯⋯⋯⋯⋯⋯⋯⋯⋯⋯ 07-043
cold transformation ⋯⋯⋯⋯⋯⋯⋯⋯⋯ 08-501
cold transformation syndrome/pattern of lesser
yin⋯⋯⋯⋯⋯⋯⋯⋯⋯⋯⋯⋯⋯⋯⋯⋯ 10-402
cold wheezing ⋯⋯⋯⋯⋯⋯⋯ 14-109, 14-110
Cold Wheezing Pill ⋯⋯⋯⋯⋯⋯⋯⋯⋯ 13-608
cold-dampness ⋯⋯⋯⋯⋯⋯⋯⋯⋯⋯⋯ 07-055
cold-dampness diarrhea ⋯⋯⋯⋯⋯⋯⋯ 14-180
cold-dampness dysentery ⋯⋯⋯⋯⋯⋯⋯ 14-025
cold-dampness encumbering spleen⋯⋯⋯ 08-301
cold-dampness jaundice ⋯⋯⋯⋯⋯⋯⋯ 08-209
cold-dampness lumbago ⋯⋯⋯⋯⋯⋯⋯ 14-254
cold-dispelling formula ⋯⋯⋯⋯⋯⋯⋯ 13-287
Cold-Extremities Decoction⋯⋯⋯⋯⋯⋯ 13-297
Cold-Extremities Decoction Plus Ginseng ⋯ 13-298
cold-heat syndrome differentiation/pattern
identification ⋯⋯⋯⋯⋯⋯⋯⋯⋯⋯ 10-036
cold-induced affection on eye⋯⋯⋯⋯⋯ 18-036
Cold-Limbs Powder ⋯⋯⋯⋯⋯⋯⋯⋯⋯ 13-440
cold-phlegm syndrome/pattern ⋯⋯⋯⋯ 10-198
cold-rejecting ⋯⋯⋯⋯⋯⋯⋯⋯⋯⋯⋯⋯ 10-043
colic ⋯⋯⋯⋯⋯⋯⋯⋯⋯⋯⋯⋯⋯⋯⋯⋯ 09-306
colicky pain ⋯⋯⋯⋯⋯⋯⋯⋯⋯⋯⋯⋯⋯ 09-306
collapse of liquid ⋯⋯⋯⋯⋯⋯⋯⋯⋯⋯ 08-175
collapse of yang and exhaustion of yin⋯ 08-105
collapse sweating⋯⋯⋯⋯⋯⋯⋯⋯⋯⋯⋯ 09-268
collateral needling ⋯⋯⋯⋯⋯⋯⋯⋯⋯ 11-553
collateral pricking⋯⋯⋯⋯⋯⋯⋯⋯⋯⋯ 11-554
collateral vessel⋯⋯⋯⋯⋯⋯⋯⋯⋯⋯⋯ 06-086
Collaterals-Activating Efficacious Pill ⋯ 13-486
Collaterals-Activating Pill ⋯⋯⋯⋯⋯⋯ 13-516
Colored Mistletoe Herb ⋯⋯⋯⋯⋯⋯⋯ 12-265
combination of cold and warm medicinals
⋯⋯⋯⋯⋯⋯⋯⋯⋯⋯⋯⋯⋯⋯⋯⋯⋯ 11-189
combination of diseases ⋯⋯⋯⋯⋯⋯⋯ 08-490
combination of healthy-qi deficiency with
deficiency-type pathogen leading to
ccurrence of external contraction ⋯ 08-008
combination of medicinals ⋯⋯⋯⋯⋯⋯ 12-007
combined medicinals for relieving exterior with
astringents ⋯⋯⋯⋯⋯⋯ 11-083, 11-084
combined medicinals for relieving exterior with

664　英語索引

tonics 11-085
combined pathogens 07-035
combined spicebush Root 12-351
Common Andrographis Herb 12-153
Common Anemarrhena Rhizome 12-125
Common Aucklandia Root 12-344
Common Bletilla Tuber 12-414
Common Buried Tuber 12-466
Common Carpesium Fruit 12-676
Common Chidium Fruit 12-599
Common Cissampelos Herb 12-457
Common Clubmoss Herb 12-262
common cold 14-004, 14-009
common cold due to overstrain 14-014
common cold with food retention14-011, 14-012
common cold with frightening or convulsion
14-013
common cold with phlegm 14-010
Common Coltsfoot Flower 12-505
Common Curculigo Rhizome 12-588
Common Dayflower Herb 12-190
Common Ducksmeat Herb 12-116
Common Fenugreek Seed 12-598
Common Floweringqince Fruit 12-248
Common Monkshood Mother Root 12-247
common peroneal nerve injury 19-146
Common Rush 12-307
Common Scouring Rush Herb 12-115
Common Selfheal Fruit-Spike 12-129
Common Yam Rhizome 12-568
complexion 09-029
composing formula according to therapeutic
method 13-005
Composite Major Purgative Decoction 13-251
compound formula 13-014
comprehensive analysis of four examinations
09-007
comprehensive analysis of pulse and complexion
09-456
comprehensive analysis of pulse and symptoms
09-457
concentrated pill 13-072, 13-087
concept of holism 02-100
conception vessel 20-014
conception vessel (CV) 06-069
concha zone 20-448

concurrent syndrome/pattern manifestation
10-080
conduction exercise 21-002
condyles at knee 04-023
confluence points of eight extraordinary
meridians/channels 06-029
Confucius' Sage Wisdom Pillow Formula 13-428
congealed-fat nebula (purulent keratitis) 18-058
congealing cold and qi stagnation 08-237
congenital cataract 18-098
congenital equinovarus 19-082
congenital hip dislocation 19-077
congenital tibia pseudoarthrosis 19-078
congenital torticollis 19-073
congruence of pulse with four seasons 09-441
connecting point 06-031
consolidating and astringing kidney qi 11-301
consolidating exterior and stopping sweating
11-296
constipation 09-395
constipation of deficiency type 14-200
constitution 07-001
constrained spleen qi 08-299
constraining of liver qi 08-316
consumption of blood being contraindicated in
case with excessive sweating 11-004
consumption of nutrient yin 08-453
consumptive disease 14-285, 14-286
consumptive malaria 14-044
consumptive thirst 14-272
contact dermatitis 15-096
contracted pupil (iridocyclitis) 18-083,
18-084, 18-085, 18-086
contracted sinew 19-097
contraction of gluteal muscles 19-124
contraindication during pregnancy 12-068
contralateral channel needling 11-558
contralateral collateral needling 11-575
contrary treatment in compliance with pseudo-
symptom 11-032
control of time and temperature 13-113
controlling development of existing disease
11-008
contusion 19-149
convergent year 21-049
conversion of deficiency into excess 08-505

665

conversion of excess into deficiency ····· 08-506
convulsion ············· 09-075, 09-076, 09-077
convulsion due to erroneous treatment   17-049
convulsions with uplifted eyes ··········· 17-043
convulsions with visceral colic ··········· 17-042
convulsive disease ····················· 14-344
convulsive syncope ····················· 09-055
Cooking Stove Earth··········· 12-417, 12-418
cool air in autumn ····················· 11-090
cool dryness ························· 14-093
cooling blood···························· 11-111
cooling blood and dissipating blood stasis 11-112
cooling blood and stopping bleeding ··· 11-360
cooling liver and extinguishing wind ··· 11-375
coordination between water and fire ··· 03-210
Coptis and Ass Hide Glue Decoction ····· 13-240
Coptis and Mirabilitum Praeparatum Eye Drop
··································· 13-192
Coptis Detoxification Decoction ··········· 13-161
Coptis Pill for Clearing the Upper ······· 13-185
Coptis Regulating Decoction ··········· 13-281
Coral-Bean Bark ····················· 12-308
Coriander Herb with Root ·············· 12-100
corn··································· 15-148
Corn Stigma ························· 12-274
cornea and iris ····················· 04-097
corpse smell in ward ················· 09-227
correctly handling the matter after consideration
being called wisdom ············· 05-052
correlation of five zang-organs ··········· 03-215
correspondence between nature and human
································· 02-102
corrosive agent ····················· 12-684
cotton pad drainage ················· 11-479
cotton-burning cupping ··············· 11-693
cough ······························· 09-211
cough before dawn ··················· 09-214
cough during pregnancy ········ 16-092, 16-093
cough with dyspnea··················· 09-210
coughing and dyspnea in semireclining position
································· 09-053
Cough-Stopping Powder ··············· 13-133
counteraction being routine treatment··· 11-020
counterflow fullness in epigastrium ····· 09-331
counterflow of liver qi ················· 08-333
counter-restriction ··················· 08-479

counter-restriction among five elements/phases
································· 02-063
covering and soaking ················· 12-054
Cow-Bezoar ························· 12-545
CowHerb Seed ····················· 12-445
crablike eye (corneal perforation and iridoptosis)
··························· 18-064, 18-065
crablike eye with painful external visual
obstruction (corneal perforation and
iridoptosis) ····················· 18-066
cracked nipple ····················· 15-054
crapulent syncope ··················· 14-306
Creeping Euphorbia ················· 12-177
crimson tongue····················· 09-129
crossing point ····················· 06-037
Croton Fruit ······················· 12-237
cruciate ligament injury of knee ········ 19-129
crude powder ······················· 12-058
crushed-contused wound ············· 19-153
crust ······························· 15-120
crystalline lens ······· 04-108, 04-109, 04-110
crystallizing or powdering ·············· 12-051
cun pulse of left hand ················· 09-468
cun pulse-taking method··············· 09-462
cun, guan and chi ··················· 09-465
cup-boiling method ··················· 11-695
cupping method ····················· 11-685
cupping with retaining of needle ······· 11-702
curdy coating ······················· 09-168
curled tongue and retracted testicles ··· 09-152
cutaneous region ··················· 06-083
Cutch ······························· 12-456
cutting ····························· 12-025
cutting up with cutter ················· 12-026
Cuttlebone··························· 12-655
CV ································· 20-014
CV 1 ······························· 20-109
CV 2 ······························· 20-187
CV 3 ······························· 20-364
CV 4 ······························· 20-093
CV 5 ······························· 20-228
CV 6 ······························· 20-173
CV 7 ······························· 20-331
CV 8 ······························· 20-222
CV 9 ······························· 20-235
CV 10 ······························· 20-297

CV 11	20-124
CV 12	20-369
CV 13	20-209
CV 14	20-138
CV 15	20-134
CV 16	20-368
CV 17	20-058
CV 18	20-344
CV 19	20-375
CV 20	20-103
CV 21	20-306
CV 22	20-260
CV 23	20-147
CV 24	20-032
cycle of a day and night	08-504

D

dacryorrhea	18-017
Dahurian Angelica Root	12-086
Dahurian Rhododendron Leaf	12-487
daily point method	11-652
damage to fluid	08-173
damage to thoroughfare and conception vessels	
	08-436
damage to yang	08-111
damage to yin	08-115
damp-draining diuretic	12-289
damp-excreting anti-icteric medicinal	12-323
damp-excreting medicinal	12-290
dampness	21-029
dampness affection	14-018
dampness arthralgia	14-326, 14-327
dampness cholera	14-037
dampness damage	14-017
dampness damaging spleen yang	08-206
dampness damaging spleen yin	08-207
dampness disease	14-020
dampness fire	08-204
dampness malaria	14-050
dampness matching greater yin	08-459
dampness obstruction	14-016
dampness stroke	14-019
dampness syndrome/pattern	10-113
dampness toxin	07-050
dampness transformation	21-061

dampness turbidity	07-052
dampness-dispelling formula	13-549
Dampness-Excreting Calculus-Discharging	
Decoction	13-567
dampness-heat	07-054
dampness-heat diarrhea	14-181
dampness-heat dysentery	14-026
dampness-heat in liver meridian/channel	
	08-325
dampness-heat in lower energizer	08-462
dampness-heat jaundice	08-210
dampness-heat lumbago	14-255
dampness-heat of spleen and stomach	08-416
dampness-heat pouring down	08-461
dampness-heat syndrome/pattern of flesh	
orbiculus	10-288
dampness-heat syndrome/pattern of qi orbiculus	
	10-253
dampness-heat syndrome/pattern of wind	
orbiculus	10-314
dampness-phlegm syndrome/pattern	10-193
dampness-stagnation fever	14-279
damp-resolving medicinal	12-280
Dandelion	12-150
dark of the eye	04-097
dark urine	09-414
Datura Flower	12-507
day-prescription of points	11-637, 11-639
dead fetus in uterus	16-118
deafness	09-351, 18-134
Debark Peony Root	12-581
debridement and drainage	11-494
decocted alone	13-102
decocted separately	13-101, 13-106
Decocted Turtle Shell Pill	13-487
decocted with water	13-097
decocted with wine	13-103
decocting	12-048
decocting method	13-096
decoction	07-106, 13-037, 13-038, 13-075
Decoction for Clearing Heat from Spleen and	
Stomach	13-193
Decoction for Clearing Toxic Heat from Brain	
	13-194
Decoction for Immediate Resurrection	13-354
Decoction for Opening Pylorus	13-259

667

Decoction for Replenishing Fluid ········ 13-260
Decoction for Running-Pig Syndrome ··· 13-232
Decoction for Six Stagnations············· 13-444
Decoction of Two Old Ingredients ········ 13-589
Decumbenl Corydalis Rhizome ········· 12-191
deep and difficult breath ···················· 09-206
deep and harsh voice ······················ 09-190
deep pulse ···································· 09-489
deep-rooted facial boil····················· 15-011
Deer Horn ·································· 12-600
Deer-Horn Glue······························· 12-574
defense aspect ······························· 05-015
defense aspect syndrome/pattern ········ 10-408
defense qi ···································· 05-014
defense qi going out from lower energizer
·· 05-021
defense-exterior syndrome/pattern ······ 10-409
defense-qi-nutrient-blood syndrome
    differentiation/pattern identification··· 10-407
defensive yang being obstructed ········ 08-447
defensive-qi deficiency resulting in flaccidity
·· 08-140
deficiency ···································· 08-030
deficiency and excess ······················ 08-032
deficiency fire flaming upward ··········· 08-080
deficiency in dual exterior and interior··· 08-049
deficiency manifestation in extreme excess
·· 08-041
deficiency of both heart and spleen ····· 08-397
deficiency of both lung and spleen
···························· 08-407, 08-408
deficiency of both qi and yin ············· 08-191
deficiency of both yin and yang············ 08-084
deficiency of dual interior and exterior   08-051
deficiency of dual yin and yang ··········· 08-085
deficiency of water and excess of fire ··· 08-427
deficiency of yang with exuberance of yin
·· 08-089
deficiency syndrome/pattern ············· 10-046
deficiency type of inward invasion ······ 10-141
deficiency-cold dysentery ················· 14-027
deficiency-cold in triple energizer ······· 08-391
deficiency-cold of liver···················· 08-305
deficiency-cold of spleen··················· 08-289
deficiency-cold of spleen and stomach ··· 08-414
deficiency-excess in complexity ·········· 08-035

deficiency-excess syndrome differentiation/
    pattern identification···················· 10-045
deficiency-fire pharyngitis (chronic pharyngitis)
·· 18-179
deficiency-fire tonsillitis ········ 18-174, 18-175
deficiency-heat syndrome/pattern of blood
orbiculus ································ 10-229
deficiency-heat-clearing medicinal ····· 12-209
deficiency-type dyspnea ··················· 14-114
deficiency-type pathogen ················· 07-027
deficiency-type pathogen and abnormal weather
·· 07-028
deficient ···································· 21-055
Degelatined Deer-Horn ················· 12-602
dehydration of blood ··················· 09-427
delayed menstruation ··················· 16-017,
            16-018, 16-019, 16-021
delayed occurrence of summerheat ····· 14-086
delayed onset ···························· 08-025
delicious taste in mouth ················· 09-226
delirious speech ······················ 09-194
delirium ···································· 09-195
delivery ···································· 03-122
delivery and feeding of infant ········· 03-121
dementia ························· 14-141, 14-142
Dendrobium ···························· 12-619
DenseFruit Pittany Root-Bark············· 12-144
dental caries ················· 18-206, 18-207
depletion of primordial qi ············· 08-142
depression and dizziness················ 16-150
depression and stagnation of qi movement
·· 08-144
depression disease ···················· 14-262
Depression Resolving Harmony-Preserving Pill
·· 13-621
depression syndrome ··················· 14-263
Depression-Resolving Pill ················· 13-438
depressive psychosis ··················· 14-146
dermal needle ························· 11-520
dermatitis medicamentosa ··············· 15-101
dermatology of Chinese medicine ······· 01-012
dermatosis along channels ··············· 15-077
descending··································· 12-005
descending adverse-rising qi ············· 11-339
descending counterflow of qi············· 11-338
descending counterflow of qi, relieving cough

and dyspnea 11-342
descending qi 11-330
descending qi and relieving dyspnea 11-334
descending qi and relieving hiccup 11-337
descending qi and resolving phlegm 11-341
Desertliving Cistanche 12-590
deteriorated case of ear suppuration 18-137
deteriorated disease 10-384
deteriorated syndrome/pattern 10-385
detoxing and treating malignant malaria 11-406
deviated tongue 09-146
deviation of eye and mouth 09-071
deviation of mouth 14-357
diagnostic method 09-001
diagnostic significance of five colors 09-038
diagnostics of Chinese medicine 01-003
diaphoresis being contraindicated in case with
consumption of blood 11-005
diaphragm 04-043
Diaphragm-Cooling Powder 13-163
diarrhea 14-166, 14-167
diarrhea before dawn 14-190
diarrhea due to liver depression 14-183
diarrhea due to spleen deficiency 14-182
diarrhea with fever 14-032
diarrhea with sensation of incomplete defecation
09-412
diarrhea with undigested food 09-405
diarrhea with watery discharge 09-404
diet 07-095
diet therapy of Chinese medicine 01-026
dietary contraindication 12-066
dietary incompatibility 12-067
dietary jaundice 14-214
difficult and painful urination 09-417
difficult delivery 16-113, 16-114
diffusing impediment and activating yang
11-213
diffusing impediment and dredging collateral
11-354
digestant and evacuant 12-381
digestant medicinal 12-380
digestive and evacuative formula 13-618
digestive formula 13-617
digital gangrene 15-144
Dioscorea Pill 13-186

diphtheria 18-199
direct attack 08-483
direct cold attack 14-137
direct contact moxibustion 11-658
direct invasion of meridian/channel 08-482
direct moxibustion 11-656, 11-657
direct repulsion with bitter cold 11-088
direct subcutaneous needling 11-566
direct violence 07-102
directional reinforcement and reduction 11-610
Discharge-Ceasing Decoction 13-578
discharging heat and harmonizing stomach
11-128
discharging heat to preserve yin 11-100
discharging heat with bitter cold 11-097
discordance of water and fire 08-425
disease 14-002
disease arising from yang 08-017
disease arising from yin 08-018
disease cause 07-014
disease cause syndrome differentiation/pattern
identification 10-084
disease cause theory 07-016
disease involving both exterior and interior
08-469
disease of both defense and nutrient 08-500
disease of both defense and qi 08-497
disease of latent summerheat in autumn 14-085
disease of latent summerheat in winter 14-083
diseases indicated by pulse conditions 09-445
diseases of pregnancy 16-059
disequilibrium between physique and qi 09-045
disharmony between nutrient and defensive qi
08-443
disharmony of liver qi 08-317
disharmony of qi and blood 08-131
dislocation 19-052
dislocation of first metatarsophalangeal joint
19-069
dislocation of talus 19-067
dislocation of tarsometatarsal joint 19-068
disorder of child-organ affecting mother-organ
08-438, 08-439
disorder of defensive qi 08-442
disorder of mother-organ affecting child-organ
08-437

669

disorder of qi movement ⋯⋯⋯⋯⋯⋯ 08-151
disorder of temporomandibular joint ⋯ 19-157
dispelling filth with aroma ⋯⋯⋯⋯⋯ 11-408
dispelling heat by draining dampness ⋯ 11-421
dispelling phlegm ⋯⋯⋯⋯⋯⋯⋯⋯⋯ 11-430
dispelling stasis and softening hard mass 11-356
dispelling stasis to promote regeneration 11-355
dispelling wind ⋯⋯⋯⋯⋯⋯⋯⋯⋯⋯ 11-361
dispersing abdominal mass and resolving
　accumulation ⋯⋯⋯⋯⋯⋯⋯⋯⋯ 11-459
dispersing external wind ⋯⋯⋯⋯⋯⋯ 11-362
dispersing formula ⋯⋯⋯⋯⋯⋯⋯⋯ 13-017
dispersing lung qi with light herbs ⋯⋯ 11-074
dispersing phlegm ⋯⋯⋯⋯⋯⋯⋯⋯ 11-431
dispersing phlegm and relieving asthma⋯ 11-435
dispersing phlegm and softening hardness
　⋯⋯⋯⋯⋯⋯⋯⋯⋯⋯⋯⋯⋯⋯ 11-462
dispersing qi and resolving dampness ⋯ 11-404
dispersing qi with light medicinal ⋯⋯ 11-094
dispersing stagnation ⋯⋯⋯⋯⋯⋯⋯ 11-057
dispersing stagnation and purging heat with
　bitter and pungent medicinals ⋯⋯⋯ 11-188
dispersing wind ⋯⋯⋯⋯⋯⋯⋯⋯⋯ 11-056
dispersing wind and clearing heat⋯⋯⋯ 11-365
dispersing wind and discharging heat ⋯ 11-364
dispersing wind and dissipating cold ⋯ 11-363
dissipating ecchymosis ⋯⋯⋯⋯⋯⋯ 11-113
dissolve ⋯⋯⋯⋯⋯⋯⋯⋯⋯⋯⋯⋯ 13-104
distal bleeding ⋯⋯⋯⋯⋯⋯⋯⋯⋯⋯ 09-109
distant needling ⋯⋯⋯⋯⋯⋯⋯⋯⋯ 11-551
distending pain⋯⋯⋯⋯⋯⋯⋯⋯⋯⋯ 09-296
distention of eyeball⋯⋯⋯⋯⋯⋯⋯⋯ 18-124
distillate ⋯⋯⋯⋯⋯⋯⋯⋯⋯⋯⋯⋯ 13-042
distilled medicinal liquid ⋯⋯⋯⋯⋯⋯ 13-080
disturbance of qi movement ⋯⋯⋯⋯ 08-149
disturbance of qi transformation ⋯⋯⋯ 08-152
Divaricate Saposhnikovia Root ⋯⋯⋯ 12-088
divorce of yin and yang ⋯⋯⋯⋯⋯⋯ 08-108
dizziness⋯⋯⋯⋯⋯⋯⋯⋯⋯⋯⋯⋯ 14-126
dizziness due to adverse flow of qi below⋯ 08-055
dizzy vision ⋯⋯⋯⋯⋯⋯⋯⋯⋯⋯⋯ 09-358
Dodder Seed ⋯⋯⋯⋯⋯⋯⋯⋯⋯⋯ 12-585
Dogbane Leaf ⋯⋯⋯⋯⋯⋯⋯⋯⋯⋯ 12-533
dominant and subordinate qi ⋯⋯⋯⋯ 21-046
dominant qi ⋯⋯⋯⋯⋯⋯⋯⋯⋯⋯⋯ 21-039
domination in circuit by element qi ⋯⋯ 21-035

domination of dryness causing dry symptoms
　⋯⋯⋯⋯⋯⋯⋯⋯⋯⋯⋯⋯⋯⋯ 08-217
dosage ⋯⋯⋯⋯⋯⋯⋯⋯⋯⋯⋯⋯⋯ 12-078
dosage form ⋯⋯⋯⋯⋯⋯⋯⋯⋯⋯⋯ 13-036
dose ⋯⋯⋯⋯⋯⋯⋯⋯⋯⋯⋯⋯⋯⋯ 12-078
double cold damaging lung⋯⋯⋯⋯⋯⋯ 08-238
double invasion⋯⋯⋯⋯⋯⋯⋯⋯⋯⋯ 08-470
double tongue（sublingual swelling） ⋯ 17-135
double vision⋯⋯⋯⋯⋯⋯⋯⋯⋯⋯⋯ 09-361
Doubleteeth Pubescent Angelica Root ⋯ 12-255
dragged shoulder ⋯⋯⋯⋯⋯⋯⋯⋯⋯ 19-111
Dragon and Tiger Pill ⋯⋯⋯⋯⋯⋯⋯ 13-532
Dragon's Blood ⋯⋯⋯⋯⋯⋯⋯⋯⋯⋯ 12-450
Dragon-Embracing Pill⋯⋯⋯⋯⋯⋯⋯⋯ 13-601
drainage⋯⋯⋯⋯⋯⋯⋯⋯⋯⋯⋯⋯ 11-493
drainage needling⋯⋯⋯⋯⋯⋯⋯⋯⋯ 11-556
draining dampness ⋯⋯⋯⋯⋯⋯⋯⋯ 11-397
draining dampness and checking diarrhea
　⋯⋯⋯⋯⋯⋯⋯⋯⋯⋯⋯⋯⋯⋯ 11-429
drastic formula ⋯⋯⋯⋯⋯⋯⋯⋯⋯ 13-246
drastic hydragogue ⋯⋯⋯⋯⋯⋯⋯⋯ 12-230
drastic purgation ⋯⋯⋯⋯⋯⋯ 11-156, 11-158
drastic purgative ⋯⋯⋯⋯⋯⋯⋯⋯⋯ 12-219
drastic tonification ⋯⋯⋯⋯⋯⋯⋯⋯ 11-220
drawing out toxin ⋯⋯⋯⋯⋯⋯⋯⋯⋯ 11-723
dreamfulness⋯⋯⋯⋯⋯⋯⋯⋯⋯⋯⋯ 09-370
dreaming of intercourse ⋯⋯⋯⋯⋯⋯ 09-426
Dredging and Channelling Decoction ⋯ 13-285
dredging and regulating water passage⋯ 03-044
dredging channels and activating collaterals
　⋯⋯⋯⋯⋯⋯⋯⋯⋯⋯⋯⋯⋯⋯ 11-351
dredging collaterals and relieving pain⋯ 11-353
dribbling urination ⋯⋯⋯⋯⋯⋯⋯⋯ 09-420
dried earth and exhausted water ⋯⋯⋯ 08-419
Dried Ginger ⋯⋯⋯⋯⋯⋯⋯⋯⋯⋯⋯ 12-341
Dried Lacquer ⋯⋯⋯⋯⋯⋯⋯⋯⋯⋯ 12-462
dried miliaria⋯⋯⋯⋯⋯⋯⋯⋯⋯⋯⋯ 15-118
Dried Tangerine Peel ⋯⋯⋯⋯⋯⋯⋯ 12-347
drink ⋯⋯⋯⋯⋯⋯⋯⋯⋯⋯⋯⋯⋯⋯ 07-106
dripping perspiration ⋯⋯⋯⋯⋯⋯⋯ 14-271
Drool-Controlling Pill ⋯⋯⋯⋯⋯⋯⋯ 13-264
drooping of upper eyelid（blepharoptosis）
　⋯⋯⋯⋯⋯⋯⋯⋯⋯⋯⋯⋯⋯⋯ 18-007
drooping pannus（trachomatous pannus）
　⋯⋯⋯⋯⋯⋯ 18-075, 18-076, 18-077
drop pill ⋯⋯⋯⋯⋯⋯⋯⋯⋯⋯⋯⋯⋯ 13-086

drunkard	07-010
dry	21-028
dry and cracked coating	09-164
dry cholera	14-034
dry coating	09-162
dry cough	09-212
dry eyes	09-365
dry formula	13-025
dry hair and lusterless skin	09-087
dry inward invasion	10-143
dry qi damaging lung	08-215
dry stool	09-396
drying dampness	11-398
drying dampness and invigorating spleen	11-412
drying dampness and resolving phlegm	11-439
dryness	21-028
dryness accumulation	08-212
dryness affecting clear orifices	08-218
dryness causing damage beginning from the upper	08-216
dryness infantile malnutrition	17-015
dryness qi	21-031
dryness toxin	07-058
dryness transformation of yang brightness	08-214
Dryness-Clearing Lung-Rescuing Decoction	13-547
dryness-heat	08-213
dryness-heat damaging lung	08-457
dryness-moistening formula	11-384
dryness-moistening formula	13-544
dryness-relieving formula	13-543
dry-phlegm syndrome/pattern	10-196
dual exterior and interior cold	08-125
dual exterior and interior heat	08-124
duck-stool diarrhea	09-401
dull eye expression	09-367
dull pain	09-307
duodenum	20-509
dusting medicinal powder	11-481
Dutchmanspipe Vine	12-354
Dutohmanspipe Fruit	12-510
Dwarf Lilyturf Tuber	12-634
dwarfism	17-066
Dyers Woad Leaf	12-154

dysentery	14-021, 14-022, 14-023, 14-031
dysfunction of lung qi	08-273
dysfunction of spleen in transportation	08-300
dysmenorrhea	16-040
dysmenorrheal	16-039
dysphagia	14-163
dysphoria	09-364
dysphoria and polylogia	09-018
dysphoria during pregnancy	16-086, 16-087
dyspnea	09-204
dyspnea syndrome	14-111
dysuria and constipation	09-422
dysuric stranguria	09-416

E

ear	04-156
ear acupuncture	11-517
ear apex	20-457
ear center	20-452
ear distending pain	18-132, 18-133
ear fistula	18-154
ear pile	18-150
ear point	06-044
ear polyp	18-151
ear protuberance	18-153
ear root	20-451
ear sore	18-127
earlobe	20-449
early abortion	16-071
early leakage of amniotic fluid	16-103, 16-104, 16-105
earth	02-043
earth being restricted by wood	02-074
earth being un-restricted by water	02-079
earth characterized by sowing and reaping	02-087
earth counter-restricting wood	02-066
earth failing to control water	08-418
earth generating metal	02-051
earth producing myriads of things	02-088
earth restricting water	02-058
earth stagnation and wood depression	08-432
Earthworm	12-541
Ecchymosis-Dissipating Decoction	13-494
eclampsia	16-091

671

eclampsia of pregnency ⋯⋯⋯⋯⋯⋯ 16-090
ectopic pregnancy ⋯⋯⋯⋯⋯⋯⋯⋯ 16-065
eczema ⋯⋯⋯⋯⋯⋯⋯⋯⋯⋯⋯⋯⋯ 15-099
eczema of external ear⋯⋯⋯⋯ 18-128, 18-129
edema ⋯⋯⋯⋯⋯⋯ 14-222, 14-230, 09-088
edema due to kidney deficiency⋯⋯⋯⋯ 08-341
edema due to yang deficiency ⋯⋯⋯⋯ 08-178
edema in pregnant ⋯⋯⋯⋯⋯ 16-084, 16-085
edema of legs in pregnancy ⋯⋯⋯⋯⋯ 02-093
edema-alleviating diuretic ⋯⋯⋯⋯⋯⋯ 12-291
effervescent tablet ⋯⋯⋯⋯⋯⋯⋯⋯ 13-094
efflux diarrhea ⋯⋯⋯⋯⋯⋯⋯⋯⋯⋯ 14-171
eight directions⋯⋯⋯⋯⋯⋯⋯⋯⋯⋯ 21-057
eight extra meridians/channels ⋯⋯⋯⋯ 06-066
Eight Immortals Longevity Pill ⋯⋯⋯⋯ 13-383
eight manipulations for bonesetting ⋯⋯ 11-732
eight meeting points ⋯⋯⋯⋯⋯⋯⋯⋯ 06-036
eight methods ⋯⋯⋯⋯⋯⋯⋯⋯⋯⋯ 11-051
eight methods of needling manipulation 11-543
eight methods of sacred tortoise ⋯ 11-641, 11-642
Eight Precious Ingredients Decoction ⋯ 13-338
Eight Precious Ingredients Motherwort Pill
⋯⋯⋯⋯⋯⋯⋯⋯⋯⋯⋯⋯⋯⋯⋯⋯ 13-341
eight principles⋯⋯⋯⋯⋯⋯⋯⋯⋯⋯ 10-010
eight solar terms ⋯⋯⋯⋯⋯⋯ 21-057, 21-058
eight strategies ⋯⋯⋯⋯⋯⋯⋯⋯⋯⋯ 13-028
eight tactical arrays ⋯⋯⋯⋯⋯⋯⋯⋯ 13-027
eighteen antagonisms ⋯⋯⋯⋯⋯⋯⋯ 12-070
Eight-Ingredient Rectification Powder ⋯ 13-559
eight-principle syndrome differentiation/pattern
  identification ⋯⋯⋯⋯⋯⋯⋯⋯⋯⋯ 10-008
Eight-To-Two Powder ⋯⋯⋯⋯⋯⋯⋯ 13-180
elbow ⋯⋯⋯⋯⋯⋯⋯⋯⋯⋯⋯⋯⋯ 20-466
elbow dislocation ⋯⋯⋯⋯⋯⋯⋯⋯⋯ 19-057
elbow sprain and contusion ⋯⋯⋯⋯⋯ 19-117
electric acupuncture anesthesia⋯⋯⋯⋯ 11-653
electric stimulator ⋯⋯⋯⋯⋯⋯⋯⋯ 11-527
electronic ophthalmia ⋯⋯⋯⋯⋯⋯⋯ 18-112
electrothermic needle ⋯⋯⋯⋯⋯⋯⋯ 11-528
element being restricted ⋯⋯⋯⋯⋯⋯ 02-070
element being un-restricted ⋯⋯⋯⋯⋯ 02-071
elevating lucid yang and consolidating essence
⋯⋯⋯⋯⋯⋯⋯⋯⋯⋯⋯⋯⋯⋯⋯⋯ 11-288
elevating yang and raising the drooping 11-258
eliminating dampness with bland medicinal
⋯⋯⋯⋯⋯⋯⋯⋯⋯⋯⋯⋯⋯⋯⋯⋯ 11-420

eliminating fever in infantile malnutrition 11-458
eliminating heat in nutrient aspect through qi
  aspect ⋯⋯⋯⋯⋯⋯⋯⋯⋯⋯⋯⋯⋯ 11-110
eliminating pathogen to prevent attack of malaria
⋯⋯⋯⋯⋯⋯⋯⋯⋯⋯⋯⋯⋯⋯⋯⋯ 11-182
eliminating pathogen with cooling therapy
⋯⋯⋯⋯⋯⋯⋯⋯⋯⋯⋯⋯⋯⋯⋯⋯ 11-075
eliminating phlegm and extinguishing wind
⋯⋯⋯⋯⋯⋯⋯⋯⋯⋯⋯⋯⋯⋯⋯⋯ 11-379
eliminating phlegm and opening orifices 11-313
eliminating stagnated pathogen⋯⋯⋯⋯ 11-178
emaciation with sagging flesh ⋯⋯⋯⋯ 09-049
Emblic Leafflower Fruit ⋯⋯⋯⋯⋯⋯ 12-205
Emergency Drool-Thinning Powder ⋯⋯ 13-628
emergency formula ⋯⋯⋯⋯⋯⋯⋯⋯ 13-632
Emergency Rescue Pill⋯⋯⋯⋯⋯⋯⋯ 13-300
emergent formula⋯⋯⋯⋯⋯⋯⋯⋯⋯ 13-011
emergent purgation to preserve yin ⋯⋯ 11-168
emetic formula ⋯⋯⋯⋯⋯⋯⋯ 13-626, 13-627
emetic medicinal ⋯⋯⋯⋯⋯⋯ 12-662, 12-663
emetic therapy ⋯⋯⋯⋯⋯⋯⋯ 11-465, 11-466
emolliating liver ⋯⋯⋯⋯⋯⋯⋯⋯⋯ 11-275
emotional syncope ⋯⋯⋯⋯⋯⋯⋯⋯ 14-294
emphasis on both sinews and bones⋯⋯ 11-047
empty pain⋯⋯⋯⋯⋯⋯⋯⋯⋯⋯⋯⋯ 09-310
encircling medicinal⋯⋯⋯⋯⋯⋯⋯⋯ 12-685
encircling therapy ⋯⋯⋯⋯⋯⋯⋯⋯ 11-487
end of meridian/channel transmission ⋯ 08-488
endocrine ⋯⋯⋯⋯⋯⋯⋯⋯⋯⋯⋯ 20-525
enema⋯⋯⋯⋯⋯⋯⋯⋯⋯⋯ 11-505, 13-056
engendering liquid with sweet-cold ⋯⋯ 11-140
English Walnut Seed ⋯⋯⋯⋯⋯⋯⋯ 12-610
enlarged tongue ⋯⋯⋯⋯⋯⋯⋯⋯⋯ 09-135
enlivening spleen and resolving dampness
⋯⋯⋯⋯⋯⋯⋯⋯⋯⋯⋯⋯⋯⋯⋯⋯ 11-414
entering of summerheat into yang brightness
⋯⋯⋯⋯⋯⋯⋯⋯⋯⋯⋯⋯⋯⋯⋯⋯ 08-449
entwining throat wind ⋯⋯⋯⋯⋯⋯⋯ 18-198
enuresis ⋯⋯⋯⋯⋯⋯⋯⋯⋯⋯⋯⋯ 17-068
Ephedra ⋯⋯⋯⋯⋯⋯⋯⋯⋯⋯⋯⋯ 12-096
Ephedra Decoction ⋯⋯⋯⋯⋯⋯⋯⋯ 13-129
Ephedra Root ⋯⋯⋯⋯⋯⋯⋯⋯⋯⋯ 12-639
Ephedra, Asarum and Aconite Decoction 13-150
Ephedra, Bitter Apricot Seed, Coix Seed and
  Licorice Decoction ⋯⋯⋯⋯⋯⋯⋯ 13-130
Ephedra, Bitter Apricot Seed, Gypsum and

672　英語索引

Licorice Decoction ·················· 13-142

Ephedra, Forsythia and Rice Bean Decoction ················· 13-558

epidemic dysentery ····················· 14-024

epidemic eruptive disease ··············· 17-082

epidemic fulminant red eye (acute contagious conjunctivitis) ····················· 18-039

epidemic fulminant red eye with nebula (epidemic keratoconjunctivitis) ·················· 18-040

epidemic red eye (acute contagious conjunctivitis) ···························· 18-037

epidemic red-hot eye (acute contagious conjunctivitis) ···························· 18-038

epidemic toxic dysentery ··············· 14-030

epidemic toxin ························· 07-065

epididymitis and orchitis··················· 15-131

epigastric distress··························· 09-332

epigastric pain ······················· 09-288

epigastric stuffiness ····················· 09-335

epigastric upset························· 09-336

epilepsy ······················· 14-143, 17-054

epilepsy following convulsion ··········· 17-052

Epilepsy-Stabilizing Pill ··················· 13-610

Epimedium Herb ·············· 12-586, 12-596

epiphyseal separation ···················· 19-008

epistaxis ·············· 09-070, 09-281, 09-430

equilibrium between physique and qi ··· 09-044

erysipelas ························· 15-040

erythema nodosum ····················· 15-114

esophagus ························· 20-506

essence ···················· 05-038

essence and blood from same source ··· 05-058

essence being basis of body ············ 05-040

essence collapse ···················· 08-347

essence insufficiency should be treated with thick-flavor tonics ····················· 11-236

essential qi······························· 05-039

essential qi deficiency syndrome/pattern 10-050

etiology ····· ,,··························· 07-016

Eucalyptus Leaf····················· 12-100

Eucommia Bark····················· 12-592

European Verbena Herb ················· 12-446

evacuating pus and expelling toxin ····· 11-117

evening vomiting of food eaten in the morning ···························· 09-218

even-ingredient formula ················· 13-013

Evodia Decoction ··························· 13-293

examination of finger venules ··········· 09-114

EX-B ·· 20-017

EX-B 1 ······································ 20-387

EX-B 2 ······································ 20-393

EX-B 3 ······································ 20-413

EX-B 4 ······································ 20-402

EX-B 5 ······································ 20-415

EX-B 6 ······································ 20-420

EX-B 7 ······································ 20-419

EX-B 8 ······································ 20-406

EX-B 9 ······································ 20-417

EX-CA ······································ 20-016

EX-CA 1 ···································· 20-428

excess···································· 08-031

excess cold··································· 08-070

excess cold syndrome/pattern ··········· 10-101

excess complicated by deficiency ········ 08-036

excess constipation ······················ 14-197

excess heat in gallbladder ··············· 08-357

excess heat in liver ···················· 08-322

excess heat in liver meridian/channel ··· 08-323

excess heat in lung ······················ 08-268

excess heat in spleen ···················· 08-295

excess heat syndrome/pattern ··········· 10-124

excess heat syndrome/pattern of water orbiculus ···························· 10-338

excess in dual exterior and interior ····· 08-050

excess manifestation in extreme deficiency ···························· 08-040

excess manifestation often occurring in yang brightness syndrome, while deficiency in greater yin ···························· 08-507

excess of dual interior and exterior ····· 08-052

excess of dual liver and gallbladder ····· 08-434

excess of dual spleen and stomach ····· 08-415

excess of liver qi ······················ 08-313

excess of stomach and intestine··········· 08-446

excess pathogen ························· 07-024

excess syndrome/pattern ················ 10-047

excess-heat syndrome/pattern of blood orbiculus ···························· 10-230

excessive ···························· 21-054

excessive dampness causing diarrhea ··· 08-208

excessive heat generating wind ··········· 08-331

excess-type dyspnea ···················· 14-113

673

excreting pathogenic dampness ·········· 11-422
exfoliated coating ······························ 09-171
exfoliative cheilitis ·························· 18-217
exhalation and inhalation ················ 21-003
exhaustion of kidney yin and upward reversal
    of yang ······································ 08-062
exhaustion of nutrient qi and loss of essence
    ·· 14-287
exhaustion of yang and yin················ 08-106
EX-HN··· 20-015
EX-HN 1 ····································· 20-409
EX-HN 2 ····································· 20-386
EX-HN 3 ····································· 20-422
EX-HN 4 ····································· 20-423
EX-HN 5 ····································· 20-410
EX-HN 6 ····································· 20-389
EX-HN 7 ····································· 20-404
EX-HN 8 ····································· 20-405
EX-HN 9 ····································· 20-399
EX-HN 10 ···································· 20-396
EX-HN 11 ···································· 20-391
EX-HN 12 ···································· 20-394
EX-HN 13 ···································· 20-424
EX-HN 14 ···································· 20-421
EX-HN 15 ···································· 20-395
EX-LE ··· 20-019
EX-LE 1 ······································ 20-397
EX-LE 2 ······································ 20-392
EX-LE 3 ······································ 20-383
EX-LE 4 ······································ 20-401
EX-LE 5 ······································ 20-414
EX-LE 6 ······································ 20-385
EX-LE 7 ······································ 20-398
EX-LE 8 ······································ 20-400
EX-LE 9 ······································ 20-411
EX-LE 10 ····································· 20-381
EX-LE 11 ····································· 20-388
EX-LE 12 ····································· 20-403
exogenous pathogen should be expelled··· 11-017
exogenous pathogenic qi···················· 21-040
expelling and dispersing ·················· 11-059
expelling fluid retention by drastic purgation
    ·· 11-175
expelling heat of nutrient aspect through the
    qi aspect ·································· 11-109
expelling pathogen ························· 11-060

expelling pathogen from exterior 11-057, 11-061
expelling pathogen through exterior······ 11-058
expelling pus ································· 11-722
expelling pus and expressing toxin ····· 12-691
expelling summerheat and resolving dampness
    ·· 11-146
expelling water by purgation ··· 11-176, 11-177
expelling wind and dredging collaterals 11-371
expelling wind and eliminating dampness 11-368
expelling wind and resolving phlegm ··· 11-438
experimental acupuncture and moxibustion
    ·· 01-020
expiry sweating······························ 09-267
external genitals ···························· 20-455
extension through passes toward nail ··· 09-119
exterior cold ································· 08-119
exterior cold and interior heat ·········· 08-123
exterior cold syndrome/pattern············ 10-013
exterior cold syndrome/pattern of lesser yin
    ·· 10-400
exterior cold with interior fluid retention 08-126
exterior deficiency ························· 08-042
exterior deficiency and interior excess ··· 08-047
exterior deficiency syndrome/pattern ··· 10-015
exterior excess ······························ 08-044
exterior excess and interior deficiency ··· 08-048
exterior excess syndrome/pattern········ 10-016
exterior heat ································· 08-118
exterior heat and interior cold ·········· 08-122
exterior heat syndrome/pattern············ 10-014
exterior pathogen ··························· 07-030
exterior repletion ··························· 05-026
exterior syndrome/pattern ················ 10-012
exterior-interior dual releasing formula ··· 13-282
exterior-interior point combination ····· 11-644
exterior-interior syndrome differentiation/pattern
    identification ····························· 10-011
exterior-releasing formula ················ 13-127
exterior-releasing medicinal ··· 12-082, 12-083
exterior-relieving formula ················ 13-128
exterior-strengthening anhidrotic medicinal
    ·· 12-637
external application of medicine ······· 11-482
external cold ································· 07-042
external cold manifestation ·········· 07-042
external contraction··························· 07-033

external dampness ······················ 07-049
external dryness ······················ 07-057
external dryness syndrome/pattern ····· 10-121
external ear ······················ 20-490
external fixation ······················ 11-755
external genitalia ······················ 04-158
external hemorrhoids ······················ 15-123
external humeral epicondylitis ·········· 19-116
external nose ······················ 20-492
external ophthalmopathy ············· 18-054
external syndrome/pattern of yang brightness
    disease ······················ 10-390
external treatment ······················ 11-475
external wind ······················ 07-038
external wind syndrome/pattern ······· 10-085
external-contraction febrile disease ····· 14-003
external-contraction fever ············· 14-015
external-contraction warm disease ····· 14-057
extinguishing wind ······················ 11-372
extinguishing wind and resolving phlegm ··· 11-449
extinguishing wind and stopping convulsions
    ······················ 11-383
extinguishing wind to arrest convulsion medicinal
    ······················ 12-536
extra meridian/channel ··············· 06-067
extra point ······················ 06-040, 06-041
extra point of EX-CA ···················· 14-153
extract ······················ 13-068
extraordinary fu-organ ··············· 03-165
extreme cold generating heat, extreme heat
    generating cold ······················ 08-503
extreme heat producing wind·············· 08-195
extreme yin appearing as yang ········· 08-099
extreme yin turning into yang, extreme yang
    turning into yin ······················ 02-024
exuberance and debilitation of pathogenic qi or
    healthy qi······················ 08-011
exuberance of heart fire ··············· 08-247
exuberance of heart qi······················ 08-246
exuberance of liver qi ··············· 08-317
exuberance of pathogen causing excess syndrome,
    lack of essential qi causing deficiency
    syndrome······················ 08-009
exuberance of yang with decline of yin ··· 08-090
exuberant fire of heart and stomach ····· 08-405
exuberant fire tormenting metal ········ 08-428

exuberant yang repelling yin ············· 08-101
exuberant yin and declined yang ········ 08-088
exuberant yin repelling yang ············· 08-094
EX-UE ······················ 20-018
EX-UE 1 ······················ 20-427
EX-UE 2 ······················ 20-390
EX-UE 3 ······················ 20-426
EX-UE 4 ······················ 20-425
EX-UE 5 ······················ 20-384
EX-UE 6 ······················ 20-416
EX-UE 7 ······················ 20-418
EX-UE 8 ······················ 20-412
EX-UE 9 ······················ 20-382
EX-UE 10 ······················ 20-408
EX-UE 11 ······················ 20-407
exuviations in children ··············· 04-140
eye ······················ 04-057, 04-058
eye ······················ 20-530
eye connector ······· 04-059, 04-060, 04-061
Eye Drop with Eight Precious Ingredients ··· 13-195
eye itching······················ 09-353
eye pain ······················ 09-357
eye socket ······················ 04-077
eyeball ······················ 04-114, 04-115
eyeball moving un-smoothly ············· 09-367
eyelash ······················ 04-085
eyelid ······················ 03-180, 04-078,
    04-079, 04-080, 04-081, 04-121, 04-063

F

facial acupuncture ······················ 11-515
facial seborrheic dermatitis ············· 15-109
failure in qi transformation·············· 08-150
failure of kidney to receive qi············· 08-338
failure of mind to keep to its abode ····· 08-252
failure of qi to control blood ············· 08-181
failure of spleen qi to ascend ············· 08-286
faint low voice ······················ 09-189
faint pulse ······················ 09-502
false labor ······················ 16-106
false labor ······················ 16-107
false vitality ······················ 09-014
farsightedness ······· 18-119, 18-120, 18-121
fat person with qi deficiency ············· 07-007
fat sore (tinea favosa) ············· 15-088

675

favorable complexion	09-036	Fifth and Sixth Heavenly Stem Pill	13-276
favorable syndrome/pattern	10-004	fifty beats	09-479
fear causing qi sinking	08-162	Figwort Root	12-621
fear damaging kidney	07-082	Figwortflower Picrorhiza Rhizome	12-211
fear of cold	09-237	filiform needle	11-519
fear prevailing over joy	07-094	filiform wart	15-083
Feather Cockscomb Seed	12-131	filing	12-023
fecal incontinence	09-413	filthy turbidity	07-073
feeble pulse	09-500	filthy-attack disease	17-089
feeble pulses on six positions of the wrist pulse		Fine Jade Paste	13-548
	09-534	Fineleaf Schizonepeta Herb	12-093
feeling of vexation	09-326	finger	20-463
feeling pulse with finger tips	09-473	Finger Citron	12-349
female coital pain	16-176	finger positioning	09-474
Female Golden Pill	13-495	finger technique	09-472
femoral condyles fracture	19-034	finger-breadth body-cun	11-627
femoral epicondyles fracture	19-033	finger-breadth body-inch	11-627
femoral intertrochanteric fracture	19-031	fingernail-pressing needle inserting	11-579
femoral neck fracture	19-030	fire	02-042
femoral shaft fracture	19-032	fire and water processing	12-047
femoral thrombotic phlebitis	15-143	fire being restricted by water	02-073
femur	04-017, 04-025	fire being un-restricted by metal	02-078
Fennel	12-339	fire characterized by flaring up	02-086
fermentation	12-052	fire counter-restricting water	02-065
Fermented Pinellia	12-493	fire cupping	11-690
Fermented Red Rice	12-435	fire deterioration	11-063
Fermented Soybean	12-112	fire failing to generate earth	08-429
fetal cold	17-119	fire flow (erysipelas of shank)	15-042
fetal endowment	07-004	fire gan (scleritis)	18-045
fetal feebleness	17-116, 17-117	fire generating earth	02-050
fetal heat	17-120	fire inward invasion	10-142
fetal jaundice	17-121, 17-122	fire of life gate	03-110
fetal redness	17-118	fire pathogen	07-060
fetal toxin	07-109	fire pertaining to yang	02-085
fetid mouth odor	09-224, 09-225	fire processing	12-034
Fetus-Securing Pill	13-417	fire restricting metal	02-057
fever	09-234	fire stagnation	08-223
fever aggravated at night	09-248	fire toxin	08-226
fever without chills	09-238	fire toxin syndrome/pattern	10-129
feverish dorsum of hand	09-538	fire transformation of lesser yang	21-063
feverish feeling in palms and soles	09-537	fire-heat distressing lung	08-269
fibula and radius	04-023	fire-heat syndrome/pattern	10-123
fibula shaft fracture	19-038	fire-insertion cupping	11-686
Field Thistle Herb	12-402	fire-purging formula	13-153
fifteen collateral points	06-023	fire-rack cupping	11-691
fifteen collateral vessels	06-084	firm pulse	09-491

fish-swimming pulse	09-531	five types of female sterility	16-154
fissured fracture	19-020	five types of male sterility	14-260
fissured tongue	09-141	five types of observation	04-053
fistula	09-101	five voices	02-096
Five Accumulations Powder	13-457	five zang-organs	02-099, 03-006

five zang-organs and six fu-organs all can lead
to cough. 08-440

five body constituents	04-001	
five circuits	21-025	
five collapses	08-109	five zang-organs corresponding to four seasons
five colors	09-030	 03-007

five zang-organs pertaining to yin being damaged
by five flavors 07-097

five constants	21-026	
five deficiencies	08-034	five-element/phase theory	02-046
Five Diaphragm Powder	13-458	Five-Ingredient Toxin-Eliminating Decoction
five elements	02-040	 13-167
five emotions	02-095	Five-Juice Decoction	13-371
five errors	11-616	Fiveleaf GynoStemma	12-558
five exhaustions	08-130	Five-Peel Decoction	13-584
five favorable signs	10-137	Five-Seed Procreating Pill	13-397
five flavors	02-097	fixation with a pad	11-759
five judgements	09-446	fixation with external fixator	11-762
Five Kernels Pill	13-258	fixation with three pads	11-761
five kinds of consumptive diseases	07-077	fixation with two pads	11-760
five kinds of flaccidity	17-067	fixed abdominal mass	16-162
five kinds of fluid	05-036	fixed arthralgia	14-326, 14-327
five kinds of strain	07-077	fixed pain	09-302
five mental activities	05-044	flaccid paralysis	09-057
five minds transforming into fire	07-081	flaccid tongue	09-143

five movements represented respectively by five
tones, used to calculate excess and deficiency
of five movements 21-036

		flaking	12-022
five needling techniques	11-544	flash cupping	11-701
five notes	02-098	flash-fire cupping	11-692
five orbiculi	04-062	flat wart	15-082
five orbiculi and eight regions	04-068	Flatstem Milkvetch Seed	12-609
five orientations	02-099	flatus	09-228
five outward manifestations	03-010	flatus vaginalis	16-177
five pathogens	07-026	flavor predilection	07-096
five pestilences	14-064	Fleeceflower and Ginseng Decoction	13-350
five phases	02-040	Fleeceflower Root	12-578
five pulses	09-448	flesh orbiculus	04-063
five retardation	17-065	fleshy flaccidity	14-354
five seasons	02-094	fleshy goiter	15-059
five sense organs	04-052	flexing and stretching manipulation	11-753
five stiffness	17-138	flicking manipulation	11-799
Five Stranguries Powder	13-560	flicking stone pulse	09-527
five transport points	06-014	floating	12-005
five types of constitution	07-012	floating pulse	09-486
		floating yang and weak yin	08-445

677

floating yang syndrome ･････････････････ 08-098

floccillation ･････････････････ 09-083, 09-084

flour and water paste pill ･･････････････ 13-082

flourishing, withered, tough and tender　09-134

Flower of Chinese Azalea ･････････････ 12-244

Flower of Lobed Kudzuvine ･････････････ 12-118

flowing phlegm (tuberculosis of bone and joint)

･･････････････････････････ 15-044

fluid ････････････････････ 05-034, 05-035

fluid and blood from same source ･･･････ 05-057

fluid and yang qi ･･･････････････････ 05-035

fluid collapse ･･････････････････････ 08-174

fluid collapse syndrome/pattern ･･･････ 10-191

fluid consumption and blood stasis ････ 08-189

fluid consumption by two yang pathogen 08-234

fluid consumption syndrome/pattern ･･･ 10-188

fluid deficiency syndrome/pattern ･････ 10-211

fluid exhaustion ･･････････････････ 08-177

fluid exhaustion and blood dryness ････ 08-187

fluid exhaustion and pathogen retention 08-188

fluid retention ･････････････ 07-106, 14-222

fluid retention syndrome/pattern

････････････････････ 10-207, 10-378

Fluid-Increasing Decoction ･･････････ 13-369

fluid-qi insufficiency syndrome/pattern･･･ 10-189

Fluorite ･･･････････････････････ 12-604

flusteredness ･･･････････････････ 09-324

flying fly shadow (vitreous opacity) ･････ 18-100

fly-wing like shadow (vitreous opacity) ･･･ 18-101

fog moving before eye (vitreous opacity) ･･･ 18-099

following rule of yin and yang ･･･････ 21-010

fontanel ･･････････････ 03-170, 03-171

food accumulation ･･････････････ 17-003

food accumulation diarrhea ･･･････ 14-189

food accumulation syndrome/pattern ･･･ 10-147

food damage (dyspepsia) ･･･････ 17-004

food partiality ････････････････ 17-005

food-denial dysentery ･････････ 14-028

food-stagnation-medicinal ････････ 12-381

foot dampness qi (tinea pedis) ･･･････ 15-090

foot greater yang bladder meridian/channel

････････････････････････ 20-007

foot greater yin spleen meridian/channel 20-004

foot interphalangeal dislocation ･･･････ 19-070

foot lesser yang gallbladder meridian/channel

････････････････････････ 20-011

foot lesser yin kidney meridian/channel ･･･ 20-008

foot reverting yin liver meridian/channel ･･･20-012

foot yang brightness stomach meridian/channel

････････････････････････ 20-003

forehead ･･･････････････････････ 20-497

Forest Frog's Oviduct ･･･････････ 12-633

form of tongue ･･･････････････････ 09-132

formula ･･･････････････ 13-001, 13-007

formula for decoction ･･･････････ 13-003

formula for fumigation and washing･･････ 13-054

formula for menstruation and childbirth･･･ 13-629

formula for treating abscess and ulcer ･･･ 13-630

formula with dredging effect ･･････････ 13-018

Fortune Eupatorium Herb ･･････････ 12-284

Fortune's Drynaria Rhizome ･･････････ 12-451

foulage and rolling for relaxing tendon ･･･ 11-800

four acupoints ･･･････････････････ 04-047

four canthi ･･･････････････････ 04-070

four examinations ･･･････････････ 09-002

Four Fresh Ingredients Pill ･･･････ 13-508

Four Gentlemen Decoction ･･･････ 13-312

Four Ingredients Decoction ･･････ 13-329

four joints ･･････････････････ 04-047

four limbs ･･････････････････ 04-046

Four Milled Ingredients Decoction ･････ 13-441

Four Miracle Pill ･･･････････････ 13-410

Four of Cuttlefish Bone to One of Madder Pill

･････････････････････････ 13-501

four properties ･･･････････ 12-008, 12-063

four seas ･･････････････････････ 06-047

four syndromes and eight manifestations of

infantile convulsion ･･･････････ 17-050

four types of fluid retention ･･････････ 14-308

Four Wonderful Herbs Pill ･･････････ 13-568

Four Wonderful Herbs Resting Hero Decoction

･････････････････････････ 13-166

four-finger measurement ･････････ 11-628

Fourleaf Ladybell Root ････････････ 12-625

Fourstamen Stephania Root ･･･････ 12-272

fourteen meridians/channels ･･･････ 06-008

fourteen needling methods ･････････ 11-542

fracture ･･････19-001, 19-003, 19-006, 19-007

fracture complicated by infection ･･･････ 19-006

fracture of lower end of radius complicated with

dislocation of distal radio-ulnar dislocation

･････････････････････････ 19-025

fracture of malleolus ⋯⋯⋯⋯⋯⋯ 19-039
fracture of metatarsus ⋯⋯⋯⋯⋯⋯ 19-043
fracture of radius and ulna ⋯⋯⋯⋯ 19-021
fracture of scaphoid bone of wrist ⋯⋯⋯ 19-027
fracture of scaphoid of foot ⋯⋯⋯⋯ 19-042
fracture of shaft of radius ⋯⋯⋯⋯⋯ 19-023
fracture of upper end of ulna complicated with
   articulation of head of radius ⋯⋯⋯ 19-024
Fragrant Solomonseal Rhizome ⋯⋯⋯⋯ 12-618
Franchet Groundcherry Fruit ⋯⋯⋯⋯⋯ 12-197
Frankincense ⋯⋯⋯⋯⋯⋯⋯⋯⋯ 12-427
frenetic stirring of ministerial fire ⋯⋯⋯ 08-345
frequent nictation ⋯⋯⋯⋯⋯⋯⋯⋯ 18-011
frequent urination ⋯⋯⋯⋯⋯⋯⋯ 09-415
Fresh Ginger Heart-Draining Decoction ⋯ 13-279
fresh nebula ⋯⋯⋯⋯⋯⋯⋯⋯⋯ 18-067
fretting heart ⋯⋯⋯⋯⋯⋯⋯⋯⋯ 09-327
fright causing disorder of qi ⋯⋯⋯⋯ 08-163
fright epilepsy ⋯⋯⋯⋯⋯⋯⋯⋯⋯ 17-057
frostbite ⋯⋯⋯⋯⋯⋯⋯⋯⋯⋯⋯ 15-136
Fruit of Sharpleaf Calangal ⋯⋯⋯⋯⋯ 12-642
full pulse ⋯⋯⋯⋯⋯⋯⋯⋯⋯⋯ 08-479
fullness and discomfort in chest and
   hypochondrium ⋯⋯⋯⋯⋯⋯⋯ 09-321
fullness caused by cold-heat complex ⋯ 14-160
fullness syndrome ⋯⋯⋯⋯⋯⋯⋯ 14-155
fullness syndrome of deficiency type ⋯ 14-156
fullness syndrome of excess type ⋯⋯⋯ 14-157
fulminant diarrhea ⋯⋯⋯⋯⋯⋯⋯ 14-174
fulminant red eye with acute nebula (epidemic
   keratoconjunctivitis) ⋯⋯⋯⋯⋯⋯ 18-041
fulminant red eye with nebula (epidemic
   keratoconjunctivitis) ⋯⋯⋯⋯⋯⋯ 18-042
fulminant wind and invading fever ⋯⋯ 18-035
function of consciousness appears along with
   spiritual activities being called soul ⋯ 05-046
functional reduction ⋯⋯⋯⋯⋯⋯⋯ 11-741
Funneled Physochlaina Root ⋯⋯⋯⋯⋯ 12-500
fu-organ ⋯⋯⋯⋯⋯⋯⋯⋯⋯⋯⋯ 03-003
fu-organs transporting essence to zang-organs
   ⋯⋯⋯⋯⋯⋯⋯⋯⋯⋯⋯⋯⋯ 03-206
fu-organs transporting qi to zang-organs ⋯ 03-208
furuncle ⋯⋯⋯⋯⋯⋯⋯⋯⋯⋯⋯ 15-005
furuncle of external ear ⋯⋯⋯ 18-147. 18-148
furunculosis ⋯⋯⋯⋯⋯⋯⋯⋯⋯ 15-006

G

Gadfly ⋯⋯⋯⋯⋯⋯⋯⋯⋯⋯⋯⋯ 12-461
galactorrhea ⋯⋯⋯⋯⋯⋯ 16-140. 16-141
Galanga Galangal Fruit ⋯⋯⋯⋯⋯⋯ 12-287
Galanga Resurrectionlily Rhizome ⋯⋯⋯ 12-329
Gall of Garter Snake ⋯⋯⋯⋯⋯⋯⋯ 12-485
gallbladder ⋯⋯⋯⋯⋯⋯⋯⋯⋯⋯ 03-134
gallbladder cold ⋯⋯⋯⋯⋯⋯⋯⋯ 08-354
gallbladder cough ⋯⋯⋯⋯⋯⋯⋯⋯ 14-102
gallbladder distention ⋯⋯⋯⋯⋯⋯ 14-218
gallbladder dominating decision ⋯⋯⋯ 03-178
gallbladder heat ⋯⋯⋯⋯⋯⋯⋯⋯ 08-353
gallbladder insufficiency with timidity ⋯ 08-355
gallbladder meridian/channel of foot lesser yang
   (GB) ⋯⋯⋯⋯⋯⋯⋯⋯⋯⋯⋯ 06-064
gallbladder qi ⋯⋯⋯⋯⋯⋯⋯⋯⋯ 03-135
gallbladder qi insufficiency ⋯⋯⋯⋯⋯ 08-356
Gallbladder-Warming Decoction ⋯⋯⋯ 13-591
Gambir Plant Nod ⋯⋯⋯⋯⋯⋯⋯⋯ 12-540
gan ⋯⋯⋯⋯⋯⋯⋯⋯⋯⋯⋯⋯⋯ 17-007
Gansui Root ⋯⋯⋯⋯⋯⋯⋯⋯⋯⋯ 12-236
Garden Balsam Seed ⋯⋯⋯⋯⋯⋯⋯ 12-459
Garden Burnet Root ⋯⋯⋯⋯⋯⋯⋯ 12-400
Gardenia and Fermented Soybean Decoction
   ⋯⋯⋯⋯⋯⋯⋯⋯⋯⋯⋯⋯⋯ 13-225
Gardenia Super Miraculous Powder ⋯⋯ 13-535
gastric stuffiness ⋯⋯⋯⋯⋯⋯⋯⋯ 09-329
Gastrodia and Uncaria Decoction ⋯⋯⋯ 13-540
Gastrodia Pill ⋯⋯⋯⋯⋯⋯⋯⋯⋯ 13-528
gastrointestinal syndrome differentiation/pattern
   identification ⋯⋯⋯⋯⋯⋯⋯⋯ 10-256
gastrointestinal system ⋯⋯⋯⋯⋯⋯ 08-033
Gate-Freeing Pill ⋯⋯⋯⋯⋯⋯⋯⋯ 13-605
gathering ⋯⋯⋯⋯⋯⋯⋯⋯⋯⋯⋯ 14-290
GB ⋯⋯⋯⋯⋯⋯⋯⋯⋯⋯⋯⋯⋯ 20-011
GB 1 ⋯⋯⋯⋯⋯⋯⋯⋯⋯⋯⋯⋯⋯ 20-270
GB 2 ⋯⋯⋯⋯⋯⋯⋯⋯⋯⋯⋯⋯⋯ 20-267
GB 3 ⋯⋯⋯⋯⋯⋯⋯⋯⋯⋯⋯⋯⋯ 20-205
GB 4 ⋯⋯⋯⋯⋯⋯⋯⋯⋯⋯⋯⋯⋯ 20-097
GB 5 ⋯⋯⋯⋯⋯⋯⋯⋯⋯⋯⋯⋯⋯ 20-308
GB 6 ⋯⋯⋯⋯⋯⋯⋯⋯⋯⋯⋯⋯⋯ 20-307
GB 7 ⋯⋯⋯⋯⋯⋯⋯⋯⋯⋯⋯⋯⋯ 20-184
GB 8 ⋯⋯⋯⋯⋯⋯⋯⋯⋯⋯⋯⋯⋯ 20-233
GB 9 ⋯⋯⋯⋯⋯⋯⋯⋯⋯⋯⋯⋯⋯ 20-251
GB 10 ⋯⋯⋯⋯⋯⋯⋯⋯⋯⋯⋯⋯ 20-076

GB 11	20-272	geographical tongue	09-172
GB 12	20-277	Germinated Barley	12-382
GB 13	20-023	giant cell tumor of bone	19-104
GB 14	20-313	Giant Knotweed Rhizome	12-168
GB 15	20-271	Giant Typhonium Tuber	12-480
GB 16	20-159	gingival abscess	18-208
GB 17	20-352	gingival atrophy	18-210
GB 18	20-034	gingival bleeding	14-269
GB 19	20-161	Ginkgo Leaf	12-425
GB 20	20-070	Ginkgo Seed	12-509
GB 21	20-117	Ginseng	12-570
GB 22	20-347	Ginseng and Astragalus Concentrated Decoction	
GB 23	20-351		13-323
GB 24	20-195	Ginseng and Perilla Decoction	13-149
GB 25	20-131	Ginseng and Pilose Antler Decoction	13-391
GB 26	20-056	Ginseng and Poria Stomach-Harmonizing Powder	
GB 27	20-287		13-321
GB 28	20-279	Ginseng and Walnut Decoction	13-325
GB 29	20-135	Ginseng Nutrient-Nourishing Decoction	13-340
GB 30	20-105	Ginseng Panting-Arresting Decoction	13-467
GB 31	20-074	Ginseng Pill	13-324
GB 32	20-361	Ginseng Renewal Pill	13-524
GB 33	20-289	Ginseng Root-Consolidating Pill	13-367
GB 34	20-319	Ginseng Stomach-Nourishing Decoction	13-556
GB 35	20-318	Ginseng Toxin-Vanquishing Powder	13-519
GB 36	20-276	Ginseng, Poria and White Atractylodes Powder	
GB 37	20-095		13-320
GB 38	20-315	Glabrous Greenbrier Rhizome	12-162
GB 39	20-310	Glass Lizard	12-449
GB 40	20-183	Glossy Privet Fruit	12-616
GB 41	20-376	gluteus	20-476
GB 42	20-061	Goat's Liver Pill	13-204
GB 43	20-292	goiter	15-057
GB 44	20-377	Golden Larch Bark	12-681
General Pain Stasis-Expelling Decoction	13-479	Golden Thread	12-139
generalized itching	09-341	Golden-Lock Semen-Securing Pill	13-415
generation and transformation	02-054, 21-034	goose-web wind (tinea manuum)	15-089
Generation and Transformation Decoction		Gordon Euryale Seed	12-660
	13-484	gout	14-330
generation of five elements/phases	02-048	gouty arthritis	19-092
genital pain	09-294	governing period of five dominations in circuit	
genital sweating	09-280		21-060
Gentian Liver-Draining Decoction	13-198	governor vessel	20-013
genu valgum	19-080	governor vessel (GV)	06-068
genu varum	19-079	gradual onset	08-026
genuine regional materia medica	12-003, 12-009	Grand Torreya Seed	12-391

Granulation-Promoting Jade and Red Paste ················· 13-500

granule ················· 13-046

grasping manipulation ················· 11-795

Grass of Common Heron's Bill ········· 12-250

Grass of Common KnotGrass ············· 12-303

Grassleaf Sweetflag Rhizome ············· 12-553

gray coating ················· 09-182

greasy coating ················· 09-167

Great Burdock Achene ················· 12-114

great dripping sweating ················· 09-262

great yang ················· 02-035

greater yang blood accumulation syndrome/ pattern ················· 10-380

greater yang cold damage syndrome/pattern ················· 10-372

greater yang exterior deficiency syndrome/pattern ················· 10-373

greater yang exterior excess syndrome/pattern ················· 10-371

greater yang fu-organ syndrome/pattern 10-375

greater yang meridian/channel syndrome/ pattern ················· 10-370

greater yang syndrome/pattern ············ 10-364

greater yang water retention syndrome/pattern ················· 10-376

greater yang wind-invasion syndrome/pattern ················· 10-374

greater yin syndrome/pattern ············ 10-367

greater yin wind-invasion syndrome/pattern ················· 10-399

green glaucoma (acute angle-closure glaucoma) ················· 18-090, 18-091, 18-092

Green Tangerine Peel ················· 12-369

Green-Blue-Draining Pill ················· 13-199

greenish coating ················· 09-184

greenstick fracture ················· 19-019

grinding ················· 12-021

grinding of teeth ················· 18-226

grinding with water ················· 12-033

Gromwell Root ················· 12-204

groove of posterior surface ················· 20-539

Grosvenor Momordica Fruit ············· 12-471

Ground Beetle ················· 12-455

growth fever ················· 03-118

guest qi ················· 21-040

guiding medicinal ················· 13-033

gum ················· 04-136

gum bleeding ················· 09-073, 14-269

gust circuit ················· 21-038

GV ················· 20-013

GV 1 ················· 20-029

GV 2 ················· 20-322

GV 3 ················· 20-323

GV 4 ················· 20-158

GV 5 ················· 20-309

GV 6 ················· 20-115

GV 7 ················· 20-367

GV 8 ················· 20-129

GV 9 ················· 20-357

GV 10 ················· 20-152

GV 11 ················· 20-219

GV 12 ················· 20-217

GV 13 ················· 20-249

GV 14 ················· 20-055

GV 15 ················· 20-312

GV 16 ················· 20-071

GV 17 ················· 20-160

GV 18 ················· 20-180

GV 19 ················· 20-101

GV 20 ················· 20-021

GV 21 ················· 20-178

GV 22 ················· 20-303

GV 23 ················· 20-210

GV 24 ················· 20-224

GV 25 ················· 20-243

GV 26 ················· 20-236

GV 27 ················· 20-064

GV 28 ················· 20-337

gynecological disease ················· 05-033

gynecology of Chinese medicine ········ 01-006

gynecomastia ················· 15-052

Gypsum ················· 12-123

H

habitual abortion ················· 16-070, 16-072

hairline ················· 03-172

hairline boil (multiple folliculitis of nape) ··· 15-009

Hairyvein Agrimonia Herb ················· 12-415

half needling ················· 11-545

half-exterior half-interior syndrome/pattern

.... 10-027

hallux valgus 19-081

hand acupuncture 11-518

hand bones 04-033

hand great yin lung meridian/channel ··· 20-001

hand greater yang small intestine meridian/channel

.... 20-006

hand lesser yang triple energizer meridian/channel

.... 20-010

hand lesser yin heart meridian/channel ··· 20-005

hand reverting yin pericardium meridian/channel

.... 20-009

hand yang brightness large intestine meridian/

channel 20-002

hand-holding insertion 11-580

handle-flicking method 11-603

handle-scraping method 11-602

handle-twisting method 11-604

handle-waggling method.................. 11-605

hard stool 09-397

hardness should be whittled 11-016

harelip 17-076

harmful hyperactivity and responding inhibition

.... 02-069

harmonizing blood and extinguishing wind

.... 11-381

harmonizing exterior and interior 11-191

harmonizing formula 13-268

harmonizing lesser yang 11-183

harmonizing method 11-180, 11-181

harmonizing nutrient and defensive aspects

.... 11-072

harmonizing qi and blood 11-343

harmonizing stomach and descending adverse qi

.... 11-336

harmonizing the middle and tranquilizing mind

.... 11-457

harmony of body and spirit 21-012

Harmony-Preserving Pill 13-620

Hawksbill Shell 12-542

Hawthorn Fruit 12-388

head being house of bright essence ····· 03-173

head erysipelas 17-113

head sweating 09-273

head wind 10-100

headache 09-282

headache and painful stiff nape ·········· 09-283

headed carbuncle (carbuncle) 15-032

headless abscess (suppurative osteomyelitis/arthritis)

.... 15-033

healing stone 11-534

healing up sore and promoting granulation

.... 11-721

health preservation and rehabilitation ··· 21-001

healthcare gymnastics for eyes 11-777

healthy person 09-008

healthy qi 05-008

healthy qi and pathogenic qi 07-019

hearing impairment 09-352

heart 20-521

heart 03-013

heart and small intestine in pair 03-200

heart being averse to heat 03-027

heart being greater yang within yang ··· 03-028

heart being root of life...................... 03-025

heart blood 03-017

heart blood deficiency syndrome/pattern ··· 10-218

heart blood stasis and obstruction 08-254

heart cough 14-094

heart deficiency with timidity............. 08-404

heart diseases syndrome differentiation/pattern

identification 10-213

heart fire being liable to hyperactivity ··· 03-026

heart fire hyperactivity syndrome/pattern 10-220

heart governing blood and vessels

.... 03-020, 03-021

heart governing speech 03-024

heart impediment............................ 14-331

heart meridian/channel of hand lesser yin (HT)

.... 06-058

heart of posterior surface 20-534

heart orifice 03-015

heart qi 03-016

heart qi being liable to hyperactivity 03-026

heart qi deficiency syndrome/pattern ··· 10-217

heart recalling something and leaving an

impression being called idea 05-048

heart shifting heat to small intestine······ 08-406

heart storing spirit 03-022

heart vessel obstruction syndrome/pattern

.... 10-222

heart yang 03-018

heart yang collapse syndrome/pattern··· 10-216
heart yang deficiency syndrome/pattern ··· 10-215
heart yin········· 03-019
heart yin deficiency syndrome/pattern ··· 10-214
Heart-Clearing Lotus Seed Decoction ··· 13-197
heart-kidney interaction ············ 03-209
heart-kidney non-interaction syndrome/pattern
············ 10-351
Heartleaf Houttuynia Herb ············ 12-158
heart-liver blood deficiency ············ 08-398
heart-lung qi deficiency ············ 08-396
heart-nourishing tranquilizer ············ 12-521
heat accumulation ············ 08-219
heat accumulation in bladder············ 08-387
heat accumulation in lower energizer ··· 08-460
heat arthralgia ············ 14-325
heat at qi aspect ············ 08-148
heat block ············ 08-221
heat cholera ············ 14-036
heat constipation ············ 14-198
heat damaging mind ············ 08-253
heat damaging muscles and tendons ··· 08-230
heat disease, showing more heat after being
treated by cold medicinal, should be treated
by nourishing yin ············ 11-237
heat distressing large intestine ············ 08-384
heat fullness ············ 14-159
heat invading blood aspect············ 08-455
heat invading pericardium ······ 08-451, 08-452
heat lodging in thoroughfare and conception
vessels ············ 08-394
heat miasmic malaria ············ 14-051
heat obstruction ············ 08-222
heat retention due to block of dampness ··· 08-458
heat retention with watery discharge ··· 09-399
heat reversal ············ 14-299
heat reversal syndrome ············ 14-297
heat scorching kidney yin ············ 08-344
heat sore (herpes simplex)············ 15-073
heat stagnation············ 08-220
heat stranguria ············ 14-236
heat syndrome/pattern ············ 10-038
heat tearing ············ 18-019
heat toxin ············ 07-061
heat toxin in blood aspect ············ 08-456
heat transformation ············ 08-502

heat transformation syndrome/pattern of lesser
yin············ 10-401
heat wheezing ············ 14-108
heat-clearing and blood-cooling medicinal
············ 12-203
heat-clearing and dampness-drying medicinal
············ 12-137
heat-clearing and detoxicating medicinal ··· 12-149
heat-clearing and fire-purging medicinal ··· 12-122
heat-clearing formula ············ 13-152
heat-clearing medicinal ············ 12-121
heat-clearing method ············ 11-086
heat-phlegm syndrome/pattern············ 10-197
heatstroke ············ 14-075
heat-toxin syndrome/pattern of wind orbiculus
············ 10-315
heaven qi and earth qi meeting together ···21-056
Heaven, Human and Earth Pill ············ 13-399
Heaven, Human, and Earth Marrow-Retaining Pill
············ 13-398
Heavenly Platform Lindera Powder ······ 13-463
heavenly stems and earthly branches ··· 21-032
heaven-penetrating cooling method ······ 11-615
heaviness and impaired movement of the
extremities ············ 09-056
heaviness of head············ 09-314
heavy (medicines) eliminating timidity··· 11-307
heavy body ············ 09-340
heavy formula ············ 13-022
heavy head and light feet ············ 09-315
heavy pain ············ 09-308
heavy pathogen requiring reducing therapy
············ 11-163
Hedge Prinsepia Nut ············ 12-135
Hedyotis············ 12-160
heel············ 20-469
heel pain ············ 09-293, 19-130
heel stepping and knee propping ······· 11-744
helix 1············ 20-459
helix 2············ 20-460
helix 3············ 20-461
helix 4············ 20-462
helix zone ············ 20-443
hemafecia ············ 14-022
hemangioma ············ 15-063
hematemesis ············ 09-106

683

hematohidrosis	09-281
hematoma of upper palate	18-211
hematoma of uvula	18-212
hematospermia	09-424
hematuria	09-112
hemilateral anhidrosis	09-275
hemilateral sweating	09-274
hemiplegia	09-054
hemoptysis	09-104, 09-105
hemorrhagic syndrome	14-265
hemostatic medicinal	12-393
Hemp Seed	12-229
Hemp Seed Pill	13-261
Hempleaf Negundo Chastetree Leaf	12-490
Henbane Seed	12-355
herbalist	01-063
herpes zoster	15-075, 15-076
Heterophylly Falsestarwort Root	12-567
hiccough	14-162
hiccup	09-220, 14-162
hidden pulse	09-490
Hidden Tiger Pill	13-379
hiding and storing	21-019
hiding fever	09-244
high fever	09-240
high-wind internal visual obstruction (pigmentary retinopathy)	18-104, 18-107
high-wind sparrow's vision (pigmentary degeneration of retina)	18-106
high-wind sparrow-vision internal visual obstruction (pigmentary retinopathy)	18-105
Himalayan Teasel Root	12-603
hip	04-029
hip	20-473
hip bone	04-028
hip dislocation	19-064
Hirsute Shiny Bugleweed Herb	12-441
history of Chinese medicine	01-043
hoarseness	09-191, 18-192
Hogfennel Root	12-499
hold, lift and restore to right location	11-742
hollow pulse	09-488
Honey	12-226
Honeycomb	12-671
honeyed pill	13-085
Honeysuckle Flower	12-201

Honeysuckle Flower Detoxification Decoction	13-191
Honeysuckle Stem	12-176
hooking-cutting method	11-727
host-guest source-connecting point combination	11-649
hot medicated compress	11-485
hot medicinal compress therapy	11-484
hot-compress preparation	13-057
hour-prescription of points	11-638, 11-640
house of conveyance and transformation	03-152
house of original spirit	03-174
HT	20-005
HT 1	20-114
HT 2	20-182
HT 3	20-213
HT 4	20-151
HT 5	20-268
HT 6	20-336
HT 7	20-221
HT 8	20-212
HT 9	20-211
Huangdi's Internal Classic	01-048
human correlating with nature	02-101
human life being based on yin and yang	02-027
Human Placenta	12-605
humerus external condyle fracture	19-015
humerus intercondylar fracture	19-014
humerus internal epicondyle fracture	19-016
humerus shaft fracture	19-012
humerus supracondylar fracture	19-013
humerus surgical neck fracture	19-011
hunger without appetite	09-380
HX	20-443
HX (1)	20-452
HX (2)	20-453
HX (3)	20-454
HX (4)	20-455
HX (5)	20-456
HX (6, 7i)	20-457
HX (8)	20-458
HX (9)	20-459
HX (10)	20-460
HX (11)	20-461
HX (12)	20-462
Hyacinth Bean	12-564

hydatidiform mole ·········· 16-078, 16-079
hydrocele ······························· 15-133
hyperactive fire tormenting metal ······· 08-424
hyperactivity of kidney fire················ 08-343
hyperactivity of liver yang ··············· 08-309
hyperemia of bulbar conjunctiva ······· 09-063
hyperemia of ocular conjunctiva ······· 09-062
hypermenorrhea ····· 16-023, 16-024, 16-028
hypermetropia ········ 18-119, 18-120, 18-121
hyperopia ············· 18-119, 18-120, 18-121
hypertrophy of tonsils ···················· 18-176
hypochondriac pain ······················ 14-216
Hypoglaucous Collett Yam Rhizome ····· 12-315
hypomenorrhea ····· 16-025, 16-026, 16-027

I

If yin and yang separate from each other,
    essential qi will be exhausted. ········ 02-033
ileum ·································· 03-148
Immature Orange Fruit ·················· 12-377
Immature Orange Fruit Stagnation-Removing Pill
    ································ 13-453
immature yin and yang ·············· 07-005
Immediate Effect Powder ············· 13-230
Immortal Formula Life-Giving Decoction··· 13-164
impacted cerumen ·················· 18-145
impediment diseases ················ 14-322
Impediment-Alleviating Decoction········· 13-520
Impediment-Diffusing Decoction ········ 13-566
impotence ···················· 14-252, 14-253
improving qi reception and relieving dyspnea
    ································ 11-255
inability to lie flat ···················· 09-052
inch, bar and cubit ···················· 09-465
Incised Notopterygium Rhizome and Root··· 12-091
incised wound ·············· 15-147, 18-044
incision ······························· 11-492
incision therapy ······················ 11-483
incongruence of pulse with four seasons ··· 09-442
incontinence of urination and defecation ··· 09-422
increasing body fluid to lubricate bowels ··· 11-173
increasing fluid for treating middle dryness
    ································ 11-385
India Madder Root ···················· 12-398
Indian Bread ·························· 12-298

Indian Trumpetflower Seed················ 12-352
Indianbread with Pine ·················· 12-526
indigestion diarrhea··· 14-186, 14-187, 14-188
indirect moxibustion······11-663, 11-664, 11-665
indirect violence ···················· 07-103
induced abortion ···················· 16-071
inducing sweating to releasing exterior 11-054
infantile acute asthma ···················· 17-046
Infantile Bezoae Powder ··············· 13-600
infantile convulsion ············ 17-038, 17-041
infantile convulsion ascribed to heart disorder
    ································ 08-251
infantile eczema ···················· 15-100
infantile fright ······················ 17-071
infantile malnutrition ················· 17-007
infantile malnutrition consumption ······ 17-010
infantile malnutrition due to ascariasis 17-030
infantile malnutrition due to improper feeding
    ································ 17-028
infantile malnutrition involving blood ··· 17-019
infantile malnutrition involving bones ··· 17-025
infantile malnutrition involving eyes····· 17-029
infantile malnutrition involving heart ··· 17-020
infantile malnutrition involving heart ··· 17-027
infantile malnutrition involving kidney··· 17-024
infantile malnutrition involving liver····· 17-023
infantile malnutrition involving lung····· 17-021
infantile malnutrition involving qi ········ 17-018
infantile malnutrition involving sinew ··· 17-026
infantile malnutrition involving spleen
    ···························· 17-013, 17-022
infantile malnutrition with accumulation ··· 17-009
infantile malnutrition with aphthae ····· 17-017
infantile nutritional edema ·············· 17-011
infantile paralysis ···················· 17-112
infantile slobbering ···················· 17-105
infection································ 08-016
infectious summer fever in children (epidemic
    encephalitis B in children) ·········· 17-110
Infective ulceration of pharynx ··········· 17-090
infertility ······················ 16-152
inflammation of tendon and synovium of
    musculus extensor carpiradialis ····· 19-118
inflammatory edema of eyelid ········· 18-015
inflexible tongue ···················· 09-145
influenza ······························· 14-005

685

Infradiaphragmatic Stasis-Expelling Decoction
.... 13-477

infusion granule 13-047

inguinal carbuncle (acute pyogenic inguinal
lymphadenitis) 15-027

inguinal hernia 15-145

inhaling pure air 21-017

inhibiting excessiveness 11-002

Initial Yin Decoction....................... 13-368

injection 13-050, 13-058

injection therapy for internal hemorrhoids
.... 11-476

injured labor 16-121

injury 19-002

innate essence 05-041

inner canthus 04-071, 04-072

inquiry 09-230

inquiry about sweating 09-256

insect dermatitis 15-095

Insect Wax 12-647

insecurity of exterior qi 08-043

insecurity of heart qi 08-239

insecurity of kidney qi.................... 08-339

inside whirling of wind-fire............... 08-330

insomnia 14-139

inspecting exterior to predict interior ... 09-005

inspecting sensory organs 09-069

inspection 09-009

inspection of complexion 09-028

inspection of finger venules 09-113

inspection of lochia 09-085

inspection of menstruation............... 09-086

inspection of vitality...................... 09-010

instinctive faculty attached to configurations
being called corporeal soul 05-047

insufficiency of heart blood 08-245

insufficiency of heart qi 08-240

insufficiency of heart yang 08-244

insufficiency of heart yin................ 08-243

integration of Chinese and Western medicine
.... 01-055

integration of essence and vessel 05-055

intemperate emotions damaging zang-organs
.... 07-090

intense heat causing convulsion 14-347

intense stomach fire....................... 08-369

intense stomach heat syndrome/pattern··· 10-270

interaction of yin and yang................ 02-011

interior cold 08-121

interior cold syndrome/pattern 10-023

interior deficiency 08-045

interior deficiency syndrome/pattern ... 10-025

interior excess 08-046

interior excess syndrome/pattern 10-026

interior heat 08-120

interior syndrome/pattern 10-022

interior-attacking formula 13-245

interior-exterior relationship between liver and
gallbladder 03-204

interior-warming medicinal 12-328

intermediate qi 21-043

intermenstrual bleeding 16-030

intermingling syndrome/pattern manifestation
.... 10-082

intermitent pulse 09-511

intermuscular needling 11-555

internal blazing of heart fire 08-249

internal block and external collapse ····· 08-104

Internal Classic 01-051

internal cold 08-200

internal cold syndrome/pattern........... 10-102

internal damage 07-076

internal damage fever 14-277

internal dampness 08-203

internal deflagration of heart fire 08-248

internal disease............................ 14-001

internal dryness 08-211

internal dryness syndrome/pattern 10-122

internal ear 20-531

internal edema 14-226

internal fixation........................... 11-776

internal genitals 20-484

internal heat syndrome/pattern........... 10-024

internal hemorrhoid....................... 15-122

internal humeral epicondylitis 19-115

internal nose 20-495

internal stirring of liver wind 08-328

internal toxin............................. 08-227

internal visual obstruction 18-080

internal wind 08-193

internal wind syndrome/pattern 10-294

interphalangeal dislocation.............. 19-063

686　英語索引

intestinal dampness-heat syndrome/pattern 10-278

intestinal worm accumulation syndrome/pattern 10-276

intestine impediment 14-339

intestine-Astringing Pill 13-411

intradermal needle 11-509

intruding pathogen 07-036

Inula Flower 12-495

Inula Herb 12-488

Inula Root 12-364

invalid eyelid (blepharoptosis) 18-008

invasion of pathogen must be due to deficiency of essential qi 08-010

invigorating spleen and draining dampness 11-262

invigorating spleen and drying dampness ...11-263

invigorating spleen and harmonizing stomach 11-266

invigorating spleen and promoting digestion 11-265

invigorating spleen and reinforcing yang 11-261

invigorating spleen and resolving dampness 11-415

invigorating spleen and resolving phlegm ... 11-447

invigorating spleen and resolving turbid ... 11-416

inward invasion 10-140

inward invasion of exterior pathogen ... 08-473

inward penetration of exterior pathogen ... 08-474

inward transmission of pathogenic heat ... 08-475

iris 04-104, 04-105, 04-106

irregular and rapid pulse 09-524

irregular menstrual cycle 16-020, 16-021, 16-022

irregular menstruation 16-013

irregular pulse 09-455

irregularly intermittent pulse 09-512

irregular-rapid pulse 09-514

irrigation 11-488

Isatis Root 12-155

ischemic necrosis of head of femur 19-098

ischuria 14-245

iso-convergent year 21-051

isthmus of fauces 04-142

J

Jack Bean 12-366

Jackinthepulpit Tuber 12-482

Jade Complexion Pill 13-529

Jade Complexion Powder 13-530

Jade Fluid Decoction 13-347

Jade Lady Decoction 13-215

Jade Screen Powder 13-322

Japanese Ampelopsis Root 12-164

Japanese Climbing Fern Spore 12-321

Japanese Ginseng 12-560

Japanese Pagodatree Pod 12-395

Japanese thistle Herb 12-403

jaundice 09-040, 14-202

jaundice due to sexual intemperance 14-212

jaundice patient 07-009

Java Brucea Fruit 12-159

jaw 20-528

Jingming (BL 1) 04-058

Jiuhua Plaster 13-179

Jiuji Xixian San 13-628

join of subordinate qi to dominant qi 21-044

joint 04-011

joint needling 11-547

joints of body 04-015

joy prevailing over anxiety 07-092

K

Kadsura Pepper Stem 12-268

Kanli Coarse Powder 12-243

Katsumada Galangal Seed 12-283

keeping essence and spirit in interior 21-014

Kelp 12-472

KI 20-008

KI 1 20-341

KI 2 20-193

KI 3 20-246

KI 4 20-053

KI 5 20-237

KI 6 20-350

KI 7 20-084

KI 8 20-125

KI 9 20-374

KI 10 20-330

687

KI 11	20-100	kidney pertaining lesser yin within yin	03-131
KI 12	20-048	kidney qi	03-107
KI 13	20-176	kidney qi deficiency	08-337
KI 14	20-242	kidney qi deficiency syndrome/pattern	10-318
KI 15	20-371	kidney qi excess	08-349, 08-350
KI 16	20-107	kidney qi insecurity syndrome/pattern	10-319
KI 17	20-203	Kidney Qi Pill	13-384
KI 18	20-227	kidney storing essence	03-112
KI 19	20-329	kidney storing will	03-128
KI 20	20-085	kidney yang	03-109
KI 21	20-342	kidney yang deficiency	08-340
KI 22	20-027	kidney yang-tonifying medicinal	12-584
KI 23	20-220	kidney yin	03-108
KI 24	20-153	kidney yin deficiency	08-342

KI 11 …… 20-100
KI 12 …… 20-048
KI 13 …… 20-176
KI 14 …… 20-242
KI 15 …… 20-371
KI 16 …… 20-107
KI 17 …… 20-203
KI 18 …… 20-227
KI 19 …… 20-329
KI 20 …… 20-085
KI 21 …… 20-342
KI 22 …… 20-027
KI 23 …… 20-220
KI 24 …… 20-153
KI 25 …… 20-218
KI 26 …… 20-346
KI 27 …… 20-231
kidney …… 03-102
kidney …… 20-515
kidney affection by cold-dampness …… 14-343
kidney and bladder in pair …… 03-205
kidney as water zang-organ governing fluids
…… 03-125
kidney being averse to dryness …… 03-130
kidney being dominator of storing essence
…… 03-117
kidney being innate foundation …… 03-115
kidney being root of qi …… 03-127
kidney cough …… 14-098
kidney deficiency …… 08-336
kidney diarrhea …… 14-184
kidney essence …… 03-106
kidney essence insufficiency …… 08-346
kidney essence insufficiency syndrome/pattern
…… 10-317
kidney excess …… 08-348
kidney governing bone marrow …… 03-129
kidney governing innateness …… 03-116
kidney governing qi reception …… 03-126
kidney governing reproduction …… 03-114
kidney governing water …… 03-123, 03-124
kidney heat …… 08-351
kidney impediment …… 14-335
kidney meridian/channel of foot lesser yin (KI)
…… 06-061
kidney of posterior surface …… 20-538

kidney pertaining lesser yin within yin …… 03-131
kidney qi …… 03-107
kidney qi deficiency …… 08-337
kidney qi deficiency syndrome/pattern …… 10-318
kidney qi excess …… 08-349, 08-350
kidney qi insecurity syndrome/pattern …… 10-319
Kidney Qi Pill …… 13-384
kidney storing essence …… 03-112
kidney storing will …… 03-128
kidney yang …… 03-109
kidney yang deficiency …… 08-340
kidney yang-tonifying medicinal …… 12-584
kidney yin …… 03-108
kidney yin deficiency …… 08-342
kidney-bladder diseases syndrome
differentiation/pattern identification …… 10-316
kidney-deficiency diarrhea …… 14-185
kidney-deficiency lumbago …… 14-256
kidney-wind edema …… 14-229
kidney-yang deficiency syndrome/pattern …… 10-320
kidney-yang tonic …… 12-584
kidney-yin deficiency syndrome/pattern …… 10-322
killing worms …… 11-470
kneading manipulation …… 11-784
knee …… 20-472
knee dislocation …… 19-065
knee-pushing reduction …… 11-745
knees being houses of tendons …… 04-041
Knotty Pine Wood …… 12-260
Kudzuvine Root …… 12-111

L

labor …… 16-112
laceration …… 19-152
lack of strength …… 09-346
lack of vitality …… 09-012
lacrimal gland …… 04-086
lacrimal punctum …… 04-087, 04-088, 04-089
lactational malnutrition …… 17-014, 17-016
Lalang Grass Rhizome …… 12-401
lame impediment (rheumatoid arthritis) …… 14-328
Land and Water Two Immortals Pill …… 13-414
large floating pulse …… 14-193
large formula …… 13-008
Large Gentian and Turtle Shell Powder …… 13-382

Large Haw Pill	13-619	leaking sweating due to yang deficiency	09-266
large intestinal cough	14-101	Ledebouriella Sage-Inspired Powder	13-283
large intestine	03-150	Leech	12-465
large intestine	20-511	Left Metal Pill	13-201
large intestine cold accumulation	08-383	Left-Restoring Decoction	13-358
large intestine dampness-heat	08-382	Left-Restoring Pill	13-357
large intestine deficiency	08-375	leopard-spot needling	11-546
large intestine deficiency cold	08-376	leprosy	07-063, 15-093

large intestine excess 08-378

large intestine excess heat 08-381

Lesser Abdomen Stasis-Expelling Decoction
13-478

large intestine heat 08-379

Lesser Galangal and Cyperus Pill 13-292

large intestine heat accumulation 08-380

Lesser Galangal Rhizome 12-331

large intestine meridian/channel of hand yang

lesser yang fu-organ syndrome/pattern 10-396

brightness (LI) 06-055

lesser yang meridian/channel syndrome/pattern
10-395

Large Thistle 12-403

Largeleaf Gentian Root 12-269

lesser yang syndrome/pattern 10-366

Largeleaf Japanese Ginseng Rhizome 12-626

lesser yin syndrome/pattern 10-368

Largetrifoliolious Bugbane Rhizome 12-113

leucorrhea 09-423

laryngeal foreign body 18-203

leukorrhagia 05-033

laryngopharynx 04-130, 04-131

leukorrhea 05-033

larynx associating with heaven qi, pharynx with

leukorrheal diseases 16-058

earth qi 04-146

LI 20-002

laser acupuncture 11-530

LI 1 20-204

late abortion 16-073

LI 2 20-067

late afternoon tidal fever 09-242

LI 3 20-198

late autumn malaria 14-084

LI 4 20-098

latent channel transmission 11-598

LI 5 20-320

latent heat in the interior 08-021

LI 6 20-168

latent menstruation 03-193

LI 7 20-284

latent pathogen 07-072

LI 8 20-295

latent qi 07-067

LI 9 20-207

latent summerheat 14-082

LI 10 20-229

latent-qi warm disease 14-060, 14-061

LI 11 20-186

lateral line 1 of forehead 20-430

LI 12 20-373

lateral line 1 of vertex 20-436

LI 13 20-230

lateral line 2 of forehead 20-431

LI 14 20-025

lateral line 2 of vertex 20-437

LI 15 20-121

lateral line 3 of forehead 20-432

LI 16 20-136

lateral needling 11-563

LI 17 20-253

lateral-rotating and tracting reduction of cervical

LI 18 20-077

vertebra 11-747

LI 19 20-141

laxation 11-154

LI 20 20-340

laxative 12-224

Licorice and Platycodon Decoction 13-209

Leaf of Cottonrose Hibiscus 12-186

Licorice Heart-Draining Decoction 13-280

Leaf of Leatherleaf Mahonia 12-215

Licorice, Dried Ginger, Poria and White

leaking sweating 09-265

Atractylodes Decoction 13-573

Licorice, Wheat and Jujube Decoction ⋯ 13-427
lienteric diarrhea ⋯⋯ 14-177, 14-178, 14-179
life gate ⋯⋯⋯⋯⋯⋯⋯⋯⋯⋯⋯⋯⋯⋯ 03-103
life pass ⋯⋯⋯⋯⋯⋯⋯⋯⋯⋯⋯⋯⋯⋯ 09-116
lift, press, hold, and squeeze ⋯⋯⋯⋯⋯ 11-736
lifting and thrusting method ⋯⋯⋯⋯⋯ 11-599
lifting-thrusting reinforcement and reduction
⋯⋯⋯⋯⋯⋯⋯⋯⋯⋯⋯⋯⋯⋯⋯⋯⋯⋯ 11-608
ligation ⋯⋯⋯⋯⋯⋯⋯⋯⋯ 11-490, 11-502
ligation therapy for internal hemorrhoids⋯ 11-503
light formula ⋯⋯⋯⋯⋯⋯⋯⋯⋯⋯⋯⋯ 13-021
light red tongue ⋯⋯⋯⋯⋯⋯⋯⋯⋯⋯ 09-126
Lightyellow Sophora Root ⋯⋯⋯⋯⋯⋯ 12-143
Lilac Daphne Flower Bud ⋯⋯⋯⋯⋯⋯ 12-235
Lilac Pink Herb ⋯⋯⋯⋯⋯⋯⋯⋯⋯⋯ 12-314
Lily Bulb ⋯⋯⋯⋯⋯⋯⋯⋯⋯⋯⋯⋯⋯ 12-622
Lily Bulb Metal-Securing Decoction ⋯⋯ 13-359
lily disease ⋯⋯⋯⋯⋯⋯⋯⋯⋯⋯⋯⋯ 14-151
Limonite ⋯⋯⋯⋯⋯⋯⋯⋯⋯⋯⋯⋯⋯ 12-643
Lindera Root ⋯⋯⋯⋯⋯⋯⋯⋯⋯⋯⋯ 12-351
liniment ⋯⋯⋯⋯⋯⋯⋯⋯⋯⋯⋯⋯⋯ 13-052
Linseed ⋯⋯⋯⋯⋯⋯⋯⋯⋯⋯⋯⋯⋯ 12-228
lip ⋯⋯⋯⋯⋯⋯⋯⋯⋯⋯⋯⋯⋯⋯⋯⋯ 04-132
lip cancer ⋯⋯⋯⋯⋯⋯⋯⋯⋯⋯⋯⋯ 15-070
lips ⋯⋯⋯⋯⋯⋯⋯⋯⋯⋯ 04-133, 04-134
liquid collapse ⋯⋯⋯⋯⋯⋯⋯⋯⋯⋯ 08-176
liquid extract ⋯⋯⋯⋯⋯⋯⋯⋯⋯⋯⋯ 13-069
liquid insufficiency of large intestine ⋯ 08-377
Liquorice Root ⋯⋯⋯⋯⋯⋯⋯⋯⋯⋯ 12-566
listening and smelling ⋯⋯⋯⋯⋯⋯⋯ 09-188
Litharge ⋯⋯⋯⋯⋯⋯⋯⋯⋯⋯⋯⋯⋯ 12-682
liver⋯⋯⋯⋯⋯⋯⋯⋯⋯⋯⋯ 03-082, 06-071
liver⋯⋯⋯⋯⋯⋯⋯⋯⋯⋯⋯⋯⋯⋯⋯ 20-518
liver and gallbladder in pair ⋯⋯⋯⋯⋯ 03-203
liver and kidney from same source ⋯⋯ 03-211
liver attacked by cold ⋯⋯⋯⋯⋯⋯⋯ 08-335
liver being averse to wind ⋯⋯⋯⋯⋯ 03-100
liver being firm-characterized zang organ 03-097
liver being innate basis of women ⋯⋯⋯ 03-093
liver being often in superabundance⋯⋯⋯ 03-098
liver being root of tolerance to fatigue ⋯ 03-099
liver blood ⋯⋯⋯⋯⋯⋯⋯⋯⋯⋯⋯⋯ 03-086
liver blood deficiency ⋯⋯⋯⋯⋯⋯⋯ 08-308
liver blood deficiency syndrome/pattern 10-297
liver cancer ⋯⋯⋯⋯⋯⋯⋯⋯⋯⋯⋯ 14-221
liver cold ⋯⋯⋯⋯⋯⋯⋯⋯⋯⋯⋯⋯ 08-334

liver cough⋯⋯⋯⋯⋯⋯⋯⋯⋯⋯⋯⋯ 14-095
liver deficiency ⋯⋯⋯⋯⋯⋯⋯⋯⋯⋯ 08-303
liver depression ⋯⋯⋯⋯⋯⋯⋯⋯⋯⋯ 08-314
liver depression and spleen deficiency ⋯ 08-433
liver failing to act freely ⋯⋯⋯⋯⋯⋯ 08-318
liver fire ⋯⋯⋯⋯⋯⋯⋯⋯⋯⋯⋯⋯⋯ 08-319
liver fire invading lung⋯⋯⋯⋯⋯⋯⋯⋯ 08-422
liver governing design of strategy ⋯⋯⋯ 03-095
liver governing free flow of qi ⋯⋯⋯⋯ 03-089
liver governing rise and dispersion ⋯⋯ 03-090
liver governing tendons and ligaments⋯ 03-094
liver governing the sea of blood⋯⋯⋯⋯ 03-092
liver governing wind ⋯⋯⋯⋯⋯⋯⋯ 08-326
liver heat ⋯⋯⋯⋯⋯⋯⋯⋯⋯⋯⋯⋯ 08-321
liver impediment ⋯⋯⋯⋯⋯⋯⋯⋯⋯ 14-332
liver meridian/channel of foot reverting yin (LR)
⋯⋯⋯⋯⋯⋯⋯⋯⋯⋯⋯⋯⋯⋯⋯⋯⋯ 06-065
liver of posterior surface⋯⋯⋯⋯⋯⋯⋯ 20-537
liver pertaining to lesser yang within yang
⋯⋯⋯⋯⋯⋯⋯⋯⋯⋯⋯⋯⋯⋯⋯⋯⋯ 03-101
liver qi ⋯⋯⋯⋯⋯⋯⋯⋯⋯⋯⋯⋯⋯ 03-085
liver qi begins circulation from the left ⋯ 03-084
liver qi deficiency ⋯⋯⋯⋯⋯⋯⋯⋯⋯ 08-307
liver qi depression ⋯⋯⋯⋯⋯⋯⋯⋯⋯ 08-315
liver qi invading spleen ⋯⋯⋯⋯⋯⋯ 08-430
liver qi invading stomach ⋯⋯⋯⋯⋯⋯ 08-431
liver stagnancy ⋯⋯⋯⋯⋯⋯⋯⋯⋯⋯ 14-217
liver storing blood ⋯⋯⋯⋯⋯⋯⋯⋯ 03-091
liver wind ⋯⋯⋯⋯⋯⋯⋯⋯⋯⋯⋯⋯ 08-327
liver yang ⋯⋯⋯⋯⋯⋯⋯⋯⋯⋯⋯⋯ 03-088
liver yang deficiency ⋯⋯⋯⋯⋯⋯⋯⋯ 08-304
liver yang deficiency syndrome/pattern ⋯ 10-296
liver yang transforming into fire ⋯⋯⋯ 08-311
liver yang transforming into wind⋯⋯⋯ 08-329
liver yin ⋯⋯⋯⋯⋯⋯⋯⋯⋯⋯⋯⋯⋯ 03-087
liver yin deficiency ⋯⋯⋯⋯⋯⋯⋯⋯ 08-306
liver yin deficiency syndrome/pattern ⋯ 10-290
Liver-Draining Decoction ⋯⋯⋯⋯⋯⋯ 13-203
liver-emolliating medicinal ⋯⋯⋯⋯⋯ 12-573
liver-gallbladder dampness-heat ⋯⋯⋯ 08-435
liver-gallbladder diseases syndrome
differentiation/pattern identification⋯ 10-289
liver-kidney depletion ⋯⋯⋯⋯⋯⋯⋯ 08-420
liver-kidney yin deficiency ⋯⋯⋯⋯⋯ 08-421
liver-kidney yin deficiency syndrome/pattern
⋯⋯⋯⋯⋯⋯⋯⋯⋯⋯⋯⋯⋯⋯⋯⋯⋯ 10-359

liver-pacifying medicinal · · · · · · · · · · · · · · · · 12-528
liver-pacifying wind-extinguishing medicinal
· · · · · · · · · · · · · · · · 12-527
Liver-Settling Wind-Extinguishing Decoction
· · · · · · · · · · · · · · · · 13-538
liver-stomach disharmony syndrome/pattern
· · · · · · · · · · · · · · · · 10-358
Liver-Warming Decoction · · · · · · · · · · · · · · 13-302
LO · 20-449
LO (1) · 20-526
LO (2) · 20-527
LO (3) · 20-528
LO (4) · 20-529
LO (5) · 20-530
LO (5, 6i) · 20-532
LO (6) · 20-531
LO (7, 8, 9) · 20-533
location of disease · · · · · · · · · · · · · · · · · · · 08-003
location of point by body-cun measurement
· · · · · · · · · · · · · · · · 11-624
location of point by bone measurement · · · 11-620
location of point by bone proportional cun
· · · · · · · · · · · · · · · · 11-621
location of point by bone proportional inch
· · · · · · · · · · · · · · · · 11-621
location of point by finger body-inch
measurement · 11-624
location of point by finger-cun measurement
· · · · · · · · · · · · · · · · 11-622
location of point by finger-inch measurement
· · · · · · · · · · · · · · · · 11-622
location of points according to anatomical
landmarks on body surface · · · · · · · · · 11-619
location of points according to natural body
landmarks · 11-629
lochia · 16-130
lochiorrhea · · · · · · · · · · 16-129, 16-131, 16-132
lochiostasis surging heart · · · · · · · · · · · · · · 16-146
lochiostasis surging lung · · · · · · · · · · · · · · · · 16-147
lochiostasis surging stomach · · · · · · · 16-148
lockjaw · · · · · · · · · · · · · · · · · · · 17-126, 17-127
Long Pepper · 12-333
long pulse · 09-498
Longan Aril · 12-582
Long-Nosed Pit Viper · · · · · · · · · · · · · · · · · 12-259
Longstamen Onion Bulb · · · · · · · · · · · · · · · 12-368

Longtube Groundivy Herb · · · · · · · · · · · · · · 12-309
Lonicera and Forsythia Powder · · · · · · · · · · 13-140
loose stool · 09-400
Lophatherum Herb · 12-128
Loquat Leaf · 12-511
loss of blood · 09-428
loss of essence · 14-251
loss of smell · 09-317
loss of vitality · 09-013
loss of vitality indicating poor prognosis · · · 09-017
loss of voice · 09-192
lotion · 13-064
Lotus Leaf · 12-397
Lotus Plumule · 12-657
Lotus Rhizome Node · · · · · · · · · · · · · · · · · · 12-406
Lotus Seed · 12-658
Lotus Stamen · 12-656
lower abdominal mass in woman (ovarian cyst)
· · · · · · · · · · · · · · · · 16-167
lower consumptive thirst · · · · · · · · · · · · · · · 14-274
lower dryness leading to constipation · · · 08-390
lower ear root · 20-542
lower energizer · 03-158
lower energizer as drainer · · · · · · · · · · · · · · 03-164
lower energizer governing discharge · · · 03-161
lower impairment affecting upper · · · · · · · · 08-478
lower sea point · 06-030
lower sea points of six fu-organs · · · · · · · · 06-022
lower tragus · 20-489
lower-energizer dampness-heat syndrome/
pattern · 10-436
lower-energizer syndrome/pattern · · · · · 10-437
lowering qi · 11-331
lowering qi and eliminating phlegm · · · · · 11-340
lower-lateral line of occiput · · · · · · · · · · · · 20-442
lozenge · 13-053
Lozenge Pill with Cow Bezoar · · · · · · · · · · 13-183
LR · 20-012
LR 1 · 20-047
LR 2 · 20-304
LR 3 · 20-245
LR 4 · 20-362
LR 5 · 20-145
LR 6 · 20-360
LR 7 · 20-288
LR 8 · 20-188

691

LR 9	20-328	lung cancer	14-120
LR 10	20-380	lung cold	08-270
LR 11	20-332	lung collateral injury	08-277
LR 12	20-113	lung controlling breathing	03-039
LR 13	20-349	lung cough	14-097
LR 14	20-171	lung deficiency	08-261
LU	20-001	lung diseases syndrome differentiation/pattern	
LU 1	20-363	identification	10-233
LU 2	20-348	lung distension	14-115
LU 3	20-254	lung excess	08-264
LU 4	20-291	lung failure to distribute fluid	08-276
LU 5	20-038	lung fire	08-267
LU 6	20-140	lung governing ascent and dispersion	03-036
LU 7	20-150	lung governing management and regulation	
LU 8	20-133		03-047
LU 9	20-248	lung governing purification and descent	03-037
LU 10	20-343	lung governing qi	03-038
LU 11	20-214	lung governing regulation of water passage	
lubricant formula	13-024		03-048
lubricant laxative formula	13-257	lung governing skin and body hair	
Lucid Ganoderma	12-559		03-051, 03-053
lucid part transforming into nutrient qi, turbid		lung governing water movement	03-049
part transforming into defense qi	05-018	lung heat	08-266
Luffa Vegetable Sponge	12-273	lung heat exuberance syndrome/pattern	10-240
lumbago	09-292	lung impediment	14-334
lumbar bone	04-032	lung linking with all vessels	03-045
lumbar degenerative spondylolisthesis	19-159	lung meridian/channel of hand greater yin (LU)	
lumbar pain	09-292		06-054
lumbar spinal canal stenosis	19-138	lung of posterior surface	20-535
lumbar vertebra	04-024	lung pertaining to greater yin within yang	03-058
lumbosacral vertebrae	20-478	lung promoting skin and body hair	03-054
lunate anterior dislocation	19-059	lung qi	03-033
lung	03-029	lung qi ascending counterflow	08-274
lung	20-523	lung qi deficiency	08-262
lung abscess	14-116	lung qi excess	08-265
lung and kidney from same source	03-213	lung qi failing in dispersion	08-272
lung and large intestine in pair	03-201	lung qi failing in purification	08-275
lung atrophy	14-119	lung qi is stored in the right	03-032
lung being averse to cold	03-056	lung storing qi	03-042
lung being container of phlegm	08-279	lung wind with phlegmatic dyspnea	10-239
lung being delicate zang-organ	03-055	lung yang	03-035
lung being dominator of qi	03-040	lung yang deficiency syndrome/pattern	10-238
lung being often in insufficiency	03-057	lung yin	03-034
lung being related to skin and body hair	03-052	lung yin deficiency	08-263
lung being root of qi	03-041	lung yin deficiency syndrome/pattern	10-236
lung being upper source of water	03-050	lung-defense syndrome/pattern	10-410

692　英語索引

Lung-Draining Decoction ··············· 13-207
lung-intestine astringent medicinal ····· 12-640
lung-kidney qi deficiency ··············· 08-411
lung-kidney qi deficiency syndrome/pattern
··· 10-352
lung-kidney yin deficiency ············· 08-410
lung-kidney yin deficiency syndrome/pattern
··· 10-353
lung-qi deficiency syndrome/pattern ··· 10-234
lung-spleen qi deficiency··················· 08-409
lupus erythematosus ··················· 15-115
Lychee Seed ····························· 12-375

M

ma fei decoction ······················· 13-119
maceration································· 11-489
macula ································· 09-091
macula and papule ··················· 09-090
Magnetite ································· 12-518
Magnolia Bark Middle-Warming Decoction
··· 13-456
Magnolia Bark Seven Ingredients Decoction
··· 13-455
Magnolia Bark Three Ingredients Decoction
··· 13-252
Mahonia Leaf ························· 12-146
maintaining needling sensation ··········· 11-597
Major Blue Dragon Decoction ········· 13-148
Major Bupleurum Decoction ··········· 13-284
Major Center-Fortifying Decoction ····· 13-295
Major Chest Bind Decoction ············· 13-267
major chest bind syndrome/pattern ····· 10-382
Major Collaterals-Activating Pill········· 13-515
Major Gentian Decoction·················· 13-513
Major Nutrient Decoction ··············· 13-346
Major Original-Qi Tonifying Decoction··· 13-345
Major Pinellia Decoction ················· 13-296
Major Purgative Decoction ····· 13-248, 13-468
Major Seven Qi Decoction ··············· 13-446
major syncope ····························· 14-292
Major Tonifying Pill ····················· 13-364
Major Wind-Stabilizing Pearl ············· 13-541
Major Yin Tonifying Pill ················· 13-360
malaria ····························· 14-039, 14-040
malaria with splenomegaly ····· 14-044, 14-045

malarial pathogen······························ 07-066
Malaytea Scurfpea Fruit ···················· 12-593
male sexuality ······················· 04-159
male urinary meatus ······················· 04-160
malign qi ································· 07-031
malignant malaria························· 14-048
malnutrition involving eye (keratomalacia)
···························· 18-125, 18-126
malposition of fetus ······················· 16-098
malpractice of heat therapy ··········· 08-225
mammary fistula ························· 15-053
Manchurian Wildginger ··················· 12-092
mandible dislocation ··················· 19-053
mandibular angle ······················· 04-138
mandibulo-occipital bandage traction ··· 11-773
mania ································· 14-150
manic raving ····························· 09-202
manifestation, root cause and medial qi··· 21-064
manipulation for hastening qi ··········· 11-596
manipulation of dermal needle ··········· 11-508
manipulation of tuina ··················· 01-022
Mantis Egg-Case ······················· 12-654
Mantis Egg-Case Powder··················· 13-413
manubrium of sternum ················· 04-030
Manyprickle Acanthopanax ············· 12-594
margence of double yin ················· 21-059
Marrow Generating Pill for Promoting
Reproduction ······················· 13-403
mass ································· 09-320
massage ··························· 11-779, 11-780
massage along channel ················· 11-601
massagist ································· 01-060
massive hemorrhage ··················· 09-427
mastauxy in children ··················· 15-052
mastitis during pregnancy ··············· 15-046
mastoid process ························· 04-018
materia medica ························· 01-031
material medica ························· 01-032
maxillary osteomyelitis ··············· 18-218,
18-219, 18-220, 18-221
measles ···· ·······················17-077
measles pneumonia ············· 17-078, 17-079
measles toxin························· 07-074
mechanism of disease ··················· 08-001
medial malleolus ······················· 04-034
median nerve injury······················· 19-145

693

medical articles of archaic Chinese ······ 01-046
medicated bamboo cupping ············· 11-706
medicated cupping ················· 11-705
medicated diet of Chinese medicine ····· 01-027
Medicated Leaven Pill ···················· 13-423
medicated roll ·················· 13-041
medicated tea ······················· 13-049
medicated thread ····· 13-040, 13-090, 13-092
medicated thread drainage ················ 11-495
medicinal ················· 12-001
Medicinal Changium Root ·············· 12-631
Medicinal Cyathula Root ················· 12-447
Medicinal Evodia Fruit ················· 12-336
medicinal for arresting nocturnal emission,
　reducing urination and stopping leukorrhagia
　··· 12-652
medicinal for breaking blood stasis and
　eliminating mass ···················· 12-458
medicinal for detoxification, parasiticide, drying
　dampness and relieving itching ····· 12-667
medicinal for drawing out toxin, suppuration and
　promoting granulation ··············· 12-683
medicinal for hot compress ············· 12-242
medicinal for preventing abortion ········· 12-692
medicinal for relieving convulsion and
　tranquilizing mind ··················· 12-515
medicinal for tranquilizing mind ········· 12-514
medicinal moxibustion············· 11-679, 11-681
medicinal paste··················· 13-066
medicinal powder ······················ 13-063
medicinal property ··················· 12-059
medicinal toxicity ··················· 15-101
medicinal wine ················· 13-077, 13-078
medicinal-stained coating ················ 09-187
medicine ···················· 12-001
Medicine Terminalia Fruit ··············· 12-644
Melon-Seed Shaped Medicine for Eyes ··· 13-231
melting ···················· 13-109
melting in mouth ···················· 13-112
membrane ················· 04-038
membrane source·················· 04-037
Membrane-Source-Opening Decoction ··· 13-271
membranous pharyngitis ····· 18-180, 18-191
meniscus injury···················· 19-128
menorrhagia ········· 16-023, 16-024, 16-028
menostaxis···················· 16-029

Menses-Astringing Pill····················· 13-418
menstrual body pain ···················· 16-045
menstrual diarrhea ············· 16-047, 16-048
menstrual disease····················· 16-001
menstrual distending pain of breasts ··· 16-051
menstrual edema ············· 16-049, 16-050
menstrual fever···················· 16-041, 16-042
menstrual headache···················· 16-043
menstrual hematemesis and epistaxis (vicarious
　menstruation)···················· 16-046
menstrual irregularities ················· 16-012
menstrual mental disorder ··············· 16-052
menstrual oral ulcer···················· 16-053
menstrual urticaria ············· 16-054, 16-057
menstrual vertigo ···················· 16-044
menstruation···03-189, 03-190, 03-191, 03-192
menstruation during pregnancy ······· 16-009,
　16-010, 16-011
mental activity ··················· 03-023, 05-043
mental confusion ···················· 09-021,
　09-022, 09-024, 09-025
mental disorder···················· 09-015
mental fatigue ···················· 09-345
meridian···················· 06-004
meridian/channel and collateral 01-016, 06-001
meridian/channel and collateral theory ·····06-002
meridian/channel differentiation and treatment
　·· 06-007
meridian/channel divergence·············· 06-079
meridian/channel phenomenon············· 06-003
meridian/channel point ················· 06-018
meridian/channel qi················· 05-023, 06-006
meridian/channel sinew ················· 06-081
meridian/channel sinew mesh above eyes
　·· 04-120, 04-122
meridian/channel sinew mesh below eyes
　·· 04-123, 04-124
meridian/channel tropism ················· 12-006
meridian/channel-warming hemostatic··· 12-416
metacarpal fracture ···················· 19-028
metacarpophalangeal dislocation ······· 19-061
metal ················· 02-044
metal being restricted by fire ············· 02-075
metal being un-restricted by wood ····· 02-080
metal characterized by changing ········· 02-089
metal characterized by clearing and downward

...... 02-090	mild infantile malnutrition 17-008
metal counter-restricting fire 02-067	mild moxibustion 11-669
metal gan (phlyctenular conjunctivitis) ... 18-043	mild pathogen 07-025
metal generating water 02-052	mild purgation 11-155, 11-157
metal needle 11-537	mild spasm of limbs 09-079
metal restricting wood.................. 02-059	mild tonification 11-219
metatarsal pain 19-131	Mile Swertia Herb.................... 12-319
metatarsus............................. 04-048	miliaria alba 15-116
metrorrhagia 16-033	miliaria crystalline 15-117
metrorrhagia and metrostaxis... 16-031, 16-034	milk regurgitation............ 17-141, 17-142
metrostaxis 16-032	Milkvetch Root 12-562
miasmic malaria 14-048	Mi l kwort Root 12-524
miasmic toxin 07-075	millet sore (conjunctival folliculitis) 18-003
Mica-Schist 12-491	Millet Sprout 12-387
microwave acupuncture 11-529	mind confused by pathogen 08-256
Midday Tea 13-135	Mind-Stabilizing Pill................. 13-394
middle consumptive thirst 14-275	Mind-Tranquillizing Pill 13-426
middle dryness leading to thirst 08-389	mingmen (GV4) 03-103
middle energizer 03-157	minister medicinal 13-031
middle energizer as fermentor 03-163	Minium 12-668
middle energizer governing transformation	Minor Bupleurum Decoction 13-269
...... 03-160	Minor Center-Fortifying Decoction 13-289
middle finger body-cun 11-625	Minor Channel-Warming Decoction 13-301
middle finger body-inch 11-625	Minor Chest Bind Decoction 13-595
Middle Fullness Separating and Dispersing	minor chest bind syndrome/pattern 10-383
Decoction.......................... 13-459	minor formula 13-009
middle line of forehead 20-429	Minor Green-Blue Dragon Decoction ... 13-604
middle line of vertex 20-433	minor joint dislocation of thoracic vertebrae
middle qi 05-013	 19-133
middle triangular fossa 20-485	Minor Life-Prolonging Decoction 13-517
middle-energizer dampness-heat syndrome/	Minor Nutrient Decoction 13-335
pattern 10-434	Minor Purgative Decoction............ 13-249
middle-energizer syndrome/pattern 10-435	minute pellet 13-088
Middle-Regu lati ng Pill 13-290	Miraculous Pill of Rhinoceros Horn 13-172
Middle-Tonifying Qi-Replenishing Decoction	Miraculous Pill of Six Ingredients 13-171
...... 13-313	Miraculous Pivot 01-050
midnight.............................. 05-020	mirror tongue 09-173
midnight-noon ebb-flow 21-062	missing pulse........................ 09-515
midnight-noon ebb-low acupuncture ... 11-636	mixed hemorrhoids 15-124
migraine.............. 14-318, 14-320, 14-321	moderate pulse 09-493
migratory impediment.................. 14-324	Modified Bupleurum and Coptis Decoction
migratory pain 09-300	 13-226
mild fever 09-250	Modified Fragrant Solomonseal Decoction 13-151
mild fire 13-123	moist coating........................ 09-161
mild fluid retention 10-209	moistening.......................... 12-031
mild formula 13-010, 13-015	moistening and tonifying 11-217

moistening but not slimy 12-061
moistening dry and descending qi 11-333
moistening dryness and relieving cough 11-395
moistening dryness and resolving phlegm 11-448
moistening dryness to quench thirst 11-393
moistening formula 13-026
moistening intestines to relieve constipation
11-174
moistening lung and relieving cough 11-390
moistening purgation 11-159
moisturizing dryness by light diffusion 11-388
mole cricket boil (folliculitis abscedens et
suffodiens) 15-007
monocular blindness 18-113
Moonlight Pill 13-363
morbid complexion 09-035
Morinda Root 12-587
morning sickness 16-060, 16-061
morning vomiting of food eaten in the evening
09-217
mother-element/phase qi 02-092
mother-tonifying child-reducing method 11-050
Motherwort Fruit 12-440
Motherwort Herb 12-438
motility of tongue 09-142
motive qi between kidneys 03-111
Mountain Spicy Fruit 12-332
mountain-burning fire method 11-614
mouse nipple (molluscum contagiosum) 15-080
mouth 04-129
mouth 20-505
mouth cleaning for newborn 21-024
movable abdominal mass 16-163
moving qi 11-318
moving qi and removing food stagnation 11-455
moving qi to relieve pain 11-319
moxa burner moxibustion 11-676
moxa cone moxibustion 11-655
moxibustion 11-654
moxibustion with moxa roll 11-667
moxibustion with moxa stick 11-666
moxibustion with moxa tube 11-683
MS1 20-429
MS2 20-430
MS3 20-431
MS4 20-432

MS5 20-433
MS6 20-434
MS7 20-435
MS8 20-436
MS9 20-437
MS10 20-438
MS11 20-439
MS12 20-440
MS13 20-441
MS14 20-442
muffled metal failing to sound 08-281
Mugwort and Cyperus Uterus-Warming Pill
13-308
Mulberry Fruit 12-575
Mulberry Leaf 12-119
Mulberry Leaf and Apricot Kernel Decoction
13-546
Mulberry Leaf and Chrysanthemum Decoction
13-141
Mulberry Root Bark Decoction 13-471
Mulberry Twig 12-267
multiple abscess 15-036
multiple abscess due to summerheat dampness
15-038
multiple arthralgia 14-329
Mume Pill 13-625
mumps 17-103, 17-106, 17-114
mumps due to seasonal toxin 17-104
murky eye nebula (interstitial keratitis) 18-060
murky-eye external nebula (interstitial keratitis)
18-061
Murraya Jasminorage 12-359
muscle 04-007
muscle emaciation 14-349
muscle impediment 14-338
muscle numbness 14-348
muscular spasm 19-096
muscular twitching 09-058, 09-059
Musk 12-547
Muskroot-Like Semiaquilegia Root 12-181
mutual assistance 12-076
mutual contention of wind and dampness 08-236
mutual generation between metal and water
11-257
mutual inhibition 12-073
mutual promotion between lung and kidney

.... 03-214
mutual reinforcement 12-077
mutual restraint 12-075
mutual rooting of yin and yang 02-013
mutual suppression 12-074
myasthenic eyelid (blepharoptosis) 18-009
myeloma 19-105
myopia 18-116, 18-117, 18-118
Myrrh 12-428

N

Nacre 12-532
Nacre Pill 13-542
Nardostachys Root 12-350
nasal congestion 09-316
nasal furuncle 18-155
nasal obstruction 18-159
nasal polyp 18-167, 18-168
nasal vestibulitis 18-156, 18-157, 18-158
nasopharynx 04-143
Natural Indigo 12-156
natural life span 21-013
natural moxibustion 11-678
nature of disease 08-004
nausea 09-347
nearsightedness 18-116, 18-117, 18-118
nebula 18-055
Nebula-Removing Decoction 13-228
neck 20-481
necrotizing insertion therapy for internal
    hemorrhoids 11-477
needle insertion with tube 11-583
needle withdrawal method 11-618
needle-inserting method 11-577
needling 11-590
needling hand 11-539
needling manipulation 11-590, 11-591
needling roller 11-524
needling sensation 11-593
needling stone 11-533
neonatal cough 17-001
neonatal tetanus 17-125
neuropathic arthritis 19-093
neutral reinforcement and reduction ... 11-613
never violating relation of season and time, it is

supposed to be the best therapeutic principle
.... 11-046
new contraction 14-058
newborn gingival cyst 17-139, 17-140
new-contraction warm disease 14-059
Newly Supplemented Yellow Dragon Decoction
.... 13-262
night crying 17-070
night crying due to cold 17-073
night crying due to fright 17-072
night crying due to heat 17-074
night fever abating at dawn 09-249
night sweat 09-260
Nine Immortals Powder 13-408
nine needles 11-531
nine orifices 04-056
Nine Pains Pill 13-288
nine pulse-takings 09-467
nine types of needling 11-549
Nine-Fen Powder 13-498
Ninefold Processed Cyperus Pill 13-499
Nine-Fold Processed Rhubarb Pill 13-220
Nine-Ingredient Notopterygium Decoction
.... 13-525
nineteen items of pathogenesis 08-508
nineteen mutual inhibitions 12-069
Niter 12-294
no pleasure in eating 09-378
nocturnal emission 14-250
node 20-458
non-acclimatization 21-065
non-contraction of heart qi 08-242
non-inflammatory edema of eyelid 18-016
non-interaction between heart and kidney
.... 08-400
non-pustulating moxibustion 11-660
non-scarring moxibustion 11-659
non-transmission 08-489
non-wind convulsion 17-047
normal and changeable pulses 21-046
normal circuit qi 21-053
normal complexion 09-032
normal genuine qi of zang-organs 03-005
normal individual complexion 09-033
normal pulse 09-437
normal pulse condition 09-480

697

normal sense of taste ⋯⋯⋯⋯⋯⋯ 09-393
normal tongue manifestation ⋯⋯⋯⋯ 09-122
nose ⋯⋯⋯⋯⋯⋯⋯⋯⋯⋯⋯⋯⋯⋯ 04-148
nose acupuncture ⋯⋯⋯⋯⋯⋯⋯⋯ 11-516
nose bridge ⋯⋯⋯⋯⋯⋯⋯⋯⋯⋯⋯ 04-154
nostril ⋯⋯⋯⋯⋯⋯⋯⋯⋯⋯⋯⋯⋯ 04-155
Notopterygium Overcoming Dampness Decoction
⋯⋯⋯⋯⋯⋯⋯⋯⋯⋯⋯⋯⋯ 13-522
Notopterygium Toxin-Vanquishing Powder
⋯⋯⋯⋯⋯⋯⋯⋯⋯⋯⋯⋯ 13-523
nourishing and moistening with sweet-cold
⋯⋯⋯⋯⋯⋯⋯⋯⋯⋯⋯⋯ 11-139
nourishing blood and extinguishing wind ⋯ 11-380
nourishing but not slimy ⋯⋯⋯⋯⋯⋯ 12-060
nourishing fetus ⋯⋯⋯⋯⋯⋯ 21-020, 21-021
nourishing heart and tranquilizing mind ⋯ 11-310
nourishing kidney and replenishing yin ⋯⋯ 11-284
nourishing kidney yin ⋯⋯⋯⋯⋯⋯⋯ 11-282
nourishing liver⋯⋯⋯⋯⋯⋯⋯⋯⋯⋯ 11-274
nourishing liver and kidney ⋯⋯⋯⋯ 11-277
nourishing liver yin ⋯⋯⋯⋯⋯⋯⋯⋯ 11-272
nourishing water to moisten wood ⋯⋯ 11-289
nourishing yang in spring and summer while
nourishing yin in autumn and winter 21-009
nourishing yin and blood ⋯⋯⋯⋯⋯ 11-235
nourishing yin and clearing away fire ⋯ 11-148
nourishing yin and clearing heat ⋯⋯⋯ 11-149
nourishing yin and extinguishing wind ⋯ 11-374
nourishing yin and moistening dryness ⋯⋯ 11-392
nourishing yin and moistening lung
⋯⋯⋯⋯⋯⋯⋯⋯⋯⋯ 11-251, 11-253
nourishing yin and reducing fire ⋯⋯⋯ 11-150
nourishing yin and subduing yang ⋯⋯ 11-233
nourishing yin and supplementing fluid ⋯ 11-396
nourishing yin and tonifying heart ⋯⋯ 11-248
nourishing yin and tonifying yang⋯⋯⋯ 11-244
nourishing yin for benefiting stomach ⋯⋯ 11-267
nulliparous vaginal orifice ⋯⋯⋯⋯⋯ 04-165
numbness of mouth ⋯⋯⋯⋯ 09-391, 09-392
numbness of skin ⋯⋯⋯⋯⋯ 09-342, 09-343
numbness of tongue⋯⋯⋯⋯⋯⋯⋯⋯ 09-394
nurse of Chinese medicine ⋯⋯⋯⋯⋯ 01-062
Nutgrass Galingale Rhizome ⋯⋯⋯⋯ 12-373
Nutmeg ⋯⋯⋯⋯⋯⋯⋯⋯⋯⋯⋯⋯ 12-646
nutrient aspect ⋯⋯⋯⋯⋯⋯⋯⋯⋯⋯ 05-030
nutrient aspect syndrome/pattern⋯⋯⋯ 10-422

nutrient qi ⋯⋯⋯⋯⋯⋯⋯⋯⋯⋯⋯ 05-016
nutrient qi coming out of middle energizer
⋯⋯⋯⋯⋯⋯⋯⋯⋯⋯⋯⋯ 05-022
nutrient qi flowing within vessels, defense qi
flowing outside vessels ⋯⋯⋯⋯⋯ 05-019
nutrient-blood ⋯⋯⋯⋯⋯⋯⋯⋯⋯ 05-028
Nutrient-Clearing Decoction ⋯⋯⋯⋯ 13-159
nutrient-defense ⋯⋯⋯⋯⋯⋯⋯⋯⋯ 05-017
nutrient-qi deficiency resulting in numbness
⋯⋯⋯⋯⋯⋯⋯⋯⋯⋯⋯⋯ 08-141
nutrient-yin depression ⋯⋯⋯⋯⋯⋯ 08-441
Nux Vomica ⋯⋯⋯⋯⋯⋯⋯⋯⋯⋯ 12-454

O

obesity ⋯⋯⋯⋯⋯⋯⋯⋯⋯⋯⋯⋯ 14-307
oblique insertion ⋯⋯⋯⋯⋯⋯⋯⋯⋯ 11-589
oblique pulling manipulation ⋯⋯⋯⋯ 11-805
oblique-running pulse ⋯⋯⋯⋯⋯⋯⋯ 09-471
Obscured Homalomena Rhizome ⋯⋯⋯ 12-246
obstruction of sublingual channel/meridian and
collateral ⋯⋯⋯⋯⋯⋯⋯⋯⋯⋯ 08-258
obstruction-removing formula ⋯⋯⋯⋯ 13-018
obstructive sensation in epigastrium ⋯ 09-330
obtaining qi ⋯⋯⋯⋯⋯⋯ 11-592, 21-066
Obtuseleaf Erycibe Stem ⋯⋯⋯⋯⋯⋯ 12-245
occipital bone ⋯⋯⋯⋯⋯⋯⋯⋯⋯⋯ 04-019
occiput ⋯⋯⋯⋯⋯⋯⋯⋯⋯⋯⋯⋯ 20-500
ocular dryness ⋯⋯⋯⋯⋯⋯⋯⋯⋯⋯ 04-092
ocular muscles ⋯⋯⋯⋯⋯⋯ 04-116, 04-117
odd-ingredient formula ⋯⋯⋯⋯⋯⋯ 13-012
offensive purgative ⋯⋯⋯⋯⋯⋯⋯⋯ 12-218
offensive purgative formula ⋯⋯⋯⋯ 13-244
officer in charge of transportation⋯⋯⋯ 03-151
Officinal Magnolia Bark ⋯⋯⋯⋯⋯⋯ 12-374
Officinal Magnolia Flower ⋯⋯⋯⋯⋯ 12-365
Oil of Wild Mint ⋯⋯⋯⋯⋯⋯⋯⋯ 12-107
oil wick moxibustion ⋯⋯⋯⋯⋯⋯⋯ 11-682
oily sweating ⋯⋯⋯⋯⋯⋯ 09-269, 09-270
ointment⋯⋯⋯⋯⋯⋯⋯⋯ 13-067, 13-071
ointment rubbing ⋯⋯⋯⋯⋯⋯⋯⋯⋯ 11-778
Old Man Pill ⋯⋯⋯⋯⋯⋯⋯⋯⋯⋯ 13-395
old nebula (corneal scar) ⋯⋯⋯⋯⋯⋯ 18-063
Olive ⋯⋯⋯⋯⋯⋯⋯⋯⋯⋯⋯⋯⋯ 12-200
ominous abscess of throat ⋯⋯⋯⋯⋯ 18-188
one eye smaller than the other ⋯⋯⋯⋯ 18-113

One Golden Pill ⋯⋯⋯⋯⋯⋯⋯⋯⋯ 13-493
one tenth of square-cun spoon ⋯⋯⋯⋯ 12-079
One-Character Gold-Like Pill ⋯⋯⋯⋯⋯ 13-174
one-finger-pushing manipulation ⋯⋯⋯⋯ 11-781
Only when yin is at peace and yang is compact
 can essence-spirit be normal. ⋯⋯⋯ 02-030
open fracture⋯⋯⋯⋯⋯⋯⋯⋯⋯⋯⋯⋯⋯ 19-004
open injury ⋯⋯⋯⋯⋯⋯⋯⋯⋯⋯⋯ 19-154
open-close reinforcement and reduction ⋯11-612
opening and discharging⋯⋯⋯⋯⋯⋯⋯⋯ 11-077
opening onto pleurodiaphragmatic interspace
 ⋯⋯⋯⋯⋯⋯⋯⋯⋯⋯⋯⋯⋯⋯⋯⋯⋯ 11-185
opening orifice ⋯⋯⋯⋯⋯⋯⋯⋯⋯⋯⋯ 11-311
opening pores of sweat duct ⋯⋯⋯⋯⋯ 11-055
Ophicalcite⋯⋯⋯⋯⋯⋯⋯⋯⋯⋯⋯⋯⋯ 12-409
Ophiopogon Decoction ⋯⋯⋯⋯⋯⋯⋯ 13-362
ophthalmic gum ⋯⋯ 04-125, 04-126, 04-127
ophthalmology of Chinese medicine ⋯⋯ 01-010
opposition of yin and yang ⋯⋯⋯⋯⋯⋯ 02-012
oppressed vital activity ⋯⋯⋯⋯⋯⋯⋯ 08-257
Orange Fruit ⋯⋯⋯⋯⋯⋯⋯⋯⋯⋯⋯ 12-353
orbit ⋯⋯⋯⋯⋯⋯⋯⋯⋯⋯⋯⋯⋯⋯⋯ 04-118
orbit bone ⋯⋯⋯⋯⋯⋯⋯⋯⋯⋯⋯⋯ 04-119
orderly needling methods with words ⋯ 11-541
ordinary malaria ⋯⋯⋯⋯⋯⋯⋯⋯⋯⋯ 14-041
Oriental Waterplantain Rhizome ⋯⋯⋯ 12-292
Orientvine Vine⋯⋯⋯⋯⋯⋯⋯⋯⋯⋯⋯ 12-271
Orifice-Openning Blood-Activating Decoction
 ⋯⋯⋯⋯⋯⋯⋯⋯⋯⋯⋯⋯⋯⋯⋯⋯⋯ 13-476
original qi ⋯⋯⋯⋯⋯⋯⋯⋯ 05-010, 05-011
Original-Qi Lifting Decoction ⋯⋯⋯⋯⋯ 13-314
Original-Qi Preserving Decoction ⋯⋯⋯ 13-317
Origin-Restorative Blood-Activating Decoction
 ⋯⋯⋯⋯⋯⋯⋯⋯⋯⋯⋯⋯⋯⋯⋯⋯⋯ 13-481
orthopedics and traumatology of Chinese
 medicine ⋯⋯⋯⋯⋯⋯⋯⋯⋯⋯⋯ 01-008
osteoarthritis⋯⋯⋯⋯⋯⋯⋯⋯⋯⋯⋯⋯ 19-089
osteoarticular tuberculosis ⋯⋯⋯⋯⋯⋯ 19-088
osteochondroma ⋯⋯⋯⋯⋯⋯⋯⋯⋯⋯ 19-103
osteoepiphysio-chondropathy ⋯⋯⋯⋯ 19-099
osteogenesis imperfecta ⋯⋯⋯⋯⋯ 19-071
osteomyelitis around Huantiao point (suppurative
 coxitis) ⋯⋯⋯⋯⋯⋯⋯⋯⋯⋯⋯⋯⋯ 15-034
osteoporosis ⋯⋯⋯⋯⋯⋯⋯⋯⋯⋯⋯⋯ 19-100
osteosarcoma ⋯⋯⋯⋯⋯⋯⋯⋯⋯⋯⋯ 19-102
otogenic facial palsy⋯⋯⋯⋯⋯⋯⋯⋯⋯ 18-138

otogenic intracranial infection ⋯⋯⋯⋯ 18-140
otopyorrhea (suppurative otitis media)
 ⋯⋯⋯⋯⋯⋯⋯⋯⋯⋯⋯⋯ 18-135, 18-136
otopyorrhea with vertigo ⋯⋯⋯⋯⋯⋯⋯ 18-144
otorhinolaryngology of Chinese medicine 01-011
outer canthus⋯ 04-073, 04-074, 04-075, 04-076
Oven Yellow Earth Decoction ⋯⋯⋯⋯⋯ 13-507
overacting of five minds ⋯⋯⋯⋯⋯⋯⋯ 07-080
overconsumption of heart nutrient ⋯⋯ 08-450
overexertion leading to qi consumption⋯⋯08-139
overfatigue relapse ⋯⋯⋯⋯⋯⋯⋯⋯⋯ 08-028
overheat causing qi leakage ⋯⋯⋯⋯⋯ 08-228
over-joy and anger impairing qi, cold and
 summerheat impairing body ⋯⋯⋯ 07-089
over-joy causing qi to slacken ⋯⋯⋯⋯ 08-158
over-joy damaging heart ⋯⋯⋯⋯⋯⋯⋯ 07-085
overlap of diseases ⋯⋯⋯⋯⋯⋯⋯⋯⋯ 08-491
overlap of diseases of greater yang and lesser
 yang ⋯⋯⋯⋯⋯⋯⋯⋯⋯⋯⋯⋯⋯ 08-493
overlap of diseases of greater yang and yang
 brightness ⋯⋯⋯⋯⋯⋯⋯⋯⋯⋯⋯ 08-492
over-restriction ⋯⋯⋯⋯⋯⋯⋯⋯⋯⋯⋯ 08-480
over-restriction among five elements/phases
 ⋯⋯⋯⋯⋯⋯⋯⋯⋯⋯⋯⋯⋯⋯⋯⋯⋯ 02-061
overstrain ⋯⋯⋯⋯⋯⋯⋯⋯⋯⋯⋯⋯⋯ 07-101
overstrain stranguria ⋯⋯⋯⋯⋯⋯⋯⋯ 14-240
oxhide lichen (neurodermatitis) ⋯⋯⋯ 15-104
Oyster Shell ⋯⋯⋯⋯⋯⋯⋯⋯⋯⋯⋯ 12-534
Oyster Shell Powder⋯⋯⋯⋯⋯⋯⋯⋯⋯ 13-407

P

P ⋯⋯⋯⋯⋯⋯⋯⋯⋯⋯⋯⋯⋯⋯⋯⋯ 20-450
P (1) ⋯⋯⋯⋯⋯⋯⋯⋯⋯⋯⋯⋯⋯⋯⋯ 20-534
P (2) ⋯⋯⋯⋯⋯⋯⋯⋯⋯⋯⋯⋯⋯⋯⋯ 20-535
P (3) ⋯⋯⋯⋯⋯⋯⋯⋯⋯⋯⋯⋯⋯⋯⋯ 20-536
P (4) ⋯⋯⋯⋯⋯⋯⋯⋯⋯⋯⋯⋯⋯⋯⋯ 20-537
P (5) ⋯⋯⋯⋯⋯⋯⋯⋯⋯⋯⋯⋯⋯⋯⋯ 20-538
pacifying liver and extinguishing wind⋯ 11-376
pacifying liver and subduing yang⋯⋯⋯ 11-273
pagodatree Flower ⋯⋯⋯⋯⋯⋯⋯⋯⋯ 12-396
pain along channel/meridian ⋯⋯⋯⋯⋯ 10-007
Pain and Diarrhea Formula⋯⋯⋯⋯⋯⋯ 13-274
pain of vulva ⋯⋯⋯ 16-173, 16-174, 16-176
pain wind ⋯⋯⋯⋯⋯⋯⋯⋯⋯⋯⋯⋯⋯ 14-330
painful locality taken as point ⋯⋯⋯⋯ 06-039

painful menstruation ⋯⋯⋯⋯⋯⋯⋯ 16-040
Pain-Relieving Decoction⋯⋯⋯⋯⋯⋯⋯ 13-565
paired needling⋯⋯⋯⋯⋯⋯⋯⋯⋯⋯⋯ 11-561
Palace-Clearing Decoction ⋯⋯⋯⋯⋯ 13-160
Pale Butterflybush Flower ⋯⋯⋯⋯⋯⋯ 12-134
pale tongue ⋯⋯⋯⋯⋯⋯⋯⋯⋯⋯ 09-127
palmar furuncle (midpalmar space infection)
⋯⋯⋯⋯⋯⋯⋯⋯⋯⋯⋯⋯⋯⋯⋯ 15-019
Palmleaf Raspberry Fruit⋯⋯⋯⋯⋯⋯⋯ 12-653
palm-pushing manipulation ⋯⋯⋯⋯⋯ 11-788
palpation of acupoints⋯⋯⋯⋯⋯⋯⋯⋯ 09-546
palpation of cardiac apex ⋯⋯⋯⋯⋯⋯ 09-536
palpation of forearm skin ⋯⋯⋯⋯⋯⋯ 09-535
palpebral blotch ⋯⋯⋯⋯⋯⋯⋯⋯⋯ 18-032
palpebral fissure ⋯⋯⋯⋯⋯⋯⋯⋯⋯ 04-082
palpebral margin ⋯⋯⋯⋯⋯ 04-083, 04-084
palpitation ⋯⋯⋯⋯⋯⋯⋯ 09-322, 09-359
palpitation due to fright ⋯⋯⋯⋯⋯⋯ 09-323
pancreas and gallbladder ⋯⋯⋯⋯⋯⋯ 20-517
Pancreas-Nourishing Decoction⋯⋯⋯⋯ 13-227
Pangolin Scales ⋯⋯⋯⋯⋯⋯⋯⋯⋯⋯ 12-464
Paniculate Bolbostemma⋯⋯⋯⋯⋯⋯⋯ 12-492
Paniculate Swal lowwort Root ⋯⋯⋯⋯ 12-256
pannus covering cornea (keratic pannus)
⋯⋯⋯⋯⋯⋯⋯⋯⋯⋯⋯ 18-072, 18-073
Panting-Arresting Decoction ⋯⋯⋯⋯⋯ 13-466
Papermulberry Fruit ⋯⋯⋯⋯⋯⋯⋯ 12-627
papule⋯⋯⋯⋯⋯⋯⋯⋯⋯⋯⋯⋯⋯ 09-096
paralysis following convulsion ⋯⋯⋯⋯ 17-051
paralytic strabismus⋯⋯⋯⋯⋯⋯⋯⋯ 18-115
paralytic tongue ⋯⋯⋯⋯⋯⋯⋯⋯⋯ 09-155
paraphasia⋯⋯⋯⋯⋯⋯⋯⋯⋯⋯⋯⋯ 09-199
parasitic toxin ⋯⋯⋯⋯⋯⋯⋯⋯⋯⋯ 14-220
Paris Root ⋯⋯⋯⋯⋯⋯⋯⋯ 12-167, 12-193
parturition ⋯⋯⋯⋯⋯ 03-122, 03-197, 03-198
passing of disease from interior to exterior
⋯⋯⋯⋯⋯⋯⋯⋯⋯⋯⋯⋯⋯⋯⋯ 08-476
passing of disease from yin to yang ⋯⋯ 08-472
passing of flatus ⋯⋯⋯⋯⋯⋯⋯⋯⋯ 09-229
paste ⋯⋯⋯⋯⋯⋯⋯⋯⋯⋯⋯⋯⋯ 13-043
Patchouli Qi-Righting Powder ⋯⋯⋯⋯ 13-550
patella dislocation ⋯⋯⋯⋯⋯⋯⋯⋯ 19-066
patella fracture ⋯⋯⋯⋯⋯⋯⋯⋯⋯ 19-035
pathogen attacking heart and lung
⋯⋯⋯⋯⋯⋯⋯⋯⋯⋯⋯ 08-402, 08-403
pathogen attacking yang meridians/channels

⋯⋯⋯⋯⋯⋯⋯⋯⋯⋯⋯⋯⋯⋯⋯ 07-022
pathogen attacking yin meridians/channels
⋯⋯⋯⋯⋯⋯⋯⋯⋯⋯⋯⋯⋯⋯⋯ 07-023
pathogen cold ⋯⋯⋯⋯⋯⋯⋯⋯⋯⋯ 07-021
pathogen from child-organ⋯⋯⋯⋯⋯⋯ 07-024
pathogen from mother-organ⋯⋯⋯⋯⋯ 07-027
pathogen in the lower requiring dredging therapy
⋯⋯⋯⋯⋯⋯⋯⋯⋯⋯⋯⋯⋯⋯⋯ 11-162
pathogen invading nutrient and blood aspects
⋯⋯⋯⋯⋯⋯⋯ 08-012, 08-013, 08-014
pathogenesis ⋯⋯⋯⋯⋯⋯⋯⋯⋯⋯⋯ 08-001
pathogenic exogenous factors ⋯⋯⋯⋯ 07-028
pathogenic qi⋯⋯⋯⋯⋯⋯⋯⋯⋯⋯⋯ 07-015
pathogenic wind ⋯⋯⋯⋯⋯⋯⋯⋯⋯ 07-020
pathogens affecting facial orifices ⋯⋯⋯ 08-027
pathogens lingering in triple energizer⋯ 08-392
patient and disease are the root, diagnosis and
treatment of doctor are the branch ⋯⋯ 11-039
patient with dampness ⋯⋯⋯⋯⋯⋯⋯ 07-006
patient with frequent seminal loss ⋯⋯ 07-008
pattern ⋯⋯⋯⋯⋯⋯⋯⋯⋯⋯⋯⋯ 10-001
pattern identification and treatment (syndrome
differentiation/pattern identification and
treatment) ⋯⋯⋯⋯⋯⋯⋯⋯⋯⋯ 02-103
patting-striking manipulation⋯⋯⋯⋯⋯ 11-798
PC ⋯⋯⋯⋯⋯⋯⋯⋯⋯⋯⋯⋯⋯⋯ 20-009
PC 1 ⋯⋯⋯⋯⋯⋯⋯⋯⋯⋯⋯⋯⋯ 20-250
PC 2 ⋯⋯⋯⋯⋯⋯⋯⋯⋯⋯⋯⋯⋯ 20-257
PC 3 ⋯⋯⋯⋯⋯⋯⋯⋯⋯⋯⋯⋯⋯ 20-190
PC 4 ⋯⋯⋯⋯⋯⋯⋯⋯⋯⋯⋯⋯⋯ 20-290
PC 5 ⋯⋯⋯⋯⋯⋯⋯⋯⋯⋯⋯⋯⋯ 20-119
PC 6 ⋯⋯⋯⋯⋯⋯⋯⋯⋯⋯⋯⋯⋯ 20-164
PC 7 ⋯⋯⋯⋯⋯⋯⋯⋯⋯⋯⋯⋯⋯ 20-051
PC 8 ⋯⋯⋯⋯⋯⋯⋯⋯⋯⋯⋯⋯⋯ 20-144
PC 9 ⋯⋯⋯⋯⋯⋯⋯⋯⋯⋯⋯⋯⋯ 20-359
Peaceful Palace Bovine Bezoar Pill ⋯⋯ 13-432
Peach Kernel Purgative Decoction⋯⋯⋯ 13-473
Peach Seed⋯⋯⋯⋯⋯⋯⋯⋯⋯⋯⋯ 12-439
peach-like swelling of eyelid ⋯⋯⋯⋯⋯ 18-015
Pearl ⋯⋯⋯⋯⋯⋯⋯⋯⋯⋯⋯⋯⋯ 12-519
pectoral qi ⋯⋯⋯⋯⋯⋯⋯⋯⋯⋯⋯ 05-012
pediatrics of Chinese medicine ⋯⋯⋯⋯ 01-007
peeling coating ⋯⋯⋯⋯⋯⋯⋯⋯⋯ 09-170
pellet ⋯⋯⋯⋯⋯⋯⋯⋯⋯⋯⋯⋯⋯ 13-059
pelvic bandage traction ⋯⋯⋯⋯⋯⋯⋯ 11-775
pelvic fracture ⋯⋯⋯⋯⋯⋯⋯⋯⋯ 19-051

700　　英語索引

pelvic sling traction	11-774
pelvis	20-487
penial carcinoma	15-072
penis	04-159
penis and testes	04-010
pensiveness causing qi stagnation	08-160
Peony and Licorice Decoction	13-381
Peony Decoction	13-210
Pepper Fruit	12-334
Peppermint	12-108
Pepperweed and Jujube Lung-Draining Decoction	
	13-206
Pepperweed Seed	12-504
pericardial fluid retention syndrome/pattern	
	10-228
pericardium	03-014
pericardium meridian/channel of hand reverting	
yin (PC)	06-062
Perilla Fruit Qi-Descending Decoction	13-465
Perilla Leaf	12-097
Perilla Stem	12-361
perimenopausal syndrome	16-055
Peripatetic Powder	13-275
peritonsillar abscess	18-187
perleche	17-035, 17-036, 17-037
perpendicular insertion	11-585
Persimmon Calyx	12-376
persistent fluid retention	10-208
persistent idea being called will	05-049
persistent pain	09-312
persistent strain	19-156
person immersed in water when sweating, heart	
being affected	08-255
person with predominant yang	07-002
person with predominant yin	07-003
pestilence	07-062, 14-065,
	14-066, 14-067, 14-068
pestilent furuncle (cutaneous anthrax)	15-017
pestilent qi	07-063, 07-064, 07-065
pestilential jaundice	14-203
pestilential wind (leprosy)	15-121
petalled coating	09-165
petaloid nebula with a sunken center (ulcerative	
keratitis)	18-059
phalanx fracture of hand	19-029
Pharbitis Seed	12-233

pharmaceutical botany	01-036
pharmaceutics of Chinese medicine	01-041
pharmacist of Chinese medicine	01-058
pharmacology of Chinese medicine	01-038
pharyngitis	18-177
pharynx larynx	20-494
phlegm	07-104
phlegm clouding pericardium	08-260
phlegm epilepsy	17-055
phlegm node in eyelid (chalazion)	18-002
phlegm nodule	15-069
phlegm syncope	14-301
phlegm syndrome/pattern	10-192
Phlegm-Cleansing Decoction	13-590
phlegm-dampness	07-107
phlegm-dampness syndrome/pattern of water	
orbiculus	10-340
phlegm-eliminating formula	13-588
phlegm-expelling formula	13-587
phlegm-fire disturbing heart	08-259
phlegm-fire syndrome/pattern of water orbiculus	
	10-339
phlegm-fluid retention	14-309
phlegm-heat reversal syndrome	14-298
phlegmon	15-029
phlegmon of buttock	15-022
phlegmon of dorsum of foot	15-030
phlegmon of dorsum of hand	15-031
phlegmonous mastitis	15-048
phlegm-resolving medicine	12-468
Phlegm-Rolling Pill	13-596
phlyctenular conjunctivitis	15-147, 18-044
photophobia	09-354, 09-355, 09-356
Phragmites Stem Decoction	13-598
physician/doctor of Chinese medicine	
	01-056, 01-057
physician/doctor of integrated Chinese and	
Western medicine	01-061
physique	04-002
physique predominating qi	09-046
piercing method	11-573
Pig Iron Flakes Decoction	13-422
pigeon breast	17-059
pill	13-045
Pillbug	12-423
pillow bald	09-068

701

Pilose Antler ·········· 12-601
Pilose Antler Pill for Internal Tonification ··· 13-389
pinching manipulation ··········· 11-793
pinching needle insertion ·········· 11-581
Pine Pollen ·········· 12-147
Pinellia and Magnolia Bark Decoction ··· 13-461
Pinellia Heart-Draining Decoction ········· 13-278
Pinellia Tuber ·········· 12-469
Pinellia, White Atractylodes and Gastrodia
　Decoction ·········· 13-609
pinguecula ·········· 18-032
Pipewort Flower ·········· 12-132
piriform muscle syndrome ·········· 19-123
placenta ········· 03-180, 03-194, 03-195, 03-196
Placenta Pill ·········· 13-344
Plain Questions ·········· 01-049
plain stir-frying ·········· 12-036
Plantain Herb ·········· 12-305
Plantain Seed ·········· 12-304
plantar wart ·········· 15-081
plaster ·········· 13-065, 13-073
plaster dermatitis ·········· 15-097
plaster therapy ·········· 11-499
Platycodon Root ·········· 12-498
pleural fluid retention ·········· 14-310
Plum Blossom Sore-Dispelling Pill ········· 13-190
plum-blossom needle ·········· 11-523
plum-stone qi (globus hystericus) ······ 18-201
pneumonia with dyspnea and cough ··· 17-002
point combination on the same meridian/channel
　·········· 11-643
point ligation therapy ·········· 11-504, 11-513
point selection according to syndromes
　·········· 11-633, 11-634
point selection based on syndrome
　differentiation/pattern identification ···11-635
point-pricking method ·········· 11-572
points of back ·········· 20-017
points of chest and abdomen ·········· 20-016
points of fourteen meridians/channels··· 06-025
points of head and neck ·········· 20-015
points of lower extremities ·········· 20-019
points of upper extremities ·········· 20-018
Pokeberry Root ·········· 12-232
polyhydramnios ·········· 16-082, 16-083
polyp ·········· 09-099

Polyporus Decoction ·········· 13-582
Pomegranate Rind ·········· 12-648
popliteal cyst ·········· 19-125
Poppy Capsule ·········· 12-641
Poria ·········· 12-298
Poria Water-Draining Decoction ········· 13-585
Poria, Cinnamon Twig, Bighead Atractylodes and
　Licorice Decoction ·········· 13-571
Poria, Cinnamon Twig, White Atractyiodes and
　Licorice Decoction ·········· 13-572
postauricular abscess（postauricular
　subperiosteal abscess）·········· 18-149
postauricular infection（postauricular
　subperiosteal abscess）······ 18-139, 18-146
posterior intertragal notch ·········· 20-498
posterior laryngeal wall ·········· 04-144
posterior oblique line of vertex-temporal ···20-435
posterior surface of ear ·········· 20-450
posterior temporal line ·········· 20-439
postmenopausal hemorrhage ·········· 16-056
postpartum abdominal pain ·········· 16-124
postpartum body pain ·········· 16-128
postpartum constipation ·········· 16-136
postpartum convulsion··· 16-125, 16-126, 16-151
postpartum depression and dizziness ··· 16-149
postpartum disease ·········· 16-120
postpartum fainting ·········· 16-149
postpartum fainting due to hemorrhage ···16-122
postpartum fever ·········· 16-127
postpartum frequency and incontinence of urine
　·········· 16-134
postpartum incontinence of urine ········ 16-135
postpartum mastitis ·········· 15-047
postpartum metrorrhagia ·········· 16-123
postpartum profuse sweating ·········· 09-264
postpartum retention of urine ·········· 16-133
post-term pregnancy ···16-099, 16-100, 16-101
Potia, Licorice, Schisandra, Ginger and Asarum
　Decoction ·········· 13-607
pottery cup ·········· 11-687
pounding ·········· 12-020
pouring diarrhea ·········· 09-403
powder ·········· 13-044
Powder for Ascending and Descending··· 13-224
Powder for Internal Expulsion and Promoting
　Granulation ·········· 13-351

702　英語索引

Powder for Removing Necrotic Tissue and
Promoting Granulation ⋯⋯⋯⋯⋯⋯ 13-182
Powder for Treating Red Eye ⋯⋯⋯⋯⋯ 13-233
Powder for Ulcerative Gingivitis ⋯⋯⋯ 13-222
Powder of Capillaris and Five Ingredients with
Poria⋯⋯⋯⋯⋯⋯⋯⋯⋯⋯⋯⋯⋯⋯⋯⋯ 13-581
Powder of Five Ingredients with Poria ⋯ 13-579
Powder of Four Ingredients with Poria⋯ 13-580
powder on a coin ⋯⋯⋯⋯⋯⋯⋯⋯⋯⋯⋯ 12-080
powder on quarter of a coin ⋯⋯⋯⋯⋯ 12-081
Powder with Catechu ⋯⋯⋯⋯⋯⋯⋯⋯⋯ 13-178
Powder with Dendrobium for Clearing Stomach
⋯⋯⋯⋯⋯⋯⋯⋯⋯⋯⋯⋯⋯⋯⋯⋯⋯⋯⋯ 13-216
Powder with Human Urine Sediment ⋯ 13-184
powdering by filing or pounding ⋯⋯⋯ 12-024
powerful tonification of primordial qi ⋯ 11-225
pox ⋯⋯⋯⋯⋯⋯⋯⋯⋯⋯⋯ 09-098, 17-094
precordial pain ⋯⋯⋯⋯⋯⋯⋯⋯⋯⋯⋯⋯ 09-285
precordial pain due to spleen disorder⋯ 14-125
precordial pain radiating upwards ⋯⋯ 09-286
precordial sweating ⋯⋯⋯⋯⋯⋯⋯⋯⋯⋯ 09-276
predominance of yang leading to disorder of yin
⋯⋯⋯⋯⋯⋯⋯⋯⋯⋯⋯⋯⋯⋯⋯⋯⋯⋯⋯ 07-100
predominance of yin leading to disorder of yang
⋯⋯⋯⋯⋯⋯⋯⋯⋯⋯⋯⋯⋯⋯⋯⋯⋯⋯⋯ 07-099
predominant dampness weakening yang 08-205
predominant heat causing swelling ⋯⋯ 08-229
predominant yang damaging yin ⋯⋯⋯ 08-091
predominant yang making yin disorder 02-031
predominant yin making yang disorder 02-032
preference for pulse manifestation over symptoms
⋯⋯⋯⋯⋯⋯⋯⋯⋯⋯⋯⋯⋯⋯⋯⋯⋯⋯ 09-461
preference for symptoms over pulse manifestation
⋯⋯⋯⋯⋯⋯⋯⋯⋯⋯⋯⋯⋯⋯⋯⋯⋯⋯ 09-460
pregnancy ⋯⋯⋯⋯⋯⋯⋯⋯⋯ 03-119, 03-120
premature ejaculation ⋯⋯⋯⋯⋯⋯⋯⋯ 14-247
premature rupture of fetal membrane ⋯ 16-115
Prepared Common Monkshood Daughter Root
⋯⋯⋯⋯⋯⋯⋯⋯⋯⋯⋯⋯⋯⋯⋯⋯⋯⋯⋯ 12-335
Prepared Rehmannia Root ⋯⋯⋯⋯⋯⋯ 12-580
prescription according to therapeutic method
⋯⋯⋯⋯⋯⋯⋯⋯⋯⋯⋯⋯⋯⋯⋯⋯⋯⋯ 11-049
prescriptions classified by therapeutic methods
⋯⋯⋯⋯⋯⋯⋯⋯⋯⋯⋯⋯⋯⋯⋯⋯⋯⋯ 11-049
presence of vitality ⋯⋯⋯⋯⋯⋯⋯⋯⋯ 09-011
presence of vitality indicating favorable prognosis

⋯⋯⋯⋯⋯⋯⋯⋯⋯⋯⋯⋯⋯⋯⋯⋯⋯⋯ 09-016
preserving essence and concentrating mind
⋯⋯⋯⋯⋯⋯⋯⋯⋯⋯⋯⋯⋯⋯⋯⋯⋯⋯ 21-016
press fracture end and turn to opposite ⋯⋯⋯11-739
pressing hand ⋯⋯⋯⋯⋯⋯⋯⋯⋯⋯⋯⋯ 11-540
pressing manipulation ⋯⋯⋯⋯⋯⋯⋯⋯ 11-791
pressing moxibustion ⋯⋯⋯⋯⋯⋯⋯⋯ 11-672
pressure pad ⋯⋯⋯⋯⋯⋯⋯⋯⋯⋯⋯⋯⋯ 11-758
prevent abortion ⋯⋯⋯⋯⋯⋯⋯⋯⋯⋯ 11-471
preventing attack of malaria ⋯⋯⋯⋯⋯ 11-186
prevention before disease onset ⋯⋯⋯ 11-007
Priceless Miscarriage-Preventing Pill ⋯ 13-336
Priceless Qi-Righting Powder ⋯⋯⋯⋯⋯ 13-551
pricking and cupping ⋯⋯⋯⋯ 11-703, 11-704
Prickly Polygonum ⋯⋯⋯⋯⋯⋯⋯⋯⋯⋯ 12-185
prickly tongue ⋯⋯⋯⋯⋯⋯⋯⋯⋯⋯⋯⋯ 09-140
Pricklyash Peel ⋯⋯⋯⋯⋯⋯⋯⋯⋯⋯⋯⋯ 12-337
prickly-ash-like sore (trachoma) ⋯⋯⋯ 18-004
primary infertility⋯⋯⋯⋯⋯⋯⋯⋯⋯⋯⋯ 16-153
Prince's-Feather Fruit ⋯⋯⋯⋯⋯⋯⋯⋯⋯ 12-460
principle-method-recipe-medicinal ⋯⋯ 13-006
processing ⋯⋯⋯⋯⋯⋯⋯⋯⋯⋯⋯⋯⋯⋯ 12-043
processing of materia medica⋯⋯⋯⋯⋯ 12-011,
12-012, 12-013
proctology of Chinese medicine⋯⋯⋯⋯ 01-013
profuse sweating ⋯⋯⋯⋯⋯⋯ 09-261, 09-263
progressive deafness ⋯⋯⋯⋯⋯⋯⋯⋯⋯ 18-142
prohibited combination ⋯⋯⋯⋯⋯⋯⋯⋯ 12-071
prolapse of lumbar intervertebral disc ⋯ 19-135
prolapse of rectum ⋯⋯⋯⋯⋯⋯⋯⋯⋯⋯ 15-128
prolapse of uterus ⋯⋯⋯⋯⋯⋯ 16-156, 16-157,
16-158, 16-159, 16-160
prolonged menstruation ⋯⋯⋯⋯⋯⋯⋯ 16-029
prominent muscle⋯⋯⋯⋯⋯⋯⋯⋯⋯⋯⋯ 04-008
promoting digestion and removing food stagnation
⋯⋯⋯⋯⋯⋯⋯⋯⋯⋯⋯⋯⋯⋯⋯⋯⋯⋯ 11-453
promoting digestion and resolving food stagnation
⋯⋯⋯⋯⋯⋯⋯⋯⋯⋯⋯⋯⋯⋯⋯⋯⋯⋯ 11-454
promoting eruption ⋯⋯⋯⋯⋯⋯⋯⋯⋯ 11-062
promoting fluid production to quench thirst
⋯⋯⋯⋯⋯⋯⋯⋯⋯⋯⋯⋯⋯⋯⋯⋯⋯⋯ 11-394
promoting lactation ⋯⋯⋯⋯⋯⋯ 11-472, 12-690
promoting pustulation of sore by strengthening
vital qi ⋯⋯⋯⋯⋯⋯⋯⋯⋯⋯ 11-708, 11-709
promoting suppuration ⋯⋯⋯⋯⋯⋯⋯⋯ 11-464
promoting urination⋯⋯⋯⋯⋯⋯⋯⋯⋯⋯ 11-424

703

promoting urination and draining dampness 11-419
promoting urination and removing dampness 11-423
pronator syndrome 19-112
prop up with lever 11-743
properties and actions of Chinese medicinal 12-004
prosperity and blossom 21-007
prostatic hypertrophy 15-135
protracted tongue..................................... 09-154
protruding and waggling tongue 09-148
protruding bone 04-024
protruding tongue 09-149
proximal bleeding..................................... 09-110
pruritus due to wind（cutaneous pruritus） 15-106
pruritus of vaginal orifice 16-168, 16-169
pruritus vuluae 09-344
PS 20-539
pseudocyesis..................................... 16-078
pseudocyst of acericle 18-130
pseudopterygium 18-028
pterygium 18-025, 18-026, 18-027
Pubescent Angelica and Taxillus Decoction 13-514
pubic bone..................................... 04-026
pudendal sore 16-171
Pueraria Decoction 13-134
Pueraria, Skullcap and Coptis Decoction ...13-214
puerperium 21-022
Puff-Bail 12-169
puffiness of eyelid 09-065
Pull Aright Powder 13-526
pulling manipulation 11-803
pulling pain 09-309
pulmonary tuberculosis 14-117, 14-118
Pulsatilla Decoction 13-213
pulse 03-176
pulse appearing deep in winter 09-483
pulse appearing even in autumn 09-484
pulse appearing full in summer 09-481
pulse appearing smooth in spring 09-482
pulse condition of counter-restriction ... 08-479
pulse condition of over-restriction 09-517
pulse condition of reverse restriction ... 09-518

pulse diagnosis 09-432
pulse manifestation 09-433
pulse on back of wrist 09-470
pulse searching..................................... 09-476
pulse taking and palpation 09-431
pulse without stomach qi 09-444
Pulse-Reinforcing Powder 13-326
pulse-taking with one finger 09-477
pulse-taking with three fingers 09-478
Pummelo Peel 12-360
Puncturevine Caltrop Fruit 12-529, 12-531
puncturing and scraping method 11-498
pungency opening and bitter discharging ...11-078
pungent and sweet transforming into yang 11-214
pungent and sweet with dispersing effect pertaining to yang 02-037
pungent and warm but not drying....... 12-062
pungent dispersing and bitter descending 11-190
pungent-cold herbs promoting fluid production 11-093
pungent-cool and drastic formula 13-139
pungent-cool and mild formula 13-137
pungent-cool and moderate formula..... 13-138
pungent-cool exterior-releasing medicinal ...12-105
pungent-warm exterior-releasing medicinal 12-085
pupil ...04-067, 04-100, 04-101, 04-102, 04-103
pupillary metamorphosis 18-087
pupillary metamorphosis（posterior synechia） 18-088, 18-089
Pure Yang True Man Zang Organ-Nourishing Decoction..................................... 13-409
pure yin constipation 14-196
purgation 11-153
purgation and discharging heat 11-166
purgation of fetal toxin 11-120
purgative formula................... 13-020, 13-243
purgative medicinal 12-216
purgative method................... 11-151, 11-152
purging defensive aspect to relieve heat ...11-076
purging fire and removing toxin 11-119
purging heat and removing stagnation... 11-165
purging the south and tonifying the north ... 11-137
Purple Bergenia Herb 12-489
Purple Gold Troch 13-434

704　英語索引

Purple Snowy Powder	13-431	qi deficiency syndrome/pattern of water orbiculus	
purple tongue	09-130		10-337
purpura	09-095, 17-115	qi depression	08-145
Purslane Herb	12-170	qi depression transforming into fire	08-146
purulent bloody stool	09-408	qi failing to promote water transformation	
purulent phlegm syndrome/pattern	10-194		08-186
pus-discharging and putridity-eliminating		qi flow promoting water transportation	05-056
medicinal	12-686	qi fullness	14-158
Pus-Draining Powder	13-181	qi goiter	15-058
pushing cupping	11-700	qi governing warmth	05-025
pushing manipulation	11-787	qi movement	05-004
pustulating moxibustion	11-661	qi nebula (interstitial keratitis)	18-062
pustule	15-085	qi of zang-fu organs	05-024
putrefying throat wind	17-090	qi orbiculus	04-065
putrid stool	09-409	qi originating from zang organs, complexion	
putting medicine in eyes	11-500	variation reflecting condition of essence qi	
pyogenic auricular perichondritis	18-131		09-031
Pyrite	12-453	qi pass	09-117
Pyrola Herb	12-257	qi pathway	06-046
Pyrolusite	12-424	qi predominating physique	09-047
		qi pseudocyesis	16-111
		qi reversal	14-303

Q

		qi rushing up to chest	09-334
qi	05-003	qi rushing up to heart	09-333
qi arrival at affected area	11-594	qi sinking	08-156
qi aspect	05-009	qi sinking syndrome/pattern	10-157
qi aspect syndrome/pattern	10-413	qi stagnation	08-143
qi being commander of blood	05-053	qi stagnation and blood stasis	08-179
qi block	08-155	qi stagnation syndrome/pattern	10-169
qi block syndrome/pattern	10-170	qi stranguria	14-235
qi collapse	08-137, 08-138	qi syncope	14-303
qi collapse following blood loss	08-182, 08-183	qi syncope syndrome	14-296
qi collapse following liquid loss	08-190	qi tonic	12-557
qi collapse syndrome/pattern	10-158	qi transformation	05-005
qi constipation	14-199	qi tumor (subcutaneous neurofibroma)	15-062
qi counterflow	08-153	qi-blood syndrome differentiation/pattern	
qi counterflow syndrome/pattern	10-171	identification	10-153
qi deficiency	08-133	Qi-Clearing Phlegm-Transforming Pill	13-594
qi deficiency and blood stasis	08-180	qi-deficiency fever	14-280
qi deficiency and blood stasis syndrome/pattern		qi-depression fever	14-284
of water orbiculus	10-342	Qimen (name of an extra point Ex-CA)	04-006
qi deficiency failing to control	08-136	Qingzhou White Pill	13-592
qi deficiency resulting in cold	08-135	qi-regulating formula	13-436
qi deficiency syndrome/pattern	10-156	qi-regulating medicinal	12-343
qi deficiency syndrome/pattern of flesh orbiculus		Qi-Replenishing Sharp and Bright Decoction	
	10-284		13-327

705

qi-tonifying medicinal ⋯⋯⋯⋯⋯⋯⋯ 12-557
qi-yin insufficiency syndrome/pattern ⋯ 10-160
quartan malaria ⋯⋯⋯⋯⋯⋯⋯⋯⋯ 14-047
quenching ⋯⋯⋯⋯⋯⋯⋯⋯ 12-050
quieting ascaris⋯⋯⋯⋯⋯⋯⋯⋯⋯ 11-469
quieting ascaris to relieve pain ⋯⋯⋯ 11-468

R

R ⋯⋯⋯⋯⋯⋯⋯⋯⋯⋯⋯⋯⋯ 20-451
R (1) ⋯⋯⋯⋯⋯⋯⋯⋯⋯⋯⋯ 20-540
R (2) ⋯⋯⋯⋯⋯⋯⋯⋯⋯⋯⋯ 20-541
R (3) ⋯⋯⋯⋯⋯⋯⋯⋯⋯⋯⋯ 20-542
Radde Anemone Rhizome ⋯⋯⋯⋯ 12-251
radial nerve injury ⋯⋯⋯⋯⋯⋯⋯ 19-143
Radish Seed ⋯⋯⋯⋯⋯⋯⋯⋯⋯ 12-371
radius head fracture⋯⋯⋯⋯⋯⋯⋯ 19-018
radius head subluxation in children ⋯⋯ 19-058
radius lower end fracture ⋯⋯⋯⋯⋯ 19-026
radix nasi ⋯⋯⋯⋯⋯⋯⋯⋯⋯⋯ 04-154
rage causing qi rising ⋯⋯⋯⋯⋯⋯ 08-159
rain water on the ground ⋯⋯⋯⋯⋯ 13-110
raised-shoulder breathing ⋯⋯⋯⋯⋯ 09-074
raising middle qi ⋯⋯⋯⋯⋯⋯⋯ 11-259
Raising the Sinking Decoction ⋯⋯⋯ 13-315
Rangooncreeper Fruit ⋯⋯⋯⋯⋯⋯ 12-677
rapid pulse⋯⋯⋯⋯⋯⋯⋯⋯⋯⋯ 09-494
rapid-slow reinforcement and reduction ⋯11-609
rash⋯⋯⋯⋯⋯⋯⋯⋯⋯⋯⋯⋯ 09-092
rash of measles ⋯⋯⋯⋯⋯⋯⋯⋯ 17-089
real headache ⋯⋯⋯⋯⋯⋯⋯⋯ 14-316
real heart pain ⋯⋯⋯⋯⋯⋯⋯⋯ 14-124
Realgar ⋯⋯⋯⋯⋯⋯⋯⋯⋯⋯ 12-672
recipe of decoction ⋯⋯⋯⋯⋯⋯⋯ 13-004
rectal polyp ⋯⋯⋯⋯⋯⋯⋯⋯⋯ 15-129
rectum ⋯⋯⋯⋯⋯⋯⋯⋯⋯⋯⋯ 20-453
Recuperating and Renewal Pill ⋯⋯⋯ 13-611
recurrent dysentery⋯⋯⋯⋯⋯⋯⋯ 14-029
recurrent fluid retention ⋯⋯⋯⋯⋯ 14-313
recurrent headache ⋯⋯⋯⋯⋯⋯⋯ 14-317
red and white wandering wind (angioneurotic
    edema)⋯⋯⋯⋯⋯⋯⋯⋯⋯⋯⋯ 15-041
Red Birdie Pill ⋯⋯⋯⋯⋯⋯⋯⋯ 13-425
red chickenpox ⋯⋯⋯⋯⋯⋯⋯⋯ 17-099
red eye ⋯⋯⋯⋯⋯⋯⋯⋯⋯⋯⋯ 09-060
Red Halloysite ⋯⋯⋯⋯⋯⋯⋯⋯ 12-645

red membrane ⋯⋯⋯⋯⋯⋯⋯⋯ 18-033
Red Peony Root⋯⋯⋯⋯⋯⋯⋯⋯ 12-207
red tongue ⋯⋯⋯⋯⋯⋯⋯⋯⋯ 09-128
red ulceration of palpebral margin (marginal
    blepharitis) ⋯⋯⋯⋯⋯⋯⋯⋯⋯ 18-005
red vessels crossing white eye (angular
    conjunctivitis) ⋯ 18-029, 18-030, 18-031
red-hot needling ⋯⋯⋯⋯⋯⋯⋯⋯ 11-559
Redness-Removing Powder⋯⋯⋯⋯⋯ 13-196
red-streaked furuncle (acute lymphangitis)
    ⋯⋯⋯⋯⋯⋯⋯⋯⋯⋯⋯⋯⋯ 15-018
Reed Rhizome ⋯⋯⋯⋯⋯⋯⋯ 12-126
regular meridian/channel ⋯⋯⋯⋯⋯ 06-049
regular pathogen ⋯⋯⋯⋯⋯⋯⋯⋯ 07-019
regularly intermittent pulse ⋯⋯⋯⋯ 09-513
regulating qi and descending turbid to relieve
    constipation ⋯⋯⋯⋯⋯⋯⋯⋯ 11-320
regulating qi and harmonizing stomach⋯⋯⋯11-335
regulating qi and invigorating spleen ⋯ 11-324
regulating qi and relieving depression ⋯ 11-323
regulating qi and relieving pain⋯⋯⋯⋯ 11-322
regulating qi to smooth the middle ⋯⋯ 11-321
regurgitation⋯⋯⋯⋯⋯⋯ 14-164, 14-165
rehabilitation of Chinese medicine ⋯⋯ 01-025
Rehmannia and Lycium Root-Bark Decoction
    ⋯⋯⋯⋯⋯⋯⋯⋯⋯⋯⋯⋯⋯ 13-375
Rehmannia Decoction ⋯⋯⋯⋯⋯⋯ 13-396
reinforcing healthy qi and eliminating pathogenic
    factor ⋯⋯⋯⋯⋯⋯⋯⋯⋯⋯ 11-179
reinforcing healthy qi and relieving exterior
    ⋯⋯⋯⋯⋯⋯⋯⋯⋯⋯⋯⋯⋯ 11-079
relapse due to sexual intemperance ⋯⋯ 08-029
relaxing bowels and discharging heat ⋯ 11-167
relaxing sinew and activating collaterals 11-352
releasing exterior and dissipating cold ⋯ 11-071
releasing exterior method ⋯⋯⋯⋯⋯ 11-052
releasing exterior with pungent-cool ⋯ 11-073
releasing exterior with pungent-warm ⋯ 11-070
releasing flesh ⋯⋯⋯⋯⋯⋯⋯⋯ 11-064
relieving cold dryness by light diffusion 11-391
relieving collapse with astringent therapy⋯11-293
relieving convulsion and stopping tremor⋯11-382
relieving disease in the upper by emetic therapy
    ⋯⋯⋯⋯⋯⋯⋯⋯⋯⋯⋯⋯⋯ 11-467
relieving dryness and moistening lung⋯ 11-389
relieving exterior and moistening dryness⋯11-370

relieving exterior and resolving dampness ··· 11-366
relieving exterior syndrome and resolving
   dampness ···················· 11-367
relieving exterior syndrome of sore ······ 11-712
relieving fever with sweet and warm ··· 11-290
relieving stranguria and expelling stone 11-425
relieving stuffy nose···················· 11-729
relieving stuffy orifices ···················· 11-730
reluctant to speech and eat················· 09-376
removing blood stasis and resolving accumulation
   ···················· 11-357
removing cold accumulation with warm purgation
   ···················· 11-172
removing dampness and descending turbid
   ···················· 11-413
removing dampness and eliminating turbid
   ···················· 11-405
removing dampness and relieving abdominal fullness
   ···················· 11-409
removing fire toxin ···················· 12-057
removing nebula to improve vision ······ 11-728
removing phlegm and stopping wind ··· 11-450
removing stagnation and dredging fu-organs
   ···················· 11-456
removing stagnation by purgation ······ 11-161
removing toxin ···················· 11-118
renal failure ···················· 14-259
Renewal Powder ···················· 13-521
Renying (ST 9) ···················· 09-468
repeated shallow needling ···················· 11-571
repeated studies of changing condition according
   to will being called thinking ··········· 05-050
repelling of cold and heat ···················· 08-092
repelling of cold and heat between medicinal and
   symptom ···················· 13-035
repelling yang ···················· 08-093
repelling yin ···················· 08-100
replenishing fire to nourish earth ········ 11-250
replenishing qi and activating blood······ 11-344
replenishing qi and consolidating exterior···11-081
replenishing qi and consolidating semen ···11-303
replenishing qi and nourishing yin ······ 11-245
replenishing yin and consolidate exterior ···11-082
replete pulse ···················· 09-503
reproduction-stimulating essence ········ 03-113
residual heat syndrome/pattern ········ 10-428

Resistant and Withstanding Decoction ··· 13-489
Resistant and Withstanding Pill············· 13-488
resolving accumulation ···················· 11-460
resolving dampness ···················· 11-410
resolving dampness and moving qi ······ 11-411
resolving depression and discharging heat
   ···················· 11-133
resolving method ···················· 11-451
resolving method for sore ···················· 11-707
resolving phlegm ···················· 11-432
resolving phlegm and dissipating mass··· 11-463
resolving phlegm and relieving asthma··· 11-434
resolving phlegm and relieving cough ··· 11-436
resolving phlegm for resuscitation ······ 11-312
resolving putridity ···················· 11-724
respectively expelling evils from upper and lower
   ···················· 11-399
respiratory passage ···················· 03-031
respiratory reinforcement and reduction ···11-611
restlessness of heart qi ···················· 08-241
restoring coordination between heart and kidney
   ···················· 11-136
restoring yang ···················· 11-208
restoring yang to save from collapse ··· 11-209
restoring yang to stop collapse ············· 11-215
restraint between disease and complexion 09-043
restriction among five elements/phases ···02-055
restriction and generation ···················· 02-062
resuscitation ···················· 11-311
resuscitation with aromatics ············· 11-316
resuscitation with pungent and warm medicinals
   ···················· 11-317
resuscitative formula ···················· 13-429
resuscitative medicinal ···················· 12-546
resuscitative stimulant···················· 12-546
retained cupping ···················· 11-697, 11-698
retained food···················· 17-006
retained placenta ···················· 16-117
retaining needle ···················· 11-617
retardation of fetus ··· 16-077, 16-108, 16-109
retarded growth of fetus ···················· 16-076
retching ···················· 09-216
retention of dead fetus ········ 16-074, 16-075
retention of placenta ···················· 16-116
retention of urine ···················· 14-245
retina ···················· 04-113

707

retropharyngeal abscess ········· 18-185, 18-186
Return Again Decoction ···················· 13-355
returning fire to its origin ··············· 11-286
Returning to Spleen Decoction ··········· 13-331
reversal cold limbs ······················· 14-291
reversal cold limbs with hardly perceivable pulse
······························· 09-544
reversal cold of hands and feet ···09-539, 09-540
reversal cold of limbs ···09-541, 09-542, 09-543
reverse restriction ························ 09-518
reverse transmission ······················ 08-467
reversed transmission to pericardium ··· 08-468
reverting yin syndrome/pattern ········ 10-369
rhagade ································· 15-138
rhagades ································ 15-137
rheumatoid arthritis······················· 19-090
Rhinoceros Bezoar Pill······················ 13-170
Rhinoceros Horn and Rehmannia Decoction
······························· 13-504
Rhizoma Dioscoreae Decoction for Clearing
Turbid Urine ························· 13-577
Rhizoma Polygonati ······················ 04-108
Rhizome or Herb of Chinese Lizardtail ··· 12-195
Rhubarb ································· 12-223
Rhubarb and Ground Beetle Pill············ 13-502
Rhubarb and Moutan Decoction ········ 13-492
rib fracture ····························· 19-045
rib traction······························ 11-771
Rice Bean ······························· 12-299
Rice-Grain Sprout ························ 12-385
Ricepaperplant Pith ······················ 12-311
right-left point combination ············ 11-648
Right-Restoring Decoction ··············· 13-386
Right-Restoring Pill ······················ 13-387
rigor ································· 09-255
ringing in head ·························· 09-313
rinsing ································· 12-032
ripening and moderating···················· 21-008
rising of qi ····························· 08-154
river point ····························· 06-018
roasting ································· 12-044
rock and touch ·························· 11-737
Rock of Mount Tai Fetus-Quieting Powder
······························· 13-342
rolling manipulation······················· 11-783
roof-leaking pulse························· 09-529

Root Leaf or Flower of Common Threewingnut
······························· 12-264
Root of Auriculate Swallowwort············· 12-384
root of ear vagus ························ 20-541
root of granary ·························· 03-060
Root of Hemsleya ························ 12-187
Root of Kaempfer Dutchmanspipe········ 12-189
Root of Kongpo Monkshood ··········· 12-253
root of nose ·········· 04-151, 04-152, 04-153
Root of Peking Euphorbia ················ 12-234
rooted tongue coating ··················· 09-176
rootless tongue coating ·················· 09-175
rosacea ································· 15-111
Rose Flower ····························· 12-346
Rose-Boot ······························ 12-561
roseola infantum ··············· 17-080, 17-081
Rosewood ······························· 12-408
rotating manipulation ············· 11-754, 11-801
rotating reduction ························ 11-746
rotating reduction of cervical vertebra by single
operator ······························· 11-749
rotation, bend and stretch ··············· 11-735
rotator cuff injury························· 19-113
rotten-curdy coating ···················· 09-185
rough coating ·························· 09-163
round nebula (senile cataract) ··········· 18-096
round nebula cataract (senile cataract) ·····18-095
round tinea (tinea circinata) ············· 15-091
rubber band ligation for internal hemorrhoids
······························· 11-478
rubbing manipulation ···················· 11-785
rubella ················ 17-083, 17-084, 17-085
running yellow ··························· 10-139
rupture ································· 19-151
rupture of coccyx ························ 19-141
ruptured sinew ·························· 19-108
ruptured wound of eyeball ······ 18-109, 18-110

S

sacrococcygeal joint························· 04-026
sacroiliac injury ························· 19-140
Safflower ································· 12-442
Saffron ································· 12-443
Sage Cure Decoction ···················· 13-343
Sal Ammoniac ··························· 12-426

saliva	05-034
sallow complexion	14-206
salty taste in mouth	09-389
Salvia Decoction	13-464
Salvia Root	12-444
same celestial correspondence	21-050
Sandalwood	12-367
Sanqi	12-467
Sappan Wood	12-452
Sargassum Jade Flask Decoction	13-616
Sargentgloryvine Stem	12-182
scabies	15-094
scalding	12-041
scale	15-108
scale nebula with a sunken center (ulcerative keratitis)	18-068
scalp acupuncture	11-514
scaly skin	09-089
scanty menstruation	16-025, 16-026, 16-027
scapha zone	20-444
scapula fracture	19-010
scarlatina	17-086, 17-087, 17-088, 17-091, 17-092, 17-093
scarring moxibustion	11-662
scattered needling method	11-574
scattered pulse	09-487
sciatic nerve	20-474
sciatic nerve injury	19-148
sclera	04-094, 04-095
scleredema neonatorum	17-124
sclerosing osteomyelitis	19-085
scoliosis	19-076
scorching syncope	14-293
Scorpion	12-543
scraping	12-018
scrofula	15-043
scrotal abscess	15-021
scrubbing manipulation	11-786
scurrying pain	09-299
Sea Horse	12-597
sea point	06-019
Seabuckthorn Fruit	12-630
sealed for moistening	12-053
seasonal disease	14-006
seasonal epidemic	14-007, 14-008, 14-062
seasonal epidemic diseases	07-071

seasonal epidemic pathogen	07-070, 07-071
seasonal menstruation	16-003
seasonal pathogen	07-069
seasonal toxin	07-068, 14-063
Seaweed	12-496
sebaceous cyst	15-065
secretions transformed from five zang-organs	03-011
securing essence and reducing urination	11-302
sedative	13-421
Seed of Coralhead Plant	12-665
selecting	12-014, 12-015
selection of adjacent point	11-630
selection of distant point	11-631, 11-632
self controlling mentality	21-015
semen	05-038
Semen-Securing Pill	13-416
seminal emission	14-248, 14-251
Senna Leaf	12-220
sensation transmission along meridian/channel	06-009
separating bones by squeezing	11-738
separating lucid and turbid	03-149
sequelae of poliomyelitis	19-094
sequelae of wind stroke	10-086
sequential meridian/channel transmission	08-484
sequential transmission	08-466
Serrate Rabdosia Herb	12-324
Sesame Oil	12-225
setting heart and calming mind	11-306
settling liver and extinguishing wind	11-377
settling tranquilizer	12-516
seven damages	07-078
seven emotions	07-079
seven impairments and eight benefits	21-018
seven important portals	04-050
seven ominous signs	10-138
seven orifices	04-049, 04-055
Seven Qi Decoction	13-445
seven relations of medicinal compatibility	07-079
seven strange pulses	09-521
seven-day convulsion (neonatal tetanus)	17-044
Sevenfold Processed Cyperus Pill	13-447
Seven-Jewel Beard-Blackening Pill	13-400
Seven-Li Powder	13-482

709

Sevenlobed Yam Rhizome	12-316	SI 12	20-026
seven-star needle	11-521	SI 13	20-189
severe epigastric pain	09-290	SI 14	20-120
severe epistaxis	18-169	SI 15	20-123
severe pain	09-305	SI 16	20-252
severe palpitation	09-325, 14-121	SI 17	20-258
severe thoracic and abdominal pain	09-543	SI 18	20-191
SF	20-444	SI 19	20-266
SF (1)	20-463	Siberian Cocklebur Fruit	12-089
SF (1, 2i)	20-465	Sichuan Chinaberry Bark	12-678
SF (2)	20-464	Sichuan Lovage Rhizome	12-433
SF (3)	20-466	side effect	12-065
SF (4, 5)	20-467	Siegesbeckia Herb	12-266
SF (6)	20-468	sieving	12-017
shaking manipulation	11-790	sighing	09-223
shallow yellow	09-039	sign	09-004
Shearer's Pyrrosia Leaf	12-306	signal orifices	04-051
shenmen	20-486	Silktree Albizia Bark	12-525
Shi Guogong' Medicinal Wine	13-533	Silkworm Excrement Decoction	13-569
Shield-fern Rhizome	12-157	Silkworm Feces	12-261
Shinyleaf Pricklyash Root	12-431	similar convulsion	17-048
shiver	09-255	simultaneous treatment of lung and kidney	
shiver sweating	09-272		11-256
short breath	09-205	sinew	04-009
short needling	11-567	sinew epilepsy	14-148
short pulse	09-499	sinew flaccidity	14-356
shortage of qi	09-208	sinew impediment	14-337
shortened tongue	09-151	sinew injury	19-107
shortness of breath	09-207	sinew-flicking manipulation	11-751
shoulder	20-467	single-handed needle insertion	11-578
shoulder dislocation	19-056	sinking	12-005
shoulder sprain and contusion	19-110	sinking of middle qi	08-157
shrimp-darting pulse	09-530	sinking of spleen qi	08-285
Shrub Chastetree Fruit	12-110	sinusitis	18-163, 18-164, 18-165, 18-166
SI	20-006	site for taking carotid pulse	09-468
SI 1	20-215	six abnormal changes of mouth	04-054
SI 2	20-179	six changes	09-447
SI 3	20-102	six climatic conditions	21-045
SI 4	20-278	six depressions	14-264
SI 5	20-317	six directions	06-005
SI 6	20-321	six excesses	07-034
SI 7	20-354	six fu-organs	03-132
SI 8	20-301	six fu-organs unobstructed in function	03-133
SI 9	20-122	Six Gentlemen Decoction	13-316
SI 10	20-163	Six Gentlemen Metal and Water Decoction	
SI 11	20-264		13-593

Six Harmonizations Decoction 13-554
Six Ingredients Decoction 13-497
six pairs of meridians/channels 06-005
six pathogenic factors 21-045
six pulse conditions 09-449
six qi 21-027
six qi in the extreme 08-480
six stagnations 14-264
six yang channels 09-451
six yang pulses 09-451
six yin channels 09-450
six yin pulses 09-450
Six-Fold Combination Middle-Stabilizing Pill
13-553
Six-Ingredient Rehmannia Pill 13-356
six-meridian/channel diseases 10-363
six-meridian/channel syndrome differentiation/
pattern identification 10-362
sixteen cleft points 06-020
Six-to-One Powder 13-237
sixty-year cycle 21-033
skeletal fluorosis 19-106
skeleton 04-013, 04-014
skin and hair 04-003
skin edema 14-225
skin impediment 14-340
skin needling 11-557
skin spreading needle insertion 11-582
skin traction 11-764
skip-over meridian/channel transmission
08-485
skull 04-020
skull traction 11-766
Skullcap Decoction 13-212
sleep talking 09-200, 09-201
sleep walking 09-371
Slenderstyle Acanthopanax Bark 12-279
sliding cupping 11-699
slight constipation involving yang channels
14-194
slippery coating 09-166
slippery pulse 09-504
sliver needle 11-538
sloppy diarrhea 14-169
slow fire 13-125
slow pulse 09-492

sluggish speech 09-203
Small Centipeda Herb 12-098
small intestinal cough 14-100
small intestine 03-147
small intestine 20-510
small intestine deficiency cold 08-373
small intestine excess heat 08-374
small intestine meridian/channel of hand greater
yang (SI) 06-059
Small Thistle 12-402
Small Thistle Decoction 13-505
smallpox 17-094, 17-095
Smoked Plum 12-649
Snake Slough 12-095
snake-belly whitlow (thecal whitlow) 15-013
snake-eye whitlow (paronychia) 15-014
Snakegourd Fruit 12-478
Snakegourd Root 12-127
snake-head whitlow (felon) 15-015
snapping finger 19-121
snoring 09-193
Snow Lotus Herb with Flower 12-276
Snowbellleaf Tickclover Herb 12-317
snuff 13-062
soaking 12-030
Sodium Sulfate 12-222
soft extract 13-070
softening hardness and dissipating mass 11-461
soggy diarrhea 14-170
soggy pulse 09-510
sole 04-022
soliloquy 09-198
solitary yang failing to grow, solitary yin failing
to increase 02-016
solomonseal rhizome 04-108
solution 13-074
sometimes conscious, sometimes lethargic
09-027
somnolence 09-368, 09-369
Songaria Cynomorium Herb 12-607
sonic-electronic stimulator 11-525, 11-526
soothing liver 11-325
soothing liver and promoting bile secretion
11-329
soothing liver and regulating qi 11-327
soothing liver and regulating spleen 11-187

soothing liver and relieving depression	11-326	spasmatic pain in lower abdomen	09-338
Sophora Flower	12-396	special monthly care during pregnancy	21-023
Sophora Flower Powder	13-509	specific point	06-033
sore	15-003	Spikemoss	12-405
sore and ulcer	15-001	spina bifida	19-074
sore and wound doctor	01-064	spine	04-044
sorrow causing qi consumption	08-161	Spine Date Seed	12-522
sorrow overcoming anger	02-082	spine fracture	19-049
sour and bitter with emetic and purgative effects		spine pinching	11-794
pertaining to yin	02-038	spirit	05-043
sour and sweet transforming into yin	11-238	Spirit-Tranquillizing Mind-Stabilizing Pill	13-424
sour taste in mouth	09-386	spitting blood	09-107
source -connecting point combination	11-650	spleen	20-520
source point	06-032	spleen	03-059
sovereign medicinal	13-030	spleen and stomach being origin of producing	
sovereign, minister, assistant and guide	13-029	qi and blood	03-068
Soybean Sprout	12-293	spleen and stomach in pair	03-202
SP	20-004	spleen being acquired foundation	03-066
SP 1	20-338	spleen being averse to dampness	03-079
SP 2	20-046	spleen being often in insufficiency	03-080
SP 3	20-244	spleen being source of phlegm	08-302
SP 4	20-090	spleen cold	08-296
SP 5	20-202	spleen constrained syndrome/pattern	10-398
SP 6	20-201	spleen controlling blood	03-071
SP 7	20-154	spleen cough	14-096
SP 8	20-060	spleen deficiency	08-283
SP 9	20-333	spleen deficiency generating wind	08-290
SP 10	20-311	spleen deficiency with dampness retention	
SP 11	20-112		08-291
SP 12	20-040	spleen diseases syndrome differentiation/pattern	
SP 13	20-080	identification	10-255
SP 14	20-083	spleen excess	08-293
SP 15	20-049	spleen failing to control blood	08-292
SP 16	20-081	spleen governing acquirement	03-067
SP 17	20-226	spleen governing four limbs	03-072
SP 18	20-261	spleen governing muscles	03-074
SP 19	20-305	spleen governing muscles of body	03-075
SP 20	20-372	spleen governing rise of the clear	03-070
SP 21	20-044	spleen governing transportation and transformation	
sparrow blindness (night blindness)	18-081		03-065
sparrow vision (night blindness)	18-082	spleen having non-dominant season	03-078
sparrow-pecking moxibustion	11-670	spleen heat	08-297
sparrow-pecking pulse	09-533	spleen impediment	14-333
spasm	09-080	spleen meridian/channel of foot greater yin (SP)	
spasm of limbs	09-078		06-057
spasm of nape and back	09-349	spleen of posterior surface	20-536

spleen pertaining to beginning of yin	03-061	sprouting and growing	21-006
spleen qi	03-062	square-cun spoon	12-010
spleen qi deficiency	08-284	squeezing and pressing manipulation	11-752
spleen qi deficiency syndrome/pattern	10-257	squint	18-114
spleen qi excess	08-294	ST	20-003
spleen qi insecurity syndrome/pattern	10-258	ST 1	20-036
spleen storing flesh	03-073	ST 2	20-240
spleen storing nutrient, nutrient housing idea		ST 3	20-137
	03-076	ST 4	20-059
spleen transporting body fluid for stomach		ST 5	20-052
	03-069	ST 6	20-116
spleen yang	03-064	ST 7	20-293
spleen yang deficiency	08-288	ST 8	20-273
spleen yang deficiency syndrome/pattern	10-263	ST 9	20-194
spleen yin	03-063	ST 10	20-238
spleen yin deficiency	08-287	ST 11	20-177
Spleen-Clearing Powder	13-217	ST 12	20-192
spleen-heat syndrome	14-273	ST 13	20-175
Spleen-Invigorating Pill	13-319	ST 14	20-142
spleen-kidney yang deficiency	08-417	ST 15	20-285
spleen-kidney yang deficiency syndrome/pattern		ST 16	20-339
	10-355	ST 17	20-197
spleen-lung qi deficiency syndrome/pattern		ST 18	20-196
	10-354	ST 19	20-028
Spleen-Qi Effusing Decoction	13-143	ST 20	20-035
spleen-stomach disharmony syndrome/pattern		ST 21	20-148
	10-274	ST 22	20-092
spleen-stomach weakness	08-412	ST 23	20-247
spleen-stomach yang deficiency syndrome/		ST 24	20-104
pattern	10-356	ST 25	20-259
spleen-stomach yin deficiency	08-413	ST 26	20-275
Spleen-Warming Decoction	13-255	ST 27	20-050
splenic constipation	14-192	ST 28	20-234
splintage	11-756	ST 29	20-096
spondyloschises and spondylolisthesis	19-075	ST 30	20-172
spontaneous attack by latent pathogen	08-023	ST 31	20-024
spontaneous harmonization of yin and yang		ST 32	20-078
	02-023	ST 33	20-335
spontaneous seminal emission	14-249	ST 34	20-149
spontaneous sweating	09-259	ST 35	20-063
spotted tongue	09-139	ST 36	20-378
sprain	19-150	ST 37	20-206
spring warmth	14-070	ST 38	20-265
sprinkling	12-029	ST 39	20-294
sprinkling powder	13-095	ST 40	20-072
sprouting	12-055	ST 41	20-127

713

ST 42	20-041	stirred pulse	09-505
ST 43	20-298	stirring wind due to yin deficiency	08-197
ST 44	20-165	stomach	03-136
ST 45	20-146	stomach and intestine being damaged by eating	
stabbing pain	09-298	twice as usual	07-098
stagnancy of yang	14-223	stomach being reservoir of water and grain	
stagnant fire	08-224		03-144
stagnant phlegm syndrome/pattern	10-195	stomach cold	08-361
stagnated heat in blood aspect	08-454	stomach cough	14-099
stagnation disease	14-262	stomach deficiency	08-358
stagnation of defensive qi	08-448	stomach disharmony	08-370
stagnation of yin	14-266	stomach disharmony leading to restless sleep	
stagnation of yin and yang	08-063		08-371
stagnation syndrome	14-263	stomach excess	08-359
stained coating	09-186	stomach fluid	03-140
Stalactite	12-608	stomach governing decomposition	03-142
starting and terminal point of meridian/channel		stomach governing descent of the turbid	03-145
	06-045	stomach governing reception	03-141
Starwort Root	12-210	stomach heat	08-360
Stasis-Precipitating Decoction	13-474	stomach heat accelerating digestion	08-367
stasis-resolving hemostatic	12-404	stomach meridian/channel of foot yang	
static blood	07-108	brightness (ST)	06-056
static yin and dynamic yang	02-025	stomach qi	03-081
steaming	12-049	stomach qi ascending counterflow	08-362
steaming bone fever	09-246, 09-247	stomach qi deficiency	08-364
Stem and Leaf of Japanese Ardisia	12-502	stomach qi deficiency syndrome/pattern	10-267
Stem Pith of Himalayan Stachyurus	12-318	stomach qi failing to descend	08-363
Stemona Root	12-508	stomach qi governing descending	03-146
Stephania and Astragalus Decoction	13-583	stomach yang	03-138
Stephania, Zanthoxylum Seed, Tingli Seed and		stomach yang deficiency	08-365
Rhubarb Pill	13-265	stomach yang deficiency syndrome/pattern	
sterility	16-152, 16-155		10-269
sternoclavicular dislocation	19-054	stomach yin	03-139
sthenic pathogen	07-020	stomach yin deficiency	08-366
sticky and greasy sensation in mouth	09-390	stomach yin deficiency syndrome/pattern	10-268
sticky greasy coating	09-169	stomach, vitality and root	09-440
Stiff Silkworm	12-537	stomachache	09-289
stiff tongue	09-144	Stomach-benefiting Decoction	13-366
stillbirth	16-119	Stomach-Calming Powder	13-552
Stink-Bug	12-358	Stomach-Clearing Decoction	13-218
stir-frying	12-035	Stomach-Clearing Powder	13-219
stir-frying to brown	12-038	stomache	20-508
stir-frying to scorch	12-039	stomach-qi being basis of pulse	09-443
stir-frying to yellow	12-037	Stomach-Regulating Purgative Decoction	13-250
stir-frying with adjuvant	12-040	stone needle	11-532
stir-frying with liquid adjuvant	12-042	stone needle therapy	11-497

stone needling ⋯⋯⋯⋯⋯⋯⋯⋯⋯⋯⋯ 11-576
stony edema ⋯⋯⋯⋯⋯⋯⋯⋯⋯⋯⋯ 14-228
stony goiter (thyroid carcinoma) ⋯⋯⋯ 15-060
stony uterine mass ⋯⋯⋯⋯⋯⋯⋯⋯⋯ 16-164
stool similar to sheep's feces ⋯⋯⋯⋯⋯ 09-398
stopping enuresis and emission with astringents
⋯⋯⋯⋯⋯⋯⋯⋯⋯⋯⋯⋯⋯⋯⋯ 11-300
Stopping Epiphora Liver-Tonifying Powder
⋯⋯⋯⋯⋯⋯⋯⋯⋯⋯⋯⋯⋯⋯⋯ 13-337
stopping metrorrhagia and leukorrhagia 11-304
Storax ⋯⋯⋯⋯⋯⋯⋯⋯⋯⋯⋯⋯⋯⋯ 12-550
strabismus ⋯⋯⋯⋯⋯⋯⋯⋯⋯⋯⋯⋯ 18-114
straight and side needling ⋯⋯⋯⋯⋯⋯ 11-570
strange pulse ⋯⋯⋯⋯⋯⋯⋯⋯⋯⋯⋯ 09-519
stranguria ⋯⋯⋯⋯⋯⋯⋯⋯⋯⋯⋯⋯ 14-234
stranguria-relieving diuretic ⋯⋯⋯⋯⋯ 12-301
stranguria-relieving medicinal ⋯⋯⋯⋯ 12-302
strangury ⋯⋯⋯⋯⋯⋯⋯⋯⋯⋯⋯⋯ 12-029
strangury during pregnancy ⋯ 16-096, 16-097
stream point ⋯⋯⋯⋯⋯⋯⋯⋯⋯⋯⋯ 06-017
striae and interstice ⋯⋯⋯⋯⋯⋯⋯⋯ 04-004
Stringy Stonecrop Herb ⋯⋯⋯⋯⋯⋯⋯ 12-327
strong fire ⋯⋯⋯⋯⋯⋯⋯⋯ 13-124, 13-126
strong spleen being pathogen resistant⋯ 03-077
struggle between healthy qi and pathogenic qi
⋯⋯⋯⋯⋯⋯⋯⋯⋯⋯⋯ 08-006, 08-007
stuffiness ⋯⋯⋯⋯⋯⋯⋯⋯⋯⋯⋯⋯ 09-320
stuffiness and fullness ⋯⋯⋯⋯⋯⋯⋯ 09-319
stuffiness in chest ⋯⋯⋯⋯⋯⋯⋯⋯⋯ 09-318
stuffy nose ⋯⋯⋯⋯⋯⋯⋯⋯⋯⋯⋯⋯ 18-159
stuffy pain ⋯⋯⋯⋯⋯⋯⋯⋯⋯⋯⋯⋯ 09-297
stuttering ⋯⋯⋯⋯⋯⋯⋯⋯⋯⋯⋯⋯ 09-197
stye ⋯⋯⋯⋯⋯⋯⋯⋯⋯⋯⋯⋯⋯⋯⋯ 18-001
Styrax Pill ⋯⋯⋯⋯⋯⋯⋯⋯⋯⋯⋯⋯ 13-435
subconjunctival hemorrhage ⋯ 18-051, 18-052
subcortex ⋯⋯⋯⋯⋯⋯⋯⋯⋯⋯⋯⋯ 20-501
subcutaneous fluid retention ⋯⋯⋯⋯⋯ 14-311
subcutaneous insertion ⋯⋯⋯⋯⋯⋯⋯ 11-588
subcutaneous needle retention method ⋯⋯⋯11-510
subcutaneous node ⋯⋯⋯⋯⋯⋯⋯⋯ 09-103
subcutaneous nodule ⋯⋯⋯⋯⋯⋯⋯⋯ 09-102
subduing yang ⋯ ⋯⋯⋯ 11-234
subduing yang and extinguishing wind⋯ 11-373
Suberect Spatholobus Stem ⋯⋯⋯⋯⋯ 12-577
sublingual blood stasis syndrome/pattern 10-180
sublingual cyst ⋯⋯⋯⋯⋯⋯⋯⋯⋯⋯ 18-222

sublingual vein ⋯⋯⋯⋯⋯⋯⋯⋯⋯⋯ 09-156
submandibular abscess ⋯⋯⋯⋯⋯⋯⋯ 18-184
substance stored in five zang-organs ⋯ 03-012
Substitute Decoction for Stick ⋯⋯⋯⋯ 13-503
Substitute Resistant and Withstanding Pill
⋯⋯⋯⋯⋯⋯⋯⋯⋯⋯⋯⋯⋯⋯⋯ 13-490
successive trigger needling⋯⋯⋯⋯⋯⋯ 11-562
suction cup ⋯⋯⋯⋯⋯⋯⋯⋯⋯⋯⋯⋯ 11-688
suction cupping ⋯⋯⋯⋯⋯⋯⋯⋯⋯⋯ 11-696
sudden blindness ⋯⋯⋯⋯⋯⋯⋯⋯⋯ 18-102
sudden deafness ⋯⋯⋯⋯⋯⋯⋯⋯⋯ 18-141
sudden dyspnea ⋯⋯⋯⋯⋯⋯⋯⋯⋯ 14-112
sudden heart pain⋯⋯⋯⋯⋯⋯⋯⋯⋯ 14-123
sudden onset⋯⋯⋯⋯⋯⋯⋯⋯⋯⋯⋯ 08-024
sudden protrusion of eyeball ⋯ 18-122, 18-123
Sudden Smile Pill ⋯⋯⋯⋯⋯⋯⋯⋯⋯ 13-460
Sudden Smile Powder ⋯⋯⋯⋯⋯⋯⋯ 13-491
sudden stroke (apoplexy) ⋯⋯⋯⋯⋯⋯ 14-135
sudden syncope ⋯⋯⋯⋯⋯⋯⋯⋯⋯ 09-020
sudden throbbing of pulse ⋯⋯⋯⋯⋯⋯ 09-453
Sulfur ⋯⋯⋯⋯⋯⋯⋯⋯⋯⋯⋯⋯⋯ 12-673
summer fever ⋯⋯⋯⋯⋯⋯⋯⋯⋯⋯ 17-069
summer non-acclimatization ⋯⋯⋯⋯⋯ 17-111
summer phthisis ⋯⋯⋯⋯⋯⋯⋯⋯⋯ 14-077
summerheat affection ⋯⋯⋯⋯⋯⋯⋯ 14-076
summerheat cholera ⋯⋯⋯⋯⋯⋯⋯ 14-038
summerheat convulsion ⋯⋯⋯⋯⋯⋯⋯ 14-345
summerheat damage ⋯⋯⋯⋯⋯⋯⋯ 14-074
summerheat dampness ⋯⋯⋯⋯⋯⋯⋯ 14-072
summerheat disease⋯⋯⋯⋯⋯⋯⋯⋯ 14-073
summerheat filth ⋯⋯⋯⋯⋯⋯⋯⋯⋯ 14-078
summerheat inevitably accompanied by dampness
⋯⋯⋯⋯⋯⋯⋯⋯⋯⋯⋯⋯⋯⋯⋯ 07-045
summerheat malaria ⋯⋯⋯⋯⋯⋯⋯⋯ 14-049
summerheat qi ⋯⋯⋯⋯⋯⋯⋯⋯⋯⋯ 21-030
summerheat stroke ⋯⋯⋯⋯⋯⋯⋯⋯ 14-075
summerheat syncope ⋯⋯⋯⋯⋯⋯⋯ 14-305
summerheat syndrome/pattern ⋯10-105, 10-108
summerheat tending to invade heart ⋯ 07-046
summerheat warmth ⋯⋯⋯⋯⋯⋯⋯⋯ 14-071
summerheat wind⋯⋯⋯⋯⋯⋯⋯⋯⋯ 14-351
summerheat-clearing formula ⋯⋯⋯⋯⋯ 13-234
Summerheat-Clearing Qi-Replenishing Decoction
⋯⋯⋯⋯⋯⋯⋯⋯⋯⋯⋯⋯⋯⋯⋯ 13-236
summerheat-dampness syndrome/pattern⋯ 10-109
summerheat-dispelling formula ⋯⋯⋯⋯ 13-235

715

sunken fontanel 17-063
superficial collateral vessel 06-087
superficial needling 11-568
superior triangular fossa 20-483
superior-inferior point combination 11-645
supinator syndrome 19-114
Supplemented Kidney Qi Pill 13-385
Supplemented Lindera Decoction 13-462
Supplemented Peripatetic Powder 13-439
supplementing essence and replenishing marrow
11-278
supporting weakness 11-001
suppository 13-051, 13-091
suppuration syndrome/pattern 10-146
suppurative arthritis 19-086
suppurative parotitis 15-039
supraorbital ridge 04-021
Supreme Treasured Pill 13-433
surgery of Chinese medicine 01-005
surgical conditions 15-002
surgical therapy 11-806
surging pulse 09-496, 09-518
suspended moxibustion 11-668
sweat pore 04-005, 04-006
sweat-arresting and exterior-strengthening
medicinal 12-638
sweating 09-257
sweating method 11-053
sweating of hands and feet 09-279
sweating of palms and soles 09-278
sweating syndrome 14-270
Sweeping Down Decoction 13-539
Sweet Dew Detoxication Pill 13-563
sweet taste in mouth 09-385
Sweet Wormwood and Skullcap Gallbladder-
Clearing Decoction 13-270
Sweet Wormwood and Turtle Shell Decoction
13-241
Sweet Wormwood Herb 12-212
swelling and pain of vulva 16-175
swelling of eye 09-067
swelling of eyelid 09-066
swelling of vulva 16-170
swift digestion with rapid hungering 09-379
swift pulse 09-495
swollen sore 15-004

swollen tongue 09-137
swollen-head infection 17-107
sympathetic 20-475
symptom 09-003
symptom and sign 10-002
syncope 09-023, 14-291
syncope due to lower exhaustion 08-056
syncope during operation 15-146
syndrome 10-001
syndrome differentiation and treatment 02-103
syndrome differentiation/pattern identification of
combined zang-fu diseases 10-346
syndrome differentiation/pattern identification to
determine disease cause 07-013
syndrome/pattern 10-002
syndrome/pattern of accumulated heat in uterus
10-334
syndrome/pattern of ascendant hyperactivity of
liver yang 10-291
syndrome/pattern of blazing liver fire 10-302
syndrome/pattern of blood accumulation of yang
brightness 10-394
syndrome/pattern of blood deficiency and cold
congealing 10-176
syndrome/pattern of blood deficiency and
intestinal dryness 10-279
syndrome/pattern of blood deficiency and wind-
dryness 10-175
syndrome/pattern of blood deficiency complicated
by stasis 10-177
syndrome/pattern of blood deficiency generating
wind 10-298
syndrome/pattern of blood stasis and water
retention 10-183
syndrome/pattern of blood stasis and wind-dryness
10-182
syndrome/pattern of blood vessel obstruction of
water orbiculus 10-343
syndrome/pattern of both defense and qi 10-412
syndrome/pattern of both heart qi and heart
blood deficiency 10-219
syndrome/pattern of both qi and blood deficiency
10-154
syndrome/pattern of both yin and yang deficiency
10-073
syndrome/pattern of clear yang failing to ascend

716 英語索引

.... 10-260

syndrome/pattern of cold congeal and blood stasis
.... 10-104

syndrome/pattern of cold congealing in uterus
.... 10-332

syndrome/pattern of cold damage and fluid retention
.... 10-377

syndrome/pattern of cold stagnation in liver
channel/meridian ···················· 10-308

syndrome/pattern of cold stagnation in stomach
and intestines ························ 10-283

syndrome/pattern of cold syncope of reverting
yin ··· 10-404

syndrome/pattern of cold-dampness disturbing
spleen ·································· 10-265

syndrome/pattern of cold-dampness in kidney
meridian/channel ···················· 10-324

syndrome/pattern of cold-dampness jaundice
··· 10-116

syndrome/pattern of cold-phlegm obstructing lung
··· 10-243

syndrome/pattern of cold-prevailing agonizing
arthralgia································ 10-103

syndrome/pattern of collateral obstruction and
essence deficiency of water orbiculus ···10-344

syndrome/pattern of combined phlegm and qi
··· 10-206

syndrome/pattern of combined summerheat and
cold-dampness ···················· 10-110

syndrome/pattern of dampness obstructing
defense yang ························ 10-411

syndrome/pattern of dampness-heat accumulation
in spleen ······························ 10-264

syndrome/pattern of dampness-heat immersion
10-417

syndrome/pattern of dampness-heat in liver and
gallbladder ·························· 10-311

syndrome/pattern of dampness-heat in liver
channel/meridian ···················· 10-307

syndrome/pattern of dampness-heat in qi aspect
··· 10-414

syndrome/pattern of dampness-heat invading ear
10-119

syndrome/pattern of dampness-heat jaundice
··· 10-120

syndrome/pattern of dampness-heat obstructing

qi movement ···························· 10-418

syndrome/pattern of dampness-heat obstructing
semen chamber ···················· 10-335

syndrome/pattern of dampness-heat steaming
mouth ·································· 10-118

syndrome/pattern of dampness-heat steaming
teeth ······································ 10-272

syndrome/pattern of dampness-heat steaming
tongue ·································· 10-117

syndrome/pattern of dampness-heat-toxin
accumulation ························ 10-135

syndrome/pattern of dampness-prevailing fixed
arthralgia································ 10-114

syndrome/pattern of deficiency of both heart and
spleen ·································· 10-348

syndrome/pattern of deficiency-cold of uterus
··· 10-331

syndrome/pattern of deficiency-fire scorching
gum ······································ 10-345

syndrome/pattern of disharmony of thoroughfare
and conception vessels ················ 10-329

syndrome/pattern of downward pouring of
pestilential toxin························· 10-134

syndrome/pattern of dryness invading lung
··· 10-244

syndrome/pattern of dual blaze of qi and blood
··· 10-415

syndrome/pattern of dual blaze of qi and nutrient
··· 10-416

syndrome/pattern of dual exterior and interior
cold ······································ 10-034

syndrome/pattern of dual exterior and interior
deficiency ···························· 10-032

syndrome/pattern of dual exterior and interior
excess ·································· 10-033

syndrome/pattern of dual exterior and interior
heat ······································ 10-035

syndrome/pattern of exterior cold and interior
heat ······································ 10-030

syndrome/pattern of exterior deficiency and
interior excess ························ 10-029

syndrome/pattern of exterior excess and interior
deficiency ···························· 10-028

syndrome/pattern of exterior heat and interior
cold ······································ 10-031

syndrome/pattern of external cold and internal

717

heat ⋯⋯⋯⋯⋯⋯⋯⋯⋯⋯⋯ 10-081

syndrome/pattern of extreme heat generating
wind ⋯⋯⋯⋯⋯⋯⋯⋯⋯⋯⋯ 10-299

syndrome/pattern of exuberant heat and bleeding
⋯⋯⋯⋯⋯⋯⋯⋯⋯⋯⋯ 10-426

syndrome/pattern of exuberant heat stirring wind
⋯⋯⋯⋯⋯⋯⋯⋯⋯⋯⋯ 10-427

syndrome/pattern of exuberant yin repelling yang
⋯⋯⋯⋯⋯⋯⋯⋯⋯⋯⋯ 10-076

syndrome/pattern of fluid retained in chest and
hypochondrium ⋯⋯⋯⋯⋯⋯⋯ 10-246

syndrome/pattern of fluid retained in stomach
and intestines ⋯⋯⋯⋯⋯⋯⋯ 10-281

syndrome/pattern of gallbladder depression and
harassing phlegm ⋯⋯⋯⋯⋯⋯ 10-309

syndrome/pattern of heart-kidney yang deficiency
⋯⋯⋯⋯⋯⋯⋯⋯⋯⋯⋯ 10-350

syndrome/pattern of heart-liver blood deficiency
⋯⋯⋯⋯⋯⋯⋯⋯⋯⋯⋯ 10-349

syndrome/pattern of heart-lung qi deficiency
⋯⋯⋯⋯⋯⋯⋯⋯⋯⋯⋯ 10-347

syndrome/pattern of heat entering nutrient-blood
⋯⋯⋯⋯⋯⋯⋯⋯⋯⋯⋯ 10-423

syndrome/pattern of heat entering pericardium
⋯⋯⋯⋯⋯⋯⋯⋯⋯⋯⋯ 10-424

syndrome/pattern of heat harassing heart spirit
⋯⋯⋯⋯⋯⋯⋯⋯⋯⋯⋯ 10-223

syndrome/pattern of heat invading blood chamber
⋯⋯⋯⋯⋯⋯⋯⋯⋯⋯⋯ 10-325

syndrome/pattern of heat invading blood chamber
⋯⋯⋯⋯⋯⋯⋯⋯⋯⋯⋯ 10-397

syndrome/pattern of heat syncope of reverting
yin⋯⋯⋯⋯⋯⋯⋯⋯⋯⋯⋯ 10-405

syndrome/pattern of heat toxin attacking throat
⋯⋯⋯⋯⋯⋯⋯⋯⋯⋯⋯ 10-133

syndrome/pattern of heat toxin attacking tongue
⋯⋯⋯⋯⋯⋯⋯⋯⋯⋯⋯ 10-132

syndrome/pattern of heat toxin blocking lung
⋯⋯⋯⋯⋯⋯⋯⋯⋯⋯⋯ 10-249

syndrome/pattern of heat-obstruction arthralgia
⋯⋯⋯⋯⋯⋯⋯⋯⋯⋯⋯ 10-125

syndrome/pattern of injury of bone and sinew
⋯⋯⋯⋯⋯⋯⋯⋯⋯⋯⋯ 10-152

syndrome/pattern of insecurity of defensive exterior
⋯⋯⋯⋯⋯⋯⋯⋯⋯⋯⋯ 10-235

syndrome/pattern of insecurity of thoroughfare

and conception vessels ⋯⋯⋯⋯⋯ 10-328

syndrome/pattern of internal attack of snake venom
⋯⋯⋯⋯⋯⋯⋯⋯⋯⋯⋯ 10-145

syndrome/pattern of internal block and external
collapse ⋯⋯⋯⋯⋯⋯⋯⋯⋯ 10-155

syndrome/pattern of internal block of phlegm-
heat ⋯⋯⋯⋯⋯⋯⋯⋯⋯⋯⋯ 10-204

syndrome/pattern of internal obstruction of cold-
dampness ⋯⋯⋯⋯⋯⋯⋯⋯⋯ 10-115

syndrome/pattern of internal stirring of liver wind
⋯⋯⋯⋯⋯⋯⋯⋯⋯⋯⋯ 10-293

syndrome/pattern of intestinal dryness and fluid
consumption ⋯⋯⋯⋯⋯⋯⋯⋯ 10-280

syndrome/pattern of intestinal heat and fu-organ
excess ⋯⋯⋯⋯⋯⋯⋯⋯⋯⋯ 10-277

syndrome/pattern of inward invasion of fire toxin
⋯⋯⋯⋯⋯⋯⋯⋯⋯⋯⋯ 10-144

syndrome/pattern of kidney deficiency and water
diffusion ⋯⋯⋯⋯⋯⋯⋯⋯⋯ 10-321

syndrome/pattern of kidney yin deficiency and
effulgent fire ⋯⋯⋯⋯⋯⋯⋯ 10-323

syndrome/pattern of latent pathogen in
pleurodiaphragmatic interspace ⋯⋯ 10-421

syndrome/pattern of lingering phlegm nodule
⋯⋯⋯⋯⋯⋯⋯⋯⋯⋯⋯ 10-202

syndrome/pattern of liver depression and blood
stasis ⋯⋯⋯⋯⋯⋯⋯⋯⋯⋯ 10-306

syndrome/pattern of liver depression and qi
stagnation ⋯⋯⋯⋯⋯⋯⋯⋯⋯ 10-305

syndrome/pattern of liver depression and spleen
deficiency ⋯⋯⋯⋯⋯⋯⋯⋯⋯ 10-357

syndrome/pattern of liver depression transforming
into fire ⋯⋯⋯⋯⋯⋯⋯⋯⋯ 10-300

syndrome/pattern of liver fire invading ear
⋯⋯⋯⋯⋯⋯⋯⋯⋯⋯⋯ 10-304

syndrome/pattern of liver fire invading head
⋯⋯⋯⋯⋯⋯⋯⋯⋯⋯⋯ 10-303

syndrome/pattern of liver yang transforming into
wind ⋯⋯⋯⋯⋯⋯⋯⋯⋯⋯⋯ 10-292

syndrome/pattern of lung dryness and constipation
⋯⋯⋯⋯⋯⋯⋯⋯⋯⋯⋯ 10-250

syndrome/pattern of phlegm clouding heart spirit
⋯⋯⋯⋯⋯⋯⋯⋯⋯⋯⋯ 10-224

syndrome/pattern of phlegm obstructing semen
chamber ⋯⋯⋯⋯⋯⋯⋯⋯⋯ 10-336

syndrome/pattern of phlegm-dampness invading

718　英語索引

ear ⋯⋯⋯⋯⋯⋯⋯⋯⋯⋯⋯⋯⋯⋯ 10-200

syndrome/pattern of phlegm-fire harassing spirit
⋯⋯⋯⋯⋯⋯⋯⋯⋯⋯⋯⋯⋯⋯ 10-225

syndrome/pattern of phlegm-heat and stirring
wind ⋯⋯⋯⋯⋯⋯⋯⋯⋯⋯⋯⋯⋯ 10-203

syndrome/pattern of phlegm-heat harassing
internally ⋯⋯⋯⋯⋯⋯⋯⋯⋯⋯⋯ 10-205

syndrome/pattern of phlegm-heat obstructing
lung ⋯⋯⋯⋯⋯⋯⋯⋯⋯⋯⋯⋯⋯ 10-245

syndrome/pattern of phlegm-turbidity invading
head ⋯⋯⋯⋯⋯⋯⋯⋯⋯⋯⋯⋯ 10-201

syndrome/pattern of preponderance of dampness
over heat ⋯⋯⋯⋯⋯⋯⋯⋯⋯⋯ 10-420

syndrome/pattern of preponderance of heat over
dampness ⋯⋯⋯⋯⋯⋯⋯⋯⋯⋯ 10-419

syndrome/pattern of qi block and syncope
⋯⋯⋯⋯⋯⋯⋯⋯⋯⋯⋯⋯⋯⋯ 10-227

syndrome/pattern of qi collapse following bleeding
⋯⋯⋯⋯⋯⋯⋯⋯⋯⋯⋯⋯⋯⋯ 10-168

syndrome/pattern of qi deficiency and blood stasis
⋯⋯⋯⋯⋯⋯⋯⋯⋯⋯⋯⋯⋯⋯ 10-159

syndrome/pattern of qi deficiency and dampness
obstruction ⋯⋯⋯⋯⋯⋯⋯⋯⋯ 10-163

syndrome/pattern of qi deficiency and external
contraction ⋯⋯⋯⋯⋯⋯⋯⋯⋯ 10-161

syndrome/pattern of qi deficiency and fever
⋯⋯⋯⋯⋯⋯⋯⋯⋯⋯⋯⋯⋯⋯ 10-164

syndrome/pattern of qi deficiency and hearing
loss ⋯⋯⋯⋯⋯⋯⋯⋯⋯⋯⋯⋯⋯ 10-166

syndrome/pattern of qi deficiency and smell loss
⋯⋯⋯⋯⋯⋯⋯⋯⋯⋯⋯⋯⋯⋯ 10-165

syndrome/pattern of qi deficiency and water
retention ⋯⋯⋯⋯⋯⋯⋯⋯⋯⋯ 10-162

syndrome/pattern of qi failing to control blood
⋯⋯⋯⋯⋯⋯⋯⋯⋯⋯⋯⋯⋯⋯ 10-167

syndrome/pattern of qi stagnation and blood stasis
⋯⋯⋯⋯⋯⋯⋯⋯⋯⋯⋯⋯⋯⋯ 10-172

syndrome/pattern of qi stagnation and phlegm
coagulation in throat ⋯⋯⋯⋯⋯ 10-173

syndrome/pattern of qi stagnation and water
retention ⋯⋯⋯⋯⋯⋯⋯⋯⋯⋯ 10-190

syndrome/pattern of qi stagnation in stomach
and intestines ⋯⋯⋯⋯⋯⋯⋯⋯ 10-282

syndrome/pattern of spleen deficiency and
sinking of qi ⋯⋯⋯⋯⋯⋯⋯⋯⋯ 10-259

syndrome/pattern of spleen deficiency and

stirring wind ⋯⋯⋯⋯⋯⋯⋯⋯⋯⋯ 10-261

syndrome/pattern of spleen failing to control
blood ⋯⋯⋯⋯⋯⋯⋯⋯⋯⋯⋯⋯ 10-266

syndrome/pattern of spleen insufficiency and
water diffusion ⋯⋯⋯⋯⋯⋯⋯⋯ 10-262

syndrome/pattern of spleen-stomach yin
deficiency ⋯⋯⋯⋯⋯⋯⋯⋯⋯⋯ 10-275

syndrome/pattern of stasic obstructing brain
collateral ⋯⋯⋯⋯⋯⋯⋯⋯⋯⋯⋯ 10-226

syndrome/pattern of stasis in stomach collateral
⋯⋯⋯⋯⋯⋯⋯⋯⋯⋯⋯⋯⋯⋯ 10-273

syndrome/pattern of static blood obstructing
uterus ⋯⋯⋯⋯⋯⋯⋯⋯⋯⋯⋯⋯ 10-330

syndrome/pattern of static-blood invading head
⋯⋯⋯⋯⋯⋯⋯⋯⋯⋯⋯⋯⋯⋯ 10-181

syndrome/pattern of stirring wind due to
summerheat ⋯⋯⋯⋯⋯⋯⋯⋯⋯ 10-107

syndrome/pattern of stomach fire blazing gum
⋯⋯⋯⋯⋯⋯⋯⋯⋯⋯⋯⋯⋯⋯ 10-271

syndrome/pattern of summerheat blocking qi
movement ⋯⋯⋯⋯⋯⋯⋯⋯⋯⋯ 10-106

syndrome/pattern of summerheat damaging lung
collateral ⋯⋯⋯⋯⋯⋯⋯⋯⋯⋯⋯ 10-248

syndrome/pattern of summerheat injuring fluid
and qi ⋯⋯⋯⋯⋯⋯⋯⋯⋯⋯⋯⋯ 10-112

syndrome/pattern of summerheat-dampness
attacking exterior ⋯⋯⋯⋯⋯⋯⋯ 10-020

syndrome/pattern of summerheat-dampness
retention in middle energizer ⋯⋯⋯ 10-111

syndrome/pattern of syncope due to ascariasis of
reverting yin ⋯⋯⋯⋯⋯⋯⋯⋯⋯ 10-406

syndrome/pattern of toxic fire attacking lip
⋯⋯⋯⋯⋯⋯⋯⋯⋯⋯⋯⋯⋯⋯ 10-131

syndrome/pattern of toxin congestion in upper
energizer ⋯⋯⋯⋯⋯⋯⋯⋯⋯⋯⋯ 10-433

syndrome/pattern of transmission of heart heat
to small intestine ⋯⋯⋯⋯⋯⋯⋯ 10-231

syndrome/pattern of traumatic blood stasis and
qi stagnation ⋯⋯⋯⋯⋯⋯⋯⋯⋯ 10-184

syndrome/pattern of traumatic injury of ocular
collateral ⋯⋯⋯⋯⋯⋯⋯⋯⋯⋯⋯ 10-151

syndrome/pattern of true cold with false heat
⋯⋯⋯⋯⋯⋯⋯⋯⋯⋯⋯⋯⋯⋯ 10-039

syndrome/pattern of true deficiency with false
excess ⋯⋯⋯⋯⋯⋯⋯⋯⋯⋯⋯⋯ 10-048

syndrome/pattern of true excess with false

719

deficiency ································· 10-049

syndrome/pattern of true heat with false cold
··· 10-040

syndrome/pattern of up-flaming heart fire ··· 10-221

syndrome/pattern of up-flaming liver fire ··· 10-301

syndrome/pattern of upper cold and lower heat
··· 10-041

syndrome/pattern of upper heat and lower cold
··· 10-042

syndrome/pattern of water pathogen attacking
heart ································· 10-361

syndrome/pattern of water-cold attacking lung
··· 10-360

syndrome/pattern of wind striking meridians/
channels and collaterals ··········· 10-087

syndrome/pattern of wind-cold attacking channel
and collateral ························ 10-092

syndrome/pattern of wind-cold attacking throat
··· 10-089

syndrome/pattern of wind-cold invading head
··· 10-091

syndrome/pattern of wind-cold invading lung
··· 10-241

syndrome/pattern of wind-cold invading nose
··· 10-090

syndrome/pattern of wind-dampness attacking
exterior ································ 10-021

syndrome/pattern of wind-dampness invading
eye ····································· 10-098

syndrome/pattern of wind-dampness invading
head ···································· 10-099

syndrome/pattern of wind-fire attacking eye
··· 10-097

syndrome/pattern of wind-heat and epidemic
toxin ··································· 10-126

syndrome/pattern of wind-heat invading ear
··· 10-095

syndrome/pattern of wind-heat invading exterior
··· 10-019

syndrome/pattern of wind-heat invading head
··· 10-096

syndrome/pattern of wind-heat invading lung
··· 10-242

syndrome/pattern of wind-heat invading nose
··· 10-094

syndrome/pattern of wind-heat invading throat

··· 10-093

syndrome/pattern of wind-prevailing migratory
arthralgia································· 10-088

syndrome/pattern of worm accumulation and
malnutrition ·························· 10-149

syndrome/pattern of worms harassing gallbladder
··· 10-310

syndrome/pattern of yang deficiency and
congealing cold ······················ 10-059

syndrome/pattern of yang deficiency and
dampness obstruction ·············· 10-056

syndrome/pattern of yang deficiency and external
contraction ···························· 10-060

syndrome/pattern of yang deficiency and phlegm
coagulation ···························· 10-058

syndrome/pattern of yang deficiency and qi
stagnation ····························· 10-055

syndrome/pattern of yang deficiency and water
diffusion ······························· 10-057

syndrome/pattern of yang impairment affecting
yin··· 10-078

syndrome/pattern of yin deficiency and bleeding
··· 10-065

syndrome/pattern of yin deficiency and blood
stasis ···································· 10-071

syndrome/pattern of yin deficiency and
dampness-heat ······················· 10-068

syndrome/pattern of yin deficiency and effulgent
fire ······································· 10-063

syndrome/pattern of yin deficiency and external
contraction ···························· 10-067

syndrome/pattern of yin deficiency and fluid
inadequacy ···························· 10-066

syndrome/pattern of yin deficiency and internal
heat ······································ 10-064

syndrome/pattern of yin deficiency and
unmoistened nose ···················· 10-069

syndrome/pattern of yin deficiency and
unmoistened throat ·················· 10-237

syndrome/pattern of yin deficiency and water
retention ······························· 10-070

syndrome/pattern of yin deficiency and yang
hyperactivity ·························· 10-062

syndrome/pattern of yin exhaustion and yang
collapse ································· 10-079

syndrome/pattern of yin impairment affecting

yang ································ 10-077
syndrome/pattern of yin-blood deficiency ··· 10-072
syndrome/pattern type ················· 10-003
Synopsis of the Golden Chamber ········ 01-052
synthetic analysis ····················· 09-454
syphilis of bone and joint ············· 19-087
syrup ······························· 13-089
Szechwan Chinaberry Fruit ··············· 12-356

T

Tabasheer ························· 12-483
tabid body with arthrocele ············· 09-050
tablet ····························· 13-039
tai he decoction ···················· 13-118
Taiyang (acupoint names of EX-HN 5 and GB-1)
 ································ 02-035
taiyi miraculous moxa stick ············· 11-673
take infused ······················· 13-105
taking as tea ······················ 13-111
taking away firewood from under cauldron
 ································ 11-169
taking medicine ···················· 21-004
taking water in mouth but with no desire to
 swallow ························· 09-374
Talc ······························ 12-313
Tall Gastrodia Tuber ·················· 12-544
Tangerine Seed ····················· 12-379
Tangle ···························· 12-472
Tangshen ·························· 12-563
tapping manipulation ················· 11-797
taste ····························· 09-382
Tatarian Aster Root ·················· 12-503
TE ······························· 20-010
TE 1 ····························· 20-091
TE 2 ····························· 20-324
TE 3 ····························· 20-370
TE 4 ····························· 20-314
TE 5 ····························· 20-274
TE 6 ····························· 20-353
TE 7 ····························· 20-110
TE 8 ····························· 20-200
TE 9 ····························· 20-241
TE 10 ···························· 20-255
TE 11 ···························· 20-181
TE 12 ···························· 20-299

TE 13 ···························· 20-162
TE 14 ···························· 20-118
TE 15 ···························· 20-256
TE 16 ···························· 20-262
TE 17 ···························· 20-326
TE 18 ···························· 20-039
TE 19 ···························· 20-155
TE 20 ···························· 20-126
TE 21 ···························· 20-066
TE 22 ···························· 20-065
TE 23 ···························· 20-239
Tea-Blended Ligusticum Powder ········ 13-512
tear ·························· 04-107, 04-090
Tea-Seed Oil ······················ 12-148
teeth-marked tongue ················· 09-136
temple ···························· 02-035
temple ···························· 20-499
temple-guard needle ················· 11-522
Ten Fragrant Ingredients Pain-Relieving Pill
 ································ 13-454
Ten Jujubes Decoction ················ 13-263
ten kinds of formula ·················· 13-016
Ten Major Tonics Decoction ············ 13-339
Ten Miraculous-Ingredients Decoction ··· 13-531
ten questions ······················ 09-231
ten strange pulses ··················· 09-520
Ten-Ash Powder ···················· 13-506
tendency of disease ·················· 08-002
tendon ··························· 04-009
Tendrilleaf Fritillary Bulb ············· 12-470
tenesmus ·························· 09-411
terminating lactation ·········· 11-473, 11-474
terrestrial effect ···················· 21-042
tertian malaria ····················· 14-046
tertiary collateral vessels ·············· 06-085
testalgia due to cold ················· 14-161
testicle ··························· 04-161
testing labor ·················· 16-102, 16-105
tetanus ··························· 15-139
tetanus on 4th-to-6th day after birth (neonatal
 tetanus) ························ 17-128
TF (1) ···························· 20-483
TF (2) ···························· 20-484
TF (3) ···························· 20-485
TF (4) ···························· 20-486
TF (5) ···························· 20-487

TG	20-446	thoracolumbar fracture	19-048
TG (1)	20-488	thoroughfare vessel	06-071
TG (1, 2i)	20-492	thoroughfare vessel (TV)	06-070
TG (1p)	20-491	thoroughfare vessel being sea of meridians/	
TG (1u)	20-490	channels	06-072
TG (2)	20-489	Thoroughfare-Securing Decoction	13-419
TG (21)	20-496	thought damaging spleen	07-084
TG (2p)	20-493	thought prevailing over fear	07-091
TG (3)	20-494	Thousand Gold Pieces Powder	13-612
TG (4)	20-495	threaded ligation	11-501
the black of the eye	04-066	thready pulse	09-497
the deeper the heat, the severer the reversal		threatened abortion	16-069
coldness	08-097	three categories of disease cause	07-032
The key factor of yin and yang is that only when		Three Ingredients Emergency Pill	13-256
yang is compact can it strengthen yin essence.		Three Ingredients Pill	13-307
	02-029	Three Kernels Decoction	13-561
the milder the heat, the milder the reversal		Three Kidney Tonifying Pill	13-402
coldness	08-096	three passes	09-115
the third lumbar transverse process syndrome		three passes of index finger	09-120
	19-137	three positions and nine pulse-takings	09-466
the upper qi	09-209	three postpartum contraindications	11-003
thecal cyst	19-122	three postpartum crises	16-143
theory of essential qi	05-002	three postpartum crises	16-145
theory of mechanism of disease	08-005	three postpartum diseases	16-142
theory of three types of disease cause	07-017	three postpartum examinations	16-144
therapeutic manipulation for sinew injury	11-750	Three Raw Ingredients Decoction	13-603
therapeutic method being based on syndrome		Three Sages Powder	13-613
differentiation	11-048	three treasures	05-001
therapy for clearing heat from qi aspect	11-089	three urgently purgative syndrome/pattern of	
thick coating	09-159	lesser yin	10-403
thick liquid	05-037	three yang meridian/channels of foot	06-052
thick liquor and sweet liquor	13-076	three yang meridians/channels of hand	06-050
thickened sinew	19-109	Three Yellows Pill	13-177
thief pathogen	07-029	three yin meridians/channels of foot	06-053
thin coating	09-160	three yin meridians/channels of hand	06-051
thin paste	13-079	three-edged needling	11-507
thin tongue	09-138	Three-Flowered Bluebeard Herb	12-102
thirst	09-372	Three-Ingredient Nailing Strip	13-176
thirst without desire to drink	09-373	Three-Seed Filial Devotion Decoction	13-602
thirteen branches of medicine	01-029	throat	04-130, 04-131
thirteen ghost points	06-024	throat abscess	18-182
thirty pulse conditions	09-436	throat wind	18-194
thoracic accumulation	14-315	throat-anus-genital syndrome	14-090
thoracic fluid retention	14-312	throat-blocking carbuncle (cellulitis of floor of	
thoracic outlet syndrome	19-134	mouth)	15-024
thoracic vertebrae	20-480	throat-locking wind	18-197

throbbing below navel	09-337
through-flux diarrhea	14-173
thrush	17-032, 17-033, 17-034
thumb body-cun	11-626
thumb body-inch	11-626
thumb carpometacarpal dislocation	19-060
thumb metacarpophalangeal dislocation	19-062
Thunberg Fritillary Bulb	12-497
Thunder Ball	12-392
thunder-fire miraculous moxa stick	11-674
thunder-headache	14-319
tibia	04-013
tibia and fibula shaft fracture	19-037
tibia condyles fracture	19-036
tibial nerve injury	19-147
tic pain of hypochondrium	09-287
tidal fever	09-241
Tiger Bone and Chaenmeles Decoction	13-527
tight pulse	09-508
tincture	13-060
tinea	15-086
tinea versicolor	15-092
tinea-like erosion of throat	18-189, 18-190, 18-191
tinnitus	09-350
Tinospora Root	12-173
tip of nose	04-147, 04-148, 04-149, 04-150
tissue-regenerating medicinal	12-687
to be decocted first	13-098
to be decocted later	13-099
Toad Venom	12-548
toe	20-470
toe fracture	19-044
Toilette Pill	13-253
Tokay Gecko	12-606
Tokyo Violet Herb	12-151
tongue	04-128
tongue	20-527
tongue biting	09-072
tongue bleeding	14-267
tongue coating	09-157
tongue coating color	09-178
tongue coating covered on full or part of tongue body	09-174
tongue color	09-125
tongue fur	09-157

tongue inspection	09-121
tongue manifestation	09-123
tongue pustule	15-010
tongue sore	18-214, 18-215
tongue spirit	09-124
tongue texture	09-133
tonic	12-554, 12-555, 12-556
tonic formula	13-019
tonification	11-216
tonifying and nourishing qi and blood	11-231
tonifying and replenishing heart and spleen	11-249
tonifying blood	11-229
tonifying blood and nourishing heart	11-230
tonifying blood and nourishing liver	11-276
tonifying deficiency and arresting discharge	11-292
tonifying fire and assisting yang	11-243
tonifying formula	13-310, 13-311
tonifying liver yin	11-271
tonifying lung and replenishing qi	11-252
tonifying lung to consolidate defensive qi	11-080
tonifying medicinal	12-554, 12-555, 12-556
tonifying method	11-216
tonifying middle and replenishing qi	11-260
tonifying qi	11-222
tonifying qi and controlling blood	11-345
tonifying qi and generating blood	11-226
tonifying qi and invigorating spleen	11-264
tonifying qi and nourishing heart	11-246
tonifying therapy for sore	11-710, 11-711
tonifying yang	11-239
tonifying yin	11-232
tonifying yin and harmonizing stomach	11-269
tonsil	04-141
tonsil	20-533
tonsillitis	18-170, 18-171, 18-172
Toosendan Fruit Powder	13-202
tooth	04-135
tooth	20-526
top of five zang viscera	03-030
tortoise back (hunchback)	17-061
tortoise breast (chicken breast)	17-060
Tortoise Carapace and Plastron	12-623
touching, pressing and searching	09-475
toxic reaction	12-064

723

toxin syndrome/pattern ····················· 10-127

Toxin-Expelling Exterior-Relieving Decoction
···························· 13-147

Toxin-Removing Plaster ····················· 13-175

Toxin-Removing Powder with Two Ingredients
···························· 13-173

trachea ··· 20-522

traction by pulling and extension ········ 11-734

traction therapy ···························· 11-763

traction through distal end of femur······ 11-768

traction through olecranon of ulna ····· 11-767

traction through tibial tubercle ··········· 11-769

traditional Chinese medicine（TCM）··· 01-001

trance ··· 09-359

tranquilized mind and empty thinking ··· 21-005

tranquilizer ·································· 12-513

tranquilizing medicinal ···················· 12-513

tranquilizing mind with heavy sedatives 11-305

tranquillizing formula ····················· 13-421

transcalcaneal traction ····················· 11-770

transformation in accord with constitution
···························· 08-465

transforming qi and draining dampness 11-400

transforming qi and draining water ····· 11-427

Transforming Yellow Decoction··········· 13-420

transmission among zang-fu organs ····· 08-481

transmission and change················· 08-463

transmission and transformation ········ 08-464

transmission from greater yang to yang
brightness ···························· 10-392

transmission from lesser yang to yang brightness
···························· 10-393

transmission from one meridian/channel to
another ································· 08-487

transmission from one meridian/channel to the
next ···································· 08-486

transport needling ························· 11-550

transverse insertion ························· 11-588

transverse insertion ························· 11-586

transverse insertion ························· 11-587

traumatic cataract ························· 18-097

traumatic paraplegia ······················· 19-050

traumatic synovitis of knee··············· 19-127

treading manipulation ····················· 11-796

Treasured Troch ···························· 13-136

treat exterior before interior ············· 11-034

treating blood for lower dryness ········ 11-386

treating branch in case with difficulty in urination
and defecation ······················· 11-038

treating cold with cold···················· 11-029

treating cold with heat···················· 11-013

treating deficiency by tonic therapy ····· 11-221

treating deficiency with tonification ····· 11-012

treating disease before its onset ········ 11-006

treating disease should focus on the root 11-009

treating dispersion with astringent ····· 11-023

treating dryness with moistening ········ 11-021

treating excess with purgation ··········· 11-018

treating fallen by raising ················· 11-223

treating flaccidity only taking yang brightness
···························· 11-010

treating fright by calming ················· 11-026

treating heat with cold···················· 11-014

treating heat with heat ···················· 11-028

treating impairment of stomach fluid with sweat-
cold medicinals ······················· 11-129

treating impairment with warming ····· 11-024

treating incontinent syndrome with dredging
method ································· 11-030

treating interior before exterior··········· 11-035

treating mild disease with dissipating therapy
···························· 11-066

treating mild syndrome with counteraction
···························· 11-015

treating obstructive syndrome with tonics ··· 11-031

treating overstrain with warming ········ 11-027

treating pathogenic accumulation with dissipation
···························· 11-019

treating physical weakness by warming therapy
for nourishing qi ···················· 11-227

treating qi for upper dryness ············· 11-387

treating retention with purgation ········ 11-011

treating root and accompanying symptoms
simultaneously for mild case ········ 11-037

treating severe case in compliance with pseudo-
symptom ······························· 11-033

treating severe case with single focal method
···························· 11-036

treating sinking by elevating ············· 11-224

treating sore by clearing heat············· 11-714

treating sore by draining pus ············· 11-720

treating sore by expelling phlegm ········ 11-716

treating sore by moving qi ·············· 11-718

treating sore by purgative therapy ······ 11-713

treating sore by regulating nutrient ······ 11-719

treating sore by removing dampness ··· 11-717

treating sore by warming and dredging 11-715

treating spasm with relaxation ··········· 11-022

treating stagnation by moving ··········· 11-025

treating superficial syndrome with sweating

    therapy··· 11-065

treating yang for yin ······················· 11-041

treating yin for yang ······················· 11-040

treating zang-organ for fu-organ disease 11-045

Treatise on Cold Damage Diseases ····· 01-053

treatment with both tonification and elimination

    ··· 11-160

Tree Peony Root Bark ······················· 12-206

Tree-of-Heaven Bark ······················· 12-145

trembling method································ 11-606

trembling tongue ····························· 09-147

tremor ·· 09-082

triangular fossa zone ······················· 20-446

Trichosanthes, Chinese Chive and Pinellia

    Decoction································· 13-442

Trichosanthes, Chinese Chive and White Liquor

    Decoction································· 13-443

trimonthly menstruation ··················· 16-004

triple directional needling ··············· 11-548

triple energizer ······························· 03-155

triple energizer ······························· 20-524

triple energizer cough ····················· 14-103

triple energizer meridian/channel of hand lesser

    yang (TE) ································· 06-063

triple needling ······························· 11-564

triple-energizer dampness-heat syndrome/

    pattern ···································· 10-430

triple-energizer syndrome differentiation/pattern

    identification ···························· 10-429

triple-yang combination of diseases ······ 08-494

true and false manifestation of deficiency and

    excess ···································· 08-037

true cold with false heat ··················· 08-102

true deficiency with false excess ········ 08-038

true excess with false deficiency ········ 08-039

true heat with false cold ··················· 08-095

True Jade Powder···························· 13-614

true visceral color···························· 09-042

True Warrior Decoction ···················· 13-574

true-false of syndrome/pattern manifestation

    ··· 10-083

Trumpetcreeper Flower ···················· 12-436

T-shaped infantile malnutrition ············ 17-012

Tuber Fleeceflower Stem···················· 12-576

Tuber Onion Seed···························· 12-595

tuberculosis of breast ······················· 15-049

tuberculosis of epididymis ················· 15-132

tuina ···················· 01-021, 11-779, 11-780

tumor ·· 15-061

tumor of throat ······························· 18-204

turbid essence (chronic prostatitis) ······ 15-134

turbid hyperemia of ocular conjunctiva ·····09-064

turbid pathogen ····························· 07-053

turbid phlegm obstructing lung··········· 08-278

turbid urine ··········· 09-418, 09-419, 14-244

Turmeric ·· 12-429

Turmeric Root Tuber ······················· 12-370

Turtle Carapace···························· 12-629

twelve cutaneous regions ················· 06-082

twelve meridian/channel divergences ··· 06-078

twelve meridian/channel sinews ········ 06-080

twelve meridians/channels················· 06-048

twelve needling methods···················· 11-560

twelve source points ······················· 06-028

twenty-eight channels ······················· 09-435

twenty-eight pulses ························· 09-435

twenty-four pulses ························· 09-434

twirling method ····························· 11-600

twirling reinforcement and reduction ··· 11-607

twisting manipulation ······················· 11-789

twitching eyelid (blepharospasm) ······ 18-010

two outlines and six changes ············· 10-009

Two Solstices Pill ···························· 13-390

Two Wonderful Herbs Powder ··········· 13-570

two-hour periods of symptom alleviation ···08-496

Two-Immortals Decoction ················· 13-378

two-yang overlap of diseases ············· 08-495

Two-Yin Decoction ························· 13-372

tympanic pulse ······························· 09-509

tympanites································ 14-219

typical edema ······························· 14-227

U

ulcer ·················· 09-100, 15-002
ulcerated gangrene (gas gangrene) ······ 15-016
ulcerative gingivitis ················ 18-223
ulna ···························· 01-009
ulna olecranon fracture ··············· 19-017
ulna shaft fracture ················· 19-022
ulnar nerve injury················· 19-144
umbilical bleeding ················ 17-134
umbilical carbuncle (omphalitis) ······· 15-026
umbilical dampness ·········· 17-129, 17-130
umbilical hernia ········· 17-131, 17-133
umbilical sore ··················· 17-132
unconscious murmuring ·············· 09-196
unconsciousness ················· 09-019
unconsciousness and taciturnity ······· 09-026
understand tacitly by touching ········· 11-733
undigested food in stool ············· 09-406
unfavorable complexion ·············· 09-037
unfavorable syndrome/pattern ·········· 10-005
unguentum ···················· 13-071
Uniflower Swissentaury Root ············· 12-196
Universal Relief Decoction for Eliminating Toxin
···························· 13-162
Unprocessed Rehmannia Root ········ 12-208
unsmooth pulse ·················· 09-506
untwining rope pulse ··············· 09-528
ununited skull (hydrocephalus) ········ 17-062
up-flaming of heart fire ·············· 08-250
up-flaming of liver fire················ 08-320
up-flaming of stomach fire ············ 08-368
uplifting the middle qi ·············· 11-228
upper attack ···················· 08-019
upper attack of warm pathogen starting from
lung ························ 08-020
upper cold and lower heat ············· 08-128
upper consumptive thirst ············· 14-276
upper dantian ··················· 03-167
upper deficiency and lower excess ······ 08-054
upper dryness leading to cough········· 08-388
upper ear root ··················· 20-540
upper energizer ·················· 03-156
upper energizer as sprayer············· 03-162
upper energizer governing reception ···· 03-159
upper excess and lower deficiency ······ 08-053

upper heat and lower cold ················ 08-129
upper impairment affecting lower ········ 08-477
upper tragus ···················· 20-488
upper-energizer dampness-heat syndrome/pattern
···························· 10-431
upper-energizer syndrome/pattern ······ 10-432
upper-lateral line of occiput ··········· 20-441
upper-middle line of occiput ··········· 20-440
upturned knife pulse ··············· 09-526
upward floating of solitary yang ········ 08-082
upward reversal of fetal qi ············· 16-080
upward rushing of yellow fluid (hypopyon)
···························· 18-069
upward rushing of yellow membrane (hypopyon)
···························· 18-071
upward rushing of yellow pus (hypopyon)
···························· 18-070
ureter ························· 20-516
urethra ························ 20-454
urinary bladder··················· 03-180
urinary incontinence ··············· 09-421
Urination-Reducing Pill ·············· 13-412
urolithic stranguria ··· 14-238, 14-241, 14-242
urticaria ··············· 15-102, 15-103
using corrigent ·················· 13-034
uterus ··············· 03-179, 03-180, 03-181,
03-182, 03-183, 03-184, 06-071
uterus dampness-heat syndrome/pattern ···10-333
uterus with appendages ············· 03-181
uvula ························· 04-145

V

vagina························· 03-187
vaginal bleeding during pregnancy ····· 16-066,
16-067, 16-068
vaginal orifice··· 03-186, 03-188, 04-162, 04-163
vaginal orifice of virgin ·············· 04-164
vaginal pain ···················· 16-172
varicosity ······················ 15-064
varied normal complexion ············ 09-034
various schools of traditional Chinese medicine
···························· 01-045
varix ························· 15-064
vascular epilepsy ················· 14-147
ventilating lung··················· 11-067

ventilating lung and relieving cough ⋯⋯ 11-068
ventilating lung and relieving cough and dyspnea
⋯⋯⋯⋯⋯⋯⋯⋯⋯⋯⋯⋯⋯⋯⋯⋯ 11-069
ventilating lung and resolving phlegm ⋯ 11-369
ventrodorsal yin-yang point combination 11-647
vermifugal medicinal ⋯⋯⋯⋯⋯⋯⋯⋯ 12-389
vermilion pill ⋯⋯⋯⋯⋯⋯⋯⋯⋯⋯⋯⋯ 13-093
verruca ⋯⋯⋯⋯⋯⋯⋯⋯⋯⋯⋯⋯⋯⋯ 15-078
verruca filiformis ⋯⋯⋯⋯⋯⋯⋯⋯⋯⋯ 15-083
verruca plana ⋯⋯⋯⋯⋯⋯⋯⋯⋯⋯ 15-082
verruca plantaris ⋯⋯⋯⋯⋯⋯⋯⋯⋯ 15-081
vertigo ⋯⋯⋯⋯⋯ 09-359, 09-360, 14-126
vertigo during pregnancy ⋯⋯ 16-088, 16-089
vesicle⋯⋯⋯⋯⋯⋯⋯⋯⋯⋯⋯⋯⋯⋯⋯ 15-074
vesiculating moxibustion⋯⋯⋯⋯⋯⋯⋯ 11-680
vessel ⋯⋯⋯⋯⋯⋯⋯⋯⋯ 03-176, 04-035
vessel being house of blood ⋯⋯⋯⋯ 03-177
vessel flaccidity⋯⋯⋯⋯⋯⋯⋯⋯⋯⋯⋯ 14-355
vessel impediment ⋯⋯⋯⋯⋯⋯⋯⋯ 14-336
vessel membrane ⋯⋯⋯⋯⋯⋯⋯⋯⋯ 04-036
vessel qi ⋯⋯⋯⋯⋯⋯⋯⋯⋯⋯⋯⋯ 09-438
vessel storing spirit ⋯⋯⋯⋯⋯⋯⋯⋯ 09-485
vexation and vomiting ⋯⋯⋯⋯⋯⋯⋯ 09-328
vexing heat in chest, palms and soles ⋯ 09-245
vibrating manipulation ⋯⋯⋯⋯⋯⋯ 11-782
vicarious menorrhea ⋯⋯⋯⋯⋯⋯⋯ 16-005
vicarious menstruation ⋯⋯⋯⋯⋯⋯ 16-007
Vietnamese Sophora Root ⋯⋯⋯⋯⋯ 12-171
Villous Amomum Fruit⋯⋯⋯⋯⋯⋯⋯⋯ 12-281
vinum ⋯⋯⋯⋯⋯⋯⋯⋯⋯⋯⋯⋯⋯⋯ 13-078
violent rage damaging liver ⋯⋯⋯⋯⋯ 07-087
violent rage damaging yin, over-joy damaging
yang ⋯⋯⋯⋯⋯⋯⋯⋯⋯⋯⋯⋯⋯⋯ 07-088
Virgate Wormwood Decoction ⋯⋯⋯⋯ 13-557
Virgate Wormwood Herb ⋯⋯⋯⋯⋯⋯ 12-325
visceral accumulation ⋯⋯⋯⋯⋯⋯⋯ 14-191
visceral agitation (hysteria) ⋯⋯⋯⋯⋯ 16-165
visceral constipation ⋯⋯⋯⋯⋯⋯⋯ 14-191
visceral exhaustion pulse ⋯⋯⋯⋯⋯ 09-522
visceral manifestation ⋯⋯⋯⋯⋯⋯⋯ 03-004
visceral reversal ⋯⋯⋯⋯⋯⋯⋯⋯⋯ 14-295
visceral syndrome differentiation/pattern
identification ⋯⋯⋯⋯⋯⋯⋯⋯⋯ 10-212
viscus of wind and wood⋯⋯⋯⋯⋯⋯⋯ 03-083
vision ⋯⋯⋯⋯⋯⋯⋯⋯⋯⋯⋯⋯⋯⋯ 04-058
vision obstruction⋯⋯⋯⋯⋯⋯⋯⋯⋯⋯ 18-053

vision-improving formula ⋯⋯⋯⋯⋯⋯ 13-631
vital activity and qi configuration ⋯⋯⋯ 05-045
vitality ⋯⋯⋯⋯⋯⋯⋯⋯⋯⋯⋯⋯⋯ 05-043
vitreous humor⋯⋯⋯⋯⋯⋯⋯ 04-111, 04-112
vomiting⋯⋯⋯⋯⋯⋯⋯⋯⋯⋯⋯⋯⋯ 09-215
vomiting of pregnancy⋯⋯⋯⋯⋯⋯⋯⋯ 16-062
vomiting right after eating ⋯⋯⋯⋯⋯⋯ 09-219

W

waggling tongue ⋯⋯⋯⋯⋯⋯⋯⋯⋯⋯ 09-150
waist being house of kidney ⋯⋯⋯⋯⋯ 04-040
wandering erysipelas ⋯⋯⋯⋯⋯⋯⋯⋯ 17-123
wandering pain⋯⋯⋯⋯⋯⋯⋯⋯⋯⋯⋯ 09-301
waning and waxing of yin and yang ⋯⋯ 02-017
warm disease⋯⋯⋯⋯⋯⋯⋯⋯⋯⋯⋯⋯ 14-055
warm diseases ⋯⋯⋯⋯⋯⋯⋯⋯⋯⋯ 01-054
warm dryness ⋯⋯⋯⋯⋯⋯⋯⋯⋯⋯ 14-092
warm febrile disease ⋯⋯⋯⋯⋯⋯⋯⋯ 14-056
warm malaria ⋯⋯⋯⋯⋯⋯⋯⋯⋯⋯⋯ 14-042
warm purgation ⋯⋯⋯⋯⋯⋯⋯⋯⋯ 11-170
warm purgative⋯⋯⋯⋯⋯⋯⋯⋯⋯⋯ 12-217
warm purgative formula ⋯⋯⋯⋯⋯⋯ 13-254
warm toxin⋯⋯⋯⋯⋯⋯⋯⋯⋯⋯⋯⋯ 14-054
warming and activating spleen yang⋯⋯ 11-204
warming and resolving cold-phlegm⋯⋯ 11-444
warming and resolving phlegm and fluid retention
⋯⋯⋯⋯⋯⋯⋯⋯⋯⋯⋯ 11-445, 11-446
warming and tonifying ⋯⋯⋯⋯⋯⋯⋯ 11-218
warming and tonifying heart yang ⋯⋯ 11-247
warming and tonifying kidney qi ⋯⋯⋯ 11-281
warming and tonifying kidney yang ⋯⋯ 11-280
warming and tonifying life gate⋯⋯⋯⋯ 11-242
warming and tonifying spleen and kidney
⋯⋯⋯⋯⋯⋯⋯⋯⋯⋯⋯⋯⋯⋯ 11-270
warming and tonifying spleen and stomach
⋯⋯⋯⋯⋯⋯⋯⋯⋯⋯⋯⋯⋯⋯ 11-203
warming and tonifying yang qi ⋯⋯⋯⋯ 11-240
warming interior ⋯⋯⋯⋯⋯⋯⋯⋯⋯⋯ 11-194
warming interior and dispelling cold ⋯ 11-200
warming interior and dissipating cold ⋯ 11-201
warming interior formula ⋯⋯⋯⋯⋯⋯ 13-286
warming interior method ⋯⋯⋯⋯⋯⋯ 11-193
warming kidney and assisting yang ⋯⋯ 11-279
warming kidney to improve qi reception ⋯11-285
warming lung and dissipating cold ⋯⋯ 11-207

727

warming lung and resolving fluid retention 11-442

warming lung and resolving phlegm······ 11-443

warming meridian/channel and dissipating cold 11-210

warming meridian/channel and relieving pain 11-212

warming meridian/channel and relieving stagnation 11-211

warming method ····························· 11-195

warming middle and arresting vomiting ···11-206

warming middle and drying dampness··· 11-205

warming middle and harmonizing stomach 11-268

warming needle moxibustion ·············· 11-675

warming stomach and dissipating cold 11-202

warming the middle ·························· 11-197

warming the middle and dispelling cold ···11-198

warming the middle and dissipating cold ···11-199

warming yang ······························· 11-196

warming yang and excreting water ······ 11-418

warming yang and replenishing qi ······ 11-241

warming yang for relaxing bowels ······ 11-171

warming yang qi to promote diuresis ······ 11-426

wart·· 15-078

wart eye (verruca vulgaris) ·············· 15-079

washing ·· 12-028

wasting and atrophy of muscle ··········· 09-051

water ···························· 02-045, 14-230

water being restricted by earth ··········· 02-076

water being un-restricted by fire ········· 02-081

water boiled cupping ······················· 11-694

water characterized by moistening and descending 02-091

water counterflow ·························· 10-379

water counter-restricting earth ··········· 02-068

water failing to nourish wood ··········· 08-426

water failing to transform into qi ········· 08-185

water for making decoction ··············· 13-121

water from river ···························· 13-120

water generating wood ···················· 02-053

water orbiculus······························· 04-067

water pathogen attacking heart ··········· 08-401

water pill ······················· 13-083, 13-084

water processing ···························· 12-027

water restricting fire ······················· 02-060

water retention syndrome/pattern ······ 10-210

water retention with qi obstruction ······ 08-192

water toxin····································· 07-051

Water-Nourishing Liver-Clearing Decoction 13-377

watery diarrhea···················· 09-402, 14-172

wax pill ·· 13-081

weak defense qi and strong nutrient······ 08-444

weak pulse ···································· 09-501

weak pulse at yang and wiry pulse at yin ···09-516

weakness of loins ·························· 09-348

Weeping Forsythia Capsule ·············· 12-202

Weizhong toxin (acute pyogenic popliteal lymphadenitis) ···························· 15-028

well point ······························· 06-015

wheal ··· 09-097

wheezing ······································ 14-105

wheezing disease ·························· 14-107

White Atractylodes Rhizome ·············· 12-565

white bald scalp sore (tinea alba)········· 15-087

white coating·································· 09-179

White Downborne Powder ················· 13-189

white membrane ···························· 18-034

white membrane invading eye 18-048, 18-049

White Mulberry Root-Bark ················· 12-506

White Mustard Seed························· 12-484

white of the eye ······················ 04-065, 04-091, 04-092, 04-093

White Pharbitis Seed ······················ 12-239

White Powder ································· 13-606

white sandy coating ························ 09-180

White Tiger Decoction······················ 13-154

White Tiger Decoction Plus Atractylodes ···13-156

White Tiger Decoction Plus Cinnamon Twig 13-155

White Tiger Decoction Plus Ginseng······ 13-157

White Tiger Purgative Decoction ········· 13-223

white xerotic syndrome ···················· 18-050

White-Draining Powder ···················· 13-205

whitlow of hand ···························· 15-012

Whole Deer Pill······························ 13-401

whooping cough ·························· 17-096, 17-097, 17-108, 17-109

Wild Chrysanthemum Flower············· 12-152

Willowleaf Rhizome ························· 12-479

wind ·· 07-037

728　英語索引

wind and rain affecting body from upper ···08-231
wind arthralgia ················ 14-324, 14-330
wind attacking blood vessels ············· 08-233
wind domination causing vibration ······ 08-198
wind edema ···································· 14-224
wind epilepsy ································· 17-058
wind orbiculus ································ 04-066
wind pass ···································· 09-118
wind phlegm ·································· 07-105
wind qi ······································· 07-039
wind red sore (eyelid dermatitis) ········ 18-006
wind reversal································· 14-304
wind stirring internally ···················· 08-199
wind stream ·································· 20-465
wind stroke (apoplexy) ······· 14-127, 14-128
wind syndrome/pattern ···················· 10-295
wind-cold ···································· 07-044
wind-cold fettering exterior ············· 08-235
wind-cold fettering lung ··················· 08-271
wind-cold syndrome/pattern of exterior-deficiency
      type ···································· 10-018
wind-cold syndrome/pattern of exterior-excess
      type ···································· 10-017
wind-cold-dispersing medicinal ··········· 12-084
wind-damp-dispelling and cold-dissipating
      medicinal ······························ 12-241
wind-damp-dispelling and heat-clearing medicinal
      ··· 12-263
wind-damp-dispelling and sinew-bone-strengthening
      medicinal································ 12-275
wind-damp-dispelling medicinal ········ 12-240
wind-dampness································· 07-056
wind-dispelling formula ···················· 13-511
Wind-Dispersing Powder ················ 13-518
wind-dryness··································· 07-059
Wind-Eliminating Impairment-Repairing Decoction
      ··· 13-334
wind-fire-heat-toxin syndrome/pattern ··· 10-136
wind-heat pharyngitis (acute pharyngitis)
      ··· 18-178
wind-heat sore (pityriasis rosea) ········ 15-107
wind-heat syndrome/pattern of flesh orbiculus
      ··· 10-287
wind-heat syndrome/pattern of qi orbiculus
      ··· 10-252
wind-heat syndrome/pattern of wind orbiculus

··· 10-313
wind-heat tonsillitis ························· 18-173
wind-heat ulcerative gingivitis ··········· 18-225
wind-heat-dispersing medicinal ··········· 12-104
wind-orbiculus red bean (fascicular keratitis)
      ··· 18-074
wind-phlegm syndrome/pattern ········ 10-199
wind-relieving formula ·················· 13-510
wind-stroke block syndrome/pattern ··· 14-133
wind-stroke collapse syndrome/pattern ···14-134
wind-toxin syndrome/pattern ·········· 10-128
wind-warm convulsion ···················· 14-346
wind-warmth································· 14-069
wind-water combat syndrome/pattern··· 10-247
wine preparation ···························· 13-061
winnowing···································· 12-016
winter warmth ······························ 14-081
wiry pulse ··································· 09-507
wisdom tooth ················ 04-137, 04-139
wisdom tooth pericoronitis················· 18-209
without sweating ···························· 09-258
wood ··· 02-041
wood being restricted by metal ··········· 02-072
wood being un-restricted by earth ······ 02-077
wood characterized by bending and straightening
      ··· 02-083
wood counter-restricting metal ··········· 02-064
wood depression transforming into fire······08-324
wood depression transforming into wind ···08-332
wood fire tormenting metal ··············· 08-423
wood generating fire ······················ 02-049
wood preferring free activity ············· 02-084
wood restricting earth ····················· 02-056
wooden tongue ······························ 17-137
worm accumulation syndrome/pattern··· 10-148
wound healing medicinal ················ 12-688
wrap-boiling ································· 13-100
wriggling of limbs···························· 09-081
wrist ··· 20-464
wrist pulse ·························· 09-463, 09-464
wrist pulse-taking method ················ 09-462
wrist sprain ································· 19-120

Y

yang ··· 02-002

729

yang being often in excess, while yin in deficiency ·················· 02-026

yang being often in excess, yin being often deficient ·················· 08-068

yang brightness being reservoir of five zang- and six fu-organs ·················· 03-143

yang brightness disease duo to direct attack ·················· 10-391

yang brightness fu-organ syndrome/pattern ·················· 10-389

yang brightness meridian/channel syndrome/pattern ·················· 10-386

yang brightness syndrome occurring in strong person, while greater yin syndrome in weak person ·················· 08-507

yang brightness syndrome/pattern ····· 10-365

yang brightness wind invasion ··········· 10-387

yang collapse ·················· 08-112, 08-113

yang collapse syndrome/pattern ········· 10-075

yang collateral damage causing external bleeding ·················· 08-172

yang constipation ·················· 14-193

yang deficiency ·················· 08-073

yang deficiency leading to cold ··········· 08-074

yang deficiency syndrome/pattern ····· 10-054

yang disease entering yin ·················· 08-471

yang disease treated through yin ········ 11-043

yang edema ·················· 14-232

yang epilepsy ·················· 14-145

yang exhaustion ·················· 08-110, 09-459

yang exuberance ·················· 08-066

yang exuberance causing heat ··········· 08-067

yang heel vessel (Yang HV) ············· 06-075

yang impairment affecting yin ············ 08-087

yang jaundice ·················· 14-204

yang link vessel (Yang LV) ·················· 06-077

yang macula ·················· 09-093

yang originating from yin ·················· 02-014

yang pathogen ·················· 07-022

yang pertaining to qi and yin to flavor ···· 02-036

yang qi ·················· 02-005

yang qi insufficiency in the upper ······· 08-058

yang qi insufficiency of governor vessel ···08-352

Yang qi is just like the sun in the sky. ··· 02-034

Yang Returning Emergency Decoction ··· 13-299

yang summerheat·················· 07-048, 14-079

yang syndrome resembling yin ············ 08-103

yang syndrome/pattern ·················· 10-053

yang tonic ·················· 12-583

yang toxin ·················· 14-089

yang transforming qi while yin constituting form ·················· 02-028

yang within yang ·················· 02-010

yang within yin ·················· 02-008

Yang-Ascending Dampness-Dispelling Decoction ·················· 13-555

yang-deficiency fever ·················· 14-283

Yang-Harmonizing Decoction·················· 13-305

Yang-Raising Stomach-Replenishing Decoction ·················· 13-318

Yang-Restoring Jade Dragon Paste ····· 13-576

Yang-Saving and Overstrain-Curing Decoction ·················· 13-388

Yang-Tonifying Five-Returning Decoction 13-480

yang-tonifying medicinal·················· 12-583

Yanhusuo ·················· 12-432

yellow coating ·················· 09-181

yellow sweat ·················· 14-314

Yellow-Draining Powder ·················· 13-221

yellowish puffiness ·················· 14-208, 14-209, 14-210, 14-211

yellow-water sore (impetigo)·················· 15-084

Yerba-Detajo Herb ·················· 12-628

Yi (liver) and Gui (kidney) from same source ·················· 03-212

yin ·················· 02-001

yin and yang ·················· 02-003

yin and yang toxin ·················· 14-087

yin collapse ·················· 08-116

yin collapse syndrome/pattern ············ 10-074

yin collateral damage causing internal bleeding ·················· 08-171

yin concealing while yang declined ····· 02-019

yin constipation ·················· 14-195

yin deficiency ·················· 08-075

yin deficiency leading to heat·················· 08-076

yin deficiency leading to internal heat ······ 08-081

yin deficiency syndrome/pattern ········ 10-061

yin deficiency syndrome/pattern of qi orbiculus ·················· 10-251

yin deficiency syndrome/pattern of water orbiculus ·················· 10-341 yin deficiency syndrome/pattern of wind orbiculus ·············· 10-312

yin deficiency with effulgent fire ········ 08-079

yin deficiency with internal heat ········ 08-078

yin deficiency with yang hyperactivity ··· 08-077

yin disease treated through yang ········ 11-042

yin edema ··············· 14-233

yin epilepsy ··············· 14-144

yin exhaustion ··············· 08-114, 09-458

yin exhaustion and yang collapse ········ 08-107

yin exuberance ··············· 08-069

yin exuberance leading to internal cold 08-071

yin growing while yang generating ····· 02-018

yin heel vessel (Yin HV) ················· 06-074

yin impairment affecting yang ·········· 08-086

yin in property and yang in function of liver ·············· 03-096

yin jaundice ················· 14-205

yin link vessel (Yin LV) ················· 06-076

yin macula ·············· 09-094

yin needling ·············· 11-569

yin originating from yang ··············· 02-015

yin pathogen ·············· 07-023

yin qi ·············· 02-006

yin qi and yang qi meeting together ····· 21-056

yin summerheat ··········· 07-047, 14-080

yin syndrome/pattern ·············· 10-052

yin tonic ·············· 12-611

yin toxin·············· 14-088

yin toxin syndrome/pattern ············· 10-130

yin within yang·············· 02-009

yin within yin ··············· 02-007

Yin-Consolidating Decoction ············· 13-374

yin-deficiency fever ·············· 14-282

yin-essence impairment as prodrome ··· 08-083

yin-fluid exhaustion in the lower ········ 08-057

Yin-Nourishing and Lung-Clearing Decoction ·············· 13-361

Yin-Saving and Overstrain-Curing Decoction ·············· 13-373

yin-tonifying medicinal ·············· 12-611

yin-tonifying medicinal ······ 12-612, 12-613

yin-yang·············· 02-003

yin-yang balance ·············· 02-021

yin-yang conversion·············· 02-020

yin-yang disharmony ·············· 08-060

yin-yang harmony ·············· 02-022

yin-yang imbalance ·············· 08-059

yin-yang interlocking ·········· 08-064, 14-154

yin-yang of four seasons and five zang-organs ·············· 03-008

yin-yang syndrome differentiation/pattern identification ·············· 10-051

yin-yang theory·············· 02-004

yin-yang transmission ·············· 14-261

Young Maid Pill·············· 13-392

Z

zang and fu organs in pairs ············· 03-199

zang-fu organs ·············· 03-001

zang-organ·············· 03-002

zang-organ of water and fire ············· 03-105

zang-organs moving qi to fu-organs ····· 03-207

Zedoray Rhizome ·············· 12-463

Zuoci's Deafness Pill ·············· 13-380

中薬ピンイン名索引

A

Aiye	12-338
Anxixiang	12-551
Anye	12-106
Awei	12-679

B

Badou	12-237
Baibiandou	12-564
Baibu	12-508
Baichou	12-239
Baidoukou	12-286
Baifan	12-680
Baiguo	12-509
Baihe	12-622
Baihuasheshecao	12-160
Baiji	12-414
Baijiezi	12-484
Baijili	12-529
Bailian	12-164
Baimaogen	12-401
Baiqian	12-479
Baishao	12-581
Baitouweng	12-172
Baiwei	12-214
Baixianpi	12-144
Baiying	12-184
Baizhi	12-086
Baizhu	12-565
Baiziren	12-523
Bajiaohuixiang	12-330
Bajitian	12-587
Banbianlian	12-178
Banlangen	12-155
Banmao	12-674
Banxia	12-469
Banxiaqu	12-493
Banzhilian	12-161
Beidougen	12-166
Beishashen	12-620

Bianxu	12-303
Bibo	12-333
Bichengqie	12-332
Biejia	12-629
Binglang	12-390
Bingpian	12-552
Bohe	12-108
Boheyou	12-107
Buguzhi	12-593

C

Cang'erzi	12-089
Cangzhu	12-285
Cansha	12-261
Caodoukou	12-283
Caoguo	12-282
Cebaiye	12-399
Chaihu	12-117
Changshan	12-666
Chansu	12-548
Chantui	12-109
Chayou	12-148
Chenpi	12-347
Chenxiang	12-348
Cheqiancao	12-305
Cheqianzi	12-304
Chishao	12-207
Chishizhi	12-645
Chixiaodou	12-299
Chongbaila	12-647
Chonglou	12-193
Chongweizi	12-440
Chuanbeimu	12-470
Chuanlianzi	12-356
Chuanmutong	12-310
Chuanniuxi	12-447
Chuanshanjia	12-464
Chuanwu	12-247
Chuanxinlian	12-153
Chuanxiong	12-433
Chuipencao	12-327

Chunpi	12-145
Chushizi	12-627
Cishi	12-518
Ciwujia	12-594
Cuishe	12-449

D

Dadouhuangjuan	12-293
Dafupi	12-357
Dahuang	12-223
Daimao	12-542
Daji	12-403
Dandouchi	12-112
Danfan	12-664
Danggui	12-579
Dangshen	12-563
Dannanxing	12-475
Danshen	12-444
Danzhuye	12-128
Daodou	12-366
Daoya	12-385
Daqingye	12-154
Daxueteng	12-182
Dazao	12-569
Dengxincao	12-307
Difuzi	12-322
Digupi	12-213
Dijincao	12-177
Dilong	12-541
Dinggongteng	12-245
Dingxiang	12-342
Diyu	12-400
Dongchongxiacao	12-589
Dongguapi	12-300
Dongkuiguo	12-345
Duhuo	12-255
Duzhong	12-592

E

Ebushicao	12-098

732　中薬ピンイン名索引

Ercha ·················· 12-456
Ezhu ·················· 12-463

F

Fangfeng ·············· 12-088
Fangji ·················· 12-272
Fanxieye ·············· 12-220
Feizi ··················· 12-391
Fenbixie ··············· 12-315
Fengfang ·············· 12-671
Fengla ················· 12-670
Fengmi ················· 12-226
Fengxiangzhi ··········· 12-430
Foshou ················· 12-349
Fuling ·················· 12-298
Fulonggan ············· 12-418
Fupenzi ················ 12-653
Fuping ················· 12-116
Fushen ················· 12-526
Fuzi ··················· 12-335

G

Gancao ················· 12-566
Gangbangui ············ 12-185
Ganjiang ··············· 12-341
Ganlan ················· 12-200
Ganqi ·················· 12-462
Gansong ··············· 12-350
Gansui ················· 12-236
Gaoben ················· 12-099
Gaoliangjiang ·········· 12-331
Gegen ·················· 12-111
Gehua ·················· 12-118
Gejie ··················· 12-606
Geqiao ················· 12-494
Geshanxiao ············ 12-384
Gonglaoye ············· 12-146
Gouguye ··············· 12-632
Gouji ·················· 12-278
Gouqizi ················ 12-611
Gouteng ··············· 12-540
Gualou ················· 12-478
Guangjinqiancao ······· 12-317
Guanzhong ············· 12-157

Guijia ·················· 12-623
Guizhi ················· 12-103
Gujingcao ·············· 12-132
Gusuibu ················ 12-451
Guya ··················· 12-387

H

Haifengteng ············ 12-268
Haijinsha ··············· 12-321
Haima ·················· 12-597
Haipiaoxiao ············ 12-655
Haitongpi ··············· 12-308
Haizao ················· 12-496
Hamayou ··············· 12-633
Hanshuishi ············· 12-124
Hehuanpi ·············· 12-525
Heichou ················ 12-238
Heizhima ··············· 12-624
Heshi ·················· 12-676
Heshouwu ·············· 12-578
Hetaoren ··············· 12-610
Heye ··················· 12-397
Hezi ··················· 12-644
Hongdoukou ··········· 12-287
Honghua ··············· 12-442
Hongjingtian ··········· 12-561
Hongqu ················ 12-435
Houpo ················· 12-374
Houpohua ·············· 12-365
Huaihua ················ 12-396
Huaijiao ················ 12-395
Huajiao ················ 12-337
Huajuhong ············· 12-360
Huangbai ··············· 12-140
Huanglian ·············· 12-139
Huangqi ················ 12-562
Huangqin ··············· 12-138
Huangyaozi ············ 12-486
Huaruishi ··············· 12-409
Huashanshen ··········· 12-500
Huashi ················· 12-313
Huhuanglian ··········· 12-211
Hujiao ················· 12-334
Hujisheng ·············· 12-265
Huluba ················· 12-598

Huomaren ············· 12-229
Huoxiang ·············· 12-288
Hupo ··················· 12-517
Husui ·················· 12-100
Huzhang ··············· 12-168

J

Jiangcan ··············· 12-537
Jianghuang ············· 12-429
Jiangxiang ·············· 12-408
Jiaogulan ··············· 12-558
Jiegeng ················ 12-498
Jiguanhua ·············· 12-412
Jigucao ················ 12-175
Jili ···················· 12-531
Jindenglong ············ 12-197
Jineijin ················· 12-386
Jinfeicao ··············· 12-488
Jingdaji ················ 12-234
Jingjie ················· 12-093
Jinguolan ·············· 12-173
Jinmengshi ············· 12-491
Jinqianbaihuashe ······· 12-252
Jinqiancao ············· 12-326
Jinyingzi ··············· 12-659
Jinyinhua ·············· 12-201
Jishiteng ··············· 12-383
Jiucaizi ················ 12-595
Jiulixiang ·············· 12-359
Jiuxiangchong ·········· 12-358
Jixingzi ················ 12-459
Jixuecao ··············· 12-320
Jixueteng ·············· 12-577
Juanbai ················ 12-405
Juemingzi ·············· 12-133
Juhe ·················· 12-379
Juhua ················· 12-120
Junlingzhi ·············· 12-559
Juqu ··················· 12-312

K

Kanlisha ··············· 12-243
Kuandonghua ·········· 12-505
Kulianpi ··············· 12-678

733

Kunbu 12-472
Kushen 12-143
Kuxingren 12-512

L

Laifuzi 12-371
Laoquancao 12-250
Leigongteng 12-264
Leiwan 12-392
Liangmianzhen 12-431
Liangtoujian 12-251
Lianqiancao 12-309
Lianqiao 12-202
Lianxu 12-656
Lianzi 12-658
Lianzixin 12-657
Lingxiaohua 12-436
Lingyangjiao 12-539
Liuhuang 12-673
Liuyuehan 12-102
Lizhihe 12-375
Longdan 12-141
Longgu 12-530
Longkui 12-183
Longyanrou 12-582
Loulu 12-196
Luganshi 12-689
Lugen 12-126
Luhui 12-221
Lujiao 12-600
Lujiaojiao 12-574
Lujiaoshuang 12-602
Lulutong 12-258
Luobumaye 12-533
Luohanguo 12-471
Luole 12-101
Luoshiteng 12-270
Lurong 12-601
Luxiancao 12-257

M

Mabiancao 12-446
Mabo 12-169
Machixian 12-170

Madouling 12-510
Mahuang 12-096
Mahuanggen 12-639
Maidong 12-634
Maiya 12-382
Mangxiao 12-222
Manjingzi 12-110
Manshanhong 12-487
Maozhaocao 12-362
Maqianzi 12-454
Mayou 12-225
Meiguihua 12-346
Mengchong 12-461
Mianbixie 12-316
Mimenghua 12-134
Mingdangshen 12-631
Mituoseng 12-682
Mohanlian 12-628
Moyao 12-428
Mubiezi 12-180
Mudanpi 12-206
Mufurongye 12-186
Mugua 12-248
Muhudie 12-352
Mujingye 12-490
Muli 12-534
Muxiang 12-344
Muzei 12-115

N

Nanshashen 12-625
Naosha 12-426
Naoyanghua 12-244
Niubangzi 12-114
Niuhuang 12-545
Nuzhenzi 12-616

O

Oujie 12-406

P

Pangdahai 12-477
Paojiang 12-340

Peilan 12-284
Pengsha 12-194
Pipaye 12-511
Pugongying 12-150
Puhuang 12-407

Q

Qiancao 12-398
Qiandan 12-668
Qianghuo 12-091
Qianhu 12-499
Qianjinzi 12-231
Qiannianjian 12-246
Qianniuzi 12-233
Qianshi 12-660
Qingdai 12-156
Qingfen 12-675
Qingfengteng 12-271
Qingguo 12-174
Qinghao 12-212
Qingmengshi 12-473
Qingpi 12-369
Qingxiangzi 12-131
Qingyedan 12-319
Qinjiao 12-269
Qinpi 12-142
Qishe 12-259
Qiyeyizhihua 12-167
Quanshen 12-198
Quanxie 12-543
Qumai 12-314

R

Rendongteng 12-176
Renshen 12-570
Roucongrong 12-590
Roudoukou 12-646
Rougui 12-591
Ruiren 12-135
Ruxiang 12-427

S

Sanbaicao 12-195

Sangbaipi	12-506	
Sangjisheng	12-277	
Sangpiaoxiao	12-654	
Sangshen	12-575	
Sangye	12-119	
Sangzhi	12-267	
Sanleng	12-466	
Sanqi	12-467	
Shaji	12-630	
Shancigu	12-165	
Shandougen	12-171	
Shanglu	12-232	
Shannai	12-329	
Shanyao	12-568	
Shanzha	12-388	
Shanzhuyu	12-661	
Sharen	12-281	
Shayuanzi	12-609	
Shechuangzi	12-599	
Shegan	12-199	
Shengdihuang	12-208	
Shengma	12-113	
Shenjincao	12-262	
Shetui	12-095	
Shexiang	12-547	
Shichangpu	12-553	
Shidagonglaoye	12-215	
Shidi	12-376	
Shigao	12-123	
Shihu	12-619	
Shijueming	12-535	
Shijunzi	12-677	
Shiliupi	12-648	
Shiwei	12-306	
Shouwuteng	12-576	
Shudihuang	12-580	
Shufu	12-423	
Shuihonghuazi	12-460	
Shuiniujiao	12-179	
Shuizhi	12-465	
Sigualuo	12-273	
Songhuafen	12-147	
Songjie	12-260	
Suanzaoren	12-522	
Suhexiang	12-550	
Sumu	12-452	

Suoluozi	12-363	
Suoyang	12-607	

T

Taizishen	12-567	
Tanxiang	12-367	
Taoren	12-439	
Tiandong	12-617	
Tianhuafen	12-127	
Tiankuizi	12-181	
Tianma	12-544	
Tiannanxing	12-482	
Tianxianteng	12-354	
Tianxianzi	12-355	
Tianzhuhuang	12-483	
Tiexian	12-188	
Tinglizi	12-504	
Tongcao	12-311	
Tubeimu	12-492	
Tubiechong	12-455	
Tufuling	12-162	
Tujingpi	12-681	
Tumuxiang	12-364	
Tusizi	12-585	

W

Walengzi	12-481	
Wangbuliuxing	12-445	
Weilingcai	12-192	
Weilingxian	12-254	
Wubeizi	12-650	
Wugong	12-538	
Wujiapi	12-279	
Wumei	12-649	
Wumingyi	12-424	
Wushaoshe	12-249	
Wushedan	12-485	
Wuweizi	12-651	
Wuyao	12-351	
Wuzhuyu	12-336	

X

Xiakucao	12-129	

Xiangfu	12-373	
Xiangjiapi	12-297	
Xiangru	12-094	
Xiangsizi	12-665	
Xiangyuan	12-372	
Xianhecao	12-415	
Xianlingpi	12-596	
Xianmao	12-588	
Xiaohuixiang	12-339	
Xiaoji	12-402	
Xiaoshi	12-294	
Xiaotongcao	12-318	
Xiatianwu	12-191	
Xiebai	12-368	
Xiheliu	12-087	
Xihonghua	12-443	
Xihuangcao	12-324	
Xinyi	12-090	
Xiongdan	12-163	
Xionghuang	12-672	
Xixiancao	12-266	
Xixin	12-092	
Xiyangshen	12-615	
Xuanfuhua	12-495	
Xuanshen	12-621	
Xuchangqing	12-256	
Xuduan	12-603	
Xuedan	12-187	
Xuejie	12-450	
Xuelianhua	12-276	
Xueshanyizhihao	12-253	
Xueyutan	12-413	

Y

Yadanzi	12-159	
Yahunu	12-457	
Yamazi	12-228	
Yanbaicai	12-489	
Yangjinhua	12-507	
Yanhusuo	12-432	
Yazhicao	12-190	
Yejuhua	12-152	
Yemingsha	12-136	
Yimucao	12-438	
Yinchaihu	12-210	

Yinchen	12-325		Zishiying	12-604
Yingsuqiao	12-641		Zisugeng	12-361
Yinxingye	12-425		Zisuye	12-097
Yinyanghuo	12-586		Ziwan	12-503
Yiyiren	12-295		Zonglutan	12-411
Yizhiren	12-642			
Yuanhua	12-235			
Yuanzhi	12-524			
Yubaifu	12-480			
Yuejihua	12-437			
Yuganzi	12-205			
Yujin	12-370			
Yuliren	12-227			
Yumixu	12-274			
Yuxingcao	12-158			
Yuyuliang	12-643			
Yuzhizi	12-378			
Yuzhu	12-618			

Z

Zaojiaoci	12-474
Zaoxintu	12-417
Zelan	12-441
Zexie	12-292
Zhangnao	12-669
Zhebeimu	12-497
Zhenzhu	12-519
Zhenzhumu	12-532
Zhimu	12-125
Zhiqiao	12-353
Zhishi	12-377
Zhizi	12-130
Zhongrushi	12-608
Zhujieshen	12-560
Zhuling	12-296
Zhuru	12-476
Zhusha	12-520
Zhushalian	12-189
Zhuyazao	12-549
Zhuzishen	12-626
Zicao	12-204
Ziheche	12-605
Zihuadiding	12-151
Zijinniu	12-502
Zirantong	12-453

方剤ピンイン名索引

A

Ai Fu Nuangong Wan 13-308
Angong Niuhuang Wan 13-432
Anshen Dingzhi Wan 13-424

B

Ba Er Dan 13-180
Babao Yanyao 13-195
Badu Gao 13-175
Bai San 13-606
Baihe Gujin Tang 13-359
Baihu Chengqi Tang... 13-223
Baihu Jia Cangzhu Tang
.... 13-156
Baihu Jia Guizhi Tang 13-155
Baihu Jia Renshen Tang 13-157
Baihu Tang............. 13-154
Baijiang Dan 13-189
Baijin Wan 13-597
Baitouweng Tang 13-213
Banxia Baizhu Tianma Tang
.... 13-609
Banxia Xiexin Tang ... 13-278
Banxiao Houpo Tang 13-461
Baochan Wuyou San 13-349
Baohe Wan 13-620
Baolong Wan........... 13-601
Baoyuan Tang 13-317
Baxian Changshou Wan 13-383
Bazhen Tang 13-338
Bazhen Yimu Wan 13-341
Bazheng San 13-559
Bentun Tang 13-232
Biejiajian Wan 13-487
Bingpeng San 13-188
Bixie Fenqing Yin 13-577
Buhuanjin Zhengqi San 13-551
Buyang Huanwu Tang 13-480
Buzhong Yiqi Tang ... 13-313

C

Canshi Tang 13-569
Chai Ge Jieji Tang...... 13-144
Chaihu Dayuan Yin ... 13-272
Chaihu Jia Longgu Muli Tang
.... 13-273
Chaihu Shugan San ... 13-437
Chan Hua San 13-534
Chenxiang Jiangqi Tang 13-469
Chuanxiong Chatiao San
.... 13-512
Chufeng Yisun Tang... 13-334
Chuihou San 13-187
Chunyang Zhenren Yangzang
Tang 13-409

D

Da Banxia Tang 13-296
Da Bu Wan............. 13-364
Da Buyin Wan 13-360
Da Buyuan Jian 13-345
Da Chaihu Tang 13-284
Da Chengqi Tang 13-248
Da Dingfeng Zhu 13-541
Da Huoluo Dan 13-515
Da Jianzhong Tang ... 13-295
Da Qinjiao Tang 13-513
Da Qiqi Tang 13-446
Da Shanzha Wan 13-619
Da Xiang Lian Wan ... 13-211
Da Ying Jian 13-346
Dahuang Mudan Tang 13-492
Dahuang Zhechong Wan
.... 13-502
Daididang Wan 13-490
Daizhang Tang 13-503
Danggui Buxue Tang 13-330
Danggui Jianzhong Tang
.... 13-294
Danggui Liuhuang Tang

.... 13-242
Danggui Long Hui Wan
.... 13-200
Danggui Niantong Tang
.... 13-564
Danggui Shaoyao San 13-332
Danggui Sini Tang ... 13-306
Danggui Yinzi 13-333
Danshen Yin 13-464
Daochi San............. 13-196
Daqinglong Tang 13-148
Daxianxiong Tang...... 13-267
Dayuan Yin 13-271
Didang Tang 13-489
Didang Wan 13-488
Dihuang Yinzi 13-396
Dingchuan Tang 13-466
Dingxian Wan 13-610
Dingxiang Shidi Tang 13-470
Dingzhi Wan 13-394
Ditan Tang............. 13-590
Duhuo Jisheng Tang 13-514

E

Ejiao Jizihuang Tang 13-376
Ercha San 13-178
Erchen Tang 13-589
Erlong Zuoci Wan..... 13-380
Ermiao San............. 13-570
Ermu Ningsou Tang 13-208
Erwei Badu San 13-173
Erxian Tang 13-378
Eryin Jian 13-372
Erzhi Wan 13-390

F

Fangfeng Tongsheng San
.... 13-283
Fangji Huangqi Tang 13-583
Fangji Jiaomu Tingli Dahuang

Wan ·············· 13-265
Fei'er Wan ············· 13-623
Fufang Da Chengqi Tang
·············· 13-251
Fuling Daoshui Tang   13-585
Fuling Guizhi Baizhu Gancao
Tang ·············· 13-572
Fuyuan Huoxue Tang   13-481
Fuzi Lizhong Wan······ 13-291
Fuzi Tang ·········· 13-304
Fuzi Xiexin Tang ······ 13-277

G

Gan Jie Tang ·········· 13-209
Gancao Ganjiang Fuling Baizhu
Tang ·············· 13-573
Gancao Xiaomai Dazao Tang
·············· 13-427
Gancao Xiexin Tang ··· 13-280
Ganlu Xiaodu Dan······ 13-563
Gegen Huangqin Huanglian
Tang ·············· 13-214
Gegen Tang ·········· 13-134
Gengyi Wan ·········· 13-253
Gexia Zhuyu Tang······ 13-477
Gualou Xiebai Baijiu Tang
·············· 13-443
Gualou Xiebai Banxia Tang
·············· 13-442
Guazi Yanyao············ 13-231
Guchang Wan ········· 13-411
Guchong Tang ········ 13-419
Gui Ling Ganlu San ··· 13-562
Guipi Tang ············ 13-331
Guizhi Fuling Wan ··· 13-485
Guizhi Jia Longgu Muli Tang
·············· 13-404
Guizhi Shaoyao Zhimu Tang
·············· 13-536
Guizhi Tang ·········· 13-132
Gujing Wan ·········· 13-416
Gujing Wan ·········· 13-418
Guntan Wan ·········· 13-596
Gutai Wan ············ 13-417
Guyin Jian ············ 13-374

H

Haizao Yuhu Tang ··· 13-616
Hao Qin Qingdan Tang 13-270
He Ren Yin············ 13-350
Heche Wan ·········· 13-344
Heixi Dan ············ 13-393
Houpo Qiwu Tang ··· 13-455
Houpo Sanwu Tang ··· 13-252
Houpo Wenzhong Tang 13-456
Huaban Tang ·········· 13-494
Huafu Shengji San ··· 13-182
Huagai San············ 13-131
Huaihua San ·········· 13-509
Huaji San ············ 13-622
Huanglian Ejiao Tang   13-240
Huanglian Jiedu Tang   13-161
Huanglian Shangqing Wan
·············· 13-185
Huanglian Xiguashuang Yanyao
·············· 13-192
Huangqi Guizhi Wuwu Tang
·············· 13-303
Huangqi Neituo San   13-328
Huangqin Tang ········ 13-212
Huangtu Tang ········ 13-507
Huaxue Dan ·········· 13-496
Hugu Mugua Tang ··· 13-527
Huitian Zaizao Wan ··· 13-611
Huiyang Jiuji Tang ··· 13-299
Huiyang Yulong Gao   13-576
Huoluo Dan ·········· 13-516
Huoluo Xiaoling Dan   13-486
Huoxiang Zhengqi San   13-550
Huqian Wan ·········· 13-379

J

Jiajian Weirui Tang ··· 13-151
Jianling Tang ········ 13-539
Jianpi Wan ·········· 13-319
Jiawei Shenqi Wan ··· 13-385
Jiawei Wuyao Tang ··· 13-462
Jiawei Xiaoyao San ··· 13-439
Jichuan Jian ·········· 13-260
Jijiu Huisheng Dan ··· 13-300

Jinlingzi San ·········· 13-202
Jinshui Liujun Jian ··· 13-593
Jinsuo Gujing Wan ··· 13-415
Jiufen San ············ 13-498
Jiuhua Gao············ 13-179
Jiuji Xixian San ········ 13-628
Jiutong Wan ·········· 13-288
Jiuwei Qianghuo Tang 13-525
Jiuxian San············ 13-408
Jiuzhi Dahuang Wan ··· 13-220
Jiuzhi Xiangfu Wan ··· 13-499
Juanbi Tang ·········· 13-520
Juyuan Jian ·········· 13-314

K

Kebao Lisu Tang ······ 13-354
Kongxian Dan ········· 13-264
Kongzi Dasheng Zhi Zhenzhong
Fang ·············· 13-428

L

Laifu Tang ············ 13-355
Laonu Wan ·········· 13-395
Lengxiao Wan ········ 13-608
Liang Fu Wan ········ 13-292
Liangdi Tang ········· 13-375
Liangge San ·········· 13-163
Lianli Tang ·········· 13-281
Ling Gan Wuwei Jiang Xin Tang
·············· 13-607
Ling Gui Zhu Gan Tang 13-571
Lingjiao Gouteng Tang   13-537
Lishi Paishi Tang ····· 13-567
Liuhe Dingzhong Wan   13-553
Liuhe Tang ············ 13-497
Liuhe Tang ············ 13-554
Liujunzi Tang ········ 13-316
Liushen Wan ·········· 13-171
Liuwei Dihuang Wan   13-356
Liuyi San ············ 13-237
Liuyu Tang ············ 13-444
Lixiao San ············ 13-230
Lizhong Wan ·········· 13-290
Longdan Xiegan Tang   13-198

Longhu Dan ·········· 13-532

M

Mahuang Lianqiao Chixiaodou
    Tang ·············· 13-558
Mahuang Tang ········· 13-129
Mahuang Xingren Gancao
    Shigao Tang ······ 13-142
Mahuang Xingren Yiyi Gancao
    Tang ·············· 13-130
Mahuang Xixin Fuzi Tang
    ·························· 13-150
Maimendong Tang ··· 13-362
Maziren Wan ········· 13-261
Meihua Dianshe Dan 13-190
Mufangji Tang ········· 13-599
Muli San ············· 13-407
Muxiang Binglang Wan 13-451
Muxiang Fenqi Tang 13-448
Muxiang Huazhi San 13-452
Muxiang Liuqi Yin ··· 13-450
Muxiang Shunqi San 13-449

N

Neibu Huangqi Tang 13-353
Neibu Lurong Wan ··· 13-389
Neituo Huangqi San ··· 13-352
Neituo Shengji San ··· 13-351
Niantong Tang ········· 13-565
Ningzhi Wan ············ 13-426
Niuhuang Jiedu Wan 13-165
Niuhuang Qingxin Wan 13-430
Niuhuang Qinhua Wan 13-183
Niuhuang Shangqing Wan
    ·························· 13-168
Niuhuang Zhenjing Wan
    ·························· 13-615
Nuangan Jian ········· 13-302
Nujin Dan ············· 13-495

P

Pingwei San ··········· 13-552
Puji Xiaodu Yinzi ······ 13-162

Q

Qianghuo Baidu San 13-523
Qianghuo Shengshi Tang
    ·························· 13-522
Qianjin Baotai Wan ··· 13-336
Qianjin San ··········· 13-612
Qianzheng San ········· 13-526
Qibao Meiran Dan ··· 13-400
Qili San ················· 13-482
Qing'e Wan ············ 13-392
Qinggong Tang ········· 13-160
Qinggu San ············ 13-239
Qinghao Biejia Tang 13-241
Qingpi San ············ 13-217
Qingqi Huatan Wan 13-594
Qingshu Yiqi Tang ··· 13-236
Qingwei San ············ 13-219
Qingwei Tang ········· 13-218
Qingxin Lianzi Yin ··· 13-197
Qingying Tang ········· 13-159
Qingzao Jiufei Tang ··· 13-547
Qingzhou Bai Wanzi 13-592
Qinjiao Biejia San ······ 13-382
Qiongyu Gao ············ 13-548
Qiqi Tang ············· 13-445
Qizhi Xiangfu Wan ··· 13-447
Quanlu Wan ············ 13-401

R

Renshen Baidu San ··· 13-519
Renshen Dingchuan Tang
    ·························· 13-467
Renshen Guben Wan 13-367
Renshen Hutao Tang 13-325
Renshen Wan ········· 13-324
Renshen Yangrong Tang
    ·························· 13-340
Renshen Yangwei Tang 13-556
Renshen Zaizao Wan 13-524
Renzhongbai San ······ 13-184

S

Sancai Fengsui Dan ··· 13-398

Sancai Wan ··········· 13-399
Sang Ju Yin ············ 13-141
Sang Xing Tang········· 13-546
Sangbaipi Tang ········· 13-471
Sangpiaoxiao San ······ 13-413
Sanhuang Wan ········· 13-177
Sanpin Yitiaoqiang ··· 13-176
Sanren Tang ············ 13-561
Sanshen Wan········· 13-402
Sansheng San ········· 13-613
Sansheng Yin········· 13-603
Sanwu Beiji Wan ··· 13-256
Sanxian Dan ··········· 13-307
Sanzi Yangqin Tang ··· 13-602
Shaofu Zhuyu Tang ··· 13-478
Shaoyao Gancao Tang 13-381
Shaoyao Tang ········· 13-210
Shegan Mahuang Tang 13-575
Shen Ling Baizhu San 13-320
Shen Ling Pingwei San 13-321
Shen Qi Gao ··········· 13-323
Shen Rong Tang ········· 13-391
Shen Su Yin ············ 13-149
Shenghua Tang ········· 13-484
Shengji Yuhong Gao··· 13-500
Shengjiang San ········· 13-224
Shengjiang Xiexin Tang 13-279
Shengma Gegen Tang 13-145
Shengmai San ········· 13-326
Shengsui Yulin Dan ··· 13-403
Shengtieluo Yin ········· 13-422
Shengxian Tang ······ 13-315
Shengyang Chushi Tang
    ·························· 13-555
Shengyang Yiwei Tang 13-318
Shengyu Tang ········· 13-343
Shenqi Wan ············ 13-384
Shenqu Wan ············ 13-423
Shentong Zhuyu Tang 13-479
Shenxi Dan ············ 13-172
Shiguogong Jinjiu Fang 13-533
Shihu Qingwei San ··· 13-216
Shihui San ············· 13-506
Shijueming San ········· 13-229
Shiquan Dabu Tang ··· 13-339
Shishen Tang········· 13-531

739

Shixiang Zhitong Wan	13-454	Wendan Tang	13-591	Xinjia Huanglong Tang	13-262
Shixiao San	13-491	Wenjing Tang	13-483	Xinzhi Chai Lian Tang	13-226
Shixiao Wan	13-460	Wenpi Tang	13-255	Xuanbi Tang	13-566
Shizao Tang	13-263	Wuge San	13-458	Xuandu Fabiao Tang	13-147
Shuilu Erxian Dan	13-414	Wuji Dan	13-238	Xuanfu Daizhe Tang	13-468
Shuyu Wan	13-186	Wuji San	13-457	Xuefu Zhuyu Tang	13-475
Shuzao Yinzi	13-285	Wuji Wan	13-276		
Sijunzi Tang	13-312	Wuji Wan	13-348		
Siling San	13-580	Wulin San	13-560	**Y**	
Simiao Wan	13-568	Wuling San	13-579	Yagan San	13-222
Simiao Yong'an Tang	13-166	Wumei Wan	13-625	Yanggan Wan	13-204
Simo Tang	13-441	Wupi Yin	13-584	Yanghe Tang	13-305
Sini Jia Renshen Tang	13-298	Wuren Wan	13-258	Yangyin Qingfei Tang	13-361
Sini San	13-440	Wushi Cha	13-135	Yiguan Jian	13-370
Sini Tang	13-297	Wutou Tang	13-309	Yihuang Tang	13-420
Sishen Wan	13-410	Wuwei Xiaodu Yin	13-167	Yilijin Dan	13-493
Sisheng Wan	13-508	Wuzhi Yin	13-371	Yinchen Wuling San	13-581
Siwu Tang	13-329	Wuzhuyu Tang	13-293	Yinchenhao Tang	13-557
Siwuzeigu Yiluru Wan	13-501	Wuzi Yanzong Wan	13-397	Yinhua Jiedu Tang	13-191
Suhexiang Wan	13-435			Yinqiao San	13-140
Suoquan Wan	13-412			Yiqi Congming Tang	13-327
Suzi Jiangqi Tang	13-465	**X**		Yiwei Tang	13-366
		Xianfang Huoming Yin	13-164	Yiyi Fuzi Baijiang San	13-169
		Xiao Chaihu Tang	13-269	Yiyin Jian	13-368
T		Xiao Chengqi Tang	13-249	Yizijin Dan	13-174
Taishan Panshi San	13-342	Xiao Jianzhong Tang	13-289	Yougui Wan	13-387
Taohe Chengqi Tang	13-473	Xiao Qinglong Tang	13-604	Yougui Yin	13-386
Tianma Gouteng Yin	13-540	Xiao Wenjing Tang	13-301	Yuebi Tang	13-143
Tianma Wan	13-528	Xiao Xianxiong Tang	13-595	Yuehua Wan	13-363
Tiantai Wuyao San	13-463	Xiao Xuming Tang	13-517	Yueju Baohe Wan	13-621
Tianwang Buxin Dan	13-365	Xiao'er Niuhuang San	13-600	Yueju Wan	13-438
Tiaowei Chengqi Tang	13-250	Xiaofeng San	13-518	Yunv Jian	13-215
Tingli Dazao Xiefei Tang		Xiaoji Yinzi	13-505	Yupingfeng San	13-322
	13-206	Xiaoyao San	13-275	Yurong San	13-530
Tongguan Wan	13-605	Xiaoyi Tang	13-228	Yurong Wan	13-529
Tongpi Xiewei Tang	13-193	Xiaoying Jian	13-335	Yuye Tang	13-347
Tongqiao Huoxue Tang	13-476	Xiayuxue Tang	13-474	Yuzhen San	13-614
Tongxieyao Fang	13-274	Xiebai San	13-205		
Tongyou Tang	13-259	Xiefei Tang	13-207	**Z**	
Tounong San	13-181	Xiegan Tang	13-203		
Tuichi San	13-233	Xiehuang San	13-221	Zaizao San	13-521
		Xienao Tang	13-194	Zengye Tang	13-369
W		Xieqing Wan	13-199	Zexie Tang	13-586
		Xihuang Wan	13-170	Zhengan Xifeng Tang	13-538
Wandai Tang	13-578	Xijiao Dihuang Tang	13-504	Zhengyang Lilao Tang	13-388
Weijing Tang	13-598	Xing Su San	13-545	Zhengyin Lilao Tang	13-373

Zhenwu Tang ········ 13-574
Zhenzhu Wan ········ 13-542
Zhibao Dan ·········· 13-433
Zhibao Ding ·········· 13-136
Zhilei Bugan San ······ 13-337
Zhishi Daozhi Wan ··· 13-453
Zhisou San ·············· 13-133
Zhizi Chi Tang ········ 13-225
Zhizi Shengqi San ······ 13-535
Zhongman Fenxiao Tang
···················· 13-459
Zhouche Wan ········ 13-266
Zhuling Tang ·········· 13-582
Zhuque Wan ·········· 13-425
Zhuye Liu Bang Tang 13-146
Zhuye Shigao Tang ··· 13-158
Zicui Tang ·············· 13-227
Zijin Ding ·············· 13-434
Zishui Qingan Yin ······ 13-377
Zixue ···················· 13-431
Zuogui Wan ·········· 13-357
Zuogui Yin ·············· 13-358
Zuojin Wan ·········· 13-201

腧穴ピンイン名索引

B

Bafeng	20-381
Baichongwo	20-383
Baihuanshu	20-020
Baihui	20-021
Baohuang	20-022
Baxie	20-382
benmen	20-507
Benshen	20-023
biantaoti	20-533
Biguan	20-024
Binao	20-025
Bingfeng	20-026
Bulang	20-027
Burong	20-028

C

Changqiang	20-029
Chengfu	20-030
Chengguang	20-031
Chengjiang	20-032
Chengjin	20-033
Chengling	20-034
Chengman	20-035
Chengqi	20-036
Chengshan	20-037
Chimai	20-039
Chize	20-038
Chongmen	20-040
Chongyang	20-041
chuiqian	20-529
Ciliao	20-042
Cuanzhu	20-043

D

Dabao	20-044
dachang	20-511
Dachangshu	20-045
Dadu	20-046

Dadun	20-047
Dagukong	20-384
Dahe	20-048
Daheng	20-049
Daimai	20-056
Daju	20-050
Daling	20-051
Dangyang	20-386
Dannang	20-385
Danshu	20-057
Danzhong	20-058
Daying	20-052
Dazhong	20-053
Dazhu	20-054
Dazhui	20-055
Dicang	20-059
Diji	20-060
Dingchuan	20-387
Dingnie Houxiexian	20-435
Dingnie Qianxiexian	20-434
Dingpangxian I	20-436
Dingpangxian II	20-437
Dingzhongxian	20-433
Diwuhui	20-061
Dubi	20-063
Duiduan	20-064
duierlun	20-445
duierping	20-447
duipingjian	20-502
Dushu	20-062
Duyin	20-388

E

e	20-497
Epangxian I	20-430
Epangxian II	20-431
Epangxian III	20-432
Erbai	20-390
erbei	20-450
erbeifei	20-535
erbeigan	20-537

erbeigou	20-539
erbeipi	20-536
erbeishen	20-538
erbeixin	20-534
erchui	20-449
ergen	20-451
Erheliao	20-065
erjia	20-448
Erjian	20-067
Erjian	20-389
erjian	20-457
erlun	20-443
Ermen	20-066
ermigen	20-541
erzhong	20-452
erzhou	20-444
Ezhongxian	20-429

F

fei	20-523
Feishu	20-069
Feiyang	20-068
Fengchi	20-070
Fengfu	20-071
Fenglong	20-072
Fengmen	20-073
Fengshi	20-074
fengxi	20-465
fu	20-477
Fu'ai	20-081
Fubai	20-076
Fufen	20-082
Fujie	20-083
Fuliu	20-084
Fushe	20-080
Futonggu	20-085
Futu	20-077
Futu	20-078
Fuxi	20-079
Fuyang	20-075

742　腧穴ピンイン名索引

G

gan	20-518
gangmen	20-456
Ganshu	20-086
Gaohuang	20-087
Geguan	20-088
gen	20-469
Geshu	20-089
Gongsun	20-090
Guanchong	20-091
Guangming	20-095
Guanmen	20-092
Guanyuan	20-093
Guanyuanshu	20-094
Guilai	20-096

H

Haiquan	20-391
Hanyan	20-097
he	20-528
Heding	20-392
Hegu	20-098
Henggu	20-100
Heyang	20-099
Houding	20-101
Houxi	20-102
Huagai	20-103
huai	20-471
Huangmen	20-106
Huangshu	20-107
Huantiao	20-105
Huaroumen	20-104
Huiyang	20-108
Huiyin	20-109
Huizong	20-110
Hunmen	20-111

J

Jiache	20-116
Jiaji	20-393
jian	20-467
Jianjing	20-117
Jianli	20-124
Jianliao	20-118
Jianshi	20-119
Jianwaishu	20-120
Jianyu	20-121
Jianzhen	20-122
Jianzhongshu	20-123
jiaogan	20-475
Jiaosun	20-126
jiaowoshang	20-483
jiaowozhong	20-485
Jiaoxin	20-125
jiejie	20-458
Jiexi	20-127
Jimai	20-113
Jimen	20-112
jing	20-481
Jingbailao	20-395
Jinggu	20-130
Jingmen	20-131
Jingming	20-132
Jingqu	20-133
jingzhui	20-482
Jinjin	20-394
Jinmen	20-128
Jinsuo	20-129
Jiquan	20-114
Jiuwei	20-134
Jizhong	20-115
Jueyinshu	20-139
Jugu	20-136
Juliao	20-135
Juliao	20-137
Juquan	20-396
Juque	20-138

K

Kongzui	20-140
kou	20-505
Kouheliao	20-141
kuan	20-473
Kuangu	20-397
Kufang	20-142
Kunlun	20-143

L

Lanwei	20-398
lanwei	20-512
Laogong	20-144
Liangmen	20-148
Liangqiu	20-149
Lianquan	20-147
Lidui	20-146
Lieque	20-150
Ligou	20-145
Lingdao	20-151
Lingtai	20-152
Lingxu	20-153
Lougu	20-154
luner	20-460
lunsan	20-461
lunsi	20-462
lunyi	20-459
Luoque	20-156
Luxi	20-155

M

Meichong	20-157
mianjia	20-532
Mingmen	20-158
Muchuang	20-159

N

naogan	20-504
Naohu	20-160
Naohui	20-162
Naokong	20-161
Naoshu	20-163
neibi	20-495
neier	20-531
neifenmi	20-525
Neiguan	20-164
Neihuaijian	20-400
neishengzhiqi	20-484
Neiting	20-165
Neixiyan	20-401
Neiyingxiang	20-399
niaodao	20-454

nie	20-499	
Niehouxian	20-439	
Nieqianxian	20-438	

P

pangguang	20-514
Pangguangshu	20-166
penqiang	20-487
pi	20-520
Pianli	20-168
Pigen	20-402
pingjian	20-491
pingjianhou	20-498
pingjianqian	20-496
Pishu	20-167
pizhixia	20-501
Pohu	20-169
Pucan	20-170

Q

Qianding	20-178
Qiangjian	20-180
Qiangu	20-179
Qichong	20-172
Qiduan	20-403
qiguan	20-522
Qihai	20-173
Qihaishu	20-174
Qihu	20-175
Qimen	20-171
Qinglengyuan	20-181
Qishe	20-177
Qiuhou	20-404
Qiuxu	20-183
Qixue	20-176
Qngling	20-182
Quanliao	20-191
Qubin	20-184
Qucha	20-185
Quchi	20-186
Quepen	20-192
Qugu	20-187
Ququan	20-188
Quyuan	20-189

Quze	20-190

R

Rangu	20-193
Renying	20-194
Riyue	20-195
Rugen	20-196
Ruzhong	20-197

S

Sanjian	20-198
sanjiao	20-524
Sanjiaoshu	20-199
sanjiaowo	20-446
Sanyangluo	20-200
Sanyinjiao	20-201
shang'ergen	20-540
Shangguan	20-205
Shangjuxu	20-206
Shanglian	20-207
Shangliao	20-208
shangping	20-488
Shangqiu	20-202
Shangqu	20-203
Shangwan	20-209
Shangxing	20-210
Shangyang	20-204
Shangyingxiang	20-405
Shaochong	20-211
Shaofu	20-212
Shaohai	20-213
Shaoshang	20-214
Shaoze	20-215
she	20-527
shen	20-515
Shencang	20-218
Shendao	20-219
Shenfeng	20-220
Shenmai	20-216
Shenmen	20-221
shenmen	20-486
Shenque	20-222
shenshangxian	20-493
Shenshu	20-225

Shentang	20-223
Shenting	20-224
Shenzhu	20-217
shidao	20-506
Shidou	20-226
shi'erzhichang	20-509
Shiguan	20-227
Shimen	20-228
Shiqizhui	20-406
Shixuan	20-407
Shousanli	20-229
Shouwuli	20-230
Shuaigu	20-233
Shufu	20-231
Shugu	20-232
Shuidao	20-234
Shuifen	20-235
Shuigou	20-236
Shuiquan	20-237
Shuitu	20-238
shuniaoguan	20-516
Sibai	20-240
Sidu	20-241
Sifeng	20-408
Siman	20-242
Sishencong	20-409
Sizhukong	20-239
Suliao	20-243
suogu	20-468

T

Taibai	20-244
Taichong	20-245
Taixi	20-246
Taiyang	20-410
Taiyi	20-247
Taiyuan	20-248
Taodao	20-249
Tianchi	20-250
Tianchong	20-251
Tianchuang	20-252
Tianding	20-253
Tianfu	20-254
Tianjing	20-255
Tianliao	20-256

Tianquan	20-257	
Tianrong	20-258	
Tianshu	20-259	
Tiantu	20-260	
Tianxi	20-261	
Tianyou	20-262	
Tianzhu	20-263	
Tianzong	20-264	
Tiaokou	20-265	
Tinggong	20-266	
Tinghui	20-267	
tingjiao	20-513	
tingzhong	20-519	
Tongli	20-268	
Tongtian	20-269	
Tongziliao	20-270	
Toulinqi	20-271	
Touqiaoyin	20-272	
Touwei	20-273	
tun	20-476	

W

waibi	20-492
waier	20-490
Waiguan	20-274
Waihuaijian	20-411
Wailaogong	20-412
Wailing	20-275
Waiqiu	20-276
waishengzhiqi	20-455
wan	20-464
Wangu	20-277
Wangu	20-278
wei	20-508
Weicang	20-282
Weidao	20-279
Weishu	20-283
Weiwanxiashu	20-413
Weiyang	20-280
Weizhong	20-281
Wenliu	20-284
Wuchu	20-286
Wushu	20-287
Wuyi	20-285

X

xi	20-472
Xiabai	20-291
xiaergen	20-542
Xiaguan	20-293
Xiajishu	20-415
Xiajuxu	20-294
Xialian	20-295
Xialiao	20-296
Xiangu	20-298
xiaochang	20-510
Xiaochangshu	20-300
Xiaogukong	20-416
Xiaohai	20-301
Xiaoluo	20-299
xiaping	20-489
Xiawan	20-297
Xiaxi	20-292
Xiguan	20-288
Ximen	20-290
xin	20-521
Xingjian	20-304
Xinhui	20-303
Xinshu	20-302
xiong	20-479
Xiongxiang	20-305
xiongzhui	20-480
Xiyan	20-414
Xiyangguan	20-289
Xuanji	20-306
Xuanli	20-307
Xuanlu	20-308
Xuanshu	20-309
Xuanzhong	20-310
Xuehai	20-311

Y

ya	20-526
Yamen	20-312
yan	20-530
Yangbai	20-313
Yangchi	20-314
Yangfu	20-315
Yanggang	20-316

Yanggu	20-317
Yangjiao	20-318
Yanglao	20-321
Yanglingquan	20-319
Yangxi	20-320
yanhou	20-494
yaodizhui	20-478
Yaoqi	20-417
Yaoshu	20-322
Yaotongdian	20-418
Yaoyan	20-419
Yaoyangguan	20-323
Yaoyi	20-420
Yemen	20-324
yidan	20-517
Yifeng	20-326
Yiming	20-421
Yinbai	20-338
Yinbao	20-328
Yindu	20-329
Yingchuang	20-339
Yingu	20-330
Yingxiang	20-340
Yinjiao	20-331
Yinjiao	20-337
Yinlian	20-332
Yinlingquan	20-333
Yinmen	20-334
Yinshi	20-335
Yintang	20-422
Yinxi	20-336
Yishe	20-327
Yixi	20-325
Yongquan	20-341
Youmen	20-342
Yuanye	20-347
yuanzhong	20-503
Yuji	20-343
Yunmen	20-348
Yutang	20-344
Yuyao	20-423
Yuye	20-424
Yuzhen	20-345
Yuzhong	20-346

Z

Zhangmen ·············· 20-349
Zhaohai ················ 20-350
Zhejin ················· 20-351
zhen ·············· 20-500
Zhengying ············· 20-352
Zhenshang Pangxian   20-441
Zhenshang Zhengzhongxian
············· 20-440
Zhenxia Pangxian ······ 20-442
zhi ···················· 20-463
zhi ···················· 20-470
Zhibian ··············· 20-355
zhichang··············· 20-453
Zhigou ··············· 20-353
Zhishi ················· 20-356
Zhiyang ··············· 20-357
Zhiyin ················· 20-358
Zhizheng ·············· 20-354
Zhongchong ············ 20-359
Zhongdu··············· 20-360
Zhongdu··············· 20-361
Zhongfeng ············· 20-362
Zhongfu ··············· 20-363
Zhongji ··············· 20-364
Zhongkui ·············· 20-425
Zhongliao ············· 20-365
Zhonglushu ············ 20-366
Zhongquan ············ 20-426
Zhongshu ·············· 20-367
Zhongting ············· 20-368
Zhongwan ············· 20-369
Zhongzhu ············· 20-370
Zhongzhu ············· 20-371
zhou ················· 20-466
Zhoujian··············· 20-427
Zhouliao··············· 20-373
Zhourong ············· 20-372
Zhubin ················ 20-374
Zigong ················ 20-375
Zigong ················ 20-428
Zulinqi ················ 20-376
zuogushenjing ········ 20-474
Zuqiaoyin ············· 20-377
Zusanli ················ 20-378

Zutonggu ·············· 20-379
Zuwuli····················· 20-380

中薬ラテン名索引

A

Agkistrodon	12-259
Aloe	12-221
Alumen	12-680
Arillus Longan	12-582
Armadillidium Vulgare	12-423
Aspongopus	12-358

B

Baiguo	12-509
Benzoinum	12-551
Bombyx Batryticatus	12-537
Bomeolum Syntheticum	12-552
Borax	12-194
Bulbus Allii Macrostemonis	12-368
Bulbus Fritillariae Cirrhosae	12-470
Bulbus Fritillariae Thunbergii	12-497
Bulbus Lilii	12-622
Bungarus Parvus	12-252

C

Cacumen Platycladi	12-399
Cacumen Tamaricis	12-087
Calamina	12-689
Calcitum	12-124
Calculus Bovis	12-545
Calomelas	12-675
Calyx Kaki	12-376
Calyx seu Fructus Physalis	12-197
Camphora	13-660
Carapax Eretmochelydis	12-542
Carapax et Plastrum Testudinis	12-623

Carapax Trionycis	12-629
Catechu	12-456
Caulis Bambusae in Taenia	12-476
Caulis Clematis Armanoii	12-310
Caulis Erycibes	12-245
Caulis et Folium Ardisiae Japonicae	12-502
Caulis Lonicerae	12-176
Caulis Paederiae	12-383
Caulis Perillae	12-361
Caulis Piperis Kadsurae	12-268
Caulis Polygoni Multiflori	12-576
Caulis Sargentodoxae	12-182
Caulis Sinomenii	12-271
Caulis Spatholobi	12-577
Caulis Trachelospermi	12-270
Cera Chinensis	12-647
Cera Flava	12-670
Chalcanthitum	12-664
Cinnabaris	12-520
Colla Corni Cervi	12-574
Concha Arcae	12-481
Concha Haliotidis	12-535
Concha Margaritifera	12-532
Concha Meretricis seu Cyclinae	12-494
Concha Ostreae	12-534
Concretio Silicea Bambusae	12-483
Cordyceps	12-589
Cornu Bubali	12-179
Cornu Cervi	12-600
Cornu Cervi Degelatinatum	12-602
Cornu Cervi Pantotrichum	12-601
Cornu Saigae Tataricae	12-539
Cortex Phellodendri	12-140

Cortex Acanthopanax Radicis	12-279
Cortex Ailanthi	12-145
Cortex Albiziae	12-525
Cortex Cinnamomi	12-591
Cortex Dictamni	12-144
Cortex Erythrinae	12-308
Cortex Eucommiae	12-592
Cortex Fraxini	12-142
Cortex Lycii	12-213
Cortex Magnoliae Officinalis	12-374
Cortex Meliae	12-678
Cortex Mori	12-506
Cortex Moutan Radicis	12-206
Cortex Periplocae	12-297
Cortex Pseudolaricis	12-681
Crinis Carbonisatus	12-413

E

Endothelium Corneum Gigeriae Galli	12-386
Enduconcha Sepiae	12-655
Eupolyphaga seu Steleophaga	12-455
Excrementum Bombycis Mori	12-261
Exocarpium Benincasae	12-300
Exocarpium Citri Grandis	12-360

F

Feaces Vespertilio	12-136
Fel Ursi	12-163
Fel Zaocydis	12-485
Flos Buddlejae	12-134
Flos Campsis	12-436
Flos Carthami	12-442
Flos Caryophylli	12-342

747

Flos Celosiae Cristatae 12-412
Flos Chrysanthemi ··· 12-120
Flos Chrysanthemi Indici
  ·················· 12-152
Flos Daturae ········· 12-507
Flos Eriocauli ········ 12-132
Flos Farfarae ·········· 12-505
Flos Genkwa ········· 12-235
Flos Inulae ··········· 12-495
Flos Lonicerae ········ 12-201
Flos Magnoliae ········ 12-090
Flos Magnoliae Officinalis
  ·················· 12-365
Flos Puerariae ······· 12-118
Flos Rhododendri mollis
  ·················· 12-244
Flos Rosae Chinensis 12-437
Flos Rosae Rugosae ··· 12-346
Flos Sophorae ········ 12-396
Fluoritum ··········· 12-604
Folium Ilex··········· 12-146
Folium Apocyni Veneti 12-533
Folium Artemisiae Argyi
  ·················· 12-338
Folium Eriobotryae ··· 12-511
Folium et Cacumen Murrayae
  ·················· 12-359
Folium Eucalypti ····· 12-106
Folium Ginkgo ······· 12-425
Folium Hibisci Mutabilis
  ·················· 12-186
Folium Ilicis Cornutae 12-632
Folium Isatidis ······· 12-154
Folium Mahoniae ····· 12-215
Folium Mori ········· 12-119
Folium Nelumbinis ··· 12-397
Folium Perillae ········ 12-097
Folium Pyrrosiae ····· 12-306
Folium Rhododendri Daurici
  ·················· 12-487
Folium Sennae ······· 12-220
Folium Viticis Negundo
  ·················· 12-490
Fructus Bruceae ····· 12-159
Fructus Akebiae ····· 12-378
Fructus Alpiniae Galangae

  ·················· 12-287
Fructus Alpiniae Oxyphyllae
  ·················· 12-642
Fructus Ammomi Rotundus
  ·················· 12-286
Fructus Amomi Villosi 12-281
Fructus Anisi Stellati 12-330
Fructus Arctii ····· 12-114
Fructus Aristolochiae 12-510
Fructus Aurantii ····· 12-353
Fructus Aurantii Immaturus
  ·················· 12-377
Fructus Broussonetiae 12-627
Fructus Canarii·········· 12-174
Fructus Canarii Albi··· 12-200
Fructus Cannabis ····· 12-229
Fructus Carpesii ····· 12-676
Fructus Chaenomelis 12-248
Fructus Chebulae ····· 12-644
Fructus Citri ······· 12-372
Fructus Citri Sarcodactylis
  ·················· 12-349
Fructus Cnidii ········ 12-599
Fructus Corni ······· 12-661
Fructus Crataegi ····· 12-388
Fructus Crotonis ····· 12-237
Fructus Evodiae ····· 12-336
Fructus Foeniculi ····· 12-339
Fructus Forsythiae ··· 12-202
Fructus Gardeniae ··· 12-130
Fructus Gleditsiae Abnormalis
  ·················· 12-549
Fructus Hippophae ··· 12-630
Fructus Hordei Germinatus
  ·················· 12-382
Fructus Jujubae·········· 12-569
Fructus Kochiae ····· 12-322
Fructus Leonuri ····· 12-440
Fructus Ligustri Lucidi 12-616
Fructus Liquidambaris 12-258
Fructus Litseae ········ 12-332
Fructus Lycii ······· 12-614
Fructus Malvae ········ 12-345
Fructus Meliae Toosendan
  ·················· 12-356
Fructus Momordicae 12-471

Fructus Mori ········· 12-575
Fructus Mume ········ 12-649
Fructus Oryzae Germinatus
  ·················· 12-385
Fructus Phyllanthi ··· 12-205
Fructus Piperis Longi 12-333
Fructus Piperis Nigri 12-334
Fructus Polygoni Orientalis
  ·················· 12-460
Fructus Psoraleae····· 12-593
Fructus Quisqualis ··· 12-677
Fructus Rosae Laevigatae
  ·················· 12-659
Fructus Rubi ········· 12-653
Fructus Schisandrae Chinensis
  ·················· 12-651
Fructus Setariae Germinatus
  ·················· 12-387
Fructus Sophorae ····· 12-395
Fructus Tribuli ······· 12-529
Fructus Tribuli ········ 12-531
Fructus Trichosanthis 12-478
Fructus Tsaoko ······· 12-282
Fructus Viticis ········ 12-110
Fructus Xanthii·········· 12-089

G

Galla Chinensis·········· 12-650
Ganoderma Lucidum seu
  Japonicum ········· 12-559
Gecko ··············· 12-606
Gypsum Fibrosum····· 12-123

H

Halloysitum Rubrum 12-645
Hera Moslae ··········· 12-094
Herba Abri ··········· 12-175
Herba Acalyphae ····· 12-188
Herba Agrimoniae ··· 12-415
Herba Andrographis··· 12-153
Herba Aristolochiae ··· 12-354
Herba Artemisiae Annuae
  ·················· 12-212
Herba Artemisiae Scopariae

.... 12-325	*Herba PogoStemonis* 12-288	 12-408
Herba Asari 12-092	*Herba Polygoni Avicularis*	*Lignum Pini Nodi* 12-260
Herba Bergeniae 12-489	 12-303	*Lignum Santali Albi* ... 12-367
Herba Caryopteridis Terniflorae	*Herba Polygoni Perfoliati*	*Lignum Sappan* 12-452
.... 12-102	 12-185	*Limonitum* 12-643
Herba Centellae 12-320	*Herba Portulacae* 12-170	*Lithargyrum* 12-682
Herba Centipedae 12-098	*Herba Potentillae Chinensis*	*Lumbricus* 12-541
Herba Cichorii 12-312	 12-192	
Herba Cirsii 12-402	*Herba Pyrolae* 12-257	
Herba Cirsii Japonici 12-403	*Herba Rabdosiae Serrae*	**M**
Herba Cissampelotis 12-457	 12-324	
Herba Cistanches 12-590	*Herba Rhodiolae* 12-561	*Magnetitum* 12-518
Herba Commelinae ... 12-190	*Herba Saussureae cum Flore*	*Margarita* 12-519
Herba Coriandri Sativi cum	 12-276	*Medulla Junci* 12-307
Radice 12-100	*Herba Schizonepetae* 12-093	*Medulla Stachyuri* ... 12-318
Herba Cynomorii 12-607	*Herba Scutellariae Barbatae*	*Medulla Tetrapanacis* 12-311
Herba Dendrobii 12-619	.... 12 161	*Mel* 12-226
Herba Desmodii 12-317	*Herba Sedi* 12-327	*Minium* 12-668
Herba Dianthi 12-314	*Herba Selaginellae* ... 12-405	*Monascus in Oryzae Fructus*
Herba Ecliptae 12-628	*Herba Siegesbeckiae* ... 12-266	 12-435
Herba Ephedrae 12-096	*Herba Solani* 12-184	*Moschus* 12-547
Herba Epimedii 12-586	*Herba Solani Nigri* ... 12-183	*Mylabris* 12-674
Herba Epimedii 12-596	*Herba Spirodelae* 12-116	*Myrrha* 12-428
Herba Equiseti Hiemalis	*Herba Swertiae Mileensis*	
.... 12-115	 12-319	
Herba Erodii seu Geranii	*Herba Taraxaci* 12-150	**N**
.... 12-250	*Herba Taxilli* 12-277	
Herba Eupatorii 12-284	*Herba Verbenae* 12-446	*Natrii Sulfas* 12-222
Herba Euphorbiae Humifusae	*Herba Violae* 12-151	*Nidus Vespae* 12-671
.... 12-177	*Herba Visci* 12-265	*Nodus Nelumbinis Rhizomatis*
Herba Glechomae 12-309	*Hippocampus* 12-597	 12-406
Herba GynoStemmae	*Hirudo* 12-465	*Nux Prinsepiae* 12-135
Pentaphilli 12-558		
Herba Hedyotis 12-160		
Herba Houttuyniae ... 12-158	**I**	**O**
Herba Inulae 12-488		
Herba Leonuri 12-438	*Indigo Naturalis* 12-156	*Oleum Camelliae* 12-148
Herba Lobeliae Chinensis		*Oleum Menthae* 12-107
.... 12-178	**L**	*Oleum Sesami* 12-225
Herba Lophatheri 12-128		*Olibanum* 12-427
Herba Lycopi 12-441	*Lapis Chloriti* 12-473	*Omphalia* 12-392
Herba Lycopodii 12-262	*Lapis Micae Aureus* ... 12-491	*Ootheca Mantidis* 12-654
Herba Lysimachiae ... 12-326	*Luslosphueru seu Calvatia*	*Ophicalcitum* 12-409
Herba Menthae 12-108	 12-169	*Ophisaurus* 12-449
Herba Ocimi Basilici 12-101	*Lignum Aquilariae Resinatum*	*Os Draconis* 12-530
Herba Plantaginis 12-305	 12-348	*Oviductus Ranae* 12-633
	Lignum Dalbergiae Odoriferae	

749

P

Pericarpium Arecae ··· 12-357
Pericarpium Citri Reticulatae
·················· 12-347
Pericarpium Citri Reticulatae
Viride ············ 12-369
Pericarpium Granati 12-648
Pericarpium Papaveris 12-641
Pericarpium Zanthoxyli
·················· 12-337
Periostracum Cicadae 12-109
Periostracum Serpentis
·················· 12-095
Petiolus Trachycarpi
Carbonisatus ····· 12-411
Placenta Hominis ····· 12-605
Plumula Nelumbinis··· 12-657
Pollen Pini ············· 12-147
Pollen Typhae ········ 12-407
Polyporus ·············· 12-296
Poria ···················· 12-298
Pseudobulbus Cremastrae seu
Pleiones ··········· 12-165
Pyritum ················ 12-453
Pyrolusitum ··········· 12-424

R

Radix Aconiti············ 12-247
Radix Aconiti Kongboensis
·················· 12-253
Radix Aconiti Lateralis
Preparata ········ 12-335
Radix Adenophorae ··· 12-625
Radix Ampelopsis····· 12-164
Radix Angelicae Dahuricae
·················· 12-086
Radix Angelicae Pubescentis
·················· 12-255
Radix Angelicae Sinensis
·················· 12-579
Radix Aristolochiae Kaempferi
·················· 12-189
Radix Arnebiae ········ 12-204
Radix Asparagi ········ 12-617

Radix Asteris············ 12-503
Radix Astragali seu Hedysari
·················· 12-562
Radix Aucklandiae ··· 12-344
Radix Bupleuri ········ 12-117
Radix Changii ········ 12-631
Radix Clematidis ····· 12-254
Radix Codonopsis····· 12-563
Radix Curcumae ····· 12-370
Radix Cyathulae ····· 12-447
Radix Cynanchi Atrati 12-214
Radix Cynanchi Auriculati
·················· 12-384
Radix Cynanchi Paniculati
·················· 12-256
Radix Dichroae········ 12-666
Radix Dipsaci ········ 12-603
Radix Ephedrae ····· 12-639
Radix et Caulis Acanthopanacis
Senticosi ··········· 12-594
Radix et Rhizoma
Nardostachyos ··· 12-350
Radix et Rhizoma Notoginseng
·················· 12-467
Radix et Rhizoma Rhei 12-223
Radix Euphorbiae Kansui
·················· 12-236
Radix Euphorbiae Pekinensis
·················· 12-234
Radix Folium seu Flos
Tripterygii Wilfordii 12-264
Radix Gentianae ····· 12-141
Radix Gentianae Macrophyllae
·················· 12-269
Radix Ginseng ········ 12-570
Radix Glehniae ········ 12-620
Radix Glycyrrhizae ··· 12-566
Radix Hemsleyae ····· 12-187
Radix Inulae ············ 12-364
Radix Isatidis ········ 12-155
Radix Linderae ········ 12-351
Radix Lithospermi ··· 12-204
Radix Morindae Officinalis
·················· 12-587
Radix Ophiopogonis··· 12-634
Radix Paeoniae Alba 12-581

Radix Paeoniae Rubra 12-207
Radix Panacis Quinquefolii
·················· 12-615
Radix Peucedani ······ 12-499
Radix Physochlainae 12-500
Radix Phytolaccae ··· 12-232
Radix Platycodonis ··· 12-498
Radix Polygalae ······ 12-524
Radix Polygoni Multiflori
·················· 12-578
Radix Pseudostellariae 12-567
Radix Puerariae ······ 12-111
Radix Pulsatillae ······ 12-172
Radix Ranunculi Ternati
·················· 12-362
Radix Rehmanniae Preparata
·················· 12-580
Radix Rehmanniae Recens
·················· 12-208
Radix Rhapontici ····· 12-196
Radix Rubiae············ 12-398
Radix Salviae Miltiorrhizae
·················· 12-444
Radix Sanguisorbae··· 12-400
Radix Saposhnikoviae 12-088
Radix Scrophulariae 12-621
Radix Scutellariae ··· 12-138
Radix Semiaquilegiae 12-181
Radix Sophorae Flavescentis
·················· 12-143
Radix Sophorae Tonkinensis
·················· 12-171
Radix Stellariae ······ 12-210
Radix Stemonae ······ 12-508
Radix Stephaniae Tetrandrae
·················· 12-272
Radix Tinosporae····· 12-173
Radix Trichosanthis··· 12-127
Radix Zanthoxyli ····· 12-431
Ramulus Cinnamomi 12-103
Ramulus Mori ········ 12-267
Ramulus Uncariae cum Uncis
·················· 12-540
Realgar ················ 12-672
Resina Ferulae ········ 12-679
Resina Liquidambaris 12-430

750　中薬ラテン名索引

Resina Toxicodendri   12-462
Retinervus Luffae Fructus
⋯⋯⋯⋯⋯⋯   12-273
Rhizoma Acori Tatarinowii
⋯⋯⋯⋯⋯   12-553
Rhizoma Alismatis   ⋯   12-292
Rhizoma Alpiniae Officinarum
⋯⋯⋯⋯⋯   12-331
Rhizoma Anemarrhenae
⋯⋯⋯⋯⋯   12-125
Rhizoma Anemones Raddenae
⋯⋯⋯⋯⋯   12-251
Rhizoma Arisaematis   12-482
Rhizoma Arisaematis Cum Bile
⋯⋯⋯⋯⋯   12-475
Rhizoma Atractylodis   12-285
Rhizoma Atractylodis
Macrocephalae   ⋯   12-565
Rhizoma Belamcandae   12-199
Rhizoma Bistortae   ⋯   12-198
Rhizoma Blechni   ⋯⋯   12-157
Rhizoma Bletillae   ⋯⋯   12-414
Rhizoma Bolbostemmatis
⋯⋯⋯⋯⋯   12-492
Rhizoma Cibotii   ⋯⋯   12-278
Rhizoma Cimicifugae   12-113
Rhizoma Coptidis   ⋯⋯   12-139
Rhizoma Corydalis   ⋯   12-432
Rhizoma Corydalis
Decumbentis   ⋯⋯   12-191
Rhizoma Curculigins   12-588
Rhizoma Curcumae   ⋯   12-463
Rhizoma Curcumae Longae
⋯⋯⋯⋯⋯   12-429
Rhizoma Cynanchi Stauntonii
⋯⋯⋯⋯⋯   12-479
Rhizoma Cyperi⋯⋯   12-373
Rhizoma Dioscoreae⋯   12-568
Rhizoma Dioscoreae Bulbiferae
⋯⋯⋯⋯⋯   12-486
Rhizoma Dioscoreae
Hypoglaucae   12-315
Rhizoma Dioscoreae
Septemlobae   ⋯⋯   12-316
Rhizoma Drynariae   ⋯   12-451
Rhizoma et Radix Notopterygii

⋯⋯⋯⋯⋯   12-091
Rhizoma Gastrodiae   12-544
Rhizoma Homalomenae
⋯⋯⋯⋯⋯   12-246
Rhizoma Imperatae   ⋯   12-401
Rhizoma Kaempferiae   12-329
Rhizoma Ligustici⋯⋯   12-099
Rhizoma Ligustici Chuanxiong
⋯⋯⋯⋯⋯   12-433
Rhizoma Menispermi   12-166
Rhizoma Panacis Japonici
⋯⋯⋯⋯⋯   12-560
Rhizoma Panacis Majoris
⋯⋯⋯⋯⋯   12-626
Rhizoma Paridis   ⋯⋯   12-167
Rhizoma Paridis   ⋯⋯   12-193
Rhizoma Phragmitis   12-126
Rhizoma Picrorhizae   12-211
Rhizoma Pinelliae   ⋯   12-469
Rhizoma Pinelliae Fermentata
⋯⋯⋯⋯⋯   12-493
Rhizoma Polygonati Odorati
⋯⋯⋯⋯⋯   12-618
Rhizoma Polygoni Cuspidati
⋯⋯⋯⋯⋯   12-168
Rhizoma seu Herba Saururi
Chinensis⋯⋯⋯   12-195
Rhizoma Smilacis Glabrae
⋯⋯⋯⋯⋯   12-162
Rhizoma Sparganii   12-466
Rhizoma Zingiberis   ⋯   12-341
Rhizoma Zingiberis Preparata
⋯⋯⋯⋯⋯   12-340

S

Sal Ammoniac   ⋯⋯   12-426
Sal Nitri   ⋯⋯⋯⋯   12-294
Sanguis Draconis   ⋯⋯   12-450
Sargassum⋯⋯⋯⋯   12-496
Sclerotium Poriae Circum
Radicem Pini   ⋯⋯   12-526
Scolopendra   ⋯⋯⋯   12-538
Scorpio   ⋯⋯⋯⋯   12-543
Semen Abri Precatorii   12-665
Semen Aesculi   ⋯⋯   12-363

Semen Allii Tuberosi⋯   12-595
Semen Alpiniae Katsumadai
⋯⋯⋯⋯⋯   12-283
Semen Arecae   ⋯⋯⋯   12-390
Semen Armeniacae Amarum
⋯⋯⋯⋯⋯   12-512
Semen Astragali Complanati
⋯⋯⋯⋯⋯   12-609
Semen Canavaliae   ⋯   12-366
Semen Cassiae   ⋯⋯⋯   12-133
Semen Celosiae   ⋯⋯⋯   12-131
Semen Citri Reticulatae   12-379
Semen Coicis   ⋯⋯⋯⋯   12-295
Semen Cuscutae   ⋯⋯   12-585
Semen Descurainiae⋯   12-504
Semen Dolichoris Album
⋯⋯⋯⋯⋯   12-564
Semen Euphorbiae   ⋯   12-231
Semen Euryales⋯⋯⋯   12-660
Semen Glycines Siccus   12-293
Semen Hyoscyami   ⋯   12-355
Semen Impatientis   ⋯   12-459
Semen Juglandis   ⋯⋯   12-610
Semen Lepidii   ⋯⋯⋯   12-504
Semen Leveloli   ⋯⋯⋯   12-299
Semen Lini⋯⋯⋯⋯   12-228
Semen Litchi   ⋯⋯⋯⋯   12-375
Semen Momordicae   ⋯   12-180
Semen Myristicae⋯⋯   12-646
Semen Nelumbinis   ⋯   12-658
Semen Oroxyli   ⋯⋯⋯   12-352
Semen Persicae⋯⋯⋯   12-439
Semen Pharbitidis   ⋯   12-233
Semen Pharbitidis   ⋯   12-238
Semen Pharbitidis   ⋯   12-239
Semen Plantaginis   ⋯   12-304
Semen Platycladi   ⋯⋯   12-523
Semen Pruni   ⋯⋯⋯⋯   12-227
Semen Raphani⋯⋯⋯   12-371
Semen Sesami Nigri   ⋯   12-624
Semen Sinapis Albae   12-484
Semen Sojae Preparatum
⋯⋯⋯⋯⋯   12-112
Semen Sterculiae Lychnophorae
⋯⋯⋯⋯⋯   12-477
Semen Strychni⋯⋯   12-454

Semen Torreyae	12-391
Semen Trigonellae	12-598
Semen Vaccariae	12-445
Semen Ziziphi Spinosae	12-522
Spica Prunellae	12-129
Spina Gleditsiae	12-474
Spora Lygodii	12-321
Squama Manis	12-464
Stalactitum	12-608
Stamen Nelumbinis	12-656
Stigma Croci	12-443
Stigma Maydis	12-274
Styrax	12-550
Succinum	12-517
Sulfur	12-673

T

Tabanus	12-461
Talcum	12-313
Terra Flava Usta	12-417
Terra Flava Usta	12-418
Thallus Eckloniae	12-472
Thallus Laminariae	12-472
Tuber Typhonii	12-480

V

Venenum Bufonis	12-548

Z

Zaocys	12-249

協力団体

日本本草薬膳学院

有限会社 東洋学術出版社

北京中医薬大学日本校友会

旅日華人中医学協会

日本国際薬膳師会

一般社団法人 日本中医学会

株式会社 本草薬膳

株式会社 誠心堂薬局

医療法人 新中医李漢方内科外科診療所

参考文献

中国語

1. 汉方用语大辞典. 创医会学术部主编，燎原，2007 年第 12 版

2. 汉方用语大辞典. 创医会学术部主编，燎原，2012 年 6 月版

3. 中国汉方医语辞典. 中医研究院·广州中医学院·成都中医学院编著，中医学基本用语帮译委员会译编，中国汉方，1980 年

4. 中医基本用语辞典. 高金亮监修，刘桂平，孟静岩主编，中医基本用语辞典翻译委员会翻译，东洋学术出版社，2006 年

5. 汉方医语辞典. 西山英雄编著，创元社，昭和 46 年再版

6. 日英汉中医中药词典. 范钦评，张学库主编，中国医药科技出版社，1995 年

7. 中医日汉双解辞典. 吴盛东，郭亚东主编，长春出版社，1996 年

8. 汉日医学大词典. 汉日，汉法，汉德，汉俄医学大词典编纂委员会，人民卫生出版社，2002 年

9. 中日－日中对照专业用语辞典. 张碧英，上海中医药大学出版社，2005 年

10. 中医名词术语精华辞典. 李经纬等人主编，天津科学技术出版，1996 年

11. 一语でわかる中医用语辞典. 辰巳洋主编，源草社，2009 年第 1 版，2017 年第 3 次印刷

12. 中药大辞典. 南京中医药大学编著，上海科学技术出版社，1977 年第 1 版，1999 年第 7 次印刷

13. ［翻新版］中医临床のための中薬学. 神户中医学研究会编著，东洋学术出版社，2015 年第 3 次印刷

14. ［翻新版］中医临床のための方剂学. 神户中医学研究会编著，东洋学术出版社，2016 年第 3 次印刷

15. 现代语译◎黄帝内经素问［上卷·中卷·下卷］. 南京中医学院编·石田秀实监译，东洋学术出版社，1991 年·1993 年·1993 年

16. 东洋医学概论. 东洋疗法学校协会编，医道日本社，1993 年第 3 次印刷

17. 药用植物宝典デューークグリーンファーマシィ. James A. Duke, Ph.D 著，星合和夫译，株式会社インターワーク出版，2002 年

18. 新版经络经穴概论. 日本理疗科教员联盟·公益社团法人东洋疗法学校协会编，教科书执笔小委员会著，医道日本社，2013 年第 2 版第 1 次印刷

19. 针灸学［经穴篇］. 天津中医学院·学校法人后藤学园编，兵头明监译，学校法人后藤学园中医学研究室译，东洋学术出版社，1997 年

20. 头针临床解剖マップ. 王晓明著，医齿药出版，2015 年

21. 耳穴临床解剖マップ. 王晓明著，医齿药出版，2014 年

22. 临床经穴图. 木下晴都著，医道日本社，1970 年第 1 版，1999 年第 23 刷

23. 日中辞典第 3 版. 北京对外经济贸易大学·北京商务印书馆编集，小学馆，2016 年

日本語

1. 漢方用語大辞典. 創医会学術部主編, 燎原, 2007 年第 12 版
2. 漢方用語大辞典. 創医会学術部主編, 燎原, 2012 年 6 月版
3. 中国漢方医語辞典. 中医研究院・広州中医学院・成都中医学院編著, 中医学基本用語邦訳委員会訳編, 中国漢方, 1980 年
4. 中医基本用語辞典. 高金亮監修, 劉桂平・孟静岩主編, 中医基本用語辞典翻訳委員会翻訳, 東洋学術出版社, 2006 年
5. 漢方医語辞典. 西山英雄編著, 創元社, 昭和 46 年再版
6. 日英漢中医中薬詞典. 範欽評・張学庫主編, 中国医薬科技出版社, 1995 年
7. 中医日漢双解辞典. 呉盛東・郭亜東主編, 長春出版社, 1996 年
8. 漢日医学大詞典. 漢日・漢仏・漢独・漢俄医学大詞典編纂委員会, 人民衛生出版社, 2002 年
9. 中日 - 日中対照専業用語辞典. 張碧英, 上海中医薬大学出版社, 2005 年
10. 中医名詞術語精華辞典. 李経緯ほか主編, 天津科学技術出版社, 1996 年
11. 一語でわかる中医用語辞典. 辰巳洋主編, 源草社, 2009 年第 1 版, 2017 年第 3 刷
12. 中薬大辞典. 南京中医薬大学編著, 上海科学技術出版社, 1977 年第 1 版, 1999 年第 7 刷
13. ［新装版］中医臨床のための中薬学. 神戸中医学研究会編著, 東洋学術出版社, 2015 年第 3 刷
14. ［新装版］中医臨床のための方剤学. 神戸中医学研究会編著, 東洋学術出版社, 2016 年第 3 刷
15. 現代語訳◎黄帝内経素問［上巻・中巻・下巻］. 南京中医学院編, 石田秀実監訳, 東洋学術出版社, 1991 年・1993 年・1993 年
16. 東洋医学概論. 東洋療法学校協会編, 医道の日本社, 1993 年第 3 刷
17. 薬用植物の宝庫デュークグリーンファーマシィ. James A. Duke, Ph.D 著, 星合和夫訳, 株式会社インターワーク出版, 2002 年
18. 新版経絡経穴概論. 日本理療科教員連盟・公益社団法人東洋療法学校協会編, 教科書執筆小委員会著, 医道の日本社, 2013 年第 2 版第 1 刷
19. 針灸学［経穴篇］. 天津中医学院・学校法人後藤学園編, 兵頭明監訳, 学校法人後藤学園中医学研究室訳, 東洋学術出版社, 1997 年
20. 頭鍼臨床解剖マップ. 王暁明著, 医歯薬出版, 2015 年
21. 耳穴臨床解剖マップ. 王暁明著, 医歯薬出版, 2014 年

22. 臨床経穴図. 木下 晴都著，医道の日本社，1970 年初版，1999 年第 23 刷
23. 日中辞典第 3 版. 北京対外経済貿易大学・北京商務印書館編集，小学館，2016 年

中医基本名詞術語中日英対照国際標準

2019年10月1日　　　　第1版　第1刷発行

編著者　　『中医基本名詞術語中日英対照国際標準』
　　　　　日本制作委員会
発行者　　井ノ上　匠
発行所　　東洋学術出版社

　　　〒272-0021　千葉県市川市八幡2-16-15-405
　　　　販売部：電話 047（321）4428　FAX 047（321）4429
　　　　　　　　e-mail　hanbai@chuui.co.jp
　　　　編集部：電話 047（335）6780　FAX 047（300）0565
　　　　　　　　e-mail　henshu@chuui.co.jp
　　　　ホームページ　http://www.chuui.co.jp/

装幀——山口　方舟

印刷・製本——モリモト印刷株式会社

◎定価はカバーに表示してあります　　◎落丁，乱丁本はお取り替えいたします

2019Printed in Japan◎　　　　　　ISBN 978-4 - 904224 - 67 - 0　C3047